U0206922

历代经典

LIDAI JINGDIAN LUNZHI KECHUAN SHILU

论治咳喘实录

主编 曹锐 范春琦 陈勇

中国医药科技出版社

内 容 提 要

　　本书以《中国中医古籍总目》所载现存中医文献为检索范围，收集上自先秦，下至民国的历代医书记载的有关呼吸道疾病文献，分为"咳""喘"两大类，即"咳嗽"与"哮喘"，再根据内容不同分为医论、医方、外用方药、针灸、推拿导引、食疗调摄、医案等七类进行原文摘录。本书包含了古代医家对咳喘病的中医理论认识和诸家学说，也记载了临床行之有效的治疗方法，更有利于中医后学查找相关咳喘病文献，对现代咳喘病、呼吸道疾病的诊治有积极的借鉴意义。

图书在版编目（CIP）数据

　　历代经典论治咳喘实录 / 曹锐，范春琦，陈勇主编 . — 北京：中国医药科技出版社，2017.6
　　ISBN 978-7-5067-8635-5

　　Ⅰ . ①历…　Ⅱ . ①曹…　②范…　③陈…　Ⅲ . ①咳嗽—中医治疗法　②哮喘—中医治疗法　Ⅳ . ① R256.1

　　中国版本图书馆 CIP 数据核字（2016）第 179988 号

美术编辑　　陈君杞
版式设计　　也　在

出版　中国医药科技出版社
地址　北京市海淀区文慧园北路甲 22 号
邮编　100082
电话　发行：010 - 62227427　邮购：010 - 62236938
网址　www.cmstp.com
规格　787 × 1092 mm¹/₁₆
印张　36¼
字数　752 千字
版次　2017 年 6 月第 1 版
印次　2017 年 6 月第 1 次印刷
印刷　三河市万龙印装有限公司
经销　全国各地新华书店
书号　ISBN 978-7-5067-8635-5
定价　98.00 元

编 委 会

编写说明

咳喘是临床常见多发病，中医文献中相关记载很多，但内容分散在历代医籍的"咳""咳嗽""喘""哮喘""哮吼""齁喘"等相关论述中。本次整理，将有关的文献内容分为"咳""喘"两大类，即"咳嗽"与"哮喘"两篇，相关内容分别纳入。

咳喘文献按内容不同分为医论、医方、外用方药、针灸、推拿导引、食疗调摄、医案等七类。每类所引用文献，根据其成书年代先后排列（医案根据其作者出生年先后排列）。

以《中国中医古籍总目》所载现存中医文献为检索范围，所收文献上自先秦，下迄民国时期。本书所选用的内容，均摘录原文献。注重文献的临床实用性，凡是有一定影响和学术价值的，或言之有理自成一家的，对中医临证治疗有参考价值的文献资料，均依原文收入。若原书中有校勘内容，则一并收入。

本书将繁体字、异体字、俗写字径改为规范简体字，古字以今字律齐。

药名以其正名或当今通行写法律齐，如"紫菀"改为"紫菀"。原脏腑之"脏"有"藏""臓"等不同写法，今以"脏"字律齐。

本书中药物炮制文字作大字，为方便阅读，免生歧义，现加括号"（ ）"标明。

古籍为竖排本，现改为横排本，故凡在方药、制法等处见到"右药""右件"等字样，"右"均改为"上"。

编者

2017 年 3 月

目 录

【上 篇 咳 嗽】

【下 篇 哮 喘】

上篇

咳嗽

一、医　论

《黄帝内经·素问》

生气通天论篇第三

秋伤于湿，上逆而咳，发为痿厥。

阴阳应象大论篇第五

天有四时五行，以生长收藏，以生寒暑燥湿风。人有五脏化五气，以生喜怒悲忧恐。故喜怒伤气，寒暑伤形。暴怒伤阴，暴喜伤阳。厥气上行，满脉去形。喜怒不节，寒暑过度，生乃不固。故重阴必阳，重阳必阴。

故曰：冬伤于寒，春必温病；春伤于风，夏生飧泄；夏伤于暑，秋必痎疟；秋伤于湿，冬生咳嗽。

其在天为燥，在地为金，在体为皮毛，在脏为肺，在色为白，在音为商，在声为哭，在变动为咳，在窍为鼻，在味为辛，在志为忧。

阴阳别论篇第七

一阳发病，少气，善咳，善泄；其传为心掣，其传为膈。

五脏生成篇第十

诊病之始，五决为纪，欲知其始，先建其母。所谓五决者，五脉也。……咳嗽上气，厥在胸中，过在手阳明、太阴。

诊要经终论篇第十六

春夏秋冬，各有所刺，法其所在。……春刺秋分，筋挛逆气，环为咳嗽，病不愈，令人时惊，又且哭。

平人气象论篇第十八

颈脉动喘疾咳，曰水。

玉机真脏论篇第十九

帝曰：夏脉太过与不及，其病皆何如？岐伯曰：太过则令人身热而肤痛，为浸淫；其不及则令人烦心，上见咳唾，下为气泄。

帝曰：秋脉太过与不及，其病皆何如？岐伯曰：太过则令人逆气而背痛，愠愠然；其不及则令人喘，呼吸少气而咳，上气见血，下闻病音。

脏气法时论篇第二十二

肺病者，喘咳逆气，肩背痛，汗出，尻、阴、股、膝、髀、腨、胻、足皆痛，虚则少气不能报息，耳聋嗌干。取其经，太阴、足太阳之外，厥阴内血者。

刺热篇第三十二

肺热病者，先淅然厥，起毫毛，恶风寒，舌上黄身热。热争则喘咳，痛走胸膺背，不得太息，头痛不堪，汗出而寒。丙丁甚，庚辛大汗，气逆则丙丁死。刺手太阴、阳明，出血如大豆，立已。

咳论篇第三十八

黄帝曰：肺之令人咳，何也？岐伯对

曰：五脏六腑皆令人咳，非独肺也。帝曰：愿闻其状。岐伯曰：皮毛者，肺之合也，皮毛先受邪气，邪气以从其合也。其寒饮食入胃，从肺脉上至于肺，则肺寒，肺寒则外内合邪，因而客之，则为肺咳。五脏各以其时受病，非其时，各传以与之。

人与天地相参，故五脏各以治时，感于寒则受病，微则为咳，甚者为泄为痛。乘秋则肺先受邪，乘春则肝先受之，乘夏则心先受之，乘至阴则脾先受之，乘冬则肾先受之。

帝曰：何以异之？岐伯曰：肺咳之状，咳而喘息有音，甚则唾血。心咳之状，咳则心痛，喉中介介如梗状，甚则咽肿喉痹。肝咳之状，咳则两胁下痛，甚则不可以转，转则两胠下满。脾咳之状，咳则右胁下痛，阴阴引肩背，甚则不可以动，动则咳剧。肾咳之状，咳则腰背相引而痛，甚则咳涎。

帝曰：六腑之咳奈何？安所受病？岐伯曰：五脏之久咳，乃移于六腑。脾咳不已，则胃受之，胃咳之状，咳而呕，呕甚则长虫出。肝咳不已，则胆受之，胆咳之状，咳呕胆汁。肺咳不已，则大肠受之，大肠咳状，咳而遗失。心咳不已，则小肠受之，小肠咳状，咳而失气，气与咳俱失。肾咳不已，则膀胱受之，膀胱咳状，咳而遗溺。久咳不已，则三焦受之，三焦咳状，咳而腹满，不欲食饮。此皆聚于胃，关于肺，使人多涕唾而面浮肿气逆也。

帝曰：治之奈何？岐伯曰：治脏者治其俞，治腑者治其合，浮肿者治其经。帝曰：善。

厥论篇第四十五

阳明厥逆，喘咳身热，善惊，衄呕血。手太阴厥逆，虚满而咳，善呕沫，治主病者。

标本病传论篇第六十五

夫病传者，心病先心痛，一日而咳，三日胁支痛，五日闭塞不通，身痛体重。三日不已，死。冬夜半，夏日中。肺病喘咳，三日而胁支满痛，一日身重体痛，五日而胀。十日不已，死。冬日入，夏日出。

气交变大论篇第六十九

岁火太过，炎暑流行，肺金受邪。民病疟，少气咳喘，血溢血泄注下，嗌燥耳聋，中热肩背热。上应荧惑星。甚则胸中痛，胁支满胁痛，膺背肩胛间痛，两臂内痛，身热肤痛而为浸淫。收气不行，长气独明，雨水霜寒，上应辰星。上临少阴少阳，火燔焫，水泉涸，物焦槁，病反谵妄狂越，咳喘息鸣，下甚血溢泄不已，太渊绝者死不治，上应荧惑星。

岁金太过，燥气流行，肝木受邪。民病，两胁下少腹痛，目赤痛眦疡，耳无所闻。肃杀而甚，则体重烦冤，胸痛引背，两胁满且痛引少腹，上应太白星。甚则喘咳逆气，肩背痛，尻、阴、股、膝、髀、腨、胻、足皆病，上应荧惑星。收气峻，生气下，草木敛，苍干凋殒。病反暴痛，胠胁不可反侧，咳逆甚而血溢，太冲绝者死不治，上应太白星。

岁水太过，寒气流行，邪害心火。民病，身热烦心，躁悸，阴厥上下中寒，谵妄心痛，寒气早至，上应辰星。甚则腹大胫肿，喘咳，寝汗出憎风。大雨至，埃雾朦郁，上应镇星。上临太阳，则雨冰雪霜不时降，湿气变物，病反腹满肠鸣，溏泄食不化，渴而妄冒，神门绝者死不治，上应荧惑辰星。

六元正纪大论篇第七十一

凡此少阳司天之政，气化运行先天，天气正，地气扰，风乃暴举，木偃沙飞，炎火乃流，阴行阳化，雨乃时应，火木同德，上应荧惑星。……初之气，地气迁，风胜乃摇，寒乃去，候乃大温，草木早荣。寒来不杀，温病乃起，其病气怫于上，血溢目赤，咳逆头痛，血崩胁满，肤腠中疮。二之气，火反郁，白埃四起，云趋雨府，风不胜湿，雨乃零，民乃康。其病热郁于上，咳逆呕吐，疮发于中，胸嗌不利，头痛身热，昏愦脓疮。三之气，天政布，炎暑至，少阳临上，雨乃涯。民病热中，聋瞑血溢，脓疮咳呕，鼽衄渴嚏欠，喉痹目赤，善暴死。

终之气，地气正，风乃至，万物反生，霿雾以行。其病关闭不禁，心痛，阳气不藏而咳。抑其运气，赞所不胜，必折其郁气，先取化源，暴过不生，苛疾不起。故岁宜咸辛宜酸，渗之泄之，渍之发之，观气寒温，以调其过，同风热者多寒化，异风热者少寒化，用热远热，用温远温，用寒远寒，用凉远凉。食宜此法，此其道也。有假者反之，反是者，病之阶也。

金郁之发，天洁地明，风清气切，大凉乃举，草树浮烟，燥气以行，霿雾数起，杀气来至，草木苍干，金乃有声。故民病咳逆，心胁满引少腹，善暴痛，不可反侧，嗌干，面尘色恶。

至真要大论篇第七十四

太阴司天，湿淫所胜，则沉阴且布，雨变枯槁。胕肿骨痛阴痹，阴痹者，按之不得，腰脊头项痛，时眩，大便难，阴气不用，饥不欲食，咳唾则有血，心如悬，病本于肾。太溪绝，死不治。

阳明之胜，清发于中，左胠胁痛，溏泄，内为嗌塞，外发癫疝。大凉肃杀，华英改容，毛虫乃殃。胸中不便，嗌塞而咳。

少阳之复，大热将至，枯燥燔热，介虫乃耗。惊瘛咳衄，心热烦躁，便数憎风，厥气上行，面如浮埃，目乃瞤瘛；火气内发，上为口糜、呕逆、血溢、血泄，发而为疟，恶寒鼓栗，寒极反热，溢络焦槁，渴引水浆，色变黄赤，少气脉萎，化而为水，传为胕肿，甚则入肺，咳而血泄。尺泽绝，死不治。

帝曰：其生病何如？

岐伯曰：厥阴司天，客胜则耳鸣掉眩，甚则咳；主胜则胸胁痛，舌难以言。

少阴司天，客胜则鼽、嚏、颈项强、肩背瞀热、头痛、少气，发热、耳聋、目瞑，甚则胕肿、血溢、疮疡、咳喘。主胜则心热烦躁，甚则胁痛支满。

太阴司天，客胜则首面胕肿，呼吸气喘；主胜则胸腹满，食已而瞀。

少阳司天，客胜则丹胗外发，及为丹熛疮疡，呕逆喉痹，头痛溢肿，耳聋血溢，内为瘛疭；主胜则胸满，咳仰息，甚而有血，手热。

阳明司天，清复内余，则咳衄嗌塞，心膈中热，咳不止而白血出者死。太阳司天，客胜则胸中不利，出清涕，感寒则咳；主胜则喉嗌中鸣。

示从容论篇第七十六

咳嗽烦冤者，是肾气之逆也。

《黄帝内经·灵枢》

论疾诊尺第七十四

四时之变，寒暑之胜，重阴必阳，重阳必阴。故阴主寒，阳主热，故寒甚则热，热甚则寒，故曰寒生热，热生寒，此阴阳之变也。故曰：冬伤于寒，春生瘅热；春伤于风，夏生后泄肠澼；夏伤于暑，秋生痎疟；秋伤于湿，冬生咳嗽。是谓四时之序也。

《难经》 秦越人（旧题）撰

五十六难

五十六难曰：五脏之积，各有名乎？以何月、何日得之？

然：肝之积，名曰肥气。在左胁下，如覆杯，有头足。久不愈，令人发咳逆，痎疟，连岁不已。以季夏戊己日得之。

《伤寒论》 汉·张机撰

辨脉法第一

伤寒咳逆上气，其脉散者死。谓其形损故也。

辨太阳病脉证并治中第六

伤寒表不解，心下有水气，干呕发热而咳，或渴，或利，或噎，或小便不利、少腹满，或喘者，小青龙汤主之。

麻黄（去节）、芍药、细辛、干姜、甘草（炙）、桂枝各三两，去皮，五味子半升，半夏（洗）半升。

上八味，以水一斗，先煮麻黄，减二升，去上沫，纳诸药，煮取三升，去滓，温服一升。

辨阳明病脉证并治第八

阳明病，但头眩，不恶寒，故能食而咳，其人咽必痛；若不咳者，咽不痛。

辨少阴病脉证并治第十一

少阴病，咳而下利，谵语者，被火气劫故也。小便必难，以强责少阴汗也。

少阴病，二三日不已，至四五日，腹痛，小便不利，四肢沉重疼痛，自下利者，此为有水气。其人或咳，或小便利，或下利，或呕者，真武汤主之。

茯苓三两，芍药三两，白术二两，生姜（切）三两，附子（炮，去皮，破八片）一枚。

上五味，以水八升，煮取三升，去滓。温服七合，日三服。若咳者，加五味子半升，细辛一两，干姜一两。

少阴病，四逆，其人或咳，或悸，或小便不利，或腹中痛，或泄利下重者，四逆散主之。

甘草（炙）、枳实（破，水渍，炙干）、柴胡、芍药。

上四味，各十分，捣筛，白饮和服方寸匕，日三服。咳者，加五味子、干姜各五分，并主下利。

少阴病，下利六七日，咳而呕渴，心烦不得眠者，猪苓汤主之。

猪苓（去皮）、茯苓、阿胶、泽泻、滑石各一两。

上五味，以水四升，先煮四物，取二升，去滓，纳阿胶烊尽。温服七合，日三服。

辨不可发汗病脉证并治第十五

咳者则剧，数吐涎沫，咽中必干，小便不利，心中饥烦，晬时而发，其形似疟，有寒无热，虚而寒栗。咳而发汗，蜷而苦满，腹中复坚。

《金匮要略》 汉·张机撰

肺痿肺痈咳嗽上气病脉证治第七

问曰：热在上焦者，因咳为肺痿。肺痿之病，何从得之？师曰：或从汗出，或从呕吐，或从消渴，小便利数，或从便难，又被快药下利，重亡津液，故得之。曰：寸口脉数，其人咳，口中反有浊唾涎沫者何？师曰：为肺痿之病。若口中辟辟燥，咳即胸中隐隐痛，脉反滑数，此为肺痈，咳唾脓血。脉数虚者为肺痿，数实者为肺痈。

问曰：病咳逆，脉之何以知此为肺痈？当有脓血，吐之则死，其脉何类？师曰：寸口脉微而数，微则为风，数则为热；微则汗出，数则恶寒。风中于卫，呼气不入；热过于荣，吸而不出。风伤皮毛，热伤血肺。风舍于肺，其人则咳，口干喘满，咽燥不渴，时唾浊沫，时时振寒。热之所过，血为之凝滞，蓄结痈脓，吐如米粥。始萌可救，脓成则死。

咳而脉浮者，厚朴麻黄汤主之。

厚朴麻黄汤方

厚朴五两，麻黄四两，石膏如鸡子大，杏仁半升，半夏半升，干姜二两，细辛二两，小麦一升，五味子半升。

上九味，以水一斗二升，先煮小麦熟，去滓，纳诸药，煮取三升，温服一升，日三服。

咳而胸满，振寒脉数，咽干不渴，时出浊唾腥臭，久久吐脓如米粥者，为肺痈，桔梗汤主之。

桔梗汤方

桔梗一两，甘草二两。

上二味，以水三升，煮取一升，分温再服，则吐脓血也。

痰饮咳嗽病脉证并治第十二

问曰：四饮何以为异？师曰：其人素盛今瘦，水走肠间，沥沥有声，谓之痰饮；饮后水流在胁下，咳唾引痛，谓之悬饮。

咳逆倚息，短气不得卧，其形如肿，谓之支饮。

留饮者，胁下痛引缺盆，咳嗽则辄已。

咳家，其脉弦，为有水，十枣汤主之。

夫有支饮家，咳烦，胸中痛者，不卒死，至一百日一岁，宜十枣汤。

久咳数岁，其脉弱者可治，实大数者死。其脉虚者必苦冒，其人本有支饮在胸中故也，治属饮家。

冲气即低，而反更咳，胸满者，用桂苓五味甘草汤，去桂，加干姜、细辛，以治其咳满。

苓甘五味姜辛汤方

茯苓四两，甘草、干姜、细辛各三两，五味子半升。

上五味，以水八升，煮取三升，去滓，温服半升，日三服。

水气病脉证并治第十四

寸口脉沉滑者，中有水气，面目肿大，有热，名曰风水。视人之目窠上微拥，如蚕新卧起状，其颈脉动，时时咳，按其手足上，陷而不起者，风水。

惊悸吐衄下血胸满瘀血病脉证并治第十六

夫酒客咳者，必致吐血，此因极饮过度所致也。

《中藏经》 汉·华佗（旧题）撰

卷上 论肺脏虚实寒热生死逆顺脉证之法第二十八

肺气通于鼻，和则能知香臭矣。有寒则善咳，实则鼻流清涕。凡虚实寒热，则皆使人喘嗽。实则梦刀兵恐惧，肩息胸中满；虚则寒生，咳息利下，少气力，多悲感。王于秋。

又 久咳而见血，身热而短气，脉当涩，今反浮大；色当白，今反赤者，火克金，十死不治也。

又 饮酒当风，中于肺，则咳嗽喘闷。见血者，不可治；无血者，可治；面黄目白者，可治；肺病颊赤者，死。

卷中 论诊杂病必死候第四十八

病咳嗽，脉数、身瘦者死。

暴咳嗽，脉散者死。

病咳，形肥、脉急甚者死。

病嗽而呕，便滑不禁，脉弦欲绝者死。

病咳嗽，脉沉坚者死。

《脉经》 晋·王叔和撰

卷第二 平三关阴阳二十四气脉第一

右手关前寸口阳绝者，无大肠脉也。苦

少气，心下有水气，立秋节即咳。刺手太阴经，治阴。在鱼际间（即太渊穴也）。

右手关前寸口阴绝者，无肺脉也。苦短气，咳逆，喉中塞，噫逆。刺手阳明经，治阳。

卷第四　平杂病脉第二

凡亡汗，肺中寒，饮冷水，咳嗽，下利，胃中虚冷，此等其脉并紧。

浮短者，其人肺伤，诸气微少，不过一年死，法当嗽也。

卷第四　诊百病死生决第七

咳嗽，脉沉紧者，死；浮直者，生；浮软者，生；小沉伏匿者，死。

咳嗽，羸瘦、脉形坚大者，死。

咳，脱形、发热、脉小坚急者，死；肌瘦下脱形、热不去者，死。

咳而呕，腹胀且泄，其脉弦急欲绝者，死。

卷第六　肺手太阴经病证第七

肺病，其色白，身体但寒无热，时时咳，其脉微迟，为可治。宜服五味子大补汤、泻肺散。

卷第八　平肺痿肺痈咳逆上气淡饮脉证第十五

留饮者，胁下痛引缺盆，咳嗽转盛。

夫有支饮家，咳烦，胸中痛者，不卒死，至一百日或一岁。可与十枣汤。

《针灸甲乙经》　晋·皇甫谧撰

卷之十　阳受病发风第二（上）

肺风之状，多汗恶风，色皏然白，时咳短气，昼日则差，暮则甚，诊在眉上，其色白。

《诸病源候论》　隋·巢元方等撰

虚劳病诸候第二（上）

三十六、虚劳咳嗽候

虚劳而咳嗽者，腑脏气衰，邪伤于肺故也。久不已，令人胸背微痛，或惊悸烦满，或喘息上气，或咳逆唾血，此皆脏腑之咳也。然肺主于气，气之所行，通荣脏腑，故咳嗽俱入肺也。

伤寒病诸候第六（下）

四十六、伤寒咳嗽候

此由邪热客于肺也。上焦有热，其人必饮水，水停心下，则肺为之浮，肺主于咳，水气乘之，故咳嗽。

时气病诸候第七

十六、时气嗽候

热邪客于肺，上焦有热，其人必饮水，水停心下，则上乘于肺，故上气而嗽也。

温病诸候第九

十四、温病嗽候

邪热客于胸腑，上焦有热，其人必饮水，水停心下，则上乘于肺，故令嗽。

咳嗽病诸候第十六

一、咳嗽候

咳嗽者，肺感于寒，微者则成咳嗽也。肺主气，合于皮毛。邪之初伤，先客皮毛，故肺先受之。

五脏与六腑为表里，皆禀气于肺。以四时更主，五脏六腑皆有咳嗽，各以其时感于寒而受病，故以咳嗽形证不同。五脏之咳者，乘秋则肺先受之，肺咳之状，咳而喘息有音声，甚则唾血。乘夏则心先受之，心咳之状，咳则心痛，喉中介介如梗，甚则咽肿喉痹。乘春则肝先受之，肝咳之状，咳则两胁下痛，甚则不可以转侧，两胠下满。乘季夏则脾先受之，脾咳之状，咳则右胁下痛，暗暗引于膊背，甚则不可动，动则咳剧。乘冬则肾先受之，肾咳之状，咳则腰背相引而痛，甚则咳逆。此五脏之咳也。

五脏咳久不已，传与六腑。脾咳不已，则胃受之。胃咳之状，咳而呕，呕甚则长虫出。肝咳不已，则胆受之，胆咳之状，咳呕胆汁。肺咳不已，则大肠受之。大肠咳之状，咳而遗矢。心咳不已，则小肠受之。小肠咳之状，咳而失气，与咳俱出。肾咳不已，则膀胱受之。膀胱咳之状，咳而遗尿。久咳不已，则三焦受之。三焦咳之状，咳而腹满，不欲食饮。此皆聚于胃，关于肺，使人多涕唾而面浮肿，气逆也。

又有十种咳。一曰风咳，欲语因咳，言不得竟是也。二曰寒咳，饮冷食，寒入注胃，从肺脉上气，内外合，因之而咳是也。三曰支咳，心下坚满，咳则引痛，其脉反迟是也。四曰肝咳，咳而引胁下痛是也。五曰心咳，咳而唾血，引手少阴是也。六曰脾咳，咳而涎出，续续不止，引少腹是也。七曰肺咳，咳而引颈项，而唾涎沫是也。八曰肾咳，咳则耳聋无所闻，引腰、脐中是也。九曰胆咳，咳而引头痛口苦是也。十曰厥阴咳，咳而引舌本是也。

诊其右手寸口，名气口以前脉，手阳明经也。其脉浮则为阳，阳实者，病腹满，善喘咳。微大为肝痹，咳引小腹也。咳嗽脉浮，喘者生，小沉伏匿者死。

又云：脉浮直者生，沉硬者死。咳且呕，腹胀且泄，其脉弦急欲绝者死。咳，脱形发热，脉小坚急者死。咳且羸瘦，脉形坚大者死。咳而尿血，羸瘦脉大者死。

二、久咳嗽候

肺感于寒，微者即成咳嗽，久咳嗽，是连滞岁月，经久不瘥者也。凡五脏俱有咳嗽，不已，则各传其腑。诸久嗽不已，三焦受之，其状，咳而腹满，不欲食饮。寒气聚于胃而关于肺，使人多涕唾而变面浮肿，气逆故也。

三、咳嗽短气候

肺主气，候皮毛。气虚为微寒客皮毛，入伤于肺，则不足，成咳嗽。夫气得温则宣和，得寒则痞涩，虚则气不足，而为寒所迫，并聚上肺间，不得宣发，故令咳而短气也。

六、咳嗽脓血候

咳嗽脓血者，损肺损心故也。肺主气，心主血，肺感于寒，微者则成咳嗽。嗽伤于阳脉，则有血。血与气相随而行。咳嗽极甚，伤血动气，俱乘于肺，肺与津液相搏，蕴结成脓，故咳嗽而脓血也。

七、久咳嗽脓血候

肺感于寒，微者则成咳嗽。咳嗽极甚，伤于经络，血液蕴结，故有脓血。气血俱伤，故连滞积久。其血暗瘀，与脓相杂而出。

八、呷嗽候

呷嗽者，犹是咳嗽也。其胸膈痰饮多者，嗽则气动于痰，上搏喉咽之间，痰气相击，随嗽动息，呼呷有声，谓之呷嗽。其与咳嗽大体虽同，至于投药，则应加消痰破饮之物，以此为异耳。

九、暴气嗽候

肺主于气，候皮毛。人有运动劳役，其气外泄，腠理则开，因乘风取凉，冷气卒伤于肺，即发成嗽，故为暴气嗽。其状，嗽甚而少涎沫。

十、咳逆候

咳逆者，是咳嗽而气逆上也。气为阳，流行腑脏，宣发腠理，而气肺之所主也。咳病由肺虚感微寒所成，寒搏于气，气不得宣，胃逆聚还肺，肺则胀满，气遂不下，故为咳逆。其状，咳而胸满气逆，膊背痛，汗出，尻、阴股、膝、腨、胻、足皆痛。

十一、久咳逆候

肺感于寒，微者则成咳嗽。久咳嗽者，是肺极虚故也。肺既极虚，气还乘之，故连年积月久不瘥。夫气久逆不下，则变身面皆肿满。表里虚，气往来乘之故也。

十四、咳逆上气呕吐候

又有季夏脾主之时，而脾气虚不能主，有寒气伤之而咳嗽，谓之脾咳。其状，咳则右胁下痛，喑喑引膊背，甚则不可动，动则咳发。脾与胃合，脾咳不已，则胃受之。其状，咳嗽而呕，呕甚则长虫出是也。

凡诸咳嗽，甚则呕吐，各随证候，知其腑脏也。

十五、咳逆短气候

肺虚为微寒所伤，则咳嗽。嗽则气还于肺间，则肺胀；肺胀则气逆。而肺本虚，气为不足，复为邪所乘，壅痞不能宣畅，故咳逆短气也。

水肿病诸候第三十六

九、水肿咳逆上气候

肾主水，肺主气。肾虚不能制水，故水妄行，浸溢皮肤，而身体肿满。流散不已，上乘于肺，肺得水而浮，浮则上气而咳嗽也。

痈疽病诸候第五十六（下）

四十三、肺痈候

肺痈者，由风寒伤于肺，其气结聚所成也。肺主气，候皮毛。劳伤血气，腠理则开，而受风寒。其气虚者，寒乘虚伤肺，寒搏于血，蕴结成痈；热又加之，积热不散，血败为脓。

肺处胸间，初肺伤于寒，则微嗽。肺痈之状，其人咳，胸内满，隐隐痛而战寒。诊其肺部脉紧，为肺痈。

又，肺病身当有热，咳嗽短气，唾出脓血，其脉当短涩，而反浮大；其色当白，而反赤者，此是火之克金，大逆不治也。

妇人杂病诸候第六十六（三）

六十五、嗽候

嗽者，肺伤微寒故也。寒之伤人，先伤肺者，肺主气，候皮毛，故寒客皮毛，先伤肺也。其或寒微者，则咳嗽也。

妇人妊娠病诸候第六十七（下）

三十六、妊娠咳嗽候

肺感于微寒，寒伤于肺，则成咳嗽。所以然者，肺主气，候皮毛。寒之伤人，先客皮毛，故肺受之。又，五脏六腑，俱受气于肺，以四时更主。五脏六腑亦皆有咳嗽，各以其时感于寒，而为咳嗽也。秋则肺受之，冬则肾受之，春则肝受之，夏则心受之。其诸脏咳嗽不已，各传于腑。妊娠而病之者，久不已，伤于胎也。

妇人产后诸候第七十（下）

五十七、产后咳嗽候

肺感微寒，则成咳嗽。而肺主气，因产气虚，风冷伤于肺，故令咳嗽也。

小儿杂病诸候第七十一（一）

二十、伤寒嗽候

伤寒，是寒气客于皮肤，搏于血气，使腠理闭密，气不宣泄，蕴积生热，故头痛、体疼而壮热。其嗽者,邪在肺。肺候身之皮毛而主气。伤寒邪气先客皮肤,随气入肺,故令嗽。重者,有脓血也。

二十一、伤寒后嗽候

伤寒,是寒气客于皮肤,搏于血气,使腠理闭密,气不宣泄,蕴积生热,故头痛、壮热、体疼也。瘥后而犹嗽者,是邪气犹停在肺未尽也。寒之伤人,先客皮毛。皮毛肺之候,肺主气,寒搏肺气,入五脏六腑,故表里俱热。热退之后,肺尚未和,邪犹未尽,邪随气入肺,与肺气相搏,故伤寒后犹病嗽也。

小儿杂病诸候第七十一(四)

一百二十四、嗽候

嗽者,由风寒伤于肺也。肺主气,候皮毛,而俞在于背。小儿解脱,风寒伤皮毛,故因从肺俞入伤肺,肺感微寒即嗽也。

若背冷得嗽,月内不可治。百日内嗽者,十中一两瘥耳。

一百二十五、咳逆候

咳逆,由乳哺无度,因挟风冷伤于肺故也。肺主气,为五脏上盖,在胸间。小儿啼,气未定,因而饮乳,乳与气相逆,气则引乳射于肺,故咳而气逆,谓之咳逆也。冷乳、冷哺伤于肺,搏于肺气,亦令咳逆也。

《太平圣惠方》 宋·王怀隐等辑

第四十六卷 治久咳嗽诸方

夫久咳嗽者,由肺虚极故也。肺气既虚,为风寒所搏,连滞岁月而嗽也。此皆阴阳不调,气血虚弱,风冷之气搏于经络,留积于内,邪正相并,气道壅涩,则咳嗽而经久不瘥也。

第四十六卷 治积年咳嗽诸方

夫肺感于寒,即成咳嗽,或脏腑气虚,形寒饮冷,而伤于肺,肺气不足,为邪所乘,连滞岁月,传于五脏六腑,嗽而不已,则积年不瘥也。其候,嗽而腹满,不欲饮食,寒气聚于内,而攻于肺,胸中满急,气逆不顺,故令咳嗽不止。

第四十六卷 治卒咳嗽诸方

夫肺主于气,通于皮毛,若人气血不足,腠理开疏,或触冒风寒,为邪所中,或运动劳役,汗出伤风,邪冷之气,忽搏于肺,故令卒咳嗽。

第四十六卷 治气嗽诸方

夫肺主于气,若肺虚,则风寒入于经络,而成咳嗽也。此皆由脏腑不调,阴阳痞塞,阳气外虚,阴气内积,邪冷之气,上攻于肺,肺气不足,为邪所搏,则嗽而多气,故曰气嗽。

第四十六卷 治暴热咳嗽诸方

夫肺主于气,气为阳,阳盛则生热也。此皆脏腑不调,经络痞涩,邪热客于上焦,气逆不利,痰实积聚,胸中烦闷,故令咳嗽也。

第四十六卷 治咳嗽短气诸方

夫肺主于气,候于皮毛。气虚,为寒客于皮毛,入伤于经络,肺气不足,则成咳嗽。天气温则宣和,得寒则痞涩,虚则气不足,而为寒所迫,聚于肺间,不得宣发,故令咳嗽而短气也。

第四十六卷 治咳嗽面浮肿诸方

夫肺主于气,候于皮毛,而气之行,循环脏腑,流注经络。若肺气虚弱,风邪所乘,则肌肤痞塞,使气内壅,与津液相并,不得宣泄,攻溢皮肤,故令咳嗽面目浮肿也。

第四十六卷 治咳嗽失声诸方

夫咳嗽失声者,由风冷伤于肺之所为

也。肺主气，五脏同受气于肺，而五脏有五声，皆禀气而通之。气为阳，若温暖则阳气和宣，其声通畅。风冷为阴，阴邪搏于阳气，使气不通流，所以失声。

第四十六卷 治咳嗽痰唾稠黏诸方

夫肺气壅实，上焦有热，饮水停留，在于胸腑。与热相搏，积滞而成痰也。肺主于气，令邪热搏于气，气道痞涩，不得宣通，但心胸烦闷，痰滞不利，故令咳嗽痰唾稠黏也。

第四十六卷 治咳嗽不得睡卧诸方

夫肺气不足，为风冷所伤，则咳嗽，而气还聚于肺则肺胀，邪气与正气相搏，不得宣通，胸中痞塞，痰饮留滞，喘息短气，昼夜常嗽，不得睡卧也。

第四十六卷 治咳嗽唾脓血诸方

夫咳嗽唾脓血者，由损肺伤心故也。肺主气，心主血，肺感于寒者，则成咳嗽。咳伤于阳脉则有血，血与气相随而行，咳嗽极甚，其血动气俱乘于肺，血与津液相搏，蕴结成脓，故咳嗽而唾脓血也。

第四十六卷 治久咳嗽唾脓血诸方

夫肺感于寒者，则成咳嗽，咳嗽极甚，伤于经络，血液蕴结，有脓血，气血俱伤，故连滞积久，其血暗瘀，与脓相杂而出也。

《圣济总录》 宋·赵佶敕撰

卷第六十五 咳嗽门·咳嗽

论曰：肺主皮毛，皮毛先受寒邪，乃为咳嗽。五脏六腑，又皆禀气于肺，故各以其时感寒而受病，亦能为咳，形证不同，治亦随异，学者审之。

卷第六十五 咳嗽门·暴嗽

论曰：肺感于寒，微者即成咳嗽，盖肺主皮毛，寒伤肤腠，则肺先受之，其状咳嗽，语声嘶破，咽喉不利也。

卷第六十五 咳嗽门·久嗽

论曰：肺主皮毛，皮毛易感于寒邪，寒邪伤于肺，则为咳嗽。五脏各以其时受之，为五脏之咳。久不已，传于六腑；六腑不已，三焦受之。是为久咳，其人咳而腹满，不欲食，多唾面肿气逆，乃其证也。

卷第六十五 咳嗽门·冷嗽

论曰：形寒饮冷，内外合邪，因而客之，则为肺咳。盖肺主气，外合皮毛，其经环循胃口，故内外得寒，皆能伤之，而为冷嗽。其候呼吸气寒，口如饮冰雪，呕唾冷沫，胸中急痛，昼静夜甚，得温则止，遇寒即发是也。

卷第六十五 咳嗽门·热嗽

论曰：热嗽之状，嗽而少涎，由邪热熏于上焦，客于肺经，使津液内燥，搏于咽嗌，喉咙不利，随其呼吸而咳嗽也。

卷第六十五 咳嗽门·呷嗽

论曰：呷嗽者，咳而胸中多痰。结于喉间，与气相击，随其呼吸。呀呷有声，故名呷嗽。宜调肺经，仍加消痰破饮之剂。

卷第六十六 咳嗽门·咳嗽上气

论曰：诸气皆属于肺，肺气和平，则升降自若。若为寒邪所伤，则肺气壅涩，不得宣通，故咳嗽而上气。其证喘咳多涕唾，甚者面目浮肿，久而不已，肺气虚极，风邪停滞，令人胸背痛，以至唾脓血也。

卷第六十六 咳嗽门·咳嗽唾脓血

论曰：咳嗽唾脓血者，由肺感寒气。咳嗽，伤于阳脉也。心主血，肺主气，血随气行，气上逆故咳而有血；寒邪壅热，与肺间津液相搏，凝滞蕴结，故又为脓，因咳而咯唾脓血也。

卷第六十六　咳嗽门·咳逆短气

论曰：气之在人，得温则舒，遇寒则涩。肺主气者也，若为寒邪所伤，则涩而不通。故气逆上行，发为咳嗽。肺乃虚弱，呼吸之间，不能报息，故谓之咳逆短气。

卷第六十六　咳嗽门·咳嗽面目浮肿

论曰：《内经》谓：久咳不已，三焦受之，三焦咳状，咳而腹满，不欲饮食，寒气聚于胃，关于肺，使人多涕唾而面目浮肿气逆也。

卷第六十六　咳嗽门·咳嗽失声

论曰：咳嗽失声者，盖肺气上通于喉咙。喉咙者，肺之系。肺感寒，微者成咳嗽。咳嗽不已，其气奔迫，窒塞喉中，故因而失声也。

《全生指迷方》　宋·王贶撰

卷四　咳嗽

论曰：古书有咳而无嗽，后人以咳嗽兼言之者。盖其声响亮，不因痰涎而发，谓之咳；痰涎上下随声而发，谓之嗽；如水之漱荡，能嗽其气也。诸咳之原，其来虽各不同，其气必至于肺而后发。若非其时，感邪而发咳者，固因脏气虚弱，抑或五行之气，内相克制。病作即治，无使传注，不即治之，传注他脏，遂至不起。然有因寒者，因风者，因热者。风寒从外至，热从内起。风寒则诸经自受其邪，热则脏腑熏蒸，乘而为病。风则散之，寒则温之，热则调之泻之。因风者恶风，出风中则咳甚，因寒者遇寒则剧，因热者得热发。若因外感风寒，不即治之，邪气留淫日深，攻伤脏气。一脏受极，遂传其所不胜，如肺经受病，久而不去，咳则右胁痛，不可

转侧，遂传之肝。肝属木，肺属金，金克木，咳引左胁，不可卧，卧则咳剧，遂传之脾。脾，土也，为木来克，则大便鸭溏，甚则瘕疾，如痛状。次传之肾，肾属水，为土所克，则骨痿，不能起于床，手足浮肿。次传之心，则死。若因脏气自相熏蒸，如心乘肺，急补肺而泻心，补肺宜辛甘，泻心宜苦。若脾热熏蒸肺，但泻其脾，治以甘平，调肺以辛温，谓之间传，学宜知此。

《小儿药证直诀》

宋·钱乙著　阎孝忠编集

卷上　脉证治法·咳嗽

夫嗽者，肺感微寒。八九月间，肺气大旺，病嗽者，其病必实，非久病也。其证面赤、痰盛、身热，法当以葶苈丸下之。若久者，不可下也。十一月、十二月嗽者，乃伤风嗽也，风从背脊第三椎肺俞穴入也，当以麻黄汤汗之。有热证，面赤、饮水、涎热、咽喉不利者，宜兼甘桔汤治之。若五七日间，其证身热，痰盛，唾黏者，以褊银丸下之。有肺盛者，咳而后喘，面肿，欲饮水，有不饮水者，其身即热，以泻白散泻之。若伤风咳嗽五七日，无热证而但嗽者，亦葶苈丸下之，后用化痰药。有肺虚者，咳而哽气，时时长出气，喉中有声，此久病也，以阿胶散补之。痰盛者，先实脾，后以褊银丸微下之。涎退即补肺，补肺如上法。有嗽而吐水，或青绿水者，以百祥丸下之。有嗽而吐痰涎、乳食者，以白饼子下之，有嗽而咯脓血者，乃肺热，食后服甘桔汤。久嗽者，肺亡津液，阿胶散补之。咳而痰实，不甚喘，而面赤，时饮水者，可褊银丸下之。治嗽大法：盛即下之，久即补之，更量虚实，以意增损。

《鸡峰普济方》 宋·张锐撰

论咳嗽

《经》曰：人感于寒则受病，微则为咳，甚为泄为痛。凡咳嗽，五脏六腑皆有之，惟肺先受邪。盖肺主气，合于皮毛，邪之初伤，先客皮毛。故咳为肺病，五脏则各以治时受邪，六腑则又为五脏所移。古人言肺病难愈，而喜卒死者，肺为娇脏，怕寒而恶热，故邪气易伤而难治，以其汤散径过，针灸不及故也。十种咳嗽者：肺咳、心咳、脾咳、肾咳、肝咳、风咳、寒咳、支饮咳、胆咳、厥阴咳。华佗所谓五嗽者：冷嗽、气嗽、燥嗽、饮嗽、邪嗽。孙真人亦有方治寒毒痊嗽者，历代方论著之甚详。惟今之所谓劳嗽者，无所经见，意其华佗所谓"邪嗽"，真人所谓痊嗽者是已。此病盖酒色过度，劳极伤肺，损动经络，其重者咯唾脓血，轻者时发时瘥，又有因虚感邪恶之气，且传痊得之，或先呕血而后嗽，或先咳嗽渐就沉羸，此则非特内损肺经，又挟邪恶传痊之气，所以特甚。病之毒害无过此也。真人治痊嗽通气元方用蜈蚣。……近世名公能推原其意，率用蛤蚧、天灵盖、桃柳枝、麝香、丹砂、雄黄、安息香之类以通神明之药疗之，高出古人之意矣。又肺中有虫如蚕，令人喉痒而咳，汤散径过，针灸不及，以药含化，虫死即嗽止，方列于治嗽门中。

《扁鹊心书》 宋·窦材辑

卷下 咳嗽

咳嗽多清涕者，肺感风寒也，华盖散主之。若外感风寒，内伤生冷，令人胸膈作瘥，咳而呕吐，五膈散主之。咳嗽烦躁者，属肾，石膏丸主之。大凡咳嗽者，忌服凉药，犯之必变他证。忌房事，恐变虚劳。久咳而额上汗出，或四肢有时微冷，间发热困倦者，乃劳咳也。急灸关元三百壮，服金液丹、保命丹、姜附汤，须早治之，迟则难救。（治咳嗽之法，若如先生因证制宜，焉有痨瘵不治之患？无如医者，辄以芩、知、桑、杏为要药，致肺气永伏，脾肾虚败，及至用补，又不过以四君、六味和平之剂、和平之药与之，所谓养杀而已。）

《三因极一病证方论》 宋·陈言著

咳嗽叙论

人之所以滋养其身者，惟气与血。呼吸定息，卫气之常，失常则为咳嗽；津液流润，荣血之常，失常则为痰涎。咳嗽吐痰，气血已乱矣。顾世治嗽之药极多，而卒不能遍效者，盖其致病之因不一。世谓五嗽，且以五脏而言之，要之内因七情，外合六淫，饮食、起居、房劳、叫呼，皆能单复倚互而为病。故《经》云：五脏六腑感寒热风湿，皆令人咳。又微寒微咳，厉风所吹，声嘶发咳。热在上焦，咳为肺痿。秋伤湿，冬咳嗽，皆外所因。喜则气散，怒则气激，忧则气聚，思则气结，悲则气紧，恐则气却，惊则气乱，皆能发咳，即内所因。

其如饮食生冷，房劳作役，致嗽尤多，皆不内外因。其可一法而治之？治之，当推其三因，随脉证治疗，散之，下之，温之，吐之，以平为期。

外因咳嗽证

伤风咳者，憎寒壮热，自汗恶风，口干烦躁；伤寒咳者，憎寒发热，无汗恶寒，烦躁不渴；伤暑咳者，烦热引饮，口燥，或吐涎沫，声嘶咯血；伤湿咳者，骨节烦疼，四肢重着，洒洒淅淅，并属外所因。诊其脉，浮为风，紧为寒，数为热，细为湿。随其部位，与人迎相应；推其脏腑，则见病源也。

内因咳嗽证

喜伤心者，咳而喉中介介如肿状，甚则咽肿喉痹，名为心咳；不已，则小肠受之，小肠咳状，与气俱失。怒伤肝者，咳而两胁下痛，甚则不可以转，转则两胠下满，名为肝咳；不已，则胆受之，胆咳之状，咳呕胆汁。思伤脾者，咳而右胠下痛，阴阴引肩背，甚则不可以动，名为脾咳；不已，则胃受之，胃咳之状，咳而呕，呕则长虫出。忧伤肺者，咳而喘息有声，甚则唾血，名为肺咳；不已，则大肠受之，大肠咳状，咳而遗失。恐伤肾者，咳而腰背相引痛，甚则咳涎，名为肾咳；不已，则膀胱受之，膀胱咳状，咳而遗溺；久咳不已，则三焦受之，三焦咳状，咳而腹满不欲食。此等皆聚于胃，关于肺，肺取膈俞最近，故内因多先有所感，世人并名肺咳嗽也，并属内所因。诊其脉，随其部位，与气口相应，浮紧则虚寒，沉数则实热，弦涩则少血，洪滑则多痰，以此类推，无施不可。

不内外因咳嗽

病者咳嗽，发作寒热，引腰背痛，或复喘满，此同房劳伤肾。病者中满腹胀，抢心痛，不欲食，此因饥饱伤脾。病者咳嗽，左胁偏痛，引小腹并膝腕疼，此因疲极伤肝。病者咳嗽，吐白涎，口燥声嘶，此因叫呼伤肺。病者咳嗽，烦热自汗，咽干咯血，此因劳神伤心，并属不内外因。诊其脉，随其类。假如尺脉浮涩而数，则知伤肾；右关脉濡，则知饮食伤脾；左关脉弦短，则知疲极伤肝；但不应人迎气口者，即是不内外因，皆类推。

《素问病机气宜保命集》

金·刘完素撰

卷下 咳嗽论

论曰：咳谓无痰而有声，肺气伤而不清也；嗽是无声而有痰，脾湿动而为痰也。咳嗽谓有痰而有声，盖因伤于肺气，动于脾湿，咳而为嗽也。脾湿者，秋伤于湿，积于脾也。故《内经》曰：秋伤于湿，冬必咳嗽。大抵素秋之气宜清肃，若反动之，气必上冲而为咳，甚则动于脾湿，发而为痰焉。是知脾无留湿，虽伤肺气而不为痰也。有痰，寒少而热多。故咳嗽者，非专主于肺而为病。以肺主皮毛而司于外，故风寒先能伤之也。

所病不等，寒、暑、燥、湿、风、火六气，皆令人咳。惟湿病痰饮入胃，留之而不行，止入于肺，则为咳嗽。假令湿在于心经，谓之热痰；湿在肝经，谓之风痰；湿在肺经，谓之气痰；湿在肾经，谓之寒痰。所治不同，宜随证而治。若咳而无痰者，以辛甘润其肺。故咳嗽者，治痰为先；治痰者，下气为上。是以南星、半夏胜其痰，而咳嗽自愈；枳壳、陈皮利其气，而痰自下。痰而能食者，大承气汤微下之，少利为度；痰而不能食者，厚朴汤治之。夏月嗽而发热者，谓之热痰嗽，小柴胡四两，加石膏一两、知母半两用之；冬月嗽而发寒热，谓之寒嗽，小青龙加杏仁服之。然此为大例，更当随证随时加减之，量其虚实，此治法之大体也。

蜜煎生姜汤、蜜煎橘皮汤、烧生姜胡桃，此三者，治无痰而嗽者，当以辛甘润其肺故也。如但用青、陈皮，药皆当去白。《本草》云：陈皮味辛，理上气，去痰气滞塞；青皮味苦，理下气。二味俱用，散三焦之气也。故《圣济》云：陈皮去痰，瓤不除即生痰；麻黄发汗，节不去而止汗。

《指南总论》 宋·许洪编

卷下 论痰饮咳嗽·论咳嗽喘急

大抵咳嗽皆从肺出，医家细论发药，大

略有三：有因寒者，有风者，有热者。风、寒则从外至，热则从内起。风、寒则诸经自受其邪，热则诸经腑脏或熏乘而为病。风则散之，寒则温之，热则调之。泻是泻肺经，非泻腑脏也。当用葶苈、桑白皮之类是也。因风者，遇风则嗽甚；因寒者，值寒则嗽剧；因热者，过热则嗽即发。更有一验甚的，但问遇夜饮酒时夜间如何？若吃酒后嗽甚，则有热也；吃酒后嗽减，则有寒也。涎青白者有寒，稠黄者有热，随证发药。

凡感风寒暴嗽，咳唾稠黏，胸膈不利，可与金沸草散、半夏丸、款花膏、华盖散、五嗽丸、润肺丸、款肺散、青金丸、小儿润肺散、款冬花散。论寒嗽，反复冷嗽，或吐青痰，遇夜嗽甚者，可与细辛五味子汤、养中汤、五嗽丸、俞山人降气汤、人参藿香汤、胡椒理中丸、温肺细辛汤、钟乳补肺汤、消饮丸、倍术丸、丁香半夏丸、分心气饮、参苓白术散。恶风有寒者，与小青龙丸，兼服款肺散、人参款花膏。论热嗽，胸膈不快，气壅上盛，脸赤口舌干者，可与金沸草散、大阿胶丸、人参养肺丸、清心饮子、人参款花膏、半夏丸、华盖散、人参润肺丸。风痰，上膈壅热，咽干及吐血者，可与辰砂化痰丸、大阿胶丸、蜡煎丸、人参养肺丸、金沸草散、青州白丸子、川芎丸、鸡苏丸。久病嗽，及虚、老人，宜与温肺丸、人参补肺汤、丁香半夏丸、人参藿香汤、化痰丸。寒热相交，秋冬之间多有此证，可与款冬花散、半夏散、华盖散、人参款花膏、人参润肺丸、小儿润肺丸、青金丸、润金散，一贴作二服，老人尤宜服。喘急气促，睡卧不得者。与定喘汤、瑞应丸、蜡煎散、降气汤、款花散、润金散、人参养肺丸、华益散之类。唾脓血者，与款冬花散、九仙散。

《儒门事亲》 金·张从正撰

卷二　儒门事亲三·嗽分六气毋拘以寒述

风乘肺者，日夜无度，汗出头痛，涎痰不利，非风咳之云乎？

热乘肺者，急喘而嗽，面赤潮热，手足寒，乳子亦多有之，非暑咳之云乎？

火乘肺者，咳喘上壅，涕唾出血，甚者七窍血溢，非火咳之云乎？

燥乘肺者，气壅不利，百节内痛，头面汗出，寒热往来，皮肤干枯，细疮燥痒，大便秘涩，涕唾稠黏，非燥咳之云乎？

寒乘肺者，或因形寒饮冷，冬月坐卧湿地，或冒冷风寒，秋冬水中感之。嗽急而喘，非寒咳之云乎？

其治法也，风之嗽，治以通圣散加半夏、大人参半夏丸，甚者汗之；暑之嗽，治以白虎汤、洗心散、凉膈散，加蜜一匙为呷之；火之嗽，治以黄连解毒汤、洗心散、三黄丸，甚者加以咸寒大下之；湿之嗽，治以五苓散、桂苓甘露散及白术丸，甚者以三花神祐丸下之；燥之嗽，治以木香葶苈散、大黄黄连阿胶丸，甚者以咸寒大下之；寒之嗽，治以宁神散、宁肺散，有寒痰在上者，以瓜蒂散越之。

此法虽已几于万全，然老幼强弱，虚实肥瘦不同，临时审定权衡可也。病有变态，而吾之方亦与之俱变。然则枯矾、干姜、乌梅、罂粟壳，其误人也不为少矣。

呜呼！有人自幼咳嗽，至老不愈而亦不死者，余平生见此等无限。或少年咳嗽，不计男女，不数月而殒者，亦无限矣。夫宁神、宁肺散，此等之人，岂有不曾服者哉？其不愈而死者，以其非寒嗽故也。彼执款冬花、佛耳草，至死不移者，虽与之割席而坐可也。

卷四 治病百法一·一切涎嗽三十

夫富贵之人，一切涎嗽，是饮食厚味，热痰之致然也。先用独圣散吐之，吐讫，可服人参散、通圣散加半夏，以此止嗽。更服大人参半夏丸，以之化痰也。大忌酸咸、油腻、生硬、热物也。

卷四 治病百法一·咳嗽三十一

夫贫难之人咳嗽，内外感风冷寒湿之致然也。《内经》曰：秋伤于湿，冬生咳嗽。可服宁神散、宁肺散加白术之类，则愈矣。忌法同前。

卷四 治病百法一·咳逆三十二

夫男子妇人咳逆，俗呼曰呃忒，乃阴阳不和也。乃伤寒亦有咳逆者，并可用既济散治之。忌寒热物，宜食温淡物，以养胃气耳。

卷四 治病百法一·风痰三十三

夫风痰酒痰，或热在膈上，头目不清，涕唾稠黏，或咳嗽上喘，时发潮热，可用独圣散吐之。吐讫，可服搜风丸、凉膈散之类。《内经》曰：沉湿润燥是也。

《严氏济生方》 宋·严用和撰

咳喘痰饮门·咳嗽论治

夫嗽者，古人所谓咳是也。盖皮毛者，肺之合也，皮毛先受邪气，邪气以从其合也。又经云：五脏六腑皆令人咳，非独肺也。由是观之，皮毛始受邪气，邪气先从其合，然后传为五脏六腑之咳。外则六淫所伤，内则七情所感，连滞岁月，致伤五脏，遂成瘵咳者多矣。且伤于风者，憎寒身热，自汗恶风而咳；伤于寒者，憎寒身热，无汗恶寒而咳；伤于暑者，烦渴引饮而咳；伤于湿者，骨节烦疼，四肢重着而咳。喜伤心者，喉中介介如梗状，甚者咽肿喉痹，谓之心咳。

又况房劳过度，饥饱失宜，疲极叫呼，劳神伤心，皆令人咳。夫咳嗽之脉，浮大者生，沉小伏匿者死。治疗之法，当推其所自而调之，无不效者矣。今人治咳多喜用罂粟壳、乌梅之类，殊不知罂粟壳其性紧涩，乌梅味酸，乃伤脾之剂。脾胃壮实者，服之犹可，脾胃稍弱者，未见其效，谷气先有所损矣。能慎此者，庶免后患也。

《仁斋直指附遗方论》

宋·杨士瀛撰

卷之八 咳嗽·咳嗽方论

江流滔滔，日夜无声，狂澜激石，不平则鸣。所以咳嗽者，痰塞胸脘，气逆不下，冲击而动肺耳。然亦何以致此哉？曰：感风伤冷，挟热受湿，瘀血停水，与夫肺实肺虚，皆能壅痰而发嗽也。夫肺为娇脏，外主一身之皮毛，内为五脏之华盖。形寒饮冷，最易得寒，燥气郁蒸，最易生热。惟其易为冷热，所以内外交侵，动则邪气窒塞矣。此非不平而鸣乎？感风者，鼻塞声重，伤冷者，凄清怯寒。挟热为焦烦，受湿为缠滞，瘀血则膈间腥闷，停水则心下怔忡，或实或虚，痰之黄白，唾之稀稠，从可知也。治嗽大法，肺脉浮，为风邪所客，以发散取之；肺脉实，为气壅内热，以清利行之；脉濡散，为肺虚，以补肺安之。其间久嗽之人，曾经解利，以致肺胃俱寒，饮食不进，则用温中助胃，加和平治嗽等辈。至若酒色过度，虚劳少血，津液内耗，心火自炎，遂使燥热乘肺，咯唾脓血，上气涎潮，其嗽连续而不已。惟夫血不荣肌，故邪在皮毛，皆能入肺，而自背得之尤速，此则人参、芪、归所不可无。一种传注，病涉邪恶；五脏反克，毒害尤深，近世率用蛤蚧、天灵盖、桃柳枝、丹砂、雄黄、安息香、苏合香丸通神之剂。然则咳嗽证治，于此可以问津索途矣。抑尤有说焉，肺出气也，肾纳气也。肺为气之主，肾为气之脏。凡咳嗽暴重，动引百骸，自觉气从脐下逆奔而上者，此肾虚不能收气归元也。当以补骨脂、安肾丸主之，毋徒从事于宁肺。诸气诸痰、咳嗽喘壅之烦，须用枳壳为佐。枳壳不惟宽中，又能行其气，气下痰下，他证自平。

《丹溪心法》 元·朱震亨等撰

卷二 咳嗽十六

咳嗽有风寒、痰饮、火郁、劳嗽、肺胀。春作是春升之气，用清凉药，二陈加薄、荆之类。夏是火气炎上，最重用芩、连。秋是湿热伤肺。冬是风寒外来，以药发散之后，用半夏逐痰，必不再来。风寒，行痰开腠理，用二陈汤加麻黄、桔梗、杏仁。逐痰降痰，随证加药。火主清金，化痰降火。劳嗽，宜四物汤加竹沥、姜汁，补阴为主。于咳嗽难治，此系火郁之证。乃痰郁其火，邪在中，用苦梗开之，下用补阴降火之剂，四物加炒柏、竹沥之类，不已则成痨，此不得志者有之，倒仓法好。肺虚嗽甚，此好色肾虚者有之，用参膏，以陈皮、生姜佐之，大概有痰加痰药。上半日多嗽者，此属胃中有火，用贝母、石膏降胃火；午后嗽多者，属阴虚，必用四物汤加炒柏、知母降火；黄昏嗽者，是火气浮于肺，不宜用凉药，宜五味子、五倍子敛而降之；五更嗽多者，此胃中有食积，至此时，火气流入肺，以知母、地骨皮降肺火。肺胀而嗽，或左或右，不得眠，此痰挟瘀血碍气而病，宜养血以流动乎气，降火疏肺以清痰，四物汤加桃仁、诃子、青皮、竹沥、姜汁之类。嗽而胁下痛，宜疏肝气，以青皮挟痰药，实者白芥子之类。

在后，以二陈汤加南星、香附、青黛、青皮、姜汁。血碍气作嗽者，桃仁去皮尖、大黄酒炒、姜汁丸服。治嗽多用生姜，以其辛散故也。痰因火动逆上作嗽者，先治火，次治痰，以知母止嗽，清沛滋阴降火，夜嗽用降阴分嗽。治嗽多用粟壳，不必疑，但要先去病根，此乃收后药也，治痢亦同。劳嗽即火郁嗽，用诃子能治肺气，因火伤极，遂成郁遏胀满，不得眠，一边取其味酸苦，有收敛降火之功，佐以海石、童便、浸香附、瓜蒌、青黛、杏仁、半夏曲之类，姜蜜调，嚼化，必以补阴为主。治嗽，灸天突穴、肺俞穴，大泻肺气。肺俞穴在三椎骨下两旁各一寸五分。

师云：阴分嗽者，多属阴虚治之。有嗽而肺胀，壅遏不得眠者，难治。肺痿，专主养肺气，养血清金。嗽而肺气有余者，宜泻之，桑白皮为主，半夏、茯苓佐之，泻其有余，补其不足；肺燥者，当润之；属热者，桔梗、大力、知母、鸡清；声哑者属寒，宜细辛、半夏、生姜，辛以散之；肺虚者，人参膏、阿胶为主；阴不足者，六味地黄丸为要药，或知母茯苓汤为妙。阴虚气喘，四物汤加陈皮、甘草些少以降其气，补其阴，白芍药须用酒浸晒干。湿痰带风喘嗽者，不可一味苦寒折之，如千缗汤、坠痰丸。更以皂角、萝卜子、杏仁、百药煎，姜汁丸，嚼化。湿痰带风，以千缗汤、坠痰丸固捷。痰积嗽，非青黛、瓜蒌不除。有食积之人，面青白黄色不常，面上有如蟹爪路，一黄一白者是。咳逆嗽，非蛤粉、青黛、瓜蒌、贝母不除。口燥咽干有痰者，不用半夏、南星，用瓜蒌、贝母；饮水者，不用瓜蒌，恐泥膈不松快。知母止嗽清肺，滋阴降火。杏仁泻肺气，气虚久嗽者，一二服即止。治酒嗽，青黛、瓜蒌、姜蜜丸，嚼，救肺。食积痰作嗽发热者，半夏、南星为君，瓜蒌、萝卜子为臣，青黛、石碱为使。

戴云：风寒者，鼻塞声重，恶寒者是也；火者，有声痰少，面赤者是也；劳者，盗汗出；兼痰者，多作寒热；肺胀者，动则喘满，气急息重。痰者，嗽动便有痰声，痰出嗽止。五者大概耳，亦当明其是否也。

《普济方》 明·朱橚等编

总 论

伤风咳者脉浮，憎寒壮热，自汗恶寒，口干烦躁，鼻引清涕；伤寒咳者脉紧，憎寒发热，无汗恶寒，烦躁不渴；伤热咳者脉数，烦热引饮口干，或吐涎沫，声嘶咯血；伤湿咳者脉细，骨节烦痛，四肢重着，洒洒淅淅。

病者咳嗽，发作寒热，引腰背痛，或复喘满，此因房劳伤肾；病者中满，腹胀抢心，痛不欲食，此因饥饱伤脾；病者咳嗽，左胁偏痛，引小腹并肘腕痛，此因疲极伤肝；病者咳嗽，吐白涎，口燥声嘶，此因叫呼伤肺；病者咳嗽，烦热自汗，咽干咯血，此因劳神伤心。

夫咳家其脉弦，欲行吐药，当相人强弱而无热，乃可吐耳。咳家其人脉弦为有水，可与十枣汤下之。不能卧，出汗者，阴不能受邪故也。留饮咳者，其人咳，不能卧饮，项上痛，咳者，如小儿掣纵状。夫酒客咳者，必致吐血，此坐久，极饮过度所致也。其脉沉者，不可发汗。久咳数岁，其脉弱者可治，脉实大数者死。其脉虚者必伤胃，其人本有支饮在胸故也，正属饮家。上气汗出而咳，亦有支饮，咳而小便利，若失溺，不可发汗，汗出即厥逆冷。

治咳嗽者，治痰为先，治痰者下气为上，是以南星、半夏胜其痰，而咳嗽自愈也。枳壳、陈皮利其气，而痰自下也。痰而能食者，大承气汤微下之。痰而不能食者，厚朴汤治下。夏月嗽而发热者，谓之热痰嗽，

柴胡汤四两，加石膏一两，知母半两用之。冬月嗽而发寒热者，谓之寒嗽，小青龙加杏仁服之。蜜煎橘皮汤、烧生姜胡桃，皆治无痰而嗽者。此乃大例，更当随时随证加减之。

夫痰嗽之疾，有一时感冒寒热者，不可便投半夏、南星等热药。恐凝滞其痰，终身为痼疾，惟宜发散去热，而嗽痰自止，切宜审于用药。

伤冷咳嗽，身不憎寒发热，得之脾胃受寒，传入于肺，遂成寒嗽。嗽甚，则吐白沫而多呕。此当先用温药，温其脾胃，如治中汤、胡椒理中汤、丁香半夏丸、五嗽丸皆要药，或用理中汤加五味子煎服。

诸咳嗽

夫咳嗽病有数种。有热嗽，有冷嗽，有肺气嗽，有饮气嗽。热嗽者，年少力壮，体气充满，将息伤热，积热所成，故致热嗽；此但饮食取冷，兼以药压之自歇。冷嗽者，年衰力弱，体气虚微，又复寝食伤冷，故成冷嗽；此亦但将息以温热，兼进温药，则当平复。肺气嗽者，不限老少，宿多上热，复因饮食将息伤热，则常嗽不断，积年累岁，肺气衰便成气嗽。此嗽不早疗，遂成肺痈，若此将成，多不救矣。饮气嗽者，由所饮之物，停积在胸，水气上冲入肺，故得此气便成嗽。久而不除，渐成水气，若作此病，亦难疗之。热嗽之状，更无其余，但遇于热便发，此宜合生地黄等七味汤服之。

伤风咳嗽

夫咳嗽之证，大概风冷热损劳。风者感外，风寒入肺经，其证或恶寒，或不恶寒；或发热，或不发热；或头痛，或不头痛，但暴得之，便觉痰壅，咳嗽不止，脉虽浮盛，此则是感风。三拗汤、金沸草散，量证加减与服；若服药不减，则是感风未解，当与《伤寒》中发散药，量四时加减，出汗乃止。

暴咳嗽

夫肺感于寒，微者即成咳嗽。盖肺主皮毛，寒伤肤腠，则肺先受之，其状咳嗽，语声嘶破，咽喉不利也。肺主于气，通于皮毛，若人血气不足，腠理开疏，或触冒风寒，为邪所中，或运动劳役，汗出伤风，邪冷之风，忽伏于肺，故令暴咳嗽也。

气　嗽

夫气嗽，肺主气，通皮毛，人有运动劳役，其气外泄，腠理则开，因乘风取凉，冷气卒伤于肺，即发成嗽。故为暴气所中，以致气嗽甚，而少涎沫。

热　嗽

肺主于气，气为阳，阳盛则生热也，皆脏腑不调，经络痞涩，邪热克于上焦，气道不利，痰实积聚，胸中烦满，故令咳嗽也。

咳　逆

夫咳逆者，是咳嗽而气逆上也。气为阳，流行脏腑，宣发腠理，肺之所主也。咳病由肺虚微寒所成。寒搏于气，气不得宣，胃气逆聚上冲，肺腹侧胀满。气逆不下，复搏于胃，胃口气弱，脾中伏冷，客邪之气冲于胃管。胃不摄，使阴阳气相击，故为咳逆。其状咳而胸满气逆，膊背痛及汗出，尻、阴、股、膝、腨、胻、足皆痛也。

咳逆上气

夫五脏皆禀气于肺，肺感微寒，则成咳嗽也。寒搏于气，气聚还肺，而肺胀为咳，邪有动息，邪动则气奔逆上气。

咳嗽上气

咳嗽上气者，为肺气有余也。肺感于寒，微者则成咳嗽也。肺主气，气有余则喘上气，此为邪搏于气，气壅涩不得宣发，是为有余，故咳嗽而上气也。久咳嗽上气者，肺气虚极，风邪停滞，故其病积月累年，久不得瘥，则胸痛面肿，而上气唾脓血也。

《秘传证治要诀及类方》

明·戴原礼撰

卷之六　诸嗽门·嗽证

古人云：脏腑皆有咳嗽。夫嗽属肺，何为脏腑亦皆有之？盖咳嗽为病，有自外而入者，有自内而发者；风寒暑湿外也，七情饥饱内也。风寒暑湿，先自皮毛而入。皮毛者，肺之合，故虽外邪，欲传脏腑，亦必先从其合而为嗽，此自外而入者也。七情饥饱，内有所伤，则邪气上逆，肺为气出入之道，故五脏之邪，上蒸于肺而为嗽，此自内而发者也。然风寒暑湿，有不为嗽者，盖所感者重，径伤脏腑，不留于皮毛。七情亦有不为嗽者，盖病尚浅，只在本脏，未即上攻。所以伤寒以有嗽为轻，而七情饥饱之嗽，久而复见。凡诸嗽，未审内外所感，并宜二陈汤加杏仁、五味、人参各半钱，重饮水一二口而暂止者，热嗽也；呷热汤而暂停者，冷嗽也。

《奇效良方》　明·董宿辑　方贤续纂

卷三十　咳嗽门

且肺五脏之华盖，专主于气。气之清浊既分，则无嗽。清气不分，浊气上干于华盖，加以协水停饮，肺不得清，则为嗽矣。《素问·咳论》云：五脏各有其时，受以风寒而咳嗽，变病各异。嗽不已，乃移于六腑，腑既受之，亦以喘嗽，形证各异。凡脏腑百脉，皆取气于肺，因而咳嗽，始自本经。且伤风为证，憎寒身热，自汗恶风而咳；伤于寒者，憎寒身热，无汗恶寒而咳；伤于暑者，烦渴引饮而咳；伤于湿者，骨节烦疼，四肢重着而咳。

又况房劳过度，气体虚弱，形寒饮冷，最易得寒；燥气郁蒸，最易生热；或伤风寒，或风热相搏。夫肺金生水，肾为肺之子，盖人不能保养肾水，真元耗散，因子虚以泄母气而成嗽者，若脉浮缓为风，宜以散之；弦紧为寒，宜以温解；沉涩为湿，当以燥之；弦滑在胃口者，以涤其痰，浮盛在气口者为气，则当疏之；微细者为虚，则当补之；细数者为虚劳，宜以滋养血气，沉实有力为气实，实则当泻；濡弱无力者，为肺气耗散，则当收敛，各从其类。医者详审考证用药，则无差失，可为上工矣。

《明医杂著》 明·王纶撰 薛己注

咳 嗽

病本虽分六气五脏之殊，而其要皆主于肺，盖肺主气而声出也。治法须分新久虚实。新病风寒则散之，火热则清之，湿热则泻之。久病便属虚，属郁。气虚则补气；血虚则补血；兼郁则开郁。滋之、润之、敛之，则治虚之法也。

主方：杏仁（去皮炒）、白茯苓各二钱，橘红七分，五味子、桔梗、甘草（炙）各五分。

春多上升之气，宜润肺抑肝，加川芎、芍药、半夏各一钱，麦门冬、黄芩（炒）、知母各五分。

春若伤风咳嗽，鼻流清涕，宜辛凉解散，加防风、薄荷、黄芩（炒）、麦门冬各三钱。

愚按：前症若因风寒所伤，咳嗽声重头痛，用金沸草散；咳嗽声重，身热头痛，用局方消风散。盖肺主皮毛，肺气虚则腠理不密，风邪易入，治法当解表兼实肺气。肺有火则腠理不闭，风邪外乘，治宜解表兼清肺火，邪退即止。若数行解散，则重亡津液，邪蕴而为肺疽、肺痿矣。故凡肺受邪，不能

输化而小便短少，皮肤渐肿，咳嗽日增者，宜用六君子汤以补脾肺，六味丸以滋肾水。

夏多火热炎上最重，宜清金降火，加桑白皮、知母、黄芩（炒）、麦门冬、石膏各一钱。

愚按：王太仆云：壮水之主以制阳光。前症若喘急而嗽，面赤潮热，其脉洪大者，用黄连解毒汤；热躁而咳，用栀子仁汤；咳唾有血，用麦门冬汤，俱兼以六味丸。夏月尤当用此，壮肾水以保肺金。

秋多湿热伤肺，宜清热泻湿，加苍术、桑白皮各一钱，防风、黄芩、山栀（炒）各五分。

愚按：前症若咳而身热自汗，口干便赤，脉虚而洪者，用白虎汤；身热而烦，气高而短，心下痞满，四肢困倦，精神短少者，香薷饮；若病邪既去，宜用补中益气加干山药、五味子以养元气。柴胡、升麻各二分，以升生气。

冬多风寒外感，宜解表行痰，加麻黄、桂枝、半夏、干姜、防风各一钱。肺金素有热者，再加酒炒黄芩、知母各五分。若发热，头痛，鼻塞声重，再加藁本、川芎、前胡、柴胡各一钱。

愚按：果系前症，若风寒外感，形气、病气俱实者，宜用麻黄之类，所谓从表而入，自表而出。若形气、病气俱虚者，宜补其血气而佐以解表之药。若专于解表，则肺气益虚，腠理益疏，外邪乘虚易入，而其病愈难治矣。若病日久，或误服表散之剂，以致元气虚，而邪气实者，急宜补脾土为主，则肺金有所养，而诸病自愈。若人老弱，或劳伤元气而患前症，误用麻黄、枳壳、紫苏之类，而汗出亡阳者，多患肺痈、肺痿，治失其宜，多致不起。

若有痰，加半夏、枳壳；风痰，再加南星（姜汁炒）；湿痰，脾困少食，加白术、苍术。有痰而口燥咽干，勿用半夏、南星，宜加知母（蜜水拌炒）、贝母、瓜蒌、黄芩

（炒）。

　　愚按：前症若因脾气虚而为湿痰者，宜用补中益气汤；若因肾经虚热而口燥咽干者，宜用六味丸。

　　若夏月热痰，或素热有痰，加黄芩、黄连、知母、石膏。

　　愚按：前症若心火乘肺，轻则用麦门冬汤；重则用人参平肺散。若上焦实热用凉膈散，虚热用六君子汤；中焦实热用竹叶石膏汤，虚热用竹叶黄芪汤；下焦虚热用六味丸。

　　上半日咳者，胃中有火，加贝母、石膏、黄连；五更咳者，同上。

　　愚按：前症若胃中热甚为患者，宜用本方泄之；若胃中微热为患者，当用竹叶石膏汤清之；若胃中虚热所致者，须用补中益气汤补之；俱少佐以治痰之剂。其五更咳嗽者，当作脾虚宿食为痰治之。

　　若咳嗽久肺虚，滋气补血，加人参、黄芪、阿胶、当归、生姜、天门冬、款冬花、马兜铃、芍药（酒炒）之类，肺热喘咳，去人参，用沙参，此兼补血气也。

　　愚按：肺属金，生于脾土。凡肺金受邪，由脾土虚弱不能生肺，乃所生受病，治者审之。

　　黄昏咳者，火浮于肺，不可正用寒凉药，宜加五味子、五倍子、诃子皮敛而降之。

　　愚按：前症属脾肺气虚，以致肾经阳虚阴弱而虚火上炎，或房劳太过，亏损真阴为患，法当补脾肺、生肾水，不可专主于肺也。

　　若午后嗽者，属阴虚，即劳嗽也，宜补阴降火，加川芎、当归、芍药、熟地黄、黄柏、知母、竹沥、姜汁、天门冬、瓜蒌仁、贝母，此专补阴血也。

　　愚按：前症属肾气亏损，火炎水涸，或津液涌而为痰者，乃真脏为患也。须用六味地黄丸壮肾水、滋化源为主，以补中益气汤养脾土、生肺肾为佐，设用清气化痰，则误矣。

　　若火郁嗽，为痰郁火邪在中，宜开郁消痰，用诃子皮、香附（童便浸）、瓜蒌仁、半夏曲、海石、青黛、黄芩，为末，蜜调为丸，嚼化，仍服前补阴降火药，失治则成痨。

　　愚按：前症若因肺胃蕴热，痰气不利，宜用前药。若因脾肺不清，气郁痰滞，用二陈加山栀、枳壳、桔梗；若因郁结伤脾，气血虚损，用济生归脾加山栀、桔梗；若因怒动肝火，脾土受克，用四君子加山栀、柴胡；若劳役失宜，伤损元气，用补中益气加山栀、桔梗。

　　若痰积、食积作咳嗽者，用香附、瓜蒌仁、贝母、海石、青黛、半夏曲、软石膏、山楂、枳实、黄连（姜炒），为末，蜜调，嚼化。

　　愚按：前症若因饮食停滞，胃中湿热所化者，宜用本方。若因脾胃气虚而痰积滞，用六君子加枳壳、木香；若因脾胃气虚而食积滞，用六君子加神曲、麦芽。夫早间吐痰咳嗽，属食积；喘促咳嗽，属肺虚火旺，大抵当助胃壮气为主，不可专攻其痰。

　　若劳嗽见血，加阿胶、当归、芍药、天门冬、知母、贝母、桑白皮，亦于前肺虚、阴虚二条择用。大抵咳嗽见血，多是肺受热邪，邪气得热而变为火，火盛而阴血不宁，从火上升，故治宜泻火滋阴，忌用人参等甘温之药。然亦有气虚而咳血者，则宜用人参、黄芪、款冬花等药，但此等症不多耳。

　　愚按：前症亦有劳伤元气，内火妄动而伤肺者；亦有劳伤肾水，阴火上炎而伤肺者；有因过服天门冬、生地寒药，损伤脾胃，不能生肺气而不愈者；有因误用黄柏、知母之类损伤阳气，不能生阴精而不愈者。凡此皆脾肺亏损而肾水不足，以致虚火上炎真脏为患也。须用补中益气汤补脾土而生肺金，用六味地黄丸滋肾水而生阴精，否则不救。

　　因咳而有痰者，咳为重，主治在肺；因

痰而致咳者，痰为重，主治在脾。但是食积成痰，痰气上升，以致咳嗽，只治其痰，消其积，而咳自止，不必用肺药以治咳也。

愚按： 前论治法最是，仍分六淫、七情及五脏相胜、脾肺虚实以治之，否则恐成肺痈之证。

《医学正传》　明·虞抟撰

卷二　咳嗽·论

夫欲治咳嗽者，当以治痰为先。治痰者，必以顺气为主，是以南星、半夏胜其痰，而咳嗽自愈；枳壳、橘红利其气，而痰饮自降。痰盛而能食者，小承气汤微下之；痰盛而不能食者，厚朴汤政导之。夏月嗽而发热者，谓之热嗽，小柴胡加石膏、知母；冬月嗽而发寒热，谓之寒嗽，小青龙汤加杏仁。此治法之大要也，学者不可不知。

卷二　咳嗽·脉法

关上脉微为咳。肺脉微急为咳而唾血。脉弦涩而咳为少血。脉紧者为肺寒。双弦者寒。脉浮而紧为虚寒。脉浮而缓者伤风。脉细者湿。脉数为热。脉沉数为实热。脉弦为水。偏弦为饮。脉沉为留饮，洪滑多痰。

咳，脉浮直者生，脉浮濡者生；脉紧者死，沉小伏匿者死，咳而羸瘦、脉坚大者死。咳而脱形发热，脉小坚急者死。凡肌瘦脱形，热不去，咳呕，腹胀且泄，脉弦急者，皆死证也。

《医学纲目》　明·楼英编

卷二十六　肺大肠部·咳嗽

[洁]（洁古）

寒燥湿风火，皆能令人咳，惟湿病痰饮入胃，留之而不行，上入于肺则为嗽。假令湿在心经，谓之热痰；湿在肝经，谓之风痰；湿在肺经，谓之气痰；湿在肾经，谓之

寒痰；所治不同，各宜随证而治之。

[海]（海藏）

肺咳喘息而有音，甚则吐血，麻黄汤。太阳咳而遗矢，赤石脂禹余粮汤、桃仁汤、不止用猪苓分水散。心咳心痛，喉中介介鲠状，甚则咽喉痹，用桔梗汤。小肠咳，咳而失气，气与咳俱失，芍药甘草汤。肝咳，两胁下痛，甚不可以转，转则两胠下满，小柴胡汤。胆咳，咳呕胆汁，黄芩加半夏生姜汤。脾咳，右胁下痛，阴阴痛引肩背，甚则不可以动，动则咳剧，升麻汤。胃咳，呕，呕则长虫出，乌梅丸。肾咳，腰背相引而痛，甚则咳涎，麻黄附子细辛汤。膀胱咳，遗溺，茯苓甘草汤。三焦咳，腹痛不欲饮食，此皆聚于胃关于肺，使人多涕唾而面浮肿气逆，钱氏异功散。

[垣]（东垣）

脾肺受寒，痰嗽用药法。《难经》云：肺太过则外症面白善嚏，悲愁不乐，欲哭；其内症喘咳上喝，逆气烦心，胸满烦热，夜则涕出多嚏，鼻塞不通。肺金大实，以子助母也。心脾肺皆受寒邪，涎出口甘，水反侮土，寡于畏也。腹中大寒，病名曰寒中，痰白作泡，肺中气虚而为大寒，子助母也。当于肺中泻肾水，非辛热之药不退也。

《慎斋遗书》　明·周之幹撰

卷之九　咳嗽

咳嗽不一，所因不同也。因于风，宜辛凉以散之，前胡、紫苏、防风、葛根之属；因于寒，宜辛温以发之，麻黄、羌活、细辛之属；因于湿，宜燥之，六君子汤，或半夏、桑皮之属，或二陈汤；因于火，宜清润之，麦冬、紫菀、花粉、玄参之属；因于虚，宜补之，人参、黄芪之属，或保元、四君、六君；因于气逆，宜清而降之，杏仁、苏子、陈皮、百合之属；因于痰，实则疏

之，虚则补之，水泛则温而敛之。盖肺属金，金受火铄，则煎熬津液而成痰，宜清其火，火息则痰消；寒则肺不下降，肺液壅而成痰，宜温其肾，水暖则肺金下降之令行而痰消。此治咳之大略也。若夫神而明之，在乎辨脉证之寒热虚实也。

咳嗽骨节痛，不能走履，此肺气不足，不能制肝，肝邪炽而风痰横溢也。肝主筋，筋伤故运动不舒；肝克脾，脾伤故湿不化而成病；且肝主风，肝盛则风溢而痰横矣。故肺气不足，乃病之本；肝脾之强弱，乃病之横。用四君子以补脾肺之不足，加陈皮以疏肝气之有余，用以醒脾消痰，是正治之法也。

《医学入门》 明·李梴撰

卷四 杂病分类·寒类·咳嗽

咳嗽须分痰与声，痰声俱有肺脾经

咳因气动为声，嗽乃血化为痰。肺气动则咳，脾湿动则嗽；脾肺俱动，则咳嗽俱作。然以肺为主，故多言咳，则包嗽在其中。

实者痰稠声且重，虚者声利痰亦清

咳必先审肺脉虚实。实者浮大有力，若沉而滑，则痰气盛；虚者弦大无力，若沉细带数，则火郁极也。

外因四气随时令

风乘肺，咳则鼻塞重，口干喉痒，语未竟而咳，参苏饮加桑白皮、杏仁，或柴胡半夏汤，后用诸咳丸。如久咳、夜咳、冬咳，风入肺窍者，宜熏之。寒乘肺，咳则胸紧声哑，二陈汤加麻黄、杏仁。又有一种，遇寒则咳者，谓之寒暄，乃寒包热也。解表则除，桔梗汤加麻黄、防风、杏仁、陈皮、紫苏、木通、黄芩。如风寒郁热夜咳者，三拗汤加知母、黄芩。暑乘肺，咳则口燥声嘶吐沫，六一散加辰砂，见血者，枇杷叶散。湿乘肺，咳则身重，骨节烦疼洒淅，五苓散、不换金正气散。大概春气上升，润肺抑肝；夏火上炎，清金降火；秋湿热甚，清热泻湿；冬风寒重，解表行痰。

内伤火郁劳食情

火咳，声多痰少。五更咳多者，食积湿热，火流肺中，泻白散加知母，或古二母散；上半午咳多者，胃有实火，单石膏丸加知母、贝母，便闭喘渴痰稠者，凉膈散、败毒散、古芩半丸；下半午咳多者，阴虚，四物汤合二陈汤，加知母、黄柏、麦门冬，顺而下之。如阴虚火燥，寒热盗汗，遗精见血者，四物汤加竹沥，或滋阴降火汤、加味二母丸。黄昏咳多者，火浮于肺，润肺丸以敛之，不可纯用凉药。通用二陈汤去半夏，加贝母、瓜蒌、青黛、山栀、黄芩、桑白皮。郁咳，即火咳久者。干咳无痰，乃肾水焦枯，邪火独炎于肺，泻白散加苦梗为君以开之。久者，诃黎丸；虚者，肾气丸；不得志者，霞天膏；如肺燥，皮枯疮痒，便闭者，活血润燥生津饮。劳咳，五劳虚咳也。疲极伤肝，咳而左胁疼引小腹者，二陈汤加芎、归、芍药、青皮、柴胡、草龙胆、黄芩、竹茹，或黄芪建中汤。劳神伤心，咳而咽干咯血者，劫劳散、梦授天王补心丹；劳倦伤脾，咳而气短无力者，调中益气汤、补中益气汤。叫呼伤肺，咳而呕吐白沫、口燥声嘶者，润肺丸、人参清肺饮；房劳伤肾，咳而腰背痛、寒热者，二陈芎归汤。又有一种传证痨咳，即干咳，痨咳久者，宜蛤蚧、天灵盖、雄黄、朱砂之类，须于痨瘵条参之。食咳，因食积生痰，痰气冲胸，腹满者，二陈汤加厚朴、山楂、麦芽；伤生冷，以致肺胃不清、嗳酸吐泻、恶风寒者，五积散、理中汤、异功散；伤煎炒热物者，葶苈散，或三补丸加知母、贝母；伤酒食积者，香附瓜蒌青黛丸。七情，脏气不平则咳，久不已则入六腑。怒伤肝咳，两胁下满，入胆则呕吐苦汁；喜伤心咳，心痛咽肿，入小肠则咳与气

俱失；思伤脾咳，右胁引肩背痛，甚则不可以动，入胃则呕吐痰沫长虫；忧伤肺咳，喘息唾血，入大肠则遗粪；恐伤肾咳，唾涎，腰背引痛，入膀胱则遗尿，入三焦则腹满不欲食，始则关于肺，终则聚于胃故也。宜二陈汤加瓜蒌仁、萝卜子，加味泻白散、参苏饮、四七汤、苏子降气汤、团参饮子、古橘甘散、古橘姜丸、加减三奇汤选用。

痰咳胸满水咳悸

痰咳，痰出咳止，胸膈多满。《经》曰：秋伤于湿，冬必咳嗽。湿在心，谓之热痰；湿在肝，谓之风痰；湿在肺，谓之气痰；湿在肾，谓之寒痰。惟湿痰入胃，上干于肺，则必作咳，宜千缗汤、坠痰丸、半瓜丸选用。痰郁肺经，咳则涎多，或结胸者，二陈汤加枳、梗、瓜蒌、黄芩、贝母，甚者鹤顶丹。痰积流入肺脘，久咳不得睡者，兜铃丸。痰因火动者，二陈汤加芩、连，或清气化痰丸。痰因宿食者，化痰丸。痰因酒湿者，蜂姜丸。全因酒者，瓜连丸。如痰甚，能食便闭者，小承气汤下之；不能食便闭者，厚朴汤，或滚痰丸疏导之。水咳，因饮茶水停蓄为涎上涌，身热胸满怔悸者，小青龙汤；身寒胁硬者，玄武汤；结胸者，小半夏汤；大便闭者，十枣汤；小便涩者，五苓散。

瘀血碍气胀且腥

瘀血咳，则喉间常有腥气。轻者，泻白散加生地、山栀、牡丹皮、麦门冬、桔梗；重者，桃仁、大黄、姜汁为丸服。或因打损劳力伤肺，遇风寒则咳，或见血紫黑色者，四物汤去芎，加大黄、苏木为末，酒调服，利去心肺间瘀血即止，后服人参养荣汤调理。肺胀满，即痰与瘀血碍气，所以动则喘急，或左或右，眠一边不得者是，四物汤加桃仁、诃子、青皮、竹沥、姜汁。若虚胀喘者，单人参膏、古百花膏。有水停蓄胀者，饮水则逆转不入，三白汤加泽泻、桔梗、五倍子。若因火伤极，无水以升而胀者，必干

咳无痰，诃黎丸含化，以诃子有收敛降火之功，危哉！

治分新久求其本

新咳，有痰者，外感随时解散；无痰者，便是火热，只宜清之。久咳，有痰者，燥脾化痰；无痰者，清金降火。盖外感久则郁热，内伤久则火炎，俱宜开郁润燥。其又有七情气逆者，则以枳壳、香附顺气为先；停水宿食者，则以南星、槟榔分导为要。气血虚者，补之，敛之。苟不治本，而浪用兜铃、粟壳涩剂，反致缠绵。况肺为娇脏，易寒易热，虽人参平药，惟气虚最宜，若肺热有火，及风邪初盛者，俱宜沙参或玄参代之，故咳不拘于寒也。

久甚还将脾肾宁

久咳，曾经利下及劳倦饥饱，以致肺胃寒而饮食少进者，只理脾而咳自止。然肾为气脏，咳嗽动引百骸，自觉气从脐下逆奔而上者，乃肾虚气不归元，宜所服药中加补骨脂、五味子，或三味安肾丸。阴虚者，肾气丸；阳虚者，黑锡丹以镇之。

《赤水玄珠》 明·孙一奎撰

第七卷 咳嗽门·脏腑皆有咳

凡咳嗽面赤，胸腹胁常热，惟于足乍有凉时。其脉洪者，热痰在胸膈也。宜小陷胸汤、礞石丸之类，清膈降痰。甚而不已者，宜吐下其痰热也。面白悲嚏，或胁急胀痛，或脉沉弦细迟而咳者，寒饮在胸腹也，宜辛热去之。

脉治 《脉经》曰：关上脉微为咳，脉紧者肺寒，双弦者寒。咳而脉弦涩为少血。浮紧者虚寒。脉细伤湿。脉浮而缓伤风。数则为热，沉数者里热。脉弦为水，偏弦为饮。洪滑多痰。脉沉为留饮。肺脉微急，为咳而唾血。咳脉浮直者生，浮软者生。

咳证死脉 咳而脉紧者。咳而羸瘦形坚

大者。肌瘦下脱形，热不去。咳而脱形，发热，脉小坚急者。咳而呕，腹胀且泄，其脉弦急者，皆死不治。

仲景曰：人嗽十年，其脉弱者可治，实大数者死。其脉虚者，必苦冒，其人本有支饮在胸中故也，治属饮家。上气面浮肿，肩息，其脉浮大不治，又加利尤甚。脉浮短者，其人肺伤，诸气微少，不过一年死，法当嗽也。咳嗽羸瘦，脉形坚大者死。咳而脱形，身热，脉小坚急以疾，是逆也，不过十五日死。

论嗽分六气无热无寒

风乘肺者，日夜无度，汗出头痛，痰涎不利。

热乘肺者，急喘而嗽，面赤潮热，手足寒，乳子亦每多有之。

火乘肺者，咳喘上壅，涕唾出血，甚者，七窍血溢。

燥乘肺者，气壅不利，百节内痛，头面汗出，寒热往来，皮肤干燥，细疮燥痒，大便秘涩，涕唾稠黏。

寒乘肺者，或因形寒饮冷，冬月卧湿地，或冒冷风寒，秋冬水冷中感之，嗽急而喘。此非六气之云乎。

论湿痰生嗽

洁古曰：嗽者，秋伤于湿，积于脾。《经》曰：秋伤于湿，冬必咳嗽。大抵素秋之气，宜清而肃，反动之，则气必上冲而为咳嗽。甚则动于湿而为痰也。是知脾无留湿，虽伤肺气，不为痰也。有痰者，寒少热多，各随五脏而治之。假令湿在肝经，谓之风痰也；湿在心经，谓之热痰；湿在脾经，谓之湿痰；湿在肺经，谓之气痰；湿在肾经，谓之寒痰。宜随证而治之。咳而无痰者，以辛甘润其肺；咳而嗽者，治痰为先，故以南星、半夏胜其痰，而嗽自愈；枳壳、陈皮利其气，而痰自下。

刘宗厚曰：按此论咳因湿在于经，致痰为咳，五脏亦皆有之，可谓发《内经》之秘矣。然至气郁津液不降，或停水饮所致，或肾气虚弱，火炎水涸，津液涌而为痰涎于上，此气饮及真脏为病，非诸经留湿致病也。故易老云：半夏止能泄痰之标，而不能治痰之本是矣。

丹溪曰：咳嗽有风寒，有火，有痰，有劳，有肺胀。风寒者，鼻塞声重，恶寒是也，宜发散行痰。又有声哑及喘嗽，遇冬则发，皆为寒包热也，解表则热自除。感冷则嗽，膈上有痰也，宜解表豁痰。火者，有声、痰少、面赤是也。劳者盗汗出，兼痰多吐红，作寒热是也，宜补阴清金。痰者咳动便有痰出，痰出嗽止是也，主豁痰。肺胀者，动则喘满，气急，声重者是也，宜收敛。此因火伤极，遂成抑遏胀满。肺胀，抑遏不得眠者难治。

饮水一二口而暂止者，热嗽也。呷热汤而暂停者，冷嗽也。热嗽以小柴胡汤，冷嗽理中汤，并加五味子。

又有先因伤湿伤寒，解利不尽，病虽退，然饮食减少，不生肌肉，身倦无力，稍劳则体热酸痛，状如劳症，但不吐血，不发潮热，经二三年，此是余毒伏在经络。其脉弦，再发则愈。

又有咳而不思食饮，此皆痰聚于胃，关于肺，令人多涕唾而面浮肿，此气逆也。谓气上逆，肺壅而不下，治以异功白术散。

治嗽最要分肺虚实。新嗽挟虚者，可用人参。风寒邪盛，及久嗽热郁者，切不可用。五味子亦然。

凡饮酒后嗽甚者，热嗽也；饮酒后嗽减者，寒嗽也。涎稠黄者为热，青白者为寒。

凡嗽，春是春升之气，或外感；夏是火炎上，最重；秋是温热伤肺；冬是风寒外束也。

治嗽药大概多用生姜，以其辛散也。咳逆非蛤粉、青黛、瓜蒌、贝母不除。有痰者加痰药。用药发散之后，必以半夏逐其痰，庶不再来。治嗽多用粟壳不必疑，但要先去病根，此收后药也。

夫咳之为病，有一咳则出痰者，脾胜湿而痰滑也；有连咳十数声不出痰者，肺燥胜痰湿也。滑者宜南星、半夏、皂角灰之属，燥其脾；若利气之剂，所当忌也。涩者宜枳壳、紫苏、杏仁之属，利其肺；若燥肺之剂，所当忌也。

第七卷 咳嗽门·干咳嗽

干咳嗽者，无痰出，而咳咳连声者是也。此本于气涩，涩之微者，咳十数声，方有痰出；涩之甚者，虽咳十数声，亦无痰出。

丹溪云：干咳嗽极难治，此系火郁之症。痰郁火邪在中，以苦梗开之，下用补阴药。不已，即成痨，倒仓法好，此不得志者有之，宜用补阴方，四物汤加竹沥、炒柏之类。

《古今医鉴》

明·龚信辑　龚廷贤续编

卷四　咳嗽·脉

咳嗽所因，浮风、寒紧、数热、细湿、房劳涩难。右关濡者，饮食伤脾；左关弦短，疲极肝衰。浮短肺伤，法当咳嗽。五脏之嗽，各视其部。沉紧虚寒，沉数实热，洪滑多痰，弦涩少血。形盛脉细，不足以息；沉小伏匿，皆是死脉。惟有浮大而嗽者生。

卷四　咳嗽·证

伤风咳者，脉浮，憎寒壮热，自汗恶风，口干烦躁，鼻流清涕，欲语未竟而咳也。

伤暑咳者，脉紧，憎寒发热，无汗恶寒，烦躁不渴，遇寒而咳。

伤寒咳者，脉数，烦热引饮，口燥，或吐涎沫，声嘶咯血。

卷四　咳嗽·治

咳者，无痰而有声，肺气伤而不清也。治以防风、桔梗、升麻、杏仁、五味子、生姜、甘草、桑白皮、苏子、枳壳。

嗽者，无声而有痰，脾湿动而为痰也。治以半夏、白术、五味子、枳壳、防风、甘草、枳实、山楂、苍术、橘皮。

咳嗽者，有痰有声，因伤肺气而动脾湿也。治以半夏、白术、五味子、桔梗、枳壳、桑白皮、麦门冬、甘草之类。

风寒嗽者，鼻塞声重，恶风恶寒，或自汗，或无汗者是也。治当以发散行痰，用二陈汤加麻黄、桔梗、杏仁。

风寒郁热于肺夜嗽者，治以三拗汤加知母。脉大而浮，有热，加黄芩、生姜。

痰嗽者，嗽动便有痰声，痰出嗽止者是也。主豁痰，用二陈汤，或以半夏、瓜蒌仁各五两，桔梗、贝母各一两，枳壳一两半，知母一两，姜汁蒸饼为丸服。

火郁者，有声痰少，面赤者是也。主降火，清金化痰。

干咳嗽者，系火郁之甚，难治。乃痰郁火，邪在肺中，用苦梗开之，再用补阴降火之药。不已则成痨，须行倒仓法。此症多是不得志者有之。有痰因火逆上者，必先治其火。然亦看痰火孰急，若痰急，则先治痰而后治火，在乎医者之随机变可也。

劳嗽者，痰多盗汗是也。或作寒热，宜补阴清金，四物汤加竹沥、姜汁。阴虚火动而嗽者，四物、二陈，顺而下之，加黄柏、知母尤妙。阴虚喘嗽，或吐血者，四物汤加黄柏、知母、五味子、麦门冬、桑白皮、地骨皮、牡丹皮、山栀子。咳嗽声嘶者，乃血虚受热也，用青黛、蛤粉、蜜调服；一方用芩连四物汤。好色之人元气虚，咳嗽不已者，琼玉膏。

肺胀而嗽者，动则喘满，气急息重者是也。宜收敛肺气，用诃子、杏仁、青黛、海粉、半夏、香附、瓜蒌仁之类。肺胀郁遏不得眠者，难治。

凡治咳嗽，最要分肺虚肺实。若肺虚久嗽，宜五味子、款冬花、紫菀、马兜铃之类，敛而补之；若肺实有邪，宜黄芩、天花粉、桑白皮、杏仁之类，散而泻之。

凡治嗽，有用五味子者，以收肺气，乃火热必用之剂。若有外邪而骤用之，恐闭住邪气，必先发散，然后可用。诃子味酸苦，有收敛降火之功。杏仁散肺中风寒，然形实有热，因于寒者为宜。桑白皮泻肺气，然性不纯良，用之者当戒。马兜铃去肺热而补肺也。生姜辛，能发散也。罂粟壳不可骤用，乃后收功药也。人参以其气虚，或新咳挟虚者可用；若风寒邪盛，或久嗽肺有郁火者，不可用也。瓜蒌仁甘能补肺，润能降气，胸中有痰者自降。

凡咳嗽口燥咽干有痰者，不可用南星、半夏，宜用瓜蒌仁、贝母。若饮水者，又不宜瓜蒌，恐泥膈不松快耳。

《治法汇》 明·张三锡纂 王肯堂校

咳　嗽

有火、有风、有寒、有痰、有痨、有肺胀。

伤风　脉浮，兼自汗，头眩，眼胀，鼻塞清涕者属伤风。冬月十神汤，余月芎苏饮最捷。

外感　脉浮紧，症兼头痛，拘急，恶寒发热无汗者属寒。冬月十神汤加减，余月芎苏饮加羌活。

火　寸滑而数，或沉实而弦，口干，头时痛，有声痰少面赤者，火也。宜降火清金，加味芩连二陈汤。

郁火　如曾服凉药或起初发散未净，火郁在肺，痰结不出，兼气促者，仍用解散，轻则芎苏饮，甚者加麻黄。已经发散降火，咳嗽不已，口干内热盛者，二陈加枯芩、花粉、栝楼实、苏子，甘寒润之。

痰　脉滑或弦数，动作便有痰声，痰出嗽止者，痰也。主豁痰利气，二陈加南星、枳桔、前胡、香附、滚痰丸佳。

因痰而嗽者，痰为重，主治在脾；因咳而动痰者，咳为重，主治在肺。一切食积痰积上升而致咳者，只治其痰，消其积，咳自止。不必用凉药、肺药。痰为火所逆上者，先泻火，然亦看缓急治，或先降火，或先理气。

阴虚　脉弦而数，或细数或涩，症兼盗汗，下午作咳，寒热，面色纯白，两颊赤。多清痰干咳者，劳也。属阴虚火盛，清金补阴，四物加竹沥、姜汁。或早服补阴丸，晚服门冬膏。

咳嗽气胀，壅遏不得眠者，难治。

干咳　干咳嗽系火郁之甚，难治。乃痰郁火邪在肺，上用苦梗开之，下用补阴降火药。不已，则成痨。须行倒仓法。

风寒郁热于肺，夜嗽者，三拗汤加知母；脉数大而浮，加黄芩、生姜。

阴虚或吐红者，坎离加五味子、人参、麦冬、桑皮、地骨皮。

气虚　好色之人，元气虚弱，咳嗽不愈。琼玉膏妙。病后气促，咳嗽色黄白，脉虚大，多属肺虚，生脉散主之。

咳血　咳嗽见血，多是阴虚火旺，载血上行，四物、二门、二母、牡丹皮、阿胶。脉促者，忌参、芪，宜沙参。

咳嗽声嘶者，乃是血虚受热，用青黛、蛤粉、蜜调服之。咳嗽声嘶引两胁痛不可忍者，二陈加芎、归、芍药、青皮、柴胡、草龙胆、黄芩、竹茹之类。

咳而心烦不安，六一散加辰砂服。

有热嗽失声，多服凉剂；而声愈不出

者，以生姜汁调消风散或一味姜汁亦可；冷嗽失声尤宜。

治咳须分新久虚实。如久咳，脉涩或虽洪大按之不鼓，属肺虚，宜五味、款冬、紫菀、马兜铃之类，敛而补之；或日数虽久，脉数滑有力，尚属有余实火，更宜清金，寻火寻痰，分缓急治。

治久嗽用诃子，味酸苦有收敛降火之功；五味子收肺气乃火热必用之剂；杏仁散肺中风热，然肺实有火，因于寒者为宜；桑白皮泻肺气，然性不纯良，用之多者当戒。或用兜铃，以其去肺火补肺也。多用生姜，以其辛能发散也；瓜蒌子甘能润肺，寒能降火，以肺受火逼，失降下之令，今得甘缓润下之助则痰自降，宜其为治嗽之要药也。除阴虚血虚火盛干咳者勿用。

咳而膺乳痛，即看痰色如何，如或浓浊，如浓或黄或赤，口中臭，即以肺痿、肺痈治。以脉数而虚者为肺痿，脉数而实者为肺痈。

体虚伤风咳嗽参苏饮全用妙，二陈加枳壳、桔梗、前胡、葛根、木香再加桑杏、姜枣煎服。

百病惟咳嗽难治，大要分辨明白方妙。如一咳便有痰者，属脾湿盛而痰滑也，宜南星、半夏、皂角灰之类燥之，油润之剂所当忌也。如连咳数声痰便不出者，属肺燥，宜杏仁、苏子、麦冬、花粉、知母之类润之，忌燥剂。又曰：咳而无痰者，以甘寒润其肺，痰多而致咳者，以辛平燥其脾。肺与大肠为表里，火郁于腑，肺气不得下降，因而咳多大便结涩，大柴胡汤下之，或用竹沥姜汁下滚痰丸。

肺寒 咳白痰，作白泡，属肺中虚寒，口甘涎沫流，脉沉弦细迟，属胃中寒，口出清水，心下汪洋，作嘈杂，胃胁胀痛不食，均属冷饮停于胃中，攻肺则咳，半夏温肺汤主之。

按：肺主皮毛，平人荣卫周流，内气自皮肤腠理宣达于外，卫护一身。一为风寒外束，内气不畅，变从中起，所以气升痰上而为咳嗽。治必用辛散以表散之，邪退正复而嗽止。又肺为华盖，喜清恶浊，或饥饱劳役，七情内伤，酒肉膏粱太过，火升痰上，肺不清亦令人咳，治必降火化痰。且肺主气，运行血液，周流一身，今也肺受火遏，气以火化，有升无降，久而不治，元气日损，痰火日盛，咳唾稠黏脓血，枯槁尪羸，须补养气血，滋阴降火，以清肺金，又须分别气血孰虚，随宜处治，庶有成绩。

劳嗽寒热往来或午后热，咽干嗌痛，精神疲极，所嗽之痰或淡或浓或血腥臭，语声不出者，薏苡仁五钱，桑白皮、麦冬各三钱，白石英二钱，人参、五味子、款冬花、紫菀、杏仁、贝母、阿胶、百合、桔梗、枇杷叶各一钱。姜、枣、粳米同煎去滓，调钟乳粉。亦宜蛤蚧汤、保和汤、知母茯苓汤、紫菀散、宁嗽汤。

《医贯》 明·赵献可撰

卷之四　先天要论（上）·咳嗽论

虽分六腑五脏之殊，而其要皆主于肺。盖肺为清虚之府，一物不容，毫毛必咳。又肺为娇脏，畏热畏寒。火刑金故嗽，水冷金寒亦嗽。故咳嗽者，必责之肺，而治之之法不在于肺，而在于脾。不专在脾，而反归功于肾。盖脾者肺之母，肾者肺之子。故虚则补其母，虚则补其子也。

如外感风寒而咳嗽者，今人率以麻黄、枳壳、紫苏之类发散表邪，谓从表而入者自表而出。如果系形气病气俱实者，一汗而愈。若形气病气稍虚者，宜以补脾为主，而佐以解表之药，何以故？盖肺主皮毛，惟其虚也，故腠理不密，风邪易以入之。若肺不虚，邪何从而入耶？古人所以制参苏饮中必有参，桂枝汤中有芍药、甘草，解表中兼实脾也。脾实则肺金有养，皮毛有卫，已入之邪易出，后来之邪无自而入矣。若专以解表，则肺气益虚，腠理益疏，外邪乘间而来者，何时而已耶？以人参、黄芪、甘草以补脾，兼桂枝以驱邪，此余谓不治肺而治脾，虚则补其母之义也。

凡咳嗽暴重，动引百骸，自觉气从脐下逆奔而上者，此肾虚不能收气归元，当以地黄丸、安肾丸主之。毋徒从事于肺，此虚则补子之义也。余又有说焉，五行之间，惟肺肾二脏，母盛而子宫受邪，何则？肺主气，有热则气得热而上蒸，不能下生于肾而肾受邪矣。肾既受邪，则肺益病，此又何也？盖母藏子宫，子隐母胎，凡人肺金之气，夜卧则归藏于肾水之中，今因肺受心火之邪，欲下避水中，而肾水干枯有火，无可容之地，于是复上而病矣。

有火铄肺金而咳嗽者，宜清金降火。今之医书中论清金降火者，以黄芩、天麦门冬、桑白皮清肺金，以黄连降心火，石膏降胃火，以四物、黄柏、知母降阴火。谓枳、半燥泄伤阴，易用贝母、瓜蒌、竹沥、枇杷叶以润肺而化痰。以上治法，岂不平正通达耶？殊不知清金降火之理，似是而实非。补北方，正所以泻南方也；滋其阴，即所以降火也。独不观启玄子"壮水之主，以制阳光"乎？余"相火论"及"滋阴降火论"中，已详言黄柏、知母之不宜用，与夫寒凉诸药之害矣。余又有说焉，王节斋云："凡酒色过度，损伤肺肾真阴者，不可服参芪，服之过多则死。"盖恐阳旺而阴消也。自此说行，而世之治阴虚咳嗽者，视参、芪如砒毒，以黄柏、知母为灵丹。使患此证而服此药者，百无一生，良可悲也。有能寡欲而不服药者，反可绵延得活。可见非病不可治，乃治病之不如法也。盖病本起于房劳太过，亏损真阴，阴虚而火上，火上而刑金，故咳。咳则金不

能不伤矣。余先以壮水之主之药，如六味地黄之类，补其真阴，使水升而火降；随即以参芪救肺之品，以补肾之母，使金水相生而病易愈矣。世之用寒凉者，肤浅庸工，固不必齿；间有知用参芪者，不知先壮水以镇火，而遽投参、芪以补阳，反使阳火愈旺而金益受伤，岂药之罪哉？此所谓不识先后着者也。

有脾胃先虚，土虚不能制水，水泛为痰，子来乘母而嗽者矣。又有初虽起于心火刑金，因误服寒凉。以致脾土受伤，肺益虚而嗽者，乃火位之下，水气承之。子来救母，肾水复火之仇，寒水挟木势而上侵于肺胃，水冷金寒故嗽。前病未除，新病愈甚。粗工不达此义，尚谓痰火难除，寒凉倍进，岂不殆哉！斯时也，须用六君子汤加炮姜以补脾肺，八味丸以补土母而引水归源。此等治咳嗽之法，幸同志者加之意焉。

《景岳全书》 明·张介宾撰

十九卷 杂证谟·咳嗽·论证

咳嗽一证，窃见诸家立论太繁，皆不得其要，多致后人临证莫知所以，所以治难得效。以余观之，则咳嗽之要，止惟二证，何为二证？一曰外感，一曰内伤，而尽之矣。夫外感之咳，必由皮毛而入，盖皮毛为肺之合，而凡外邪袭之，则必先入于肺，久而不愈，则必自肺而传于五脏也。内伤之嗽必起于阴分，盖肺属燥金，为水之母，阴损于下则阳孤于上，水涸金枯，肺苦于燥，肺燥则痒，痒则咳不能已也。总之，咳证虽多，无非肺病，而肺之为病亦无非此二者而已。但于二者之中，当辨阴阳，当分虚实耳。盖外感之咳，阳邪也，阳邪自外而入，故宜辛温，邪得温而自散也；内伤之咳，阴病也，阴气受伤于内，故治宜甘平养阴，阴气复而嗽自愈也。然外感之邪多有余，若实中有虚

则宜兼补以散之；内伤之病多不足，若虚中挟实亦当兼清以润之，大都咳嗽之因无出于此，于此求之自得其本，得其本则治之无不应手，又何有巢氏之十咳证，陈氏之三因证？徒致乱人心目而不得其际也，留心者其熟味此意。

经云：肺之令人咳。又曰：五脏六腑皆令人咳，非独肺也。又曰：皮毛先受邪气，邪气以从其合也。又曰：五脏各以其时受病，非其时各传以与之。然五脏之咳由肺所传，则肺为主脏而五脏其兼者也，故五脏六腑各有其证以辨其兼证耳。既有兼证则亦当有兼治，虽有兼治，然无非以肺为主也，是固然矣。然愚则犹有说焉，则谓外感之咳，与内伤之咳，其所本不同而所治亦异。盖外感之咳，其来在肺，故必由肺以及脏，此肺为本而脏为标也；内伤之咳，先因伤脏，故必由脏以及肺，此脏为本而肺为标也。凡治内伤者，使不知治脏而单治肺，则真阴何由以复，阴不复则咳终不愈；治外感者，使不知治阳而妄治阴，则邪气何由以解，邪不解则嗽终不宁。《经》曰：治病必求其本，何今人之不能察也？

外感有嗽，内伤亦有嗽，此一实一虚，治当有辨也。盖外感之嗽必因偶受风寒，故或为寒热，或为气急，或为鼻塞声重，头痛吐痰。邪轻者，脉亦和缓；邪甚者，脉或弦洪微数。但其素无积劳虚损等证而徒病咳嗽者，即外感证也。若内伤之嗽，则病来有渐，或因酒色，或因劳伤，必先有微嗽而日渐以甚。其证或为夜热潮热，或为形容瘦减，或两颧常赤，或气短喉干。其脉，轻者亦必微数；重者，必细数弦紧。盖外感之嗽其来暴，内伤之嗽其来徐；外感之嗽因于寒邪，内伤之嗽因于阴虚；外感之嗽可温可散，其治易；内伤之嗽宜补宜和，其治难，此固其辨也。然或其脉证素弱，而忽病外感者有之。或其形体素强，而病致内伤者亦有之。此中疑似，但于病因脉色中细加权察，自有声应可证。若或认之不真，而互谬其治，则吉凶攸系不浅也，最宜慎之。

十九卷 杂证谟·咳嗽·外感嗽证治

外感之嗽，无论四时，必皆因于寒邪。盖寒随时气入客肺中，所以治嗽但治以辛温，其邪自散，惟六安煎加生姜为最妙。凡属外感，悉宜先以此汤加减主之。若肺脘燥涩，痰气不利，或年老血衰，咳嗽费力者，于本方加当归二三钱；若寒气太盛，或中寒肺气不温，邪不能解者，于此方加北细辛七八分或一钱。若冬月寒盛气闭，邪不易散者，即麻黄桂枝俱可加用，或用小青龙汤。若伤风见寒，或伤寒见风，而往来寒热，咳嗽不止者，宜柴陈煎主之。若寒邪不甚，痰气不多者，但以二陈汤加减主之，则无有不愈。

外感之嗽，凡属阴虚少血，或脾肺虚寒之辈，则最易感邪，但察其脉体稍弱，胸膈无滞，或肾气不足，水泛为痰，或心嘈呕恶，饥不欲食，或年及中衰，血气渐弱，而咳嗽不能愈者，悉宜金水六君子煎加减主之，足称神剂。若兼阳分气虚而脉微，神困懒言多汗者，必加人参，勿疑也。若但以脾土虚不能生金而邪不能解，宜六君子汤以补脾肺，或脾虚不能制水，泛而为痰，宜理中汤或理阴煎、八味丸之类以补土母，皆良法也。

外感咳嗽而兼火者，必有内热喜冷、脉滑等证，亦但以二陈、六安等汤，酌加凉药佐之。热微者，可加黄芩一二钱；热甚者，再加知母、栀子之属。若火在阳明，而兼头痛热渴者，惟加石膏为宜。

外感之证，春多升浮之气，治宜兼降，如泽泻、前胡、海石、瓜蒌之属是也；夏多炎热之气，治宜兼凉，如芩、连、知、柏之属是也；秋多阴湿之气，治宜兼燥，如苍术、白术、干姜、细辛之属是也；冬多风寒之气，治宜兼散，如防风、紫苏、桂枝、麻黄之属是也。经言"岁气天和"，即此之类。然时气固不可不知，而病气尤不可不察，若当其时而非其病，及时证有不相合者，又当舍时从证也。至于各脏之气，证有兼见者，又当随宜兼治，故不可任胶柱之见。

咳嗽凡遇秋冬即发者，此寒包热也，但解其寒，其热自散，宜六安煎、二陈汤、金水六君煎三方，察其虚实、壮老，随宜用之，如果内热甚者，不妨佐以黄芩、知母之类。

十九卷　杂证谟·咳嗽·内伤嗽证治

凡内伤之嗽，必皆本于阴分。何为阴分？五脏之精气是也。然五脏皆有精气，而又惟肾为元精之本，肺为元气之主，故五脏之气分受伤，则病必自下而上，由肾由脾以极于肺，肺肾俱病，则他脏不免矣。所以劳损之嗽最为难治，正以其病在根本，而不易属力也。病在根本，尚堪治不求本乎？故欲治上者，不在乎上而在乎下；欲治下者，不在乎下而在乎上。知气中有精，精中有气，斯可以言虚劳之嗽矣。

肺属金，为清虚之脏，凡金被火刑则为嗽，金寒水冷亦为嗽，此咳嗽所当治肺也。然内伤之嗽，则不独在肺，盖五脏之精皆藏于肾，而少阴肾脉从肾上贯肝膈入肺中，循喉咙挟舌本，所以肺金之虚，多由肾水之涸，正以子令母虚也。故凡治劳损咳嗽，必当以壮水滋阴为主，庶肺气得充，嗽可渐愈，宜一阴煎、左归饮、琼玉膏、左归丸、六味地黄丸之类，择而用之。

内伤咳嗽，凡水亏于下，火炎于上，以致火铄肺金，而为干渴烦热，喉痛口疮，潮热便结，喜冷，尺寸滑数等症，则不得不兼清火以存其水，宜四阴煎或加减一阴煎、人参固本丸主之。

咳嗽声哑者，以肺本属金，盖金实则不鸣，金破亦不鸣，金实者以肺中有邪，非寒邪即火邪也。金破者以真阴受损，非气虚即精虚也。寒邪者宜辛温，火邪者宜甘宜清；气虚者宜补阳，精虚者宜补阴。大都此证，邪实者，其来暴，其治亦易；虚损者，其来徐，其治亦难。治损之法，当与后干咳证参酌用之。

内伤虚损之嗽，多不宜用燥药，及辛香动气等剂，加六安、二陈之类，皆不轻用，惟甘润养阴如乳酥、蜂蜜、百合、地黄、阿胶、麦冬、去皮胡桃肉之类皆所宜也。

外邪证多有误认为劳伤而遂成真劳者。此必其人气体柔弱，而医家望之已有成心，故见其发热，遂认为火，见其咳嗽，遂认为劳，不明表里，率用滋阴降火等剂，不知寒邪既已在表，凉药不宜妄投。若外既有寒，而内又得寒，则表里合邪，必致邪留不解，延绵日甚。俗云：伤风不愈变成劳。夫伤风岂能变劳，特以庸医误治而日加清削，则柔弱之人能堪几多清理，久而不愈，不至成劳不已也，此实医之所误耳。故医于此证，最当详察在表在里，及新邪久病等因，脉色形气等辨，辨得其真，则但以六安煎、金水六君煎或柴陈煎之类，不数剂而可愈矣。医之不精，此其一也。

干咳嗽证，在丹溪云：火郁之甚，乃痰郁火邪在肺，中用苦梗以开之，下用补阴降火，不已则成劳，须用倒仓法，此证多是不得志者有之。愚谓丹溪此说殊不其然。夫既云不得志，则其忧思内伤，岂痰火病也？又岂苦梗、倒仓所宜攻也？盖干咳嗽者，以肺中津液不足，枯涸而然，此明系内伤亏损，肺肾不交，气不生精，精不化气，所以干涩如此。但其有火无火亦当辨治：若脏平无火者，只因肺虚，故必先补气，自能生精，宜五福饮之类主之；若脏气微寒者，非辛不润，故必先补阳，自可生阴，宜理阴煎或六君子汤之类主之；若兼内热有火者，须保真阴，故必先壮水，自能制火，宜一阴煎，或加减一阴煎兼贝母丸之类主之。若以此证而但知消痰开郁，将见气愈耗，水愈亏，未免为涸辙之鲋矣。

《理虚元鉴》 明·汪绮石撰

卷上 心肾不交与劳嗽总论

若夫阴剧阳亢，木火乘时，心火肆炎上之令，相火举燎原之焰，肺失降下之权，肾鲜长流之用，以致肺有伏逆之火，膈有胶固之痰，背畏非时之感，胸多壅塞之邪，气高而喘，咳嗽频仍，天突火燃，喉中作痒，咯咽不能，嗽久失气，气不纳于丹田，真水无以制火，于是湿挟热而痰滞中焦，火载血而厥逆清窍，伏火射其肺系，则能坐而不能卧，膈痰滞乎胃络，则能左而不能右，斯时急宜清金保肺，以宣清肃之令；平肝缓火，以安君相之位；培土调中，以奠生金之母；滋阴补肾，以遏阳光之焰。一以中和为治，补其虚，载其陷，镇其浮，定其乱，解其争，制其过，润其燥，疏其淹滞，收其耗散，庶有济也。若执补火之说，用辛热之品，与彼寒凉伤中者异病而同治，岂不殆哉！

卷上 劳嗽症论

余于痨嗽症，尝列四候以为准。夫四候者：肺有伏逆之火，膈有胶固之痰，背畏非时之感，胸多壅塞之气。然此四候，以肺火伏逆为主，余三候则相因而至。盖肺为五脏之天，司治节之令，秉肃清之化，外输精于皮毛，内通调乎四渎。故饮食水谷之精微，由脾气蒸发以后，悉从肺为主。上荣七窍，下封骨髓，中和血脉，油然沛然，施于周身，而何痰涎之可成哉！惟肺为火薄，则治节无权，而精微不布于上下，留连膈膜之间，滞而为痰，痰老则胶固而不可解，气无

以宣之也。又肺主皮毛，外行卫气，气薄而无以卫外，则六气所感，怯弱难御，动辄受损，则本病而复标邪乘之。或本火标风，则风助火势，而清火易滞其气，驱风必燥其营；本火标寒，则寒火结聚，而散寒则火煽，降火必寒收；本火标暑，则暑火同气；本火标湿，则湿火交煎；虚劳一遇此等标邪触发，或兼伤寒，或兼疟痢，必至轻者重而重者危。故于时已至而气未至，时未至而气先至，或至而太过，至而不及等，皆属虚风贼邪，所宜急防之也。胸者，心肺交加之部，火炎攻肺，而气不得以下输，则气多壅塞，尤不当以宽胸理气之剂开之。总之，肺气一伤，百病蜂起。风则喘，痰则嗽，火则咳，血则咯，以清虚之脏，纤芥不容，难护易伤故也。故于心肾不交之初，火虽乘金，水能救母，金未大伤者，预当防维清肃之令，以杜其渐，而况劳嗽已成，可不以保肺为治哉！

卷上 劳嗽初治法

劳嗽初起之时，多兼表邪而发。盖肺部既亏，风邪乘虚而入，风寒入肺，化为火邪，邪火与内火交灼，则肺金愈伤，而咳嗽因之不止。庸医但知劳嗽为内脏本病，而骤以芪、术益其气，归、地补其血，甚以白芍、五味、枣仁敛其邪，则邪气深滞腠理，胶固而难拔矣。余凡遇此症，先以柴胡、前胡清理表邪，及桔梗、贝母、兜铃之类清润而不泥滞者，以清理肺金。或六七剂后，方用清凉滋阴之品，以要其终。但柴胡可多用几剂，前胡只可用一二剂。若表邪一清，柴胡亦须急去也。

卷上 干咳嗽论

干咳嗽者，有声无痰，病因精血不足，水不济火，火气炎上，真阴燔灼，肺脏燥涩而咳也。丹溪云：此系火邪郁于肺中而不能

发，水火不交所致，宜补阴降火。症从色欲来者，琼玉胶最捷。午后咳，阴虚也；黄昏咳，火气上感于肺也。

卷上　咳嗽痰中带血珠血丝

此症大约皆从郁火伤肺，肺金受邪，不能生水，水火不相济，则阴火亢阳，而为痰血凝结，火载上逆，乃煎厥之渐也。多因志节拘滞，预事而忧，或郁怒伤肝，或忧愤伤心，不能发泄而成。若不早治，肺金受伤之至，火盛血逆，成块成片，夹痰而出，有时无痰而出，轻则见于清晨，甚则时时频见。或怫郁愤怒，则随触随见，即煎厥也。不急治则为薄厥，而病笃矣。

卷上　论劳嗽吐血能治不能治大旨

血症生死之辨，以大肉不消者，其病轻；大肉渐消者，其病重；若大肉脱尽者，万无生理。倘虚热已退，红症已止，痰嗽皆除，而大肉未消，或既消而脾胃犹强，药食滋补，大肉渐渐长起，则犹可治。设使仍前不长者，断然不可治，即使饮食自健，亦不过迁延时日而已。每见患怯之人，起居如常，正当进膳之时，执匕箸而去者，即此症也。凡患此症者，如心性开爽，善自调养，又当境遇顺适，则为可治；若心性系滞，或善怒多郁，处逆境而冤抑难堪，处顺境而酒色眷恋，又不恪信医药，死何疑焉？

《症因脉治》

明·秦昌遇撰　秦之桢整理

卷二　咳嗽总论

秦子曰：《内经》云五脏六腑皆令人嗽，非独肺也。其词似撇开肺经，然其义实言肺经独多，而他经亦有耳。河间以咳谓无痰而有声，肺气伤而音不清；嗽谓无声而有痰，脾湿动而为痰。此指有痰之嗽主脾湿，无痰之咳主肺伤。合《内经》不独在肺之句，而发脾脏之令人嗽也，桢细玩之，肺受外感六气所伤，内受湿热燥火煎熬，则肺经痰嗽亦多，急宜清肺，不可一见痰嗽，竟治脾湿，有伤肺燥也。

卷二　外感咳嗽·伤风咳嗽

伤风咳嗽之症：憎寒壮热，头痛眼眶痛，自汗恶风，鼻塞涕流，痰结肺管，咳嗽不已，此风伤肺气，即痰饮门风痰咳嗽，今人名曰伤风症也。

伤风咳嗽之因：肺家伏热，外冒风邪，束于肌表，肺热不得发泄则肺风痰嗽之症作矣。

伤风咳嗽之脉：脉多浮大，浮紧风寒，浮数风热，浮缓风湿，浮滑风痰。

伤风咳嗽之治：脉浮紧，恶寒发热，羌活汤；头痛，眼眶痛，干葛汤；脉浮数，自汗身热，加味泻白散；表邪尽散，痰结肺管，咳嗽不止者，苏子杏仁汤；肺中伏热，家秘泻白散。

卷二　外感咳嗽·伤寒咳嗽

伤寒咳嗽之症：头痛身痛，恶寒发热，无汗喘咳，此寒邪咳嗽之症也。

伤寒咳嗽之因：时令寒邪，外袭皮毛，内入于肺，不得外伸，郁而发热，则肺内生痰，恶寒无汗，头痛喘咳而为伤寒咳嗽之症矣。

伤寒咳嗽之脉：若见浮紧，里未郁热；若见浮洪，肺已郁热；紧而带数，以寒包热。

伤寒咳嗽之治：脉浮紧，寒伤肺，未郁热者，冬月麻黄杏仁汤；若三时恶寒身热，前方加石膏、半夏；寒伤肺，郁而变热者，羌防泻白散；三时寒伤肺者，通用此方。

卷二　外感咳嗽·伤湿咳嗽

伤湿咳嗽之症：身重身痛，或发热有汗，或面目浮肿，或小便不利，骨节烦疼，气促咳嗽，此伤湿咳嗽之症也。

伤湿咳嗽之因：或时行雨湿，或坐卧湿所，或湿衣所侵。肺主皮毛，皮毛受湿，则身重鼻塞之症作矣。

伤湿咳嗽之脉：脉多濡软。浮缓风湿，沉紧寒湿，沉数湿热，沉涩湿郁。

伤湿咳嗽之治：滞表证，防风胜湿汤；湿热壅肺，神术泻肺汤；汗后兼利小便，通苓散。古人有清肺则小便自利，此则利小便，而肺自清也。

卷二　外感咳嗽·伤暑咳嗽

伤暑咳嗽之症：身热引饮，内热烦躁，外反恶寒，或身痛口渴，咳嗽身倦，此暑伤肺气之症也。

伤暑咳嗽之因：时值夏秋，或气虚身弱，触冒暑湿；或热甚于中，偶感时行，内外夹攻，蒸酿胸胃之间，上熏于肺则暑湿咳嗽作矣。

伤暑咳嗽之脉：《经》曰：脉虚身热，得之伤暑。又云：伤暑之脉，濡软者多，大抵右寸口脉或虚或数。

伤暑咳嗽之治：身热引饮，内热烦躁者，石膏知母汤；身痛口渴，外反恶寒，十味香薷散、泻白益元散；外冒暑邪，内伤积热者，凉膈散；脉虚身热，气虚身乏之人，清暑益气汤。

卷二　外感咳嗽·伤燥咳嗽

伤燥咳嗽之症：口渴唇焦，烦热引饮，吐痰不出，或带血缕，二便带赤，喘急咳嗽，此伤燥咳嗽之症也。

伤燥咳嗽之因：天行燥烈，燥从火化，肺被燥伤则必咳嗽。

伤燥咳嗽之脉：多见躁疾，或见数大，或见沉数，或见浮急。

伤燥咳嗽之治：石膏泻白散、清燥救肺汤、人参白虎汤。口渴，加门冬饮子。

卷二　外感咳嗽·伤热咳嗽

伤热咳嗽之症：咽喉干痛，面赤潮热，夜卧不宁，吐痰黄浊，或带血腥臭，烦躁喘咳，每咳自汗。

伤热咳嗽之因：湿热行令，热伤肺气，或时令应寒而反温，应凉而反热，皆能令人咳嗽也。

伤热咳嗽之脉：右脉洪数，洪为肺火，数为里热，洪数而滑，肺热痰结。

伤热咳嗽之治：寸口脉大，家秘泻白散；面赤潮热，柴胡饮子、栀连清肺饮；脉数而实，吐痰黄浊，凉膈散加川贝母；烦躁喘嗽，带血腥臭，犀角地黄汤加山栀、黄芩。

卷二　内伤咳嗽·肺经咳嗽

肺经咳嗽之症：气急喘咳，痛引缺盆，右胁下洒淅恶寒，或右臂筋吊痛，痰咯难出，或吐白涎，口燥声嘶，此肺咳之症也。

肺经咳嗽之因：或真阴不足，劳伤火动；或肺脾素燥，不慎辛热炙煿；或恼怒思虑忧愁动火，三者皆能伤其肺金，乃成肺经咳嗽也。

肺经咳嗽之脉：右寸洪滑，肺有实痰；或见微弱，肺气不足；或见滑数，肺有热痰；或见沉数，郁火内伏。

肺经咳嗽之治：右寸洪数，泻白一物汤、清肺饮；脉见迟细，人参补肺饮、人参生脉散、琼玉膏；肺有热痰，青黛海石丸、节斋化痰丸；久嗽肺虚，百花膏主之。

卷二　内伤咳嗽·脾经咳嗽

脾经咳嗽之症：咳而右肋下隐隐作痛，痛引心脾，神衰嗜卧，面色萎黄，腹胀黄肿，身重不可以动，动则咳剧，此脾经咳嗽之症。

脾经咳嗽之因：或膏粱积热，湿热蒸酿，脾胃之火，上熏于肺；或土不生金，母虚子病，则为脾虚脾损。二者乃脾经咳嗽之因也。

脾经咳嗽之脉：右寸洪数，肺家有火；右关弦急，积热肠胃；寸口虚大，肺气不足；右关微弱，中气衰弱。

脾经咳嗽之治：肺有热者，家秘泻白散；脾胃热积，栀连二陈汤；肺气不足，生脉散；土不生金，四君子汤；有痰，六君子汤；虚热，加丹皮、山栀，热甚加栀、连。

卷二　内伤咳嗽·心经咳嗽

心经咳嗽之症：咳则心痛，喉中介介如梗状，甚则舌肿咽痛，此心咳之症也。

心经咳嗽之因：焦心劳思，心火妄动，金被火因，肺叶焦满，为喘为咳；或心血不足，心气亏损，心神不安，上为喘咳，二者乃心经咳嗽也。

心经咳嗽之脉：左寸洪数，心经有热；右寸洪数，肺家有热；左寸细数，心经虚火；右寸细数，肺经虚热。

心经咳嗽之治：左寸洪数，导赤各半汤、朱砂安神丸；右寸虚数，人参平肺散。

卷二　内伤咳嗽·肝经咳嗽

肝经咳嗽之症：咳则两胁下痛，痛引小腹，或寒热往来，面青色筋急，此肝经咳嗽。

肝经咳嗽之因：木气怫郁，肝火时动，火盛刑金则为喘咳；或肝经少血，肝气亏损，则木燥火生，亦为喘咳。二者肝经咳嗽之因也。

肝经咳嗽之脉：左关弦数，或见弦急，肝经有热；或见弦细，或见弦涩，肝经少血。

肝经咳嗽之治：左关弦数，泻青各半汤；寒热往来，宜柴胡饮子；左关弦细，加味逍遥散。

卷二　内伤咳嗽·肾经咳嗽

肾经咳嗽之症：咳则腰痛，五心烦热，涌泉热，阴火上炎，时见干咳，痰味带咸，此肾经咳嗽也。

肾经咳嗽之因：有劳伤肺气，则金不生水；有色欲过度，则真阴涸竭；水虚火旺，肾火刑金；有真阳不足，水泛为痰，则肾经咳嗽之症作矣。

肾经咳嗽之脉：左尺滑数，真水不足；或见沉实，肾经有火；右尺虚软，肾气不足；或反浮大，真阳外越。

肾经咳嗽之治：劳伤肺气，金不生水，生脉散合四君子汤；左尺滑数，知柏天地煎；真阴涸竭，人参固本丸、三才丹；右尺虚软，生脉散；真阳不足，八味丸主之。

卷二　内伤咳嗽·气虚咳嗽

气虚咳嗽之症：面黄肌瘦，气怯神离，咳嗽吐痰，痰色清稀，饮食减少，此气虚咳嗽之症也。

气虚咳嗽之因：或劳役过度，肺气有伤；或饮食劳倦，中气有损，脾伤则土不生金，肺伤则气怯喘嗽。此子母俱病，而成气虚咳嗽之症也。

气虚咳嗽之脉：右寸脉微，肺气有损；右关脉濡，中气不足；寸关皆涩，脾肺俱虚；浮软者生，数实不得卧者死；上气喘急，面肿肩息，脉浮大者死。

气虚咳嗽之治：土旺则金生，宜四君子汤、参术膏；损其肺者益其气，补中益气汤；润肺即是补肺，琼玉膏、生脉散。

卷二　内伤咳嗽·血虚咳嗽

血虚咳嗽之症：盗汗自汗，潮热骨蒸，

下午嗽多，形体黑瘦，五心烦热，此血虚咳嗽之症。

血虚咳嗽之因：形役阳亢，阴血亏损，血虚则内热，煎熬真阴，阴火日旺，肺金被克，而咳嗽之症作矣。

血虚咳嗽之脉：左寸细数，肺阴有损；中虚脉弱，气不生血；左脉弦数，肝火煎熬；两尺细数，肾虚水竭。

血虚咳嗽之治：血虚补血，海藏四物汤、归芍地黄汤、天地煎；虚寒之人，血脱益气，四君子汤合生脉散；虚热之人，肝肾阴虚，龙雷之火刑肺而嗽者，宜敛阴降火，家秘肝肾丸合黄芩泻白散。

卷二　内伤咳嗽·食积咳嗽

食积咳嗽之症：每至五更嗽发，嗽至清晨；或吐痰味甜，胸前饱闷，此积痰咳嗽之症。

食积咳嗽之因：食滞中焦，不能运化，成痰成饮，每至五更，痰火上升，则咳嗽之症作矣。

食积咳嗽之脉：气口洪大，或见沉滑，或见沉数，或见沉实。

食积咳嗽之治：脉沉滑，胸满闷者，二陈平胃散、三子养亲汤；若沉数而滑，加栀、连；肺火上升，咳嗽汗出，石膏泻白散加枳、桔。

卷二　内伤咳嗽·积热咳嗽

积热咳嗽之症：面赤烦躁，嗽则多汗，夜卧不宁，清晨嗽多，小便赤涩，此积热咳嗽之症也。

积热咳嗽之因：膏粱积热，酒客豪饮，热气聚于中焦，阳明受热，肺被火刑，则积热咳嗽作矣。

积热咳嗽之脉：右关长大，或见浮洪，或见洪数，胃脉上朝，肺受火热。

积热咳嗽之治：家秘清胃汤，以清中焦；咳嗽不已，家秘泻白散；热结大肠，枳壳黄连汤。

积热咳嗽，得食暂停，少顷复发，嗽而多汗，栀连保和散合家秘泻白散。以多汗而定内有积热，不独咳嗽一症，以多汗而以清热主治，亦不独治咳嗽一症。

即身表发热，若见多汗，亦用清热主治。如前"外感咳嗽"条，身热身痛，咳嗽，本表证也。若一见多汗口渴，而在夏秋，不作伤寒表症而治，又作伤暑主治。同一咳嗽，发热恶寒身痛，而应发表，应清里，下手分别，惟以有汗无汗、渴而引饮二症上端的。又如夏秋热病，若身热身痛，无汗发热，此为内伏暑热，外冒表邪，当服羌独败毒散，或羌活冲和汤。若见咳嗽，兼用荆防泻白散，先散表邪。若身热多汗，口渴引饮，即用白虎汤清里。兼咳嗽者，家秘泻白散、清燥汤清里。

《证治宝鉴》　清·潘楫　撰

脉咳，必先审肺脉虚实。实者浮大有力，外感有余也。沉滑为痰，沉数火郁。浮为风，细为湿，紧为寒，数为热，偏弦为饮。若久咳，虚羸脉弱者生，实大弦牢者死；浮软者生，沉紧者死。

死候，咳嗽面白，咽疮失音者必死。上气喘急，面肿抬肩，身热不眠者危。脉和手足温者生，脉涩四肢寒者死。咳而呕、腹满泄泻、脉弦急欲绝者死。咳而脱形、身热，脉小坚急，以疾为逆。嗽而加汗者死。嗽而下泄上喘者死。久病喘嗽，左则不能卧者为肝伤。若精力未衰者可治，右边不能卧者为肺损。无问新久，皆不可治。

治　法

肺咳，治宜肺经之药，如桔梗、贝母、瓜蒌、桑皮、苏子、花粉等。

心咳，治宜心经之药，如黄连、细辛、

郁金、麦冬、远志等。

脾咳，治宜脾经之药，如半夏、陈皮、二术、茯苓之类。

肝咳，治宜肝经之药，如柴胡、川芎、青皮、青黛等。仲景云：咳引胁痛为悬饮，宜十枣汤。丹溪云：咳引胁痛则宜疏肝，用青皮、枳壳、香附子。

肾咳，治宜肾经之药，如独活、天冬、山萸、故纸等。

胆咳，则咳呕苦汁，引上加川芎，引下加大黄。

小肠咳，小肠之下则大肠也，大肠之气由于小肠之化，故小肠受邪而咳，则气下奔而出屁也。引上加桔梗，引下加木通、小茴。

膀胱咳，咳而遗溺，引上加羌活，引下加桔梗之类。

三焦咳，久咳不已则上中下三焦俱病，出纳升降，皆失其和，故腹满不能食饮。引上加川芎，引下加青皮。

景岳云：咳嗽之证须分外感、内伤。外感之咳其来暴，其治为易，其重在肺，以皮毛与上焦气分皆为肺脏所主。故风寒暑湿之犯必先入于肺。舌上有苔或兼寒热，邪轻则脉象和缓，邪甚则弦洪滑数，但其素无虚损而徒病咳嗽者，即外感也。肺邪不解，他经亦病，此自肺而后传诸脏。风寒之嗽，治宜辛温；倘风而兼热，则宜用辛凉；风而兼燥，则宜行辛润矣。《内经》云：劳风为病，法在肺下。使人强上冥视，唾出若涕，恶风而振寒，此即劳力伤风证也。盖劳则毛窍开而汗液泄，所以风邪易入，今人之患伤风者，多有此证，治宜温肺散风。不愈则郁久成热，又当清解，温火失宜，病必延甚。故轻者惟三四日，重者五七日，必咳出浊痰如涕而愈。若不出伤肺，肺伤则死也。湿痰为嗽者，嗽动有痰，痰出嗽止。亦有兼风兼寒兼热之不同，大抵以理肺治胃为主。支饮为咳者，胸满吐涎，仲景用苓桂术甘汤，以温药和之。

因暑热则清肃必伤，嗽兼烦渴脉虚者，鸡苏散、竹叶石膏汤选用。脉洪滑而痰热，皆盛宜用小陷胸汤或清气化痰丸，俾上焦蒙昧之部，下移出腑而后已。因秋燥而气塞不利，便秘口干，或兼痰胶血腥，皮肤干枯燥痒，或咽燥而咳痰难出，清燥救肺汤主之。或用蜜煎胡桃、海松子、鸡子清之类，或用甘寒润剂。因火伤肺及温热之邪致咳者，皆宜清解之方，但温热犹有用辛苦之剂，非比秋燥而绝不用之也。外感之证有表里，若寒郁其热则寒为表，而热为里，先以辛温散其寒，后以甘寒除其热。治表者，药不宜静，静则留连不解。若形病俱虚，又宜兼补以治之，倘专用治邪，则肺气愈虚，病反增剧也。至于内伤之嗽，由七情、饥饱所伤，或先有微嗽而日渐以甚，或病久而后见也。盖七情与饥饱竟有不嗽者，其病尚浅，只在本脏，不上干于肺，故不咳。否则脏气受伤，五志之火灼肺，则病及上焦而为嗽也。景岳云：久咳曾经泻肺，及饥饱劳倦伤中，以致脾肺虚而饮食少，面白少神，脉虚无力，宜异功散之类，理脾而咳嗽自止。因七情而致气逆痰嗽，则宜顺气为先，四七治之。忧思则气郁结而为火，肺中郁火升腾而为干咳。《内经》所谓"诸气膹郁，皆属于肺"，先宜苦梗开其郁火，使之外达，然后滋阴降火，此先后之法也。若以津液干涸，而竟用滋阴凝滞，其火焉能宣散，不已则成痨证也。有刚亢之威，木火刑金者，脉实则宜清肝火，脉虚则宜养肝阴。有烦劳诵读，心阳射肺者，火盛则苦寒清降，血虚则安养心神。因虚而嗽者，皆由劳欲、情志或失血过多，或病虚不复，逐致精气受伤，虚阳上亢，肺之肃降无权，咳嗽因之而起。或兼夜热喉干，或见颧红形瘦，其脉必虚微弦数，其治为难。昔人言内伤之咳，其重在肾。以肾为肺之子，水涸金乃枯，子能令母虚也。故治肺之中，必当以补肾为主，盖肾为元精之本，肺为元气之主，故五脏之气分受伤，则病必自上而下，由肺由脾以及于肾；五脏之精分受伤则病必下而上，由肾由脾以及于肺；肺肾俱病，则他脏不免矣。所以劳损之嗽不治者多，以其病在根本，最难为力。故欲治上者，不在乎上而在乎下；欲治下者，不在乎下而在乎上。知气中有精，精中有气，斯可以言虚劳之嗽矣。有因水虚而痰泛，元海竭而诸气上冲者，治宜金水双收，阴阳并补，或大剂滋填镇摄，保固先天一气元精。若命门火衰，不能归元，则参、芪、桂、附又所必需，否则气不化水，终无补于阴也。又有酒嗽一证，伤酒而成也，积热易于伤肺，积湿易于生痰，瓜蒌杏连丸合二陈治之。咳之为病，古人又有昼甚夜甚之分，不外乎阴阳虚实，总以脉证合参，庶无误治也。

《医门法律》 清·喻昌撰

卷五 咳嗽门·咳嗽论

喻昌曰：咳嗽一证，求之《内经》，博而寡要；求之《金匮》，惟附五方于痰饮之后，亦无专论。不得已问津于后代诸贤所述，珪璧琳琅，非不芬然案头，究竟各鸣已得而鲜会归。昌不以漫然渺然之说，传信后人，将何以为言哉？盖尝反覆《内经》之文，黄帝问于岐伯曰：肺之令人咳者，何也？岐伯对曰：五脏六腑，皆足令人咳，非独肺也。此一语推开肺咳，似涉太骤。设当日先陈肺咳，以渐推详，则了无疑义，后世有成法可遵矣。非然也，圣神立言，不过随文演义，微启其端，苟必一一致详，即非片言居要之体。所以读《内经》，贵在自得其要。得其要，则一言而终，不得其要，则流散无穷，岂特论咳嗽一证为然哉。

岐伯虽言五脏六腑，皆足令人咳，其所重全在于肺。观其下文云：皮毛者，肺之合也。皮毛先受邪气，邪气以从其合也。其寒

饮食入胃，从胃脉上至于肺，则肺寒，肺寒则内外合邪，因而客之，则为肺咳，此举形寒饮冷伤肺之一端，以明咳始之因耳。内外合邪四字扼要，比类之法，重在于此。人身有外邪，有内邪，有内外合邪，有外邪已去而内邪不解，有内邪已除而外邪未尽，才一比类，了然明白，奈何不辨之于早，听其酿患日深耶！

夫形寒者，外感风寒也。饮冷者，内伤饮食也。风寒无形之邪入内，与饮食有形之邪相合，必留恋不舍。治之，外邪须从外出，内邪须从下出，然未可表里并施也。《金匮》五方总不出小青龙汤一方为加减，是《内经》有其论，《金匮》有其方矣。而《内经》《金匮》之所无者，欲从比类得之，果何从哉？进而求之暑湿，暑湿之邪，皆足令人咳也。盖暑湿之外邪内入，必与素酝之热邪相合，增其烦咳，宜从辛凉解散，又当变小青龙汤之例为白虎，而兼用天水、五苓之属矣。进而求之于火，则有君相之合，无内外之合，而其足以令人致咳者，十常八九。以心与肺同居膈上，心火本易于克制肺金，然君火无为而治，恒不自动。有时劳其心而致咳，息其心咳亦自止，尚不为剥肤之灾也。惟相火从下而上，挟君火之威而刑其肺，上下合邪，为患最烈，治之亦可从外内合邪之例比拟，其或引或折以下其火，俾不至于燎原耳。于中咳嗽烦冤，肾气之逆，亦为上下合邪，但浊阴之气，上干清阳，为膈肓遮蔽，任其烦冤，不能透出。亦惟下驱其浊阴，而咳自止矣。进而求之于燥，内外上下，初无定属，或因汗吐太过而津越于外；或因泻痢太久而阴亡于下；或营血衰少，不养于筋；或精髓耗竭，不充于骨，乃致肺金日就干燥，火入莫御，咳无止息。此时亟生其津，亟养其血，亟补其精水，犹可为也。失此不治，转盼瓮干杯罄，毛瘁色弊，筋急爪枯，咳引胸背，吊胁疼痛，诸气膹郁，诸痿喘呕，噎塞血

泄，种种危象，相因而见，更有何法可以沃其焦枯也耶？《经》谓咳不止而出白血者死，岂非肺受燥火煎熬而腐败，其血亦从金化而色白耶。至于五脏六腑之咳，《内经》言之不尽者，要亦可比类而会通之耳。昌一人知见有限，由形寒饮冷伤肺一端，比类以及暑湿火燥，不过粗枝大叶，启发聪明之一助。至从根本入理深谭，是必待于后人矣。

卷五 咳嗽门·咳嗽续论

昌著《咳嗽论》，比类《内经》，未尽底里，窃不自安。再取《金匮》嚼蜡，终日不辍，始得恍然有会，始知《金匮》以咳嗽叙于痰饮之下，有深意焉。盖以咳嗽必因之痰饮，而五饮之中，独膈上支饮最为咳嗽根底。外邪入而合之固嗽，即无外邪而支饮溃入肺中，自足令人咳嗽不已，况支饮久蓄膈上，其下焦之气逆冲而上者，尤易上下合邪也。夫以支饮之故，而令外邪可内，下邪可上，不去支饮，其咳终无宁宇矣。去支饮取用十枣汤，不嫌其峻。岂但受病之初，即病蓄已久，亦不能舍此别求良法。其曰：咳家其脉弦，为有水，十枣汤主之。正谓急弦之脉，必以去支饮为亟也，犹易知也。其曰：夫有支饮家咳烦，胸中痛者不卒死，至一百日一岁，宜十枣汤。此则可以死而不死者，仍不外是方去其支饮，不几令人骇且疑乎？凡人胸膈间孰无支饮，其害何以若此之大？其去害何必若此之力？盖膈上为阳气所治，心肺所居，支饮横踞其中，动肺则咳，动心则烦，搏击阳气则痛，逼处其中，荣卫不行，神魄无依，则卒死耳。至一百日一年而不死，阳气未散，神魂未散可知。惟亟去其邪，可安其正，所以不嫌于峻攻也。扫除阴浊，俾清明在躬，较彼姑待其死，何得何失耶？其曰：久咳数岁，其脉弱者可治，实大数者死，其脉虚者必若冒，其人本有支饮在胸中故也。治属饮家，夫不治其咳，而治

其饮，仲景意中之隐，不觉一言逗出。其实大数为火刑金而无制，故死。其弱且虚为邪正俱衰而易复，故可愈也。其曰：咳逆倚息不得卧，小青龙汤主之。明外内合邪之证，惟有小青龙的对一方耳。然用小青龙汤，其中颇有精义，须防冲气自下而上，重增浊乱也。冲气重增浊乱，其咳不能堪矣。伤寒证用大青龙汤，无少阴证者可服，脉微弱者不可服，服之则肉䁿筋惕而亡阳。杂证用小青龙汤，亦恐少阴肾气素虚，冲任之火易于逆上，冲任火上，无咳且增烦咳，况久咳不已，顾可动其冲气耶。盖冲任二脉，与肾之大络同起肾下，出胞中，肾虚不得固守于下，则二脉相挟，从小腹逆冲而上也。于是用桂苓五味甘草汤，先治其冲气，冲气即低，而反更咳胸满者，因水在膈间不散，其病再变，前方去桂加干姜、细辛以治其咳满，咳满即止。第三变而更复渴，冲气复发者，以细辛、干姜为热药也，服之当遂渴，而渴反止者，为支饮也。支饮者，法当冒，冒者必呕，呕者复内半夏以去其水，水去呕止。第四变其人形肿者，以水尚在表也，加杏仁主之。其证应内麻黄，以其人遂痹，故不内之，若逆而内之者必厥，所以然者，以其人血虚，麻黄发其阳故也。第五变头面热如醉，此为胃热上冲熏其面，加大黄以利之。嗟夫！仲景治咳，全不从咳起见，去其支饮，下其冲气，且及下，冲气法，中之法，游刃空虚，全牛划然已解，何其神耶！向也不解作者之意，只觉无阶可升，何期比类而得，外邪内入，下邪上入之端，因复参之《金匮》，其精蕴始得洞悉，岂非神先告之耶。慰矣！慰矣！

《内经》秋伤于湿，冬生咳嗽，此脱文也。讹传千古，今特正之。曰：夏伤于暑，长夏伤于湿，秋必痎疟。秋伤于燥，冬生咳嗽。六气配四时之理，灿然明矣。盖湿者，水类也，燥者，火类也。湿病必甚于春夏，

燥病必甚于秋冬。痎疟明是暑湿合邪，然湿更多于暑，何反遗而不言？至于咳嗽，全是火燥见病，何反以为伤湿耶？所以春夏多湿病者，春分以后，地气上升，天气下降，二气交而湿蒸于中，土膏水溽，础润水津，人身应之，湿病见焉。秋冬多燥病者，秋分以后，天气不降，地气不升，二气分而燥呈其象，草黄木落，山巉水枯，人身应之，燥病见焉。然则咳嗽之为伤燥，岂不明哉？

六气主病，风、火、热、湿、燥、寒，皆能乘肺，皆足致咳。其湿咳，即分属于风、火、热、燥、寒五气中也。风乘肺咳，汗出头痛，痰涎不利；火乘肺咳，喘急壅逆，涕唾见血；热乘肺咳，喘急面赤潮热，甚则热盛于中，四末反寒，热移于下，便泄无度；燥乘肺咳，皮毛干槁，细疮湿痒，痰胶便秘；寒乘肺咳，恶寒无汗，鼻塞身疼，发热躁烦。至于湿痰内动为咳，又必因风、因火、因热、因燥、因寒，所挟各不相同，至其乘肺则一也。

卷五 咳嗽门·律六条

凡治咳不分外感内伤、虚实寒热，袭用清凉药，少加疏散者，因仍苟且，贻患实深，良医所不为也。

凡治咳遇阴虚火盛，干燥少痰，及痰咯艰出者，妄用二陈汤，转劫其阴而生大患者，医之罪也。

凡咳而且利，上下交征，而不顾其人中气者，十无一起。如此死者，医杀之也。此有肺热肾寒而证，水火不同，毋论用凉用温，总以回护中气为主。

凡邪盛咳频，断不可用劫涩药。咳久邪衰，其势不脱，方可涩之。误则伤肺，必至咳无休止，坐以待毙，医之罪也。

凡属肺痿、肺痈之咳，误作虚劳，妄补阴血，转滞其痰，因致其人不救者，医之罪也。

凡咳而渐至气高汗渍，宜不俟喘急痰鸣，急补其本。若仍治标亡本，必至气脱卒亡，医之罪也。

《程氏易简方论》 清·程履新撰

卷六 幼科

小儿咳嗽，风热居多，而寒者间或有之。以其为纯阳之体，其气常热而不甚惧寒也。凡肌肉肥白者易于惹风，色赤而结实者易于感热，惟虚弱瘦损面青不实乃易感寒焉。感风而嗽者，必鼻塞气粗之症，惟口中觉热，舌燥烦渴，面赤顿嗽，嗽而有浓痰者是也。感寒而嗽者，洒淅恶寒，哮喘不宁，至冬月即发者是也。凡此症与大人无甚异，而所感略有不同，大人兼七情所伤，或任劳嗜酒。而小儿无是，是以不能无少异耳，药剂以轻清为佳，而服药亦不宜太骤，逐时进之，不必尽剂。

药 例

风嗽以牛胆、南星为君，半夏、黄芩、薄荷、防风、荆芥、瓜蒌、甘草、桔梗为佐，兼以苏子、橘红以顺气。若壮热无汗，气壅喘急，少加麻黄以解其表，盖麻黄亦肺经发散之药也，紫苏亦可。热嗽以贝母为君，半夏、瓜蒌、天花粉、黄芩、山栀、竹茹、茯苓、桔梗、甘草为佐，兼以苏子、橘红、枳壳顺气。若有食积，加莱菔子、枳实、黄连、山楂、麦芽之类。寒嗽以款冬花为君，麻黄、杏仁、半夏、南星、炙甘草、桔梗、生姜、橘红为佐，或以芦吸散为极细末，蜜丸如肥皂核大，姜汤磨化，徐徐服之。诸嗽初起，宜泻白散，而桑皮、杏仁可以兼用，久则宜补宜收。而麦冬、五味子可以量用。如喉痒加玄参，痰盛加姜汁、竹沥，头眩加天麻，内热加茯苓、栀子，烦渴加天花粉、葛粉，而桔梗乃本经之药，尤不可缺，惟少用则不觉饱，多用则痰反不能降，以其承载诸药为舟楫之剂也。

《证治汇补》 清·李用粹撰

卷之五　胸膈门·咳嗽章

内　因

肺居至高，主持诸气，体之至清、至轻者也。外因六淫，内因七情，肺金受伤，咳嗽之病从兹作矣。（《指掌》）其火郁咳者，有声无痰，咳必连声；湿痰咳者，咳动有痰，痰出嗽止。食积痰嗽，面色青黄，五更转甚，吐痰如胶；瘀血嗽者，胸中窒碍，喉间腥气，或带黑血；胃火嗽者，口渴善饥，面赤脸热，午前尤甚；阴虚嗽者，五心烦热，气从下升，午重夜甚；劳伤嗽者，干咳无痰，喉痒声哑，痰中见血；停水嗽者，胸满头汗，怔忡吐涎，水逆不入；肺胀嗽者，喘急气粗，或左或右，则眠不得。有嗽久而成肺痈、肺痿者，必云门、中府引痛，咯吐脓血，腥秽异常。

五脏劳咳

疲极伤肝，咳而左胁引痛；劳神伤心，咳而咽干咯血；劳力伤脾，咳而气短无力；叫呼伤肺，咳而呕吐白沫，口燥声嘶；房劳伤肾，咳而腰背引痛，寒热夜发。

脉　法

咳必先审肺脉虚实。实者浮大有力，若沉而滑，则痰气盛也；虚者弦大无力，若沉细带数，则火郁极也。（《入门》）

久咳虚羸，脉弱者生，实牢大数者死；浮软者生，沉紧匿者死。

治分肺脾

因咳而有痰者，咳为重，治在肺；因痰而致嗽者，痰为重，治在脾。

治分新久

新咳有痰者，属外感，随时解散；无痰者，是火热，只宜清之。久咳有痰者，燥脾化痰；无痰者，清金降火。盖外感久则郁热，内伤久则火炎，俱宜开郁润燥。（《入门》）

今人但知肺主皮毛，一遇外感风寒，疏散之外，牢不可破。殊不知久则传里，变为郁咳，遂成痨瘵。多由不分内外所因，新久之异。夫形寒饮冷，新咳痰稠，固宜温寒散湿。若夫气动火炎，久咳无痰，当清热润燥，而温寒散湿之剂，又在所禁矣。常见痨症之发，每由咳嗽。治者不究其源，印定伤风，屡用辛温，发热自汗，食少便稠，卒成不救者，有之。（《汇补》）

邪忌补涩

肺为娇脏，易寒易热，虽参、芪、术、草甘温平补，惟气虚最宜。若肺热有火，及风寒初盛者，不可骤用；至于乌梅、粟壳、兜铃、五倍，尤不可遽进，恐致缠绵不已。（《汇补》）

肾虚滋肾

咳嗽烦冤，肾气之逆，以肾为藏气之脏也。凡咳嗽动引百骸，自觉从脐下逆奔而上者，乃肾虚气不归元，宜所服药中，加补骨脂、五味子以敛之。（《入门》）

脾虚补脾

脾为黄婆，交媾水火，会合金木者也。久咳曾经泻肺，及房劳饥饱，以致脾肺虚而饮食少者，只理脾而咳自止。（《类经》）

死　候

咳嗽面白，咽疮失音者，死；上气喘急，面肿抬肩，身热不眠者，危；脉滑手足温者，生；脉涩四肢寒者，死。咳而呕，腹满泄泻，脉弦急欲绝者，死。咳而脱形，身热，脉小坚急，以疾为逆，嗽而加汗者，死；嗽而下泄上喘者，死。（《汇补》）

用　药

有余咳嗽，主以二陈汤。风，加羌活、防风、前胡、紫苏；寒，加麻黄、杏仁、葱白、金沸草；热，加黄芩、山栀、桑皮；湿，加苍术、防己、赤茯苓。食积嗽者，加山楂、枳壳；气滞咳者，加苏子、桔梗；不足咳嗽，主以二冬二母汤。火咳，加款冬、玄参、黄芩；痰嗽，加瓜蒌、桑皮、苏子；郁，加苦梗、紫菀、枇杷叶；劳嗽，加参、芪、芍药；见血，加阿胶、紫菀；滋阴，加丹皮、黄柏。若夫脾泄者，以异功散加石斛、五味、百合、苡仁；肾虚者，以六味汤加麦冬、五味、枇杷叶；水寒射肺成咳者，五苓散；痰火入肺成咳，面浮者，粉黛散；肺中有虫者，润肺丸。大抵肺位最高，针石不能及，药饵不能到，惟桔梗能载诸药入肺，须临卧时细细咽下，方能入肺。

附：肺胀

肺胀者，动则喘满，气急息重，或左或右，不得眠者是也。如痰挟瘀血碍气，宜养血以流动乎气，降火以清利其痰，用四物汤加桃仁、枳壳、陈皮、瓜蒌、竹沥。又风寒郁于肺中，不得发越，喘嗽胀闷者，宜发汗以祛邪，利肺以顺气，用麻黄越婢加半夏汤。有停水不化，肺气不得下降者，其症水入即吐，宜四苓散加葶苈、桔梗、桑皮、石膏；有肾虚水枯，肺金不敢下降而胀者，其症干咳烦冤，宜六味丸加麦冬、五味。又有气散而胀者，宜补肺；气逆而胀者，宜降气，当参虚实而施治。若肺胀壅遏，不得眠卧，喘急鼻扇者，难治。

《辨证录》 清·陈士铎撰

卷之四 咳嗽门

人有骤感风寒，一时咳嗽，鼻塞不通，嗽重痰必先清后浊，畏风畏寒，此风寒入于皮毛，肺经先受之也。夫肺之窍通于鼻，肺受风寒之邪，而鼻之窍不通者，阻隔肺金之气也。肺窍既不能通，而人身之火即不能流行于经络，而火乃入于肺，以助风寒之党矣。故初起咳嗽必须先散风寒，而少佐散火之剂；不可重用寒凉以抑其火，亦不可多用燥热以助其邪，用和解之法为最妙，如甘桔

汤、小柴胡汤是也。然而世人往往以小恙不急治者多矣，久则肺气虚而难愈，则补母、补子之道宜和也。补母者补其脾胃也，补子者补其肾水也，似乎宜分两治之法，以治久咳久嗽之症。而余实有兼治之方，既有利于子母，而复有益于咳嗽，毋论新久之嗽，皆可治之以取效也。方用善散汤：麦冬三钱，苏叶二钱，茯苓三钱，玄参二钱，甘草一钱，黄芩八分，天门冬三钱，款冬花五分，贝母一钱。水煎服。此方用麦冬、天冬以安肺气，用茯苓、甘草以健脾胃之土，用玄参以润肾经之水，用苏叶、款冬以解散其阴阳之风邪，又加黄芩以清其上焦之火，贝母以清其内膈之痰，斟酌咸宜，调剂皆当，故奏功取胜耳。

此症亦可用宁嗽丹：苏叶、甘草、天花粉、天冬、款冬花各一钱，桔梗、生地各三钱，麦冬五钱。水煎服，二剂愈。

人有风寒已散，而痰气未清，仍然咳嗽气逆，牵引腰腹，俯仰不利，人皆谓必须治痰之为亟矣。然而治痰而痰愈多，嗽愈急咳愈重者，何也？盖治痰之标，而不治痰之本耳。痰之标在于肺，痰之本在于肾，不治肾而治肺，此痰之所以不能去，而咳嗽之所以不能愈也。人生饮食原宜化精而不化痰，惟肾气虚，则胃中饮食所化之津液，欲入肾而肾不受，则上泛为痰矣。盖因胃中所化之津液无多，不足以济肺之干枯，而心火转来相夺，则津液不能滋肺，反化为痰涎而外越矣。然则治法宜大补其肾水，使肾水汪洋，既能制心火之有余，更能济肺金之不足，心火不敢相夺，胃气又复相安，自然津液下润，肾经独受，化精而不化痰矣（阴虚咳嗽，痨怯最多，非大补肾水乌能济事，此篇方论救世不浅）。方用：熟地二两，麦冬二两，甘草一钱，柴胡一钱，白芍五钱。水煎服。此方即子母两富汤加味者也。以熟地大滋其肾水，以麦冬大安其肺金，加芍药、柴胡、

甘草，以舒其肝胆之气，使其不来克脾胃之土，则脾胃之气易于升腾，上使救肺而下可救肾，且邪易散，实有鬼神不测之妙也。

人有久嗽不愈，用补肾滋阴之药不效，反觉饮食少思，强食之而不化，吐痰不已者。人以为肺经尚有邪留于胃中，而不知乃脾胃虚寒，不能生肺，使邪留连于中脘而作嗽也。夫肺金之母，脾、胃二经之土也，土旺则金旺，土衰则金衰，不补母以益金，反泻子以损土，邪即外散，肺且受伤，况尚留余邪未散乎！毋怪其久嗽而不愈也。然则治之之法，不可仅散肺之邪，而当急补肺之气；不可仅补肺之气，而尤当急补脾胃之土矣，然不可徒补脾胃也。盖补胃必须补心包之火，而补脾必须补命门之火。心包生胃土，命门生脾土，实有不同耳。然而胃病则脾必病，而脾病则胃亦病也。吾补胃而即兼补脾，补脾而即兼补胃，未尝非肺金之所喜。肺喜正气之生，自恶邪气之克，不必治嗽而嗽病自已矣。方用补母止嗽汤：白术五钱，茯苓五钱，人参一钱，陈皮三分，甘草一钱，苏子一钱，半夏一钱，桔梗二钱，麦冬五钱，紫菀一钱，肉桂五分。水煎服，一剂而嗽轻，二剂而嗽更轻，四剂而嗽全止矣。此方乃补脾胃之圣药，加入肉桂以补心包、命门之二火，一味而两得之也。又恐徒治脾胃之母，置肺邪于不问，增入补肺散邪之味，则子母两得，而久嗽安得不速愈哉！

此症用助金汤亦佳：人参三钱，甘草、款冬花各一钱，白术、百合各五钱，茯神二钱，肉桂、炮姜、苏叶、百部各五分，半夏三分。水煎服，四剂愈。

人有咳嗽，长年不愈，吐痰色黄，结成顽块，凝滞喉间，肺气不清，用尽气力，始得出于口者，此乃老痰之病也。年老阳虚之人，最多此症。然用消痰清肺之药，往往不验者，盖徒治其痰，而不理其气也。夫痰盛则气闭，气行则痰消。老年之人，孤阳用

事，又加气闭而不伸，则阳火煎熬，遂成黄浊之痰，气虚不能推送，故必咳之久而始能出也。方用六君子汤加减治之（老痰最难治，六君治法之外，其在补肾乎）。人参五分，白术五钱，茯苓三钱，陈皮五分，柴胡五分，白芍一两，白芥子三钱，甘草一钱，栀子一钱。水煎服。二剂而痰变白矣，四剂而痰易出矣，十剂而咳嗽尽除。

补阳气之虚，开郁气之滞，消痰结之块，祛久闭之火，有资益而无刻削，则老痰易化而咳嗽易除也。倘徒用攻痰之药，则阳气必伤，而痰又难化，格格难吐，何日是清快之时乎！

此症用化老汤亦佳：人参三分，白术一钱，生地二钱，款冬花三分，白芥子、白芍、地骨皮各三钱，柴胡四分，甘草一钱，麦冬五钱。水煎服。四剂轻，十剂愈。

人有阴气素虚，更加气恼，偶犯风邪，因而咳嗽。人以散风祛邪之药，治之而愈甚，此不治其阴虚之故也。然而徒滋其阴，而肝气未平，则木来侮金，咳亦难已。法宜平肝而益之以补水之剂，则水能资木，而木气更平也。方用平补汤：熟地一两，麦冬一两，甘草五分，白芍一两，柴胡一钱，人参五分，茯苓三钱，天花粉二钱，百合五钱，炒黑荆芥一钱。水煎服。此方大补肺、肾、肝、脾之四经，而尤能解肝气之郁。肝经郁解，而肺经风邪亦不必祛而自散矣。人谓补肾、补肺、平肝足矣，何又兼补脾胃而用人参耶？不知三经之气，非脾胃之气不行，吾少加人参、茯苓以通之，则津液易生，而肾、肝、肺尤能相益也。

此症用涣邪汤亦效：白芍、熟地、麦冬各五钱，甘草、柴胡、香附各一钱，陈皮三分，白术、玄参各三钱，天花粉五钱，苏子一钱。水煎服，四剂愈。

人有久咳而不愈者，口吐白沫，气带血腥，人以为肺经之湿也，而不知实肺金之

燥。苟肺气不燥，则清肃之令下行，而周身四达，何处非露气之下润乎！不待肾水足以上升而交于心，亦且心火下降而交于肾，不传于肺矣，心火既不传于肺金，曾何伤燥之虑哉！惟其肺气先已匮乏，高源之水无有留余之势，而欲下泽之常盈，以上供于肺金之用，此必不得之数也，治法自宜专润肺金之燥矣。然润肺金之燥，而肾火上冲，则肺且救子之不暇，何能自润？此肺肾必宜同治也，方用子母两富汤：熟地二两，麦冬二两，水煎服。连服四剂，而肺金之燥除，肾火之干亦解。（凡肺金两伤之症，皆可用之。）

譬如滂沱大雨，高低原湿，无不沾足，既鲜燥竭之虞，宁有咳嗽之患。倘失此不治，或治而不补益其肺肾，转盼而毛瘁色弊，筋急爪枯，咳引胸背，吊疼两胁，诸气膹郁，诸痿喘呕，嗌塞血泄，种种危候，相因俱见矣。又用何药以救其焦枯哉！

此症用夜露饮亦妙：熟地、麦冬、芡实各一两，山茱萸五钱，贝母五分，水煎服。十剂痊愈。

人有久病咳嗽，吐痰色红，有似呕血而实非血也，盗汗淋漓，肠鸣作泄，午后发热，人以为肾经之邪火大盛，将欲肾邪传心也，谁知是脾邪之将传于肾乎？此症初因肾水干枯，肾经受邪，肾乃传心，故发热而夜重；未几心邪传肺，故咳嗽而汗泄；未几肺邪传肝，故胁痛而气壅；未几肝邪传脾，故肠鸣而作泄。今既盗汗淋漓，肠鸣作泄，乃肺邪不传肝而传脾矣。邪不入肾肝，尚有可生之机，亟宜平肝滋肾，使邪不再传，则肝平而不与肺为仇，肾滋而不与心为尤；再益之健脾之品，使脾健而不与肾为耗，自然心火不刑肺而生脾，脾气得养而肺气更安矣。方用转逆养肺汤：白芍五钱，麦冬三钱，茯苓三钱，玄参二钱，熟地五钱，山茱萸五钱，北五味二钱，车前子二钱，地骨皮三钱，丹皮三钱，牛膝一钱，补骨脂五分，贝母一钱。水煎服。连服十剂而气转，再服十剂而痰变为白，再服十剂而泄止肠亦不鸣也。此方本非止泄之药，盖泄成于阴虚，补其阴而泄自止；阴旺则火息，不去炼金，金安则木平，不去克土。所以消痰而化其火炎之色，止泄而撤其金败之声，故肠鸣、盗汗尽除，而咳嗽亦愈矣。

此症用止传汤亦妙：熟地二两，玄参、百合各一两，白芥子二钱，荆芥（炒黑）一钱，茯苓三钱，沙参三钱，地骨皮五钱，桑叶十五片。水煎服。十剂轻，三十剂愈。

人有春暖夏热，则安然不嗽，一遇秋凉，即咳嗽不宁，甚至气喘难卧，人以为肌表之疏泄也。谁知是郁热之难通乎。夫人身之气血，流通于肌肉之内，则风邪不得而入。惟气血闭塞不通，而邪转来相侮，凝滞而变为热矣。盖春夏之间，皮肤疏泄，内热易于外宣。秋冬之际，皮肤致密，而内热艰于外发。所以春夏不咳嗽而秋冬咳嗽也（夏伤暑热，秋必病嗽。然则秋冬之咳嗽，仍是夏间犯之，勿谓夏日安然不归咎于暑热也）。倘不治其郁热之本，而惟用发散之品，徒虚其外，愈不能当风寒之威；徒耗其中，盖转增其郁热之势，均失其治之之法也。所贵攻补兼施，既舒其内郁之热，而复疏其外入之寒，则本既不伤而末亦易举矣。方用：当归五钱，大黄一钱，贝母二钱，天花粉三钱，薄荷二钱，荆芥二钱，甘草一钱，白术三钱，陈皮三分，神曲五分，黄芩二钱，桔梗二钱。水煎服。连服四剂，秋冬之时断无咳嗽之症矣。盖大黄走而不守，用之于祛火消痰之中，通郁最速，又得当归之补而不滞，白术之利而不攻，同队逐群，解纷开结，内外两益矣。

此症用郁金丹亦甚效：白芍、桔梗各三钱，抚芎二钱，白芥子、茯苓、生地各三钱，甘草、款冬花各一钱。水煎服，一剂轻，二剂愈。

《冯氏锦囊秘录》 清·冯兆张纂辑

卷十二 论咳嗽（儿科）

咳谓无痰而有声，肺气伤而音不清。嗽谓无声而有痰，脾湿动而痰气侵。咳嗽谓有痰有声，因伤肺气，继动脾湿也。然痰之标在于脾，痰之本在于肾，故有宜燥剂以消之者，有宜润剂以化之者。在小儿由风寒、乳食者居多，宜从燥以消之，辛以豁之，半夏、陈皮、前胡之类是也。《经》虽曰：五脏六腑皆能令人咳，然必脏腑各受其邪而与之，终不能离乎肺也。因痰而嗽者，痰为重，主治在脾。因咳而动痰者，咳为重，主治在肺。以时而论之，咳于春，春气上升也。咳于夏，火气炎上也。咳于秋，湿热伤肺也。咳于冬，风寒外感也。以一昼夜而计之，清晨咳者属痰火，上昼嗽者属胃火，午后嗽者属阴虚，黄昏嗽者，火气浮于肺经，五更嗽者，食积滞于三焦。肺实而嗽者，必顿嗽抱首，面赤反食。肺虚而嗽者，必气逆虚鸣，颜白飧泻。肺热而嗽者，必痰腥而稠，身热喘满，鼻干面红，手捏眉目鼻面。肺寒而嗽者，必嗽多痰薄，面白而喘，毛栗肠鸣，恶风多涕。然嗽之为病，虽主乎肺，实从于心，心气过盛，则火铄金，治当抑心滋肺。若脾气虚冷，则不能相生，是以肺气不足，风邪外袭，痰湿内生，治宜补其脾肺。若脾实中痞，则热气上蒸，治宜泻脾清肺。故心乘肺为贼邪，肝乘为微邪，肾乘为实邪，脾乘为虚邪，肺自病者，为正邪。凡一咳即出痰者，脾虚不胜湿而痰滑也。有连咳十数声不出痰者，肺燥胜痰湿也。滑者，宜南星、半夏之属燥其脾，若利气之剂，所当忌也。涩者，宜枳壳、苏子、杏仁之属利其肺，若燥脾之刑，所当忌也。大抵脾气不足，则不能生肺家之气，风邪易感，故患肺寒者，皆脾虚得之。患肺热者，多脾实得之。若至唇缩

胸陷，喉有锯声，鼻干焦黑，咳嗽气粗，心腹胀痛者死。若嗽久音哑，直视手牵，鸦声腹胀，喘急多惊者，必变风候而死。若朐朒而声嘶如锯，唇面皆青，项下凹陷，涎如胶漆，口生腥臭，喘甚唇缩者，死。至于小儿百日内嗽，名为乳嗽。肺叶尤娇，最易伤损，更须急治，久则血脉贯睑，两眶紫黑，或眼白红赤如血，谓之血眼，当用生地、黑豆，共研成膏，掩于眼上，则眶黑自消，血随泪出而愈。

卷十二 方脉咳嗽合参

夫咳嗽之所以累人者，以其难于立止也。然欲治肺而止嗽，则益害肺而嗽愈甚。盖肺受病而为嗽者，必有因以迫之，治其因则嗽自愈。若不详所自，而徒事于肺，则气无所归，或邪无所散，肺愈苦而嗽愈甚矣。凡伤风久而肺气已虚，发热咳嗽，服发散药而嗽愈甚，或被发散太过者，当用收敛之剂补之。然虚嗽有二：日间嗽多，吐痰白沫，或恶心者为气虚，宜六君子汤加款冬、五味子；如夜嗽多口渴，痰不易出，发热为血虚，宜六味地黄加麦冬、五味子。若咳而脉紧者，咳而羸瘦、脉形坚大者，咳而脱形、发热脉急者，咳而呕，腹胀且泄、其脉弦急者，皆死不治。

肺属金，射于皮毛所主者气；肾属水，主于骨髓所藏者精。气轻浮，易上而难下，精沉重，易下而难上，此物性之自然。有肺之盛者，即热之作也。气得而上蒸，则不能下生于肾，而肾受邪，故治肾病，必先求之于肺，是清其源而滋其化也。《经》曰：五脏六腑皆令人咳，非独肺也。盖五脏各以其时受病，非其时各传以与之。

《经》曰：秋伤于湿，冬必咳嗽。是知脾无留湿，虽伤肺气不为痰也。假令湿在肝经，谓之风痰；湿在心经，谓之热痰；湿在脾经，谓之湿痰；湿在肺经，谓之气痰；湿

在肾经，谓之寒痰，宜随证治之。咳而无痰者，以辛甘润其肺；咳而嗽者，治痰为先，故以南星、半夏胜其痰而嗽自愈，枳壳、陈皮利其气而痰自下。若气从脐下逆奔而上者，乃肾虚不能收气归元，切勿徒事于肺，当以补骨脂、安肾丸主之。

夫咳嗽生痰上气，多因阴血不足，虚火、虚气上浮而为患也。欲消其痰，转耗其血；欲行其气，更泄其元。况从来痰药入腹，其痰不过暂开复闭，有损无功。理宜以微阳之药开其痰，继以纯阴之药补其根。迨至痰之开者复闭，而所用生血之药，早已从天而降。日续一日，久久而血生，血生而气返血室。所藉以驱胶结之痰，即此气也。此际略加化痰之药，则痰去气存，自然瘥可。然饮食最宜致慎，不但肥甘生痰，厚味伤阴，即平旦至日中，行阳二十五度，饮食易消，故不成痰；日中至半夜，行阴二十五度，饮食不消，故易成痰。是以释教过午戒食，亦护身之一则也。

古方治火郁干咳嗽者甚少，治风寒湿咳嗽者甚多，盖不分内外所因，新久之异也。夫形寒饮冷，新咳嗽有痰，固当以温寒散湿为主。如人参、半夏之类。若夫气动火炎，久咳嗽无痰，又当以清热润燥为先，如天冬、麦冬、知母、贝母、石膏、瓜蒌之类。世人徒知肺主皮毛，外感风寒为寒，不知传里郁久变为热也。况五脏之尊，心虽为主，而肺居其上，肺为华盖，下覆四脏，合天之德，通达风气，性爱温而恶寒恶热。心火若炎，上蒸其肺，金被火伤则叶萎，倚着于肝，肝发痒则嗽。更有心肝虚弱，不能传阳于下焦，遂至正阳俱跻，变成嗽矣。肺嗽因痿，倚着于肝而成病者，犹木扣金鸣也。先养肺金，抑心肝虚热，而和其肾则愈。凡此者，皆他脏受邪，火自内起，熏蒸焚灼而作咳嗽者，亦良多矣。

吐血多起于咳嗽，咳嗽血者，肺病也。方家多以止嗽药治肺兼治血而不效，何也？盖诸书虽分咳血、嗽血出于肺，咯血、唾血出于肾。然实咳嗽咯唾皆出肾。盖肾脉入肺，循喉咙，挟舌本。其支者，从肺出络心，注胸中，故二脏相连，病则俱病，而其根在肾。肾中有火有水，水干火燃，阴火刑金故咳。水挟相火而上，化为痰入于肺。肺为清虚之府，一物不容，故嗽中有痰唾，带血而出者，肾水从相火炎上之血也，岂可以咳嗽独归之肺耶？《褚氏遗书·津润论》云：天地定位，水位乎中，人肖天地，亦有水焉，在上为痰，在下为水，伏皮为血，从毛窍中出为汗。可见，痰也，水也，血也，一物也。血之带痰而出者，乃肾水挟相火炎上也。又云：服寒凉百不一生，饮溲溺百不一死。童便一味，可为治血之要。然暴发之际，用之以为降火消瘀之急剂则可，若多服亦能损胃。褚氏特甚言寒凉之不可用耳。若是，则黄柏、知母既所禁用，童便又不宜多服，治之当如何？曰：惟六味地黄，独补肾水，性不寒凉，不损脾胃，久服则水升火降而愈。又须用人参救肺补胃药收功，使金能生水，盖滋其上源也。又有一等肾水泛上，上侵于肺，水冷金寒故嗽，肺气受伤，血无所附，故亦吐血。医见嗽血者火也，以寒折之，病者危，而危者毙矣。须用八味丸，补命门火以引水归源，次用理中汤补脾，以补肺之母，则肾水归而血复其位矣。

治久嗽用诃子，味酸苦，有收敛降火之功。五味子收肺气，乃火热必用之剂。杏仁收肺中风热，然肺寒有火，因于寒者为宜。桑皮泻肺气，然性不纯良，用之多者当戒。或用兜铃，以其去肺火补肺也。多用生姜，以其辛能发散也。瓜蒌子甘能润肺，寒能降火，以肺受火逼，失降下之令，今得甘缓润下之助，则痰自降，宜其为治嗽之要药。此皆见病治病之方，发于暂者，藉斯获效。若频愈频发，此根于中而深者，岂标药所能治乎？宜早服六味丸以滋肾，午服六君子以补脾，则标本俱顾，不治嗽而嗽自愈也。咳而膺乳痛，即看痰色如何。若浓浊如脓，或黄或赤，口中臭，即从肺痿、肺痈治。以脉数而虚者，为肺痿；脉数而实者，为肺痈。

久嗽必用熏法。用款花，以鸡子清和蜜，拌润款花，入有嘴壶中烧，以口含壶嘴，吸烟咽之。若胸中闷，须举起头，以指捻住烟，少顷再吸。五日一次，至六日饱食羊肉馄饨，妙。肺与大肠为表里，若火郁于腑，肺气不得下降，因而咳多，大便闭涩，而脉沉实滑数者，大柴胡汤下之，或用竹沥、姜汁下王隐君滚痰丸。

肺主皮毛，平人荣卫周流，内气自皮肤腠理宣达于外，卫护一身，一为风寒外束，内气不畅，变从中起，所以气升痰上而为咳嗽。必从辛散，内郁自宽，邪退正安，而嗽自止。且肺为华盖，性最清肃，倘饥饱劳役，七情内伤，则浊阴上升；或酒肉膏粱，炙煿厚味，则湿热上蒸，肺不得宁静，皆令为咳。夫肺主气，运行血液，周润一身。今肺受邪迫，气从火化，液变为痰，有升无降，气血日衰，成为痨瘵。治者寻源，用药对证无差，方可望其功成勿毁也。若以古载五脏六腑之咳，分门求治，则反有歧路亡羊之叹！

卷十二　锦囊咳嗽方按

肺最居上，气最清肃，苟无因以迫，何有咳嗽不宁之患乎？迫之者，不外乎外因风寒、内因痰火气而已。然初感风寒者，自作风寒正治，倘稍郁久成热，则娇脏易伤，发散寒凉，俱宜禁用。盖每多肾水向已有亏，肺经久失滋养，借此传染之伤风新咳，顿成紧急痨瘵之沉疴。倘识认不早，从标清理，后救无及。常遇此症，其候壮热憎寒，咳嗽频甚，痰唾黏稠，精神困倦，肌肤日瘦，六脉弦洪而数，久按无神。当此之际，若欲消痰，适足助其燥槁之势，此痰乃水泛所化，非痰药所能消之者也。若欲清火，适足以伤胃气，此火乃无形之火，非寒凉所能折之者也。若欲理气，适足以耗散真元，此气乃丹田至宝之元气。因无阴相济，不得已而上浮，非桑皮、橘红所能理者也。津液日耗，销铄日增，阴愈虚而火愈盛。荣行脉中，故脉洪数无伦，亦迫于势也。水中之真火上炎，彻骨之大热乃壮，火乘金候，焚灼难堪。苟非重用火中补水之方，奚堪涸辙燎原之势？每用或八味，或去附子，倍加熟地，更入牛膝、麦冬、五味子作汤。大剂，日二剂，食前温服。俾真火藏源，龙雷自熄，真阴一得，焦灼稍回，渐见无汗之骨蒸，为有汗而热解。然虚火一退，若真元虚极者，倦怠必来，补气之功便宜接续。真阴衰极者，真阳一复，燥涸难除，补水之功，又须倍加。当此热病而热药，势可骇人。然本病而本治，实切至理，每臻神效，敢具后方。

《嵩崖尊生书》　清·景日昣撰

咳分十二经论

肺咳，喘息有音，痰白，咯出如米粒。桔梗、贝母、瓜蒌、桑皮、苏子、花粉，皆肺药。咳不已，大肠受之，咳则遗矢。引上加升麻，引下加大黄。

心咳，心痛，喉中介介如梗状，痰黏结如胶。黄连、细辛、郁金、麦冬、远志，皆心药。咳不已，小肠受之，咳则心下气不相连续。引上加桔梗，引下加木通、小茴。

脾咳，右肋下痛引肩背，痰黄。半夏、二术、陈皮、腹皮，皆脾药。咳不已，胃受之，咳而呕长虫出。引上加升麻，引下加石膏、益智、厚朴。

肝咳，左肋痛，痰青如沫。柴胡、青皮、川芎、前胡、青黛，皆肝药。咳不已，胆受之，咳呕苦汁。引上加川芎，引下加青皮。

肾咳，腰背相引痛，舌本干咽作咸，痰黑。独活、天冬、山萸、补骨脂，皆肾药。咳不已，膀胱受之，咳则遗溺。引上加羌活，引下加橘核。

心包咳，痰紫赤，丹皮、山栀、肉桂，皆心包药。咳不已，三焦受之，腹满不忍食。引上川芎，引下青皮。

咳与嗽异论

咳有声无痰曰咳。非无痰，嗽费力，痰不易出，病在肺，肺主声，故声先痰后。

嗽有痰无声曰嗽。非无声，痰随嗽出，声不甚响，病在脾，故痰出嗽止。

二者总之心火困脾克金所致。因咳有痰，重在咳，肺为主。宜急顺气，肺恶温燥，橘红、贝母、桔梗、桑皮、知母、麦冬、紫菀为要药。因痰致咳，重在痰，脾为主，脾恶寒润，二术、星、夏为要药，清火兼之，最是治咳要法。

咳嗽四时昼夜论

春嗽，春气上升，宜清气，二陈加川芎。凡嗽遇春即发，为脾病，健脾为主。

夏嗽，痰火逼肺，无黄连不愈。

秋燥，金用事，二陈加桑皮、天冬等润肺。

秋末发嗽，交夏方愈，乃寒包热，二陈加柴胡、葛根等解表。

冬嗽，风寒外束，亦宜发散，麻黄、杏仁、防风、羌活合二陈。

五更嗽或五更痰多，清晨痰多，脾虚使然，六君子加炮姜。

日夜不嗽，朝晨嗽几声，火空则发，二陈加黄芩、桔梗、桑皮。

上半日嗽，多胃火，痰必稠黄，二陈加贝母、石膏、竹茹。

午后嗽，多阴虚火动，痰黑粒滞，六味作汤。

黄昏嗽，多肾经阳虚阴弱，虚火上炎，当补脾肺生肾水，不可专用嗽药，六君子、六味丸间服。不论大人、小儿，黄昏睡熟中忍嗽两三声，食积也，二陈加山楂、麦芽，消其痰而嗽自已。

嗽日轻夜重，为血少，二陈加当归即止。

后半夜嗽，属风，二陈加防风。凡黄昏五更上半日嗽为实，午后嗽为虚。

《张氏医通》 清·张璐撰

卷四 诸气门（下）·咳嗽

岐伯虽言五脏六腑皆令人咳，其所重全在肺胃，而尤重在"外内合邪"四字。人身有外邪，有内邪，有外内合邪。此云五脏之久咳乃移于六腑，是指内邪郁发而言，若外邪伤肺合而咳，原无脏腑相移之例也。

戴人云：肺为诸咳之门户，每为六气所乘。如风乘肺者，日夜无度，汗出头痛，痰涎不利；热乘肺者，喘急而嗽，面赤潮热，甚者热甚于中，手足反寒，热移于下，便泄无度；火乘肺者，嗽喘上壅出血，甚者七窍血溢；燥乘肺者，气壅不利，百节内痛，头面汗出，寒热往来，皮肤干枯燥痒，大便秘，痰胶血腥；寒乘肺者，嗽急而喘，恶寒无汗，鼻塞身疼，发热烦躁；湿乘肺者，痰涎不利，面肿喘急；至于湿痰内动为咳，又必因风因火因热因寒，所挟各不相同，至于乘肺则一也。

咳嗽外感，六气郁而成火，必六淫相合，内伤五脏相胜，必五邪相并，有此不同，而中间又有敛、散二法。敛者，谓收敛肺气也；散者，谓解散寒邪也。宜散而敛，则肺受寒邪，一时敛住，为害非轻；宜敛而散，则肺气怯弱，一时发散而走泄正气，害亦非小。且如感风咳嗽，已经散后，其表虚，复感寒邪，虚邪相乘，又为喘嗽。若欲散风则愈虚其肺，收敛则愈滞其邪，当先轻解，渐收敛之，肺不致虚，邪不致滞，咳嗽自止矣。

《经》言脏腑皆有咳嗽，嗽属肺，何为脏腑皆有之？盖咳嗽为病，有自外而入者，有自内而发者。风寒暑湿先自皮毛而入，皮毛者肺之合，故虽外邪欲传脏，亦必先从其合而为嗽，此自外而入者也。七情郁结，五脏不和，则邪火逆上。肺为气出入之道，故五脏之邪，上蒸于肺而为咳，此自内而发者也。然风寒暑湿有不为嗽者，盖所感者重，竟伤脏腑，不留于皮毛。七情亦有不为嗽者，盖病尚浅，止在本脏，未即上攻。所以《伤寒》以有嗽为轻，而七情郁结之嗽久而后见。治法当审脉证三因。若外因邪气，只当发散，又须原其虚实冷热；若内因七情，与气口脉相应，当以顺气为先，下痰次之。

张介宾云：大法，咳嗽治表邪者，药不宜静，静则留连不解，变生他病，故忌寒凉收敛，《经》所谓肺欲辛者是也。治里证者，药不宜动，动则虚火不宁，燥痒愈甚，故忌辛香燥热，所谓辛走气，气病无多食辛是也。然治表者，虽宜动以散邪，若形病俱虚者，又当补中气而佐以和解，倘专于发散，则肺气益弱，腠理益疏，邪乘虚入，病反增剧也。治内者，虽当静以养阴，若命门火衰不能归元，则参、姜、桂、附在所必用。否则气不化水，终无济于阴也。至若因于火者宜清，因于湿者宜利，因痰者降其痰，因气者理其气，随其所见之证而兼以调之。大抵风邪胃火，此实热为患，易治；惟肺肾亏损，此真脏为患，最难治；在老人、虚人，皆宜温养脾肺，稍兼治标为当。

卷十一　妇人门（下）·产后咳嗽

产后咳嗽，多因腠理不密，外邪所感而致。若因风寒所感，桔梗汤加葱白、香豉、生姜，或小建中汤；虚用异功散，去术，加

山药、细辛、桂枝；阴虚兼感客邪者，六味丸，去萸，加桂枝、细辛；阴虚水不制火而嗽，六味丸加麦冬、五味；干咳内热不寒，桔梗汤加葳蕤、麦冬、丹皮。蜜煎姜、橘之类。盖干咳一证，有小儿食乳易治，无则成劳。

卷十一　婴儿门（上）·咳嗽

小儿因腠理不密，外邪内蕴，或因乳母七情厚味郁热，若风邪外伤，鼻流清涕，头痛身重者，参苏饮。小儿伤寒发热，咳嗽头面热，《千金》用麻黄汤加石膏、黄芩、芍药、生姜。小儿发热喘咳，喉中水鸡声，千金射干汤；若嗽而吐青绿水者，六君子加柴胡、桔梗；若嗽而吐痰乳者，但加桔梗，勿用柴胡；嗽而呕苦水者，胆汁溢上也，二陈汤加黄芩；嗽而喉中作梗，心火刑金也，桔梗汤加山栀；有痰加半夏、茯苓，风热加葳蕤、薄荷。小儿嗽久不止，服发散之药不应，至夜微热，急当改用小剂六味地黄以济其阴；若面目浮肿者，五味异功以益其气，其嗽立止，切禁升发及助气药；若痰中有血，或嗽则鼻衄，须加紫菀；因风热痰结，屡嗽痰不得出者，必用葳蕤、白蜜以润之。百日内嗽者，名乳嗽，甚难调理。桔梗汤，随证加薄荷、紫苏、羌活、前胡、葱白、香豉之类。

《医学真传》　清·高士栻撰

咳　嗽

语云：诸病易治，咳嗽难医。夫所以难治者，缘咳嗽根由甚多，不止于肺。今世遇有咳嗽，即曰肺病，随用发散、消痰、清凉、润肺之药，药日投而咳日甚。有病之经脉，未蒙其治，无病之经脉，徒受其殃。至一月不愈则弱证将成，二月不愈则弱证已成，延至百日，身命虽未告殂，而此人已归

不治之证矣。呜呼！本属可治之病，而坏于凡医之手，举手皆然，莫可如何。余因推本而约言之。《素问·咳论》云：五脏六腑皆令人咳，非独肺也。是以咳病初起，有起于肾者，有起于肝者，有起于脾者，有起于胃者，有起于中、上二焦者，有起于肺者，治当察其原，察原之法，在乎审证。

若喉痒而咳，是火热之气上冲也，火欲发而烟先起，烟气冲喉，故痒而咳。又有伤风初起，喉中一点作痒，咽热饮则少苏，此寒凝上焦，咽喉不利而咳也。或寒或热，治当和其上焦。其有胸中作痒，痒则为咳，此中焦津血内虚，或寒或热而为咳，法当和其中焦，此喉痒之咳，而属于上、中二焦也。

若气上冲而咳，是肝、肾虚也。夫心肺居上，肝肾居下，肾为水脏，合膀胱水腑，随太阳之气出皮毛以合肺。肺者，天也；水天一气，运行不息。今肾脏内虚，不能合水腑而行皮毛，则肾气从中土以上冲，上冲则咳，此上冲之咳而属于肾也。

又肝藏血，而冲任血海之血，肝所主也，其血则热肉充肤，澹渗皮毛，卧则内归于肝。今肝脏内虚，不合冲任之血，出于肤腠则肝气从心包以上冲，上冲则咳。此上冲之咳而属于肝也。

又有先吐血，后咳嗽者。吐血则足厥阴肝脏内伤，而手厥阴心包亦虚，致心包之火上克肺金。心包主血主脉，血脉内虚，夜则发热，日则咳嗽，甚则日夜皆热，日夜皆咳。此为虚劳咳嗽，先伤其血，后伤其气，阴阳并竭，血气皆亏，服滋阴之药则相宜，服温补之药则不宜。如是之咳，百无一生，此咳之属于心包也。

又手太阴属肺金，天也；足太阴属脾土，地也。在运气则土生金，在脏腑则地天交。今脾土内虚，土不胜水，致痰涎上涌，地气不升，天气不陷而为咳，咳必兼喘，此咳之属于脾也。

又胃为水谷之海，气属阳明，足阳明主胃，手阳明主大肠。阳明之上，燥气治之，其气下行，今阳明之气不从下行，或过于燥而火炎，或失其燥而停饮。咳出黄痰，胃燥热也；痰饮内积，胃虚寒也；此为肠胃之咳，咳虽不愈，不即殒躯，治宜消痰散饮，此咳之属于胃也。夫痰聚于胃，必从咳出，故《咳论》云：聚胃关肺。使不知咳嗽之原，而但以清肺、消痰、疏气、利气为治，适害也已！

外有伤风咳嗽，初起便服清散药，不能取效者，此为虚伤风也，最忌寒凉发散，投剂得宜，可以渐愈。又有冬时肾气不足，水不生木，致肝气内虚，洞涕不收，鼻窍不利，亦为虚伤风，亦忌发散。投剂得宜，至春天和冻解，洞涕始收，鼻窍始利。

咳嗽大略，其义如是。得其意而引伸之，其庶几乎！

咳嗽俗名曰呛，连咳不已，谓之顿呛。顿呛者，一气连呛二三十声，少者十数声，呛则头倾胸曲，甚者手足拘挛，痰从口出，涕泣相随，从膺胸而下应于少腹。大人患此，如同哮喘，小儿患此，谓之时行顿呛。顿呛不服药，至一月亦愈。所以然者，周身八万四千毛窍，太阳膀胱之气应之，以合于肺，毛窍之内，即有络脉之血，胞中血海之血应之，以合于肝；若毛窍受寒，致胞血凝涩，其血不能澹渗于皮毛络脉之间，气不煦而血不濡，则患顿呛。至一月，则胞中之血一周环复，故一月可愈；若一月不愈，必至两月。不与之药，亦不丧身。若人过爱其子，频频服药，医者但治其气，不治其血，但理其肺，不理其肝，顿呛未已，又增他病。或寒凉过多，而呕吐不食；或攻下过多，而腹满泄泻；或表散过多，而乳肿喘急；不应死而死者，不可胜计。婴儿顿呛初起，但当散胞中之寒，和络脉之血，如香附、红花、川芎、归、芍之类可用；其内寒呕吐者，干姜、吴萸可加；表里皆虚者，芪、术、参、苓可用。因病加减，在医者之神明。苟不知顿呛之原，而妄以前、杏、苏、芩、枳、桔、抱龙丸辈，清肺化痰，则不可也。

《医家心法》

清·高斗魁撰　胡珏订正

咳嗽　脉宜浮软，忌坚急弦小

咳嗽之证属肺经，然有本经之咳嗽，有各脏腑迁移之咳嗽。本经之咳嗽，外感者皮毛受之，玄府闭矣；玄府闭则肺气不舒，其在中之二十四窍，所以列行分布诸脏之气者，亦不能行，于是肺满而逆，戛戛然咳嗽矣，此肺实也。肺虚者，由脾土不能生化，津液不能上布，则肺失所养而阴虚，阴虚则肺热，肺热则上焰火煽，其窍时为翕张，亦多嗽矣，此肺虚也。独有心火刑金，与水中之火，直奔西极，而销铄煎熬，则肺便危矣。缘肺为华盖，以覆诸脏，其二十四空窍，虚如蜂窝下垂，无透窍，吸之则满，呼之则虚，最喜清凉，不耐烦热。今心、肝、脾、肾四脏之火势上炎，则随所吸之气而入于窍中，肺不受热，则戛戛然而嗽，甚至肺瓣干枯，形如经霜荷叶，委顿零落而不能振举，水精亦不能四布，五经亦不能并行，而成肺败之证。总缘肺之窍中，只受得脏腑中固有之元气，以运用乎一身，受不得一分邪气耳！

初起者，金沸草散主之。年壮力盛，即久亦可用。如每月一二发，弱证之渐也，六君子汤以补土生金，六味丸以滋水养金。此攻、补二法也。

观《内经》，饮入于胃，游溢上归之论，则知津液之通调于脏腑而化气者，皆肺之治节为之也。又观谷入于胃，传之于肺之说，则知脏腑内外之血气，亦肺之流溢布散也。

夫五脏六腑内外之津液血气，虽由胃腑水谷之所化，靡不藉肺气以传布，故肺位独处其高，以行营卫阴阳也。咳虽肺病，而五脏六腑皆能致之。善治之者，治其五脏六腑，或补或温，或通或塞，随其因而调之，自然咳止肺宁而其法得矣。若沾沾惟肺是求，譬犹长安在西而向东指，不其惑乎？又皮毛者，肺之合也，六气外客皮毛先受，而肺即为之不舒，于是咳作。是推驱其客感，使皮腠宣通于外，则肺脏自清宁于内，不劳余力而咳止矣。设起手即用寒凉，致玄府闭塞，肺气冰伏，气化不和于外，神机不转于内，传而为痨瘵难起之证。此非病气之害，乃医者所作之孽也。至若所言肺虚，由于脾土不能生化，肺金失其所养，则是天地不交也。天地不交则诸脏腑皆无所取给。斯时惟有重投温补，使资生之本充足，庶几仍可交济，岂可云阴虚火炎而再以凉降治之，至于土崩水败而后已耶？又云：心火刑金，与水中之火，直奔西极。夫君火炎亢，一剂承制，暑退而生化依然，若水中之火，乃雷龙之火也，惟有求其属而从治之，则应手而愈；若行对待而直折之，则火愈炽而销铄熬煎之患不免矣。又云：五脏之火沸腾，以至肺瓣干枯，如经霜荷叶委顿零落。夫焦槁至此，垂死必矣，奚止为肺败之证乎？若云最喜清凉，此说恐非确论。盖肺虽为清虚之腑，然必藉胃中阳气温养，若中焦不能如沤之蒸运，则上焦焉能如雾之通调。观《内经》形寒饮冷则伤肺，与肺恶寒之说，自可知矣。苟执肤见以为是，而恣意寒凉，则胃阳日见其消乏，生机必至于荡然，驯致痨瘵而不可救药，皆由执偏见逞臆说之医误之也！

《医学心悟》　清·程国彭撰

第二卷　伤寒兼症

咳嗽者，肺寒也。《经》云"形寒饮冷

则伤肺"是也。肺主皮毛，寒邪侵于皮毛，连及于肺，故令人咳。宜用止嗽散加荆芥、防风、紫苏子主之。或问曰：少阳证与直中证、水气证，皆令咳嗽，何也？答曰：少阳证兼咳嗽者，以其肺有寒也，仲景用小柴胡去参、枣加干姜者，所以温肺散寒也。直中证兼咳嗽者，亦寒气上束于肺也，但温其中而咳自止。水气证兼咳嗽者，以寒水上射于肺也，宜分表里水气治之。表有水气而发热，用小青龙汤发散以行水；里有水气而下利，则用本方去麻黄加荛花以攻。轻则用小半夏加茯苓汤以疏之，俾水饮流通，而咳自止矣。以上三证，皆感寒水之气而咳，故谓咳为肺寒也。又问曰：俗称热伤风咳嗽者，何也？答曰：热伤风者，如冬温之候，天应寒而反温，自人受之，则头痛喉肿，咽干咳嗽之属，与正风寒之咳稍异。又或其人素有郁热，而外为风寒束之，热在内而寒在外，谚云"寒包火"是也。又问曰：咳嗽有不兼风寒而专属火者，何也？答曰：此杂证嗽也。或夏令暑热之火，或饮食辛辣之火，或脾肺气虚之火，或龙雷潜上之火，皆令咳嗽，各有兼症，与伤寒鼻塞声重，头痛发热恶寒之状，自是不同，并与热伤风之咳迥别。宜于本门求之，不得与伤寒同日语矣。

止嗽散 桔梗一钱五分，甘草（炙）五分，白前一钱五分，橘红一钱，百部一钱五分，紫菀一钱五分。

水煎服。风寒初起，加防风、荆芥、紫苏子。

第三卷 咳嗽

肺体属金，譬若钟然，钟非叩不鸣。风、寒、暑、湿、燥、火，六淫之邪，自外击之则鸣，劳欲、情志、饮食、炙煿之火，自内攻之则亦鸣。医者不去其鸣钟之具，而日磨锉其钟，将钟损声嘶而鸣之者如故也。钟其

能保乎？吾愿治咳者，作如是观。

大法，风寒初起，头痛鼻塞，发热恶寒而咳嗽者，用止嗽散，加荆芥、防风、苏叶、生姜以散邪。既散而咳不止，专用本方，调和肺气，或兼用人参胡桃汤以润之。若汗多食少，此脾虚也，用五味异功散加桔梗，补脾土以生肺金。若中寒入里而咳者，但温其中而咳自止。若暑气伤肺，口渴烦心，溺赤者，其症最重，用止嗽散加黄连、黄芩、花粉以直折其火。若湿气生痰，痰涎稠黏者，用止嗽散加半夏、茯苓、桑白皮、生姜、大枣以祛其湿。若燥火焚金，干咳无痰者，用止嗽散加瓜蒌、贝母、知母、柏子仁以润燥。此外感之治法也。

然外感之邪，初病在肺，肺咳不已，则移于五脏，脏咳不已，则移于六腑。须按《内经》十二经见证而加减如法，则治无不瘥。《经》云：咳而喘息有音，甚则唾血者，属肺脏，此即风寒咳血也，止嗽散加荆芥、紫苏、赤芍、丹参。咳而两胁痛，不能转侧，属肝脏，前方加柴胡、枳壳、赤芍。咳而喉中如梗状，甚则咽肿喉痹，属心脏，前方倍桔梗加蒡子。咳而右胁痛，阴引肩背，甚则不可以动，动则咳剧，属脾脏，前方加葛根、秦艽、郁金。咳而腰背痛，甚则咳涎者，属肾脏，前方加附子。咳而呕苦水者，属胆腑，前方加黄芩、半夏、生姜。咳而矢气者，属小肠腑，前方加芍药。咳而呕，呕甚则长虫出，属胃腑，前方去甘草加乌梅、川椒、干姜，有热，佐之以黄连。咳而遗矢，属大肠腑，前方加白术、赤石脂。咳而遗溺，属膀胱腑，前方加茯苓、半夏。久咳不止，三焦受之，其症腹满不食，令人多涕唾，而目浮肿，气逆，以止嗽散合五味异功散并用。投之对症，其效如神。

又以内伤论，前证若七情气结，郁火上冲者，用止嗽散加香附、贝母、柴胡、黑山

栀。若肾经阴虚，水衰不能制火，内热、脉细数者，宜朝用地黄丸滋肾水，午用止嗽散，去荆芥，加知母、贝母，以开火郁，仍佐以葳蕤胡桃汤。若客邪混合肺经，变生虚热者，更佐以团鱼丸。若病势深沉，变为虚损，或尸虫入肺，喉痒而咳者，更佐以月华丸。若内伤饮食，口干痞闷，五更咳甚者，乃食积之火，至此时流入肺经，用止嗽散，加连翘、山楂、麦芽、卜子。若脾气虚弱，饮食不思，此气弱也，用五味异功散加桔梗。此内伤之治法也。

凡治咳嗽，贵在初起得法为善。《经》云：微寒微咳，咳嗽之因，属风寒者十居其九。故初治必须发散，而又不可以过散，不散则邪不去，过散则肺气必虚，皆令缠绵难愈。薛立斋云：肺有火，则风邪易入，治宜解表兼清肺火；肺气虚，则腠理不固，治宜解表兼补肺气。又云：肺属辛金，生于己土，久咳不已，必须补脾土以生肺金。此诚格致之言也。然清火之药，不宜久服。无论脉之洪大滑数，数剂后，即宜舍去。但用六味丸频频服之，而兼以白蜜、胡桃润之，其咳自住。若脾肺气虚，则用五味异功散、六君子等药，补土生肺，反掌收功，为至捷也。治咳者，宜细加详审。患咳者，宜戒口慎风。毋令久咳不除，变为肺痿肺疽，虚损痨瘵之候，慎之戒之。

止嗽散 治诸般咳嗽。桔梗（炒）、荆芥、紫菀（蒸）、百部（蒸）、白前（蒸）各三斤。甘草（炒）十二两，陈皮（水洗，去白）一斤。

共为末。每服三钱，开水调下，食后临卧服。初感风寒，生姜汤调下。

《不居集》 清·吴澄

卷十五 咳嗽纲目·咳嗽总论

吴澄曰：咳嗽一症，为治甚难。非吾知之为治之难，能明咳嗽之难也。凡辨咳嗽者，欲知所咳之因，撮其大要而辨之，有三纲领焉，八条目焉。三纲领者：外感咳嗽，内伤咳嗽，虚中挟邪咳嗽也。八条目者：外感病多不离寒、热二证；内伤不一，总属金、水二家；其虚中挟邪，则有轻重虚实之各别也。所见出于外感者，而治之以内伤，则外邪不解，而咳嗽弥深。所见出于内伤者，而治之以外感，则正气渐耗，而咳嗽愈炽。外感之嗽为邪有余，若虚中挟邪，难作有余看。内伤之嗽多属不足，若虚中挟实，难作不足论。或禀体素虚，而又挟外感，则当分其轻重，或补三而散二。倘赋质原强，而又挟内伤，则当察其虚实，或补少而散多。此其轻重权衡，在人会意，最易差谬，此其为治之难也。

卷十五 咳嗽纲目·外感条目 分寒、热二证

吴澄曰：外感咳嗽，有兼风寒，有兼火热。六气相因，有寒包火，热裹寒，或干咳，或有痰，种种各殊。而治疗之法，非用辛温以散寒，即用清凉以除热，二者而已。

外感咳嗽，无论四时，必皆因于寒邪。盖寒随时气，入客肺中，所以治嗽，但以辛温，其邪自散，六安煎加减。

寒气大盛，或中寒肺气不温，邪不能解者，六安煎加细辛五七分；若冬月寒盛，气闭邪不易散，即麻黄桂枝俱可加入，或大青龙汤。

冬月风寒外感，形气、病气俱实者，宜用麻黄汤之类。所谓邪自表而入，仍自表而出也。

伤风见寒，或伤寒见风，而往来寒热，咳嗽不止者，宜小柴胡合二陈汤主之。若寒邪不甚，痰气不多者，但以二陈汤加减主之。

咳嗽凡遇秋冬即发者，此寒包热也。但

解其寒，其热自退。宜六安煎、二陈汤、金水六君煎，三方主之。

人知肺主皮毛，外感风寒为寒，殊不知传里郁久变为热也。况肺为华盖，而五脏六腑火自内起，熏蒸焚灼作嗽者多矣。

气动火炎，久嗽无痰，脉数躁烦，稠黏涕唾，此伤热也。治以清热润燥为先。人参半夏在所禁用，如瓜蒌、海石、二冬、二母、芩、连、山栀之类，可选用也。

外感咳嗽而兼火者，必有内热喜冷，脉滑等症，亦但以二陈、六安等汤加凉药佐之。微热者可加黄芩，热甚者宜加栀子、知母之属。

夏月火热炎上，喘急而嗽，面赤潮热，脉洪大者，用黄连解毒汤主之；热燥而咳，用栀子仁汤。

火乘肺金，若上焦实热，用凉膈散。中焦实热，用竹叶石膏汤。下焦虚热，六味丸。

秋月湿热伤肺，若咳而身热自汗，口干便赤，脉虚而洪者，用白虎汤。身热而烦，气高而短，心下痞满，四肢困倦，精神短少者，用香薷饮。

卷十五　咳嗽纲目·内伤条目　分金、水二脏

吴澄曰：外感以咳嗽为轻，内伤以咳嗽为重，重者精气受伤也。五脏虽皆有精气，盖以肺为元气之主，故凡气分之受伤而咳嗽者，皆自肺主之。肾为元精之本，故凡精分之受伤而咳嗽者，皆是肾主之。其曰肝、曰脾、曰心，则二脏之传变也。曰痰、曰火，则咳嗽之标症，抑末矣。

肺金为清虚之脏，凡金被火刑则为嗽，金寒水冷亦为嗽，此咳嗽所当治肺也。然内伤之嗽，则不独在肺。盖五脏之精气皆藏于肾，而少阴肾脉，从肾上贯肝膈入肺中，循咽喉挟舌本，所以肺金之虚，多由肾水之涸，正以子令母虚也。故凡治劳损咳嗽，必

当以壮水滋阴为主。庶肺气得充，嗽可渐愈。宜一阴煎、左归饮、琼玉膏、左归丸、六味丸之类。

有元阳下亏，生气不布，以致脾困于中，肺困于上，而为喘促痞满，为痰涎呕恶，为泄泻畏寒。凡脉见细弱，症见虚寒，而咳嗽不已者。此等证候，皆不必治嗽，但补阳而嗽自止。如右归丸饮、八味丸、大补元煎、六味回阳饮、理中劫劳散之类，皆当随宜速用，不得因循，以致汲深无及也。

内伤咳嗽，凡水亏于下，火炎于上，以致火铄肺金，而为干渴烦热，喉痛口疮，潮热便结喜冷，尺寸滑数等症，则不得不兼清火，以存其水。宜四阴煎、加减一阴煎、人参固本丸主之，此当与咳血参治。

凡午后嗽者，属肾气亏损，火炎水涸，或津液涌而为痰者，乃真脏为患也。须用六味地黄丸，壮肾水滋化源为主，以补中益气汤，养脾土生肺肾为佐，设用清气化痰则误矣。

虚损咳嗽，多由火克肺金成之者，伤其精则阴虚而火动，耗其血则火亢而金亏。人身之血犹水也，血之英华最厚者，精也。不谨养者，纵其欲而快其心，则精血渗涸。故脏腑津液渐燥，则火动熏肺而生痰，因其燥则痰黏于肺管不利出，故嗽而声干。原乎精乏则阴虚，阴虚则相火冲冒，而变饮为涎也。二火熏膈则痰涎逆上，胃脘不利，则多嗽声。盖痰因火动，嗽因痰起，色黄为有气可治，状如鱼涎白沫者，为无元气，难愈也。宜早服补阴丸以培于下，晚服润肺汤以和其中，兼以琼玉膏，或人参润肺丸，或人参紫菀汤。若能绝欲忘机，庶几望痊有期。否则药如杯水，而救车薪之火矣，焉能扑灭哉？

有好色作劳之人，相火炽盛，气不归元，腾空而入于肺叶空隙之间，膜原之内，聚痰凑沫，喘咳烦冤，日续一日，久之渐成熟路，只候肾气一动，咳嗽俱发。外症咸痰

稠浊，夜卧不眠，或两颧红赤，垒垒发块，或胸背有疮，如粟如米，皆其验也。治宜心静养，保肺滋阴。若暴发而痰出如泉，声响如锯，面赤舌胀，喉硬目突者死。琼玉膏，清宁膏。

喻氏云：内伤之咳，治各不同。火盛壮水，金虚崇土，郁甚舒肝，气逆理脾，食积和中，房劳补下，内已先伤，药不宜峻。

卷十五　咳嗽纲目·虚中挟邪条目分轻重察虚实

吴澄曰：外感咳嗽，与内伤咳嗽，其本不同，其治亦异。盖外感之咳，必由皮毛而入于肺。内伤之咳，必由精气受伤而关于肾。一内一外，一虚一实，迥然不同，无难治也。惟是外感而兼内伤，或内伤而兼外感，则补而兼散，散而兼补，其间之虚实，不可不察也。又有内伤重而外感轻，或内伤轻而外感重，则补多散少，或补少散多，其间之轻重又不可不辨也。今人但知肺主皮毛，一遇外感风寒，疏散之外，又行疏散，牢不可破。殊不知体弱之人，久则传变为郁咳，遂成痨瘵。人但知肾主精血，凡内伤不足，滋补之中又加滋补，殊不知外邪未解，愈投愈咳，亦成痨瘵，而究其原因，每由嗽起，因立解托、补托二法。

病邪既去，宜用补中益气汤加山药、五味子，以养元气；柴胡、升麻各二分，以升生气。

病久或误服表散之剂，以致元气虚而邪气实者，宜补其元气，而佐以解表之药。若专于解表，则肺气益虚，腠理益疏，外邪乘虚直入，病愈难愈矣。

凡外感之嗽，属阴虚血少，或脾肺虚寒之辈，则最易感邪。但察其脉体稍弱，胸膈无滞，或肾气不足，水泛为痰，或心嘈呕恶，饥不欲食，或年及中衰，血气渐弱，而咳嗽不能愈者，悉宜金水六君加减主之，足

称神剂。

外感咳嗽，脾胃土虚，不能生金，而邪不能解，宜六君子汤，以补脾肺。或脾虚不能制水，泛而为痰，宜理中汤，或理阴煎、八味丸之类，以补土母，皆良法也。

外感与内伤，寒病与热病，气虚与血虚，如冰炭之相反，治之若差，则轻病必重，重病必死。

卷十五　各种咳嗽

虚火咳嗽

虚火者，非火不足也。因人元气亏损，三焦之火乘虚上炎。肺为火灼，则气逆而嗽。痰涎清薄，嗽时面红气喘，咽干喉癣喉痒，口臭烦渴，饮食减少，其脉虚弱，或浮弦而无力，或微数而不清，是为虚火咳嗽，法宜滋补。

肺实咳嗽

肺胀者，肺统周身之气，固虚不能宣布于外，而反逆归本经，诸窍闭塞不通而发胀，则中府、云门两胁间之经络，皆不能利，所以气高而似喘，实非喘证。若邪偏左，则左体不能贴席，偏右，则右体不能贴席，贴席则喘嗽不止。其脉左则人迎弦急，右则气口弦紧而滑数。此为气实咳嗽。宜疏散。

肺虚咳嗽

肺虚者，肺家元气自虚也。惟其自虚则腠理不密，故外则无风而畏风，外则无寒而怯寒。内则气怯息短，力弱神虚，面白神羸，情志郁结，嗜卧懒言，遗精自汗，饮食减少，咳嗽无力，痰涎清薄，六脉虚微而涩弱，按之无神，此为阳虚脉症。宜大补元气，则嗽不治而自愈。若专于清热消痰以止嗽，未有不速其死也。

肺燥咳嗽

金性喜清润，润则生水，以滋脏腑。若

本体一燥，则水源渐竭，火无所制。金受火燥，则气自乱而咳嗽。嗽则喉干声哑，烦渴引饮，痰结便闭，肌肤枯燥，形神虚萎，脉必虚数，久则涩数无神。法当滋润清补。

房劳咳嗽

咳而发作寒热，引腰背痛，或喘满。此因房劳。大菟丝子丸主之。

饥饱咳嗽

胸满腹胀，抢心痛，不欲食。保和丸主之。

疲劳咳嗽

咳而左胁偏痛，引小腹并膝腕疼。

叫伤咳嗽

咳而因呼叫太过，或吐白涎，口燥声嘶。

劳神咳嗽

咳而因劳神伤心，烦热自汗，咽干咯血。

热嗽

热嗽者，夏月嗽而发热者是也。咽喉干痛，鼻出热气，其痰嗽而难出，或带血丝血腥臭。不若风寒之嗽，痰清而白，小柴胡汤加石膏、知母，或竹叶石膏汤加知母、五味、杏仁、枇杷叶，或金沸草散去麻黄、半夏，加枇杷叶、五味子、杏仁、桑皮、贝母、桔梗、茯苓。

冷嗽

饮冷食寒，因之而嗽，紫菀饮。

暴感咳嗽

暴感风寒，不恶寒发热，只是咳嗽，鼻塞声重，此感之轻者。宁嗽化痰汤。

春月咳嗽

春月风寒所伤，咳嗽声重头疼，用金沸草散。咳嗽声重，身热头疼，用局方消风散。盖肺主皮毛，肺气虚则腠理不密，风邪易入，治法当解表兼实肺气。肺有火则腠理不闭，风邪外乘，治宜解表兼清肺火，火邪退即止。若数行解散，则重亡津液，邪蕴而为肺疽、肺痿矣。故凡肺受邪，不能输化，小便短少，皮肤渐肿，咳嗽日增者，宜用六君子汤以补脾肺，六味丸以滋肾水。

夏月咳嗽

夏月喘急而嗽，面赤潮热，其脉洪大者，黄连解毒汤。热燥而咳，栀子汤。咳唾有血，麦门冬汤。俱吞六味丸，壮水之主，以制阳光，而保肺金。

秋月咳嗽

秋月咳而身热自汗，口干便赤，脉虚而洪者，白虎汤。身热而烦，气高而短，心下痞满，四肢困倦，精神短少，香茹饮。若病邪既去，宜补中益气汤加山药、五味以养元气，柴胡、升麻各二分，以升生气（秋深初冬，天久不雨，燥金用事，则肺燥咳嗽，当清金润肺，或兼清散）。

冬月咳嗽

冬月风寒外感，形气俱病俱实者，宜华盖散、加减麻黄汤。所谓从表而入，自表而出。若形气、病气虚者，宜补其元气，而佐以解表之药。若专于解表，则肺气益虚，腠理益疏，外邪乘虚易入，其病愈难治矣。

冷热咳嗽

冷热嗽，因增减衣裳，寒热俱感，遇乍寒嗽，乍热亦嗽，饮热亦嗽，饮冷亦嗽。宜金沸草散。

七情伤感嗽

七情伤感，无非伤动脏腑正气，致邪上逆，结成痰涎，肺道不理，宜顺气为先，四七汤加杏仁、五味子、桑白皮、人参、阿胶、麦冬、枇杷叶。

久嗽

经年久嗽，服药不瘥，余无他症，与劳嗽异。一味百部膏。

暴嗽

暴嗽与暴感风寒不同，有本有标。昔有教之，进生料鹿茸丸、大菟丝子丸方愈。亦觉之早，治之早故也。暴嗽诸药不效者，宜大菟丝子丸。不可以其暴嗽，而疑遽补之非法。

肺热久嗽

肺热久嗽，身如火炙，肌肉消瘦，将成肺痨。一味黄芩汤。一方用枇杷叶、木通、款冬花、杏仁、桑白皮等份，大黄减半，蜜丸。夜卧含化。

烦冤嗽

《素问》云：咳嗽烦冤，是肾气之逆也。八味丸、安肾丸主之。

劳嗽

有因久嗽成劳者，有因久劳乃嗽者。其症寒热往来，或独热无寒，咽干嗌痛，精神疲极。所嗽之痰，或浓或淡，或时有血，腥臭异常，语声不出者。宜用薏苡仁、桑皮、麦冬、白石英、人参、五味子、款冬花、紫菀、杏仁、贝母、百合、桔梗、秦艽、枇杷叶、姜、枣同煎去滓，调钟乳粉。咽痛加桔梗。

厥阴咳

咳而引舌本，谓之厥阴咳。厥者，刺手大陵。

痰瘀嗽

肺胀而嗽，或左或右不得眠。此痰挟瘀血，碍气而病。宜养血以流动乎气，降火疏肝以清痰。四物汤加诃子、青皮、竹沥。

怒气咳

怒则气上，积血在胸胁，咳嗽年久不愈，每咳则隐隐而痛，活血饮。

聚咳

风寒入肺，每一咳则连数百不止，不能转气，宜三拗汤。久则杏仁煮猪肺，或姜汁调蜜亦好，参苏饮加细辛。

气涩嗽

气涩咳嗽，气寒喘而咳不起也，用二陈汤加瓜蒌、萝卜子、桔梗、枳壳。

瘘咳

上咳不止，脉无神气，粪门生瘘，此阳极而下也，不治之证。瘘，先咳而后发瘘也。肺与大肠相为表里，久咳则肺伤，气虚则下陷，生瘘则伤之极矣，故不救。

妊娠子嗽

子嗽由于火邪，当以清火润肺为务。宜紫菀汤。

短气嗽

气亏于下，元海无根，上浮胸臆，呼不能升，咽不能降，气短喘咳，不相接续者，大虚之症。贞元饮。

《杂症会心录》 清·汪蕴谷撰

咳 嗽

咳嗽一症，有外感、内伤之分；有阴阳、虚实之别。医家症脉不察，混治误人，而概以表散风寒之说，尽咳嗽之治法，合病家之意见者，比比皆是也，岂不有愧司命之责乎？夫外感之咳，因偶受风寒，由皮毛而入肺。其症或头痛而身痛，或恶寒而发热，或鼻塞而声重，或鼻涕而气急；其脉或浮大而紧，或弦大而数，及素无积劳虚咳之症而忽病咳不已者，即外感之证也。治法宜用甘桔汤，升发肺气，使邪从外达，疏通肌腠，使热从表散，此治外感咳嗽之法也。第人生气禀薄弱者居多，肾水不足者居半。肌表空虚，风邪易入。医家不明邪之所凑，其气必虚之理，非投麻、桂、羌、芷，即用细辛、荆、防。尝谓人曰：肺欲辛，以辛泻之，此《内经》之旨也。闭门留寇，寇欲出而无路，致穿窬而走，此医家之忌也。于是坚执逐寇之法，久进表汗之剂，不知肺属娇脏，又属燥金，升提则伤气，辛香则耗液，咳血潮热之症见，而往往症变虚损者多矣。故余治外感初咳，先用甘桔汤数剂，即进六味汤加减，壮肾水以清肺热，补正气以退客邪，屡用屡效，万举万当，非故与俗见相反而嗜好滋补，亦为生人之性命起见耳。内伤之咳，凡肝肾阴虚于下，而木火刑金者，其症或洒寒而潮热，或形瘦而容减，或痰多而带血，或气短而喉干，其脉或弦大而空，或弦细而数。及素有酒色劳伤之患而渐致咳嗽日增者，即内伤劳损阴亏之症也。治法宜六味汤，补阴敛阳，使肺气充实，补水保元，使虚火归根，此治阴亏咳嗽之法也。又有元阳下亏而水冷金寒者，其症或畏寒而喘促，或呕恶而泄泻，或水泛而痰冷，或腹胀而食减，其脉或细涩而微，或浮大而迟，及素有下元虚寒之患而渐致咳嗽日甚者，即内伤阳亏劳损之症也。治法宜八味汤，温补真阳使生气上布，填助真火使阴寒冰消，此治阳亏咳嗽之法也。且内伤之咳，不独肺金为病也。《经》谓肾脉从肾上贯肝膈，入肺中，循喉咙，达舌本。所以肺金之虚，多由肾水之涸，而肾与肺又属子母之脏。呼吸相应，金水相生，苟阴损于下，阳孤于上。肺苦于燥，不咳不已，是咳虽在肺，而根实在肾也。司命者岂可不兢兢耶？奈何近日庸工，每遇内伤之咳，惟投清金之药以为稳当，及变症百出，始委之莫救。盖不知肺受他人之侮，我又从而悔之，肺金岂顺王道之

化乎？是以治咳而咳愈甚矣。虽然更有说焉，脾为仓廪之官，后天之本，散精于肺，有生金之能，灌溉四旁，有益肺之力。若久咳而滋补无功，必须培养脾元，补母以及其子。先贤有言"补肾不如补脾"，诚深知肺属辛金，生于己土，而归脾四君之属，所宜急进也。总之，外感之咳，实中亦有虚，宜寓攻于补内；内伤之咳，虚中或挟实，宜补水兼清。外感之咳，脉数易治，邪退则脉静；内伤之咳，脉数难治，愈虚则愈数。至于疫后咳嗽，热伤真阴也；肺病咳嗽，风寒外袭，积热内发，而蓄有脓血也；肺痿咳嗽，金气外泄，肺脏内损，病剧衰靡也；疮闭咳嗽，皮毛之毒，内攻肺脏，肺受毒害也；支饮咳嗽，脾胃生痰，肺失治节，而清肃不行也；胀满咳嗽，土不制水，浸渍入肺，而关门不利也；哮喘咳嗽，内有夙根，痰塞肺窍，而太阴屡困也；干咳无痰，气不生精，精不化气，而津液枯涸也；种种咳嗽之症多端，调治之法各异，而察色按脉分别施治者，尤必以补元气为上策也。嗟夫！内外之咳，无非金燥生痒，虚实有辨，岂容混乱而误施。有《内经·咳嗽论》在，学者其可不尽心会悟乎哉？

时气咳嗽

今夫天之杂气有各种，人之感受有重轻。其来也无时，其著也无方。有触之者，各随其气而为诸病焉。如秋冬之交，咳嗽一症，偏于四方，延门合户，众人相同者。此皆时行之气，即杂气为病也。其初起，恶寒发热，咳嗽咽干，鼻塞声重，头痛身痛，脉浮而数，或细而数，医家守五运六气之说，谓此症为风寒所中，而药多不效。是亦不明气之所至无时，所著无方，而混施误人也。岂知寒热之候，乃杂气中之一种，较疠气、疫病为稍轻。认证不确，而治不合法，病安有不转轻为重者哉？盖

肺属太阴，居高位而金体本燥，通肾气而子母相生。惟肾阴素亏之辈，肺藏阴液必虚，坚刚之体，更多燥气。加以秋冬令节，雨泽愆期，天之燥气生而外入，肺之燥气动而内发，两相感召，热则风生，肺金畏火，内则咳嗽之症见。肺主皮毛，外则寒热之候作矣。治法甘桔汤加何首乌、玉竹、贝母、黑豆、枇杷叶、麦冬、桑叶、丹皮、地骨皮、梨汁之属，清肺热而润肺燥。俾外入之燥气自解，内发之燥气自平。若不明寒热咳嗽之由，混投辛温发散之药，将见肺愈燥而愈咳，肺愈咳而愈喘，是所谓火上添油者矣。如进前药不应，则用六味汤除山萸，加麦冬、沙参、童便、梨汁之属，壮水保金，益阴退热，无不立效。如体素阳虚，则用六味汤加枸杞、杜仲、炙甘草、胡桃肉之属，甘润养阴，甘温养阳，方为两全。倘素有咳血之患，哮咳之疾及产后老人病患而忽感此症，表散妄用，则无有不丧命者也。嘉言喻氏谓：秋伤于燥，上逆而咳，发为痿厥。燥病之要，一言而终。只以误传燥病为伤湿，而解者竟以燥病为湿病，遂至经旨不明。今一以论之，而燥病之机，了无余义，真独开门户，破千古之溃溃矣。夫天之燥气入肺，金伤而受火刑，化刚为柔，燥极生痒，不咳不已，如以燥治燥，恬于操刃，曾不顾阴气消亡之旨耶！《内经》曰：秋伤于燥，冬生咳嗽。又曰：必先岁气，毋伐天和。司命者，其可不知天时人事之理，而徒泥于辛甘发散之法，竟祸人于反掌间哉！

《罗氏会约医镜》 清·罗国纲编

卷之四 伤寒（下）·论伤寒咳嗽

咳嗽有三：初受寒而即咳嗽者，治宜发散。至表证除而咳嗽者，是寒变热，治宜清凉。若口干舌燥，火气上升，六脉洪大而咳嗽者，是火乘肺也。始以清凉，不效，继以苦寒降火，则肺宁而咳嗽止矣。

卷之九 杂证·论咳嗽

凡咳嗽，其气从脐下逆奔而上者，乃肾虚不能收气归元，切勿徒事于肺，当以骨脂安肾丸主之。

凡虚弱之人，感外邪而咳嗽。不察者，见发热遂认为火，见咳嗽遂认为劳，不明表里，率用滋阴降火等剂，使内外俱寒，邪留不解。俗云：伤风不愈变成劳。此治者之误也。

凡干咳嗽，暴得者乃火郁于肺中，久病者系内伤亏损，肺肾不交，津液枯涸而然。但看有火无火，不得概视。无火者，只因肺虚，补气自能生精；脏寒者，非辛不润，补阳自可生阴。若兼内热有火者，须保真阴，壮水自能制火，使徒知消痰开郁，将见气愈耗，水愈亏，未免为涸辙之鲋矣。

凡专用寒凉以治咳嗽者，固不必齿，间有用参、芪者，不知先壮水以制火，而遽投参、芪以补阳，反使阳火愈旺，而金益受伤，此不识先后着者也。

《时方妙用》 清·陈修园撰

卷二 咳嗽

咳嗽症，方书最繁，反启人多疑之惑，其实不外虚、实二证。实者，外感风寒而发；虚者，内伤精气而生也，总不离乎水饮。《金匮》以小青龙汤加减五方，大有意义。小柴胡汤自注云：咳嗽去人参，加干姜、五味子。人多顺口读过，余于此悟透全书之旨，而得治咳嗽之秘钥，因集益未详，大为恨事。向著《金匮浅注》等十种，言之不厌于复，业斯道者，请鉴余之苦心焉。

实证方

外感风寒，内挟水饮，必咳嗽不已，兼

见头痛、发热、恶寒等症。若外感重者，宜香苏饮加杏仁、防风各二钱，半夏、干姜各一钱五分，五味子捣扁，细辛各八分，水煎服。温覆取微汗。外感轻者，宜二陈汤加细辛、干姜、五味子、杏仁、前胡。若二症面目浮肿，俱加桑白皮三钱，葶苈子八分，微炒，研末调服。

外感风寒，咳嗽颇久，每呛，两胁牵痛，发热者，或寒热往来者，宜逍遥散倍柴胡，加半夏、干姜各一钱半，五味子一钱。

夏月伤暑咳嗽，自汗、口渴、小便短赤，宜六一散：滑石六钱，甘草一钱，加干姜、细辛、五味子各一钱，水煎服。

秋间伤秋金燥气，皮毛洒淅，恶寒已发热，渐生咳嗽，咳嗽不已，渐至泻利宜泻白散，二剂合为一剂，去粳米，加黄芩、阿胶各一钱五分，干姜一钱，五味子、细辛各五分，水煎服。此方加减，庸医必骇其杂，能读孙真人书者，方知从五味子汤、麦门冬汤二方得来也。

以上咳嗽，治之失法，多至吐血劳伤。

虚证方

劳伤之人，土气日虚，不能生金，每至咳嗽，惟补其中土，则百病俱愈。宜六君子汤加干姜一钱五分，五味子、细辛各八分，水煎服。方中虽有人参，久咳肺燥之人不忌也。

久嗽不已，时见喘促者，是肺肾俱虚，天水不交之证，宜附子理中汤加茯苓四钱，细辛、五味子各八分，阿胶、天门冬各三钱。

咳嗽虽为肺病，其标在肺，其本在肾。肾具水火，水虚者滋之，宜猪苓汤，服四五剂后，即服六味地黄丸加蛤蚧、麦冬、五味；火虚者温之，宜真武汤，去生姜，加干姜、细辛、五味子，四五剂后，即服桂附地黄丸。数方俱以利水为主，若读张景岳书

辈，必谓补肾不可利水，《求正录》中有实漏卮之喻，而不知咳嗽必挟饮邪，标在肺而本在肾，天不连地而连水也。今于水道一利，则上焦之水饮亦必下行，源流俱清，咳嗽自愈。《经》云：上焦如雾，中焦如沤，下焦如渎。但得三焦气化，水道通决，则云行雨施，乾坤有一番新景象矣。

《经》云：肺恶寒。又云：形寒饮冷则伤肺。仲景不用人参，以参之性微寒也。然此为新病而言，若久嗽之人，肺必干燥，且以多咳而牵引诸火而刑金，人参又为要药。如病在金脏者，宜清燥救肺汤；如病在水脏者，宜琼玉膏。

实证不可妄用虚证诸方，恐留邪为患也。而虚证定不可废实证诸方，以咳嗽必有所以致之者，溯其得病之由而治之，即治本之法也。

《古今医彻》 清·怀远撰

咳 嗽

咳嗽，微疾也；连绵不已，则又痼疾也。夫岂容渺视哉！然咳则有声无痰，虚怯者恒见之。或时咳一声，或连咳二三声，日以为常，初不经意而尫羸已成矣。盖肺出气，肾纳气，升降往来，舒徐不迫。惟纵欲以竭之，以耗散之，而真气馁。于是假咳而上达，岂可久之道哉？嗽则有声有痰，其因多端。外则六淫，内则七情，咸足以致之。《经》谓：五脏六腑皆令人咳，非独肺也。而肺为总司，然六淫之中，风寒尤易犯，以肺主皮毛而开窍于鼻。形寒饮冷则伤之，留而不去，为寒为热，变迁不一，须审其热则解之，寒则散之，中病即止。若过于解散，则腠理疏而邪复袭，愈袭愈解，愈解愈袭，脾肺虚而元气惫，反变成他症而难疗矣。况乎暑、湿、七情等因，又当随感而施治者哉。窃思痰者，身

之液也。外充皮肤，内滋脏腑，气为之化，血为之辅，相为灌溉而不可竭者。若久嗽不已，则脏腑精华，肌肉血脉，俱为耗引，消竭于痰，比之脱气脱血，何多逊焉。独不观久嗽者，始而色瘁，继而肉消，继而骨痿，皆津液不能敷布乃至此。夫岂容渺视哉？故疗之者，干咳用地黄丸峻补其肾，兼进人参以滋化源。痰嗽，风则解以辛凉，寒则散以辛温，暑则清之，湿则燥之，燥火则润之，七情则随所因而调之，而总以扶脾保肺为首务，幸毋沾沾于逐痰也。

《杂病广要》 日本·丹波元坚撰

脏腑类·咳嗽

咳为肺痿

肺处脏之最高，叶间布有细窍，此窍名为泉眼。凡五脏之蒸溽，从肺管吸入之，只是气从泉眼呼出之，便成液，息息不穷，以之灌溉周身者，皆从此出，此即人身之星宿海也。一受火炎，呼处成吸，有血即从此眼渗入，碍去窍道，便令人咳。咳则见血，愈咳愈渗，愈渗愈咳。久则泉眼俱闭，吸时徒引火升，喉间或痒或呛，呼时并无液出，六叶遂枯遂焦，此肺痿之由也。(《医径巨测》)

诸嗽证治

许仁则论咳嗽病有数种：有热嗽，有冷嗽，有肺气嗽，有饮气嗽。热嗽者，年少力壮，体气充满，将息伤热，积热所成，故致热嗽。此但食饮取冷，兼以药压之自歇。冷嗽者，年衰力弱，体气虚微，如复寝食伤冷，故成冷嗽。此亦但将息以温，兼进温药，则当平复。肺气嗽者，不限老少，宿多上热，后因饮食将息伤热，则常嗽不断，积年累岁肺气衰，便成气嗽。此嗽不早疗，遂成肺痿，若此将成，多不救矣。饮气嗽者，由所饮之物，停滞在胸，水气上冲，冲入于肺。肺得

此气便成嗽，久而不除，渐成水气，若作此病，亦难疗之。热嗽之状，更无其余，但遇热便发。冷嗽之状，但遇诸冷，此疾便发。肺气嗽经久，将成肺痿，其状不限四时冷热，尽夜嗽常不断，唾白如雪，细沫稠黏，喘息气上，乍寒乍热，发作有时，唇口喉舌干焦，亦有时唾血者，渐觉瘦悴，小便赤，颜色青白，毛耸，此亦成蒸。肺气嗽经久，有成肺痈者，其状与前肺痿不多异，但唾悉成脓，出无多少。饮气嗽经久不已，渐成水病，其状亦不限四时，昼夜嗽不断，遇诸动嗽物，便致困剧，甚者乃至双眼突出，气即欲断，汗出，大小便不利，吐痰饮涎沫，无复穷限，气上喘急肩息，每旦眼肿，不得平眠。(《外台》)

大抵咳嗽皆从肺出，医家细论发药大略有三：有因寒者，有风者，有热者。风寒则从外至，热则从内起。风寒则诸经自受其邪，热则诸经腑脏或熏乘而为病。风则散之，寒则温之，热则调之。泻是泻肺经，非泻腑脏也，当用葶苈、桑白皮之类是也。因风者遇风则嗽甚，因寒者值寒则嗽剧，因热者遇热则嗽即发。(《和剂指南》)

新久虚实

肺主于气，候皮毛。人有运动劳役，其气外泄，腠理则开，因乘风取凉，冷气卒伤于肺，即发成嗽，故为暴气嗽，其状嗽甚而少涎沫。久咳嗽者，是肺极虚故也，肺既极虚，气还乘之，故连年积月久不瘥。夫气久逆不下，则变身面皆肿满，表里虚气往来乘之故也。(《病源论》)

外感内伤证治

外感咳嗽与阴虚咳嗽，尤宜辨晰。外感咳嗽，则声盛而浊，先缓后急，日夜无度，痰涎稠黏而喘急。阴虚劳嗽，则声怯而槁，先急后缓，或早甚，或暮甚，清痰少气而喘

乏也。(《医通》)

外感以有咳嗽为轻，盖肺气虽郁，尚能通也。故鼻流清涕，鼻痒而嚏，喉痒而咳。若郁其热壅，不能上通，则鼻干且塞，无喷嚏咳嗽之症矣。盖郁不甚者，尚欲外散与上通；甚则不外散而内攻，不上通而下郁也。内伤以有咳嗽为重，如肝肾之火，其初止病下焦，未遽上干也。久而炎炽，乃反于肺，则病重矣。(《医碥》)

劳嗽

有劳嗽一证，皆因肺虚，或苦风寒暑湿，及劳逸抑郁，忧思喜怒，饮食饥饱，致脏腑不平，积微至著，以至渐成肺痿、肺痈者。咳嗽有多痰者，有干咳无痰者，甚则失声，咳唾脓血，身体发热，五心烦热，盗汗自出，夜梦鬼交，日轻夜重，肢体憔悴，皮肤干燥，颊赤如敷胭脂，饮食日少。(《治病活法秘方》)

治法要领

肺主皮毛，人之无病之时，荣卫周流，内气自皮肤腠理，普达于外。一或风寒外束，则内气不得于外达，便从中起，所以气升痰上，故咳嗽。宜用辛温、辛凉之剂以发散风寒，则邪退正复而嗽止也。又按肺为华盖，凡饥饱劳役，喜怒忧恐，与夫饮醇醪，食厚味，则火升痰上而伤于肺，亦作咳嗽。宜用降火豁痰之剂，则火降痰消而咳止也。又按肺主气，运行血液，周流一身。肺金也，受火邪，气从火化，有升无降，为嗽为喘。久而不治，虚极至损，则不能运化气液，发为烦热惊悸，咳唾黏涎脓血。宜用补虚润燥，开郁散火之剂，则肺得清正而嗽止也。故治咳嗽，要知新久之异，虚实之殊，补泻之宜也矣。(《心法附余》)

咳嗽毋论内外寒热，凡形气、病气俱实者，宜散宜清，宜降痰，宜顺气。若形气

病气俱虚者，宜补宜调，或补中稍佐发散清火。若专求于补，必致肺气壅塞，或结肺痈难治。专求解表，则肺气愈虚，腠理益疏，外邪乘虚易入，而其病愈难治矣。(《医药》)

温清各有其宜（外邪不可误认为劳）

古方治火郁干咳嗽者甚少，治风寒湿咳嗽者甚多，盖由不分内外所因、新久之异故也。夫形寒饮冷，新咳嗽有痰，固当以温寒散湿为主，如人参、半夏之类可也。若夫气动火炎，久咳嗽无痰，又当以清热润燥为先，然人参、半夏之类又在所禁，如天门、麦门、知母、石膏、贝母、瓜蒌之类可也。

况肺为华盖，而五脏六腑火自内起，熏蒸焚灼作咳嗽者，亦良多矣。(《心法附余》)

敛散二法

徐叔拱曰：敛者，谓收敛肺气也；散者，谓解散寒邪也。宜散而敛，则肺寒邪一时敛住，为害非轻；宜敛而散，则肺气弱一时发散而走泄正气，害亦非一。且如感风咳嗽，已经散之后，其表里复感寒邪，虚邪相乘，又为喘嗽。若欲散风，则愈虚其肺；若收敛，则愈滞其邪。当先轻解渐次敛之，肺不致虚，邪不致滞，喘嗽自止矣。(《病机汇论》)

补中补下

久嗽肉脱者，用嗽药多不救，补中健脾则嗽止。此虚则补其母，以脾主肌肉，病有本而标之之意也。然病多不救，《经》曰：大肉已脱，九候虽调，犹死是也。(《苍生司命》)

人参宜否

治嗽方中多用人参，以其肺虚故也。然肺受火邪，久嗽喘满吐血，与夫阳虚火动，午后发热兼嗽者，切宜忌之。然肺受寒邪喘嗽，与夫阳虚火动，昼夜发热兼嗽者宜用，

亦须知母、贝母、天门冬、麦门冬、瓜蒌之类，择其一二味监制可也。丹溪云：予每治病，某药为引经，以某药为监制是也。(《心法附余》)

治嗽诸药

五味子，在上补肺，在下滋肾，乃酸收敛而降之之剂。天门冬，保定肺气，虚而能补，热而能泻，燥而能润，但专泻而不收，体虚而热者用之，寒多者禁服。麦门冬，补肺金，润燥生津，敛嗽及肺痿，所以与五味、人参同用，为生脉之剂。人参，乃补肺气之神剂，惟肺气虚弱，则外邪得以侵之，故有气短喘嗽之症，非此不能补正而除邪也，喘嗽系阴虚火动、劳嗽吐血者勿用。阿胶，能养肝气，益肺金，定喘嗽，肺虚极损，咳唾脓血，非此不补。桑皮，泻肺气，有气喘嗽，吐血虚劳客热，及肺中水气，非此不除。款冬花，润肺消痰，古今多用之而治嗽，及治肺痿、肺痈。紫菀，益肺气，去胸中寒热结气，咳逆上气。百部，治肺热久嗽，润肺益气。夫喘嗽用乌梅者，因其能收肺气也，故久嗽用之。百合，能敛肺。贝母，能润肺。半夏，乃治寒痰之剂，如形寒饮冷伤肺而咳者用之。桔梗，利膈气，如气促鼻塞喘嗽吐痰者用之。栝楼实，甘能补肺，润能降气，故治痰嗽，利胸膈；其根名天花粉，痰嗽者用之。蛤蚧，能治久远劳嗽，及咳嗽出血。海蛤，治咳逆上气，及喘息烦满。马兜铃，止肺热咳嗽，气上逆连连不绝，痰结喘促。百药煎，能保定肺气，以温药相佐使尤佳。诃子，其味酸苦，有收敛降火之功。罂粟壳，虚劳嗽者多用，以其能收敛故也，但劫病之功多，虽急亦不宜多服。薏苡仁，古方用之，以治肺痿、肺痈、咳嗽、涕唾、上气。杏仁，下气定喘，散肺经风寒，以其能泻肺也。葶苈，治肺壅上

气，咳嗽痰饮，肺中有水气者用之，以其走泄为功，大能降气者也。苏子，主肺气喘急咳逆，乃调中下气之剂。陈皮，理肺气降痰，如膈间有痰热结气，呕咳吐逆者用之。石膏，除三焦之大热，泻胃火，润肺坠痰，实热喘嗽者可用。淡竹叶，主胸中痰热。知母，润心肺，与黄柏同用，能治阴虚火动之喘嗽也。地骨皮，治劳热咳嗽。青黛，收五脏热火。若果有系寒嗽者，可用肉桂以达寒气，干姜以散寒邪。若夫外感寒喘痰嗽，用麻黄以开发。(《医宗粹言》)

《冷庐医话》 清·陆以湉撰

卷三 咳嗽

《客尘医话》云：咳嗽大半由于火来克金，谓之贼邪，最难速愈。因风寒外袭而内生实火，急宜泻之。若失于提解，久之传变生疾，误服阴药，反成痨瘵。此数语甚的。又云：如果系虚火，惟壮水一法，但养阴之药又皆阻气滞痰，是在治之者灵也。如生脉六君汤、金水六君煎之类，最为妥当。余按：金水六君煎，景岳以治肺肾虚寒，水泛为痰。而《景岳全书发挥》訾其立方杂乱(二陈、地、归)，且谓水泛为痰而用二陈，于理不通，当用地黄汤。至壮水之法，六君汤亦非所宜。薛生白有案云：此由金水不相承揎，故咳久不愈，切勿理肺，肺为娇脏，愈理愈虚，亦不可泛然滋阴。方用整玉竹、川石斛、甜杏仁、生扁豆、北沙参、云茯神，迥胜于生脉六君汤、金水六君煎，余仿此以治久嗽阴伤，无不获效。

咳嗽有寒热之别，不可误治。感寒者，鼻塞流涕，或微恶寒，宜服生姜、葱白(日二次，不宜常服)。挟热者，夜嗽较甚，喉痒，口或微渴，宜服淡盐汤(可常服代茶)。初起服此者，不致久延，余家用之恒验。

《医学求是》 清·吴达撰

一集 咳嗽详求论

夫至理不厌详求，而医学尤当明辨，愈辨则理愈显也。世之习于滋补者久矣，转相效尤，遗误匪浅，余心悯焉。客有持新刻时方问难者，阅至咳嗽一证，大率专用滋阴，不禁废书三叹。余非谓滋阴之必不可用，特谓专于滋阴而不辨证情者，初未尝详求至理也。爰胪举各证而详辨之。

夫风寒之咳，缘风伤卫气，闭其皮毛，见象鼻塞、声重，因鼻为肺窍，肺主一身之气化。皮毛闭郁，气壅于窍，是以鼻流清涕，喷嚏时作。盖肺窍之窄，不若皮毛之广布也。主发散以开皮毛，佐温经以助营血，一汗即解，营强则卫泄，营温则汗达也。

若夫内伤之咳，由于脾肾之亏。人伤色欲，肾虚则寒水上泛而侮土，此肾先病而脾后病也。又有劳倦伤中，脾阳渐损。夫脾为阴土而含阳气，阳气有亏，水谷不能尽化津液而生痰涎，此证较伤肾者稍轻。然痰湿郁于脾土而必见咳嗽者，何也？足太阴脾以湿土主令，手太阴肺从令而化湿，肺金受其气化，痰湿必传于肺。肺为天气，为辛金，金主燥，其性收敛，其体清虚，以收敛清虚之体，而受脾土湿浊之痰涎，性不能容，是以咳呛不休也。久咳而痰生火者，何也？脾土湿邪，阻遏中宫，脾为化木之源，脾阳不运，不能遂肝木升发之性，木郁已极，而肝木为将军之官，为心火之母，其应春，其志怒，其性疏泄，且愈郁而愈欲疏泄，内胎君火而生风，郁极而泄，则风火鼓荡于脾土之中，而痰中生火矣。痰火传于肺位，肺畏其火，又恶其湿，火能克金，湿又伤燥，久咳而成肺痈、肺痿者，实由于此，而要皆误治于初病也。

至若春温误治而成咳嗽者，则又不然。

温病由冬时伤其寒水蛰藏之令气，水不涵木，木失所养，至春而外感风邪，闭遏营血，而营血久已内焚，若不用滋阴泄卫之药，徒知清肺，因循误治，木火不熄而伤肺金，致成咳证。若未咳而用滋阴之品，避其重浊胶腻之类，加以泄卫之药，使营血和而风邪解，决无病后之嗽也。病后咳久，由肺伤脾，痰涎渐生，滋阴无效，燥脾不受，实非易治之证。

再有秋燥之咳，又与春病不同。因新凉外束，燥气内侵，伤其卫分，初起肺气窒塞，喉痒而痰不易出，久则脾湿渐生，治以润肺降胃，略兼开泄。若初起而痰多易吐者，此因暑湿内伏，至秋新凉外逼而发，治以燥湿为先，润肺泄卫佐之。此与春温后所得之咳嗽，证状相似，实则判然两途。春温治营，秋燥治卫，明乎二者之理，亦得之矣。

又有脾阳素亏，久咳而成痰饮者，形体日削，面色鲜明，重则背寒，是证当治饮，不当治咳。《金匮》有苓桂术甘汤，术燥其脾，苓渗其湿，土燥则阳旺，脾湿则木郁，有桂枝通经以疏之，木气亦得上达，然土木均已上升，胃气必令顺降，用炙甘草和胃生津，胃降则肺气自然西行，如此则土燥木达，胃降肺宁，不治咳而咳自愈矣。重证而用真武汤，取附子以温癸水，无非水温土燥之义也。论者疑此方升多降少，岂甘草一味，即有降胃之理？不知病原土湿木郁，若脾阳已升，木气上达，中宫清阳得以不陷，而胃土化气于燥金，肺胃无湿邪混淆，得以全其清虚之质，有甘草一味以和之，不求其降而自降矣。若加杏、半等，利肺降浊，惟在临证者之自裁，不必执一以求也。总之，肾水宜温，脾土宜燥。脾土湿郁，肾水必寒，其故因相火不得降纳于肾水之中。夫胆寄位于肝，亦自东而升于南，肝木内胎君火，其升也迅速。经以足厥阴肝以风木主令，手厥阴心从令而化风，故肝木之气盛而生火，火气已旺而胆木之气自弱，是以手少阳三焦以相火主令，足少阳胆从令而化相火，肝木火从木化，胆木木从火化也。手少阳之经自手走头，足少阳之经自头走足，胆木受三焦气化，其经脉至头，而手足两相火合而并行，然后下降于足，降则相火入于肾水而精温。《经》云"阴平阳秘"，即此火之秘藏于肾也。夫肾水温而膀胱寒，温则发育，寒则闭藏。小便黄赤，热入膀胱者，因足少阳胆木所化相火，逆于上不与手少阳三焦相火相合而降，使三焦之火独行而下陷于膀胱，则膀胱热而肾水寒矣。足少阳相火不降，君、相同气，二火升炎，是以有上热下寒之证。究其根源，机权在土，肝木由脾土而升，胆木由胃土而降，脾土湿则清气不升，胃土逆则浊阴不降。劳伤中气，升降失司，相火不降则肾寒，肾寒则清阳下陷，水火分离，悉由中气。中气之弱，即是脾湿之不升，胃逆之不降也。吾故谓脾土湿郁，肾水必寒者此也。

人身一小天地，天之云雨，地气之所输布也。地气上升，非即阴中之阳气乎？是以肾为先天，春生、夏长、秋收之气，皆赖肾水之藏；脾为后天，运水谷而化营卫，以培脏腑，四象赖以主持也。余谓治土湿水寒之体，用茯苓以渗湿，附子以温肾，白芍敛胆火，桂枝以疏肝，欲其敛降可用龙、牡，取其体清而性主收藏，参、草可以养胃，半夏最能降浊，胃气下降，肺气顺行，脾阳不足，干姜温之，土气壅滞，砂仁疏之，肺胃浮火不降，暂加玄参、淡芩清之，或用柴胡，旋转少阳之枢纽。水温矣，土燥矣，木荣矣，木荣生火，成魂而化神，是以君火以明，所以明于上者，实赖水木之清阳也。气清于上，阳升极而生阴，肺金收敛火中之阴，西降而成魄，至肾而成精，水从火化，自然秘密而温固矣。

世之理脾，但知刚燥，补肾每用滋填，此关未曾打破。适若用苍、白术等以燥脾，难免不伤肺胃之液，用熟地、枸杞补肾阴，鹿胶、菟丝以补肾阳，独不思药入胃中，亦赖脾阳之运化。若脾湿阳衰之体，水谷尚难输化，岂进胶滞有形之药，不用脾阳之运化，可以直达肾中而以为补肾乎？无是理也。余见咳嗽不辨证情根源，即投沙参、玉竹、天麦冬等，喜其咳之暂止，以为神效，再发为肺虚，用方峻补真阴，病深加白及、阿胶，气喘加磁石、石英，用沉香以为纳气归肾。岂知胶、地之滋填，石性之沉降，肝胆之火偶伏而似效，再加二冬、白及以补肺，肺金已受湿浊之邪，滋药性与湿合，暂时闭塞而咳减，如此则脾湿永郁于中，肺气渐壅于上，肝木上升无路，郁极生风，风从下泄。每见肠鸣、泄泻之症，投以燥药，则相火在上，而口碎、咽痛，寓以滋药，则湿邪在下，而食减泻甚，皆以为上损过中，本属不治。人视之每云日虚一日，余视之以为日实一日矣。未服去病之方，早投种根之药，愈郁愈弱而不救者，比比然也。不亦深可慨哉！

客曰：咳证之误于滋阴，既闻命矣，渐成劳损，目击实多，而世俗皆信此法，且有谙练老医，新刻之书，仍主滋阴以训后学。凡医均有割股之心，岂愿固执无用之方，以施此伤人之技乎？余曰：此说近是，诚不可以不辨也。夫人当初病之时，阳气偶伤，湿邪初犯，得滋阴润下之药，两性相合，病即伏藏，医者、病者均以为效如响应，而不知病渐入深，再发犹进前方，仍能有效。三发不效，而再求医，病者犹述前方之神，于是病者信医，医者信方，再加峻补，愈补愈郁，食饮不多，肝胆肆逆，瘦削成劳。世人习见如斯，均信初方之效，以为此证多成劳损，衣钵相传，牢不可破。后学亦坚守此法，即心有致疑者，力学未深，阅历未久，胸中每存一阳药误用，易于败名之心，不如用阴药之稳妥也，而世风莫挽矣。

嗟乎！斯弊也，实由于习医者喜取便易

行道之方，不愿详求至理。夫穷理之书，终日读之而茫然，而某方治某病者，见证即可立方，不必求其病在何经，药因何用，而一时偶中，未尝不效。以此应世，似乎有余，且有饱学之士，以为变易其法，即非时尚之方，难以行世，亦将穷理之书置之高阁。余也力学二十余年，读滋阴误病，痛切而详辨之书，亦非一种，加以阅历证情，似有心得。爰将诸书之说，参合证情，见诸治验，不惮繁琐，反复详辨，质之高明。脱有同志者，见是此论，相与共挽颓风，岂独余之幸也夫！

《医方简义》 清·王清源撰

卷四 肺病·咳嗽

肺者，相傅之官，治节出焉。其气清，其性脆，其体轻浮，在时为秋，在卦属兑。禀西方之气，主人之皮毛，易感邪，易为病，一遇风寒则咳嗽。风寒入络则喘逆，入胃则哮。

若夫失音之候，皆火克金伤之证也，当以虚实二字消息之。虚火刑金而致者，金破无声也；邪热铄金而致者，金实无声也。实者泄之，虚者补之。又有土衰不能生金者，当培其土而金自生也。总之，治咳嗽宜肃肺气；治喘证当开其肺而安其脾，纳其肾也；治哮证者，宜温养其气，以搜逐其邪也。

《血证论》 清·唐宗海著

卷六 咳嗽

杂病咳嗽，另有方书可查，未及备论。兹所论者，虚痨失血之咳嗽也。失血家，十有九咳，所以然者，肺为华盖，肺中常有津液，则肺叶腴润，覆垂向下，将气敛抑，使其气下行，气下则津液随之而降，是以水津四布，水道通调，肝气不逆，肾气不浮，自

无咳嗽之病矣。血者火化之阴汁，津者气化之水液。二者本相济相养，水不济火则血伤，血不养气则水竭。水竭则津不润肺，血伤则火来克金，金被火克，不能行其制节。于是在下之气，始得逆上，气既逆上，则水津不能随气下布，凝结为痰，在下之水邪，又得随气而升，泛为水饮，皆致咳嗽。

肺脏津虚，火气乘之，致成燥咳，气呛痰涩，或带血丝，久成肺痿，清燥救肺汤治之。

痰火凝结，咳逆发渴，喉中痰滞者，由于津液不散，阻塞气道，治宜清利其痰，滋养其津，紫菀散主之。

水饮冲肺，咳逆倚息，不得卧者，由于失血之人，肝经风火太盛，激动其水，上冲肺，卧则肺叶张，水饮愈冲，是以不得卧息，葶苈大枣泻肺汤治之。吾每用二陈汤治饮，加苏子、柴胡、白芥子、黄芩、石膏、杏仁、荆芥、薄荷、枇杷叶，风火兼治尤效。此与杂病咳嗽，因寒动水者有异。因寒动水，以致水饮冲肺者，宜小青龙及真武汤。血证咳嗽，多是内动风火，激水而上，青龙、真武等，又其所忌，医者辨之。

夫虚痨咳嗽，原于火克金，水乘肺。而切究其故，则病皆在于胃。胃为水谷之海，化生津血，血不足则火旺，津不生则肺燥，水气不化则饮邪上干。治肺火宜白虎汤加生地、百合、五味子，或玉女煎。治胃痰，宜滚痰丸、指迷茯苓丸，轻者用豁痰丸。治胃中水饮，宜二陈汤加苏子、白芥子、防己、枳壳、杏仁、生姜。若水饮挟火者，加柴胡、黄芩、当归、白芍。

《内经》云：五脏六腑皆有咳嗽，而无不聚于胃关于肺。上条分肺胃，治已详。兹有一方，可以统治肺胃者，则莫如小柴胡汤。肺火盛，加麦冬；心火盛，加黄连、当归；肝火盛，加当归、胡黄连；黄昏咳嗽为火浮于肺，加五倍子、五味子以敛之；五更

咳嗽为食积之火，至寅时流入肺经，加莱菔子；痰凝气滞者，加瓜蒌霜、旋覆花、杏仁、桔梗、射干、川贝母；水饮上冲者，加葶苈子、桑白皮、细辛、五味子；有寒，加干姜、云茯苓；若兼外感，发热恶寒，鼻塞头痛而咳嗽者，宜小柴胡汤加荆芥、紫苏、杏仁、薄荷，盖小柴胡能通水津散郁火，升清降浊，左宜右有，加减合法，则曲尽其妙。

又有瘀血作咳，其证咳逆倚息而不能卧，与水饮冲肺之证相似。盖人身气道不可有塞滞，内有瘀血则阻碍气道不得升降，是以壅而为咳，气壅即水壅，气即水故也。水壅即为痰饮，痰饮为瘀血所阻，则益冲犯肺经，坐立则肺覆，瘀血亦下坠，其气道尚无大碍，故咳亦不甚。卧则瘀血翻转，更为阻塞，肺叶又张，是以倚息不得卧也。若仍照水饮冲肺，用葶苈大枣汤，是得治饮之法而未得治瘀之法矣。须知痰水之壅，由瘀血使然，但去瘀血则痰水自消，宜代抵当丸加云茯苓、法半夏；轻者用血府逐瘀汤加葶苈、苏子。又有咳嗽侧卧一边，翻身则咳益甚者，诸书皆言侧卧一边，乃失血咳嗽不治之证，而不知仍是瘀血为病。盖瘀血偏著一边，以一边气道通，一边气道塞。气道通之半边，可以侧卧，气道塞之半边，侧卧则更闭塞。是以翻身则愈加咳嗽也，宜血府逐瘀汤加杏仁、五味子主之。侧卧左边者，以左边有瘀血，故不得右卧也。右卧则瘀血翻动，益加壅塞，宜加青皮、鳖甲、莪术以去左边之瘀血。侧卧右边者，以右边有瘀血，故不得左卧也，宜加郁金、桑皮、姜黄，以去右边之瘀血。凡此瘀血咳嗽之证，诸书少言及者。朱丹溪略引其端，亦未申明。吾于临证有悟，不惜大声疾呼者，正欲起死人而肉白骨，岂敢秘而不传哉！

又有冲气咳逆者，以冲脉起于血海，循行而上利于阳明，血海受伤则冲脉气逆，上合阳明，而为火逆燥咳之证，麦门冬汤主之，玉女煎亦治之。二方皆从阳明，以抑冲气之颠，使不逆也。

又有冲气挟肝经相火，上乘肺金者，其症：目眩口苦，呛咳数十声不止，咳牵小腹作痛，发热颧赤，宜四物汤合左金丸，再加人尿、猪胆汁、牡蛎、五味治之。盖血室为肝之所司，冲脉起于血室，故肝经之火，得缘冲气而上。小柴胡汤加五味子、青皮、龙骨、牡蛎、丹皮、地骨皮亦治之，重者加胡黄连。

咳嗽之病，其标在肺，其本在肾。血家咳嗽，尤多生于肾虚，肾者气之根也。肾经阴虚，则阳无所附，气不归根，故浮喘咳逆，宜三才汤加五味子、沉香。陈修园用二加龙骨牡蛎汤，加阿胶、麦冬、五味子。其附子须少用，只作引导耳。余每用知柏地黄汤少加五味子、肉桂，以为报使，常服都气丸亦佳。又有肾经阳虚，不能化水，腰痛便短，气喘咳逆者，肾气丸加五味治之。更有肾水上泛，脾土不制，而为水饮咳嗽者，乃属五饮杂病，非失血家应有之证。自有各书可查，兹不赘及。

《医理浅说》 清·欧阳长年撰

劳欲情志，脏气先伤，由阴分而病及上焦则肺伤，而虚嗽作焉。其症干嗽而无痰，或有痰而味咸，非本经自病也，名曰子盗母气。八仙长寿丸壮水以实其子气，子气实则肺气安矣。或用隔二治法培土以助其母气。隔三治法补火以助其母之母气，母气旺则肺气安，肺气安则气能化水而阴足矣，人参养荣汤。脉宜细弱，忌数大洪涩，其或肺气素虚又感风寒而咳嗽，补中益气汤稍佐桂枝以驱邪。此不治肺而治脾，脾实则肺金有养，已入之邪易出，后来之邪无自而入矣。又或虚火刑金而嗽者，宜壮水以制火，八仙长寿丸，再以参、芪救肺之品以补肾之母，使金水相生而病愈矣。

《医悟》 清·马冠群撰

肺体属金，肺形象钟。钟凭高而中空，最易感触，有叩之者则声作。风、寒、暑、湿、燥、火六淫之邪，自外击之则鸣；劳欲、情志、饮食、炙煿之火，自内攻之则亦鸣；欲其不鸣，必先去其所以叩钟者，使徒取其钟磨之、涤之，其叩之者自若也，久之将声转嘶而钟亦转损矣。治咳者可不省乎？大法风寒初袭，头痛鼻塞，发热恶寒而咳嗽者，用前胡、荆、防、苏叶等以散邪。既散而咳不止，用浮石、蛤壳、杏贝等清肃肺气；汗多食少者，脾虚也，用异功散加桔梗、浮石等补脾土以生肺金；中寒入里而咳者，用半夏、款冬、干姜等温其中以去寒；暑气伤肺，口渴心烦溺赤者，山栀、丹皮、牛蒡、竹茹、通草、滑石等以清泄，重者即竹茹石膏汤；痰湿胶结，干咳不爽者，枳壳、蒌、贝、薏苡仁、茯苓、桑白皮等以理湿痰；燥气刑金，干咳无痰者，生地、蒌、贝、竹茹、浮石、黛蛤散等以清润，此皆外感之治法也。《咳论》曰：皮毛先受邪气以从其合，其寒饮食入胃，上至于肺则肺寒，内外合邪，则为肺咳。又曰：五脏久咳则移于六腑。《内经》之意，本谓脏腑皆令人咳，特挹重在肺胃耳。能辨其内因、外因，不能辨其所之经，则治犹未也。

咳而喘息有音，甚则唾血乃风寒咳血，肺脏之本证也，治宜蒺藜、桑皮、紫菀、丹参、三七等，疏泄肺壅以止血。咳而两胁痛不能转侧，属肝脏，宜郁金、瓜子、枳壳、青木香、紫桔等，理气和络；咳而喉中如梗状，甚则咽肿喉痹，属心脏，宜甘桔、马勃、黛蛤散、灯心、牛蒡等，清心降热；咳而右胁痛引肩背，甚则不可以动，动则咳剧，属脾脏，宜蒺藜、瓜络、紫菀、新绛、瓜蒌、郁金等，以理脾和气；咳而腰背痛，甚则唾涎者，属肾脏，宜橘半、款冬、苏子、牛膝、牡蛎、磁石等，安肺纳肾；咳而呕苦水者，属胆腑，宜紫菀、竹茹、橘半、旋覆、赭石等，调和镇定；咳而遗溺者，属膀胱、小肠二腑，宜橘贝、浮石、桔梗、通草等分理；咳而呕，呕甚则长虫出，属胃腑，宜橘半、竹茹、苏子、赭石、乌梅、川椒，呕甚气逆，加吴萸、黄连；咳而矢气，属大肠腑，宜桔梗、浮石、橘红、牡蛎、白术、白石脂等，安肺和腑；久咳不已，腹满不食，面目浮肿气逆，属三焦腑，宜六君、旋覆、代赭、倍加茯苓，安中润气。此总论内外因杂感之治也。如内伤证七情气结，郁火上冲者，治以浮石、紫菀、香附、郁金、贝母、黑山栀、通草等；真阴不足，虚阳上亢，内热脉细数者，治以玄参、干地黄、黛蛤散、山栀、贝母、牡蛎等；客邪合肺经，生虚热者，佐以紫菀少许；病入虚损，或尸虫入肺，喉痒而咳者，更佐以月华丸。然而外感之咳，因于六淫之侵，但去其所侵而咳可止；阴虚火炎者，必先补其阴，阴足而火始潜藏；气郁火升者，必先调其气，气和而火始数平，治法已非一端矣。若内外合邪本真凋丧，朝更夕变补救不给，如虚损之咳，岂医者所能逆计其万全哉！读经者动曰：无实实，无虚虚。而治咳之失，则不失于虚虚，而多失于实实。微邪初中之时，本可轻剂解散，乃或言滋水清金，或言培土生金，以实为虚自谓治本，未几而干咳痰红，潮热内削，食减便溏，驯入虚损，不可救药。向令始先咳时亟行疏解，虽本质不足而外邪已清，即可渐图调理，亦岂至有意外之变！乃滋腻不应，继以酸敛，至于外内合邪，虽有洞见隐微者，亦欲清肃而不能虚实之分，始初可不详审耶？仲景叙"咳嗽"与"痰饮"同篇，明为咳多外邪之显证，今背仲景而另徇私见，又何足云知医事也？

《医粹精言》 清·徐廷祚著

咳嗽印证

凡治弱证咳嗽，吐血症，不必多分，总要认定水弱与火弱之病源。今医者治此数病，多用生血滋阴之药，虽血止而咳生，倘用清肺润肺之药治之，十有九死。若不分虚火、实火，一概用滋阴之药，亦误人不浅。盖虚火宜热，实火宜凉。实火者，如柴炭之火，以水淋之，其火即息，实火用凉药即愈；虚火者，如湿物之发烧，以水淋之其烧可退，不将湿物晒干，终久必坏，故治虚火用热药即愈。今之医虚火者，每以凉药治之，其病虽松，根总未除，恰如湿物发烧以水淋退是也。余初医咳病，未得其法，亦从时医治之，全不见效，曾于冬时求治咳嗽者六七人，尽是脸青面黑，观前医所治皆用滋肾水之药，服之多反饱作胀，精神全无，遗精盗汗，胸中不安。因将天时印证之，如天色黑即是冷，人面黑凉总是冷，乃用人参、黄芪、白术、甘草、干姜、附片、砂仁、半夏、蔻仁等药，而人人皆愈。余以后治病总分水弱火弱、气虚血虚，余无别法。

《医学探骊》 清·康应辰撰

诸伤门·伤寒咳嗽

人有伤寒一二日而咳嗽者。凡伤风咳嗽者多，若伤风之嗽，其症轻，伤风愈，咳嗽亦愈。至伤寒而嗽，盖因热陷于内，脾为结热所困，不能健运其痰，况痰之为液，乃从脾家采取精华而来，其精华之极精者，化为紫、赤二血，分布于心、肝二脏，其渣滓之清者，化为涕液，分布于涕核；其渣滓之浊者，化为痰液，归于痰核。人既伤寒，腹内一团结热，饮食极不易进，饮食既然懒进，

则胃腑空虚，水谷甚少，其精华既无所出，其痰亦无由而化。脾又不能健运，仅有微许黏液积于痰核，此液一到痰核，其性急躁则难久留，必由嗽而出之。故伤寒之嗽，往往有声无痰，溯厥由来，以其无化痰之物也。若遇此症，不必急止其嗽，依然以发表为先，宜服加味麻黄汤，再加药三味。前加减麻黄汤，减原麻黄汤之杏仁，盖杏仁水煮去皮微炒，其性甚为和平，不能为解肌发表之需，仅可为清气豁痰之用。故发汗方中，以其无力发越，故减去之。人既伤寒咳嗽，以其能清气豁痰，故复将杏仁用来。

诸伤门·伤寒后咳嗽

人有伤寒发汗后而咳嗽者，诊视其脉，微细而数，此乃伤寒发汗后应有之脉。其咳嗽不已者，盖因伤寒数日，脾脏为内热所困，此时虽然外感退，内热清，脾气何能立即强壮？脾既虚弱，自失其健运之常，脾不健运，致令痰涎积滞，遂上溢于痰核，因而作嗽。此症于汗后，病既稍愈，偶尔咳嗽，似乎无碍，然以其人气血尚衰，若嗽不已，久则不思饮食，仍为不妥，更宜加意主治。凡治病后之嗽，脉虽微数，亦当忌用凉药为是，宜服调中止嗽汤。

杂证门·咳嗽浊痰

咳嗽极恶之症，其痰色黄味臭，甚者烂肉血沫，随痰而出，古人谓此为肺痈、肺痿。因思此症，绝非肺病，肺之一脏，极静极清，《丹经》谓之祖窍，内藏元气，其出入呼吸之气，由气管而历于喉部，故喉之洁清与目相同，不容些许之浊气入内。凡气之稍浊者，虽由鼻吸入，亦必归于食管，肺之总管与系肺之支管，内皮皆系硬膜。无论肺不能烂，即使肺烂，亦无从入于气管，由喉而嗽出之。凡遇此症，依然责之脾家。受此病之原有二：一因感受风寒，咳嗽不已，久之

痰转白色。此时脾胃俱虚，胃虚则不能容受水谷，脾虚即令采出精华，并不能化血，将脾于胃中所采出者尽化为痰，其血液无出，不但不能荣养五官百骸，即亦不能得血之养。日复一日，真阴空乏，孤阳偏盛，其脾脏尽为热毒所伤。其积痰之处，一团结热，故凡脾脏于胃腑所采出者尽化为痰涎，顷刻炼成黄色。一因劳倦之人，或负载于路，其人憔悴已极，脾气亦因之不能支持，又大渴思饮，遇有寒泉，任意畅饮，只图一时爽口而病根已滋深矣。

久　嗽

人惟咳嗽一症，十人中有九人易发。盖因痰涎本精华之渣滓，非嗽不能出于痰孔。无论外感内伤，稍为碍其脾脏。既不能健运，则患咳嗽。或二三日或五六日，不药自愈，此不足为病。惟有老年衰颓或少年虚弱，其咳嗽不已，往往累月经年，每逢酷暑严寒，其发更甚。此原脾脏虚衰已久，不能一为振作，致令痰涎积滞永不消化。方有此症，若以方药针灸主治，毫然无效。宜于酷暑严寒以前，熬萝卜膏一二次，缓缓服之，久之其嗽尚可见愈。

《秋燥论》 李迆羹编

燥气统论

燥气初病，首先犯肺。如症见头微痛，恶寒，痰咳，鼻塞嗌干者，是燥伤本脏，燥之胜气也。若热渴自汗，咽喉作痛，是燥之本气已化为火，为燥之复气也。以上专指表证而言，亦必系秋令之病方得谓之燥气。若在春夏冬之时感受以上诸症，当按病情审治，不得谓之燥病也。

章虚谷曰：秋燥一症，气分先受，治肺为急。若延绵数十日之久，病必入血分，又非轻浮之药可治，故燥病日久咳痰带血者有

之，是燥入血分伤肺经之络也。若伤在肺胃之阴，或热或咳，干燥渴饮，津液受亏，宜滋液为主。

外感寒燥

秋燥之气，始客于表，伤于本脏。头微痛，恶寒，咳嗽稀痰，鼻塞嗌干，脉弦，无汗。吴鞠通曰：燥伤皮毛，故头微痛，恶寒。微痛者，不似伤寒之痛甚也，咳嗽稀痰者，肺恶寒。古人谓燥为次寒。肺为燥气所缚不能通调水道，故寒饮停而咳也。

上焦热燥

肺受燥热，发热咳嗽，鼻燥咽干，渴饮有汗，此乃属于卫分。若痰中带血，系伤肺经之络。《经》谓：燥金之下，火气承之。《易》曰：燥万物者，莫熯乎火。或由真阴耗竭，致有克金之火而燥乃成，此为内因；或由金受外邪，不能生制火之水而燥乘之，此为外因。外内合邪，甚则转为肺痿，要之燥热之在于上焦者，全属乎肺。

燥气变证

燥病初起，治分湿润、凉润二法。若不应汗而汗，不应下而下，或用渗湿之品，或用香燥之剂耗其津掖，而燥愈盛。津亏则为消渴噎膈，干咳声哑；血枯则为痿痹经闭，筋脉劲急，甚则痉痛，燎原之势不可遏止。治燥者宜心下了了，手下了了，按症施治，方无错误。不然者变证蜂起，愈难下手矣。

治　法

沈明生曰：治燥之法当观沸釜之理。以血喻汤，而气喻火也。若火猛汤沸，宜沃薪灭火不使绝竭，犹用芩、连、栀、膏、朴硝大苦至寒治标等剂，清降火邪则血不为衰而燥不为甚也。若沸久将干，又宜添益新水使能胜火。犹用地黄、门冬、参、芪、归、芍甘寒、甘温治本之剂，气血双补则燥得所润

而火有所制也。叶氏曰：湿自上受，燥自上伤，理亦相等，均是肺气受病。世人误认暴感风寒，一投三阳，发散津劫燥甚，喘急告危。若寒凉外束，身热痰咳，只宜葱豉汤或苏梗、前胡、杏仁、枳、桔之属，仅一二剂亦可。

秋燥二字皆从火，以秋承夏后，火之余焰未息也。若火既就乏，阴竭则燥是其标气。治分温润、凉润二法。温润、凉润四字，开治寒燥、热燥两大法门。

《医源》 清·芬余氏撰

治咳大法

《内经》论咳，博而且详，但文义浩衍，学者有望洋之叹。余遑不自安，虽于大纲中已发明其扼要，然有论无方，终未为后学周行也。因再取论咳一篇反复究研，乃知其总结处，全在"聚于胃，关于肺"二语，虽不言治而治法已寓其中矣。盖肺为脏腑之华盖，而气为之主，胃为脏腑之海，而气为之统。气之出入在于肺，气之枢机在于胃。咳嗽虽有五脏六腑之分，内伤外感之别，而咳嗽之因大要有三：一由气之滞而不宣，一由气之逆而不顺，一由气之虚而不固。外感者其气多滞，当于散邪中兼利气；内伤者其气多逆，当于养阴中兼纳气。久咳者其气多虚，当审其由。由于外感也，于补气之中兼以散表；由于内伤也，于补气之中兼以滋阴，总以气之未动者无扰，已动者得平，不碍其气之出入枢机为治咳第一关键。

治咳用干姜、五味子说

肺阴经也，而所以通调水道下输膀胱，水精四布，五经并行者，实阳为之运也。若内外之寒邪相合，阻遏阳气，阳气之郁于内者，欲发越而不发越，则咳病生焉。干姜乃辛温横散之品，所以横散内郁之阳气，而解

散相合之寒邪者也。然肺之阳气固贵，有以发越于外，而尤贵者有以退藏于密。盖非发越无以为退藏之用，非退藏无以为发越之根。干姜虽能解散寒邪，而辛温太过，设无物以监制之，则肺为娇脏，畏热畏寒，而寒去热留反耗阴精，变为喘促等症未可知也。仲景以五味子配之，五味虽酸涩甘苦咸具，而酸涩为多，《本草》言其入肾而有纳气之功。肾者肺之子，正肺气退藏之所也。用之一以制干姜之辛热，一以保肺家之精液，一以使肺气下归于肾而藏子宫，得金水相生之妙。观仲景于伤寒证中，凡兼咳嗽者，即小青龙、小柴胡等汤必加五味、干姜。可知五味、干姜乃治咳之圣药。用五味子所以保肺之体，用干姜所以达肺之用，诚有缺一不可者。细考《金匮》治咳之五方，止有一方不用干姜，而所不用之故，全在冲气之逆与不通。进退其间，原不在咳满禁忌之例。至于五味，则断未有不用者。今人不知五味与干姜并用之妙，又不解其与表散药并用则有敛而不敛之权，执定表邪禁用之说，置而不用，无怪乎治咳者之百无一效也。

风寒暑湿燥火致咳总论

六气皆能乘肺而令人咳，其寒乘于肺者，仲景有专方，而暑湿燥火之咳亦散见各门，无如后世未得仲景之旨，致学者无处分辨。余因再以暑湿燥火之咳，逐一明辨，庶开卷可了然也。夫暑湿多盛于春夏，以春分后地气上升，天气下降，二气交而土膏水潃、础润木泽。人身应之，暑湿之病见焉。燥火多盛于秋冬，以秋分后天气不降，地气不升，二气分而草木黄落，山巉水涸，人身应之，燥火之病见焉。故暑病皆从外之内，郁于阳明，伤胃家之阴，伤于阴者衰其阳，治法不离白虎、越婢之类；湿病皆自下而上，乘于太阴，伤脾家之阳，伤于阳者泄其阴，治法不离天水、五苓之属。而燥则有

内外之分，或津亏而燥淫于内，或风胜而燥淫于外。淫于内者，滋润其内，二冬、贝母是也；淫于外者，凉解其外，薄荷、桑皮是也。火则有上下之辨，或从下而之上，相火动而连及君火；或从上而之下，君火动而渐及相火。君火动者，折之以黄连；相火动者，引之以地黄。

申明《金匮》治咳五方

咳嗽一症，《内经》有论而无方，《金匮》有方而无论。余既于《内经》论咳之义，一一发明，而又取《金匮》五方再加阐发，犹未申明治气之说也。夫肺统一身之气，气和则水精四布而宣化有权，气逆则肺窍窒塞而清浊不行。故咳甚则呕逆，咳久则喘急伤肾。呕逆伤胃，胃者中焦也，肺气之所出入也；喘急伤肾，肾者下焦也，肺气之所由纳也。然仲景仅言冲气而不及胃气、肾气者，乃古人片言居要之体，盖胃气、肾气动，尚有不兼冲气者，未有冲气动而不及胃气、肾气者，况冲、任二脉与肾之大络同起肾，下出胞中，又与胃脉并行，久咳不已，自必胃虚不统气于中，肾虚不能纳气于下，冲脉之火挟之直行而上，虽以形寒饮冷首推小青龙汤一方为主，而其斡旋之深，心有不可不知者。首条言服小青龙汤已，可知小青龙固治咳之圣药也。

二、医　方

《肘后方》 晋·葛洪撰

卷之三　治卒上气咳嗽方第二十三

气嗽不问多少时者，服之便瘥方：

陈橘皮、桂、杏仁（去尖皮，熬）。

三物等份，捣，蜜丸。每服饭后，须茶汤下二十丸，忌生葱。（《史侍郎传》）。

治肺痿咳嗽，吐涎沫，心中温温，咽燥而不渴者。

生姜五两，人参二两，甘草二两，大枣十一枚。

水三升，煮取一升半，分为再服。

又方　甘草二两，以水三升，煮取一升半，分再服。

又方　生天门冬（捣取汁）一斗，酒一斗，饴一升，紫菀四合。

铜器于汤上煎，可丸服如杏子大一丸，日可三服。

又方　甘草二两，干姜三两，枣十二枚。水三升，煮取一升半，分为再服。

治卒得咳嗽方。

又方　桃仁三升，去皮，捣，着器中，蜜封头，蒸之一炊，倾出曝干，绢袋贮，以纳二斗酒中六七日，可饮四五合，稍增至一升，其喫之。

又方　生姜汁、百部汁和同合煎，服二合。

又方　百部根四两，以酒一斗，渍再宿，火暖，服一升，日再服。

又方　椒（捣，末之）二百粒，杏仁（熬之）二百枚，枣（去核）百枚。合捣，令极熟，稍稍和如枣许大，则服之。

又方　生姜（捣取汁）三两，干姜屑三两，杏仁（去皮，熬）一升，合捣为丸。服三丸，日五六服。

又方　芫花一升，水三升，煮取一升，去滓，以枣十四枚，煎令汁尽，一日一食之，三日讫。

又方　熬得葶苈一两，干枣三枚，水三升。先煮枣，取一升，去枣，内葶苈，煎取五合，大人分三服，小儿则分为四服。

又**华佗五嗽丸**：炙皂荚、干姜、桂等份，捣，蜜丸如桐子，服三丸，日三。

又方　锉取松屑一分，桂二分，皂荚（炙，去皮子）二两。捣，蜜丸如桐子大。服十五丸，小儿五丸，日一二服。

又方　屋上白蚬壳，捣末，酒服方寸匕。

又方　末浮散石服，亦蜜丸。

又方　芫花二两，水二升，煮四沸，去滓，纳白糖一斤，服如枣大，勿食咸酸。亦治久咳嗽者。

卷之三　附方

孙真人方，治咳嗽。

皂荚（烧，研碎）二钱匕。豉汤下之。

《十全博救方》治咳嗽。

天南星一个（大者，炮令裂）为末，每

服一大钱，水一盏，生姜三片，煎至五分，温服，空心，日午、临卧时各一服。

《篋中方》治咳嗽，含膏丸：

曹州葶苈子（纸衬，熬令黑）一两，知母、贝母各一两。三物同捣筛，以枣肉半两，另销砂糖一两半，同入药中，和为丸，大如弹丸。每服以新绵裹一丸，含之，徐徐咽津。甚者不过三丸。今医亦多用。

金粟丸 《胜金方》治久嗽、暴嗽、劳嗽。

叶子雌黄一两，研细，用纸筋泥固，济小合子一个，令干，勿令泥厚，将药入合子内，水调赤石脂封合子口，更以泥封之，候干，坐合子于地上，上面以末入窑，瓦坯子弹子大，拥合子令作一尖子上，用炭十斤簇定，顶上着火一熨斗笼起，令火从上渐炽，候火消三分去一，看瓦坯通赤，则去火，候冷，开合子取药，当如镜面光明红色。入乳钵内细研，汤浸冰蒸饼心为丸，如粟米大。每服三丸五丸，甘草水服。服后睡良久，妙。

孟诜云：卒咳嗽。

又方 捣梨汁一升，酥一两，蜜一两，地黄汁一升，缓火煎，细细含咽。凡治嗽皆须待冷，喘息定后方食，热食之反伤矣。冷嗽更极不可救，如此者，可作羊肉汤饼饱食之，便卧少时。

利胸膈方 杨文蔚治痰嗽。

瓜蒌（肥实大者，割开，子净洗，捶破刮皮，细切，焙干），半夏（汤洗十遍，捶破，焙）四十九个。捣罗为末，用洗瓜蒌熟水并瓤，同熬成膏，研细为丸，如梧子大。生姜汤下二十丸。

《梅师方》治久患暇呷咳嗽，喉中作声不得眠。

取白前捣为末，温酒调二钱匕服。

《兵部手集》治小儿大人咳逆短气，胸中吸吸，咳出涕唾，嗽出臭脓涕黏。

淡竹沥一合，日三五服，大人一升。

席延赏治虚中有热，咳嗽脓血，口舌咽干，又不可服凉药。

好黄芪四两，甘草一两。为末，每服三钱，如茶点羹粥中亦可服。

《经验方》治咳嗽甚者，或有吐血新鲜。

桑根白皮一斤，米泔浸三宿，净刮上黄皮，锉细，入糯米四两，焙干，一处捣为末，每服米饮调下一两钱。

《备急千金要方》 唐·孙思邈撰

卷五 少小婴孺方·咳嗽第六

竹沥汤方 小儿出胎二百许日，头身患小小疮，治护小瘥，复发。五月中忽小小咳嗽，微温和治之，因变痫，一日二十过发，四肢缩动，背脊躯跳眼反，须臾气绝，良久复苏。已与常治痫汤，得快吐下，经日不间。尔后单与竹沥汁，稍进，一日一夕中合进一升许，发时小疏。明日与竹沥汤，得吐下，发便大折，其间犹稍稍与竹沥汁。

竹沥五合，黄芩三十铢，木防己、羚羊角各六铢，大黄二两，茵芋三铢，麻黄、白薇、桑寄生、萆薢、甘草各半两，白术（一方作白鲜）六铢。

上十二味㕮咀，以水二升半，煮取药减半，纳竹沥，煎取一升。分服二合。相去一食久，进一服。（一方无萆薢。）

紫菀汤 治小儿中冷及伤寒暴嗽，或上气，喉咽鸣，气逆，或鼻塞，清水出者方。

紫菀、杏仁各半两，麻黄、桂心、橘皮、青木香各六铢，黄芩、当归、甘草各半两，大黄一两。

上十味，㕮咀，以水三升，煮取九合，去滓。六十日至百日儿，一服二合半；一百日至二百日儿，一服三合。

五味子汤 治小儿风冷入肺，上气气逆，面青，喘迫咳嗽，昼夜不息，食则吐，不下方。

五味子、当归各半两，麻黄、干姜、桂心、人参、紫菀、甘草各六铢，细辛、款冬花各三铢，大黄一两半。

上十一味，㕮咀，以水二升半，煮取九合，去滓。儿六十日至百日，一服二合半；一百日至二百日，一服三合。其大黄另浸一宿下。（一方无款冬、大黄，有大枣三枚。）

治小儿、大人咳逆短气，胸中吸吸，呵出涕唾，嗽出臭脓方。

烧淡竹沥，煮二十沸，小儿一服一合，日五服；大人一升，亦日五服，不防食，息乳哺。

治小儿寒热咳逆，膈中有癖，乳若吐，不欲食方。

干地黄四两，麦门冬、五味子、蜜各半升，大黄、硝石各一两。

上六味，㕮咀，以水三升，煮取一升，去滓，内消石、蜜，煮令沸。服二合，日三。胸中当有宿乳汁一升许出，大者服五合。

射干汤 治小儿咳逆，喘息如水鸡声方。

射干一两，半夏五枚，桂心五寸，麻黄、紫菀、甘草、生姜各一两，大枣二十枚。

上八味，㕮咀，以水七升，煮取一升五合，去滓，纳蜜五合，煎一沸。分温服二合，日三。

又方 半夏四两，紫菀二两，款冬花二合，蜜一合，桂心、生姜、细辛、阿胶、甘草各二两。

上九味，㕮咀，以水一升，煮半夏取六升，去滓，纳诸药，煮取二升五合。五岁儿服一升，二岁服六合，量大小多少加减之。

杏仁丸 主大人、小儿咳逆上气方。

杏仁三升，熟捣如膏，蜜一升为三分，以一分纳杏仁捣，令强，更纳一分捣之如

膏，又纳一分捣熟止。先食已含咽之，多少自在，日三。每服不得过半方寸匕，则利。

又方 半夏（去皮，河水洗六七度完用）二斤，白矾（末之）一斤，丁香、甘草、草豆蔻、川升麻、缩砂（粗捣）各四两。

上七味，以好酒一斗与半夏拌和匀，同浸，春冬三七日，夏秋七日，密封口，日足取出，用冷水急洗，风吹干。每服一粒，嚼破，用姜汤下，或干吃，候六十日干方得服。

八味生姜煎方 治少小嗽。

生姜七两，干姜四两，桂心二两，甘草三两，杏仁一升，款冬花、紫菀各三两，蜜一升。

上合诸药末之，微火上，煎取如饴铺。量其大小多少与儿含咽之，百日小儿如枣核许，日四五服，甚有验。

四物款冬丸方 疗小儿嗽，日中瘥，夜甚，初不得息，不能复啼。

款冬花、紫菀各一两半，桂心半两，伏龙肝六铢。

上末之，蜜和如泥。取如枣核大敷乳头，令儿饮之，日三敷之，渐渐令儿饮之。

菖蒲丸方 治小儿暴冷嗽，及积风冷嗽，兼气逆鸣。

菖蒲、乌头、杏仁、矾石、细辛、皂荚各六铢，款冬花、干姜、桂心、紫菀各十八铢，蜀椒五合，吴茱萸六合。

上十二味末之，蜜丸如梧子。三岁儿饮服五丸，加至十丸，日三。儿小以意减之，儿大以意加之，暴嗽数服便瘥。

桂枝汤方 治小儿十日以上至五十日，卒得謦咳，吐乳，呕逆，暴嗽，昼夜不得息。

桂枝半两，甘草二两半，紫菀十八铢，麦门冬一两十八铢。

上四味，㕮咀，以水二升，煮取半升，以绵着汤中，捉绵滴儿口中，昼夜四五过与

之，节乳哺。

麻黄汤方 治小儿肩息上气，不得安，此恶风入肺。

麻黄四两，甘草一两，桂心五寸，五味子半升，半夏、生姜各二两。

上六味，㕮咀，以水五升，煮取二升。百日儿服一合，大小节度服之，便愈。

卷第十七 肺脏·肺虚实第二

橘皮汤方 治肺热气上，咳息奔喘。

橘皮、麻黄各三两，干紫苏、柴胡各二两，宿姜、杏仁各四两，石膏八两。

上七味，㕮咀，以水九升，煮麻黄两沸，去沫，下诸药，煮取三升，去滓。分三服，不瘥，与两剂。

治肺寒损伤，气嗽及涕唾鼻塞方 枣肉（研作脂）二升，杏仁（熬研为脂）一升，酥、生姜汁、白糖、生百部汁、白蜜各一升。

上七味，合和，以微火煎，常搅，作一炊久，下之，细细温清酒服二合，日二。

补肺汤 治肺气不足，咳逆上气，牵绳而坐，吐沫唾血，不能食饮方。

苏子一升，桑白皮五两，半夏六两，紫菀、人参、甘草、五味子、杏仁各二两，射干、款冬花各一两，麻黄、干姜、桂心各三两，细辛一两半。

上十四味，㕮咀，以水一斗二升，煮取三升半。分五服，日三夜二。

补肺汤 治肺气不足，咳逆短气，寒从背起，口中如含霜雪，语无音声而渴，舌本干燥方。

五味子、苏子各一升，白石英、钟乳各三两，竹叶、款冬花、橘皮、桂心、桑白皮、茯苓、紫菀各二两，粳米二合，生姜五两，杏仁五十枚，麦门冬四两，大枣十枚。

上十六味，㕮咀，以水一斗三升，先煮桑白皮、粳米、大枣，米熟去滓，纳诸药，煮取五升。分六服，日三。

卷第十七 肺脏·肺痈第七

桔梗汤方 治咳，胸中满而振寒，脉数，咽干而不渴，时时出浊唾腥臭，久久吐脓如粳米粥，是为肺痈。

桔梗（《集验》用二两，《古今录验》用一枚）三两，甘草二两。

上二味，㕮咀，以水三升，煮取二升，去滓，分二服，必吐脓血也。（一方有款冬花一两半。）

《孙真人海上仙方》

（旧题）唐·孙思邈撰

伤寒咳嗽

伤寒咳嗽夜无眠，细碾明矾末一钱，半夏橘皮姜共煮，煎汤调下化黏涎。

远年咳嗽

远年咳嗽最难痊，休要求人枉费钱，但用款冬花作末，烧香一吸便安然。

咳嗽不止

咳嗽多时如不止，谁知只用好浮萍，干时烂捣浓煎服，一夜安眠直到明。

咳 嗽

枇杷叶煎汤，用绢滤汁，入梨汁熟蜜煮黑枣，肚碗内时常取食，最止咳嗽。如腹泻者去蜜，夏月恐陈宿要每日煮食，冬月煮枣可存五六日，痰多加川贝母。

痰咳嗽

蛤蜊壳炭火烧炙放地下，冷出火气，碾筛为末，每服三四钱，用干面糊为丸，滚水服，痰随药下，狠咳不能睡者，服即安稳。蛤粉性平，常服无碍，但须旋丸带湿服下，不可俟其干坚。

《外台秘要》 唐·王焘撰

《古今录验》天门冬煎 疗咳嗽方。天门冬（去心）六两，杏仁（去双仁、皮尖，碎）三升，椒（熬令汗出）三升，桂心、厚朴（炙）、杜仲、苦参各三两，附子（炮）六两，干姜六两，乌头（炮）二枚，人参六两，蜈蚣（去头、足，炙）一枚。上十二味，另捣杏仁，其余者合捣下筛。以五斤胶饴和捣千杵，服如大枣一枚，日三。忌冷水、猪肉、生葱、鲤鱼。

前胡丸方 又疗新久咳嗽。

前胡六分，乌头（炮）二枚，桔梗、干姜各二分，桂心八分，蜀椒八分。上六味，捣筛，蜜和如樱桃大，一丸含化，稍稍咽之。日三。又疗久咳，昼夜不得卧，咽中水鸡声欲死者，疗之良。忌猪肉、冷水、生葱。

延年贝母煎 主暴热咳方。

贝母三两，紫菀、五味子、百部根、杏仁（去皮、尖）、甘草（炙）各二两。上六味切，以水五升，煮取二升，去滓。和地黄汁三升，生麦冬汁一升，白蜜五合，好酥二合，生姜汁一合。又先取地黄、麦门冬及汤汁，和煎减半，纳酥、姜汁，搅不得停手，又减半。纳蜜煎如稠糖。煎成，取如枣大含咽之。日三，夜再服。忌海藻、菘菜、咸物。

干姜汤方 《深师》疗冷咳逆气。

干姜四两，紫菀一两，杏仁（去皮尖、双仁，切）七十枚，麻黄（去节）四两，桂心、甘草（炙）各二两，五味子一两。上七味切，水八升煮取二升七合，分三服。平体人加射干一两，代干姜。忌海藻、菘菜、生葱等。

延年杏仁煎 主气嗽方。

好杏仁（去皮尖）一升，糖一合，蜜五合，酥一合，生姜汁一合，贝母（另筛末）八合，苏子汁（以七小合苏子研水和滤取汁）一升。上七味，先捣杏仁如泥，纳后六味药，

合煎如稠糖，取如枣大，含咽之。日三。但嗽发，细细含之，忌猪肉。

生姜五味子汤方 《小品》疗咳。

五味子五合，生姜八两，紫菀一两，半夏（洗）二两，吴茱萸一两，款冬花半两，细辛一两，附子（炮）一枚，茯苓四两，甘草（炙）二两，桂心一两。上十一味切，以水一斗，煮取五升，分温三服。老人可服五合，忌海藻、菘菜、猪肉、冷水、羊肉、饧、生菜、醋物、生葱。

延年紫菀饮 主咳方。

紫菀一两半，贝母二两，人参一两，橘皮半两，生姜一两，杏仁（去皮尖）一两半。上六味切，以水二升五合，煮取八合，分三服。欲再服亦得，慎咸、醋、蒜、面。

七物小五味子汤方 《小品》疗小儿咳嗽腹胀。

五味子（碎）、紫菀各一分，黄芩、甘草（炙）、麻黄（去节）、生姜、桂心各一分。

上药㕮咀，以水一升，煮取七合。分五服，忌如常法。

四物款冬丸方 疗小儿咳嗽，昼差夜甚，初不得息，不能复啼。

款冬花、紫菀各一两半，伏龙肝一分，桂心二分。

上药捣筛，蜜和如泥。取如枣核大，涂乳头令儿饮之，日三。（《千金》同。）

四物汤方 疗小儿十日以上至五十日，卒得暴咳，吐乳呕逆，昼夜不得息。

桔梗、紫菀各三分，甘草（炙）一分，麦门冬（去心）七分。

上药切，以水一升，煮取六合，去滓。分五服，以瘥为度。《千金》有桂心无桔梗。以水二升，煮取一升，以绵着汤中，捉绵滴儿口中，昼夜四五过，节哺乳。

紫菀汤方 疗小儿中冷及伤寒，暴咳嗽或上气，咽喉鸣气逆者，或恶寒鼻塞，清水出。

紫菀、杏仁（去皮尖）、甘草（炙）、黄芩、麻黄（去节）、橘皮、桂心、青木香、当归各一两，大黄三分。

上十味切，以水三升，煮取九合，去滓。一岁以上至五岁儿，以意量之分服。

八物生姜煎方 《千金》疗小儿咳嗽。

生姜七两，干姜四两，桂心二两，甘草三两，杏仁（去尖皮）一升，款冬花、紫菀各三两，蜜一升。

上药末之，以蜜和诸药，微火煎之使如饴铺，量其大小多少，与儿含咽之，百日小儿含如枣核许，日四五甚良。

杏仁汤方 《备急》疗小儿咳嗽上气。

麻黄（去节）八分，杏仁（去尖）四十枚。

上二味切，以水一升，煮取七合，去滓。分服。百日小儿患热气急不得服，小便赤黄，服之甚良，大人、孩童以意量之。忌如常法。

疗小儿咳嗽方 紫菀六分，贝母三分，款冬花一分。

上三味捣为散，取豆许着乳头令儿饮之，日三。奶母忌如常法。

刘氏疗小儿咳嗽不得卧方 甘草（炙）六分，桔梗四分，桑白皮、贝母、茯苓各三分，大青、吴蓝、五味子、人参各二分。

上九味切，以水二升，煮取八合，去滓。量多少大小与服。忌如常法。

千金杏仁丸 治大人、小儿咳逆上气方。

杏仁三升。

上一味熟捣如膏，蜜一升分为三分，以一分纳杏仁捣合强，更纳一分捣之如膏，又纳一分捣熟止。先食含之咽汁，量其多少，日三。每可半方寸，不得过也。

射干汤 治小儿咳逆喘息如水鸡声方。

射干二两，麻黄（去节）、紫菀、甘草（炙）、生姜各一两，桂心五寸，半夏（洗）

五枚，大枣（去核）二十枚。

上八味切，以水七升，煮取一升半，纳蜜五合，去滓。分温服二合。忌饧、羊肉、生葱。

又方 半夏（洗）四两，生姜三两，桂心、紫菀、细辛、阿胶各二两，甘草（炙）二两，款冬花二合，蜜一合。

上九味切，以水一斗先煮半夏，取六升去滓，纳诸药煮，取二升五合，去滓。两岁儿饮六合，五岁儿饮一升，量大小多少加减之。

五味汤 治小儿风冷入肺，上气气逆，面青喘迫，昼夜不息，食则吐，不下方。

五味子二分，麻黄（去节）一分，当归二分，人参一分，细辛半分，干姜一分，桂心一分，紫菀一分，款冬花半分，甘草（炙）一分，大黄六分。

上十一味切，以水二升半，煮取九合，去滓。儿六十日至百日服二合半，百日余至二百日，一服三合。一方无款冬、大黄，有大枣三枚，出第五卷中，通按，食则吐，乃吐食也，不下，不大便也，故用大黄以下之，气降而吐自止喘自定。

《医心方》 日本·丹波康赖撰

卷二十五

治小儿咳嗽方

《病源论》云：小儿咳逆，由乳哺无度，因挟风冷，伤于肺故也。

《产经》治少小十日以上至五十日，卒得謦咳，吐乳呕逆，昼夜不息方。

牡桂三分，甘草十分，紫菀三分，麦门冬七分。

凡四物，以水二升，煮取半升，以绵着汤中，滤儿口中，昼夜四五过与之，即乳哺。

《千金方》云：主小儿、大人咳逆短气，胸中吸吸，吐出涕唾，出臭脓方。

烧淡竹沥，煮十沸，小儿一服一合，日五。大人一升，日五。今按：大枣丸尤验。其方在第九卷大人方。

《张文仲方》云：孩子咳嗽，宜与乳母药方。

竹叶（切）一升，石膏（碎）、干姜各四两，贝母三两，紫菀、百部根各二两。

上六物，切，以水八升，煮取二升六合，分三服。但乳母禁食蒜面。

《新录方》治小儿嗽方，饮服紫菀末。

《僧深方》云：款冬花丸，治小儿咳嗽方。

款冬花六分，紫菀六分，桂心二分，伏龙肝二分。

上四物，下筛，蜜和如枣核，着乳，以日三夜二。今按：以大枣丸治之尤验。其方在大人方中。

附参见方：

张仲景方治三十年咳，大枣丸方。大枣百枚，杏仁百枚，豉百三十枚，凡三物，豉、杏仁捣令相得，乃纳枣捣令熟，和调丸如枣核，一由含之稍咽汁。日二，渐增之，常用良。

《太平圣惠方》 宋·王怀隐等辑

第四十六卷 治久咳嗽诸方

百合散方 治久咳嗽，胸中气不利。

百合一两，紫苏子（微炒）三分，桑根白皮（锉）一两，紫菀（去苗土）三分，甘草（炙微赤，锉）半两，款冬花三分，汉防己三分，贝母（煨微黄）三分，杏仁（汤浸，去皮尖、双仁，麸炒微黄）半两，人参（去芦头）三分，赤茯苓一两，麻黄（去根节）一两，桔梗（去芦头）半两。上件药，捣粗罗为散，每服五钱。以水一大盏，入生姜半分，枣三枚煎至五分，去滓。不计时候，温服。

木乳散 治久咳嗽不瘥。

皂荚树白皮（涂酥，炙微黄）二两，贝母（煨微黄）一两，枳壳（麸炒微黄，去瓤）一两，麻黄（去根节）一两，百合一两，甘草（炙微赤，锉）半两。上件药，捣粗罗为散，每服三钱。以水一中盏，入生姜半分，煎至六分，去滓。温服，日三四服。

蛤蚧丸方 治久肺气咳嗽，涕唾稠黏，上气喘急。

蛤蚧（头尾全者，涂酥炙，令微黄）一对，汉防己半两，贝母（煨，令微黄）半两，甜葶苈（隔纸炒，令紫色）半两，桑根白皮（锉）一两，蝉壳半两，猪苓（去黑皮）半两，赤芍药半两，陈橘皮（汤浸，去白瓤，焙）三分，人参（去芦头）三分，甘草（炙微赤，锉）一分，五味子半两。上件药，捣罗为末，炼蜜和捣五七百杵，丸如梧桐子大。每于食后，以温粥饮下三十丸。

紫苏子丸方 治久咳嗽，上气不瘥。

紫苏子一两，五味子一两，萝卜子（微炒）一两，桑根白皮（锉）一两，皂荚（去黑皮，涂酥炙，微黄去子）三两，甜葶苈（隔纸炒，令紫色）二两。上件药，捣罗为末，炼蜜和捣三二百杵，丸如梧桐子大。每服以枣煮粥饮，下二十丸。日三四服。

百部根五斤生者。上件药，捣绞取汁，入蜜一斤，煎之如饧，每服一匙，以温粥饮调服，日三四服。

款冬花一两。上件药，捣罗为末。炼蜜和丸，如半枣大，以绵裹一丸，含咽津，日四五服。

神验方 治咳嗽久不瘥。

皂荚五挺不蛀者（去黑皮，涂酥炙，令黄焦去子）。上件药，捣罗为末，炼蜜和丸，如梧桐子大，每于食后，以桑白皮汤下十丸。

卷第六十四　治积年咳嗽诸方

川椒丸方　治积年咳嗽。

川椒（去目及闭口者，微炒去汗）一两，桑根白皮（锉）一两，芫花根皮（去土）一两，款冬花一两，紫菀（去苗土）一两，代赭（细研）一两，细辛一两，伏龙肝一两。上件药，捣罗为末，用煮熟精羊肉研烂，和丸如梧桐子大。每于食后，以温粥饮下二十丸。

芫花根丸方　治积年咳嗽，喉中哑声。

芫花根皮（去土）三分，贝母（煨，微黄）一两，款冬花三分，百部根一两，杏仁（汤浸，去尖、双仁，麸炒）三分，五味子三分，蜈蚣（微炒）半枚，桑根白皮（锉）一两，麻黄（去根节）一两，皂荚（去黑皮，涂酥，炙微黄焦，去子）半两，紫菀（去苗土）一两。上件药，捣罗为末，炼蜜和捣五七百杵，丸如梧桐子大。每服，煎枣汤下十丸，日三四服。

海藻丸方　治积年咳嗽气奔，宜服含化。

海藻（汤浸，去咸味）三分，麦门冬（去心，焙）一两半，昆布（汤洗，去咸味）三分，干姜（炮裂，锉）半两，细辛半两，文蛤半两，桂心半两，川椒（去目及闭口者，微炒，去汗）半两。上件药，捣罗为末，炼蜜和捣三五百杵，丸如半枣大。不计时候，以绵裹一丸，含咽津。

卷第六十四　治卒咳嗽诸方

治卒咳嗽不止方。

白蚬壳（不计多少，洗净）。上捣研令细，每服以粥饮调下一钱，日三四服。

浮石二两。上捣罗为末，炼蜜和丸，如梧桐子大，每服以粥饮下十丸，日三四服。

治卒咳嗽不止，胸膈气壅滞方。

上取桃仁（去皮尖，麸炒令黄，细研）

一升，纳瓶中盛，以酒五升浸，密封三日服。每服，暖一小盏饮之，日三四度。

蝉壳（碾末）七枚。上以粥饮调服之。

卷第六十四　治气嗽诸方

诃黎勒散方　治气嗽，肠胃中痛，邪冷气上攻，肺脏不调。

诃黎勒皮一两半，熟干地黄一两，附子（炮裂，去皮脐）三分，甘草（炙微赤，锉）半两，桂心三分，黄芪（锉）三分，紫菀（去苗土）三分，五味子三分，木香三分，人参（去芦头）三分，桃仁（汤浸，去皮尖，双仁，麸炒微黄）三分，当归（锉，微炒）三分。上件药，捣筛为散，每服四钱。以水一中盏，入生姜半分，枣三枚，煮煎六分，去滓。温服，日三服。

干姜散方　治气嗽，呼吸短气，心胸不利，不思饮食。

干姜（炮裂，锉）半两，桂心半两，款冬花半两，细辛三分，白术三分，甘草（炙微赤，锉）三分，附子（炮制，去皮、脐）一两，五味子三分，木香三分。上件药，捣筛为散，每服三钱。以水一中盏，入枣二枚，煎至六分，去滓。温服，日三服。

人参散方　治气嗽，心胸滞闷，四肢不和。

人参（去芦头）一两，杏仁（汤浸，去皮尖、双仁，麸炒微黄）三分，干姜（炮裂，锉）三分，麻黄（去根节）三分，桂心半两，甘草（炙微赤，锉）半两，五味子三分，紫菀（去苗土）三分，陈橘皮（汤浸，去白瓤，焙）三分。上件药，捣筛为散，每服三钱。以水一中盏，入枣一枚，煎至六分，去滓。温服，日三服。

治气嗽，心胸不利，少思饮食方。

干姜三分，紫苏子一两，甘草半两，桔梗三分，杏仁三分，陈橘皮一两。上件药，捣粗罗为散，每服四钱。以水一中盏，入枣二枚，煎至五分，去滓，温服，日三服。

卷第六十四　治暴热咳嗽诸方

百部散方　治肺气暴热咳嗽，气满喘急。

百部一两，赤茯苓二两，百合一两，桑根白皮（锉）一两，木通（锉）一两，甘草（炙微赤，锉）半两，柴胡（去苗）一两，枳壳（麸炒微黄，去瓤）一两，赤芍药三分，郁李仁（汤浸，去皮，微炒）三分。上件药，捣筛为散，每服五钱。以水一大盏，入生姜半分，煎至五分，去滓。不计时候，温服。

白前散方　治暴热咳嗽，心肺气壅，胸膈烦疼，四肢无力。

白前二分，杏仁（汤浸，去皮尖、双仁，麸炒微黄）半两，紫菀（去苗土）半两，桑根白皮（锉）三分，甘草（炙微赤，锉）半两，麦门冬（去心）一两，紫苏茎叶三分，陈橘皮（汤浸，去白瓤，焙）三分。上件药，捣筛为散，每服三钱。以水一中盏，入生姜半分，煎至六分，去滓。不计时候，温服。

治暴热咳，牵引腹肋，及头痛方。

贝母（煨微黄）一两，石膏二两，紫菀（去苗土）一两，川升麻一两，杏仁（汤浸，去皮尖、双仁，麸炒微黄）一两，天门冬（去心）二两。上件药，捣筛为散，每服五钱。以水一大盏，入生姜半分，白饧半分，煎至五分，去滓。不计时候，温服。

柴胡散方　治肺气暴热，大便不通，时时咳嗽，喘息促急。

柴胡（去苗）一两，甘草（炙微赤，锉）半两，桑根白皮（锉）一两，鳖甲（涂醋，炙令黄，去裙襕）一两，槟榔一两，旋覆花半两，川大黄（锉碎，微炒）二两，桔梗（去芦头）一两。上件药，捣粗罗为散，每服五钱。以水一大盏，入生姜半分，煎至五分，去滓。放温，不计时候服之。

生地黄煎方　治心肺暴热，咳嗽不止。

生地黄汁五合，生姜汁一合，白蜜二两，麻黄（去根节）二两，杏仁（汤浸，去皮尖、双仁，麸炒微黄）二两，白前一两，甘草（炙微赤，锉）一两。上件药，先捣罗麻黄、白前、甘草三味为末，于银锅中，纳地黄汁等，下诸药末，以慢火熬成膏，收于不津器中。不计时候，服一茶匙，含化咽津。

卷第六十四　治咳嗽短气诸方

海藻散方　治咳嗽，胸中不利，痞满短气，心中时悸，手足烦，不欲食，时恶寒。

海藻（洗，去咸味）一两，赤茯苓二两，半夏（汤洗七遍，去滑）三分，五味子一两，细辛三分，杏仁（汤浸，去皮尖、双仁，麸炒微黄）三分。上件药，捣筛为散，每服三钱。以水一中盏，入生姜半分，煎至六分，去滓。不计时候，温服。

五味子散　方治咳嗽，胸膈中寒，短气不足。

五味子一两，前胡（去芦头）一两半，紫菀（去苗土）三分，甘草（炙微赤，锉）三分，桂心三分，吴茱萸（汤浸七遍，焙干，微炒）半两。上件药，捣筛为散，每服三钱。以水一中盏，入生姜半分，枣二枚，煎至六分，去滓。不计时候，温服。

胸中迫满方　治咳嗽短气，不得喘息，时发寒热。

五味子一两，甘草（炙微赤，锉）一两，紫菀（去苗土）一两，桂心一两，麻黄（去根节）一两，干姜（炮裂，锉）半两，细辛半两。上件药，捣粗罗为散，每服三钱。以水一中盏，入枣二枚，煎至六分，去滓。不计时候，温服。

胡椒理中丸方　治咳嗽短气，不能饮食。

胡椒一两，荜茇一两，干姜（炮裂，锉）一两，款冬花一两，甘草（炙微赤，锉）一两，陈橘皮（汤浸，去白瓤，焙）一两，高良姜（锉）一两，细辛一两，白术一两。上件药，捣罗为末，炼蜜和捣三二百杵，丸如梧桐子大。不计时候，以粥饮下二十丸。

卷第六十四　治咳嗽呕吐诸方

半夏散方　治咳嗽呕吐，心胸满闷，不下饮食。

半夏（汤洗七遍，去滑）一两，前胡（去芦头）一两，紫菀（去苗土）一两，陈橘皮（汤浸，去白瓤，焙）三分，人参（去芦头）三分，诃黎勒皮三分，杏仁（汤浸，去皮尖、双仁，麸炒微黄）三分。上件药，捣筛为散，每服三钱。以水一中盏，入生姜半分，煎至六分，去滓。不计时候，温服。

厚朴散方　治咳嗽，呕吐寒热，不下饮食。

厚朴（去粗皮，涂生姜汁，炙令香熟）二两，白术三分，贝母（煨微黄）三分，紫菀（去苗）一两，陈橘皮（汤浸，去白瓤，焙）一两，人参（去芦头）一两，杏仁（汤浸，去皮尖、双仁，麸炒微黄）三两，甘草（炙微赤，锉）半两，半夏（汤洗七遍，去滑）一两。上件药，捣筛为散，每服四钱。以水一中盏，入生姜半分，煎至六分，去滓。不计时候，温服。

白术散方　治咳嗽，痰壅呕吐，心胸不利，气逆食少。

白术一两，诃黎勒皮一两，半夏（汤洗七遍，去滑）半两，甘草（炙微赤，锉）半两，桔梗（去芦头）三分，桂心半两，前胡（去芦头）一两，陈橘皮（汤浸，去白瓤，焙）三分。上件药，捣筛为散，每服四钱。以水一中盏，入生姜半分，煎至六分，去滓。不计时候，温服。

前胡散方　治咳嗽，气急不下食，食则呕吐，心胸满闷。

前胡（去芦头）半两，桔梗（去芦头）半两，桑根白皮（锉）半两，人参（去芦头）半两，款冬花半两，大腹皮（锉）半两，半夏（汤洗七遍，去滑）半两，陈橘皮（汤浸，去白瓤，焙）半两，甘草（炙微赤，锉）一分，杏仁（汤浸，去皮尖、双仁，麸炒微黄）半两，枳实（麸炒微黄）三分。上件药，捣筛为散，每服五钱。以水一大盏，入生姜半分，枣三枚，煎至六分，去滓。不计时候，温服。

卷第六十四　治咳嗽面浮肿诸方

桑根白皮散方　治咳嗽，面目浮肿或四肢肿，气促不得眠卧。

桑根白皮（锉）一两，柴胡（去苗）一两，大腹皮（锉）三分，枳壳（麸炒微黄，去瓤）三分，杏仁（汤浸，去皮尖、双仁，麸炒微黄）一两，赤芍药一两，赤茯苓一两，黄芪（锉）一两，陈橘皮（汤洗，去白瓤，焙）三分，麦门冬（去心）三分，牛蒡子（微炒）一两，甘草（炙微赤，锉）三分。上件药，捣筛为散，每服四钱。以水一中盏，入生姜半分，煎至六分，去滓，不计时候，温服。

汉防己散方　治肺脏气壅，闭隔不通，致令面目浮肿，咳嗽喘急，坐卧不安。

汉防己三分，桑根白皮（锉）一两，木通（锉）一两，赤茯苓一两，泽漆半两，百合一两，甜葶苈（隔纸炒，令紫色）三分，郁李仁（汤浸，去皮，微炒）三分。上件药，捣粗罗为散，每服三钱。以水一中盏，入生姜半分，煎至六分，去滓。不计时候，温服。

海蛤散方　治肺气咳嗽，面目浮肿，小便不通，喘息促急，欲成水病。

海蛤（细研）一两，泽漆叶一两，汉防己一两，桑根白皮（锉）一两，百合一两，赤茯苓一两半，槟榔一两，木通（锉）一两，牵牛子（微炒）一两，甜葶苈（隔纸炒，令紫色）一两，郁李仁（汤浸，去皮，微炒）一两。上件药，捣粗罗为散，每服三钱。以水一盏，煎至六分，去滓。不计时候，温服。

以利为度。

汉防己散方 治咳嗽不瘥，面目浮肿。

汉防己、苦葫芦子（微炒）半两，泽泻三分，陈橘皮（汤浸，去白瓤，焙）半两，甜葶苈（隔纸炒，令紫色）一两。上件药，捣罗为末，炼蜜和丸如梧桐大。每服以粥饮下三十丸，日三服。

卷第六十四　治咳嗽失声诸方

贝母散方 治咳嗽上气，喘息失声。

贝母一两，紫菀三分，麦门冬一两半，人参三分，杏仁三分。上件药，捣筛为散，每服二钱。以水一中盏，煎至六分，去滓。温服，日三服。

五味子煎方 治咳嗽气促，胸中满闷，语声不出。

五味子一两，款冬花一两，木通（锉）一两，细辛一两，杏仁（浸泡，去皮尖、双仁，麸炒微黄）二两，人参（去芦头）三分，桂心三分，青竹茹二两，菖蒲一两，酥二两，枣膏五两，白蜜五合，生姜汁一合。上件药，捣五味子以下九味为粗散，以水五大盏，煎至二大盏，去滓。下酥、枣膏、蜜、生姜汁等，煎成膏。不计时候，服一茶匙，含咽之。

卷第六十四　治咳嗽痰唾稠黏诸方

细辛散方 治咳嗽，痰唾稠黏，心胸壅滞，饮食减少。

细辛一两，紫菀（去苗土）一两半，五味子三分，贝母（煨微黄）一两，杏仁（汤浸，去皮尖、双仁，麸炒微黄）三分，赤茯苓一两，人参（去芦头）三分，甘草（炙微赤，锉）一分，青橘皮（汤浸，去白瓤，焙）三分。上件药，捣筛为散，每服三钱。以水一中盏，入生姜半分，煎至六分，去滓。不计时候，温服。

桔梗散方 治肺气咳嗽，痰唾稠黏。

桔梗（去芦头）一两，紫菀（去苗土）一两，桑根白皮（锉）一两，木通（锉）一两，旋覆花半两，槟榔一两，款冬花三分。上件药，捣粗罗为散，每服四钱。以水一中盏，入生姜半分，煎至六分，去滓。不计时候，温服。

旋覆花散方 治咳嗽，痰唾稠黏，肩背壅闷，喘促不食。

旋覆花一两，紫菀（去苗土）一两半，桔梗（去芦头）一两，射干一两，川升麻一两，甘草（炙微赤，锉）三分，陈橘皮（汤浸，去白瓤，焙）三分，麻黄（去根节）三分，大腹皮（锉）三分，杏仁（汤浸，去皮尖、双仁，麸炒微黄）三分。上件药，捣筛为散，每服三钱。以水一中盏，入生姜半分，煎至六分，去滓。不计时候，温服。

皂荚丸方 治咳嗽上气，痰唾稠黏，坐卧不得。

皂荚（三挺长大者，去黑皮，涂酥炙，令焦黄，去子），旋覆花一两，杏仁（汤浸，去皮尖、双仁，麸炒，微黄如膏）一两。上件药，捣罗为末，炼蜜和丸如梧桐大。每于食后，煮枣粥饮下十丸。

卷第六十四　治咳嗽不得睡卧诸方

百部散方 治咳嗽，昼夜不得睡卧，胸中不利。

百部一两，细辛一两，贝母（煨微黄）一两，甘草（炙微赤，锉）一两，紫苏（去苗土）一两半，桂心一两，白术一两，麻黄（去根节）三两，杏仁（汤浸，去皮尖、双仁，麸炒微黄）三两，五味子一两。上件药，捣粗罗为散，每服三钱。以水一中盏，入生姜半分，煎至六分，去滓，不计时候，温服。

治咳嗽气喘，上焦烦壅，不得睡卧方。

赤茯苓二两，桑根白皮（锉）一两，人参（去芦头）一两，麦门冬（去心）一两，杏仁（汤浸，去皮尖、双仁，麸炒微黄）三分，甘草（炙微赤，锉）半两，酸枣仁三分，麻黄（去根节）一两，大腹皮（锉）一两。上件药，捣筛为散，每服五钱。以水一大盏，入生姜半分，煎至五分，去滓。不计时候，温服。

卷第六十四　治咳嗽唾脓血诸方

干地黄散方　治肺伤咳嗽唾脓血，腹中有气，不欲饮食，恶水，目暗，足胫酸寒。

熟干地黄一两，白茯苓三分，芍药一两，鹿角胶（捣碎炒，令黄燥）一两，桂心三分，紫菀（去苗土）三分，人参（去芦头）一两，大麻仁一两。上件药，捣筛为散，每服二钱。以水一中盏，入枣二枚，大麦一匙，煎至六分，去滓。不计时候，温服。

治咳嗽唾脓血，气短不得眠卧，宜服此方。

桂心三分，人参（去芦头）二分，阿胶（捣碎炒，令黄燥）一两，紫菀（去苗土）三分，熟干地黄一两半，桑根白皮（锉）二两。上件药，捣粗罗为散，每服四钱。以水一中盏，入生姜半分，煎至六分，去滓。入黑饧半两更煎，候饧消。不计时候，温服。

治咳嗽伤肺，唾脓血，宜服此方。

茅根二两，生地黄二两，生姜一分。上件药细锉，和匀，每服半两。以水一中盏，煎至五分，去滓。不计时候，温服。

卷第六十四　治久咳嗽唾脓血诸方

补肺白石英散　治久咳嗽，唾脓血，胸满不能饮食，卧则气短。

白石英（细研）一两，款冬花三分，桂心半两，钟乳粉一两，干姜（炮裂，锉）三分，麦门冬（去心）一两，五味子一两，赤茯苓一两，甘草（炙微赤，锉）半两，白桑根皮（锉）一两，熟干地黄一两半。上件药，捣筛为散，每服三钱。以水一中盏，入生姜

半分，枣二枚，煎至六分，去滓。不计时候，温服。

茜根散方　治久咳嗽不瘥，气喘欲绝，肺伤唾脓血。

茜根三分，百合一两，桑根白皮（锉）一两，款冬花三分，贝母（煨微黄）半两，鸡苏茎叶一两，阿胶（捣碎，炒令黄燥）一两，麦门冬（去心）一两，川升麻半两，熟干地黄二两，黄芩一两，甘草（炙微赤，锉）半两，杏仁（汤浸，去皮尖、双仁，麸炒微黄）三分。上件药，捣粗罗为散，每服四钱。以水一中盏，入竹茹一分，煎至六分，去滓。不计时候，温服。

钟乳散方　治久咳嗽，上气胸满，唾脓血。

钟乳粉一分，白矾（烧，令汁尽）一分，桂心二分，款冬花一分。上件药，捣细罗为散，作七星聚，每聚如大豆许，以小竹筒子服之。日三。用之如未效，稍增之。

阿胶煎方　治久咳嗽，唾脓血。

阿胶（捣碎炒，令黄燥）二两，薯蓣一两，白茯苓一两，天门冬（去心，焙）一两半，贝母（煨微黄）一两，酥一两，生地黄汁一升，生姜汁一合，白蜜二合，杏仁（汤浸，去皮尖、双仁，麸炒微黄，研如膏）一两。上件药，捣罗前五味为末，与后五味相和，于银器中，以慢火熬令得所，用不津器盛。不计时候，含半枣大咽津。

卷第八十三　治小儿咳嗽诸方

夫小儿咳嗽者，由风寒伤于肺也。肺主气之候皮毛，两俞在于背。小儿解脱，因寒伤于皮毛，随气入于肺，肺感微寒，则咳嗽也。故小儿恒须令背暖，夏月亦须用单背裆。若背冷得嗽，月内可治。百日外嗽者，十中一两人瘥矣。

贝母散方　治小儿咳嗽，心胸痰壅，咽喉不利，少欲乳食。

贝母（煨微黄）、桔梗（去芦头）、马兜铃、百合、款冬花、半夏（汤洗七遍，去滑）、干姜（炮裂）、汉防己、麻黄（去根节），以上各一分，甘草（炙微赤，锉）半两，杏仁（汤浸，去皮尖、双仁，麸炒微黄，另研如膏）半两。

上件药，捣粗罗为散。每服一钱，以水一小盏，入生姜少许，煎至五分，去滓，温服。日三五服。量儿大小，以意加减。

蝉壳散方　治小儿咳嗽痰壅，不欲乳食。

蝉壳（微炒）、桔梗（去芦头）、陈橘皮（汤浸去白、瓤，焙）、人参（去芦头）、甘草（炙微赤，锉），以上各一分，半夏半分（汤洗七遍，去滑）。

上件药，捣细罗为散。每服，用生姜粥饮，调下一字，日三五服。量儿大小，以意加减。

人参散方　治小儿咳嗽，心胸壅闷，喘急，不欲乳食。

人参（去芦头）三分、桔梗（去芦头）、赤茯苓、麦门冬（去心，焙）、前胡（去芦头）、子芩、款冬花、甘草（炙微赤，锉），以上各半两。

上件药，捣粗罗为散。每服一钱，以水一小盏，入竹叶七片，煎至六分，去滓。量儿大小，以意加减，温服。

天门冬散　治小儿心胸烦闷，体热咳嗽。

天门冬（去心，焙）、桑根白皮（锉）、赤茯苓、柴胡（去苗）、百合、紫菀（洗去苗土）、蓝叶、甘草（炙微赤，锉），以上各半两。

上件药，捣粗罗为散。每服一钱，以水一小盏，入生姜少许，煎至五分，去滓。量儿大小，以意加减，温服。

贝母散方　治小儿咳嗽，咽喉不利。

贝母（煨微黄）一分，麦门冬（去心，焙）半两，甘草（炙微赤，锉）半两，麻黄（去根节）一分，紫菀（洗去苗土）一分，杏仁（汤浸，去皮尖、双仁，麸炒微黄）半两。

上件药，捣粗罗为散。每服一钱，以水一小盏，煎至五分，去滓。量儿大小，以意分减，温服。

桔梗散方　治小儿卒得咳嗽，吐乳。

桔梗（去芦头）一分，紫菀（去苗土）半两，麦门冬（去心，焙）半两，甘草（炙微赤，锉）半两，人参（去芦头）一分，陈橘皮（汤浸，去白瓤，焙）一两。

上件药，捣粗罗为散。每服一钱，以水一小盏，煎至五分，去滓。量儿大小，以意分减服之。

百部散方　治小儿咳嗽头热，令乳母服。

百部、贝母（煨微黄）、紫菀（洗去苗土）、葛根（锉）各一两，石膏二两。

上件药，捣筛为散。每服三钱，以水一小盏，入竹叶二七片，煎至六分，去滓。每于食后温服。令儿饮乳甚佳。

杏仁煎方　治小儿咳嗽，心烦喘促。

杏仁（汤浸，去皮尖、双仁，麸炒微黄）一两，寒食饧一两，蜜一合，酥一合，生地黄汁一大盏，贝母（煨微黄）半两，天门冬（去心）一两。

上件药，先捣研杏仁如膏，次用地黄汁煎贝母及天门冬至五分，便研绞取汁，入杏仁膏等，同熬如稀饧。每用温水调下半钱以来。量儿大小，以意加减。

麦门冬煎方　治小儿咳嗽壮热，胸膈壅滞。

麦门冬（去心）一两，杏仁（汤浸，去皮尖、双仁）三两，生姜汁半两，酥二合，蜜二合。

上件药，先以水一大盏，煎麦门冬及杏仁至四分。入砂盆内，研绞取汁，都入银器中，次纳生姜汁等，以慢火熬成膏，收于瓷器中。每服，以清粥饮调下半茶匙。日三服，夜一服。量儿大小，以意加减。

杏仁煎方　治小儿咳嗽，声不出。

杏仁（汤浸，去皮尖，入水一大盏，研滤取汁）二两，酥一合，蜜一合。

上件药，先以杏仁汁于锅中以重汤煮，减去半。入酥蜜，又重汤煮二十沸。入贝母、紫菀末各一分，甘草末半分，更煎搅如饧，收瓷器中。每服，以清粥饮调下半钱。日三服。夜一服，嗽止为度。量儿大小，以意加减。

又方　贝母（煨微黄）半两，牛黄（细研）一钱，甘草（炙微赤，锉）一分。

上件药，捣细罗为散。每服，以温水调下半钱。日三四服，量儿大小，加减服之。

又方　麦门冬（去心，焙）、杏仁（汤浸，去皮尖，双仁，麸炒微黄）、甘草（炙微赤，锉）、贝母（煨微黄）、款冬花，以上各一分，紫菀（洗去苗土）半两。

上件药，捣细罗为散。每服，以乳汁调下半钱。日三四服。量儿大小，以意加减。

又方　杏仁（汤浸，去皮尖，双仁，以水一中盏研绞取汁）一两，紫菀（洗去苗土，为末）半两。

上以杏仁汁并紫菀末，入蜜一合，同煎如膏。每服，以清粥饮调下半茶匙。量儿大小，以意加减。

甜葶苈散方　治小儿咳嗽喘促，不得睡卧。

甜葶苈（隔纸炒，令紫色）一分，桂心半分，贝母（煨微黄）一分。

上件药，捣细罗为散。每服以清粥饮调下半钱。量儿大小，以意加减。

又方　杏仁（汤浸，去皮尖）十枚。

上以童子小便，浸一宿取出，麸炒微黄。入煎水半小盏，烂研，去滓。二三岁以下，分为三服。

紫菀散方　治小儿咳嗽。

紫菀（炙，去苗土）半两，贝母（煨微黄）半两，款冬花一分。

上件药，捣细罗为散。每服以清粥饮调下一字。日三四服。量儿大小，以意加减。

陈橘皮散方　治小儿咳嗽，胸中满闷，不欲乳食。

陈橘皮（汤浸去白、瓤，焙）一分，桔梗（去芦头）一分，贝母（煨微黄）半两，鸡苏一分，杏仁（汤浸，去皮尖，麸炒微黄）一分，人参（去芦头）一分。

上件药，捣粗罗为散。每服一钱，以水一盏，入灯心十茎，煎至五分。去滓温服，日三四服。量儿大小，以意加减。

葶苈散方　治小儿咳嗽喘促，胸背满闷，坐卧不安。

甜葶苈（隔纸炒，令紫色）半两，麻黄（去根节）一分，贝母（煨微黄）一分，甘草（炙微赤，锉）一分，杏仁（汤浸，去皮尖、双仁，麸炒微黄）一分。

上件药，捣粗罗为散。每服一钱，以水一小盏，煎至五分，去滓。分温日四五服。量儿大小，以意加减。

瓜蒌煎方　治小儿咳嗽不止，心神烦闷。

瓜蒌（熟去仁，以童子小便一升相和，研绞取汁）一颗，酥一两，甘草（生，为末）一分，蜜三两。

上件药，以银锅子中，慢火煎如稀饧。每服以清粥饮调下半钱。日四五服。量儿大小，以意加减。

甘草丸方　治儿未满百日，咳嗽上气。

甘草（炙微赤，锉）半两，桂心一分，杏仁（汤浸，去皮尖、双仁，麸炒微黄，另研如膏）一分。

上件药，捣罗为散，入杏仁研令匀，炼蜜和丸，如绿豆大。每服以乳汁研化三丸服之。日三四服。量儿大小，以意加减。

款冬花丸方　治小儿咳嗽不瘥，喉鸣喘急。

款冬花、甘草（炙微赤，锉）、紫菀（洗去苗土），以上各一分，麻黄（去根节）、贝母（煨微黄）、麦门冬（去心，焙）、赤茯苓、杏仁（汤浸，去皮尖、双仁，麸炒微黄，细研），以上各半两。

上件药，捣罗为末，入杏仁研令匀，炼蜜和丸，如绿豆大。每服以清粥饮研化五丸服之。量儿大小，以意加减。

不灰木散方 治小儿咳嗽不止。

不灰木（用牛粪烧，令通赤）、贝母（煨，令黄）、甘草（炙，微赤），以上各半两。

上件药，捣粗罗为散。每服一钱，以新汲水一小盏，点生油一两滴，令散，煎至五分，去滓。分温二服，日四服。量儿大小，以意加减。

卷第八十三　治小儿咳逆上气诸方

夫小儿咳逆者，由乳哺无度，因挟风冷，伤于肺故也。肺主于气，为五脏上盖，在于胸间。小儿啼气未定，因饮乳，与气相逆，气引乳射于肺，故咳而气逆，谓之咳逆。凡冷乳冷哺伤气搏于肺，亦令咳逆也。

紫苏子散方 治小儿咳逆上气，心胸壅闷，不欲乳食。

紫苏子（微炒）、木香、诃黎勒皮、萝卜子（微炒）、杏仁（汤浸，去皮尖、双仁，麸炒微黄）、人参（去芦头），以上各半两，甘草（炙微赤，锉）一分，青橘皮（汤浸，去白、瓤，焙）一分。

上件药，捣细罗为散。每服一钱，以水一小盏，入生姜少许，煎至五分，去滓。不计时候，温服。量儿大小，以意加减。

五味子散方 治小儿咳逆上气，睡卧不安。

五味子半两，紫菀（洗去苗土）半两，黄芩一分，甘草（炙微赤，锉）三分，麻黄

（去根节）一分，桂心一分。

上件药，捣粗罗为散。每服一钱，以水一小盏，入生姜少许，煎至五分，去滓。不计时候温服。量儿大小，以意加减。

萝卜子散方 治小儿咳逆，上气喘促。

萝卜子一分，皂荚子（煨熟，去皮）十枚，麻黄（去根节）一分，甘草（炙微赤，锉）一分。

上件药，捣粗罗为散。每服一钱，以水一小盏，入灯心二十茎，煎至五分，去滓。不计时候，分为二服。量儿大小，以意加减。

麻黄散方 治小儿咳逆，上气喘促，不得安卧。

麻黄（去根节）半两，甘草（炙微赤，锉）半两，五味子半两，桂心三分，半夏（汤洗七遍，去滑）一分。

上件药，捣粗罗为散。每服一钱，以水一小盏，入生姜少许，煎至五分，去滓。不计时候，分为二服。量儿大小，以意加减。

紫菀散方 治小儿咳逆上气，痰壅，不欲乳食。

紫菀（去苗土）半两，甘草（炙微赤，锉）三分，五味子、黄芩、麻黄（去根节）、桂心、半夏（汤洗七遍，去滑）、枳壳（麸炒微黄，去瓤），以上各一分。

上件药，捣粗罗为散。每服一钱，以水一小盏，入生姜少许，煎至三分，去滓。不计时候，分为二服。量儿大小，以意加减。

射干散方 治小儿咳逆上气，大小便滞涩。

射干一分，木通（锉）三分，麻黄（去根节）一分，桂心半分，川大黄（锉，微炒）一分

上件药，捣粗罗为散。每服一钱。以水一小盏，煎至五分。去滓。不计时候。分为二服。量儿大小，以意加减。

细辛散方 治小儿咳逆上气，心胸壅闷。

细辛半两，枳壳（麸炒微黄，去瓤）半两，甘草（炙微赤，锉）半两，麻黄（去根节）三分，杏仁（汤浸，去皮尖、双仁）二十一枚。

上件药，捣粗罗为散。每服一钱。以水一小盏，入生姜少许，煎至五分。去滓。不计时候。温服。量儿大小，以意加减。

半夏散方　治小儿咳逆上气，心胸痰壅，不欲乳食。

半夏（汤洗七遍，去滑）一分，桂心一分，紫菀（洗去苗土）半两，细辛一两，五味子半两，甘草（炙微赤，锉）半两。

上件药，捣粗罗为散。每服一钱。以水一小盏，入生姜少许，煎至五分，去滓。不计时候温服。量儿大小，以意加减。

人参散方　治小儿咳逆上气，乳食即吐。

人参（去芦头）、半夏（汤洗七遍，去滑）、紫苏子，以上各半两，桂心、紫菀（洗去苗土）、甘草（炙微赤，锉）、款冬花、陈橘皮（汤浸，去白、瓤，焙），以上各一分。

上件药，捣粗罗为散。每服一钱，以水一小盏，入生姜少许，煎至五分，去滓。不计时候温服。量儿大小，以意加减。

生干地黄散方　治小儿寒热，咳逆上气，逆满，膈中有痰，食乳即吐。

生干地黄、杏仁（汤浸，去皮尖、双仁，麸炒微黄）、麦门冬（去心，焙）、五味子、川大黄（锉，微炒），以上各半两，滑石一分。

上件药，捣粗罗为散。每服一钱，以水一中盏，入蜜半匙，头煎至五分，去滓。不计时候温服。量儿大小，以意加减。

定命一字散方　治小儿咳逆，上气喘息。

干虾蟆（炙，令焦黄）一枚，葶苈子（隔纸炒，令紫色）、五灵脂、杏仁（汤浸，去皮尖、双仁，麸炒微黄）。

上件药，各另捣，细罗为散。各炒一钱，调和令匀。每服，以清粥饮调一字服之。

款冬花丸方　治小儿咳逆上气，昼夜不得睡卧。

款冬花一分，紫菀（洗，去苗土）一分，伏龙肝一分，桂心半两，麻黄（去根节）半两，紫苏子一分。

上件药，捣罗为末，炼蜜和丸，如绿豆大。不计时候，以温水化破三丸服之。量儿大小，以意加减。

卷第八十三　治小儿咳嗽咽喉作呀呷声诸方

夫小儿嗽而呀呷作声者，由胸膈痰多，嗽动于痰，上缚于咽喉之间，痰与气相击，随嗽动息，呀呷有声，其咳嗽大体同。至于治疗，即加消痰破气之药，以此为异尔。

射干散方　治小儿咳嗽，心胸痰壅，攻咽喉作呀呷声。

射干、麻黄（去根节）、紫菀（洗去苗土）、桂心，以上各半分，半夏（汤洗七遍，去滑）半分，甘草（炙微赤，锉）一分。

上件药，捣粗罗为散。每服一钱，以水一小盏，入生姜少许，煎至五分，去滓，入蜜半茶匙，搅令匀。不计时候，量儿大小，加减温服。

陈橘皮散方　治小儿咳嗽，咽中作呀呷声。

陈橘皮（汤浸，去白、瓤，焙）、杏仁（汤浸，去皮尖、双仁，麸炒令黄）、桑根白皮（锉）、甜葶苈（隔纸炒，令紫色）、甘草（炙微赤，锉），以上各一分。

上件药，捣粗罗为散。每服一钱，以水一小盏，煎至五分，去滓。放温，量儿大小，加减服之。

萝卜子散方　治小儿咳嗽，喘急作呀呷声。

萝卜子（微炒）一分，皂荚子（煨，去

皮）十枚，灯心一束，麻黄（去根节）一分，甘草（炙微赤，锉）半分。

上件药，捣粗罗为散。每服一钱，以水一小盏，煎至五分，去滓。不计时候，量儿大小，以意分减温服。

牛黄散方　治小儿咳嗽，喘急烦热，喉中作呀呷声。

牛黄（细研）一分，蝉壳（微炒）半两，柴胡（去苗）一分，瓜蒌子一分。

上件药，捣细罗为散。每服以蜜水调下一字，日三服，二岁以上加之半钱。

蝉壳散方　治小儿心胸痰壅，咳嗽，咽喉不利，乘作呀呷声。

蝉壳（微炒）一分，桔梗（去芦头）半两，陈橘皮（汤浸，去白、瓤，焙）半两，半夏（汤洗七遍，去滑）一分，汉防己一分，甘草（炙微赤，锉）一分。

上件药，捣细罗为散。每服以生姜粥饮调下一字。一岁以上，加之半钱。

又方　半夏（汤洗七遍，去滑）一分，朱砂（细研，水飞过）半两，甜葶苈（隔纸炒，令紫色）一分，五灵脂半分，杏仁（汤浸，去皮尖、双仁，麸炒微黄）一分。

上件药，捣罗为末，用生姜自然汁，煮面糊和丸，如绿豆大。每服煎麻黄汤下三丸，日三服。量儿大小，以意加减。

又方　甜葶苈（隔纸炒，令紫色）一分，杏仁（汤浸，去皮尖、双仁，麸炒微黄）半两，麻黄（去根节）半两。

上件药，捣粗罗为散。每服一钱，以水一小盏，煎至五分。去滓放温，量儿大小，分减频服。

郁李仁丸方　治小儿肺脏热多，咳嗽喘急，喉中作呀呷声。

郁李仁（汤浸，去皮，微炒，研如膏）三分，杏仁（汤浸，去皮尖、双仁，麸炒微黄，烂研如膏）一分，川大黄（锉，微炒）一分。

上以大黄一味，捣细罗为散，同研令匀，入蜜少许，和丸如梧桐子大。每服以粥饮研破三丸服之，日三服。量儿大小，以意加减。

桃仁丸方　治小儿多咳嗽，咽中如呀呷声。

桃仁（汤浸，去皮尖、双仁，麸炒微黄）四十九枚，琥珀末一分，甜葶苈（隔纸炒，令紫色）二分。

上件药，先捣葶苈、桃仁如泥，次下琥珀末，更捣令匀，同丸如绿豆大。每服煎桑根白皮汤，化破五丸服，日三服。三岁以上，加丸数服之。

又方　上用大瓜蒌一枚，和面溲瓢作饼子。烧熟却，杵为末。每服以清粥饮调下半钱。量儿大小，以意加减。

《小儿药证直诀》

宋·钱乙著　阎孝忠整理

卷上　咳嗽

夫嗽者，肺感微寒。八九月间，肺气大旺，病嗽者，其病必实，非久病也。其症面赤痰盛身热，法当以葶苈丸下之。若久者，不可下也。十一月、十二月嗽者，乃伤风嗽也。风从背脊第三椎肺俞穴入也，当以麻黄汤汗之。有热证面赤，饮水涎热，咽喉不利者，宜兼甘桔汤治之。若五七日间，其证身热痰盛唾黏者，以褊银丸下之。有肺盛者，咳而后喘，面肿，欲饮水，有不饮水者，其身即热，以泻白散泻之。若伤风咳嗽五七日，无热证而但嗽者，亦葶苈丸下之，后用化痰药。有肺虚者，咳而哽气，时时长出气，喉中有声，此久病也，以阿胶散补之。痰盛者，先实脾后以褊银丸微下之，涎退即补肺。补肺如上法。有嗽而吐水或青绿水者，以百祥丸下之。有嗽而吐痰涎、乳食者，以白饼子下之。有嗽而咯脓血者，乃肺热，食后服甘桔汤。久嗽者，肺亡津液，阿胶散补之。咳而痰实不甚，喘而面赤，时饮水者，可褊银丸下之。治嗽大法：盛即下之，久即补之，更量虚实，以意增损。

卷上　五脏相胜轻重

肺病见春，金旺，肺胜肝，当泻肺。轻者肺病退，重者目淡青，必发惊。更有赤者，当搐。为肝怯，当目淡青色也。

卷　下

泻白散❶（又名泻肺散）　治小儿肺盛气急，喘嗽。

地骨皮（洗去土，焙）❷，桑白皮（细锉，炒黄）❸各一两，甘草（炙）一钱❹。

上锉散，入粳米一撮❺，水二小盏，煎七分❻，食前服❼。

阿胶散（又名补肺散）　治小儿肺虚气粗喘促。

阿胶（麸炒）一两五钱，鼠粘子（炒香）、甘草（炙）各二钱五分❽，马兜铃（焙）五钱，杏仁（去皮尖，炒）七个，糯米（炒）一两。

---

❶ 泻白散：此方所列证治，《类聚》卷二百五十四引本方作"咳嗽而后喘，面肿身热"。

❷ 洗去土，焙：原脱，据聚珍本及《新书》卷十六第三引本方补。

❸ 细锉，炒黄：原脱，据聚珍本及《新书》卷十六第三引本方补。

❹ 炙，一钱：聚珍本、《类聚》卷五及《新书》卷十六第三引本方作"炒半两"。

❺ 一撮：《新书》卷十六第三引本方作"百粒"。

❻ 七分：聚珍本、《新书》卷十六第三引本方作"六分"。

❼ 食前服：聚珍本、《新书》卷十六第三、《类聚》卷二百四十五引本方作"食前温服"。

❽ 二钱五分：《新书》卷十六第三引本方作"一分"。

上为末，每服一二钱，水一盏，煎至六分，食后温服。

柑橘汤　治小儿肺热，手掐眉目鼻面。

桔梗❶二两，甘草一两。

上为粗末，每服二钱，水一盏，煎至七分，去滓，食后温服。加荆芥、防风，名如圣汤。热甚，加羌活、黄芩、升麻。

银砂丸　治涎盛膈热，实痰嗽，惊风积，潮热。

水银（结砂子，三皂子大），辰砂（研）二钱，蝎尾（去毒，为末）、硼砂、粉霜（各研）、轻粉、郁李仁（去皮，焙秤，为末）、白牵牛、铁粉、好蜡茶各三钱。

上同为细末，熬梨汁为膏，丸如绿豆大，龙脑水化下，一丸至三丸。亦名梨汁饼子，及治大人风涎，并食后。

软金丹　治惊热痰盛，壅嗽膈实。

天竺黄、轻粉各二两，青黛一钱，黑牵牛（取头末）、半夏（用生姜三钱，捣成曲，同焙干，再为细末）各三分。

上同研匀，熟蜜剂为膏，薄荷水化下，半皂子大至一皂子大，量儿度多少用之，食后服。

蝉花散　治惊风，夜啼咬牙，咳嗽，及疗咽喉壅痛。

蝉花（和壳）、白僵蚕（直者，酒炒熟）、甘草（炙）各一钱，延胡索半分。

上为末，一岁一字。四五岁半钱，蝉壳汤下，食后服。

抱龙丸　治伤风瘟疫，身热昏睡，气粗风热，痰实壅嗽，惊风潮搐，及蛊毒中暑，沐浴后并可服。壮实小儿，宜时与服之。

天竺黄一两，雄黄（水飞）一钱，辰砂、

---

❶ 桔梗：此下《新书》卷十九第八引本方有"米泔水浸一两，炒熟用一两"注文。《类证》卷五、《类聚》卷二百六十六引本方有"一两，米泔浸二时，焙干用"注文。

麝香（各另研）半两，天南星（腊月酿牛胆中，阴干百日；如无，只将生者去皮脐，锉，炒干用）四两。

上为细末，煮甘草水和丸，皂子大，温水化下服之。百日小儿，每丸分作三四服，五岁一二丸，大人三五丸，亦治室女白带。伏暑，用盐少许，嚼一二丸，新水送下。腊月中雪水煮甘草和药，尤佳。一法用浆水，或新水，浸天南星三日，候透软，煮三五沸，取出，乘软切去皮，只取白软者，薄切，焙干，炒黄色，取末八两，以甘草二两半拍破，用水二碗，浸一宿，慢火煮至半碗，去滓，旋洒入天南星末，慢研之，令甘草水尽，入余药。

褊银丸 治风涎膈实上热，及乳食不消，腹胀喘促。

巴豆（去皮、油、心、膜，研细）、水银各半两，黑铅（同水银结砂子）二钱半，麝香（另研）五分，好墨（研）八钱。

上将巴豆末并墨，再研匀，和入砂子、麝香、陈米粥，和丸如绿豆大，捏扁，一岁一丸，二三岁二三丸，五岁以上五六丸，煎薄荷汤，放冷送下，不得化破。更量虚实增减，并食后。

藿香散 治脾胃虚有热，面赤呕吐，涎嗽及转过度者。

麦门冬（去心，焙）、半夏曲（炒）、石膏、甘草（炙）各半两，藿香叶一两。

上为末，每服五分至一钱，水一盏半，煎七分，食前温服。

百部丸 治肺寒壅嗽微喘。

百部（炒）、麻黄（去节）各二分，杏仁（去皮、尖，微炒，煮三五沸）四十个。

上为末，炼蜜丸，如芡实大。热水化下三二丸，无时，日三四服。此本方也，仲阳加松子仁五十粒，糖丸之，含化大妙。

人参生犀散 解小儿时气，寒壅咳嗽，痰逆喘满，心忪惊悸，脏腑或秘或泄，调胃

进食。又主一切风热，服寻常凉药即泻而减食者。

人参（切，去芦头）三钱，前胡（去芦）七钱，甘草（炙黄）二钱，桔梗、杏仁（去皮尖，曝干为末，秤）各五钱。

上将前四味为末，后入杏仁，再粗罗罗过。每服二钱，水一盏，煎至八分，去滓，食后温服。

葶苈丸 治乳食冲肺，咳嗽，面赤痰喘。

甜葶苈（隔纸炒），黑牵牛（炒），汉防己、杏仁（炒，去皮尖）各一钱。

上为末，入杏仁泥，取蒸陈枣肉，和捣为丸，如麻子大，每服五丸至七丸，生姜汤送下。

麻黄汤 治伤风发热无汗，咳嗽喘急。

麻黄（去节）三钱（水煮，去沫，滤出，晒干），肉桂二钱，甘草（炙）一钱，杏仁（去皮尖，麸炒黄，研膏）七个。

每服一钱，水煎服，以汗出为度。自汗者，不宜服。

败毒散 治伤风瘟疫风湿，头目昏暗，四肢作痛，憎寒壮热，项强睛疼，恶寒咳嗽，鼻塞声重。

柴胡（洗，去芦）、前胡、川芎、枳壳、羌活、独活、茯苓、桔梗（炒）、人参各一两，甘草半两。

上为末，每服二钱❶。生姜薄荷煎，加地骨皮、天麻。或咀，加蝉蜕、防风。治惊热，可加芍药、干葛、黄芩。无汗加麻黄。

《阎氏小儿方论》 宋·阎孝忠撰

惺惺散 治伤寒时气，风热痰壅咳嗽，

---

❶ 钱：此下制法，《类证》卷八，《类聚》卷二百六十二引本方均作"入生姜，薄荷少许，同煎至七分，去滓，放温，量大小加减与之。此古方也，钱氏加甜葶苈半两，薄荷叶半两，名羌活散"。

及气不和。

桔梗、细辛（去叶）、人参（切去顶、焙）、甘草（锉，炒）、白术、白茯苓（去皮）、栝楼根各一两。

上同为末，每服二钱，水一盏，入薄荷五叶，煎至七分，温服不拘时。如要和气，入生姜五片同煎。一法用防风一分，用川芎一分。

紫苏子散　治咳逆上气，因乳哺无度，内挟风冷，伤于肺气，或啼气未定，与乳饮之，乳与气相逆，气不得下。

紫苏子、诃子（去核，秤）、萝卜子、杏仁（去皮、尖，麸炒）、木香、人参（切去须）各三两，青橘皮、甘草（锉，炒）各一两半。

上为细末，每服一钱，水一小盏，入生姜三片，煎至五分，去滓。不计时候，温服，量儿大小加减。

《董氏小儿斑疹备急方论》

宋·董汲撰

抱龙丸　治一切风热，中暑，惊悸，疮疹欲出，多睡咳嗽，涎盛面赤，手足冷，发温壮，睡中惊，搐搦不宁，脉洪数，头痛呕吐，小便赤黄方。

天南星（锉，开里白者，生为末，腊月内，取黄牛胆汁，和为剂，却入胆内阴干，再为末）半斤，天竺黄（另研）二两，朱砂（研，水飞）二钱，雄黄（研，水飞）半两，麝香（好者）一钱（另研），牛黄（另研）一字。

上同研极细，甘草水和丸，鸡头大，阴干。二岁儿，竹叶或薄荷汤化下一丸，不拘时候。一方不用牛黄。

《圣济总录》　宋·赵佶敕撰

卷第六十五　咳嗽门·咳嗽

桑白皮汤方　治咳嗽，胸满气急。

桑根白皮（锉）、紫苏（连茎、叶）、知母（焙）、贝母（去心，炒）、款冬花、半夏（汤洗七遍，焙干）、五味子各一两，厚朴（去粗皮，生姜汁炙）、甘草（炙，锉）、人参各半两。上一十味，粗捣筛，每服三钱匕。水一盏，生姜三片，同煎至七分，去滓，温服，日三。

贝母丸方　治咳嗽，上膈烦满。

贝母（去心，炒）、白茯苓（去黑皮）、麦门冬（去心，焙）、山芋、百合各一分，甘草（炙，锉）、阿胶（炙，燥）各半两，五味子一两。上八味，捣罗为细末，用黄蜡一两二钱，熔作汁，入末拌和，丸如弹子大。每服一丸，水一盏，煎至七分，和津温服，细呷。

蛤蚧散方　治咳嗽，咽嗌不利。

蛤蚧（雌雄头目全者，不得有蛀，水洗净，焙干）一对，枇杷叶（拭去毛）三分，柴胡（去苗）半两，紫菀（净洗，焙干）三两，贝母（去心，炒）一两，人参半两，鹿角胶（炙，燥）三分。上七味，捣罗为细散。每用梨一颗，去皮细切，净器研之，生绢滤自然汁于银器内，用药末半钱匕，入梨汁中，以慢火熬三五沸取出。每食后、临卧服之，去枕仰卧一饭顷。

百部煎方　治咳嗽久不已。

生百部汁、生地黄汁、生姜汁、生百合汁（如无，以藕汁代）、蜜各一盏，枣（去皮、核）四两。上六味，同熬成煎。每服一匙。温麦门冬熟水半盏化开。空心、日午临卧各一服。

温肺丸方　治肺伏冷气，咳嗽。

干姜（炮）一两半，皂荚（去皮，炙令黄）、陈橘皮（汤浸，去白，焙）、白茯苓（去黑皮）各半两。上四味，捣罗为细末，炼蜜丸梧桐子大。每服二十丸，生姜汤下，不拘时。

沉香汤方　治气弱痰涎咳嗽。

沉香、阿胶（炙，燥）各半两，人参、桑根白皮（锉，炒）各一两。上四味粗捣筛，每服二钱匕。水一盏，入生姜三片，煎至七分，去滓。食后服。小儿减半服。

五味子汤方　治咳嗽，昼减夜加，不得眠睡，食即吐逆。

五味子、蒺藜子（炒，去角）、麻黄（去根节，炒，去沫，焙）、桑根白皮（锉）、白石脂、杏仁（去皮尖、双仁，炒）、百合各一两半，贝母（煨，去心）、款冬花、枳壳（去瓤，麸炒）、紫菀（去苗土）、柴胡（去苗）各一两，旋覆花、桂（去粗皮）各半两。上一十四味，粗捣筛，每服五钱匕。水一盏半，入生姜五片，粳米五十粒，煎取八分，去滓。温服，不拘时候。

五味子散方　治咳嗽鼻塞清涕，颤掉缓弱，少气不足，时时欲呕。

五味子、黄芪（细锉）各三分，甘草（炙，锉）一分，人参、桂（去粗皮）、羌活（去芦头）、干姜（炮）、细辛（去苗叶）、附子（炮裂，去皮、脐）、白术各半两。上一十味，捣罗为散，每服二钱匕。生姜乌梅汤调下。

肺寒汤方　治肺胃虚寒，咳嗽痰盛，呀呷有声，呕吐停饮，咽喉干痛，上气喘满，面目虚浮，自汗恶风，语声嘶破，背寒中冷，心下悸动，哕逆恶心，全不入食。

款冬花、紫菀（去土）、甘草（炙）、桂（去粗皮）、麻黄（去节）、干姜（炮）、五味子、杏仁（汤浸，去皮尖，炒）、半夏（汤煮软，焙干）各二两，细辛（去苗叶）一两。上一十味，粗捣筛，每服三钱匕。水一盏，生姜五片，大枣（擘破）三枚，同煎至七分，去滓。温服，不计时候。

卷第六十五　咳嗽门·暴嗽

感通汤方　治暴感风邪咳嗽。

甘草（炙，锉）、麻黄（去根节）、芎藭、

马兜铃、防风（去叉）各一两，黄明胶（炙，燥）三钱。上六味，粗捣筛，每服二钱匕。水一盏，煎至七分，去滓。早晚食后温服。

杏仁汤方　治大人、小儿中冷暴嗽，或上气喘逆，或恶寒鼻出清涕。

杏仁（去皮尖、双仁，麸炒，研）、紫菀（去苗土）、黄芩（去黑心）、当归（切，焙）、甘草（炙，锉）、麻黄（去根节）、桂（去粗皮）、陈橘皮（汤浸去白，焙）各半两，木香一分，大黄（锉，炒）一两半。上一十味，粗捣筛，每服三钱匕，水一盏，煎至七分。温服，小儿以意加减。

贝母汤方　治伤风暴得咳嗽。

贝母（去心）三分，款冬花、麻黄（去根节）、杏仁（汤浸，去皮尖、双仁，炒研）各一两，甘草（炙，锉）三分。上五味，粗捣筛，每服三钱匕。水一盏，生姜三片，煎至七分，去滓。温服，不拘时。

贝母煎方　治暴发咳嗽，胸膈不利，痰涎喘急。

贝母（去心）、紫菀（去苗土）、杏仁（去皮尖、双仁，麸炒研）、桑根白皮各一两，五味子、百部、甘草（炙）、白前各半两。上八味，并细锉，以水七盏，煎至四盏，去滓，入生地黄汁五合、生麦门冬汁三合、白蜜三合、酥二两，于银、石器内，以慢火煎成煎，收于不津器中。每服一匙头，不拘时含化。

卷第六十五　咳嗽门·久嗽

人参煎方　治积年咳嗽。

人参（末）一两，瓜蒌（取肉，捣研）、酥、蜜各二两。上四味调匀，盏子盛，于饭上蒸九度。每服一匙，温水化下，日三。

八仙汤方　治久患气嗽，发即奔喘，坐卧不安，喉中气欲绝。

马兜铃、桑根白皮、桔梗各二两半，麻黄（去根节，汤煮，掠去沫，焙）、白茯苓

（去黑皮）、柴胡（去芦头）、陈橘皮（汤浸，去白，焙）各三两，杏仁（汤浸，去皮尖、双仁，炒）一百枚。上八味，锉如麻豆。每服五钱匕。以水一盏半，煎取八分，去滓。温服，频服三两剂瘥。

卷第六十五　咳嗽门·冷嗽

四顺散方　治肺寒久嗽。

干姜（炮裂）、甘草（炙，锉）、陈橘皮（汤浸，去白，焙）、杏仁（汤浸，去皮尖、双仁，炒，另研）。上四味等份，除杏仁外，捣罗为末，入杏仁再研匀，每服一钱匕。以沸汤点服，空心食前，日三。

五嗽丸方　治一切冷嗽。

皂荚（去皮、子，涂酥炙）、干姜（炮裂）、桂（去粗皮）。上三味等份，捣罗为末，炼蜜丸如梧桐子，每服十丸。米饮下，不拘时。

杏仁丸方　治冷嗽，呼吸气寒，呕吐冷沫，胸中急痛。

杏仁（去皮尖、双仁，炒黄）一升，生姜（去皮，片切，曝干）一斤，陈橘皮（汤浸，去白，焙）五两。上三味，捣罗为末，炼蜜和丸如梧桐子大。每服二十丸至三十丸。温酒下，不拘时候。

卷第六十五　咳嗽门·热嗽

百部丸方　治肺气热嗽，胸膈烦闷。

百部、黄芪（锉）、杏仁（去皮尖、双仁，麸炒）各一两，天门冬（去心，焙）、栝楼根各五两，桂（去粗皮）一两一分，玄参二两半，紫菀（去苗土）、马兜铃、紫苏（并茎）各四两。上一十味，捣罗为末，炼蜜和丸如梧桐子大。每服十五丸，食后煎乌梅甘草温汤下。

百部汤方　治热嗽气满。

百部、百合、桑根白皮（锉）、柴胡（去苗）、枳壳（去瓤，麸炒）、木通（锉）各一

两，赤芍药、郁李仁（去皮，炒）各三分，甘草（炙，锉）半两，赤茯苓（去黑皮）二两。上一十味，粗捣筛，每服五钱匕。水一盏半，生姜（一枣大，拍碎），煎至七分，去滓。温服，不拘时。

天门冬丸方　治热嗽，心胸不利，或时烦喘。

天门冬（去心，焙）二两，射干、桂（去粗皮）、玄参、远志（去心）各半两，黄芪（锉）三分，杏仁（去皮尖、双仁，麸炒）、栝楼根、百部、紫菀（去苗土）、马兜铃各一两。上一十一味，捣罗为末，炼蜜和捣三二百杵，丸如梧桐子大，每服二十丸。温水下，不拘时候。

华盖汤方　治上喘咳嗽，兼治膈热。

桑根白皮（锉）、陈曲（炒）、桔梗（炒）各一分，人参、百合各三分，甘草（炙，锉）、杏仁（去皮尖、双仁，炒）各半两。上七味，粗捣筛，每服二钱匕，水一盏，煎至六分。食后温服。

甘草饮方　治暴患热嗽。

甘草（半炙，半生）半两，黑豆（半炒，半生）一百粒，生姜（半煨，半生）半两，乌梅肉（半炒，半生）一枚。上四味，以酒水各一盏。同入银石器内，煎至一盏，去滓，更入蜜一匙，重煎至一盏。食后临卧放温细呷。

葶苈丸方　解肺热，利胸膈，化痰止嗽。

甜葶苈（隔纸炒）二两，防己半两，麻黄（去根）一分，杏仁（去皮尖、双仁，麸炒）半两，黑牵牛（内将二两生杵，取末半两，余三两于铫子内炒，候匀热便杵为末，秤三分）五两。上五味，捣研极细，拌匀，以枣肉和丸，如梧桐子大。每服二十丸，煎桑根白皮生姜汤下，不拘时服。

防风汤方　治风热咳嗽。

防风（去叉）、桑根白皮、甘草各二两。上三味锉碎，米泔浸一宿，曝干，粗捣筛，

每服三钱匕。水一盏，黄蜡皂子大，同煎至七分，去滓。温服。

款肺汤方　治五心烦热，肢体倦怠，夜卧壮热，咳嗽。

贝母（去心）、桔梗（炒）、紫苏（去苗土）各一两，甘草（炙，锉）三分。上四味，粗捣筛，每服三钱匕。水一盏，煎至七分，去滓。食后温服。

地黄汤方　治咳嗽，大便不通，壅热，口内生疮。

生干地黄（焙）三分，麻黄（去根节，煎，去沫，焙）、黄芩（去黑心）、赤茯苓（去黑皮）、升麻、龙胆（去土）、大黄（锉，炒）、黄连（去须）、桑根白皮（锉，炒）各半两，甘草（炙，锉）一分。上一十味，粗捣筛，每服三钱匕。水一盏，煎至七分，去滓。温服，以利为度。

牛黄丸　调心肺、止咳嗽、解风热。

牛黄半两，人参、赤茯苓（去黑皮）各一两半，蛤蚧（酥炙）一分，诃黎勒皮三分，杏仁（汤浸，去皮尖、双仁，炒，另研）一两，甘草（生）一分。上七味，捣罗为末，炼蜜蜡同丸，如鸡头实。每服一丸，含化咽津。

卷第六十五　咳嗽门·呷嗽

射干丸方　治久患呷嗽，喉中作声，发即偃卧不得。

射干一两，半夏（汤洗十遍，炒干）一两一分，干姜（炮裂）、款冬花（去萼，焙干）、皂荚（去皮、子，炙）、陈橘皮（汤浸，去白，焙）各一两，百部（焙干）、五味子（拣净）各一两一分，细辛（去苗叶）、贝母（去心，炒，令微黄）、白茯苓（去黑皮）、郁李仁（汤浸，去皮、尖、双仁，研如脂）各一两。上一十二味，先捣前一十一味，细罗为末，与郁李仁同研令匀，炼蜜为丸，如梧桐子大。空腹饮下七丸，稍加至十五丸。

日再。

胡黄连汤方　治呀呷咳。

胡黄连、皂荚（去皮，涂酥，炙令黄）、白槟榔、郁李仁（汤浸，去皮、尖、双仁，炒干，研如粉）各一两。上四味，粗捣筛，每服三钱匕。水一盏，煎至七分，去滓。温服，日三，不拘时候。

紫菀杏仁煎方　治肺脏气积，喉中呀嗽不止，皆因肺脏虚损，致劳气相侵，或胃中冷，膈上热者。

紫菀（去苗土）一两半，杏仁（去皮尖、双仁，另细研）半升，生姜汁三合，地黄汁五合，酥二两，蜜一升，大枣肉半升，贝母（去心）三两，白茯苓（去黑皮）、五味子（炒）、人参、甘草（炙，锉）、桔梗（锉，炒）、地骨皮各一两。上一十四味，捣罗八味为末，调和诸自然汁，并酥、蜜、杏仁等。同于铜银器中，以文武火煎，频搅令匀，煎百十沸成煎后，再于甑上蒸三五遍。每服食后服一匙头，便仰卧少时，渐渐咽药，夜再服。

卷第六十五　咳嗽门·五脏诸咳

前胡汤方　治五脏诸咳。

前胡（去芦头）、五味子、生干地黄（焙）、半夏（汤洗七遍，焙）、泽泻各二两，贝母（去心，焙）、人参、山芋、白茯苓（去黑皮）、白术、杏仁（汤浸，去皮尖、双仁，麸炒）、麻黄（不去节）、甘草（炙，锉）、葛根、乌梅（取肉）各一两。上一十五味，锉如麻豆，每服三钱匕。水二盏，入生姜五片，同煎至七分，去滓。食后临卧温服。去枕仰睡。

紫菀丸方　治肺咳唾血。

紫菀（去苗土）二两，蛤蚧（大者，皂荚水浸一宿，涂酥，炙）一枚，白茯苓（去黑皮）、杏仁（去皮尖、双仁，蜜浸一宿，炒）各二两，款冬花（用蕊）、防风（去叉）、麦门冬（去心，焙）各一两，人参半两、甘草（炙，锉）、马兜铃（炒）各一两，黄芪（细锉）、赤芍药、当归（锉，焙）、贝母（生姜汁浸一宿，焙）、白药子、半夏（生姜汁浸一宿，焙）各半两，以上六味并为细末，枣（蒸熟，去皮、核）四两，大麻子（水浸，研烂，去滓取汁）半升，瓜蒌（大者，用肉，烂研，取汁）三十枚，龙脑（研）半字，以上四味并研为膏。上二十味，以前药末，入在后膏内，捣和为丸，如梧桐子大。煎麦门冬熟水下三十丸。

五灵脂汤方　治肺咳。

五灵脂一两，陈橘皮（汤浸，去白，焙）半两，甘草（炙，锉）、五味子、桑根白皮（锉，炒）、杏仁（汤浸，去皮尖、双仁，炒令黄）、人参各半两，马兜铃一两。上八味，粗捣筛，每服一钱匕。水一盏，入生姜五片，同煎至六分，去滓，食后温服。

人参桔梗散方　治心咳，咽喉肿痛。

人参一两，桔梗（炒）四两，甘草（炙，锉）一两半，白茯苓（去黑皮）、恶实（慢火炒）各二两。上五味，捣罗为细散，每服一钱匕。不拘时候，沸汤点服。

木乳散方　治肝咳，两胠下满。

木乳（酥炙）三两，贝母（去心，酥炒）二两，甘草（炙，锉）一两，杏仁（汤浸，去皮尖、双仁，麸炒）二两。上四味为细散，每服一钱匕，食后生姜橘皮汤调下。

半夏橘皮汤方　治脾咳。

半夏（汤洗十遍，切，焙）、陈橘皮（汤浸，去白，焙）、杏仁（去皮尖、双仁，麸炒，另研）各一两，麻黄（去根节）、赤茯苓（去黑皮）、柴胡（去苗）各一两一分，生姜（切，焙）、甘草（炙，锉）各半两。上八味，粗捣筛，每服三钱匕。水一盏，煎至六分，去滓。温服，不拘时。

四味散方　治肾咳。

补骨脂（炒）、牵牛子（半生，半炒）各一两，杏仁（去皮尖、双仁，炒）一两，郁李仁（去皮）半两。上四味为细散，每服一钱匕。茶清调下。

黄芪散方　治大肠咳。

黄芪（细锉）、桑根白皮（细锉，炒）、人参、白茯苓（去黑皮）各一两，甘草（炙，锉）三分。上五味为细散，每服一钱匕。不拘时候，沸汤点服。

人参散方　治膀胱咳，咳而遗尿。

人参一两，白茯苓（去黑皮）、黄芪（锉，炙）、山芋、甘草（炙，锉）、乌药各一分。上六味，捣罗为细散。每服一钱匕，沸汤点，不拘时候，温服。

槟榔丸方　治三焦咳，腹满不欲食。

槟榔（锉）、陈橘皮（汤浸，去白，焙）、枳壳（去瓤，麸炒）各一两，干姜（炮，去皮）一钱半，桑根白皮（锉，炒）半两，牵牛子（微炒）三两。上六味为细末，炼蜜和丸，梧桐子大。每服二十丸，食后、临卧，淡生姜汤下。

皂荚丸方　治三焦咳，腹满不欲食欲。

皂荚（不蛀者，去黑皮）、半夏、甜葶苈（炒）各一两，杏仁（去皮尖、双仁）半两，以上四味，用醋一升煮干，慢火炒令焦，为末。巴豆（去皮、心、膜，醋一盏，煮令紫黑色，水洗，焙干，细研）二十一枚，槟榔（为细末）半两。上二味，同前末，共六味细研。炼蜜和丸，梧桐子大。每服一丸至二丸，蜡茶下，生姜汤亦得。

半夏桔梗散方　治脾肺寒热劳咳，痰盛呕哕。

半夏（浆水煮四五沸，切，焙）三钱，桔梗（炒）、桑根白皮（锉，炒）、天南星（洗过）各一两。上四味，粗捣筛。每服二钱匕，水二盏，生姜一枣大细切，同煎至半盏。去滓，温服，食后临卧。

阿胶散方　治肺胃不调，久咳不瘥。

阿胶（炙，燥）一两，桑根白皮（锉，

炒）半两，甘草（炙，锉）半两，桔梗（锉碎，炒，微焦为度）半两，细辛（去苗、叶）一钱。上五味，捣罗为细散。每服一钱匕，沸汤点服，咳剧频进。

人参丸方 治脾胃虚，痰壅咳嗽。

人参、诃黎勒皮、木香各一分。上三味，同为细末，生蜜和作七丸。每服一丸，水二盏，煎沸，以药散为度，去滓服，不拘时候。

卷第六十六 咳嗽上气

论曰：诸气皆属于肺，肺气和平，则升降自若。若为寒邪所伤，则肺气壅涩，不得宣通，故咳嗽而上气。其证喘咳多涕唾，甚者面目浮肿，久而不已，肺气虚极，风邪停滞，令人胸背痛，以至唾脓血也。

润膈丸方 治积年咳嗽上气，涎唾稠黏，五心烦躁，不思饮食，心肺留热。

阿胶（炒，燥）、熟干地黄（焙）、白茯苓（去黑皮）、山芋、五味子各一两，麦门冬（去心，焙）、贝母（去心，炒）、百部、柏子仁（炒，另研）、丹参、茯神（去木）各半两，人参、远志（去心）、防风（去叉）各一两，杜仲（去粗皮，炙，锉）半两。上一十五味，捣罗为细末，炼蜜和丸如弹子大。每服一丸。水一盏化破，煎至六分，时时温呷。

款冬花丸方 治三十年，上气咳嗽脓血，喘息不得卧。

款冬花（去梗）、干姜（炮）、蜀椒（去目及闭口者，炒出汗）、吴茱萸（净洗，焙干，炒）、桂（去粗皮）、菖蒲（锉，米泔浸半日，炒干）各一两一分，人参、细辛（去苗叶）、芫花（醋浸，炒干）、紫菀（去苗土）、甘草（炙，锉）、桔梗（炒）、白茯苓（去黑皮）、皂荚（炙，去皮、子）各三分。上一十四味，捣罗为末，炼蜜为丸如梧桐子大，每服酒下五丸，加至十丸。日三服。

槟榔汤方 治上气腹胀胸满，咳嗽不下食。

槟榔（锉）一十四枚，蜜二合，高良姜一两，枇杷叶（刷去毛，炙）一握，生姜（切，焙）三两，酥三两。上六味，先将四味粗捣筛，以水三升，煮取一升，去滓。下酥蜜，煎三五沸，分温三服。相去如人行八九里，再服，重者不过三剂。

柴胡桑白皮汤方 治咳嗽上气，促急，心躁寒热，四肢烦疼，夜间甚者。

柴胡（去苗）、桑根白皮、天雄（炮裂，去皮脐）、羌活（去芦头）、枳壳（去瓤，麸炒）、大腹（连皮锉）各一两半，黄连（去须）、当归（切，焙）、麻黄（去根节）、桂（去粗皮）、甘草（炙，锉）各一两，白梅（拍碎）四枚，黄芩（去黑心）、旋覆花（微炒）各半两。上一十四味，锉如麻豆，每服五钱匕。水一盏半，入生姜三片，同煎至八分，去滓。温服。

四神散方 治肺气不和，上气咳嗽。

款冬花（去梗）、贝母（去心）、白薇、百部各一两半。上四味，捣罗为散。每日食后，以蜜汤调下三钱匕。

卷第六十六 咳嗽呕吐

半夏汤方 治咳嗽呕吐，心胸满闷，不下饮食。

半夏（汤洗七遍，姜汁制，焙）、前胡（去芦头）、紫菀（去苗土）各一两，人参、诃黎勒（煨，取皮）、杏仁（去皮尖，双仁，炒）各三分。上六味，粗捣筛，每服三钱匕。水一盏，生姜一枣大拍碎，煎至六分，去滓。温服，不拘时。

分气丸方 治一切涎嗽，温胃止吐逆。

藿香叶、草豆蔻（去皮）、半夏（汤洗七遍，焙）各一两，丁香、白矾（枯）各半两。上五味，捣研为细末，面糊和丸如绿豆大，每服二十丸。橘皮汤下，不拘时。

胡椒丸方 治咳嗽上气，胸满呕吐

涎沫。

胡椒、荜茇各三两，白术、桂（去粗皮）、高良姜、款冬花、紫菀（去苗土）、甘草（炙，锉）各二两，人参一两。上九味，捣罗为细末，炼蜜丸如梧桐子大，每服十五丸，米饮下，不拘时。

卷第六十六　咳嗽唾脓血

相傅丸方　治肺寒外内合邪，咳嗽，语声不出，口中如含霜雪，停饮寒痰，咽喉妨闷，状若梅核，噎塞不通，膈气痞气服之并效。

天门冬（去心，焙）、麦门冬（去心，焙）、贝母（去心，焙）、紫菀（去土）、百合、桔梗（炒）、人参、杏仁（汤浸，去皮尖，双仁，炒）、生干地黄（焙）、桂（去粗皮）、半夏（汤煮软，切，焙干）、甘草（炙）、阿胶（炒至沸）、陈橘皮（汤浸，去白）各三两。上一十四味，同捣罗为末，煮糯米粉，并黄蜡一两成粥，更入蜜再熬匀，和前药如樱桃大，每服一丸，同生姜细嚼下，嗽时服。咳嗽脓血，服之大效。

补肺汤方　治咳逆唾脓血，咽喉闭塞，胸满上气，不能饮食，卧则短气。

款冬花三两，桂（去粗皮）、钟乳粉（研）、干姜（炮裂）、白石英各三两，麦门冬（去心，焙）四两，五味子（炒）三两，桑根白皮（锉）半斤。上八味，除研者外，粗捣筛，每服五钱匕，水一盏半，入枣（擘）二枚，粳米数十粒，煎至一盏，去滓。温服，日二夜一。

瓜蒌汤方　治咳嗽咯血，喘满肺痿。

瓜蒌（取瓢，入蛤粉一匙，炒黄）一枚，马兜铃（炒）、防己、葛根（锉）、贝母（去心）、甘草、杏仁（汤浸，去皮尖，双仁，炒）、阿胶（锉，入糯米二合同炒，去米）各一两。上八味，粗捣筛，每服三钱匕，水一盏，蜜半匙，煎至七分，去滓。温服，日

三夜一。

卷第六十六　咳逆短气

人参丸方　治年深喘嗽，春秋发动，痞满短气，痰涕如胶，睡卧不宁。

人参一两，蛤蚧（净洗，酥炙）一对全者，百部（切）、紫菀（去苗土）各一两，大黄（锉，炒）半两，葶苈（隔纸炒）一分，款冬花、百合、贝母（去心）、知母（焙）、白前各半两，山芋、半夏（汤洗十遍，焙）、桑根白皮（炙黄，锉）、五味子（炒）各三分。上一十五味，捣罗为末，炼蜜和丸，如梧桐子大。每服二十丸，糯米饮下，橘皮汤亦得。

紫苏知母汤方　治咳逆痰喘气促。

紫苏（连茎、叶）、知母（焙）、贝母（去心）、款冬花、五味子（炒）、人参、桑根白皮（锉）各一两，厚朴（去粗皮，生姜汁炙）、甘草（炙，锉）各半两。上九味，粗捣筛，每服三钱匕，水一盏半，入生姜三片，煎至七分，去滓。温服，不计时候。

卷第六十六　咳嗽面目浮肿

郁李仁丸方　治喘嗽痰实，身与头面微肿，小便不利。

郁李仁（去皮尖，研）一两一分，葶苈子（隔纸炒）三两，杏仁（汤浸，去皮尖、双仁，炒，研）三分，防己二两，紫苏叶一两一分，陈橘皮（汤浸，去白，焙）、赤茯苓（去黑皮）各一两。上七味，捣研为末，炼蜜和丸如梧桐子大。每服二十丸至三十丸。食后，生姜紫苏汤下。

赤茯苓汤方　治喘嗽，消肿满，进饮食。

赤茯苓（去黑皮）、大腹子（锉）、五味子、桑根白皮（锉）、紫苏茎叶（锉）、人参、陈橘皮（汤浸，去白，焙）各一两，甘草（炙，锉）半两。上八味，粗捣筛，每服四钱匕。水一盏半，入生姜三片，枣二枚，

同煎至八分，去滓。不拘时，温服。

茯苓贝母汤方　治下经虚气，肿满喘痞，气促咳嗽。

白茯苓（去黑皮）一两，泽泻（锉）、贝母（焙）、桑根白皮（炙，锉）各三分。上四味，粗捣筛，每服三钱匕。水一盏，煎至七分，去滓。不拘时候，温服。

卷第六十六　咳嗽失声

百合汤方　治咳嗽。润益咽喉，发利声音，生津液，解烦劳。

百合、人参、甘草（炙，锉）、甜葶苈（隔纸炒过）、桑根白皮（锉）、款冬花（微炒）。上六味等份，粗捣筛，每服三钱匕。入去皮尖杏仁七枚，糯米百粒，乌梅一枚，同煎至六分，去滓。食后温服。

通声煎方　治咳嗽声不出。

五味子、款冬花、木通各三两，杏仁（去皮尖、双仁，炒）一升，人参、桂（去粗皮）、细辛（去苗叶）、青竹茹、菖蒲、酥各三两，枣肉二升，白蜜、姜汁各一升。上一十三味，先以九味，锉如麻豆，以水五升，微火煎五七沸，去滓。纳酥、蜜、姜汁、枣肉，再煎，令稀稠得所。每服一匙头，温酒一小盏化下。

卷第一百七十五　小儿咳嗽

论曰：肺之合皮也，其荣毛也，而主气，其俞在背。若风冷伤之，皆令咳嗽。小儿血气肌肤嫩弱，若襁褓解脱不时，风寒伤于皮毛，搏于肺气，则成咳嗽。其乳子未满百日，伤于背，循俞而入者，则病难治。

杏仁汤方　治小儿一切咳嗽，解寒壅。

杏仁（生，去皮尖、双仁）、知母（焙）、贝母（去心）、款冬花、淫羊藿、麻黄（去根节）、甘草（炙）、人参、赤茯苓（去黑皮）、玄参等份。

上一十味，粗捣筛，每服一钱匕，水七分，煎四分，去滓，温服。如伤寒嗽，入葱白、盐豉煎。更量儿大小加减。

紫菀散方　治小儿咳嗽。

紫菀（去土）、贝母（去心）各半两，款冬花一分。

上三味，捣罗为散，每服一字，至半钱匕，用生姜米饮调下。更量儿大小加减。

杏仁汤方　治小儿咳嗽汗出。

杏仁（去皮尖、双仁，炒）四十九枚，皂荚（去皮，酥炙）一挺，甘草（生用）、蛤粉各一两，恶实（炒）半分，紫菀（去苗土）一分。

上六味，粗捣筛，每服半钱匕，水半盏，入齑汁少许，煎三五沸，去滓温服。更量儿大小加减。

五味子汤方　治小儿暴嗽。

五味子、桂（去粗皮）、干姜（炮）等份。

上三味，粗捣筛，每服一钱匕，水七分，煎至四分，去滓。量大小加减，温服。

人参汤方　治小儿肺经感寒，语声不出。

人参、甘草（炙）、黄明胶（炙，燥）各一分，杏仁（汤浸，去皮尖、双仁，炒）、麻黄（去根节）、贝母（去心）各半两。

上六味，粗捣筛，每服一钱匕，水七分，入糯米少许，同煎至四分，不计时间，去滓。量大小加减，温服。

金黄散方　治小儿咳嗽。

郁金（入防风去叉、皂荚各半两，巴豆十四枚，用河水两碗煮水尽，不用三味，只取郁金捣为末）一两，甜硝（研）、雌黄（研）各半两。

上三味，捣研为散。每服一字匕，煎蝉蜕乌梅汤调下。

盆硝丸方　治小儿哽气，咳嗽痰热。

盆硝、马牙硝、甜硝、铅白霜、丹砂、续随子、青黛、白矾（烧汁尽）、腻粉各一钱，龙脑、麝香各一字。

上一十一味，并细研为末，粳米饭为丸。三岁以上，如鸡头实大。二岁以下，如梧桐子大。三两个月儿，如小豆大一丸。并用茶汤化下。

香枳散方 治小儿胃虚哕，咳逆，吐乳食。

藿香二十一叶，枳壳（湿纸裹焙）二片，蚌粉（如枳壳大）一块。

上三味，捣罗为散。每服半钱匕，米饮调下。更量儿大小加减。

贝母散方 治小儿咳嗽喘闷。

贝母（去心，麸炒）半两，甘草（炙）一分。

上二味，捣罗为散。如二三岁儿，每服一钱匕，水七分，煎至四分，去滓，入牛黄末少许。食后温分二服。更量儿大小加减。

三灰散方 治小儿咳嗽。

巴豆（去壳）、杏仁（去尖）、半夏等份。

上三味，用瓷盒盛，以赤石脂闭口。炭火煅，令透赤，取出放冷，细研。二岁儿每服半钱匕。淡生姜汤下。更量儿大小加减。

郁金散方 治小儿一切咳嗽。

郁金（锉）半两，防风（去叉，切）、半夏（切）各一分，巴豆（去壳）二十一粒，皂荚（锉）一挺。

上五味，以水一升，同于银石器内，煮令干。去巴豆、皂荚不用，以温汤洗余三味，焙干，捣罗为末。每服半钱匕，生姜、蜜熟水调下。更量儿大小加减。

贝母散方 治小儿感寒咳嗽，痰涎不利。

贝母（去心）、皂荚子（炒焦，色黄）各半两，葶苈子（隔纸炒）一分，甘草（炙，锉）半两。

上四味，捣罗为散。每服半钱匕，米饮调下。乳食后服。

半夏丸方 治小儿痰嗽。

半夏（圆大者，汤洗七遍，切生姜汁浸一宿，焙）七枚，定粉（研）、白矾（烧，令汁尽）各一钱。

上三味，捣罗为末，面糊丸如麻子大。浓煎白茅根汤，下三丸五丸。更量儿大小加减，食后服。

杏仁煎丸方 治小儿咳嗽。

杏仁（去皮尖、双仁，生研）四十九枚，皂荚（捶碎）半挺，瓜蒌（大者）一枚，生百部（四味捣绞取浓汁后，同入银石器内，慢火熬成膏）一两，牵牛子（捣末）一两，木香半分。

上六味，后二味捣为末，入前四味膏内，和丸如绿豆大。每服三丸、五丸，糯米饮下。更量儿大小加减。

蜂房灰散方 治小儿咳嗽。

露蜂房二两。

上一味，以快火烧为灰，研细。每服一字匕。饭饮调下。

注唇散方 治小儿涎嗽不止。

防风（肥实者三握，去叉，用半夏七枚、郁金一枚并捶碎，猪牙皂荚三条锉，用水一碗同煮，水尽为度，只取防风，切焙为末）、滑石（碎）、白僵蚕（炒），二味为末，各一钱。

上三味，同研匀。每服一字匕，用蜜调涂在儿唇上，令儿咂之。

延胡索散方 治小儿涎嗽。

延胡索半两，铅白霜（研）一分。

上二味，捣研为散和匀。每服一字匕，涂乳上，令儿咂之。

坠涎葶苈子丸方 治小儿奶食冲脾，伤风咳嗽。

葶苈子（纸上炒）一分，牵牛子（炒）、防己、杏仁（去皮尖、双仁，炒研）各一两。

上四味，捣研为末，煮枣肉丸如绿豆大。每服三丸至五丸，更量儿大小加减，生姜汤下，日再。

桃花散方 治小儿咳嗽。

蛤蚧（酥炙）一钱，蛤粉（研）二钱，芎藭一分，丹砂（研）半钱。

上四味，捣研为散。每服半钱匕，温薤汁调下，更量儿大小加减，乳食后服。

注唇膏方 治婴儿未满百日，咳嗽。

白僵蚕（蜜炙）十五枚，雄黄（研）半钱，杏仁（汤浸，去皮尖、双仁，炒研）、贝母（去心）各七枚，龙脑（研）一字。

上五味，捣研为末，生蜜和为膏。每用少许，注唇上，令儿咽之。

桔梗汤方 治小儿月内及百晬暴嗽吐乳，呕逆不得息。

桔梗（炒）、紫菀（去苗土）各三分，麦门冬（去心，焙）一两三分，甘草（炙，锉）一分。

上四味，粗捣筛，每服一钱匕，水七分，煎至四分。去滓，温服，更量儿大小加减。

润肺汤方 治小儿寒壅痰涎，咳嗽不止。

麻黄（去根节，煎，掠去沫，焙）、人参各二两，杏仁（汤浸，去皮尖、双仁，炒）、贝母（去心）各二两半，甘草（炙）一两，陈橘皮（去白，焙）一分，桔梗（炒）、阿胶（炒，令燥）各半两。

上八味，粗捣筛，每服一钱匕，水七分，煎至四分。去滓，温服，不拘时候。更量儿大小加减。

半夏丸方 治小儿寒壅不调，咳嗽痰涎。

半夏（热汤洗三七遍，去滑，焙）、葶苈子（水净淘洗，另研为膏）、杏仁（汤浸，去皮尖、双仁，麸炒，另研为膏）各半两，五灵脂（微炒）、丹砂（另研）各一两。

上五味，捣研为末，生姜汁煮面糊丸，如黍米大。每服五丸至七丸，食后淡生姜汤下。

白散子方 治小儿咳嗽。

栝楼根、知母（焙）、贝母（去心）、甘草（炙，锉）等份。

上四味，捣罗为散。每服半钱匕，煎黄蜡米饮调下。

贝母饮方 治小儿咳嗽。

贝母（去心，麸炒）、麻黄（去根节，煎，掠去沫，焙）、紫菀（去苗土）、甘草（炙）各一分，杏仁（汤浸，去皮尖、双仁，炒）三分，麦门冬（去心，焙）半两。

上六味，粗捣筛。五六岁儿，每服一钱匕，水七分，煎至四分，去滓温服。

清膈丸方 治小儿肺感风寒，呀呷咳嗽。

半夏（汤浸七遍，去滑，焙）、白矾（熬枯）、铅白霜、滑石、天竺黄各等份。

上五味，捣研为细末，面糊丸如绿豆大。每服五丸，量儿大小加减，薄荷汤下。

硝矾散方 治小儿热嗽。

马牙硝、白矾各半斤，铅丹一分。

上三味同研，入合子固济，火烧令红，复湿地一夜，加龙脑半钱匕同研。每服一字匕，甘草汤下，更量儿大小加减。

治小儿呀呷不止方 治小儿呀呷不止。

猪肠一截，郁金末、蚌粉各一两。

上三味，将二味纳肠中，系两头，火炙干，细罗为末。每服半钱匕，夜卧熟水调下，三服顿服尽，永不发。

卷第一百七十六 小儿咳逆上气

论曰：小儿咳逆上气者，肺经有寒也。肺者，气之主，处于膈上。小儿啼呼未定，因以饮乳，与气相并，停滞胸膈。引乳射肺，令咳而气逆，故谓之咳逆。或由肺挟风冷，乳哺不节。《难经》云：形寒饮冷则伤肺，此之谓也。

杏仁煎丸方 治小儿咳逆上气。

杏仁（去皮尖、双仁，研）、紫菀（去苗土）、款冬花（炒）各一两，麻黄（去根节）八两，五味子、桂（去粗皮）各半两，甘草

（炙，锉）、干姜（炮）各二两。

上八味，除麻黄、杏仁外，捣罗为末，以水一斗，先煎麻黄至六升，去滓，下杏仁，更煎至三升，乃纳诸药，及饴糖四两、蜜八两，于慢火上，搅不停手，熬令可丸，即丸如大豆大。五六岁儿，每服三丸，食后温熟水化下，日三。

吴茱萸汤方　治小儿咳逆。

吴茱萸（汤洗五遍，炒）二两，桂（去粗皮）半两，款冬花（炒）、射干、紫菀（去苗土）各一两。

上五味，粗捣筛，每用一钱匕，水一盏，生姜、大枣拍碎，煎至五分，去滓。分温三服，更量儿大小加减。

麻黄汤方　治小儿咳逆喘息，如水鸡声。

麻黄（去根节，煎，去沫，焙）、射干、紫菀（去苗土）、甘草（炙，锉）各一两，桂（去粗皮）半两，半夏五枚，生姜（汤洗十遍，炒）。

上六味，粗捣筛。五六岁儿，每服一钱匕，水一盏，枣一枚，生姜少许，煎至五分，去滓，纳蜜半钱匕，更煎一二沸。食后温服，日三，量儿大小加减。

七味半夏汤方　治小儿上气，咳逆不止。

半夏（汤洗十遍，炒）二两，紫菀（去苗土）、桂（去粗皮）、阿胶（炙令燥）、甘草（炙，锉）各一两，细辛（去苗叶）、款冬花各半两。

上七味，粗捣筛，每服一钱匕，水一盏，生姜少许，煎至五分，去滓，投蜜一匙搅化。食后服，日三，更量儿大小加减。

五味半夏汤方　治小儿咳逆上气。

半夏、生姜（汤洗十遍，炒）、紫菀（去苗土）、细辛（去苗叶）、阿胶（炙，令燥）、桂（去粗皮）各二两。

上五味，粗捣筛，每用一钱匕，水一

盏，煎至六分，去滓。分温三服，空心，午间、日、晚各一，更量儿大小加减。

紫菀散方　治小儿咳逆上气，喉中有声，不通利。

紫菀（去苗土）一两，杏仁（去皮尖、双仁，炒）、细辛（去苗叶）、款冬花各一分。

上四味，捣罗为散。二三岁儿，每服半钱匕，米饮调下，日三。更量儿大小加减。

射干汤方　治小儿上气喘息，如水鸡声。

射干、半夏（汤浸，洗七遍，焙）各一两，桂（去粗皮）一两半。

上三味，粗捣筛，五六岁儿，每服一钱匕，水一盏，生姜少许，煎至四分。去滓温服。

杏蜜煎方　治小儿咳逆上气。

杏仁（去尖皮、双仁，生研如膏）、蜜各二两。

上二味和匀，于银石锅内，慢火熬成煎，旋丸。一二岁儿，每服如绿豆大一丸，温水化下。更量儿大小加减。

桔梗饮方　治小儿上气咳嗽，不得安卧。

桔梗（锉，炒）一两，桑根白皮（锉）、贝母（去心）、白茯苓（去黑皮）、大青、五味子、吴蓝、人参各三分，甘草（炙，锉）一两半。

上九味，粗捣筛，每服一钱匕，水八分，煎至四分，去滓。食后温服，量儿大小加减。

前胡丸方　治小儿咳逆上气，喘满气促，调顺胃气，进益饮食。

前胡（去苗）、人参、半夏（汤浸，去滑七遍，切，焙）、白术各一两，丁香一分。

上五味，捣罗为细末，生姜自然汁煮面糊丸，如绿豆大。每服五丸至七丸，食后临卧生姜汤下。

紫菀汤方　治小儿咳嗽气急。

紫菀（去苗土）二两，贝母（去心，洗）、款冬花各一两。

上三味细锉，每服一钱匕，以水七分，煎取四分，去滓。温服食后。

《全生指迷方》 宋·王贶撰

百部丸 百部八两为细末，生地黄（取汁，熬成膏）五斤。上将地黄膏和百部，为丸如梧桐子大。饮下三十粒，食后服。

麻黄厚朴汤 厚朴、麻黄、杏仁、橘皮各一两，甘草、半夏各半两，上为散，每服五钱。水二盏，姜五片，同煎至一盏，去滓，温服。

柴胡芍药汤 柴胡、芍药、地骨皮、石膏。上为散，每服五钱。水二盏，小麦五十粒，同煎至一盏，去滓。食后，温服。

《鸡峰普济方》 宋·张锐撰

钟乳白石英丸 治肺虚咳嗽，背寒，食少泄泻。

钟乳粉、白石英粉、鹿角胶、五味子、山药、麦门冬、黄芪、干姜、熟地黄、人参、桂各一两，甘草半两。上为细末，炼蜜和丸如梧桐子大。每服三十丸。空心，米饮或酒下。

定嗽散 治十五种嗽，上气不顺，咽喉痒，诸药无效，服之甚良。

汉防己、茯苓、紫菀、款冬花、桔梗、桑白皮、紫苏茎叶、杏仁、贝母各一两，甜葶苈、甘草各一两半，人参半两。上锉碎，焙干为末，每服一钱。津液含化，徐徐咽之。

通气丸 治寒嗽。

天门冬二两半，蜀椒二两，乌头一两三分，干姜、人参各二两，桂一两半，蜈蚣五节。含化，食后、临卧昼夜十丸。以胸中温为度。

木香散 治寒嗽。

木香、白术、五味子、细辛、甘草各三钱，干姜、款冬花、桂各半两，附子。上为粗末，每服二钱。水一盏，枣一枚，擘破，同煎至七分，去滓。温服，食后。

款冬花散 治肺感寒邪，咳嗽不已，痰实涎盛，头昏鼻塞，呀呷喘闷，介介作声，胸膈痞满，不欲饮食。

贝母四两，知母二两，半夏、杏仁各四两，麻黄半斤，干桑叶三两，甘草四两，款冬二两，阿胶四两。上为粗末，每服三钱。水一盏，入生姜三片，同煎至七分，去滓。食后温服，临卧更服。

白前汤 白前、细辛、川芎、五味子各一两，麻黄、芍药、桂各半两。上为粗末，每服五钱。水二盏，煎至一盏，去滓。温服，食后。

天门冬汤 天门冬半两，知母、紫菀各一两，桑白皮、五味子、桔梗各半两。上为粗末，每服五钱。水二盏，煎至一盏，去滓。温服，有血者，加阿胶半两，大便涩而喘者，加葶苈半两。

广济紫菀汤 治肺虚喘乏，痰多咳嗽，胸膈逆满，食少羸瘦，及治肺痿，咯唾脓血。

紫菀、茯苓各一两，五味子、百合各三分，甘草半两。上为粗末，每服二钱。水一盏，生姜五片，煎至七分，去滓。食后温服。

地骨皮散 治肺壅痰嗽。

地骨皮、百部各二两，芍药、赤茯苓各一两。上为粗末，每服五钱，水二盏。竹叶一把，煎一盏，去滓。食后温服。

小胡椒煎 治肺胃虚寒，咳嗽食少。

胡椒五分，干姜六分，款冬花三分。上为细末，炼蜜和丸，如梧桐子大，每服三丸。食前，白汤下。

白蜜膏 治久新咳嗽上气，心胸烦热，唾脓血方。

紫苏子三两，生姜汁一合，白蜜一中盏，鹿角胶、杏仁各三两，生地黄汁一盏。

上件三味，都捣熟，入生姜、地黄、蜜和，以慢火熬成膏，于不津器中密收之。每服以温粥饮调下半匙，日三服。

金露丸 治痰多咳嗽。

人参、知母、贝母、甘草各三分，乌梅肉一分，桃仁、杏仁各半分。上为细末，炼蜜和丸如鸡头大。每服一丸，含化咽津，不以时。

紫苏子散 治小儿咳逆上气，因乳哺失度，内挟风冷，伤于肺气，或小儿啼气未定，与乳饮之，乳与气相逆，气不得下。

紫苏子、萝卜子、杏仁、木香、人参、诃子三两，青橘皮、甘草各一两半。

重核定此方内五味无分两，太医局方亦载之，内紫苏子、萝卜子、杏仁、木香、人参五味各三两。

上为细末。每服一钱，水一小盏，生姜三片，煎至五分，去滓，不以时温服，量儿大小加减。

润肺散 治小儿寒壅相交，肺气不利，咳嗽喘急，语声不出，痰涎壅塞，胸膈烦满，鼻塞清涕，咽喉干痛。

麻黄、人参各二两，杏仁、贝母各一两半，甘草一两，陈皮一分，桔梗、阿胶各半两。

上为细末。每服一钱，水八分，煎至六分，去滓，食后服。

桃红散 治小儿惊热坠涎，伤风喘嗽潮热，若斑疮未出，可服之。

天南星（用白矾半两，甘草、生姜各一两片切，河水六升同煮，水尽去姜，甘草不用，将天南星片切，焙干用）三两，甘草、紫河车各半两，白附子、白僵蚕各一分，蝉壳三钱。

上方入脑、麝少许。一岁儿一字，荆芥、薄荷汤调下，食后临卧时。

人参半夏丸 治肺胃受冷，咳嗽气急，胸膈痞闷，喉中呀呷，呕吐涎沫，乳食不下。

人参、细辛各二两，丁香、半夏、厚朴四两。

上为细末，生姜汁煮面糊和丸，如麻子大。三岁儿，每服十丸，生姜汤下，食后，量儿大小加减。

辰砂半夏丸 治小儿肺壅痰实，咳嗽喘急，胸膈痞满，心忪烦闷，痰涎不利，呀呷有声。

半夏、杏仁、葶苈（淘洗，另杵成膏）各半两，朱砂、五灵脂各一两。

上为细末，入研药匀，以生姜汁煮面糊和丸，如小麻子大。每服五丸，淡生姜汤下，食后服。

《扁鹊心书》 宋·窦材辑

石膏丸 治肺厥头痛及肾虚咳嗽，烦闷遗尿。石膏一两，硫黄一两，硝石（合硫黄同研）一两，天南星（用生姜一两，同捣）一两。为末，面糊丸梧桐子大。食前米饮下五十丸，日二次。

《幼幼新书》 宋·刘昉撰 明·陈履端校

卷十五 伤寒变动·伤寒咳嗽

细辛汤方（《婴孺》） 治二百日儿因伤寒得嗽，极时便呕。

细辛、紫菀各一分，人参、五味子、桂心、当归、附子（炮）、干姜、甘草各二分。

上水二升，煮及九合。一服一合半，频频服。

贝母汤方（《婴孺》） 治小儿伤寒，壮热加嗽。

贝母、石膏各八分，升麻、知母、黄芩、栀子仁、芍药各六分，杏仁（去皮尖）、柴胡各五分，羚羊角（屑）、射干各四分，甘草（炙）二分。

上切，以水四升，煮一升二合，为四服。如是一二岁儿量大小与之。

麻黄汤方（《婴孺》） 治小儿伤寒，嗽气喘急。

竹叶（切）八合，贝母八分，柴胡、升麻各七分，枳实（麸炒）、紫菀各三分，栀子仁、杏仁（去皮尖）各六分，甘草（炙）、麻黄（去节）各二分，大黄十分。

上切，以水四升，煮一升三合，期岁儿为四服，四岁儿为二服。

杏仁散方（《婴孺》） 治少小伤寒后，嗽不止瘥。

杏仁（炒）、升麻各六分，贝母八分，甘草（炙）四分。

上为末。白饮服五分，日再。二三岁依岁服。小儿，乳头上与之，量多少与。

张涣麦门冬汤方 治伤寒未除，咳嗽喘急。

麦门冬（去心）、款冬花、人参（去芦头）、紫菀（洗，焙干）各一两，桂心半两，甘草（炙）一分。

上件捣罗为细末，入杏仁二十粒，麸炒，去皮尖，细研拌匀。每服一钱，水一盏，入生姜三片，煎至五分，去滓，放温热，令时时服之。

张涣竹茹丹方 伤寒通肺治嗽。

竹茹、枇杷叶、人参（去芦根）、半夏（汤洗七遍）、天南星（炮）、紫菀，以上各一分。

上件捣罗为细末，生姜汁和，如黍米大。每服十粒，生姜汤下，量儿大小临时加减。

橘皮汤（《活人书》《古今录验》）

陈皮、紫菀、麻黄、杏仁、当归、桂、甘草、黄芩各半两。

上锉如麻豆大。每服抄五钱匕，用水一盏半，煎至一盏，去滓服。

麦门冬汤（《三十六种》） 治伤寒咳嗽。

麦门冬（去心）、知母各一两，甘草（炙）、麻黄（去根、节）各一分，皂角（砂糖或酥炙）半两。

上为粗散。每服半钱，水五分盏，煎至三分，去滓，不计时候服。

雄黄丸（《四十八候》） 治伤寒咳嗽。

雄黄半分，大黄一分，半夏（生）十粒，猪牙皂角（炙，去尖）一钱，铜青（炒）一钱。

上末，滴水丸如粟米大，或糊丸亦得，每服十丸，精肉汤下，大治嗽。

（《吉氏家传》） 治伤寒嗽。

白矾、甘草、知母、半夏（姜浸）各一分，蚌粉半两，人参一钱。

上为末，每服二钱，生姜汁一钱，蜜一钱，同煎澄清服。临时相度用水。

红绵散（《吉氏家传》） 治伤寒咳嗽。

全蝎一个，麻黄（去节）半两，补骨脂（炒）一分。

上细末，每服半钱，或一字，用水一小盏，煎至半盏，将纸裹在红绵内煎，温服。

正神散（《吉氏家传》） 治小儿伏热伤寒，咳嗽喷嚏，鼻塞躁烦，呕逆不食。

麻黄（去根节）半两，人参、甘草（炙）、白茯苓、羌活、大黄（蒸），以上各一分，朱砂、天麻、石膏，以上各半钱。

上为末，每服一钱半，水半盏，入葱白半寸，豆豉三粒，同煎数沸，并进三服，汗出效。

梨浆饼子（《吉氏家传》） 治小儿伤寒候，胸膈溢滞，痰饮，咳嗽涎多及急惊风。

铁彻粉、朱砂各一钱，硼砂、轻粉、粉霜、蜡茶（末）、龙脑、荆芥（末）、水银（砂）、铅白霜各半分，麝香少许。

上为末，炼蜜为膏，如钱眼大一饼一服，薄荷汤，鹅梨汁下，梨枝汁亦可。下涎是效。

卷十五　伤寒变动·咳嗽

小儿百日内嗽逆不止方（《仙人水鉴》）。

咳嗽不止使神攻，栀子干姜力不同，乳

煎一合分三分，必定获安五脏通。

上此是五脏气不和，小孩子不宜大药。

《胜金方》治小儿咳嗽。

上以蜂房二两，净洗蜂粪及泥土，以快火烧为灰。每服一字，饭饮下。

金杏煎丸（《灵苑》） 治小儿咳嗽。

杏仁（去皮尖，生研）四十九个，瓜蒌（大者）一枚，不蛀皂角（捶碎）一锭，生百部（三味各用水挼，捣碎，绞取浓汁）一两。

以上入银石器内，慢火熬成膏。入后药：牵牛子（捣为末）一两，木香半两，为细末。

上入煎药膏内，杵为丸如绿豆大。每服五丸至七丸，用糯米饮下。量儿大小，加减丸数。

雌黄丸方（茅先生） 小儿咳嗽。

雌黄（细研），鸡内金，延胡索，半夏（生用）。

上件各等份，为末，用枣肉为丸如"〇"字大。每服七丸、十丸，用灯心汤吞下。

金杏丸方（茅先生） 小儿咳嗽。

杏仁（去皮尖），汉防己，甜葶苈，马兜铃（去皮）。

上等份为末，用蜜和丸如"〇"字大。每服十丸，用麦门冬汤吞下。

奶豆膏（茅先生） 小儿咳嗽。

瓜蒌瓢、蜜各半盏，人参、铅白霜各半两，陈槐花一分，瓜蒌子一百二十粒。

上将瓜蒌瓢及蜜炼成膏，入诸药末，同为膏。每服一大黄豆大，用杏仁煎汤调服之。

贝母煎方（《婴孺》） 治小儿嗽，体羸弱不堪治者。

贝母、杏仁（研泥）各六分，升麻、甘草（炙）、黄芩各三分，紫菀三分半，款冬花二分，蛴螬（去羽）五个。

上为末，以蜜二斤和末，入铜器中沸煎，汤纳煎之，不住手搅如饴，煎成拍合收，以比抄枣核大。一岁嗽七粒，日四五服，百日儿四五枚，量儿与之。

治小儿嗽方（《婴孺》）

紫菀、射干各五分，贝母、升麻各十分，杏仁（研成膏，另入）、柴胡、茯苓、芍药、黄芩各八分，甘草（炙）四分，枳壳（炒）六分，竹叶（切）一升，蜜十合。

上以水三升，煮及一升八合，去滓；下杏膏、蜜，慢火煎取一升六合，一岁儿服一合。

生姜煎（《婴孺》） 治少小儿嗽。

生姜七两，干姜、桂心、杏仁各二两，甘草、紫菀各三两，款冬花三合，蜜一升。

上微火，煎如饴，含枣核大一枚，咽汁，日进四五服；如百日儿，含半枣许。

金花散方（汉东王先生《家宝》） 治小儿咳嗽。

郁金、防风、半夏各一分，巴豆二十一粒，皂角一茎。

上以水一升于银器内煮，令干，去巴豆、皂角不用，以温汤泽洗，余三味焙干为末。每服婴孺一字，二三岁半钱或一钱，薄荷蜜熟水调下。

藿香散方（汉东王先生《家宝》） 治不因伤风得嗽，名曰胃气嗽。

藿香二十一叶，枳壳（用湿纸裹，煨令熟）二片，蚌粉（如枳壳大）一块。

上为末。每服婴孩一字，二三岁半钱，蜜饭饮调下，不过二三服安。

张涣马兜铃丹方 治小儿肺壅咳嗽，大便不利。

马兜铃、紫苏子、人参（去芦头）各一两，款冬花、木香（并为细末，次用）各半两，杏仁（汤浸，去皮尖，细研）一分。

上件同拌匀，炼蜜和如黍米大。每服十粒，煎生姜汤下。量儿大小加减。

张涣顺肺汤方 治小儿心肺不利，咳嗽。

半夏（汤浸七次，焙干）、紫苏叶各一

两，陈橘皮（汤浸，去白）、款冬花、桂心、木香、五味子各半两。

上件捣，罗为细末。每服一钱，水八分一盏，入生姜、人参各少许，煎至四分，去滓，放温服。

张涣养肺汤方 治小儿嗽，温养肺胃。

紫菀（洗去土，焙干）、半夏（汤洗七次）、款冬花、真阿胶各一两，人参（去芦头）、桂心各半两。

上件捣，罗为细末。每服一钱，水一小盏，入生姜二片，糯米五粒，煎至五分，去滓，放温，时时服。

张涣遗方雄黄膏 治月里儿咳嗽，并三岁以下皆可服。

雄黄（细研）一钱，杏仁（去皮尖）七粒，半夏（童子小便浸一宿，切作片子，焙干，末）七个。

上一处研匀，用生姜自然汁半两，蜜半两，一处入药末于罐子内，重汤内熬，用柳枝子搅成膏。每服一皂子大，涂奶头，与儿吮，或糯米饮调下。

补肺散（《聚宝方》） 治大人、小儿咳嗽，不以深浅皆效。

款冬花、钟乳石（研五日，水飞，秤）、甘草、桂心（取有末者）、白僵蚕（直者）、铅白霜（研）各半两，白矾（飞）三钱，马勃半钱，木香。

上九味为末。每服半钱，手心摊得令薄，用荻筒子中心令净吸尽；以蜜半匙，细细吃送下。如患年深，以蜜作面糊下药；鮹鮚，烧萝卜下，小儿蜜水调下一字吃。忌酒、腻物。

涂唇膏（《惠眼观证》人参膏） 治小儿嗽。

人参、马兜铃各一钱，款冬花半钱。

上为末，炼蜜为膏。每服少许，涂儿唇上，同乳服之。

注唇膏（《刘氏家传》） 小儿咳嗽。

雌黄（炙）一钱，白僵蚕直者（去丝络，焙）三个。

上研细，炼蜜调得所，抹唇上或乳头上。

注唇膏（《孔氏家传》） 治乳儿咳嗽。

甜葶苈（捣烂，即于纸上炒熟）一分，乳香（为末）一钱，白僵蚕直者（研细）十四枚，天南星一个。

上四味，先将乳香末入葶苈末内，和为剂，再研为末。次入诸药滚研，湿纸裹之，慢火炮以纸焦为度，取出，去黑者不用，只用黄者。末一钱，入麝香少许，每用一字，置于乳上。乳儿、乳母忌冷物。如要为膏，即炼蜜为之，注儿唇上，自然并乳咽下。

治小儿嗽方（《王氏手集》）

百部、黄蜡、杏仁各一两。

上件同捣，分七服，猪胰子内炙熟，米饮嚼下。

治小儿咳嗽，声连不止方（《王氏手集》）

雄黄、蝉壳。

上等份，为末，以蜜成膏，于净瓷器内盛之。如孩子绝小，即注于唇上令自咽。如稍大，即以一豆大温水化下。

阿胶散方（《王氏手集》） 治小儿咳嗽。

阿胶（炒）、甘草（炙）各四钱，半夏（七次汤浸洗）、糯米各一两。

上为末。每服一钱，水一盏，姜一片煎服。

天门冬煎（《王氏手集》） 治小儿咳嗽。

天门冬、紫菀、百部、款冬花各半两，官桂、甘草（炮）各一钱。

上为细末，炼蜜为丸，一两作八十丸。每服一丸，白汤化下。

苏香散（《王氏手集》） 治小儿嗽。

紫苏、半夏（汤洗）、知母、贝母、人参、款冬花、五味子、桑白皮各半两，厚朴（炙，炒）、甘草（炙）各二钱。

上为细末。米饮调一钱，不拘时候。

紫菀散（《王氏手集》） 治小儿嗽。

紫菀、官桂、甘草（炙）各一两，款冬花半两。

上为细末。生姜，米饮食前调，一服一钱。

治小儿未晬咳嗽方（《赵氏家传》）

白僵蚕（直者）。

上为末，涂少许在奶头上，令儿吃，立效。

紫金膏方（《吉氏家传》） 治生下一百二十日内咳嗽。

僵蚕（洗，炒）七个，硼砂半钱，铁粉一分。

上末，用蜜为膏。每服如绿豆大，麦门冬水化下。

参苈散（《吉氏家传》） 治小儿咳嗽。

人参、甜葶苈、栝楼根。

上等份为末。每服一钱，蜜水调，香熟水下。

参苈丸（《吉氏家传》） 治小儿咳嗽。

人参、葶苈（炒）、半夏（汤浸七次）、汉防己、白矾（火煅）、赤茯苓各一钱。

上细末，蜜为丸，每服五七丸，乌梅汤下。疳嗽，甘草汤下。

防己散（《吉氏家传》） 治小儿咳嗽。

汉防己一钱，半夏小者（汤浸七次）十七粒，白矾（煅）、葶苈（炒）各半钱，黄瓜蒌子（炒）三十一粒。

上末。每服半钱，煎杏仁汤下。

洗心散（《吉氏家传》） 治小儿咳嗽。

砂糖、悬剑（用酥炙，是皂角也）、枣子、知母各一两。

上末。每服一钱，水一盏，煎至七分，温服。一日五服，五日效。儿小量度。

《吉氏家传》治小儿咳嗽。

麻黄半两，皂角（醋炙）一寸。

上件为末。每服一钱，米饮下。

贝母散（《吉氏家传》） 治小儿嗽。

贝母（每个去心，以面裹煨，令熟）半两。

上为末。每服一钱，百沸汤点，不拘时候。

《朱氏家传》治小儿奶嗽。

雄黄一钱，硼砂一分，白矾（火飞过，共为末）少许。

上大人掌心调，点吃一钱，小儿以奶汁调下一字。

注唇膏（长沙医者郑愈传） 治小儿诸般咳嗽。

郁金（大者，锉细，生姜汁浸一宿）三个，白僵蚕（直者）七个，铅白霜（研）半钱，脑子一字。

上件为细末，炼蜜为膏，用绿豆大注孩儿唇上。二三岁桐子大，十岁以上皂角大，薄荷生姜汤化下。

蜜瓜膏（长沙医者丘松年传） 治小儿嗽。

瓜蒌皮（用蜜涂，慢火上炙焦赤色）不拘多少。

上为末。每服一钱，蜜调成膏，时时抹儿口内。

黄芩散 黄芩不拘多少，用童子小便浸三日取出，锉碎，焙干。

上为细末。每服一字或半钱，白汤少许调下，乳食后服。

卷十五 伤寒变动·咳逆

麦门冬汤方（《婴孺》） 治小儿寒热咳逆，膈中有寒，实辟乳欲吐，不得饮食。

麦门冬（去心）半升，干地黄四两，五味子、蜜各半斤，甘草、硝石各一两。

上件药，以水三升，煮一升，去滓，纳硝石，先煮三合。三服当吐胸中宿乳。大儿五合。（一方无甘草，有大黄二两，细辛一两。）

鼠头汤方（《婴孺》） 治小儿咳逆，气居喉中呼吸。

正月牡鼠头（月尽日取）一个，饴糖三两，地黄一两，吴茱萸、豉各二十个。

上件药，以水三升，煮一升半，去滓，纳饴。一服一合，不过三服瘥。

吴茱萸汤方（《婴孺》） 治小儿咳逆，连年不止。

吴茱萸半升，款冬花、桂心、生姜各一两，射干、紫菀各二两。

上件药，以水六升，煮一升半。先哺乳，服三合。

治小儿咳逆上气，喉中有声，气不通利方（《婴孺》）

杏仁（炒，去皮）、细辛、款冬花各一分，紫菀四分。

上件药为末，米泔浓者煮服一刀圭，日三，不知加之。

豉汤方（《婴孺》） 治小儿咳逆上气。

豉（炒）四分，细辛、紫菀、干姜、桂心、吴茱萸各二分，杏仁（炒）三分，甘草（炙）一分。

上件药为末。米汁服一刀圭，日三；蜜丸小豆大三丸，日三服亦可。

治少小咳逆上气方（《婴孺》）

豉（炒）、半夏（洗）各三分，甘草（炙）五分。

上件药为末。乳汁服一小豆许，三枚，日三服。

射干汤方（《婴孺》） 治小儿上气咳逆。

射干（炙）一两，麻黄（去节）二两，大黄一分，杏仁（去皮）三十个。

上件药，以水二升，煮八合。咳不止，加射干二两；多涎沫，加大黄二两。

八味紫菀汤方（《婴孺》） 治小儿逆气，喘伤肺经。

紫菀、细辛、甘草（炙）各二两，款冬花三两，桂心、牡蛎各一两，豉一合，竹叶（切）一把。

上件药，以水七升，煮二升。五岁服五合，不知加之。常治久嗽大良。

白狗肺汤方（《婴孺》） 治小儿咳逆善呕，面肿涕出，胸中满，肺胀，短气肩息。

白狗肺（切）一具，紫菀五分，清酒一斗，人参、乌韭、款冬花、细辛、桂心、白术各一两，生姜三两，饴糖半片，豉一升，甘草（炙）一尺，麻黄（去节）二分，吴茱萸半斤。

上用前清酒一斗，同药微火煮至七升。一服一合，日三夜一。（又一方无桂、豉，有杏仁七个。）

杏仁煎（《婴孺》） 治小儿咳逆上气。

杏仁（去皮尖）二合，麻黄（去节）八两，甘草（炙）三两，款冬花一合半，桂心二分，干姜二两，紫菀一两，五味子一合。

上为末，以水一升，煮麻黄取六合，去滓，熟研杏仁，以药汁浇淋，取复研如前，浇淋令药气尽，去滓。更煎至三升，纳药末，饴糖四两、蜜八两和匀，用火煎，令可丸。五岁儿先食服小豆大三丸，不知，稍加之。

鸡头丸方（《婴孺》） 治小儿咳逆，喉中鸣。

东门上鸡头（炙）一个。

上杵末，以乳服一刀圭，日三。不知，稍加之。

射干汤方（《婴孺》） 治小儿咳逆，喘息如水鸡声。

射干、紫菀各二两，麻黄（去节）、甘草各一两，半夏（洗）五个，桂心五寸，蜜五合，枣二十个。

上件药，以水七升，煮及一升半，去滓，下蜜。一服三合，日三。

钱乙附方紫苏子散 治小儿咳逆上气，因乳哺无度，内挟风冷，伤于肺气。或小儿啼气未定，与乳饮之，乳与气相逆，气不得下。

紫苏子、诃子（去核，杵）、萝卜子、杏仁（去皮尖，麸炒）、木香、人参（切去顶）各三两，青橘皮、甘草（锉，炒）各一两半。

上为细末。每服一钱，以水一小盏，入生姜三片，煎至五分，去滓，不计时候温服。量儿大小加减。

卷十五　伤寒变动·惊膈嗽

茅先生：小儿有惊膈嗽，因惊风候，好便此嗽，故号惊膈嗽。下金杏丸夹匀气散与服，安乐。方并见本门。小儿月日内有嗽候，不治必死。气未盛而月内嗽，所以不治。嗽如调理得变，久嗽不止，心陷胸高，渴水不进食，死候。

金杏丸（茅先生）

杏仁（去皮尖）、甜葶苈、汉防己、马兜铃（去皮）。

上等份为用，蜜为丸如此○大。每服十丸，用麦门冬熟水吞下。茅先生亦于前咳嗽门中已有此方。为各有牵引不可除，故兼存之。

匀气散（茅先生）

桔梗（去芦头，洗净，干秤）五两，缩砂仁、茴香（洗）、陈橘皮（去瓤）各一两，甘草（炙）二两，白姜一分。

上为末。每服半钱，一钱，用霜木瓜煎汤调下。如无，即用紫苏、盐煎汤下。

卷十五　伤寒变动·伤风嗽

茅先生：有一种百日内伤风嗽，是百日内发也。即下奶豆膏，方见咳嗽门中，相夹朱砂膏与服，方见惊积门中，即愈。

菖蒲煎方（张涣）　治小儿肺中风邪，喘鸣肩息。

石菖蒲（九节者）一寸，款冬花、紫菀（去土洗，焙干）、人参（去芦头）、桂心各一两。

上件捣，罗为细末。炼蜜同石臼中捣一二百下，和皂皂大。每服一粒，煎糯米饮化下。

贝母汤方（张涣）　治肺中风，咳嗽喘满。

贝母（炒黄色）、半夏、白矾（汤洗七遍，焙干）各一两，干姜（炮）、麻黄（去根、节）、甘草（炙）、款冬花各半两。

上件捣，罗为细末，每服一钱，水一小盏，入生姜三片，杏仁二枚去皮尖，同煎至五分，去滓。放温服。

杏仁散（《惠眼观证》）　治小儿咳嗽，凡伤寒，涎壅发嗽。

杏仁、巴豆、半夏、皂荚、铜青。

上等份，药入甘锅子内，以盐泥固济，火煅之，勿令走去药气，候冷取出为末。服半钱或一字，生姜，蜜熟水调下。

金粉散（《惠眼观证》）　治伤风咳嗽或回嗽后多吐，宜服。

麻黄（不去节）、贝母、糯米、郁金（皂角水煮）、杏仁（去皮尖，另研）、甘草（炙）、天南星（姜汁浸一宿，作饼子炙）、人参、地胆、知母，以上各等份。

上为末，却入杏仁膏同研匀。每服一钱，水半盏，蜂糖二分盏，薄荷二叶，同煎五七沸服。

《刘氏家传》：小儿肺中风形候，咳嗽气急，咽喉有涎。

麻黄（去根、节）三钱，诃子（用肉）二钱，甘草（炙）一钱（打碎）。

上件药以水三碗，煎至半碗，去滓温服。一岁小盏内三分，二岁五分，三岁七分，五岁一盏，不拘时候。

《刘氏家传》：小儿伤风嗽及一切嗽。

五灵脂半钱，半夏（炮裂）五个，甘草（炙）半两。

上件药为末。每服半钱，熟调下。

菖蒲散（《王氏手集》）　治肺中风嗽。

菖蒲、官桂、甘草（炙）各等份。

上为粗末。每服一钱，水六分，煎至三分，温服。量儿小大增减。

卷十五　伤寒变动·痰嗽

麻黄丸方（《婴孺》）　治小儿胸中痰实嗽，并治伤寒逐水。

麻黄、茯苓各三分，紫菀四分，五味子、杏仁（去皮尖）、细辛、桂心、干姜各二分。

上为末，蜜丸小豆大。三四岁，二三丸。不知稍增之。

鸡骨散方（《婴孺》）　治小儿咳涎。

鸡骨（炙）、紫菀各二分。

上为末，先食服二刀圭，不知加之。

蜜煎方（《婴孺》）　治小儿胸中有痰结熏肺，令儿呕咳。

细辛、甘草、桂心、干姜、射干、款冬花、紫菀各一两。

上以蜜煎之，用蜜三升，微火煎及二升，服一合。

五味汤方（《婴孺》）　治小儿胸中嗽满，涎出撩膈。

五味子四分，甘草（炙）、细辛、常山各一分，麻黄（去节）二分。

上件药，以水三升，煮取一升二合，为三服。服已大验。

三黄丸方（汉东王先生《家宝》）　治婴孩、小儿咳嗽有痰，并解诸般药毒及上焦壅，身上生疮，消疳气。

雄黄（研细）、郁金（焙）各一钱，巴豆（去壳，不出油）三粒。

上为末，捣烂，饭丸如粟米大。每服婴孩三丸，半岁五丸，一岁七丸，饭饮吞下，薄荷汤亦可。

苏香汤方（张涣）　平小儿心肺，消痰壅，咳嗽。

紫苏叶、木香、人参（去芦头）各一两，甘草（炙）、五味子、陈橘皮各半两。

上件捣，罗为细末。每服半钱，入生姜自然汁少许，同荆芥汤调下。

人参半夏丹方（张涣）　消小儿痰饮，止嗽。

人参（去芦头）、半夏（汤浸七遍，焙干）、川面姜、白术、天南星（并微炮）各一两。

上件捣，罗为细末。取生姜汁打面糊和丸如黍米大。每服十粒，煎生姜汤下。月内百晬婴儿如针头大，沾在乳母奶头上，令儿吮之。

乳香半夏丹方（张涣）　治小儿壮热，喘嗽痰实。

乳香（研）、半夏、白矾（水浸一宿，焙干）、木香各一两。

以上捣，罗为细末。次用：

朱砂（细研，水飞）一两，麝香（研）一钱，金箔（研）二十片。

上件都拌匀，用生姜自然汁和如黍米大。每服十粒，生姜汤下。量儿大小加减。

紫金丸（《婴童宝鉴》）　治小儿咳嗽，坠痰。

上以叶子雌黄，不限多少细研，入锅子内微火中烧令成汁，候冷研细。饭为丸如萝卜子大，熟水下两丸。

利膈丸（《保生信效方》）　治大人、小儿风盛痰实，喘满咳嗽，风气上攻。

黑牵牛（半生半熟）四两，青橘皮（去白）、槐角子各半两，皂角（不蛀，肥者，去皮子，酥涂炙）二两，齐州半夏（汤浸洗七次，切，焙，秤）一两。

上为细末，生姜自然汁打面糊丸如桐子大。每服十五丸。要疏风痰，加至三四十丸。小儿风涎痰热，可做小丸，量多少与之。

玉鹿散（《保生信效方》）　治大人、小儿痰壅咳嗽，气促喘满，咽膈不利及大治劳嗽。

天南星（去皮）、半夏（各用汤浸，洗

七遍，切，焙）、桔梗、桑白皮（自采土下者）各等份。

上为粗末。每服三大钱，水一盏半，生姜如钱六七片，煎至八分，去滓温服，不计时候。小儿痰盛咳嗽等亦宜与之。政和癸巳岁，官守豫章以此方官舍施人，无不得效。

蝉壳散（《万全方》）治小儿咳嗽痰壅，不欲乳食。

蝉壳（微炒）、桔梗、陈橘皮（去瓤）、人参、甘草（炙）以上各一分，半夏（汤洗七次，去滑）半分。

上件药捣，罗为散。每服一字，生姜粥饮调下。

半夏丸（《聚宝方》）治小儿痰疾嗽方。

半夏（圆大者，汤洗七遍，切，生姜汁浸一宿）七个，淀粉、北矾灰各一大钱。

上三味为末，面糊丸如绿豆大。浓煎白茅根汤下五丸至七丸，食后服。

汉防己膏（《刘氏家传》）治小儿咳嗽喘促，利膈化痰。

汉防己、人参、半夏（洗去滑）、甜葶苈（隔纸炒）、白矾（枯）。

上件各等份，为末，炼蜜为膏。每服一皂子大，薄荷姜汤化下。

《张氏家传》治小儿痰壅咳嗽。

木通、青橘皮、天南星、皂角（烧为灰）各一两，杏仁（浸，去皮尖）、巴豆（灯上烧）、轻粉二十合，麝香半铢，雄黄六铢。

上同研为散子。食后茅香，灯心汤下两字许。

惺惺散（《孔氏家传》）解小儿风壅痰热，化涎嗽，止烦渴。

桔梗、人参、甘草（炙）、栝楼根、白术各一两，白茯苓、防风各半两，细辛一分。

上为细末。每服一钱，水一银盏，入荆芥少许，同煎至五分，去滓温服。

白术半夏丸（《王氏手集》）化痰，治小儿嗽，和胃止逆，宽利胸膈，思乳食。

半夏（汤浸，洗去滑）半两，白术、人参、甘草（炙）、干姜各二钱半。

上为细末，生姜汁打面糊为丸，绿豆大。每服十丸，乳食后稍空，煎生姜汤下。

坠痰丸（《王氏手集》）治小儿痰实咳嗽，壮热生惊，呀呷喘满，头痛心忪，胸膈不利，心嘈恶心。

半夏（生姜制）一两，天南星（米泔浸，切作片子，炙）、杜薄荷、白茯苓、白矾灰、人参各半两。

上件为细末，生姜汁打面糊为丸。每服五，七丸至十丸，生姜薄荷汤下。

华盖散（长沙医者丁时发传）治小儿痰壅咳嗽。

桑白皮（炙）一两，甘草（炙）、黄芪（炙）各三钱，桔梗（洗）三分。

上为细末，每服半钱，汤点服。

（长沙医者丁时发传）小儿化涎去风，止咳嗽方。

半夏（汤洗七次）三分，天南星（炮）半两，甘草（炙）三钱，皂角子（炒焦）二十一粒。

上为末。每服一钱，水六分，入生姜二片，同煎三分，去滓温后服。

牵牛丸（长沙医者丁时发传）治小儿痰鸣，咳嗽气粗，不食涎潮，定喘。

牵牛（取末）半两，螺青、白矾（火飞）各一分，硼砂一钱，巴豆（灯上烧）、杏仁各七粒。

上件为末，水煮糊为丸，绿豆大。每服七粒，淡姜汤下。

半夏丸（长沙医者丁时发传）治丈夫、妇人、小儿痰鸣涎响，咳逆喘嗽。

半夏半两。

上用大萝卜一个，开一小窍子；取成罐子，入半夏在内，用好醋煮透赤色，取出细研萝卜、半夏如泥；又另研入朱砂、雄黄各一钱，同为丸绿豆大。每服量儿小大，五七丸至十丸，生姜汤下。

（长沙医者郑愈传）治小儿涎盛，咳嗽，上膈壅热。

铅白霜、百药煎各半两。

上件为末，炼蜜和丸，如桐子大。每服一丸，用薄荷汤化下，不计时候。

卷十五　伤寒变动·寒嗽

紫菀丸方（《婴孺》）治小儿肺冷嗽，呼吸多要得于寒者。

紫菀三分，矾石（烧）、桂心各二分。

上为末，鸡子黄和丸小豆大。乳送三丸，大人七丸，日三。常用良。

五味汤方（《婴孺》）治小儿风冷入肺。嗽，日夜不息，昼或小瘥，至夜即甚，食饮不下。

五味子、甘草（炙）、当归、人参、麻黄（去节）、紫菀、桂心、款冬花各三分，细辛、地黄各一分，枣（擘）二十枚。

上水三升，先煮麻黄，去沫，下药煮一升。一服二合，小儿一合。

木香半夏丹（张涣）治小儿胃寒，咳嗽。

木香、半夏（汤浸七次，焙干）、肉豆蔻各一两，藿香叶、丁香、白术（炮）各半两。

上件捣，罗为细末，取生姜自然汁和，如黍米大。每服十粒，煎人参汤下。量儿大小以意加减。

皂荚丸（《惠眼观证》）治小儿冷嗽。

皂荚（不蛀者，炙）、肉桂（去皮）、白姜（炮）。

上等份为末，炼蜜为丸如此"○"大。每服五丸，大小加减，熟水吞下。

紫苏杏仁散（《王氏手集》）治小儿感寒，肺气壅滞，壮热咳嗽，鼻塞清涕，语声不出，胸膈膨胀，痰实呕逆，咽嗌疼痛，烦渴喘急。

紫苏（炙）、杏仁（各炒）、甘草（炙）、麻黄（去节）各等份。

上为粗末。每服一钱，水六分，煎至三分，去滓。食后温服。

润肺膏丸（《王氏手集》）治小儿寒壅咳嗽。

水蓼、桑针、覆盆子、枸杞子各半两，皂儿（炮）、杜茴香、生姜、甘草各一两，京（炮）三棱、胡桃十个。

上为细末，炼蜜为丸，一两作八十丸，细嚼，温熟水下。儿小白汤化下。

五味子膏（《王氏手集》）调匀小儿肺胃，止咳嗽呕逆，中寒喘满，可思乳食。

五味子、人参、白术、官桂、干姜。

上各等份为细末，炼蜜为丸，一两作八十丸。每服一丸，沸汤化下，日三四服。

《吉氏家传》治小儿一切寒嗽。

川乌（大者，炮，去皮尖）。

上为细末，用生姜自然汁为丸，如小绿豆大。每服七丸或十丸，大人亦可服。熟水下，朱砂为衣。

卷十五　伤寒变动·热嗽

知母散　知母、麦门冬、甘草（生）各一分，皂角（去皮，酥炙，用盆子合出火毒）半分。

上为末。每服二钱，水一盏，同煎至八分，分五服，放冷下。

一捻金方（《婴童宝鉴》）治小儿咳嗽，解风热。

白僵蚕（直者）一两，甘草（炙）半两，延胡索一分。

上件为散。每服一捻，蔺汁调下。

《良方》治小儿热嗽。

马牙硝、白矾各八两，黄丹一分。

上同研，入合子固济，火烧令红，覆润地一夜，再研，加龙脑半钱。甘草汤下一字，或半钱。

人参散方（《张氏家传》） 治孩儿虚热，生涎，咳嗽。

人参、贝母（去心，炒）、款冬花（去皮）、半夏（水煮透，干为末，用姜汁作饼子，焙干）、甘草（炙黄）各一钱。

上件为细末。每服半钱，水四分，入杏仁二粒，去皮尖，同煎至二分，温服。

金华散（《庄氏家传》） 治小儿脾肺壅热，咳嗽，并气粗喘。

贝母七分，汉防己、甘草（炙）各半分，马牙硝半两。

上件为细末。每服半钱，水四分或一钱，煎。温服，一日三服。如壅甚，时时与服无妨。

清肺丸（《吉氏家传》） 治小儿上焦壅热及心肺虚热，嗽不止。

好连翘一两，脑子（研）少许。

上末，炼蜜丸弹子大。食后临卧含化。忌猪肉、湿面。

半夏散（长沙医者丁时发传） 治小儿肺热咳嗽，止泻润肺。

半夏（姜汁）一两，贝母三分，柴胡（去芦）、杏仁（炒，研）、升麻、桑白皮（炙）、地骨皮、款冬花、麦门冬（去心）、马兜铃、青橘皮各半两，甘草（炙）一分。

上为末。每服一钱，薄荷一叶，绵一片裹药末，用水一盏，生姜一片，枣半枚，煎五分。用盏盛，放火上，时时温服。忌生冷、毒物。

卷十五 伤寒变动·久嗽

麻黄丸方（《婴孺》） 治小儿咳嗽。经年不瘥，喉鸣喘成疹。

麻黄（去节）、细辛、甘草（炙）各二分，款冬花、柴胡、紫菀、茯苓、百部、枳实（炙）各三分，贝母、大黄各五分，黄芩四分，杏仁（炒）六分。

上为末，蜜丸乌豆大。四五岁儿一服二十丸，日再稍加之。

附子煎丸（《婴孺》） 治小儿久嗽上气连年，胸中迫满不得卧，但常抱坐。

附子（炮）二个，款冬花、芎各二分，细辛、矾石各五分，饴糖二升，蜀椒（去汗目合口者）一升，紫菀十分，五味子四分，竹根、射干各一把，白术二分，桂心三分，酒三升。

上十二味以酒煎，候竹根黄黑，去滓，下饴糖于酒中，更煎令可丸。服桐子大一丸至十丸。

桑白皮煎方（《婴孺》） 治小儿嗽，经时不瘥，一嗽气绝及伤肺见血。

桑根白皮（切）五合（东行者），白狗肺（切）一具，甘草、茯苓、升麻、贝母各二十分，芍药、杏仁（炒）各十分，李根白皮（切）四分，淡竹（青皮）八分，款冬花、麦门冬（去心）各六分，蜜、地黄汁各一升，黄芩十一分。

上以水一斗，煮及三升，去滓，下杏仁膏、地黄汁、蜜，微火上煎，不住搅至二升三合，绵滤绞汁。二三岁儿一合温服之，日进五服，夜三服。

杏仁膏（《凤髓经》） 治小儿日久咳嗽不瘥。

杏仁（去皮尖）、茯苓（去皮）各一分，不蛀皂角（重一钱半，去皮，蜜炙，干）一挺。

上为细末，炼蜜为膏一皂子大。薄荷蜜水下。

《庄氏家传》治小儿久嗽不止。

柴胡（去芦）、黄芩各半两，甘草（炮）一分。

上为末。每服一钱，煎葱汤调下，不过再服。

知母散（长沙医者丁时发传） 治大人、小儿久嗽不止，痰吐、喘闷、气噎。

知母、贝母、柴胡、黄芪（炙）、紫菀

（洗）、马兜铃、半夏（白矾水煮，干为度）、杏仁（研，去皮尖）、桑白皮（炙）、白矾（研）、款冬花，各等份。

上为细末。每服一钱，水七分盏，同煎三分，去滓，时时服。或生姜自然汁煮糊为丸，每服五七丸，生姜汤下。

贝母散（长沙医者丁时发传） 治小儿久嗽、气急。

贝母（煨微黄）、杏仁（汤浸，去皮，炒）、麦门冬（去心）、款冬花各一分，紫菀（去苗）半两。

上为末，用乳汁调下半钱。

半夏丸（长沙医者丁时发传） 治小儿久嗽，痰吐，头疼。

半夏、天南星（皂角水二味煮干）各一两，白矾、石膏、川乌头（炮）各一分。

上为末，生姜自然汁为丸绿豆大。每服十丸，生姜汤下。

卷二十六　诸疳余证·疳嗽

防己丸（《惠眼观证》） 治疳嗽不止方。

汉防己、牵牛子、马兜铃（炒）、甜葶苈（另研）

上各等份为末，枣肉为丸，如此"〇"大。每服十丸，煎糯米饮下。与温肺散相间服。

温肺散（《惠眼观证》）

栝楼根半两，甘草（炙）一分。

上为末。每服一钱，蜂糖熟水调下。

《太平惠民和剂局方》

宋·太平惠民和剂局编

卷之二　治伤寒（附中暑）

人参败毒散 治伤寒时气，头痛项强，壮热恶寒，身体烦疼，及寒壅咳嗽，鼻塞声重，风痰头痛，呕哕寒热，并皆治之。

柴胡（去苗）、甘草、桔梗、人参（去芦）、芎䓖、茯苓（去皮）、枳壳（去瓤，麸炒）、前胡（去苗，洗）、羌活（去苗）、独活（去苗）。上十味，各三十两，为粗末，每服二钱，水一盏，入生姜、薄荷各少许，同煎七分，去滓。不拘时候，寒多则热服，热多则温服。

柴胡石膏散 治时行瘟疫，壮热恶风，头痛体疼，鼻塞咽干，心胸如满，寒热往来，痰实咳嗽，涕唾稠黏。

赤芍药、柴胡（去苗）、前胡（去苗）、石膏（煅）、干葛各五十两，升麻二十五两，黄芩、桑白皮各三十七两半，荆芥穗（去土）三十七两。上为粗末。每服二钱，水一盏，入生姜三片，豉十余粒，同煎七分，去滓，稍热服。小儿分作三服，更量大小加减，不计时候。

金沸草散 治风化痰，除头目昏痛，颈项强急，往来寒热，肢体烦疼，胸膈满闷，痰涎不利，咳嗽喘满，涕唾稠黏，及治时行寒疫，壮热恶风。

旋覆花（去梗）、麻黄（去节）、前胡（去芦）各三两，荆芥穗四两，甘草（炒）、半夏（汤洗七次，姜汁浸）、赤芍药各一两。上为粗末，每服三钱。水一盏半，入生姜三片，枣一个，同煎至八分，去滓，温服，不计时候。有寒邪则汗出，如风盛则解利。

柴胡升麻汤 治时行瘟疫，壮热恶风，头痛体疼，鼻塞咽干，心胸烦满，寒热往来，痰盛咳嗽，涕唾稠黏。

柴胡（去芦）、前胡（去芦）、干葛、石膏（煅）、赤芍药各十两，升麻五两，荆芥（去梗）七两半，黄芩（去粗皮）、桑白皮各六两半。上㕮咀。每服三大钱，水一盏半，生姜三片，豉十余粒，同煎一盏，去滓，稍热服，不拘时。小儿更量大小加减。

消风百解散 治四时伤寒，头疼项强，壮热恶寒，身体烦疼，四肢倦怠，行步喘乏，及寒壅咳嗽，鼻塞声重，涕唾稠黏，痰涎壅盛，气急满闷，并宜服之。

荆芥、白芷、陈皮（洗，去白）、苍术、麻黄（去节）各四两，甘草（炙）二两。上细末，每服二大钱。水一大盏，姜三片，乌梅一个，同煎七分，不拘时，温服，或茶酒调下。散发散邪风，入连须葱白三寸同煎。

神术散　治四时瘟疫，头痛项强，发热憎寒，身体疼痛，及伤风鼻塞声重，咳嗽头昏，并皆治之。

苍术（米泔浸一宿，切，焙）五两，藁本（去土）、香白芷、细辛（去叶土）、羌活（去芦）、川芎、甘草（炙）各一两。

上为细末，每服三钱，水一盏，生姜三片，葱白三寸，煎七分。温服，不拘时。如觉伤风鼻塞，只用葱茶调下。

人参轻骨散　解利四时伤寒，头痛壮热，项背拘急，骨节烦疼，憎寒恶风，肢体困倦，大便不调，小便赤涩，呕逆烦渴；或伤风感寒，头痛体热，鼻塞声重，咳嗽痰涎；及山岚瘴气，时行疫疠，潮热往来，及疗五劳七伤，中脘气滞，心腹痞闷，停痰呕逆，冷气奔冲，攻注刺痛。

贝母（去心）、白茯苓（焙）、半夏（煮）各一两，枳壳（去瓤，炒）二两半，苍术（浸一宿）六两，人参、白术（焙）、白芷（不见火）、陈皮（去白）、秦艽、赤芍药各二两，川芎、当归（去芦，焙）、肉桂（去粗皮）、干姜（炮）各一两半，柴胡（去芦）、麻黄（去根、节）各三两，桔梗（去芦）、甘草、厚朴各四两，姜汁浸。上件为细末。每服三钱，水一盏，生姜三片，同煎至七分，通口稍热服。身体倦怠加乌梅一个，咳嗽加枣二枚，同煎，不拘时。

葱白散　解四时伤寒，头痛壮热，项背拘急，骨节烦疼，憎寒恶风，肢体困倦，大便不调，小便赤涩，呕逆烦渴，不思饮食。又伤风感寒，头痛体热，鼻塞声重，咳嗽痰涎，山岚瘴气，时行疫疠，并皆治之。

川芎、苍术（米泔浸）、白术各二两，甘草、石膏（煅）、干葛（焙）各一两，麻黄（去根、节）三两。上件为细末。每服二钱，水一盏，生姜三片，葱白二寸，煎至七分，热服不拘时候。如要出汗，并煎三服，被盖，汗出为度。

八解散　治四时伤寒，头痛壮热，感风多汗，及疗劳伤过度，骨节酸疼，饮食无味，四肢疼倦，行步喘乏，面色萎黄，怠惰少力，咳嗽寒热，羸弱自汗，胸膈不快，呕逆恶心。

人参、茯苓、甘草（炙）、陈皮（去白）、白术、藿香（去土）各一两，厚朴（去粗皮，锉，生姜自然汁浸一宿，炒紫色）二两，半夏（汤洗七次）一两。上为细末。每服二钱，水一盏，生姜三片，枣子一枚，葱白三寸，同煎至七分，温服，不拘时候。

藿香正气散　治伤寒头疼，憎寒壮热，上喘咳嗽，五劳七伤，八般风痰，五般膈气，心腹冷痛，反胃呕恶，气泻霍乱，脏腑虚鸣，山岚瘴疟，遍身虚肿，妇人产前、产后，血气刺痛；小儿疳伤，并宜治之。

大腹皮、白芷、紫苏、茯苓（去皮）各一两，半夏曲、白术、陈皮（去白）、厚朴（去粗皮，姜汁炙）、苦梗各二两，藿香（去土）三两，甘草（炙）二两半。上为细末。每服二钱，水一盏，姜钱三片，枣一枚，同煎至七分，热服。如欲出汗，衣被盖，再煎并服。

三拗汤　治感冒风邪，鼻塞声重，语音不出，或伤风伤冷，头痛目眩，四肢拘倦，咳嗽多痰，胸满气短。

甘草（不炙）、麻黄（不去根、节）、杏仁（不去皮、尖）。

上等份，㕮咀为粗散。每服五钱，水一盏半，姜钱五片，同煎至一盏，去滓，通口服，以衣被盖覆睡，取微汗为度。

卷之三　治一切气

紫苏子丸　治一切气逆，胸膈噎闷，心腹刺痛，胁肋胀满，饮食不消，呕逆欲吐，及治肺胃伤冷，咳嗽痞满，或上气奔急，不得安卧。

紫苏子（拣净）、陈皮（去白）各二两，肉桂（去粗皮）、人参（去芦）、高良姜（炒）各一两。上五味为细末，炼蜜和丸，如弹子大。每服一丸，细嚼，温酒下，米饮亦得，不计时候。或作小丸服之亦得。

俞山人降气汤　治虚阳上攻，气不升降，上盛下虚，膈壅痰实喘满，咽干不利，烦渴引饮，头目昏眩，腰脚无力，四肢倦怠，咳嗽，兼治风湿脚气。

前胡、五加皮（姜汁涂，炙）、厚朴（姜浸一宿，炒）、黄芪（去芦）、当归、紫苏子（微炒）、甘草（炙）、肉桂（不见火）、陈皮（去白）、半夏曲各一两炙，干姜（炮）、人参、附子（炮，去尖）、羌活、桔梗（炒）各半两。上十五味，同作粗末，每服三钱，水一盏半，入紫苏三叶，生姜三片，枣一枚，煎至七分，去滓，食后服。

沉香降气汤　治阴阳壅滞，气不升降，胸膈痞塞，心腹胀满，喘促短气，干哕烦满，咳嗽痰涎，口中无味，嗜卧减食。又治胃痹留饮，噫醋闻酸，胁下支结，常觉妨闷，及中寒咳逆。脾湿洞泄，两胁虚鸣，脐下撮痛，皆能治之。

香附（炒，去毛）四百两，沉香十八两半，缩砂仁四十八两，甘草一百二十两。上为细末。每服一钱，入盐少许，沸汤点服。凌旦雾露，空心服食，去邪恶气，使无瘴疫。

苏子降气汤　治男女虚阳上攻，气不升降，上盛下虚，膈壅痰多，咽喉不利，咳嗽，虚烦引饮，头目昏眩，腰疼脚弱，肢体倦怠，腹肚疞刺，冷热气泻，大便风秘，涩滞不通，肢体浮肿，有妨饮食。

紫苏子、半夏（汤洗七次）各二两半，川当归（去芦）两半，甘草二两，前胡（去芦）、厚朴（去粗皮，姜汁拌炒）各一两，肉桂（去皮）一两半。（一本有陈皮去白一两半。）

上为细末。每服二大钱，水一盏半，入生姜二片，枣子一个，紫苏五叶，同煎至八分，去滓热服，不拘时候。常服清神顺气，和五脏，行滞气，进饮食，去湿气。

守中金丸　理中焦不和，脾胃积冷，心下虚痞，腹中疼痛，或饮酒过多，胸胁逆满，噎塞不通，咳嗽无时，呕吐冷痰，饮食不下，噫醋吞酸，口苦失味，怠惰嗜卧，不思饮食。又治伤寒时气，里寒外热，霍乱吐利，心腹纹疼，手足不和，身热不渴，肠鸣自利，米谷不化。

干姜（炮）、甘草、苍术（米泔浸）、桔梗（去芦）。

上件各等份，锉为细末，炼蜜为丸，如弹子大，每服一丸。食前沸汤嚼下。又治脾胃留湿，体重节痛，面色萎黄，肌肉消瘦。常服温脾暖胃，消痰逐饮，顺三焦，进美饮食，避风、寒、湿、冷。

降气汤　治中脘不快，心腹胀满，阴阳壅滞，气不升降，胸膈噎塞，喘促短气，干哕烦满，咳嗽痰涎，口中无味，嗜卧减食，宿寒留饮，停积不消，胁下支结，常觉妨闷，专治脚气上冲，心腹坚满，肢体浮肿，有妨饮食。

紫苏叶（去梗）四两，厚朴（去粗皮，姜汁制）、肉桂（去粗皮，不见火）、半夏（汤洗七次，去滑）、川当归（去芦）、前胡（去芦，洗）、甘草各三两，陈皮（去白）三两半。

上为㕮咀，每服二钱至三钱，水一大盏，生姜三片，煎至七分，去滓，温服，不拘时候。常服消痰饮，散滞气，进饮食。

卷之四　治痰饮（附咳嗽）

化痰玉壶丸　治风痰吐逆，头痛目眩，胸膈烦满，饮食不下，及咳嗽痰盛，呕吐涎沫。

天南星（生）、半夏（生）各一两，天麻半两，头白面三两。上为细末，滴水为丸，如梧桐子大。每服三十丸，用水一大盏，先煎令沸，下药煮五七沸，候药浮即熟，漉出放温，另用生姜汤下，不计时候服。

大阿胶丸　治肺虚客热，咳嗽气急，胸中烦悸，肢体倦疼，咽干口燥，渴欲饮冷，多吐涎沫，或有鲜血，肌瘦发热，减食嗜卧，又治或因叫怒，或即房劳，肺胃致伤，吐血呕血，并宜服之。

麦门冬（去心）、丹参、贝母（炒）、防风（去芦、叉、头）、柏子仁、茯神（去木）、杜仲（去粗皮，炒）、百部根各半两，干山药、阿胶（炒）、茯苓（去皮）、熟干地黄、五味子各一两，远志（去心）、人参各一分。上为细末，炼蜜和丸，每两作二十四丸。每服一丸，水一中盏，煎至六分，和滓温服，少少频呷，不拘时候。

百部丸　治肺气不调，咳嗽喘急，胸膈烦闷，唇干口燥，面目浮肿，咽嗌不利，积久不瘥。咯唾脓血者，亦宜服之。

天门冬（去心）一斤，杏仁（去皮尖，炒）、黄芪、百部根各六两，栝楼根十六两，紫苏、紫菀（去苗，洗）、马兜铃各二十二两，黑参八两，肉桂（去粗皮）四两。上同为细末，炼蜜和丸，如梧桐子大。每服十五丸，煎乌梅甘草汤温下，食后服。

华盖散　治肺感寒邪，咳嗽上气，胸膈烦满，项背拘急，声重鼻塞，头昏目眩，痰气不利，呀呷有声。

紫苏子（炒）、赤茯苓（去皮）、桑白皮（炙）、陈皮（去白）、杏仁（去皮、尖，炒）、麻黄（去根、节）各一两，甘草（炙）半两。

上七味为末，每服二钱。水一盏，煎至七分，去滓。温服，食后。

二陈汤　治痰饮为患，或呕吐恶心，或头眩心悸，或中脘不快，或发为寒热，或因食生冷，脾胃不和。

半夏（汤洗七次）、橘红各五两，白茯苓三两，甘草（炙）一两半。上为㕮咀，每服四钱。用水一盏，生姜七片，乌梅一个，同煎六分，去滓。热服，不拘时候。

养中汤　治肺胃受寒，咳嗽多痰，胸满短气，语声不出，昼夜不止，饮食减少，不以远年日近，并皆治之。

半夏曲（炙）八钱，甘草、肉桂（去粗皮）各半两，罂粟壳（去蒂、盖，蜜炙）二两半。上为细末，每服一大钱。水一盏，生姜四片，同煎至七分，通口服。不拘时候。

定喘瑞应丹　专治男子、妇人久患咳嗽，肺气喘促，倚息不得睡卧，累年不瘥，渐致面目虚浮。

蝉蜕（洗，去土、足、翅，炒）、杏仁（去皮尖，炒）、马兜铃各二两，煅砒六钱。上为细末，蒸枣肉为丸，如葵子大。每服六七丸，临睡用葱茶清放冷下。服后忌热物半日。（一本用知母六两，不用马兜铃。）

细辛五味子汤　治肺经不足，胃气怯弱，或冒风邪，或停寒有饮，咳嗽倚息，不得安卧，胸满迫塞，短气减食，干呕作热，嗽唾结痰，或吐涎沫，头目昏眩，身体疼重，语声不出，鼻塞清涕，头面脚膝，时带虚浮，痰咳不止，痛引胸胁，不问新久，并宜服之。

北细辛（去苗）、半夏（洗七次）各一两，甘草（炙）、乌梅（去核）各一两半，五味子、罂粟壳（去蒂、盖）各三两，桑白皮（炒）二两。上为粗散，每服三钱。水二盏半，生姜十片，煎至一盏，用纱帛滤去滓。温服。留二服滓，并作一服，再煎。

杏子汤　治一切咳嗽，不问外感风寒，内伤生冷，及虚劳咯血，痰饮停积，悉皆治疗。

人参（去芦）、茯苓（去皮）、芍药（去粉）、官桂（去皮，不见火）、干姜（炮，洗）、细辛（去苗）、甘草（炙）、五味子（去苗）各等份。上㕮咀，每服四钱。水一盏半，杏仁（去皮尖，锉）五枚，姜五片，煎至六分，去滓。食前服。若感冒得之，加麻黄等份。如脾胃素实者，用罂粟壳（去筋，碎锉，以醋淹，炒）等份加之，每服添乌梅一个煎服，其效尤验。若呕逆恶心者，不可用此。一法去杏仁、人参，倍加麻黄，添芍药如麻黄之数，干姜、五味子各增一半，名小青龙汤，大治久年咳嗽，痰涎壅盛，夜不得睡，仍专治脚气喘息。此方虽有麻黄，既有官桂，不致于发汗，服之不妨。一方加麻黄、甘草、杏仁、五味子、茯苓等份，橘红倍之，尤为切当。又一方用紫苏叶、桑白皮、麻黄、青皮、五味子、杏仁、甘草等份，生姜七片，乌梅一个，煎服。久年咳嗽，气虚喘急，皆得其宜。二方中有麻黄，有汗人不宜服之。

卷之五　治诸虚（附骨蒸）

黄芪鳖甲散　治虚劳客热，肌肉消瘦，四肢倦怠，五心烦热，口燥咽干，颊赤心忪，日晚潮热，夜有盗汗，胸胁不利，减食多渴，咳唾稠黏，时有脓血。

人参、肉桂（去粗皮）、苦梗各一两六钱半，生干地黄（洗，焙干）三两三钱，半夏（煮）、紫菀（去芦）、知母、赤芍药、黄芪、甘草、桑白皮各二两半，天门冬（去心，焙）、鳖甲（去裙，醋炙）各五两，秦艽（去芦）、白茯苓（焙）、地骨皮（去土）、柴胡（去芦）各三两三钱。上锉为粗末。每服二大钱，水一盏，煎至七分，去滓温服，食后。

十全大补汤　治男子、妇人诸虚不足，五劳七伤，不进饮食，久病虚损，时发潮热，气攻骨脊，拘急疼痛，夜梦遗精，面色萎黄，脚膝无力，一切病后气不如旧，忧愁思虑伤动血气，喘嗽中满，脾肾气弱，五心烦闷，并皆治之。此药性温不热，平补有效，养气育神，醒脾止渴，顺正辟邪，温暖脾肾，其效不可具述。

人参、肉桂（去粗皮，不见火）、川芎、地黄（洗酒，蒸，焙）、茯苓（焙）、白术（焙）、甘草（炙）、黄芪（去芦）、川当归（洗，去芦）、白芍药各等份。

上一十味，锉为粗末。每服二大钱，水一盏，生姜三片，枣子二个，同煎至七分，不拘时候温服。

秦艽鳖甲散　治男子、妇人气血劳伤，四肢倦怠，肌体瘦弱，骨节烦疼，头昏颊赤，肢体枯槁，面色萎黄，唇焦口干，五心烦热，痰涎咳嗽，腰背引痛，乍起乍卧，梦寐不宁，神情恍惚，时有盗汗，口苦无味，不美饮食；及治山岚瘴气，寒热往来，并能治之。

荆芥（去梗）、贝母（去心）、天仙藤、前胡（去芦）、青皮（去白）、柴胡（去芦）、甘草（炙）、陈皮（去白）、秦艽（去芦，洗）、鳖甲（去裙，醋炙）各一两，干葛（焙）二两，白芷、肉桂（去粗皮）、羌活各半两。上为细末。每服二钱，水一盏，生姜三片，同煎至八分，稍热服，不拘时候。酒调亦得。常服养气血，调荣卫，解倦怠。

卷之六　治积热

龙脑鸡苏丸　除烦解劳，消谷下气，散胸中郁热，主肺热咳嗽，治鼻衄吐血，血崩下血、血淋、热淋、劳淋、气淋，止消渴，除惊悸，凉上膈，解酒毒。又治胃热口臭，肺热喉腥，脾疸口甜，胆疸口苦。常服聪耳明目，开心益智。

柴胡（要真银州者，锉，同木通以沸汤大半升浸一二宿，绞汁后入膏）二两，木通

（锉，同柴胡浸）、阿胶（炒，微燥）、蒲黄（真者，微炒）、人参各二两，麦门冬（汤洗，去心，焙干）四两，黄芪（去芦）一两，鸡苏（净叶一斤，即龙脑薄荷也）、甘草（炙）一两半，生干地黄末（后入膏）六两。上除另研药后入外，并捣，罗为细末，将好蜜二斤先炼一二沸，然后下生干地黄末，不住手搅，时时入绞下前木通、柴胡汁，慢慢熬成膏，勿令焦，然后将其余药末同和为丸，如豌豆大。每服二十丸，嚼破热水下，不嚼亦得。虚劳烦热，消渴惊悸，煎人参汤下。咳嗽唾血，鼻衄吐血，将麦门冬汤浸去心，煎汤下，并食后，临卧服之。惟血崩下血，诸淋疾，皆空心食前服。治淋用车前子汤下。

沉香鳖甲散 治男子、妇人五劳七伤，气血虚损，腰背拘急，手足沉重，百节酸疼，面色黑黄，肢体倦怠，行动喘乏，胸膈不快，咳嗽痰涎，夜多异梦，盗汗失精，嗜卧少力，肌肉瘦瘁，不思饮食，日渐羸弱，一切劳伤，诸虚百损，并能治之。

干蝎二钱半，沉香（不见火）、人参（去芦）、木香（不见火）、巴戟（去心）、牛膝（去芦，酒浸）、黄芪（去芦）、白茯苓（焙）、柴胡、荆芥（去梗）、半夏（姜汁浸二宿，炒）、川当归（去芦）、秦艽（去芦）各半两，附子（炮，去皮、脐）、肉桂（去粗皮）、鳖甲（醋浸，去裙，炙黄）各一两，羌活、熟干地黄（净片酒洒，蒸焙）各七钱半，肉豆蔻四个。上为细末，每服二钱。水一盏，葱白二寸，生姜三片，枣子二枚，擘破，同煎至七分，空心食前。

卷之八　治杂病

神助散（旧名葶苈散）治十种水气，面目四肢遍身俱肿，以手按之，随手而起，咳嗽喘急，不得安卧，腹大肿胀，口苦舌干，小便赤涩，大便不利。

泽泻二两，椒目一两半，猪苓（去黑皮）二两，黑牵牛（微炒，取末）二两半，葶苈（炒香，另研）三两。上为细末，每服以葱白三茎，浆水一盏，煎至半盏，入酒半盏，调药三钱，绝早面向东服。如人行十里久，以浆水、葱白煮稀粥，至葱烂，入酒五合，热啜，量人啜多少，须啜一升许。不得吃盐并面。自早至午，当利小便三四升，或大便利，喘定肿减七分，隔日再服。既平之后，必须大将息，及断盐、房室等三年。

卷之十　治小儿诸疾

润肺散 治小儿寒壅相交，肺气不利，咳嗽喘急，语声不出，痰涎壅塞，胸膈烦满，鼻塞清涕，咽喉干痛。

贝母（去心，麸炒黄）、杏仁（汤，去皮尖及双仁者，焙干，面炒）各二两半，麻黄（去根、节）、人参各二两，阿胶（炒，令黄燥）、桔梗各半两，陈皮（去白）一分，甘草（炙）一两。

上同杵，罗为粗末。每服一钱，水八分，煎六分，去滓，食后温服。

惺惺散 治小儿风热疮疹，伤寒时气，头痛壮热，目涩多睡，咳嗽喘促，鼻塞清涕。

栝楼根、人参、细辛（去叶）、茯苓（去皮）、白术、甘草（炙）、桔梗各一两半。

上件同杵，罗为末。每服一钱，水一小盏，入薄荷三叶，同煎至四分，温服。如要和气，即入生姜煎服，不计时。

人参羌活散 治小儿寒邪温病，时疫疮疹，头痛体疼，壮热多睡，及治潮热烦渴，痰实咳嗽。

柴胡（去苗）、独活（去芦）、羌活（去苗）各二两，人参（去芦）、芎䓖、枳壳（去瓤，麸炒）、茯苓（去皮）、甘草（炙）各一两，桔梗、前胡、天麻（酒浸，炙）、地骨皮（去土）各半两。

上为散。每服一钱，水七分盏，入薄荷少许，煎至五分，去滓，温服，不计时候。

辰砂半夏丸　治小儿肺壅痰实，咳嗽喘急，胸膈痞满，心忪烦闷，痰涎不利，呀呷有声。

五灵脂（微炒，用酒研飞，去砂土）、朱砂（研飞）各一两，葶苈（水淘净，日干，另杵成膏）、杏仁（汤浸，去皮、尖、双仁，麸炒，另杵成膏）、半夏（汤浸七次，去滑，焙干）各半两。

上为末，入研药匀，以生姜汁煮面糊和丸，如小麻子大。每服五丸至七丸，淡生姜汤下，食后。

半夏散　治小儿咳逆上气，心胸痰壅，不欲乳食。

紫菀（去苗，净洗）、五味子（拣净）、半夏（汤泡七次）、甘草（炙）各五两，肉桂（去粗皮）、细辛（去苗）各二两半。

上件为细末。三岁儿每服一钱，水一盏，入生姜一片，煎至五分，去滓，温服，不计时候，量儿大小加减服。

麦煎散　治小儿挟惊伤寒，吐逆壮热，表里不解，气粗喘急，面赤自汗，或狂言惊叫，或不语无汗，及瘾疹遍身，赤痒往来，潮热时行，麻豆疹子余毒未尽，浑身浮肿，痰涎咳嗽，或变急慢惊风，手足搐搦，眼目上视，及伤风涎喘头疼，并皆治之。

知母、地骨皮（拣净）、赤芍药、甘草（炙）、石膏、葶苈子、白茯苓（去皮）、杏仁（去皮、尖，麸炒）、人参、滑石各半两，麻黄（去根、节）一两半。

上为细末。每服一钱，麦子煎汤调下。如初生孩儿感冒风冷，鼻塞身热，喷嚏多涕，每一字许，并用麦子煎汤下。

杏霜汤　调肺气，利胸膈，治咳嗽，止痰逆。

粟米（炒）一斗六升，甘草（炒）十斤半，盐（炒）十六斤，杏仁（去皮、尖，麸炒，另研）十斤。

上为末，每服一钱。沸汤点服，不拘时。常服悦泽颜色，光润皮肤。

《苏沈良方》　宋·苏轼　沈括编

卷十　治小儿诸方

治小儿热嗽

马牙硝、白矾各半斤，黄丹一分。

上同研入合子固济，火烧令红覆润地一夜，再研，加龙脑半钱，甘草汤下一字或半钱。

《黄帝素问宣明论方》

金·刘完素撰

卷九　痰饮门

夫嗽者，五脏皆有嗽，皆因内伤脾胃，外感风邪。皮毛属肺，风寒随玄府而入，腠理开张，内外相合，先传肺而入，遂成咳嗽，乃肺热也。寒化热，热则生痰，喘满也。《经》云：喉中介介如梗状，甚则嗽血也，胸满气喘，痰盛稠黏，皆肺气热也。

新添半夏瓜蒌丸　治远近痰嗽，烦喘不止者。

半夏（生姜炙）、瓜蒌、杏仁（去皮尖）、麻黄、白矾、款冬花各等份。上为末，生姜汁打面糊为丸，如梧子大。每服二十丸，煎生姜汤下，不计时候。

橘皮半夏汤　治痰壅涎嗽久不已者，常服养液润燥，解肌热，止咳嗽。

橘皮（去皮）半两，半夏（汤洗七次）二钱半。上为末，分作二服。每服水一盏半，入生姜十片，同煎至七分，去滓。温服。

人参润肺汤　治肺气不足，喘急咳嗽不已，并伤寒头疼，憎寒壮热，四肢疼痛。

人参、桔梗、白芷、麻黄、干葛、白术、甘草（炙）各一两，白姜半两。上为末，每服二钱。水一大盏，生姜三片，葱白二寸，煎至八分。如出汗，连进二服。通口温服。

宁肺散　治一切寒热痰盛，久新咳嗽不止者。

御米壳四两，木瓜三两，五味子一两，人参一两，皂角二两。上为末，每服三钱。乌梅同煎，临卧食后服，大效。

石膏散　治热嗽喘甚者。

石膏一两，甘草（炙）半两，上为末，每服三钱。新汲水下，又生姜汁蜜调下。

卷十四　小儿门

镇庭散　治小儿一切惊喘、肚胀、咳嗽。

郁金、大黄各半两，甘草三钱，轻粉一钱。

上为末，每服半钱，用薄荷汁、朱砂细研，冷水以木匙沥下。

金肺散　治小儿诸般喘嗽急惊风，神效。

锡灰一钱，防己二钱，郁金一钱半，砒黄二钱，半夏（汤洗七次）一钱半。

上为细末，每服半钱加一钱，小儿加减，煎猪肉汤下，日进二服食后。

《三因极一病证方论》 宋·陈言著

咳嗽治法

平气饮　治一切咳嗽，吐痰涎，恶风，不能食。

人参、白术、川芎、当归、五味子、甘草（炙）各一分，木瓜干、紫苏子（炒）、茯神、乌药（去木）、杏仁（去皮、尖，麸炒）、桂心、白芷各等份。上为末，每服二钱。水一盏，姜三片，枣一个，煎七分。温服。

神效散　治老少喘嗽，神效。

杏仁（去皮尖，炒）一两半，甘草（炙）、旋覆花各三两，白术、莲肉（去心、皮）、

射干（米泔浸）、前胡、御米（略炒）、百合（水浸，去沫）、白扁豆（略炒）、川芎各三两，人参、白茯苓各四两，神曲（炒）五两，桑白皮（炙）、干葛各六两，桔梗七两。上为细末。每服二钱，水一盏，姜三片，枣一个，煎七分。食前温服。

产科二十一论评

旋覆花汤　治产后伤风，感寒暑湿，咳嗽喘满，痰涎壅塞，坐卧不宁。

旋覆花、赤芍药、半夏曲、前胡、荆芥穗、五味子、甘草（炙）、茯苓、麻黄（去节，汤）、杏仁各等份。上为锉散，每服四大钱，水一盏半，姜五片，枣一枚，煎七分，去滓。食前服。

《杨氏家藏方》 宋·杨倓辑

卷第八　咳嗽方

款冬花膏　治肺气虚寒，咳嗽不止，痰唾并多，或吐血、咯血、劳嗽并皆治之。

款冬花、紫菀、百部，以上三味各半两，人参（去芦头）、白术、甘草（炙）三味各一两，干姜二两。上件为细末，炼蜜为丸，每一两作一十五丸，每服一丸，含化，食后临卧。

蛤蚧丸　治肺脏内伤，咳嗽气急，积久不除，渐加羸瘦。

蛤蚧（炙，去口、足）一对、诃子（煨，去核）、阿胶（蛤粉炒成珠子）、熟干地黄（洗，焙）、麦门冬（去心）、细辛（去土、叶）、甘草（炙），以上六味各半两。上件为细末，炼蜜为丸，每一两作一十五丸，每服一丸。含化，食后。

瓜蒌丸　治风热咳嗽，痰涎壅盛，头目不利，鼻塞不通。

瓜蒌（尖者，去瓤）一枚、天南星（炮）、半夏（汤洗七次）、细辛（去土、叶）、防风

（去芦头）、当归（洗，焙）、寒水石、白矾，以上七味各半两。上件除瓜蒌外余七味为末，入在瓜蒌内，用纸数幅紧裹于饭上，蒸两次后却于新瓦上，焙干，碾为细末，醋糊为丸，如绿豆大，每服二十丸。生姜蜜汤下，食后。

紫金丸 治虚劳咳嗽，咯血，痰涎壅盛。

新绵灰（炒）一钱半，汉防己一两，甘草（炙）半两，阿胶（粉炒）半两，麝香（另研）半钱，乳香（另研）半钱。上件为细末研匀，滴水为丸，如梧桐子大，每服二十丸至三十丸。蜡茶清下，食后或临卧。

马兜铃丸 治壅化痰，治嗽定喘。

马兜铃二两，半夏（汤浸去滑）二两，杏仁（研）一两半，巴豆（去油）二十粒。上件为末，用皂角五锭，炮过去皮，用水一大碗，揉皂角汁滤去滓，于锅内慢火熬成膏子，入上件药末，和为丸如梧桐子大，用雄黄为衣，每服七丸。乌梅汤下，临卧。

七星散 治肺气虚寒，咳嗽不止，渐成劳证者。

成炼钟乳粉（另研）、款冬花、佛耳草、肉桂（去粗皮）四味各半两，白矾（飞过）三钱，甘草（炙）三钱。上件为细末，每服半钱。分七处，用芦管逐一吸之，用温白汤少许送下，食后。

立安散 治一切咳嗽喘急，坐卧不宁。

麻黄（去根，不去节，炒焦黄）九两，石膏（生用）一两半，罂粟壳（蜜炒）一两，苦葶苈（微炒）半两，藿香半两，人参（去芦头）。上件为细末，每服二钱。百沸汤调下，食后、临卧。

卷十九　小儿下·痰嗽方

定嗽化痰丸 治小儿风壅涎盛，咳嗽不止，呀呷有声，睡卧不稳。

猪牙皂角（去皮、弦，酥炙赤色，秤）、

白附子（炮）、天南星（炮）、天麻、朱砂（另研）五味各半两，白矾（枯）三钱。

上件为细末，入朱砂研匀，生姜自然汁煮面糊为丸如黄米大，另用朱砂为衣。每服二十丸，生姜汤送下，乳食后服。

辰砂破涎丸 治小儿痰涎停积，结聚不散，咽膈不利，呀呷有声，咳嗽气粗，胸膈痞闷，一切风涎，悉皆治之。

辰砂（研）二钱，珍珠末二钱，半夏（汤洗去滑）二两，人参（去芦头）二两，青橘皮（去白）一两，天南星（炮）半两。

上件为细末，生姜自然汁煮面糊为丸如黍米大，另用朱砂为衣。每服三十丸，温生姜汤送下，乳食后、临卧服。

铁液散 治小儿肺经积热，涎盛咳嗽，睡卧不安。

铁粉三钱，马牙硝四钱，蛤粉一两。

上件为细末。每服一字，温薄荷汁调下，乳食后、临卧服。

温肺汤 治小儿当风脱著，挟寒伤冷，内外合邪，客于肺脏，痰嗽气促，睡卧不安。

人参（去芦头）、白茯苓（去皮）、白术三味各一两，杏仁（汤浸，去皮尖，蛤粉炒）、陈橘皮（去白）、甘草（炙）、五味子四味各半两。

上件㕮咀，每服二钱，用水半盏，煎至三分，去滓放温，乳食后服。

《卫生家宝方》　宋·朱端章撰

治诸嗽

百花丸 治一切咳嗽。

贝母（去心）、白茯苓、麦门冬、山药、百合各半两，甘草（炙）一两，五味子（去枝、梗）二两，阿胶（锉成小块子，以蛤粉炒成珠子，细捣）一两。上捣罗为细末，以黄蜡二两溶，更入好蜜三两同溶，乘热搜和前药末，丸如弹子大，每服一粒。水一小盏，煎八分，细细呷之。

应灵散 治一切咳嗽，不问久新轻重。

钟乳粉、款冬花、枯白矾各一两，甘草（炙）半两，轻粉一钱，桂六钱。上件为细末，入钟乳粉同研，令匀，每服半钱。用匙抄入喉中咽津，随用茶清压下。每日临卧只一服，小儿或以饧少许和服。

治嗽五味子丸 大罂粟壳（去瓤，四两，擘破，用饧少许入水，将壳浴过令净，炒令黄色）、五味子（新鲜者，去梗）二两。上为细末，拌匀，用白饧为丸如弹子大，每服一丸。水一盏，捺破，煎六分，澄清。临睡温服，不拘时候。

沉香阿胶散 治咳嗽。

沉香半两，阿胶（捶碎，慢火炒）半两，人参一两，桑白皮（碎锉）一两。上件为散，不以大人、小儿、妊妇，每服二钱。水八分盏，入生姜二片，煎五七沸。和滓，食后服，小儿半钱。

华盖散 治上喘咳嗽，痰涎多不止，虚烦发热。

白桑皮、神曲、桔梗，以上各一两，人参三分，百合三分，甘草（炙）半两，杏仁（去皮、尖）半两，半夏（汤泡七次）半两。上为细末，每服一钱。水一盏，煎至六分，食后温呷服之，不拘时候。

圣枣子 治大人、小儿诸般嗽疾，悉皆治之。

佛耳草、天南星、半夏、甘草、款冬花、钟乳粉各一两，桂（去皮）半两，井泉石（研极细，如粉）半两。上为末，内天南星、半夏，用生姜汁制成饼子，炙黄，次入六味，用好皂角（去黑皮，炙），捶碎，用齑汁浸一宿，按取汁，煎成膏子，和药捻枣核子。如服时，用好枣一枚去核，入药在内，湿纸裹，文武火煨香为度。卧时用糯米饮嚼下。

紫菀半夏汤 治停寒饮冷，内伤肺经，咳嗽痰涎，久不愈者。

紫菀（净洗）、麻黄（去节）、半夏（洗）、五味子（去枝、梗）、干姜（炮）、桂（去皮）、赤芍药、甘草（炙）等份。上为粗末，每服二钱。水一大盏，煎至七分，去滓。稍热服，不拘时候。

无比饮子 治一切咳嗽，神效。

罂粟壳（去中瓤、蒂、子）四两，杏仁（去皮、尖）一两，山栀子（去仁，用壳）二两，五味子（生用）半两，阿胶（麸炒）半两，甘草（炙黄色）半两。上件为粗末，每服二钱。重用水一大盏，入生萝卜三片，煎至六分盏，去滓。温服。

人参散 治咳嗽，上气喘急，嗽血，咯血。

人参（新罗好者）。上捣为细末，每服三钱。用鸡子一枚取清调之，五更初服，服后便卧，去枕仰卧，只一服愈。年沉者不过再服。忌腥、膻、咸、鲊、酱、热、面、毒物，并不得过醉饱，将息惟久为佳。

八宝饮 治伤风咳嗽。

麻黄（去节）半两，桔梗半两，马兜铃半两，罂粟壳半两，甘草（炙）半两，五味子半两，陈皮半两，桑白皮半两。上为粗末，每服三钱。用水一盏，姜三片，杏仁（去皮尖）三粒，白饧一块，煎至七分，去滓。食后卧服。

肺伤汤 治远近一切嗽痰，浑身劳倦，胁下疼时作，潮热，饮食减少。

五味子一两，紫菀一两，熟地黄二两，阿胶（炒）二两，人参半两，杏仁（炒，去皮尖）一两，黄芪（蜜炙）一两，川当归二两，桑白皮（炙）一两，甘草（炙）一两，款冬花一两，肉桂一分，枳壳（去瓤，炒）半两，干姜（炮）一分，青蒿（小便浸）一两，黄芩半两。上为粗末，每服三钱，水一盏，入姜三片，枣、乌梅各一枚，煎至七分，去滓。空心服，一日三服。治远年日近寒热咳嗽，喘满有痰，吐红，并皆治之。

二母汤　茯苓半两，麻黄（去节）一两，知母（蚌粉炒）半两，贝母（炮）半两，桑白皮（蜜炒）半两，马兜铃半两，汉防己（生）一两，阿胶（炒）一两，甘草（蜜炙）半两，五味子一两，人参半两，紫苏子二钱，罂粟壳（蜜炙）两，紫菀半两。上为粗末，每服二大钱，水一盏，白糖一块，煎至七分，去滓。不拘时候。

九宝汤　治伤风咳嗽，化痰解利。麻黄（去节）、紫苏、陈薄荷各二两，杏仁（去皮尖）、官桂、甘草（炙）、大腹皮、陈皮、桑白皮各一两。上为粗末，每服二钱，水一盏，姜七片，煎至八分，去滓。通口服，不拘时候。如久患劳气，嗽水一盏，童子小便半盏，罂粟壳二个，去顶人参少许，乌梅一个，生姜三片，煎至八分，通口服，日进三服。除根本。

保胃破痰丸　治肺寒咳嗽，痰厥头晕，呕吐涎沫，喘满气急。

天南星（生）、半夏（生）、橘红、寒水石（煅通赤）、白矾（枯）、川乌（炮，去皮脐）、白附子（生）、干姜（炮）、赤茯苓。上等份为末，用生姜汁煮糊为丸，如梧桐子大。每服三十丸，浓生姜汤下，不拘时候。

审平汤　治肺气不足，寒邪留滞，上气喘急，咳嗽无时。

人参、木香、半夏（生用）、阿胶（炒成珠子）、瓜蒌（连子炒熟）、紫菀（洗净）各一钱，五味子一两，款冬花（去皮、梗）、真紫苏子、苦葶苈（炒）各一钱，陈皮（去白）半两，甘草（炙）、桂心、干姜（炮制）各一两。上为粗末，每服称半两，用水二大盏，入姜十片，慢火煎至半盏，去滓。放温，细细呷，不拘时候。

五灵丸　治肺喘久不愈，渐成息贲。

五灵脂二两半，木香（煨）半两，马兜铃（去壳，炒）一分，葶苈一分。上为末，煮枣肉和丸，如梧桐子大。每服二十丸，生姜汤下，日三服。

人参茯苓汤　治痰盛喘满咳嗽，大能降气。

人参（去芦头）、川芎、白茯苓、桂心、知母、贝母（炒）、杏仁（去皮、尖，麸炒）、苦葶苈（炒）、柴胡（去芦）、半夏（汤泡七次、为粗末，取生姜自然汁，制三次）、麻黄（去节），以上各二钱半，石膏二钱，陈皮（去白）一两，诃子（煨）二两（取去皮），白术一两，甘草（炙）一两，羌活半两，马兜铃半两。上为粗末，每服五钱，水一盏，姜七片，枣子二个，煎至八分，去滓。不以时候，温服。

至圣真人全功饮　治久新咳嗽，痰盛气喘，肺痿瘦悴，不能坐卧，服药无效者，服之立减，如年深日久者，连进取效。

款冬花（去梗，净炒）二两，罂粟壳（刮去内皮，净，并去蒂）（用蜜少许炒）二两，陈皮一两，甘草一两。上四味，一处微炒为粗末，每服三钱。水一盏半，入生姜三片，乌梅二个，煎至一盏，去滓。临卧服之。忌咸、酸、酒、面、鲊等物。

《素问病机气宜保命集》

金·刘完素撰

卷下　咳嗽论

小黄丸　治热痰咳嗽，脉洪面赤，烦热心痛，唇口干燥，多喜笑，宜小黄丸。

南星（汤洗）、半夏（洗）各一两，黄芩一两半。上为细末，生姜汁浸，蒸饼为丸，桐子大。每服五十丸至七十丸。食后姜汤下，及小柴胡汤中加半夏亦可。

白术丸　治痰湿咳嗽，脉缓面黄，肢体沉重，嗜卧不收，腹胀而食不消化，宜白术丸。

南星、半夏俱汤洗各一两，白术一两半。上为细末，糊为丸，桐子大，每服五七十丸。生姜汤下，及《局方》中防己丸亦可用。

款气丸　治久嗽痰喘，肺气浮肿。

青皮（去白）、陈皮（去白）、槟榔、木香、杏仁（去皮尖）、郁李仁（去皮）、茯苓、泽泻、当归、广术（炮）、马兜铃、苦葶苈，以上各三两，人参、防己各五钱，牵牛（取头末）一两。上为细末，生姜汁面糊为丸，如桐子大，每服一二十丸，加至五七十丸，生姜汤下，食后服。

枳壳汤　治久痰胸膈不利者，多上焦发热。

枳壳（麸炒，去瓤）三两，桔梗三两，黄芩一两半。上同锉，每日早，用二两半，水三盏煎至二盏，匀作三服，午时一服，申时一服，临卧时一服，三日七两半药尽，服生半夏汤。

生半夏汤　半夏（不以多少，洗七遍，切作片子）。上每服秤三钱，水一盏半，入生姜五大片，同煎至一盏，和滓，食后服，一日三二服，服三日毕，再服枳术丸，尽其痰为度。论曰：先消胸中气，后去膈上痰，再服枳术丸。谓首尾合，尽消其气，令痰不复作也。

《易简方》　宋·王硕撰

惺惺饮　治小儿风热、疮疹、伤寒，时气头痛，壮热目涩多睡，咳嗽气粗，鼻塞清涕。

白术、桔梗、细辛、人参、茯苓、甘草各一两。

上件吹咀。每服二钱，用水一盏，栝楼根等份，入薄荷三叶，煎至半盏，时时与服。

《魏氏家藏方》　宋·魏岘辑

卷十　小儿诸疾

半夏丸　治小儿痰疾并嗽。

半夏（圆大者，汤泡七次，切，生姜汁浸一宿）七个，定粉、北矾灰各一分。

上三味为细末，面糊丸如绿豆大，浓煎白茅根汤下，五丸至七丸食后服。

白术半夏丸　化痰，治小儿咳逆，宽利胸膈，思乳食。

半夏（汤泡七次，洗去滑）半两，白术（炒）、人参（去芦头）、甘草（炙）、干姜（泡洗）各二钱半。

上五味为细末，生姜汁打面糊为丸，如绿豆大，每服十丸，乳食后稍空，煎生姜汤下。

神白丸　小儿利膈，下涎，去心胸噎塞并嗽，胃虚不宜服。

天南星（汤泡七次）、半夏（汤泡七次）各半两，白僵蚕（直者，炒，去丝）、白矾（生用）各一分。

上为末，用杏仁七个，去皮尖，巴豆一粒，去心、膜同研和，再用去皮生姜汁调为丸，如梧桐子大，阴干，每服五丸。暴嗽生姜汤下。久嗽，嚼胡桃肉、黄蜡各少许吞下。

苏香汤　平小儿心肺，消痰壅咳嗽。

紫苏叶、木香（不见火）、人参（去芦头）各一两，甘草（炙）、五味子（去枝）、陈橘皮（去白）各半两。

上为细末，每服半钱，入生姜自然汁少许，同荆芥汤调下。

桔梗散　治小儿卒得咳嗽吐乳。

桔梗（炒）、人参（去芦头）、陈皮（汤泡，去白）各一分，甘草（炙）、麦门冬（去心）、紫菀（去苗土）各半两。

上为粗末，每服一钱，以水一小盏煎五

分，去滓，量儿大小服之。

《儒门事亲》 金·张从正撰

卷十五　世传神效名方·咳嗽痰涎第八

止嗽散　半夏（汤洗七次）一两半，枯白矾四两。上二味为末，生姜打面糊和丸，桐子大，每服三二十丸。空心温酒送下。

八仙散　款冬花、佛耳草、甘草、钟乳、鹅管石、白矾、官桂、井泉石，以上各等份。上为细末，每服三钱，水煎服之。

三才丸　治嗽。

人参、天门冬（去心）、熟干地黄，以上各等份。上为细末，炼蜜为丸，如樱桃大，含化服之。

石膏汤　治热嗽。

石膏一两，人参（去芦）半两，甘草（炙）半两。上为末，每服三钱。新水或生姜汁、蜜调下亦可。

三生丸　治嗽。

胡桃仁一两，生姜（去皮，细切）一两，杏仁一两。上二味，同研为泥，就和作剂，可得十三四丸。临卧烂嚼一丸，可数服即止。

化痰延寿丹　天麻半两，枸杞子二两半，白矾（半生半熟）一两半，半夏（汤洗七次用）一两半，干生姜一两半，人参一两。上为细末，好糯酒拌匀，如砂糖，用蒸饼剂蒸熟，去皮，杵白捣四五十杵，便丸，如干，入酒三点，丸如小豆大。每服三五十丸，生姜汤下。

《严氏济生方》 宋·严用和撰

咳喘痰饮门

半夏丸　治肺脏蕴热痰嗽，胸膈塞满。

瓜蒌子（去壳，另研）、半夏（汤泡七次，焙，取末）各一两。上件和匀，生姜自然汁打面糊为丸，如梧桐子大，每服五十丸，食后用姜汤送下。

人参荆芥散　治肺感寒邪，或感风热，痰多咳嗽，头目不清，言语不出，咽干痰实，或顶背强硬，皮肤不仁。

荆芥穗、麻黄（去根、节）、细辛（去土，洗）、桔梗（去芦，锉，炒）、陈皮（去白）、半夏（汤泡七次）、杏仁（去皮、尖）、人参、通草、甘草（炙）各半两。上㕮咀。每服四钱，水一盏半，生姜五片，煎至八分，去滓，食后温服。

团参饮子　治病因抑郁忧思、喜怒、饥饱失宜，致脏气不平，咳嗽脓血，渐成肺痿。憎寒壮热，羸瘦困顿，将成痨瘵。

人参、紫菀茸（洗）、阿胶（蛤粉炒）、百合（蒸）、细辛（洗，去叶土）、款冬花、杏仁（去皮、尖、炒）、天门冬（汤浸，去心）、半夏（汤泡七次）、经霜桑叶、五味子各一两，甘草（炙）半两。上㕮咀，每服四钱。水一盏半，生姜五大片，煎至七分，去滓，食后温服。因气而咳者，宜加木香；咳而唾血有热者，加生地黄；咳而唾血有寒者，加钟乳粉；因疲极而咳嗽者，加黄芪；因咳损而唾血者，加没药、藕节；咳而呕逆、腹满不食者，加白术，仍倍加生姜；咳而小便多者，加益智仁；咳而大便溏者，去杏仁，加钟乳粉；咳而面浮气逆者，加沉香、橘皮煎。

经效阿胶方　治劳嗽，并咳血吐血。

阿胶（蛤粉炒）、生地黄（洗）、卷柏叶、山药（锉，炒）、大蓟根、五味子、鸡苏各一两，柏子仁（炒，另研）、人参、茯苓（去皮）、百部（洗，去心）、防风（去芦）、远志（甘草水浸，去心）、麦门冬（去心）各半两。上为细末，炼蜜为丸，如弹子大。每服一丸。细嚼，浓煎小麦汤或麦门冬汤咽下。

《仁斋直指附遗方论》

宋·杨士瀛撰

咳嗽证治

人参款花膏　款冬花、紫菀茸（洗去土，炒用）、人参、北五味子、桑白皮（炒）等份。上为末，炼蜜丸小弹子大。含化一丸，或淡姜汤嚼下。若身热口干，兼服天麻防风丸。

清肺饮　治肺气上热咳嗽。

前胡、荆芥、桑白皮（炒）、甘草（炙）、枳壳（制）各三分，知母、贝母（去心，炒）、脑荷、赤茯苓、北梗、紫苏、阿胶（炒）、杏仁（去皮）、天门冬（去心）各半两。上锉散，每三钱，姜三片，乌梅一枚。食后煎服。如更内实，与解毒雄黄丸。

真武汤　治少阴肾证。水饮与里寒合而作嗽，腹痛下利。

白茯苓、白术、白芍药各一两，熟附子半两，上锉散，每二钱半加生干姜、细辛、五味子各半两，姜三片，食前服。凡年高气弱，久嗽通用。

补肺汤　治肺虚气乏久嗽。

阿胶（炒）、真苏子、北梗、半夏（制）、甘草（炙）各半两，款冬花、紫菀、细辛、杏仁（去皮，焙）、陈皮、桑白皮（炒）、青皮、缩砂仁、五味子、石菖蒲、草果各一分。上锉散。每三钱，姜四片，紫苏三叶，煎服。

理中丸　补肺，止寒嗽。

人参、干姜、白术、甘草（炙）等份。上末，炼蜜丸弹子大。每一丸加炒阿胶、五味子煎服。

人参润肺散　治咳嗽喘急，痰壅鼻塞。

麻黄（去节）、杏仁（去皮，麸炒）、贝母（去心，麸炒）各一两，人参、阿胶（炒）、甘草（炙）各半两，橘红、北梗各一分。上粗末，每二钱半，紫苏三叶，煎服。亦能发散，小儿通用。

加味半夏茯苓汤　治痰多咳嗽。

半夏（制）二两半，茯苓一两半，陈皮、五味子各一两，人参、细辛、甘草（炙）各半两。上锉散，每四钱，姜七厚片，煎服。

南星散　治风气动痰发嗽。

生南星一两，枳壳（制）、细辛各半两，木香、甘草（炙）各一分。上㕮咀。每服三钱，姜七厚片，慢火熟煎服。

人参芎归汤　治虚劳少血，津液内耗，心火自炎，燥热乘肺，咳嗽咯血，及血不荣肌，动辄毛寒咳嗽。

当归、川芎、白芍药各二分，人参、半夏（制）、橘皮、赤茯苓、阿胶（炒）、细辛、北五味子、甘草（炙）各一分。上锉，每服三钱，姜四片，枣二个，煎服。

七宝散　治肺痿劳嗽、久嗽。

人参、款冬花、钟乳石、鹅管石（并生研）、明矾（煅）各二钱，辣桂、甘草各一钱。上细末，临卧，以少许咽下两次。

五拗汤（《澹寮方》）　治风寒咳嗽，肺气喘急。

麻黄（不去节）、杏仁（不去皮）、甘草（生用）、荆芥穗、桔梗各等份。上㕮咀，姜三片同煎，温服。咽痛甚者，煎热后，加朴硝少许。一方去桔梗、荆芥，用半夏、枳实等份。

加减三奇汤（东垣方）　治咳嗽上气，喘促，胸膈不利。

桔梗、陈皮、甘草、青皮、人参、紫苏、桑白皮各五钱，半夏七钱，杏仁三钱，五味子四钱。上㕮咀，每六七钱，入姜煎服。

加减泻白散（东垣方）　治阴气在下，阳气在上，咳嗽呕吐喘急。

桑白皮一两，地骨皮七钱，陈皮、青皮、五味子、人参各五钱，白茯苓一钱。上哎咀，每服半两，水煎，入粳米二十粒。

大宁嗽汤 劳嗽、诸嗽，通用，神效。

北五味子、茯苓、桑白皮（炒）、紫苏、细辛、橘皮、枳壳（制）、杏仁（去皮、炒）、阿胶（炒酥）、甘草（炙）、罂粟壳（去筋、萼，截碎，蜜酒炒热）各一分，半夏（制）二分。上锉散，每服三钱。姜五片，枣二枚，乌梅半个，食后煎服。劳嗽，多加川芎。

《御药院方》 元·许国祯等编纂

卷十一 治小儿诸疾门

利膈丸 治风胜痰实，喘满咳嗽，风气上攻。

黑牵牛（半生半炒）四两，皂角（不蛀肥者，去皮、子，涂酥炙黄）二两，槐角子半两，青皮（去白）半两，半夏（汤洗七次，焙干）一两。

上为姜汤，下姜汁面糊和丸，如黍米大，每服十五丸至二十丸，温生姜汤下。

金珠化痰丸 治痰热，安神志，除头痛眩晕，心忪恍惚，胸膈烦闷，涕唾稠黏，痰实咳嗽，咽嗌不利。

金箔（为衣）二十片，辰砂（飞研）二两，皂角子（炒微黄色）一两，白矾（光明者，于铁器内熬，令汁尽，放冷，研）一两，铅白霜（细研）一两，天竺黄（研）一两，生白龙脑（细研）半两，姜制半夏四两。

上为细末，入研药匀，生姜汁面糊和丸，如梧桐子大，小儿如黍米大，每服十丸至十五丸，食后、临卧生姜汤下。

人参羌活散 治小儿寒邪温病，时疫疮疹，头疼体痛，壮热多睡，下治潮热烦渴，痰实咳嗽。

羌活（去苗）、独活（去苗）、柴胡（去苗）、人参（去苗）、芎劳（去苗）、枳壳（去瓤，麸炒）、白茯苓（去皮）、甘草（炙）各二两，前胡（去芦头）、桔梗、地骨皮（去

土）、天麻（酒浸，炙）各半两。

上为散，每服一钱，以水七分，入薄荷少许，煎至五分，去滓，温服，不计时候。

大青膏 治小儿外感风寒，呵欠顿闷，口中气热。肝主风，实则目直大叫，虚则前牙多欠，又胸满短气，气急，喘嗽上气，故当发散之。又治小儿外伤寒，其候伸欠顿闷，口中气热，或怕畏人，恶风，脉浮者，并宜服之。

天麻末一分，白附子末（生）一钱半，朱砂（研）一字匕，青黛（研）一钱，麝香一字匕，乌梢蛇肉（酒浸，焙干，取末）半钱，天竺黄（研）一字匕，蝎尾（去毒，生）半钱。

上同再细研匀，生蜜和成膏，每服半皂子大至一皂子大。月中儿粳米大，同牛黄膏温薄荷汤化一处服之。五岁以上同甘露散服之。

菖蒲煎丸 治小儿肺气壅实，咳嗽痰涎，喘鸣肩息。

人参、石菖蒲、款冬花、桂心、紫菀茸，以上各一钱。

上为细末，炼蜜和丸，每两作三十丸，每服一丸，煎糯米汤化下，食后服。

《澹寮集验秘方》 元·释继洪编

卷十四 小儿门

紫苏子散 治小儿咳逆上气，因乳哺内挟风冷，或啼哭未定，逼其饮乳，乳与气相逆，气不得下，故成咳逆。

紫苏子、诃子（煨，去核）、萝卜子、杏仁（去皮尖，炒）、木香、人参（去芦头）各三两，青皮（去白）、甘草（锉，炒）各一两半。

上为细末，每服一钱，水半盏，入生姜二片，去滓，不计时，量儿大小，加减与服之。

《医垒元戎》 元·王好古撰

朱砂散 治小儿神乱,惊悸,睡卧不安,大便不利,谵语,齿疮,痰嗽。

辰砂七两,桔梗五两,人参、蛤粉、牙硝各三两,甘草二两半,脑子二钱,金箔(入)二十斤。

上细末,一岁儿半钱,薄荷汤调下,未满百日儿发热多睡不安,大便不利,蜜汤调下一字,大人小儿口疮咽喉,少许掺咽,膈热新水调,临卧。

《世医得效方》 元·危亦林撰

卷第五 咳嗽·风证

杏苏汤 治伤风身热,有汗恶风,病证挟热,服杏子汤。不得者,此药稳当也。

橘红、紫苏叶、杏仁(去皮尖)、五味子、半夏(汤泡七次)、桑白皮(蜜略炙)、贝母(去皮)、白术(炒)各一两,甘草(炙)半两。上锉散,每服四钱,水一盏半,生姜五片,煎至八分,去滓。温服,不拘时候。

卷第五 咳嗽·寒证

金沸草散 治肺感寒邪,鼻塞重声,咳嗽不已,憎寒发热,无汗恶寒,烦躁。或风热壅在膈间,唾黄浊水,甚者吐血。(方见《太平惠民和剂局方》)。

卷第五 咳嗽·暑证

六和汤 治伤暑痰生,咳嗽喘满。加麦门冬乌梅煎,就吞消暑丸。

半夏(汤洗七次,去滑)一斤,茯苓(去皮)、甘草(生)各半斤。上为末,姜汁面糊为丸,如梧桐子大,每服三十丸。新汲水下,中暑为患,药下即苏,夏中常服,止渴利小便。若痰饮停滞,中脘不快,头眩喜呕,姜汤吞下。

卷第五 咳嗽·湿证

白术散 治五脏伤湿,咳嗽痰涎,憎寒发热,上气喘急。

白术二两,五味子、茯苓各一两,甘草一钱,半夏(洗去滑,破作十六片)四个。上锉散,分作十六服。每服一盏半,姜五片,红枣二枚,煎至七分。空腹服。

卷第五 咳嗽·七情

团参饮子 治因抑郁忧思,喜怒饥饱病失节,致脏气不平,咳嗽脓血,渐成肺痿,憎寒壮热,羸瘦困顿,将成痨瘵。

人参、紫菀茸(洗)、阿胶(蛤粉炒)、百合(蒸)、细辛(洗去叶土)、款冬花、杏仁(去皮尖,炒)、天门冬(汤洗七次)、半夏(汤泡七次)、经霜桑叶、五味子各一两,甘草(炙)半两。上锉散,每服四钱。水一盏半,生姜五大片,煎至七分,去渣。食后温服。因气而嗽者,宜加木香;咳而唾血有热,加生地黄;咳而唾血有寒者,加钟乳粉;因疲极而咳嗽者,加黄芪;因损而唾血者,加没药、藕节;咳而呕逆,腹满不食者,加白术,倍加生姜;咳而小便多者,加益智仁;咳而大便溏者,去杏仁,加钟乳粉;咳而面浮气逆者,加沉香、柑皮煎。

分心气饮 治忧郁得嗽。每服三钱,加枳壳(去瓤)一钱,北五味十粒,生姜三片煎。紫苏(茎、叶俱用)四两,羌活、半夏(汤洗七次)、肉桂(去皮)、青皮(去白)、陈皮(去白)、大腹皮、桑白皮(炒)、木通(去皮、节)、芍药、甘草(炙)、赤茯苓各一两。

卷第五 咳嗽·热证

贝母散 治热咳嗽,辰时吃,酉时可安。兼治痰喘。

知母(新瓦上焙)、贝母(巴豆七粒,

同贝母炒，略熟，去巴豆不用）各一两。上锉散，饧糖一块同煎服。一方以二母为末，入巴豆霜少许。临卧用生姜二片，蘸药夹定，细嚼咽下。

洗心散　治心热上炎肺经，胸膈满痛，咽干口燥，咳嗽殊甚。

白术一两半，麻黄（和节）、当归（去苗，洗）、荆芥穗、芍药、甘草、大黄（面裹煨，去面，切焙）各六两。上锉散，每服三钱。水一盏半，生姜三片，薄荷叶七片，煎服。为末，茶清调亦可。

卷第五　咳嗽·冷证

藿香正气散　宁肺和胃，祛痰治嗽，通畅三焦，进美饮食。生姜三片，盐梅一个，杏仁（去皮尖）七粒，五味子七粒，同煎。

理中汤　治肺虚咳嗽，痰唾清白，饮食减，多呕，当温养脾土，则生肺金，用五味子炒阿胶煎汤，调服立效。

丁香半夏丸　治肺胃虚寒咳嗽。

人参、丁香、木香、肉豆蔻、陈皮各一分，藿香叶半两，半夏（汤洗七次，姜汁令炒黄）三两。上为末，姜汁糊丸如小豆大，每服四十丸。姜汤下。

黄芪建中汤　治冷嗽，加半夏曲、干姜、五味子同煎。黄芪（微炙）、辣桂各二两，甘草（炙）二两，白芍药六两。上锉散，每服三钱，姜四片，枣一枚。食前服。

皱肺丸　治久嗽。

款冬花、人参、五味子、官桂（去皮）、紫菀、白石英（微带青色者）、钟乳粉。上等份为末，用羖羊肺一具，去皮尖杏仁半斤，水煮肺烂为度，去筋膜，与杏仁同研极烂，和众药丸如梧子大，阴干，每分五十丸至百丸。糯米饮下，食后临卧服。

卷第五　咳嗽·时行

人参饮子　治寒热上壅，咳嗽痰涎。

人参、苦梗（去芦）、五味子、赤茯苓（去皮）、白术（炒）各一两，枳壳（麸炒）、甘草（炙）各半两。上锉散，每服四钱。水一盏半，姜五片，煎至七分，去滓。食前温服。嗽多者加桑白皮一两，痰多加半夏曲一两。

一服散　治咳嗽。

阿胶二片，生姜十片，大乌梅二个，甘草一钱，紫苏十叶，杏仁（去皮尖）七个，大半夏（泡）三个，罂粟壳（炙）三个。上锉散，水一碗，煎至六分，去滓。临卧服。

卷第五　咳嗽·劳咳

蛤蚧散　治虚劳咳嗽咯血，潮热盗汗，不思饮食。

蛤蚧（蜜炙）一对，人参（去芦）、百部（去心）、款冬花（去皮）、紫菀茸各半两，贝母、阿胶（蛤粉炒）、鳖甲（醋炙）、柴胡（去芦）、肉桂（去粗皮，炒）、黄芪（蜜炙）、甘草、杏仁（汤浸，去皮尖）、半夏（生姜汁制）各一两。上为末，每服三钱。水一盏半，生姜三片，煎至一盏。不拘时，温服。肉桂虽去风寒，有热人不肯服，则当改用细辛。

卷第五　咳嗽·损嗽

当归饮　治男子因打损负重，女子因劳苦用力而伤肺经。肺经既损，遇风寒则为咳嗽。或咳血或至紫黑，宜用此药去心肺间瘀血，仍灸肺俞，病即苏。

苏木、生地黄、当归、大黄、赤芍药。上为末，酒调服。得利去瘀血即止，服养荣汤调理。

卷第五　咳嗽·通治

蜡煎散　顺肺气，利咽膈，止咳嗽，化痰涎。

款冬花、紫菀（洗土，焙干）、甘草（炙）各七钱，五味子（炒）半两，桑白皮

（炒）、桔梗、杏仁（去皮，炒）、紫苏叶各一两。上锉散，每服四钱。水一盏，黄蜡少许。食后、临卧温服。

星砂丸 治一切风痰，利胸膈，壮脾胃，及消痰积，温中顺气，内伤生冷，腹胁胀痛，酒后痰实呕吐，服之神效。

南星（汤洗七次）四两，良姜、缩砂仁各一两，香附子（炒，去毛）二两。上为末，生姜自然汁煮面糊为丸，如梧桐子大，每服三十丸。生姜汤下，不计时候。夏月伤生冷，尤宜服。

《卫生宝鉴》 元·罗天益撰

卷十二 咳嗽门·咳嗽之疾

人参款冬散 治喘嗽久不已者。

人参半两，款冬花半两，知母、贝母、半夏各三分，米壳二两。上为粗末，每服五钱，乌梅同煎，临卧。

紫参散 治形寒饮冷伤肺，喘促痰涎，不得安卧。

麻黄、桔梗、五味子、炙甘草、紫参各一两。每服四钱。水煎临卧。

人参蛤蚧散 治三二年间肺气上喘，咳嗽咯唾脓血，满面生疮，遍身黄肿。

蛤蚧（全者）一对，杏仁五两，甘草（炙）五两，人参、茯苓、贝母、知母、桑白皮，以上各二两。上为细末，瓷器内盛。每日如茶点服，神效。

紫菀散 治咳嗽唾中有脓血，虚劳证肺痿变痈。人参、紫菀、知母、贝母、桔梗、甘草、五味子、茯苓、阿胶。上为粗末，生姜水煎。

黄芪鳖甲散 治虚劳客热，肌肉消瘦，四肢倦怠，五心烦热，口燥咽干，颊赤心忪，日晚潮热，夜有盗汗，胸胁不利，减食多渴，饮嗽稠黏，时有脓血。

黄芪一两，桑白皮、半夏、黄芩、甘草、知母、赤芍药、紫菀，以上七味各五分，秦艽、白茯苓、生地黄、柴胡、地骨皮各六钱六分，肉桂、人参、桔梗各三钱二分，鳖甲、天门冬。上件锉为粗末，每服二大钱。水一大盏煎服，食后。

紫苏半夏汤 治喘嗽痰涎，寒热往来。

紫苏、半夏、紫菀茸、陈皮、五味子各半两，杏仁一两，桑白皮二两半。上为粗末，每服三钱。生姜三片，水煎，日三。

人参理肺散 治喘嗽不止。

麻黄一两，御米壳三两，人参二两，当归、木香各一两，杏仁二两。上为粗末，每服四钱。水煎。

九仙散 治一切咳嗽。

人参、款冬花、桑白皮、桔梗、五味子、阿胶、乌梅各一两，贝母半两，御米壳（去顶，蜜炒黄）八两。上为末，每服三钱。白饧点服，嗽住止后服。

人参清肺汤 治肺脏不清，咳嗽喘急，及治肺痿劳嗽。

人参、阿胶、地骨皮、杏仁、知母、桑白皮、乌梅、甘草、罂粟壳。上等份，㕮咀，每服三钱。水一盏半，乌梅、枣子各一个，同煎至一盏，去滓。食后、临卧服。

款花清肺散 治咳嗽喘促，胸膈不利，不得安卧。

人参、甘草（炙）、甜葶苈（生）、款冬花各一两，御米壳（醋炒）四两。上为末，每服二钱。温米饮调下。食后忌油腻物及多言语损气。一方加乌梅一两，去核。

安肺散 治咳嗽无问新久。

麻黄（不去节）二两，甘草（炙）一两，御米壳（去顶，炒黄）四两。上为末，每服三钱。水一盏，乌梅一个，煎至七分，去滓。温服，临卧。

人参清镇丸 治热止嗽，消痰定喘。

人参、柴胡各一两，黄芩、半夏、甘草（炙）各七钱，麦门冬、青黛各三钱，陈皮二钱，五味子十三个。上为末，面糊丸桐子大，每服三十丸。温白汤送下，食后。

金珠化痰丸 治痰热咳嗽。

皂角仁（炒黄）、竺黄、白矾（枯）各一两，半夏（汤洗七次，用生姜二两洗，刮去皮，用半夏捣细作饼子，炙微黄）四两，生龙脑半两，辰砂二两，金箔二十片为衣。上为末，姜汁糊为丸，梧桐子大，每服十丸至二十丸，姜汤下，食后、临卧服。

大利膈丸 治风热痰实，咳嗽喘满，风气上攻。

牵牛（生用）四两，半夏、皂角（酥炙）、青皮各二两，槐角（炒）一两，木香半两。上六味为末，生姜汁糊和丸，梧桐子大，每服五十丸。食后生姜汤送下。

卷十九·咳嗽

辰砂半夏丸 治小儿肺壅痰实，咳嗽喘急，胸膈痞满，心忪烦闷。

朱砂、五灵脂（微炒）各一两，葶苈、杏仁、半夏各半两。

上为末，姜汁煮面糊为丸，如小麻子大，每服五七丸，淡姜汤下，食后。

润肺散 治小儿寒壅相交，肺气不利，咳嗽喘急，语声不出，痰涎壅塞，胸膈烦满，鼻塞清涕，咽喉干痛。

贝母、杏仁各二两，麻黄（去根、节）、人参各二两，阿胶、桔梗各半两，陈皮、甘草各一两。

上为末，每服一钱。水一盏，煎至六分。去滓，食后温服。

人参半夏丸 治肺胃受冷，咳嗽气急，胸膈痞满，喉中呀呷，呕吐涎沫，乳食不下。

半夏、厚朴、丁香各四两，陈皮、人参、细辛各二两。

上为末，姜汁糊丸麻子大，三岁儿每服二十丸，姜汤下，食后服。量儿大小加减。

涂唇膏 治襁褓小儿，咳嗽吐乳，久不愈。

石燕子。

上一味为末，每服一捻。蜜少许调涂儿唇上。日三五次，不拘，奶食前后。

《普济方》 明·朱橚等编

诸咳嗽

宁嗽汤 诸嗽通用。

桑白皮（炒）、紫苏、细辛、北五味子、橘皮、半夏（制）、茯苓（去皮）、杏仁（去皮）、缩砂仁、枳壳（制）、北梗、甘草（炒）等份。上锉，每服三钱。姜四片，乌梅半个，食后煎服。

宁神丸 止一切咳嗽。

白茯苓（去皮）、五味子（炒）、干山药、杏仁（去皮尖，麸炒，另捣）、阿胶（炒成珠子）、熟干地黄各一两，人参、当归（并去芦头）、麦门冬、贝母（并去心）、柏子仁（另捣）、杜仲（炒丝断）、百部、肉桂（去粗皮）、川芎、细辛（去苗）、甘草（炙，锉），以上各半两。上为细末，炼蜜和丸，每两作二十丸。含化咽津，不拘时，常令咽喉中药气不歇，益佳。每服一丸。

防己丸 治咳嗽，不计新久，及治肺痈。

防己、杏仁（汤浸，去皮尖，双仁，炒）、贝母（去心，焙）、甘草（炙，锉）各二两，甜葶苈（炒）四两。上为细末，面糊丸绿豆大。每服二十丸，生姜汤下。

金粟丸 治一切嗽。

粟壳（去筋，蜜炒）一两，五味子半两，杏仁（炒）半两，胡桃肉半两。上为末，同蜜丸如弹子大，水一盏煎服。此药尤稳。

桃仁丸 治咳嗽，亦治诸咳，不以远年，日久不治。

桃仁、杏仁（二味，各汤浸，去皮尖、

双仁，细研）一两，款冬花、贝母二味（捣细末，与前研和匀）各一两。上先以砂糖一两，入铫子内消溶后，入药同熬黄熟，入白捣丸如弹子大。每服一丸，含化咽津。

薏苡仁汤 治咳嗽，肺痈初萌。

桔梗二两，甘草二两，薏苡仁三两。上锉如麻豆大，每服五钱，水煎。入糯米为团，米软为度，食后服。

平气散 治一切咳嗽，吐痰涎，恶风不能食。

人参、白术、川芎、当归、五味子、甘草（炙）、木瓜干、紫苏子（炒）、茯神、乌梅（去核）、杏仁（去皮尖，麸炒）、桂心、白芷各等份。上为末。每服二钱，水一盏，姜三片，枣一枚，煎七分，温服。

二圣散 治一切咳嗽。

汉防己（有花纹者）一两，马兜铃（去子）一两。上为末。每服二大钱，水一盏，生猪肉（两）半斤，煎至六分，去滓。温呷药清汁，临卧服。

甘草饮子 疗肺热咳嗽，涕唾多黏。

甘草（炙）六分，款冬花七分，豉心一合，生麦门冬（去心）八分，葱白一握，槟榔（切碎）十颗，桔梗六分，地黄汁半升。上切，以水六升，煮取二升，巾绞去滓，下地黄汁，分温三服。如人行四五里进一服，不利，忌生菜、热面、炙肉、海藻、菘菜、鱼、蒜、黏食、猪肉、芜荑。

人参安肺汤 治咳嗽。

人参、杏仁、麻黄、枳壳、甘草、乌梅、五味子、桑白皮。上各等份，为细末，枣子、生姜同煎，去滓。临卧温服。

生地黄七味汤 治热嗽。

生地黄（切）一升，生姜（切）二合，桑根白皮（切）一升，射干（切）二升，干葛（切）六合，紫苏三合，竹沥一升。上细切，以水一斗，煮取三升，去滓。纳竹沥搅调，每食后良久服之，分一剂作四服。若觉

稍愈，重合服之。病轻者，三数剂则瘥。忌芜荑。

大枣七味汤 又冷嗽之状，但遇诸冷，此疾便发，若有如此者，亦宜合此大枣等七服汤服之。

大枣（擘）三十枚，桂心四两，杏仁（去尖皮、两仁者，研）一百枚，细辛五两，吴茱萸、当归各三两。上切，以水八升，煮取二升六合，去滓。温分三服，每服如人行十里久，服一剂，觉得力，至三四剂亦佳。隔三四日服一剂。忌生葱、生菜。

当归十味丸 又依前大枣汤服之后，虽可，未能断其根，遇冷便发，宜合此当归等十味丸服之。

当归（切）、细辛、甘草（炙）合五两，桂心、吴茱萸、人参各三两，蜀椒（炒汗出）三合，橘皮、干姜各四两，桑白皮一两。上为细末，蜜和丸，煮干，枣饮下之，初服十丸，日再服，稍加至三十丸，如梧桐子大。服此丸，经三五日觉热，每服药后良久，吃三数口粥食压之。忌海藻、菘菜、生葱、生菜。

治咳嗽药 麻黄、甘草、杏仁、诃子、木香（少许）、青皮、陈皮。上各等份，每服二钱。水二盏，煎至八分。临卧时服。

加味二陈汤 治远年近日气虚咳嗽，喘逆呕吐，不得安眠，甚危困者、气虚者，立效。

人参、半夏、白茯苓、甘草、陈皮、紫菀、紫苏、枳壳（炒，去瓤）、桑白皮、缩砂仁、白豆蔻各一两，木香半两。上㕮咀，每服四钱。水一盏半，生姜五片，枣一枚，煎至八分，去滓。临卧服之。

百花汤 治肺气不顺，咳嗽气逆，胸膈不利。

杏仁四两，生姜（研取汁，与杏仁同研细）四两。上同搅拌匀，以瓷器盛，蒸熟，柳木匙捞，候成膏，每以沸汤点一匙头，甚

妙。温水下。

煨姜汤 治肺寒咳嗽，日久不止，并上焦气逆。

生姜（于星火内煨熟切片）一斤半，杏仁（去皮尖，蒸透）半斤，甘草四两末，山药三两末，神曲三两末。上先将生姜、杏仁同研细，取三件药末，和为饼子，焙干为细末，着炒盐花五两，滚和沸汤。食后临卧点一二钱。

麻黄苍术汤 治秋冬每夜五更嗽，连声不绝，乃至天晓，日高方缓，口苦，两胁下痛，心下痞闷，卧而转惊，筋挛肢节痛，痰唾涎沫，日晚神昏呵欠，全不进饮食。

柴胡根半钱，麻黄八钱，羌活根五分，防风四分，甘草三分，生甘草根四分，炙甘草三分，当归四分，草豆蔻六分，黄芩三分，黄芪一钱半，苍术五钱，五味子九个。上㕮咀，作二服，煎法如常，稍热服。临卧。

伤风咳嗽

紫苏散 治肺感风寒作嗽。

紫苏、桑白皮、青皮、五味子、杏仁、麻黄、甘草各等份。上为细末，每服二钱。水一盏，煎至七分。温服。

八宝散 治伤风咳嗽。

麻黄（去节）半两，桔梗半两，马兜铃半两，罂粟壳半两，甘草（炙）半两，五味子半两，陈皮半两，桑白皮半两。上为粗末，每服三钱。用水一盏，姜三片，杏仁三粒，去皮尖，白糖一块，煎至七分，去滓。食后临卧服。

加减三拗汤 治伤风咳嗽。

麻黄（不去节）半钱，杏仁（不去皮），苦梗各二钱，甘草（生）、旋覆花（去蒂）各半钱。上㕮咀，每服一大钱，水一盏，生姜五片，五味子数粒，竹叶一片，不可多，糯米数粒，煎至半盏。分作两服。

暴咳嗽

感通汤 治暴感风邪咳嗽。

甘草（炙，锉）、麻黄（去根、节）、芎䓖、马兜铃、防风（去叉）各一两，黄明胶（炙，燥）三钱。上六味共为散，每服二钱。水一盏，煎至七分，去滓。早晚食后温服。

饴糖煎 治暴嗽。

饴糖、干姜（炮，为末）各一两半，豉一两。上分作两剂，每剂先以水二盏，煮豉取沸，去滓。次入饴糖，待消后，入干姜末搅匀，以瓷器盛。分为十服，沸汤化下。

痰　嗽

藿香半夏散 治肺和胃，祛痰除咳嗽，建中通畅三焦，进饮食。

藿香叶、官桂各一两，半夏曲、陈皮（去白）、苍术（洗）各半两，干姜三分，厚朴（姜制）三分，皂角（火煅，令烟绝）十挺，甘草一分。上为散，每服三钱。水一盏半，生姜三片，煎至八分，不拘时服。伤风头痛，壮热恶心，以生姜、葱或姜、枣，煎汤温服。声音不出，用生姜入油，煎葱头二三枝，同煎立效。

大降气汤 治上盛下虚，膈壅痰实，喘嗽咽干不利。

紫苏子（微炒）、川芎、细辛（去叶、土）、前胡、当归（洗，焙）、厚朴（去皮，姜制）、桔梗（去芦）、白茯苓（去皮）、半夏曲（炙）、陈皮（去白）、肉桂（去皮）、甘草（炙）各等份。上㕮咀，每服三钱。水一盏，姜五片，紫苏五叶。同煎温服。

九宝汤 治痰嗽。

薄荷、贝母、橘红、甘草、紫苏、杏仁、槟榔、麻黄、半夏、桑叶、乌梅、官桂各等份。上用水二盏，煎至一盏，姜五片。食后服。

异功丸 升降阴阳，逐痰饮，治咳嗽喘逆，痰实昏眩，调和气止渴。

半夏、大腹子、人参、赤茯苓各一两，甘草（炙）、白术、紫苏叶各半两，生姜五两，乌梅肉半两。上除生姜外，并捣为粗末，生姜和同皮锉碎，与药末同和杵匀，和丸鸡豆大，每服一丸。捶破，入紫苏连茎五叶，乌梅一个，水一大盏半，同煎至一盏，去滓。温服。

八味款冬花散　治肺寒热不调，涎嗽不已。

款冬花（洗，焙）、紫菀茸、五味子、甘草（炙）各七钱半，桑白皮（炒）、麻黄（去节）、杏仁（汤洗，去皮尖，麸炒）、紫苏各一两。上为粗末，每服五钱。水一盏半，入黄蜡，皂角子大，煎一盏，去滓。食后热服。

大利膈丸　治风痰实，喘满咳嗽，风气上攻。

牵牛（生用）四两，半夏（汤洗）二两，皂角（去皮、丝，酥炙）二两，木香半两，青皮（去白）二两，槐角（捶，加槟榔）一两，大黄五钱。上为细末，生姜面糊为丸，每服五十丸。生姜汤送下。一方无大黄。

化痰丸　治化痰坠涎，止嗽定喘。

干姜（或用姜屑）、半夏（炮）、南星（炮）、枯矾、滑石各一两，巴豆霜一钱。上为细末，水糊为丸，如梧桐子大，每服五七丸。生姜汤下。食后微溏利，妙。

白术厚朴汤　治痰嗽不散，利胸膈，除寒热，美饮食。

白术、甘草（炙）、葛根各一两，厚朴（制）半两。上为末，每服一二钱。水一大盏，生姜五片，煎至六分，去滓。食前服。

捷径方　治久病咳嗽，百药未效。

橘红（去白，要陈久者）一斤，甘草、盐各四两。上用水五碗，慢火煮煎药，焙干为末。白汤点服。

观音散　治痰嗽喘。

人参、胡桃肉（不去皮）各等份。上煎汤，小儿量与。一方加杏仁二十一粒，不去皮、尖；一方有生姜五片，枣子二枚。盖人参定喘，带皮胡桃敛肺故也。

暖胃汤　治痰嗽，胸膈不快，多吐寒痰，兼治饮酒过多。

生姜（去皮，洗净，横文切作片子，用白盐二两掺入生姜中令匀，淹一宿，取出银石器内，慢火炒，续入上好神曲细末一两与姜同炒，令干）一斤，齐州大半夏（汤洗七次，去滑，焙干，捣罗为末，用细生姜自然汁和作饼子，焙干）一两，丁香半两，甘草（炙，令熟）一两，大草豆蔻（去皮）三个，陈皮（汤浸，去白、瓤）一两。上为细末，每服一钱。沸汤点服，空心或食前服，此药若空心进一服，大避风寒雾露之气。

宣肺散　治胸膈不利，痰嗽喘促，脾胃壅滞。

白茯苓四两，干姜（炮）二两半，五味子、细辛、甘草（炙）各二两半，人参（去芦）一两。上为细末，每服二钱。沸汤调下。食后温服。

小半夏饮　治痰嗽甚效。

半夏（汤洗七次）、白茯苓、陈皮（洗，去白）、甘草（炙）。上等份㕮咀，每服三钱，水三盏半，姜四片，煎至七分，温服。不拘时候。

三圣饮　治痰嗽。

苦梗（用白合子根，煮一伏时）、甘草、贝母（姜汁炒）。上等份细末，热酒调服。如作㕮咀，则用姜煎亦可。

石夏丸　治痰嗽。

半夏（泡）一两，滑石（火煨，去火毒）一两。上生姜糊为丸，如梧桐子大。不拘多少，白汤调下。

气　嗽

熟干地黄丸　治气嗽不止，下焦风冷，上攻于肺，心胸短气，四肢羸弱，饮食无味，虚损不足。

熟地黄二两，桂心一两，山茱萸一两，五味子一两，丹参一两，泽泻、肉苁蓉（酒浸一宿，去粗皮）一两，甘草（炙微赤，锉）一两，钟乳粉、白茯苓各二两。上为末，炼蜜和捣三五百杵。丸如梧桐子大，每服以温水送，日三服。酒亦得，下三十丸。

冷　嗽

中和汤　治肺有风寒，痰壅咳嗽。

麻黄（去节）、杏仁（去皮尖，炒）、紫苏子（炒）、桑白皮（炒）、赤茯苓（去皮）、柴胡（去芦）、陈皮（去白）各半两，款冬花三分，细辛、甘草（炙）、马兜铃各一分。上㕮咀，每服二钱。水一盏，煎七分，去滓。温服。

加味理中汤　治肺胃俱寒，咳嗽不已。

甘草（炙）、半夏（炙）、茯苓、干姜（不炒）、白术、橘红、细辛、北五味子、人参各等份。上㕮咀，每服三钱。水一盏，姜枣煎，食前服。曾经解利者通用。

五辛丸　治寒嗽声音不出。

丁香、胡椒、荜茇、良姜、桂心各等份。上为细末，入炒盐少许，姜汁煮糊为丸鸡头子大，每服二丸。含化，或细嚼熟水下亦得。

姜饧煎　治冷嗽。

干姜（炮裂）三两为细末。胶饧一斤。上拌匀，以瓷器盛，置饭上蒸，令极熟，每服一枣大。含化咽津。日五夜三。

热　嗽

清肺丸　治心肺伏热，咳嗽烦闷，时有痰涎，喉中介介，咽嗌不利，气不宣畅，并宜服之。

木香、青黛（研）、蛤粉（研）、前胡、人参（去芦头）、黄连各半两，桔梗

（微炒）、枳壳（麸炒）各半两，薄荷、半夏（汤洗七次）、天南星（生）各一两，大黄（生）、牵牛（微炒）各二两。上为细末，滴水和丸，如梧桐子大，每服五十丸。食后生姜汤送下。

治暴热咳嗽，牵引腹胁及头痛。

贝母（煨微黄）一两，石膏二两，紫菀（去苗土）一两，川升麻一两，杏仁（汤浸，去皮尖、双仁，炒）一两，天门冬（去心）二两。上为散，每服五钱。水一大盏，入生姜半分，白糖少许，煎至五分，去滓。不拘时温服。

黄金丸　治肺热咳嗽。

葶苈子（隔纸微炒）、半夏（炒赤色）各三两，青橘皮（汤浸，去白，焙）半两，干姜（炮，一枣许）、大黄（锉，焙）三钱。上为末，用生姜自然汁，煮面糊和丸，如绿豆大，每服十、五丸，稍加至十丸。食后临卧，淡姜汤下。

清肺饮子　治热嗽痰浓，鼻闻腥气，呷冷水，轻止。

白术一两半，麻黄、当归、芍药、甘草、荆芥穗、大黄（面裹，煨）各六两，桑白皮、杏仁、半夏各一两。上为丸，每服三钱。生姜一片，薄荷五分，煎汤下。又宜停饮。

青镇丸　治热嗽。

小柴胡汤加人参一倍，青黛半两。上为细末，面糊丸如梧桐子大，每服五十丸。生姜汤下。

久　嗽

蒺藜贝母汤　治久咳嗽。

蒺藜（炒，去角）、贝母（去心）、紫菀（去苗土）、百合、麻黄（去根、节）、天雄（炮裂，去皮、脐）、枳壳（去瓤，麸炒）、赤石脂各一两半，桑根白皮（锉）、桂（去粗皮）、旋覆花（微炒）各三钱，地榆、五

味子、贯众、黄连（去须）各一两，黄芩（去黑心）半两。上粗捣筛，每服五钱。水一盏半，入生姜三片，煎至八分，去滓。温服，空心食前服。

五愈散《深师》疗五脏咳积年，剧则上气不得卧，喉中如有物，医所不疗。

桂心、细辛、干姜、白菀、甘草（炙）各（钱）三分，蜀椒（汁）、代赭、通草、款冬花、芫花（炒）各三分（钱），伏龙肝、紫菀、牡蛎各三分（钱）熬。上捣筛，以饴糖和之，捣令调和，如枣核一丸，含之。稍稍咽其汁尽，复含令胸中热为候。其久病重者，昼夜二十余丸，若一岁咳者，一月愈，十岁咳者，百日愈。忌海藻、菘菜、生葱、生菜等物。

香豉丸疗三十年咳嗽上气，短气久冷，五脏客热，四肢烦疼，饮食减少，时有发甚，不能行步，夜不得睡，多梦。

香豉（熟）四分、杏仁（去皮尖、双仁，炒）三分、紫菀二分、桂心三分、甘草（炙）八分、干姜二分、细辛三分、吴茱萸二分。上捣筛，蜜和丸如梧桐子大，每服四丸。日三服。能含嚼咽汁亦佳。忌海藻、菘菜、生菜。

枇杷叶丸治肺热久嗽，身如炙，肌瘦悴，成肺痨。

枇杷叶、木通、款冬花、紫菀、杏仁、桑白皮各等份，大黄减半。上各如常，制为末，蜜丸如樱桃大，食后临睡服一丸。

扁豆散治久嗽，或感咯血，成肺痿，吐白涎，胸膈满闷。

白扁豆（炒）五钱、枇杷叶（去毛，炙）、半夏（去皮、脐，生用）、人参各二钱半、白茅根七分（钱）半、白术二钱半。上㕮咀，水三升，生姜二片，煎至一升，入槟榔末一钱和匀。分作四服，不拘时候。一方无白茅根。

白散子治久年咳嗽不愈者。

上用附子二枚，煨熟，新水浸一时久，去皮、脐，焙干为末，每服一钱。白砂蜜二钱，水一盏，煎七分。通口服。

五脏诸嗽

桂心汤主心咳，心咳之状，上引心痛，喉中介介然如梗，甚则咽喉肿痛，脉浮恶风，宜桂心汤，脉紧恶寒，口噤，宜附子细辛汤；恶热脉洪数，小便赤涩，宜服茯苓汤。

人参、桂心、白茯苓各一两，麻黄（去节）、贝母（炒）各半两，甘草三钱，远志（去心）三钱。上㕮咀，每服五钱，水一盏半，煎至一盏。去滓服。

细辛附子汤治心咳恶寒。

附子（炮）、细辛各半两，人参、石菖蒲各一两，五味子二两，甘草半两。上为散，每服三钱。水一盏，姜五片，煎至八分，去滓服。

半夏桔梗汤治脾肺寒热劳咳，痰盛呕哕。

半夏（浆水煮四五沸，切，焙）二两，桑根白皮（锉，炒）、天南星（洗过）、桔梗（炒）各一两。上为散，每服二钱。水二盏，生姜一枣大，细切，同煎至半盏，去滓。温服。食后临卧，各一服。

温中汤治脾咳恶寒，口中如含霜雪，中脘隐隐痛，恶寒，脉紧弱，宜服此药。

干姜、半夏各一两，白术二两，细辛、胡椒各半两。上捣罗为细末，炼蜜丸如梧桐子大。食前下三十丸。

红椒丸治肾咳恶寒。

川椒、干姜、款冬花、紫菀各一两，矾石、附子、细辛、皂角各半两。上为细末，炼蜜丸如梧桐子大，每服二十粒。米饮下。

三黄丸治肾咳恶热。

大黄、黄芩、黄连各等份。上为末，炼蜜丸如梧桐子大。米饮下二十丸，以知为度。

咳 逆

治久患咳嗽噫，连咳四五十声者。

用生姜汁半合，蜜一匙头，煎令熟温服。如此三四服立效。

高良姜散 治胃冷咳噫气，气厥不通。

丁香一两，高良姜（锉）一两，干木瓜半两，莲子心半两，菖蒲半两。上为粗末，每服三钱。水一盅盏，入生姜半分，不拘时热服。

咳逆上气

知母汤 治咳逆，痰喘气促。

紫苏（连茎、叶）、知母（焙）、贝母（去心）、款冬花、五味子、人参、桑根白皮（锉）各一两，厚朴（去粗皮，生姜汁炙）、甘草（炙，锉）各半两。上为散，每服三钱。水一盏半，入生姜三片，煎至七分，去滓。温服，不拘时。

治积年咳嗽，上气多痰，喘促脓血，睡卧难禁。

用萝卜子一合研，煎汤，含前服。或炒炼蜜作剂，为丸服之。

殊效汤 定咳逆上气。

干柿（细切，焙，令焦黑）、干薄荷叶、陈橘皮（去白，焙）各一两。上为散，每服三钱。水一盏，煎至七分，去滓。温服，日三，不拘时候。

一合汤 疗咳逆上气，支满息欲绝，气结于胸中，心烦躁不安者。

芫花（熬）三分，桂心、干姜各五分，甘草（炙）、细辛各四分，荛花二分。上切，以水三升，煮取一升，先食服一合，日三夜一。又云合汤亦得，分六七服，一日尽，便愈。一方有菖蒲四分，无荛花，忌海藻、菘菜、生葱、生菜等物。

咳嗽上气

木香枳壳汤 治咳嗽气促。

木香、枳壳（去瓤，麸炒）、黄连（去须）各一两，麻黄（去根、节）、贝母（去心）、百合、紫菀（去苗土）、款冬花（去梗）、桑根白皮、天雄（炮裂，去皮、脐）、白石脂、昆布（洗，去咸，焙）各一两半，黄芩（去黑心）半两，旋覆花（微炒）三分，杏仁（汤浸，去皮尖、双仁，炒）十枚。上锉如麻豆，每服五钱。水一盏半，生姜三片，同煎至八分，去滓。温服。

华盖煮散 治咳嗽上气。

款冬花（去梗）、知母（焙）、贝母（去心，炒）各一两，紫菀（去苗土）、桔梗（炒）各三分，木香、甜葶苈（微炒）各半两，杏仁（去皮尖、双仁，炒）二分，防己半两，蝉壳一两。上为散，每三钱，水一盏，入酥少许，煎七分。食后温服。

加减三奇汤 治咳嗽上气，痰涎喘促，胸膈不利。

桔梗（去芦）半两，半夏（汤洗）七分，陈皮（去白）五钱，甘草五钱，青皮（去白）五钱，人参（去芦）五钱，杏仁（研）三钱，五味子四钱，紫苏叶、桑白皮各五分。上㕮咀，每服四钱。水二大盏，生姜三片，煎至一盏，去滓。食后温服。

含化丸 治咳嗽上气。

杏仁（汤浸，去皮尖、双仁，麸炒微黄）一两，白前半两，五味子半两，桂心半两，贝母（微煨）半两，陈橘皮（汤浸，去白、瓤）半两，甘草（炙微赤，锉）一分，皂荚子仁（微炒）半两。上为细末，炼蜜及煮枣肉相和，捣为丸如弹子大。每常含一丸，咽津。

咳嗽面目浮肿

蜀漆汤 治三焦咳嗽，中满气逆，面目浮肿，咯唾痰饮。

蜀漆、郁李仁（去皮，炒）、甘草（炙锉）、当归（切，焙）、柴胡（去苗）、黄连

（去须）各一两，射干、大腹皮、桑根白皮、葶苈、牵牛子（炒）各一两半，陈橘皮（去白、瓤，焙）三两，天雄（炮裂，去皮、脐）二两半，桂（去粗皮）、苍术（去皮）各三分，桃仁（去皮尖、双仁）二十枚。上锉如麻豆，每服五钱。水一盏半，入生姜五片，煎至八分，去滓。不拘时温服。

泽漆散 治咳嗽喘急，坐卧不得，面目浮肿，宜服。

泽漆半两，桑白皮（锉）一两半，赤茯苓一两半，木通（锉）一两，陈橘皮（汤浸，去瓤）三分，紫苏茎叶一两，甘草（炙赤，锉）半两，大腹皮（锉）三分。上为散，每服三钱。以水一盏盏，入生姜半分，煎至六分，去滓。不计时温服。

咳嗽失声

芫花根丸 治积年咳嗽声哑。

芫花根白皮（切，炒用焦黑）一两半，贝母（去心）三两，皂荚（去皮、子，炙）一两，五味子一两半，款冬花一两半，百部根（切，炒）二两，蜈蚣（炙）半枚，杏仁（去皮尖、双仁，炒）二两半，桑根白皮（锉）一两半，麻黄（去根、节，煎去沫，炒）、紫菀（去苗土）各一两。上为细末，炼蜜和丸，如梧桐子大，每服五丸。稍加至十五丸，煎枣汤下。

咳嗽不得卧

宁气汤 治肺气不利，咳嗽声重，咽嗌干燥，痰唾黏，不得睡卧。

甘草（炙）、杏仁（去皮尖，麸炒）、紫菀（去皮）、桔梗各七钱半，五味子、甜葶苈（隔纸炒）、人参、半夏（生姜制）、紫苏叶、桑白皮、陈橘皮（去白）各一两，御米壳（蜜水淹一宿，炒黄）二两。上为末，每服五钱。水一大盏，生姜七片，煎至六分，去滓。稍热食后服。

人参枳壳散 治七情所伤，饮食不美，忧闷之气，忽患咳嗽，倒头不得，气急喘促，睡卧不得，每日咽喉如拽锯之声，不思饮食，胸膈满闷，用之见效。

枳壳、陈皮、杏仁、甘草、槟榔、香附子、火麻灰、桑白皮、人参各一钱，紫苏二钱。上㕮咀，每服用水二盏，姜三片，枣一枚，煎服。肚腹实加枳实、青皮，有痰加半夏。

《卫生易简方》 明·胡濙撰

卷十二　感冒嗽喘

治伤寒发热，心烦躁渴。用麻黄（去节）、人参、川芎、芍药、独活各三分，前胡一分。每服一钱，水半盏，姜一片，薄荷一叶，煎服。

治伤寒发热，自汗虚烦。用黄芪一钱，白芍药三钱，甘草（炙）、人参、熟地黄各半钱。每服二钱，水半盏煎，乳母同服。

治伤寒后肌热咳嗽。用柴胡一钱，甘草三分，水半盏煎服。

治发热咳嗽，气喘面红。用人参、天花粉，等份为末，每服半钱，蜜水调下。

治伤风发热，咳嗽喘急。用麻黄（去节）三分，杏仁（去皮尖，炒黄）四分，桂枝、甘草各一分。水半盏，煎服，有汗者不宜服。

治肺气壅盛，咳嗽不已。用桑白皮（炒）、地骨皮各半钱，甘草（炙）二分。水一盏，粳米三十粒，同煎，食后服。

治小儿咳嗽。用露蜂房洗净，烧为末。每服一字，米饮调下。

又方，用生姜四两锉碎，以水四碗同煎，数沸去滓，以汤浴儿即止。

治小儿咳嗽呕吐。用轻粉一钱，百草霜一两，同研细，米饭丸如米粒大。每服一丸，米饮送下，立愈。

治小儿喘嗽。用石膏火内飞过，为末，

蜜调半钱服。

治小儿胸喉膈热大喘。用甘遂二钱，雄黄一钱，为末。每服半钱或一钱，新汲水五七匙，小油三点调下，吐涎后喘定。

又方，大黄、黑牵牛、白牵牛等份，各一半生一半熟，槟榔亦等份为末。每服半钱，三五岁每服一钱，浆水半盏，蜜少许调服。

又方，用胆矾、轻粉等份为末。每服一字，浆水一匙，小油三点，搅匀灌之，须臾即吐，喘便止。

又方，用铜青为末，浆水调下半钱，吐涎即愈。

又方，用铜青、蛤粉等份为末，每服一字，新汲水半盏，小油五点，调匀，服即吐。

治小儿感寒咳嗽。用百部、麻黄（去节）各一分，杏仁（去皮尖，微炒，另研）四十个，为末，炼蜜丸如芡实大。每服三丸，熟水化下。一方加松子肉五十粒，入砂糖为丸，含化尤妙。

治大人小儿一切咳嗽痰饮。用生南星、生半夏各四两，白矾（飞时放去壳巴豆二十一粒，候矾冷定，去豆）一两，三味为末，生姜自然汁丸如桐子大，小儿丸如麻子大。每服二十丸，食后姜汤下。

又方用大黄（酒浸）、黄芩各八两，青礞石一两，以硝煅沉香半两为末，水糊丸如桐子大，小儿丸如麻子大。一切痰饮积滞服之极效，丸数量大小虚实加减，惟泄利并双身者不宜服。

《乡药集成方》 朝鲜·俞孝通等纂

卷六十八 小儿科

《乡药简易方》 治小儿咳嗽，气急，小便涩少，面目浮肿。

麻子三合，研滤汁，白米三合，煮粥。空心食之。

又方 嫩桑枝（切）、楮枝（切）、米各三合。

上以水二升，煎桑、楮枝，取汁一升，去滓，煮粥食之。

《乡药救急方》 治小儿咳嗽。

好梨一颗，刺作五十孔，每孔入真椒一粒，以面水和作饼，裹梨，外用湿纸裹两重，煨于塘火灰中令熟，出停冷去椒，令儿吃之良。

《食医心鉴》石膏粥 治小儿心下逆气惊痫，寒热喘急咽痛。

石膏四两，细米一合。

上以水三升煮石膏，取一升汁，去滓下米，煮粥食之。

《秘传证治要诀及类方》

明·戴原礼撰

卷之六 诸嗽门·嗽证

治热嗽以小柴胡汤加五味，治冷嗽理中汤加五味，皆已试之验。

诸嗽皆可佐以应梦观音散，而加喘者，以此于食前吞下养正丹。

壅嗽声重痰稠，或咳有血，以薄荷、胡麻各一撮，细嚼，煎苏子降气汤送下。

感风而嗽者，恶风有汗，或身体发热，或鼻塞清涕，桂枝汤加人参、杏仁、五味各半钱。

风嗽多汗，体虚而又不胜热者，橘苏散。

感寒而嗽者，恶风无汗，或身体发热，或鼻流清涕，宜杏子汤。

若风寒俱感而嗽者，或恶风无汗，或恶风有汗，头痛身疼，塞鼻熏眼，涕疾稠黏者，小青龙汤。以上三药，伤寒太阳经有嗽者，皆可用。

感暑而嗽者，自汗烦渴，或带寒，面

垢，六和汤加五味子一钱。

感湿而嗽者，身体痛重，或汗或小便不利，此多乘热入水，或冒雨露，或浴后不解湿衣致此，宜白术汤。

热嗽，咽喉干痛，鼻出热气，其痰嗽而难出，色黄且浓，或带血缕，或带血腥臭，或坚如蛎肉，不若风寒之嗽，痰清而白，宜金沸草散。仍以辰砂化痰丸或薄荷煎、八风丹含化。热嗽于金沸草散中，加五味、杏仁、茯苓，足成十品，入枣子一个同煎，功效尤胜，名旋覆汤。

有热嗽者，诸药不效，竹叶石膏汤去竹叶入粳米，少加知母，多加五味、杏仁，此必审是伏热在上焦心肺间可用。

有热嗽失声，咽痛，多进冷剂而声愈不出者，宜以生姜汁，调消风散，少少进之。或只一味姜汁亦得，冷热嗽后，失声者尤宜。嗽而失声者，非独热嗽有之，宜审其证用药，佐以橄榄丸含化，仍浓煎独味枇杷叶散，热服。

冷热嗽，因增减衣裳，寒热俱感，遇乍寒亦嗽，乍热亦嗽，饮热亦嗽，饮冷亦嗽，宜金沸草散、清风散各一帖和煎，或应梦人参散，或款冬花散、二母散，仍以辰砂化痰丸，八风丹或四和丸含化。七情饥饱嗽，无非伤动脏腑正气，致邪上逆，结成痰涎，肺道不理，宜顺为先，四七汤半帖，加桑白皮、杏仁、五味子、人参、阿胶各半钱。

有嗽血痰与食俱出者，此盖饮食失节，致肝气不利，而肺又有客邪。肝浊道，肺清道，清浊相干，宜二陈汤加木香、杏仁、细辛、枳壳各半钱。

有饮冷热酒，或饮冷水，伤肺致嗽，伤谓之凑肺，宜紫菀饮。劳嗽，有久嗽成劳者，有因病劳久嗽者，其证寒热往来，或浊热无寒，咽干嗌痛，精神疲极，所嗽之痰，或浓，或时有血腥臭异常，语声不出者，补肺

汤半帖，加杏仁、贝母、款冬、阿胶、百合各半钱，煎去渣，调钟乳粉；咽痛者，更加桔梗半钱；热甚者，更加秦艽半钱；呕者，去地黄，加半夏如其数；气急者，加灵砂丹或三炒丹。

经年累月久嗽不已，服药不瘥，余无他证，却与劳嗽不同，宜三拗汤，仍佐以青金丹。

脾胃如常，饮食不妨者，加味人参清肺汤、参粟汤。有暴嗽服药不效者，或教之进生料鹿茸丸、大菟丝子丸，方愈。此乃肾虚所致，有本有标，却不可以暴嗽为疑，遽补之非。然所以易愈者，亦觉之早故也。

时行嗽，发热恶寒，头痛鼻塞，气急，状如伤冷热，连咳不已，初得病，即伏枕一两日即轻。记壬午年，满城有此病，继时甲午年，夏秋之交，此病又自南而北，得免者少，并呼为虾蟆瘟，用参苏饮加细辛半钱。

应梦观音散

人参一钱，胡桃（去壳，不去皮）二枚加姜枣水煎服。盖人参定喘，胡桃能敛肺也。

养正丹 水银、铅锡、朱砂（另研末）、硫黄各一两。上以铁瓢镕化铅锡，入水银，将柳木槌研匀，次下朱砂，研不见星子，待少时，方入硫黄末，急研成汁，如有焰，以醋洒之，候冷取出，细研，糯米糊丸如绿豆大，每服二十丸。食前盐汤任下。

应梦人参散 甘草（炙）一钱，人参、白术、桔梗、青皮、白芷、干葛各六分，干姜加姜水煎服。

橄榄丸 百药煎、乌梅、甘草、石膏各等份。上为末，炼蜜丸如弹子大，每服一丸。临卧嚼化。

六和汤 缩砂仁、半夏（汤泡七次）、香薷、厚朴（姜制）四两，扁豆（姜汁略炒）、赤茯苓、藿香叶、木瓜各一两，人参、杏仁（去皮尖）、甘草各一两。每服四钱。水

一盏半，姜三片，枣二枚，煎八分。不拘时，温服。

竹叶石膏汤 石膏一斤，麦门冬（去心）五两半，半夏（汤泡七次）二两半，人参二两，甘草（炙）二两。每服五钱，水二盏，青竹叶、生姜各五片，煎一盏，去滓。入粳米百余粒，再煎米熟，去米。不拘时，温服。

四七汤 半夏五两，茯苓四两，厚朴三两，紫苏叶三两。每服四钱，水一盏，姜七片，枣一枚，煎八分。不拘时，热服。

灵砂丹 水银一斤，硫黄四两。上二味，新铫内炒成砂子，入水火鼎，煅炼为末，糯米糊丸如麻子大，每服三丸。井华水、米饮、枣汤、人参汤任意下，量病轻重，增至五七丸。忌猪、羊肉、血、绿豆粉、冷滑之物。

三妙丹 吴茱萸（补骨脂一两同炒）、草果仁（小茴香一两同炒）、胡芦巴（山茱萸一两同炒，俱候香熟，除去同炒药）各一两。上为末，酒糊丸如梧桐子大，每服六十丸，盐汤下。

参粟汤 人参、款冬花、罂粟壳（醋炙）等份。水煎，加阿胶一钱，乌梅一枚。临卧服。

鹿茸丸 川牛膝、鹿茸、五味子、石斛、棘刺、杜仲、阳起石（煅）、巴戟（去心）、怀山药、菟丝子（酒浸）、附子（炮，去皮）、川楝子（去核）、磁石（煅）、官桂、泽泻各一两，沉香（另研）五钱。上为末，酒糊丸如梧桐子大，每服七十丸。空心酒下。

菟丝子丸 菟丝子（酒浸）、泽泻、鹿茸（酥炙）、石龙芮（去土）、肉桂（去粗皮）、附子（炮，去皮、脐）各一两，石斛（去根）、熟地黄、白茯苓（去皮）、牛膝（酒浸一宿，焙干）、山茱萸、肉苁蓉（酒洗）、防风、杜仲（炒）、补骨脂、荜澄茄、沉香、巴戟（去心）、茴香（炒）各二两，五味子、芎䓖、桑螵蛸（酒浸，炒）、覆盆子各五钱。上为末，酒糊丸如梧桐子大，每服二十丸。

空心酒盐汤任下。

《医方类聚》 朝鲜·金礼蒙等编

卷二百四十五 小儿门

《是斋医方》

任和卿方 治小儿壅嗽。

白僵蚕（直者，水洗刷尽灰，焙干）半两，皂角子（不蛀者）五十个。

上将水一碗，浸皂角子一夜，次日于砂铫内，慢火熬取浓汁半盏，去皂角子，以僵蚕蘸炙，汁尽为度，碾为细末，炼蜜调成膏，候小儿睡着，以抹唇上，自咽下即效。

《保童秘要》

咳嗽诸方

贝母、紫菀各一分，生天门冬二分，杏仁三枚，麻黄（去节）一分，甘草半分。

上切，以水七大合，煎取三合，去滓，三岁又下，一日服尽。

又方 灯心一束，橘皮（微炙）三片，贝母二分，鸡苏、桔梗各一分。

上切，以水六大合，煎取二合半，去滓，三岁以下，一日服尽。

又方 葶苈子三百粒，麻黄（去节）、甘草各半两，杏仁（切）三枚，贝母二分。

上切，以水七大合，煎取三合，分作二服。凡嗽，不问风之与热，悉宜服之。

水气加嗽方

桑根皮、贝母各二分，升麻、桔梗各一分，杏仁（去皮尖）七枚，葶苈子（生用）一撮。

上切，以水五大合，煎取二合，去滓，二岁以下，一日与一合服之，夜卧亦与一合。

百日已来，痰实诸方

柴胡半分，当归、大黄各二铢，甘草、

茯苓各三铢。

上以水四合，煎取一大合，去滓，分二日与服之。

又方 生姜，人参各三铢，芍药一铢。

上以水二大合，煎取半合，一日内与服之。

又方 黄连、人参、朴硝各三铢。

上以水二大合，煎取半合，分三度服之。

三岁痰实诸方

白槟榔一枚，青木香半分，大黄一分，茯苓二分。

上以水五大合，煎取二合，去滓，分为二服。

又方 黄连、黄芩各一分，生姜二分。

上以水五大合，煎取三合，去滓服尽。

四五岁痰实方

大黄、人参各一分，厚朴、甘草各半分，朴硝（汤成下）二分。

上以水五大合，煎取二合，去滓，下朴硝，一日服之。

五六岁痰实诸方

前胡、大黄、甘草各一分，半夏（洗七遍）二枚，生姜（杏仁大）二枚，秋果子二枚，朴硝四分。

上切，以水六大合，煎取三合，去滓，下朴硝，空腹，日再服之。

又方 生姜一分，朴硝（汤成下）、茯苓各三分。

上切，以水五大合，煎取二合，分作二服，第二服下硝。

又方 生姜汁二合，黄连粉半合。

上二味，相揉作丸，如梧子大，每日三度，温水研化五丸至七丸服之。

七八岁痰实壮热诸方

茯苓、人参、黄芩、大黄各二分。

上切，以水七合，煎取三合。

又方 黄芩、前胡各一分，栀子七枚，

黄连三分。

上切，以水九大合，煎取四大合，去滓服之。

又方 五色龙骨六分，茯苓、生姜各四分，黄连三分，朴硝（微熬）二分。

上以水九合，煎取五合，分为三服。

《拔粹方》

黄芪汤 治小儿咳嗽喘逆，身热鼻干燥者，是热入肺经，为客热。

《医林方》此下云：可黄芪为主治，人参为补，呷呀有声者，是其证也。

黄芪一[1]两，人参二[2]钱半，地骨皮五钱《医林方》三钱，桑白皮二[3]钱《医林方》（炒）二钱半，甘草二钱半《医林方》（炒）二钱。

上㕮咀，水煎放温[4]，时时温清[5]《医林方》：上为末，水一盏同煎，去滓食后温服。

《经验良方》

前胡枳壳汤 治痰实壮热，胸中壅闷，大便坚，卧喘急。

前胡一两，枳壳（炒）、赤茯苓、大黄、甘草[6]各半两。

上㕮咀，每服三[7]钱，水一[8]煎六分，稍热服[9]。

---

❶ 一：《济生拔粹》作"二"。

❷ 二：《济生拔粹》作"三"。

❸ 二：《济生拔粹》作"三"。

❹ 温：《济生拔粹》作"冷"。

❺ 温清：《济生拔粹》作"服之"。

❻ 草：《普济方》卷三百八十七婴孩咳嗽喘门此下注有"炙"字。

❼ 三：《普济方》卷三百八十七婴孩咳嗽喘门作"一"。

❽ 一：《普济方》卷三百八十七婴孩咳嗽喘门此下有"盏"字。

❾ 服：《普济方》卷三百八十七婴孩咳嗽喘门此下有"日三四服，量儿大小加减"十字。

桔梗防风汤 治风热咳嗽，咽膈不利。

桔梗、甘草、防风各二两。

上㕮咀，每服三钱，水一盏，煎六分，温服。

参砂膏 通心气，除膈热，去痰壅。

朱砂、人参、南星（炮）、茯神、远志（去心水❶用皮，姜汁浸，焙）、天麻、白附子、姜蚕（炒）各等❷份，硼砂（焙）一半，麝香少许。

上为末，炼蜜为丸，如樱桃大，金箔为衣，每服一丸，麦门冬去心煎汤调下。

防风温胆汤 消痰顺气疏风。

半夏（制）、枳壳（麸炒）、茯苓各半两，橘皮、防风各二钱半，甘草（炙）一钱半。

上锉散，每服一钱，入生姜、紫苏同煎服。

治小儿嗽，用蝉蜕、郁金，等份为末，每一字，乳头上点吃。

治小儿壅嗽。

白僵蚕（真者，水洗去灰，焙）半两，皂角子（不蛀者）五十个。

上将水一碗，浸皂角子一夜，次日于砂铫内，慢火熬取浓汁半盏，去皂角子，以姜蚕蘸炙尽为度，研为细末，炼蜜调成膏，候小儿睡着，以抹唇上，自咽下即效。

治小儿咳嗽。

贝母、炙甘草各等份。

上为细末，每服半钱，米饮下。只以一字许，放乳上饮。

独胜散 治小儿久嗽，咯唾鲜血。

天花粉不以多少（即栝楼根）。

上为细末，每服一钱，蜜汤调下，无时。

---

❶ 水：《普济方》卷三百六十二婴孩五脏门无此字。

❷ 等：《普济方》卷三百六十二婴孩五脏门作"半"。

紫苏饮子散 治小儿咳逆上气，因乳哺无度，内挟风冷，伤于肺气，或小儿啼气未定，与乳饮之，乳与气相逆，气不得下。

真苏子、诃子（去核）、萝卜子、杏仁（去皮尖，麸炒）、木香、人参（去芦头）各二两，青橘皮、甘草（锉，炒）各一两半。

上为细末，每服一钱，水一盏，生姜三片，煎至五分，量大小加减服。

异功散 能除风寒湿，脾禀赋弱者，调和阴阳，滋养血气，使豆疮易出易靥，不致痒塌。

木香、丁香、官桂、人参、厚朴（姜汁炒）、陈皮、肉豆蔻（煨）、当归、白术、茯苓各二钱半，半夏（姜制）一钱，附子（炮）一钱。

上㕮咀，每服三钱，水一盏半，姜三片，枣五枚，煎七分，热服。三岁儿作三次服，五岁作二次服，一二岁时，作五六次服。

《医林方》

桔梗汤 桔梗、石膏、紫苏叶（微炒）、皂角（烧）、人参、半夏、甘草（炒，减半）。

上件各等份，为细末，每服二钱，水半小盏同煎，去滓，时时温服之。

葶苈丸 葶苈、杏仁、牵牛、防己，以上各等份，枣肉和❸。

上为细末，枣为丸，如米大，每服五七丸，以虚实加减，以利为效，随乳下。

玉柱散 治小儿肺胀喘满，胸高气急，随气两胁扇动，胁下作坑，甚者两鼻窍张，抬肩喘闷，烦渴咳嗽，喉鸣，痰涎壅塞者，不急治，死在朝夕。世俗不识，作咽喉治之，或言是马脾风，切忌于胸腹上妄灸，但灸者火热转加，往往不救。其疾冬后春月多有之，

---

❸ 枣肉和：《普济方》卷三百八十七婴孩咳嗽喘门引《全婴方》无此三字。

可服此药，又可服夺命散，无不效。到龟山寺竹园中，一僧人说：其痰涎者，可以吐之，后大便利为效，其至死者，可服此药。

甘草（生用）、甘遂，二味各等份。

上为细末，每服一字，或至半钱，以大小加减之，用灯盏下油三五点，蜜半匙，生姜自然汁，新水半小盏，用银钗子调服，以呕吐涎者为效，后大便利为度，后用清心丸补。

半夏散 治小儿嘎病，咽喉中有声者。

苍耳子、半夏各等份。

上将二味打破，炒黄色，为细末，每服一钱，猪屬子一个，灯焰上烧热，与药在上，又烧三四次，临卧口中嚼之，大效。

《金匮钩玄》

小儿风痰。

南星（切）半两，白矾（研）半两。

上用水浸上高一指许，晒干，研细，入白附子末二两，飞罗面为丸，如鸡头实大，每服一丸或二丸，姜蜜薄荷汤磨化服。

《奇效良方》

明·董宿原辑　方贤续纂

卷三十　咳嗽通治方

温肺汤 治肺虚感冷，咳嗽呕吐痰沫。

干姜、辣桂、半夏（姜制）、五味子、杏仁、陈皮、甘草，以上各一钱半，细辛、阿胶（炒）各半钱。上作一服，用水二盏，生姜三片，红枣一个，煎至一盏，去滓。不拘时服。

人参养肺丸 治肺胃俱伤，气奔于上，客热熏肺，咳嗽喘急，胸中烦悸，涕唾稠黏，劳伤肺胃，吐血呕血，并皆治之。

人参（去芦）、黄芪（蜜炙）各一两八钱，栝楼根、白茯苓（去皮）各六钱，杏仁（炒，去皮）二两四钱，皂角子（炒，去皮）三十

个，半夏曲（炒）四两。上为细末，炼蜜和丸，如弹子大，每服一丸。食后细嚼，用紫苏汤送下。如喘，用桑白皮汤送下。

温中化痰丸 治停痰留饮，胸膈满闷，头晕目眩，咳嗽涎唾，或饮酒过多，呕哕恶心。

良姜（炒）、青皮（去白）、干姜（炒）、陈皮（去皮）各半两。上为细末，醋煮面糊为丸，如梧桐子大，每服五十丸。食后，用米饮送下。

祛痰丸 治风痰喘嗽。

人参（去芦）、陈皮（去白）、青皮（去白）、茯苓（去皮）、白术（煨）、木香、天麻以上各一两，槐角子、半夏（汤泡七次）各七钱半，猪牙皂角（去皮、弦，酥炙）五钱。上为细末，生姜汁煮面糊为丸，如梧桐子大，每服五七十丸。食后，温酒送下，生姜汤亦可。

知母茯苓汤 治肺痿，喘嗽不已，往来寒热，自汗。

知母、白术各八分，茯苓（去皮）、五味子、人参、半夏（汤泡七次）、柴胡、甘草（炙）以上各一钱，薄荷、川芎、阿胶以上各半钱，款冬花、桔梗、麦门冬、黄芩，以上各七分。上作一服，用水二盏，生姜五片，煎至一盏。食后服。

治嗽得效方 治诸嗽久不瘥。

人参、款冬花、白矾（枯）、佛耳草、甘草，以上各二钱。上锉碎，作一服，用水二盏，生姜三片，枣一枚，乌梅半个，煎至七分。食后服。

葶苈散 治咳嗽，面目浮肿，不得安卧，涕唾稠黏。

甜葶苈（隔纸炒）、郁李仁（汤洗，去皮，炒）、桑皮，以上各一两，紫菀（去苗土）、旋覆花、槟榔、木通，以上各半两，大腹皮三分。上为散，每服三钱。水一中盏，生姜半分，煎至六分，去滓。不拘时温服。

苏子煎　治上气咳嗽。

紫苏子、生姜汁、生地黄汁、白蜜、杏仁各一升。上捣苏子，以地黄、姜汁浇之，以绢绞取汁，更捣，以汁浇之，绞令味尽出，去滓熬，令杏仁微黄黑如脂，又以汁浇之，绢绞，往来六七度，令味尽，去滓。纳蜜合和，置铜器中，于汤上煎之，令如饴，每服方寸匕，日三夜一。一方无地黄汁。

杏仁膏　治咳嗽喘急，喉中似有物，唾血不出。

杏仁（汤浸，去皮尖、双仁，炒微黄，研如膏）二两，酥三两，阿胶（捣碎，炒黄为末）二两，白蜜五合，生姜汁一合，紫苏子（微炒，研如膏）二两。上件相和，于银锅内以慢火熬成膏，每服一匙。不拘时，以温粥饮调下，日四五服。

安眠散　治上喘咳嗽，久而不愈者。

款冬花、麦门冬（去心）、乌梅肉、佛耳草，以上各二钱半，陈皮（去白）半两，粟壳（蜜炙）七钱半，甘草（炙）三钱半。上为细末，每服三钱。水一盏，入黄蜡如枣核许，同煎至八分，去滓。临睡温服。

《丹溪心法》　元·朱震亨等撰

卷二　咳嗽十六

治痰嗽　杏仁（去皮尖）、萝卜子各半两。上为末，粥丸服。

清化丸　治肺郁痰喘嗽，睡不安宁。

贝母、杏仁、青黛。上为末，砂糖入姜汁泡，蒸饼丸如弹子大，嚼化。

又方　治久嗽风入肺。

鹅管石、雄黄、郁金、款花。上为末，和艾中，以生姜一片，安舌上灸之，以烟入喉中为度。

又方　治咳嗽劫药。

五味子五钱，甘草二钱半，五倍子、风化硝各四钱。上为末，蜜丸，嚼化。又云干噙。

又方　治咳嗽声嘶，此血虚火多。

青黛、蛤粉。上为末，蜜调，噙化。

又方　治嗽喘，去湿痰。

白术、半夏、苍术、贝母、香附各一两，杏仁（去皮尖，炒）、黄芩各半两。上为末，姜汁打糊丸。

治风热痰嗽　南星、海粉各二两，半夏一两，青黛、黄连、瓜蒌子、石碱、萝卜子各半两，皂角炭、防风各三钱。上为末，神曲糊丸服。

治劳嗽吐红　人参、白术、茯苓、百合、红花、细辛、五味、官桂、阿胶、黄芪、半夏、杏仁、甘草、白芍、天门冬。上锉，水煎。若热，去桂、芪，用桑白皮、麻黄（不去节）、杏仁（不去皮），同煎。

又方　治嗽血。

红花、杏仁（去皮尖）、枇杷叶（去毛）、紫草茸、鹿茸（炙）、木通、桑白皮。又云加大黄。上为末，炼蜜丸，噙化。

又方　治心烦咳嗽等症。六一散加辰砂服。

清金丸　治食积火郁嗽劫药。

贝母、知母（各半两为末）、巴豆（去油、膜）半钱。上为末，姜泥丸，辰砂为衣。食后服，每五丸，白汤下。一云青黛为衣。

又方　治痰嗽。

礞石（煅）半两，风化硝二钱半，半夏二两，白术一两，茯苓、陈皮各七钱半，黄芩半两。上为末，粥丸。

又方　治咳嗽气实，无虚热者可服，汗多者亦用之。

粟壳（蜜炒，去蒂、膜）四两，乌梅一两，人参半两，款花半两，桔梗半两，兜铃一两，南星（姜制）一两。上为末，蜜丸弹子大。含化。

人参清肺散　治痰嗽咽干，声不出。

人参一钱半，陈皮一钱半，半夏一钱，桔梗一钱，麦门冬半钱，五味十个。茯苓一钱，甘草半钱，桑白皮一钱，知母一钱，地骨皮一钱，枳壳一钱，贝母一钱半，杏仁一钱，款冬七分，黄连一钱。上水煎，生姜三片。

附方

桔梗汤 治肺痈，咳嗽脓血，咽干多渴，大小便赤涩。

桔梗、贝母、当归（酒洗）、瓜蒌仁、枳壳（炒）、桑白（蜜炙）、薏苡仁（炒）、防己一两，甘草节（生）、杏仁（炒）、百合（炙）各半两，黄芪两半。上咬咀，每服五钱。生姜五片，水煎。大便秘加大黄，小便秘加木通。

《明医杂著》 明·王纶撰 薛己注

卷六　附方

补中益气汤 治中气不足，或误服克伐，四肢倦怠，口干，发热，饮食无味，或饮食失节，劳倦身热，脉洪大而无力，或头痛，恶寒自汗，或气高而喘，身热而烦，脉微细软弱，自汗，体倦，少食，或中气虚弱而不能摄血，或饮食劳倦而患疟痢，或疟痢等症因脾胃虚而不能愈者。或元气虚弱，感冒风寒不胜发表，宜用此代之。或入房而后劳役感冒，或劳役感冒而后入房者，急加附子。愚谓人之一身，以脾胃为主。脾胃气实，则肺得其所养，肺气既盛，水自生焉；水升则火降，水火既济，而成天地交泰之令矣。脾胃一虚，四脏俱无生气。故东垣先生著《脾胃》《内外伤》等论，谆谆然皆以固脾胃为本；所制补中益气汤，又冠群方之首。观其立方本旨可知矣。故曰：补肾不若补脾，正此谓也。前所言治症，概举其略，余当仿此而类推之。

人参、黄芪（炒）、白术（炒）、甘草

（炙）各一钱五分，当归一钱，陈皮五分，柴胡、升麻各三分。

上姜、枣，水煎，空心午前服。

异功散 治脾胃虚弱，饮食少思，或久患咳嗽、面浮、气逆、腹满等症。

人参、白术（炒）、甘草（炒）、茯苓、陈皮各一钱。

上姜、枣，水煎服。

六君子汤 治脾胃虚弱，饮食少思，或久患疟痢。若觉内热，或饮食难化作酸，属虚火，须加炮姜，其功甚速。

人参、白术、茯苓、甘草、半夏、陈皮。

六味丸 治肾虚作渴，小便淋秘，气壅痰涎，头目眩晕，眼花耳聋，咽燥，舌痛，齿痛，腰腿痿软等症，及肾虚发热，自汗盗汗，便血诸血，失音，水泛为痰之圣药，血虚发热之神剂。又治肾阴虚弱，津液不降，败浊为痰，或致咳逆。又治小便不禁，收精气之虚脱，为养气滋肾、制火导水，使机关利而脾土健实。

熟地黄（杵膏）八两，山茱萸肉、干山药各四两，牡丹皮、白茯苓、泽泻各三两。

上各另为末，和地黄，加炼蜜丸，桐子大。每服七八十丸。空心食前，滚汤下。

五味子汤 治咳嗽，皮肤干燥，唾中有血，胸膈疼痛等症。

五味子（炒）、桔梗（炒）、紫菀、甘草（炒）、续断各五分，竹茹一钱，赤小豆一撮，生地黄二钱　桑白皮（炒）二钱。

上水煎服。

人参平肺散 治心火克肺，咳嗽喘呕，痰涎壅盛，胸膈痞满。

人参、橘红、甘草（炙）、地骨皮各五分，茯苓、知母（炒）各七分，五味子（炒）、青皮、天门冬各四分，桑白皮（炒）一钱。

上水煎服。

麦门冬汤 治火热乘肺，咳嗽有血，胸膈胀满，五心烦热等症。

麦门冬、桑白皮（炒）、生地黄各一钱，半夏、紫菀、桔梗、淡竹叶、麻黄各七分，五味子、甘草各五分。

上姜、水煎服。

竹叶石膏汤　治胃火作渴。

石膏、人参、甘草各一钱，半夏一钱五分，竹叶、麦门冬各五分。

上姜、水煎服。

凉膈散　治上焦积热，烦渴，面赤，头昏，咽燥喉痛，口疮，便溺赤涩，并宜服之。

大黄、朴硝、甘草各一两，连翘四两，山栀、黄芩、薄荷叶各一两。上为末，每服五七钱。水煎。

栀子仁汤　治时毒肿痛，大便秘结等症。

郁金、枳壳（麸炒）、升麻、山栀仁（炒）各等份。上每服五钱，水煎。

白虎汤　治胃热作渴，暑热尤效。又治热厥腹满，身难转侧，面垢，谵语，遗溺，手足厥冷，自汗，脉沉而滑。

知母、石膏各二钱，粳米半合。上水煎服。

香薷饮　治一切暑毒腹痛，霍乱吐泻，或头痛、昏愦等症。

香薷、茯苓、白扁豆、厚朴、甘草各一钱。上水煎服。

泻白散　治肺经有热、咳嗽痰壅等症。

桑白皮、地骨皮各一两，甘草五钱。

上为末，每服一钱，白汤调。

《医学正传》　明·虞抟撰

卷二　咳嗽

方法

风寒者，主发散行痰，二陈汤加麻黄、杏仁、桔梗之类。（戴氏曰：风寒者，鼻塞声重恶寒是也。）

风寒郁热于肺，夜嗽者，三拗汤加知母。脉大而浮，有热加黄芩、生姜。

寒嗽，古方有以生姜切作薄片，焙干为末，糯米糊为丸，如芥子大。空心清米饮下三十丸。

声哑属寒（寒包热也，此言感寒而嗽者），宜细辛、半夏、生姜，辛以散之。

风入肺久嗽者，用鹅管石、雄黄、蔚金、款冬花为末。以生姜一片置舌上，以药末拌艾，于姜上灸之，取咽入喉中愈。（一方有南星、佛耳草，无蔚金。）

喘嗽遇冬则发，此寒包热也，解表热自除。枳壳、桔梗各一钱，麻黄、防风、甘草、陈皮、紫苏、木通、黄芩各等份。如严寒，去黄芩，加杏仁五分。

感冷则嗽，膈上有痰，二陈汤加枳壳、黄芩、桔梗、苍术、麻黄、木通、生姜。

火者，主降火清金化痰，黄芩、海石、瓜蒌、青黛、桔梗、半夏、香附、诃子、青皮之类（戴氏曰：有声痰少面赤是也），蜜丸噙化。

干咳嗽者，系火郁之甚，难治。乃痰郁火，邪在肺中，用苦梗以开之，下用补阴降火，不已则成痨，须行倒仓法，此证不得志者有之。

有痰因火逆上者，必先治火，然亦看痰火孰急，若痰急，先治痰而后降火也。

劳者，主补阴清金，四物汤加竹沥、姜汁。（戴氏曰：盗汗出，兼痰多作寒热是也。）

阴虚火动而嗽。四物合二陈，顺而下之。（加炒黄柏、知母尤佳。）

阴虚喘嗽或吐红者。四物汤加知母、黄柏、五味子、人参、麦门冬、桑白皮、地骨皮。

好色之人，元气虚弱，咳嗽不愈。琼玉膏最捷。

肺虚甚者，人参膏以生姜、陈皮佐之，有痰加痰药，此好色肾虚者有之。

咳嗽声嘶者，乃血虚受热。用青黛、蛤粉蜜调服之。

痰者，主豁痰。（戴氏曰：嗽动便有痰声，痰出嗽止是也。）

痰嗽，用半夏、瓜蒌子各五两，贝母、桔梗各二两，知母一两，枳壳一两半，为细末，生姜汁浸，蒸饼为丸服。

痰嗽因酒伤肺，瓜蒌仁、杏仁俱杵如泥，黄连为末，以竹沥入紫苏叶煎，再入蔮汁调丸服。一方用青黛、瓜蒌，蜜丸，嚼化以救肺。

久嗽，有积痰留肺脘中如胶，气不能升降，或挟湿与酒作。茜根（俗名过山龙，童便浸）、僵蚕、炒海粉、瓜蒌仁、蜂房、杏仁、神曲为末，姜汁、竹沥调，嚼化。

痰嗽气急，苍术三两，香附一两半，萝卜子蒸、瓜蒌仁、半夏各一两，黄芩、茯苓各五钱，川芎三钱，丸服。

食积痰嗽发热，半夏、南星为君，瓜蒌、萝卜子为臣，青黛、海石、石碱为使，姜汁浸，蒸饼丸服。

食积痰嗽，三补加二母炒为末，丸如椒核大，以竹沥、藕汁吞之。（三补，芩、连、柏也。二母，知、贝母也。）

肺胀者，主收敛。（戴氏曰：动则喘满、气急声重也。）

肺因火伤极，遂成郁遏胀满，用诃子为君，佐以海粉、香附、青黛、杏仁之类。

肺胀，郁遏不得眠者，难治。

嗽而胁痛，宜以青皮疏肝气，后以二陈汤加南星、香附、青黛、姜汁。

嗽而心烦不安，六一散加辰砂服。

嗽而失声，润肺散。

诃子肉、五倍子、五味子、黄芩、甘草各等份。

上为细末，蜜丸嚼化。

嗽而有声有痰方。

白术、半夏、五味子、防风。

久不愈，加枳壳、阿胶珠各等份。

寒热交作而痰嗽者，小柴胡加知母之类。一方加白芍药、五味子、桑白皮。

阴气在下，阳气在上，咳嗽呕吐喘促，泻白散加青皮、五味子、人参、茯苓、粳米。

热嗽胸满，小陷胸汤。

治嗽劫药，五味子汤。

五味子五钱，甘草一钱半，五倍子、风化硝各一钱。

上为末，蜜丸嚼化，或用诃子、百药煎、荆芥穗，蜜丸嚼化。

治嗽最要分肺虚肺实。若肺虚久嗽，宜五味子、款冬花、紫菀、马兜铃之类以补之；若肺实有火邪，宜黄芩、天花粉、桑白皮、杏仁之类以泻之。

东垣曰：治嗽必用五味子为君，然有外邪者骤用之，恐闭住其邪气，必先发散之，而后用之可也。

治嗽用诃子，味酸苦，有收敛降火之功。五味子收肺气，乃火热必用之剂。杏仁散肺气风热，然肺实有热，因于寒者为宜。桑白皮泻肺气，然性不纯良，用之多者当戒。或用马兜铃，以其去肺热补肺也。多用生姜，以其辛能发散也。瓜蒌子甘，能补肺润肺降气，胸中有痰者，以肺受火逼，失降下之令，今得甘缓润下之助，则痰自降，宜其为治嗽之要药也。

琼玉膏 治虚劳、干咳嗽。

人参十二两，沉香、琥珀各五钱，白砂蜜（煎，沸去沫）五斤，白茯苓（去皮，净者）二十五两，生地黄（去芦，净者）十斤（洗净银石器内，杵细，取自然汁。大忌铁器）。

朱丹溪云：二陈汤治咳嗽，去痰伐病根之药也，除阴虚血虚火盛干咳嗽者勿用。

如血虚有痰者，本方合四物汤，加五味子、麦门冬、瓜蒌仁之类。如伤风邪咳嗽，本方加南星、枳壳、防风、荆芥、前胡、细辛、旋覆花之类。如伤寒邪咳嗽，本方加麻黄、杏仁、桔梗、干姜、桂枝之类。如伤热邪咳嗽，本方加黄芩、薄荷、知母、石膏、桔梗之类。如先伤风寒郁热，久嗽不已，欲成痨者，本方加知母、贝母、款冬花、紫菀、五味子、天麦二门冬、马兜铃、当归、生地黄之类。如伤风寒，喘嗽并作，本方加麻黄、杏仁、防风、荆芥、枳壳、桑白皮、桔梗、地骨皮、紫苏之类。如咳嗽声嘶，引两胁痛不可忍者，本方加芎、归、芍药、青皮、草龙胆、黄芩、竹茹之类。如年久喘嗽，退风寒则发作者，本方加紫菀、款冬花、桑白皮、杏仁、五味子、知母、石膏之类。不问风寒郁热，劳嗽久嗽，曾先服麻黄、杏仁、防风等药，病虽减而病根未除者，本方加粟壳、乌梅、阿胶、五味子、瓜蒌仁之类，可一服而愈。凡诸嗽，须分气虚、气实、新久用药。如新咳嗽挟虚者，可用人参；风寒邪甚者，则不可用；如久嗽已郁热者，切不可用人参，反增喘满嗽剧。如肺虚久嗽，加五味子、款冬花、紫菀茸、马兜铃之类以补之。若肺实而有火邪者，宜桑白皮、片黄芩、天花粉、杏仁、枳壳、桔梗之类以泻之。

祖传方

润肺除嗽饮 治远年咳嗽如神。

人参、杏仁、生甘草、薄荷各三分，五味子九粒，款冬花、紫菀茸、麻黄、陈皮（去白）、石膏（煅）、桔梗、半夏、桑白皮（蜜炙）、枳壳（麸炒）、乌梅、粟壳（去瓤，蜜炙）各等份。上细切，加生姜三片，细茶一撮，水一盏半，煎至一盏服。

三圣丹 治久嗽极效。

天南星（炮制）一两，半夏（汤泡七次）二两，甘草（生用）五钱。先以星、夏二味研为细末，用生姜自然汁拌匀，盦作曲，春秋七日，冬十日，夏五日取出，再同甘草共研为细末，另取淡竹沥一碗，将前药末用竹沥拌匀作饼子，焙干，又将竹沥沃温，又焙干，如此沃焙十数次，待竹沥尽为度，研为极细末，用白砂蜜和饧。每临卧，抄一匙于口内，嚼化下，再用竹沥漱口咽之。

《苍斋医要》 明·陈谏辑

卷十五 全婴门

参杏膏

歌云：款冬花内用人参，诃子阿胶共杏仁，贝母甘同五味子，恶心咳嗽即时停。

治小儿，久新咳嗽，气急恶心，有痰咯血。

人参、阿胶（炒）、杏仁（炒）、款冬花、五味子、甘草、诃子、贝母。

上等份为末，炼蜜如鸡头大，三岁一丸，白汤化下。

惺惺散

歌云：散理惺惺时气和，人参桔梗细辛磨，瓜根白术茯苓草，煎法些须入薄荷。

治伤寒时气，风热痰壅，咳嗽气不和。

桔梗、细辛、人参、甘草（炒）、白茯苓、白术、栝楼根各七分，水一盏，煎七分，入薄荷些少，方加防风、川芎各三分。

《丹溪治法心要》

（原题）元·朱震亨撰 明·高宾校

卷八 小儿科

白附丸 止嗽，化痰，退热。

半夏二钱，南星一两，白附子五钱，白矾四钱。

上为末，姜汁糊丸，如梧桐子大，每服八九丸，薄荷姜汤下。

紫金丹 治小儿痰积咳嗽，祛风镇惊。

半夏一两、南星、铁孕粉、白附子各五钱，枯矾二钱。

上为末，神曲糊丸，桐子大，每服四丸，姜汤下。

又方 治风痰，南星半两研，水厚一指浸，晒干，研细末，入白附子二两，飞面为丸，如鸡豆大，每服一丸或两丸，姜蜜薄荷汤下。

风涎潮塞气不通，用不蛀肥皂角（炙）一两，生白矾五钱，腻粉（即轻粉也）半钱，水调灌一二钱，但过咽则吐涎矣。白矾者，分膈下涎也。

治小儿痰喘痰盛，枳、桔、大腹、二陈汤服之。

小儿咳嗽，用生姜四两，煎汤沐浴。

小儿咳嗽，六脉伏。五味子、人参、茯苓、桑皮、黄芩、甘草。

小儿因伤风邪，喘嗽而发热，肺气不平。麻黄、桔梗、紫苏、枳壳、半夏、黄芩、甘草、茯苓，数帖愈。

《新锲千选回生达宝秘传明论》

明·谢毓秀编集　余象斗增补

医方小儿痰嗽门

甜梨噙 治咳嗽痰喘。

甜梨一个，刀切勿断，入蜜于梨内，面裹火煨熟，去面吃梨。

保金丸 南星、半夏、白矾（生）、牙皂、杏仁（去壳，另研）、巴豆（去壳）各等份。

上为末，合一处再研令匀，枣肉为丸，如梧子大，每三丸针挑灯上烧存性，研烂，茶清调，送下。

一方 治咳嗽发热，气喘吐红。

人参、天花粉等份。

为末，每服五分，蜜水调下。

医方　小儿气喘门

一捻金 治小儿风痰吐沫，气喘咳嗽，肚腹膨胀，不思饮食。小儿肺胀喘嗽，多人看作风喉。

大黄槟榔二牵牛，人参分量来凑，五味研成细末，蜜水调量稀稠，每将一字下咽喉，不用神针法灸。

上其症，肺胀喘满，胸高气急，两胁生动，陷下作坑，两鼻窍张，闷乱嗽渴，声嘎不鸣，痰涎潮塞，俗云马脾风。若不急治，死于旦夕也。

《医学纲目》　明·楼英编

卷二十六　肺大肠部·咳嗽

[洁]（洁古）

利胁丸 主胸中不利，痰涎咳嗽喘促，利脾胃壅滞，调秘泄藏，推陈致新，化食，治利膈气之妙品也。

木香、槟榔、藿香各一钱，甘草（炙）五钱，人参、当归、厚朴各三钱，大黄（酒炒）、枳实各一钱。

上为细末，水丸桐子大。每服三五十丸。

防风丸 治痰嗽胸中气不清利者，枳实丸亦治此症。

防风、枳壳（炒）各半两，白术一两。

上为末，煨饭丸，每服六七十丸。姜汤下。

[海]（海藏）

赤石脂禹余粮汤 赤石脂、禹余粮各四两。

上锉碎，每服五钱。水煎温服。不瘥，再服。

芍药甘草汤 白芍药、甘草各二两。

上㕮咀，每服五钱，水煎温服。

黄芩加半夏生姜汤 黄芩三两，甘草

（炙）二两，芍药二两，半夏半斤，生姜四两，大枣二十个。

上六味，以水一斗，煮取三升，去滓。温服一升，日再夜一服。

升麻汤 升麻、犀角、射干、黄芩、人参、甘草各等份。

上㕮咀，水煎服，食顷再服，温覆手足。

麻黄附子细辛汤 麻黄（去节，炮）、细辛各二两，附子（炮，去皮）一枚。

上㕮咀，每服五钱。水煎温服。

茯苓甘草汤 茯苓、桂枝各二钱，生姜三钱，甘草（炙）一钱。

上㕮咀，水煎温服。

钱氏异功散 人参、茯苓、白术、甘草、陈皮各等份。

上为细末，每服二钱。水一盏，生姜五片，枣二枚，同煎。

[垣]（东垣）

款花补肺汤 治年高气弱，肌体瘦困，短气，遇秋冬咳嗽大作，夜间尤甚，三五百声不绝，春夏稍缓。

黄芪半两，甘草（炙）一钱，当归七分，佛耳草一钱，款冬花二分，陈皮七分，丹皮三分，黄柏（酒浸）三分，苍术二钱，曲末七分。

上㕮咀，每服三钱。水煎去滓。稍热食后服。

清肺汤 除湿热，治金火嗽。

黄芪四钱，苍术、防风、归身、茯苓各一钱，五味子三十粒，陈皮一钱二分，青皮五分，泽泻二钱，黄柏六分。

上锉如麻豆，每服五钱。水煎去滓。稍热临卧服。

泻火补肺汤 治金火嗽，五六月间嗽。

五味子五钱，黄芪二钱，人参一钱，甘草（炙）一钱，陈皮（去白）一钱，麦门冬、青皮各五分，升麻一钱，苍术一钱，归身一钱。

上锉如麻豆大，每服五钱。水煎去滓，稍热服。

《医便》 明·王三才辑

卷二 春月诸症治例

芎芷藿苏散 治春初人事劳扰，饥饱失节或解衣沐浴，触冒风寒，致成内伤。外感头疼发热，呕吐眩闷，膈胀痛，恶食或鼻流清涕，咳嗽生痰，鼻塞声重并，宜服一二剂即愈。仍忌腥荤三五日。

川芎一钱，白芷八分，细辛（去叶）五分，干葛一钱，甘草（生）三分，紫苏叶一钱，藿香（去土）八分，半夏（姜制）一钱，陈皮八分，苍术（麸炒）一钱，枳壳（去瓤）七分，桔梗（去芦）七分，淡豆豉（不用亦可）八分。

用姜三片，葱白一根，水一盅半，煎八分。食后热服，有汗不用葱白。头痛不止，加藁本八分；呕吐不止，加干姜（炒）、砂仁（炒）各七分；发热或潮热不退，加柴胡、黄芩各一钱，胸膈胀闷，加山楂、枳实各一钱；发而汗不出热不退，加麻黄一钱半，葱白二根；咳嗽生痰，加杏仁、前胡、金沸花（去梗）各八分，南五味子五分。

芎芷香苏散 治春月伤风，鼻塞声重或流清涕，咳嗽痰壅气逆，人迎脉浮缓者是。

川芎、白芷、苏叶（紫者，去梗）、香附各一钱，陈皮、防风、羌活各八分，甘草五分。上用姜三片，葱白三寸，水一盅半，煎八分，食后热服。有痰，加半夏一钱；咳嗽，加杏仁、桑白皮各八分，五味子十粒。

加味小青龙汤 治春初寒邪伤肺咳嗽。

干姜（炒黑）、细辛、麻黄、桂枝、甘草各五分，白芍药、五味子各一钱，半夏（姜制）一钱五分，枳壳、桔梗、白茯苓、陈皮各八分。

上用姜三片，水煎。食少时，稍热服。

木香流气饮 治男、妇五脏不和，三焦气壅，心胸痞闷，咽塞不通，腹胁胀满，呕吐不食，上气喘急，咳嗽痰盛。

紫苏叶、当归、川芎、青皮、乌药、桔梗、白芍药、茯苓、半夏、黄芪、枳实各八分，防风五分，甘草三分，木香五分，陈皮、槟榔各六分。

上用水二盅，姜三片，枣一枚，煎一盅。不拘时，温服。

卷三 秋月诸症治例

玄霜膏 治吐血虚嗽，神效。

乌梅（煎浓汁）四两，姜汁一两，萝卜汁四两，梨汁四两，柿霜四两，款冬花、紫菀各二两。俱为末，以上药制下听用。另用白茯苓十两，取净末半斤，用人乳三斤将茯苓末浸入，取出晒干，又浸又晒，乳尽为度。却将前冬花、紫菀末、柿霜、白糖并各汁，再加蜜糖四两和匀入砂锅内，慢火煎熬成膏，丸如弹子大，每服一丸。临卧时噙化，薄荷汤漱口。半月即效而愈。

卷五 禁方

加减消风百解散 治冬月伤感风寒，头痛项强，壮热恶寒，身体烦痛，四肢倦怠，痰壅喘嗽，涕唾稠黏，自汗恶风，并宜服。

川芎、白芷、陈皮各一钱，苍术一钱半，紫苏一钱一分，麻黄（去根）一钱半，桂枝八分，甘草五分。

上用姜三片，葱白二根，乌豆一撮，水一盅半，煎一盅，温服，以汗为度，无汗再服。

小青龙汤 治寒嗽极效。

嗽喘痰涎十引：咳嗽痰逆，神曲汤下。咳嗽痰涎，生姜汤下。痰滞膈膨，枳壳汤下。风痰涎吐，槐角子汤下。风喘嗽血，陈皮汤

下。风嗽，猪肉汤下。咳嗽上喘，桔梗白皮汤下。嗽逆伤肺，蒺藜汤下。嗽兼泻，川椒汤下。冷嗽，生姜汤下。

附参见方：

加味小青龙汤 治春初寒邪伤肺咳嗽。

干姜（炒黑）、细辛、麻黄、桂枝、甘草各五分，白芍药、五味子各一钱，半夏（姜制）一钱五分，枳壳、桔梗各五分，白茯苓、陈皮各八分。

上用姜三片，水煎，食少时稍热服。

《种杏仙方》 明·龚廷贤辑

卷一 咳嗽

咳谓无痰却有声，嗽谓无声却有痰，有痰有声为咳嗽，化痰理嗽自然安。

治新久咳嗽并连嗽四五十声者。用连皮生姜自然汁一勺，蜜一匙，同放碗内，重汤煮一滚，温服。

一方 治咳嗽。每晚临卧时，用大柿饼二三枚，蘸极细青黛末，慢慢嚼服。

一方 治痰嗽。用白糖、生姜捣烂，露一宿，白萝卜汤下。

一方 治喘嗽吐痰久不愈。用知母、贝母等份为细末，老姜切片，蘸药细嚼，白汤下。

《赤水玄珠》 明·孙一奎撰

第七卷 咳嗽门·治咳嗽疏表之剂

橘皮汤 治冷嗽。

陈皮、紫菀、麻黄、当归、杏仁、炙甘草、黄芩各二钱。

分二服，水煎服。

第七卷 咳嗽门·治暑嗽之剂

白术木香散 喘嗽肿满欲变水气者。

白术、猪苓、甘草、泽泻、木香、槟榔

各三两，陈皮二两，桂枝二钱，滑石。

上为末，每服五钱，入姜煎。

机要咳气丸　咳久痰喘，肺气浮肿。

陈皮、青皮、槟榔、木香、杏仁、郁李仁、茯苓、泽泻、当归、马兜铃、苦葶苈各三钱，人参、防己各五钱，牵牛头末一两半。

上为末，姜汁糊丸梧子大，每服三十丸至六十丸。白汤下。

大橘皮汤　感湿，面肿上喘。

滑石九钱，炙甘草、木香、槟榔各一钱半，陈皮三钱。

上分二帖，水煎服。

第七卷　咳嗽门·治燥嗽之剂

冲和神功丸　大黄（煨）、诃子、麻子仁、人参。

上为末，入麻仁研匀，加炼蜜为丸，梧子大，每服五十丸。温水下。

按丹溪曰：诃子治肺气，因火伤极，遂郁遏胀满，取其味酸苦，有收敛降火之功，若佐以海粉、香附、瓜蒌、青黛、半夏曲，治嗽非止涩之药也。

抑痰丸　瓜蒌仁一两，半夏曲二钱，贝母三钱。

为末，炊饼丸，麻子大。

海蛤丸　咳逆上气，痰饮心痛。

海蛤（烧为粉）、瓜蒌仁（带瓤同研）。

和匀为丸，麻子大，白汤下。

第七卷　咳嗽门·治火热之剂

丹溪云：火嗽宜清金化痰丸。清化丸与清金丸同用，专治热嗽及咽痛。盖苦能燥湿热，轻能治上。取灯笼草叶为细末，蒸饼为丸，每服五十丸。

地骨皮散　知母、柴胡、甘草、人参、地骨皮、茯苓、半夏。

姜三片，水煎服。

春多上升之气，宜润肺抑肝。加川芎、芍药各一钱，半夏、麦门冬、黄芩、知母各五分；若伤风致咳，鼻流清涕，宜辛凉解散，加防风、薄荷、紫苏、黄芩。

夏多火热，炎上最重，宜清金降火。加桑白皮、知母、黄芩、麦冬、石膏。

秋多湿热伤肺，宜清热泻湿。加苍术、桑白皮各一钱，防风、黄芩、山栀子（炒）。

冬多风寒外感，宜解表行痰，加麻黄、桂枝、半夏、生干姜、防风各一钱，肺经素有热，再加酒炒黄芩、知母各五分；若发热头痛鼻塞声重，再加藁本、川芎、前胡、柴胡各一钱。

有热嗽咽痛失声，服冷药而声愈哑者，宜以生姜汁调消风散，少少进之，只一味姜汁亦得，冷热嗽后失音者尤宜。

有嗽而吐痰与食俱出者，此盖饮食致肝气不利而肺又有客邪。肝浊道，肺清道，清浊相干，宜二陈汤加木香、杏仁、细辛、枳壳。

第七卷　咳嗽门·治寒痰嗽剂

东垣曰：咳嗽脉弦微面白者，寒也。《难经》云：肺金太过，则外症面白，善嚏，悲愁不乐，欲哭；其内症喘咳上喝，逆气烦心，胸满烦热，夜则涕出，多嚏，鼻塞不通。

姜桂丸　治寒痰咳嗽，脉沉，面色黧黑，小便急痛，足寒而逆心多恐怖。

天星南、半夏各一两，官桂（去粗皮）一两。

上为末，蒸饼为丸，如桐子大，每服五七十丸。食后生姜汤下。

第七卷　咳嗽门·干咳嗽

干咳嗽《本事》补肺法

生地黄（洗净）二斤，杏仁二两，生姜、

蜜各四两。

上捣如泥，入瓦盆中，置饭上蒸五七度，每五更挑三匙，咽下。

第七卷　咳嗽门·食积痰嗽

凡食积痰嗽，非青黛、瓜蒌仁不除，人面青白黄，色不常，面上如蟹爪络一黄一白者是也。

食积痰作嗽发热者。

半夏、南星、瓜蒌仁、萝卜子（为佐）、青黛、石碱（为使）。

随症加减，丸服。

第七卷　咳嗽门·痰嗽

青礞石丸　消痰消痞，经络中有痰作痛皆治之。

青礞石（煅）、黄芩各五钱，半夏二两，风化硝二钱，陈皮、茯苓各七钱半，白术一两。

姜汁打神曲糊为丸。

风化硝丸　治痰嗽。

黄芩（酒洗）一两半，滑石、白芥子（去壳）各五钱，贝母、南星各一两，风化硝二钱半。

蒸饼丸。

第七卷　咳嗽门·久嗽

罗太无柴胡饮　治虚劳羸瘦，面黄无力，减食盗汗，咳嗽不止。

柴胡、知母、鳖甲（酥炙）各一两，五味子五钱，地骨皮半两。

上为末，每服三钱，乌梅二枚，青蒿五叶，水煎服。

本事鳖甲丸　治劳嗽虚证及鼻流清涕，耳作蝉鸣，眼见黑花，一切虚证，丈夫妇人皆可服。

五味子二两，鳖甲、地骨皮各三两。

上为末，炼蜜丸如梧子大，空心食前，

温酒或盐汤任意服三五十丸，妇人醋汤下。此方乃曲江人家秘方，服效者众，且处方有理。

生半夏汤　半夏三钱半。

水盏半，姜五片，煎至一盏。食后服，一日三服，三日了，再服枳壳丸，尽其痰为度。

论曰：先消胸中痰气，后去膈上痰，再与枳术丸，谓首尾合治，尽消其气，令痰不复作也。

疗三十年嗽，以百部根二十斤，捣绞取汁，煎之如饴。服二匙，一日三服，验。（《外台》和饴一斤熬成煎，以温粥饮调下。《深师方》以白蜜二斤更煎五六沸，服三合。）

《百一方》治久咳嗽上气十年，诸药治不瘥。以蝙蝠除翅、足，炙令存性，为末，饮服之。

三物汤　大人、小儿久嗽神效。

桑皮（蜜炙）、百部根、马兜铃。等份水煎服。

第七卷　咳嗽门·杂方

血竭方　治劳嗽见血，诸治不效。

蛤蚧（蜜炙）一对，诃子三钱，血竭一钱。

三味共为末，以姜汁、蜜等份熬膏，入前末，调三五分服效。

当归散　治男妇因打扑负重，辛苦劳力伤损肺脏，既损遇风寒则为咳嗽，或咯紫血，宜此药去心肺之瘀血。仍灸肺俞穴。

苏木、生地黄、当归、大黄、芍药。

等份为末，每服四钱，或水酒煎服亦可。

活血饮　治怒气积血在胸胁，咳嗽年久不愈，每咳则隐隐而痛。

滑石一钱五分，桃仁一钱，红花五分，桔梗五分，粉草四分，瓜蒌二钱，丹皮八分，茜根八分，贝母八分，柴胡五分，香附曲五分。

水煎服。

琼珠散 治咳嗽不问远近，其效如神。

桑白皮四两，五味子二两，甘草（炙）二两，陈皮二两，粟壳（去蒂、膜，用醋浸三宿，晒干，再入醋浸，晒干）一斤。

上为末，用冷蜜汤调服，忌煎煿、油腻、酒、咸、酸等物。

第七卷 咳嗽门·妊娠咳嗽

马兜铃散 治胎气壅塞，咳嗽喘息。

马兜铃、桔梗、人参、甘草、贝母各五钱，橘红、紫苏、大腹皮桑皮各一两，五味五钱。

每服六钱，姜四片，水煎服。

竹茹紫菀汤 咳嗽不止，胎不安。

紫菀、天冬各一两，桔梗五钱，甘草、杏仁、桑皮各二钱半。

每服五钱，竹茹一块，水煎去滓，入蜜半匙。再煎二沸，温服。

《仁术便览》 明·张浩辑

卷四 小儿诸病

消毒犀角饮 治大人小儿，内蕴邪热，咽膈不利，痰涎壅嗽，眼赤面肿，腮项结核，肿壅，毒聚，遍身瘾疹，丹毒及疮疹已出未出，出不快透，并皆治疗。小儿疮疹已出，热倘未解，急进三四服，快透消毒，应手神效。

鼠粘子（微炒）四钱，荆芥、甘草各一钱，防风一钱半。

一方 加黄芩（酒炒）一钱，牛角五分，如无，以升麻代用。

水一盏，煎至六分，温服。

一方 治小儿咳嗽。

白矾、皂角。

上二味各等份，为细末。用生姜汁调敷乳上，使小儿咂之。

一方 小儿咳嗽，胸满有痰。

大黄一钱，皮硝五分，巴豆（不去油）二分半。

大人用一分半，小儿用三五厘，茶清调下。

玉饼子 治小儿吐泄，惊痼，乳食不消，肚胀，潮热，咳嗽，急慢惊风，及痢疾，寒痰，裹乳。

半夏（大者）十二个，巴豆（去壳，另研）五十粒，滑石、寒食面各一两，轻粉一钱。

上为末，滴水丸绿豆大，作饼。每三五七饼，姜汤调下。忌热物一时，量大小儿用。

一方 小儿诸般咳嗽痰喘。

阿胶（炒）、杏仁（去皮尖，炒）、半夏（姜制）、甘草、枯矾、桑白皮、百部、五味子、麦冬（去心）、桔梗、款冬花、诃子（去核，煨）。

上为末，姜汤丸绿豆大，姜汤下二三十丸。

一方 小儿痰嗽不能服药，用生姜四两煎汤，从头面洗至足，两三次妙。

《古今医鉴》

明·龚信辑　龚廷贤续编

卷四 咳嗽·方

参苏饮 治四时感冒，发热头疼，咳嗽声重，涕唾稠黏，中脘痞满，呕吐痰水。宽中快膈，不致伤脾。此药大解肌热潮热，将欲成劳瘵之证，神效。

紫苏一钱，前胡一钱，桔梗一钱，枳壳一钱，干葛一钱，陈皮一钱，半夏一钱，白茯苓一钱，甘草七分，人参（实热者去之）七分，木香（气盛去之）五分。

上锉，作一剂，生姜三片，黑枣二枚，水煎，食后温服。若天寒感冒，恶寒无汗，咳嗽喘促，或伤风自汗，鼻塞声重，咳嗽，并加麻黄二钱，去皮杏仁一钱，金沸草一钱，以汗散之。若初感冒，肺实有热，加杏仁、桑白皮、黄芩各一钱，乌梅七个。胸满痰多，加瓜蒌仁一钱。气促喘嗽，加知母、贝母各一钱。肺寒咳嗽，加五味子、干姜各七分。心下痞满，或胸中烦热，或停酒不散，或嘈杂恶心，加黄连、枳实各一钱，干葛、陈皮倍用之。鼻衄，加乌梅五个、麦门冬、茅根各一钱。心盛发热，加柴胡、黄芩各一钱。头痛，加川芎一钱，细辛八分。咳嗽吐血，加升麻、牡丹皮各一钱，生地黄一钱五分。劳热咳嗽，久不愈，加知母、贝母、麦门冬各一钱。吐血，加阿胶、牡丹皮、赤芍药各一钱，生地黄一钱五分，乌梅七个。咳嗽痰中见血，以本方加四物汤，名茯苓补心汤。妊娠伤寒，去半夏，加香附。

清金降火汤　泻肺胃中之火，火降则痰消嗽止。

陈皮一钱五分，半夏（炮）一钱，茯苓一钱，桔梗一钱，枳壳（麸炒）一钱，贝母（去心）一钱，前胡一钱，杏仁（去皮尖）一钱半，黄芩（炒）一钱，石膏一钱，瓜蒌仁一钱，甘草（炙）三分。

上锉一剂，生姜三片，水煎，食远临卧服。

二母宁嗽汤　按：此方治四时一切痰嗽，无问新久，肺气有余者宜之。治伤酒食，胃火上炎，冲逼肺金，以致咳嗽吐痰，经旬不愈，一服即瘥。

知母（去毛）钱半，贝母（去心）钱半，黄芩一钱二分，山栀仁一钱二分，石膏二钱，桑白皮一钱，茯苓一钱，瓜蒌仁一钱，陈皮一钱，枳实七分，五味子十粒，生甘草三分。

上锉一剂，生姜三片，水煎，临卧时，细细逐口服。

润肺豁痰宁嗽汤　按：此方治痰嗽兼阴虚者宜之。

陈皮五分，半夏（姜制）五分，白茯苓四分，甘草（炙）三分，黄柏（酒炒）五分，黄芩（酒洗）三分，知母（酒炒）五分，贝母（去心）五分，天冬（去心）三分，麦冬（去心）三分，紫菀（酒洗）三分，款冬花（酒洗）三分，桔梗三分，熟地黄五分，当归三分。

上锉一剂，生姜三片，水煎温服。

卷四　幼科·痰嗽·方

蜜梨噙　治咳嗽痰喘。

甜梨一个，刀切勿断，入蜜于梨内，面裹火煨熟，去面吃梨。

保金丸　南星、半夏、白矾（生）、牙皂、巴豆（去壳）、杏仁（去壳，另研）各等份。

上为末，合一处，再研令匀，枣肉为丸，如梧桐子大。每三丸，针挑灯上烧，存性，研烂，茶清调下。

一方　治咳嗽发热，气喘吐红。

人参、天花粉等份。

上为末。每服五分，蜜水调下。

一方　治小儿喉中痰壅喘急。

用巴豆一枚，去壳，捣烂作一丸，以棉花包裹，男左女右，塞鼻中，痰即坠下。

《鲁府禁方》　明·龚廷贤编

卷三　小儿

保命丹　治惊风发热痰嗽，神效。

朱砂、郁金、天麻各一钱，防风、粉草、僵蚕（炒，去丝）、白附子、青黛、薄荷、南星（制，同下）、半夏（用生姜汁浸二日，锉碎）各二钱，麝香少许，全蝎（去尾尖）一钱。

上为末，炼蜜为丸，如皂角子大，每服

一丸，灯心薄荷汤化下。

保童丹　专治小儿急慢惊风，痰咳嗽，喘满，不进乳食，虫疳，积热膨胀等病亦皆治之。

陈枳壳（大者，去瓤，用巴豆七粒去壳入内，十字缚定，好醋反覆煮软，去巴豆，切片焙干，余醋留煮糊）五对，三棱、莪术各（煨）五钱，金箔十片，朱砂（另研）二钱。

上为细末，以前醋面糊为丸，如绿豆大，朱砂为衣。小儿未及一周一丸，以上三丸，三岁以下七丸，用薄荷、灯心、金银环同煎汤下，如不能吞者，磨化与服，大效。

治小儿痰嗽方　甜梨一个，入硼砂一分，纸包，水湿火煨，熟吃，立愈。

治咳嗽方　杏仁（去皮、尖）、胡桃肉各等份。

上二味为膏，入蜜少许，每一匙，临卧姜汤下服之。

《众妙仙方》　明·冯时可撰辑

卷四　小儿杂治门

琥珀保命丸　治小儿胎惊，恐怖夜啼，或生痰涎咳嗽，发热呃乳，并宜服之。

琥珀八钱，茯神（去木）一两五钱，天麻一两二钱，胆星（腊牛胆汁制）二两，龙骨（火煅醋淬三次）七钱，白附子（去尖皮）一两四钱，珍珠（净末）五钱，益智一两，钩藤（取钩，净末）一两，牛黄二两。

上为极细末，加入硼砂三钱，朱砂二钱五分，真麝香三分，再研和蜜为丸，如龙眼核大，用蜡封，每服一丸，薄荷、姜汤研化下。

蜀脂饮　蜀脂（黄芪也，炙，生陇西即阳者，大佳，色黄自甘美。生白水者，冷补。惟陇西者最佳，皮赤，主消磨肿出。原宁宜州者亦佳，折之不断，若绵为上）、甘草四

分之上。

末方寸匕，水一升，煎三分，三服。温凉适性，以岁加减，保子七圣至宝之一。

《中和活旨》　明·黄京甫　黄申撰

卷五　小儿科

秋季用金沸草散加减主之，治孩儿秋天感冒风邪咳嗽发热症。

金沸草、川芎、白芷、升麻、赤芍、葛根、羌活、甘活、陈皮、苏根、前胡、杏仁。

上生姜、葱白煎服。

《证治准绳》　明·王肯堂撰

类方　咳嗽

宁嗽化痰汤　治感冒风寒，咳嗽鼻塞。

桔梗、枳壳（麸炒）、半夏（姜汤泡七次）、陈皮、前胡、干葛、茯苓各一钱，紫苏一钱二分，麻黄（冬月加，夏月减）一钱，杏仁（炒，去皮尖）、桑皮各一钱，甘草四分。

水二盅，姜三片，煎八分，食远热服。

加减麻黄汤　治肺感寒邪咳嗽。

麻黄（去节）二钱，杏仁（炒，去皮尖）、半夏（姜制）、陈皮各一钱，辣桂、甘草（炙）各半钱。

水二盅，生姜四片，紫苏半钱，同煎至一盅，去滓，不拘时服。

八风丹　治诸风及痰热上攻，头痛面赤，目眩旋晕，鼻塞咽干，颈项不利，痰唾稠浊，神情如醉，百节疼痛，耳啸蝉鸣，面上游风，口眼蠕动。

滑石（细研）、天麻（酒浸）各一两，龙脑（研）、麝香（研）各二钱五分，白僵蚕（微炒）、白附子（炮）各半两，半夏（白矾制）二两，凝水石（火烧通赤，细研水飞）

半斤。

上件药，捣罗为细末，入研者药同研令匀，炼蜜和丸，如樱桃大。每服一丸，细嚼，温荆芥汤下，茶清亦得，食后服。

保和汤 治劳证久嗽，肺燥成痿，服之决效。

知母、贝母、天门冬（去心）、麦门冬（去心）、款冬花各一钱，天花粉、薏苡仁（炒）、杏仁（去皮尖，炒）各五分，五味子十二粒，马兜铃、紫菀、桔梗、百合、阿胶（蛤粉炒）、当归、百部各六分，粉草（炙）、紫苏、薄荷各四分。

水二盅，姜三片，煎七分，入饴糖一匙，食后服。吐血或痰带血，加炒蒲黄、生地黄、小蓟；痰多加橘红、茯苓、瓜蒌仁；喘去紫苏、薄荷，加苏子、桑皮、陈皮。

知母茯苓汤 治肺痿喘嗽不已，往来寒热，自汗。

知母、白术各八分，茯苓（去皮）、五味子、人参、半夏（汤泡七次）、柴胡、甘草（炙）各一钱，薄荷、川芎、阿胶各半钱，款冬花、桔梗、麦门冬、黄芩各七分。

水二盅，生姜五片，煎至一盅，食后服。

贝母散 治暴发咳嗽，多日不愈。

贝母、杏仁（去皮尖）、桑白皮各二钱，五味子、知母、甘草各一钱，款冬花一钱半。

上作一服，用水二盅，生姜三片，煎至一盅，食后服。

治嗽补虚方 牛骨（取髓）一副，白砂蜜八两，杏仁（汤洗，去皮尖，另研如泥）四两，干山药（刮去皮，研为细末）四两，胡桃肉（去皮，另研如泥）四两。

上将牛骨髓、砂蜜砂锅内煎，熬沸，以绢帛滤去滓，盛在瓷瓶内，将山药、杏仁、胡桃三味亦入瓶内，以纸密封瓶口，重汤内煮一日一夜，取出。每日早晨用汤化一匙服。

紫金散 治一切痰嗽，日夜不得眠卧。

天南星（去皮、脐）、白矾、甘草以上各半两，乌梅（取肉）二两。

上为粗散，用慢火于银石器内炒，令紫色，放冷，研为细末。每服二钱，临卧时身体都入铺卧内，用齑汁七分，温汤三分，暖令稍热，调前药末服之。咽下便仰卧低枕，想药入于肺中，须臾得睡，其嗽立止。

苏子煎 治上气咳嗽。

紫苏子、生姜汁、生地黄汁、白蜜、杏仁各一升。

上捣苏子，以地黄汁、姜汁浇之，以绢绞取汁，更捣以汁浇之，绞令味尽，去滓，熬令杏仁微黄黑如脂，又以汁浇之，绢绞往来六七度，令味尽，去滓，纳蜜合和，置铜器中，于汤上煎之，令如饴。每服方寸匕，日三夜一。一方，无地黄汁。

百合汤 治肺气壅滞，咳嗽喘闷，膈脘不利，气痞多渴，腰膝浮肿，小便淋涩。

百合、赤茯苓、陈皮（汤浸，去白）、紫苏茎叶、人参、大腹皮、猪苓（去黑皮）、桑根白皮、枳壳（麸炒）、麦门冬（去心）、甘草（炙），各一两，马兜铃（和皮）七枚。

上粗捣筛，每服四钱，水一盏半，入生姜一枣大，同煎至八分，去滓，不拘时温服。

款气丸 治久嗽痰喘，肺气浮肿。

青皮、陈皮、槟榔、木香、杏仁、茯苓、郁李仁（去皮）、川当归、广术、马兜铃（炮）、葶苈各三钱，人参、防己各四钱，牵牛（头末）二两半。

上为细末，姜汁面糊丸，如梧桐子大，每服二十丸，加至七十丸。食后姜汤送下。

清金汤 治丈夫、妇人远年近日咳嗽，上气喘急，喉中涎声，胸满气逆，坐卧不宁，饮食不下。

陈皮（去白）、薏苡仁、五味子、阿胶（炒）、茯苓（去皮）、紫苏、桑白皮、杏仁

（去皮尖，炒）、贝母（去心）、款冬花、半夏曲、百合各一钱，粟壳（蜜炒）、人参、甘草（炙）各半钱。

上作一服，水二盅，生姜三片，枣二枚，乌梅一枚，煎一盅，食后服。

痰嗽化痰方 白芥子（去壳）、滑石各半两，贝母、南星各一两，风化硝二钱半，黄芩（酒洗）一两半。

上为末，汤浸，蒸饼丸。

人参半夏丸 化痰坠涎，止咳定喘。疗风痰食痰，一切痰逆呕吐，痰厥头痛，或风气偏正头痛，或风壅头目昏，或耳鸣、鼻塞、咽干，胸膈不利。

人参、茯苓（去皮）、南星、薄荷各半两，寒水石、白矾（生用）、半夏、姜屑各一两，蛤粉二两，藿香二钱半。

上为末，水面糊为丸，如桐子大。每服三十丸，姜汤下，食后，日三服。白汤亦得。一方加黄连半两，黄柏二两尤效。

祛痰丸 治风痰喘嗽。

人参（去芦）、陈皮（去白）、青皮（去白）、茯苓（去皮）、白术（煨）、木香、天麻各一两，槐角子、半夏（汤泡七次）各七钱半，猪牙皂角（去皮、弦、子，酥炙）五钱。

上为细末，姜汁煮面糊为丸，如梧子大。

每服五七十丸，食后温酒送下，生姜汤亦可。

星香丸 治诸气嗽生痰。

南星、半夏（用白矾一两入水，同二味浸一宿）各三两，陈皮（米泔浸一周时，去白，取净三两）五两，香附子（皂角水浸一周时，晒干）三两。上四味俱不见火，碾为细末，姜汁煮面糊和丸，如梧桐子大，每服五十丸。食后淡生姜汤送下。

白术汤 治五脏受湿，咳嗽痰多，上气喘急，身体重痛，脉濡细。

白术三钱，白茯苓（去皮）、半夏（汤

泡七次）、橘红各二钱，五味子、甘草（炙）各一钱。

上作一服，用水二盅，生姜五片，煎至一盅，不拘时服。

槐角利膈丸 治风胜痰实，胸满，及喘满咳嗽。

皂角（酥炙，去皮）一两，半夏、槐角（炒）各半两，牵牛一两半。

上同为细末，生姜汁面糊丸，如桐子大，每服三十丸。食后生姜汤下。

二味参苏饮 治产后瘀血入肺，咳嗽喘急。

人参一两，苏木二两。

上作一剂，水煎服。若既愈，即当用六君子汤以补脾胃；若口鼻黑气起，急用此药加附子五钱，亦有得生者。

《万氏家抄方》 明·万表辑

卷五 小儿诸病

川芎茶 治大小儿感冒风寒，头疼鼻塞，通身拘急，恶寒发热等症。

鲜川芎（梗、叶切碎，如无，用干者）、生姜（切丝）、菖蒲（切丝）、陈皮（切丝）、鲜紫苏（梗、叶切碎）各等份，细茶（与药相对）。

五月五日午时拌匀，用盒盖过宿，使气透，次日取出，焙干，瓷瓶收贮，用时以沸汤泡一钟，乘热熏鼻，吸其气，复乘热饮之，汗出即愈。

辛夷膏 治小儿鼻流，清涕不止。

辛夷叶（洗净，焙干）一两，细辛、木通、白芷、木香各三钱，杏仁（去皮、尖，研如泥）一两。

为细末，用杏仁泥、羊骨髓、猪脂各一两，同诸药和匀，瓦器中熬成膏，赤黄色为度，候冷入脑、麝各五分，拌匀，涂囟门上，更用少许涂鼻中。

《治法汇》 明·张三锡纂 王肯堂校

咳 嗽

十神汤 冬月发表要药。

紫苏叶、白芷、甘草、麻黄、陈皮、香附、葛根、川芎、升麻、赤芍、葱、姜煎取汁。

十味芎苏饮 二陈、前胡、枳壳、桔梗、葛根、川芎、紫苏、桑皮、杏仁、姜、枣煎服。

苏沉九宝汤 治素有痰火，遇寒则发，咳嗽喘急，不得安卧。

桑皮、大腹皮、陈皮、麻黄、桂枝、薄荷、紫苏、杏仁各六分，甘草三分，姜三片，乌梅半个，煎服。

紫菀茸汤 治饮食过度或食煎煿，邪热伤肺，咳嗽咽痒，痰多唾血，喘急胁痛，不得安卧，兼治肺痿。

紫菀茸（洗）、经霜桑叶、款花、百合（蒸，焙）、杏仁（去皮尖）、阿胶（蛤粉炒）、贝母（去心）、蒲黄（炒）、半夏、犀角、甘草、人参。上姜煎服。

《东医宝鉴》 朝鲜·许浚等编

杂病篇五 咳嗽

洗肺散 治咳嗽痰盛有热，肺气不清利。

半夏三钱，黄芩二钱，天门冬、麦门冬、五味子各一钱半，甘草五分。

上锉作一帖，入姜五片，水煎服。

参术调中汤 除热补气，止嗽定喘，和脾胃进饮食。

桑白皮一钱，黄芪八分，人参、白术、白茯苓、甘草各六分，地骨皮、麦门冬、陈皮各四分，青皮二分，五味二十粒。

上锉作一帖，水煎服。

芩半丸 治热嗽生痰。

黄芩、半夏各一两。

上为末，姜汁糊和丸，梧子大。姜汤下七十丸。

黄连化痰丸 治热痰咳嗽。

黄连、吴茱萸各一钱半，陈皮五钱，半夏一两半。

上为末，姜汁糊和丸，绿豆大。姜汤吞下一百丸。

四汁膏 止咳嗽，消痰降火。

雪梨汁、藕汁、生萝卜汁、生薄荷汁。

上等份，入砂糖屑和匀，慢火熬成膏，以匙抄。

大宁嗽汤 治劳嗽，神效。

半夏二钱，五味子、赤茯苓、桑白皮、紫苏叶、陈皮、枳壳、阿胶珠、罂粟壳（蜜炒）各一钱，细辛、甘草各五分。

上锉作一帖，入姜三枣二梅一，水煎服。

香附丸 治食积痰嗽。

苍术三两，香附子一两半，萝卜子（炒）、瓜蒌仁、杏仁、半夏各一两，黄芩、赤茯苓各五钱，川芎三钱。

上为末，姜汁糊和丸。姜汤下五七十丸。

青龙散 治咳嗽上气，不得卧。

人参、陈皮、紫苏叶、五味子。

上锉一两，姜三片，水煎服。

半瓜丸 治痰嗽。

半夏、瓜蒌仁各五两，贝母、桔梗各二两，枳壳一两半，知母一两。

上为末，姜汁浸蒸饼和丸，梧子大。五七十丸。

橘甘散 治气嗽、痰嗽甚效。

橘皮、生姜（焙干）、神曲（炒），各等份。上为末，温水和丸，梧子大。米饮下五七十丸。

白圆子 治风痰嗽。有一种咳嗽直至顿吐饮食痰物俱出，尽方小定，此乃肝木克脾土，风痰壅盛所致。宜以白圆子方作生料。

半夏七两，天南星三两，白附子二两，川乌五钱。

上生为细末，清水浸，晒干为丸，三五十丸。加木香、丁香、橘红、天麻、全蝎、白僵蚕，水煎和姜汁服。

瓜蒌杏连丸 治酒痰嗽。

瓜蒌仁、杏仁、黄连各等份。

上为末，以竹沥、姜汤煮糊和丸服。

蜂姜丸 治酒痰嗽，及积痰久嗽留肺脘，黏滞如胶，气不升降。

香附、白僵蚕（炒）、海蛤粉、瓜蒌仁、蜂房、杏仁、神曲各等份。

上为末，以姜汁、竹沥入蜜和丸，樱桃大，含化咽下。一方无香附，有茜根。

柴胡枳桔汤 治伤寒胸胁痛，潮热，咳喘痰盛。

麻黄、杏仁、枳壳、桔梗、柴胡、黄芩、半夏、知母、石膏、干葛各一钱，甘草五分。

上锉作一帖，入姜三，水煎服。

贝母汤 治诸般久嗽。

贝母（姜制）、干姜（生）、五味子、陈皮、半夏（制）、柴胡、桂心各五钱，黄芩、桑白皮各二钱半，木香、甘草各一钱二分半。

上粗末，每五钱，入制杏仁七个，生姜七片，水煎服。一妇患积年嗽，服此一帖即愈，神效。

抑心清肺丸 治肺热咳嗽，咯血。

黄连三两，赤茯苓二两。

上为末，水调阿胶（炒末）一两，和丸梧子大。空心米饮下三五十丸。盖黄连、赤茯苓能抑心火，肺得其清，则嗽自止。

滋阴清化膏 止咳嗽，清痰火，滋化源。肺肾乃人身之化源也。

生地黄、熟地黄（并酒浸）、天门冬、麦门冬各二两，黄柏（盐酒炒）一两半，白茯苓、山药、枸杞子、白芍药（酒炒）、知母（盐酒炒）、玄参、薏苡仁（炒）各一两，五味子七钱，甘草（生）五钱。

上为末，蜜丸弹子大。每一丸空心噙化咽下。痰嗽甚，加陈皮、贝母各一两。

《寿世保元》 明·龚廷贤撰

卷八 痰喘咳嗽

宁嗽膏 小儿一切咳嗽不已。

麻黄、杏仁（去皮尖）、桔梗（去芦）、甘草、知母、贝母、款冬花、黄芩、紫菀各五钱，黄连四钱，香附（童便炒）二钱，牛胆南星一两。

上为细末，炼蜜为丸，如芡实大，每一丸，白汤食后化下。一论小儿身热感冒，鼻流清涕，或鼻塞咳嗽，吐痰轻者不药，候一二日自愈。重者服此方，治痰为主，轻轻解之。

白术（去芦）一钱，白茯苓（去皮）七分，桑白皮（蜜炙）七分，川芎五分，桔梗五分，橘红五分，半夏（泡）五分，防风四分，甘草三分，薄荷三分，枯芩（炒）三分。

上锉一剂，生姜水煎服。

一治小儿伤风，咳嗽发热，服解表之剂，如喘促出汗，此脾肺气虚，以补中益气汤加五味子。

《仁文书院集验方》 明·邹元标辑

卷六 小儿科·咳嗽方

用露蜂房洗净，烧为末，每服一字，米饮下。治小儿胸喉膈热大喘。

用甘遂二钱为末，每服五分，新汲水五七匙，小油三点调下，吐后喘定。

治小儿感寒咳嗽

用百部、麻黄（去节）各一分，杏仁（去皮尖，微炒）四十个，另研为末，炼蜜丸如芡实大，每服三丸，熟水化下。

《万病必愈》 明·沈应旸编

卷十一 小儿门

小儿未备一月，身作寒热，咳嗽吐乳者，皆因父母抱儿停坐于风处，感受而得，令儿咳嗽吐乳，或又饮食无时无节，遂成此症，医者当先散解风邪，然后调治咳嗽吐乳，解热诸症。

解肌汤 治小儿发热咳嗽伤风寒，尽皆如神。

川归、白芷、花粉、干葛、白芩各二分，细辛、紫苏各四分，甘草、陈皮、柴胡、半夏各二分。

上姜三片，水二盏，煎至一盏服。

抚骨丹 治小儿五劳发热咳嗽，四肢微细，肚大青筋。

人参、川芎各七分，柴胡、茯苓、地皮、莲花蕊、贝母各五分，白术、黄芩、桔梗、陈皮、甘草各三分。

上水煎，食后服。

镇惊丸 宁神，退心热夜喘，化痰止嗽。

珍珠七钱，琥珀、天竺黄、雄黄各三钱，金箔十片，胆星五钱，牛黄二钱，麝香五分，朱砂三钱五分。

上为末，面糊为丸，如梧桐子，每服五六分，薄荷汤化下。

《简明医彀》 明·孙志宏撰

幼科·咳嗽

小儿之嗽，多因感冒风邪，伤于肺经。或因衣衾太厚，肺家壅热。或因过食咸酸而致。受病不外此三种，最宜慎之。盖儿脏腑脆，难于速效，迁延日久，变为顿嗽。发则捏拳顿足，面赤泪流，饮食吐出，甚至有血，遂成顽疾。或变肺风痰喘，有至危殆者，皆由微渐成。外感宜参苏饮，壅热宜芩连二陈汤之类。

主方（嗽久者）

贝母、天门冬、麦门冬、款冬花、紫菀、百部、百合、五味子（打细）七粒、瓜蒌仁、萝卜子（炒，研），水煎服。

气喘加桑皮、苏子（炒，研）、枳壳。痰多，天花粉、半夏、南星、海石。润肺加杏仁。肺火，黄芩、枇杷叶（刷去毛，蜜炙，煎）、竹沥。利肺，桔梗、赤苓。

《红炉点雪》 明·龚居中撰

治肺热咳嗽。沙参五钱，水煎服。

《景岳全书》 明·张介宾撰

十九卷 杂证谟·咳嗽·咳嗽论列方

六安煎 陈皮一钱半，半夏二三钱，茯苓二钱，甘草一钱，杏仁一钱，白芥子五七分。

水一盅半，加生姜三五七片煎七分，食远服。

柴陈煎 柴胡二三钱，陈皮一钱半，半夏二钱，茯苓二钱，甘草一钱。

生姜三五七片，水一盅半，煎七分，食远温服。

理阴煎 熟地三五七钱或一二两，当归二三钱，炙甘草一二钱，干姜（炒黄色）一二三钱，或加肉桂一二钱。

水二盅，煎七八分，热服。

金水六君煎 当归二钱，熟地三五钱，陈皮一钱半，半夏二钱，茯苓二钱，炙甘草一钱。

水二盅。

八味丸 熟地黄（蒸，捣）八两，山茱萸、山药（炒）各四两，丹皮、泽泻、白茯苓各三两，肉桂、制附子各一两。

一阴煎 生地二钱，熟地三五钱，芍药二钱，麦冬二钱，甘草一钱，牛膝一钱半，丹参二钱。

水二盅，煎七分，食远温服。

左归饮　熟地二三钱或加至一二两，山药二钱，枸杞二钱，炙甘草一钱，茯苓一钱半，山茱萸一分。

食远服。

右归饮　熟地二三钱或加至一二两，山药（炒）二钱，山茱萸一钱，枸杞二钱，甘草（炙）一二钱，杜仲（姜制）二钱，肉桂一二钱，制附子一二三钱。

左归丸　大怀熟八两，山药（炒）四两，枸杞四两，山茱萸四两，川牛膝（酒洗，蒸熟）三两，菟丝子（制）四两，鹿角（敲碎，炒珠）四两，龟胶（切碎，炒珠）四两。

四阴煎　生地二三钱，麦冬二钱，白芍药二钱，百合二钱，沙参二钱，生甘草一钱，茯苓一钱半。

水二盅，煎七分。食远服。

人参固本丸　人参二两，天冬（炒）、麦冬（炒）、生地黄、熟地黄各四两。

蜜丸桐子大，每服五六十丸。空心温酒或淡盐汤下。中寒之人不可服。

五福饮　人参、熟地、当归各二三钱，白术（炒）、炙甘草一钱。

水二盅，煎七分。食远温服。

安肾丸　肉桂、川乌（炮，去皮、脐）各一斤，白术、山药、茯苓、肉苁蓉、巴戟、补骨脂（炒）、萆薢、桃仁、石斛、白蒺藜（炒，去脐）各三斤。

上为末，炼蜜丸桐子大。每服三五十丸，温酒或盐汤下，空心，食前服。

理中汤　人参、白术（炒）、干姜（炒）、炙甘草各三两。

黄连解毒汤　黄连、黄芩、黄柏、栀子各等份。

上每服五钱，水二盅，煎服。

凉膈散　大黄、朴硝、甘草各一钱，连翘一钱半，栀子、黄芩、薄荷各五分。

水一盅半，加竹叶七片，煎八分，入蜜一匙和匀服。

竹叶黄芪汤　淡竹叶二钱，人参、黄芪、生地黄、当归、川芎、麦冬、芍药、甘草、石膏（煅）、黄芩（炒）各一钱。

水煎服。

《症因脉治》

明·秦昌遇撰　秦之桢　整理

卷二　外感咳嗽·伤风咳嗽

伤风咳嗽之治：脉浮紧，恶寒发热，羌活汤；头痛，眼眶痛，干葛汤；脉浮数，自汗身热，加味泻白散；表邪尽散，痰结肺管，咳嗽不止者，苏子杏仁汤；肺中伏热，家秘泻白散。

羌活汤　羌活、防风、荆芥、桔梗、甘草、柴胡、前胡。

葛根汤　干葛、柴胡、防风、荆芥、桔梗、甘草。

加味泻白散　桑白皮、地骨皮、甘草、防风、荆芥、桔梗。

苏子杏仁汤　苏子、杏仁、桔梗、枳壳、防风、半夏、瓜蒌霜。

家秘泻白散　桑白皮、地骨皮、甘草、黄芩、石膏。

卷二　外感咳嗽·伤寒咳嗽

伤寒咳嗽之治：脉浮紧，寒伤肺，未郁热者，冬月麻黄杏仁汤；若三时恶寒身热，前方加石膏、半夏；寒伤肺，郁而变热者，羌防泻白散；三时寒伤肺者，通用此方。

麻黄杏仁汤　麻黄、杏仁、桔梗、甘草。肺热加石膏，头痛、身痛加羌、防。

羌防泻白散　桑白皮、地骨皮、甘草、羌活、柴胡、葛根、防风。有痰加瓜蒌、半夏，有热加黄芩、石膏。

卷二　外感咳嗽·伤湿咳嗽

伤湿咳嗽之治：带表证，防风胜湿汤；

湿热壅肺，神术泻肺汤；汗后兼利小便，通苓散。古人有清肺则小便自利，此则利小便，而肺自清也。

防风胜湿汤 《家秘》治风湿咳嗽。防风、荆芥、葛根、白芷、桔梗、甘草。

神术泻肺汤 《家秘》治伤湿咳嗽。苍术、石膏、桑皮、地骨皮、桔梗、甘草。

通苓散 利湿清肺之方。麦门冬、淡竹叶、车前草、赤茯苓、木通。

卷二 外感咳嗽·伤暑咳嗽

伤暑咳嗽之治：身热引饮，内热烦躁者，石膏知母汤；身痛口渴，外反恶寒，十味香薷散、泻白益元散；外冒暑邪，内伤积热者，凉膈散；脉虚身热，气虚身乏之人，清暑益气汤。

石膏知母汤 《家秘》治暑热伤肺。石膏、知母、桔梗、桑白皮、地骨皮、甘草。

十味香薷饮 香薷、厚朴、白扁豆、陈皮、白茯苓、苍术、黄柏、升麻、葛根、桑白皮、地骨皮、甘草。

泻白益元散 桑白皮、地骨皮、甘草。水煎，调益元散服。

清暑益气汤 治气虚伤暑，补中救肺之方。黄芪、苍术、升麻、人参、白术、陈皮、神曲、泽泻、黄柏、葛根、当归、麦冬。

卷二 外感咳嗽·伤燥咳嗽

伤燥咳嗽之治：石膏泻白散、清燥救肺汤、人参白虎汤。口渴，加门冬饮子。

石膏泻白散 《家秘》治燥火伤肺喘咳之症。石膏、知母、桑白皮、地骨皮、甘草。痰多，加贝母、瓜蒌。

清燥救肺汤 桑叶、石膏、人参、麦门冬、枇杷叶、杏仁、真阿胶、甘草。痰多，加川贝母；阴精虚，加地黄；热甚，加羚羊角。

人参白虎汤 治口渴唇焦，烦热引饮，脉见沉数。人参、石膏、知母、甘草。口渴，加葛根、天花粉。

门冬饮子 天门冬、麦门冬、桑白皮、枳壳、桔梗、荆芥、甘草。痰多，加贝母；大便燥结，加大黄。

卷二 外感咳嗽·伤热咳嗽

伤热咳嗽之治：寸口脉大，家秘泻白散；面赤潮热，柴胡饮子、栀连清肺饮；脉数而实，吐痰黄浊，凉膈散加川贝母；烦躁喘嗽，带血腥臭，犀角地黄汤加山栀、黄芩。

柴胡饮子 柴胡、黄芩、人参、大黄、广皮、甘草、当归、白芍药。

栀连清肺饮 山栀、川连、桔梗、甘草、杏仁、天花粉、黄芩、薄荷。

犀角地黄汤 加山栀、黄芩。犀角、生地、牡丹皮、白芍药、山栀、黄芩。

卷二 内伤咳嗽·肺经咳嗽

肺经咳嗽之治：右寸洪数，泻白一物汤、清肺饮；脉见迟细，人参补肺饮、人参生脉散、琼玉膏；肺有热痰，青黛海石丸、节斋化痰丸；久嗽肺虚，百花膏主之。

泻白一物汤 即泻白散加黄芩。

人参补肺饮 人参、麦冬、五味子、天冬、薏苡、黄芪、百合、炙甘草。

人参生脉散 人参、麦门冬、北五味，三味同煎。

青黛海石丸 青黛、海石、瓜蒌仁、川贝母。

节斋化痰丸 瓜蒌霜、天冬、海石、青黛、连翘、桔梗。

百花膏 款冬花、百合。等份为末，煎膏蜜收。

卷二 内伤咳嗽·心经咳嗽

心经咳嗽之治：左寸洪数，导赤各半

汤、朱砂安神丸；右寸虚数，人参平肺散。

导赤各半汤 生地、木通、甘草、黄连、麦冬、山栀、赤茯苓、车前子，加灯心。

朱砂安神丸 朱砂、黄连、甘草、生地、麦冬、当归、远志、白茯苓。

卷二 内伤咳嗽·肝经咳嗽

肝经咳嗽之治：左关弦数，泻青各半汤；寒热往来，宜柴胡饮子；左关弦细，加味逍遥散。

泻青各半汤 《家秘》治木火刑金。黄芩、山栀、桑白皮、地骨皮、甘草。

加味逍遥散 白芍药、当归、白茯苓、甘草、柴胡、白术、广皮、丹皮、山栀。

卷二 内伤咳嗽·肾经咳嗽

肾经咳嗽之治：劳伤肺气，金不生水，生脉散合四君子汤；左尺滑数，知柏天地煎；真阴涸竭，人参固本丸、三才丹；右尺虚软，生脉散；真阳不足，八味丸主之。

三才封髓丹 天冬、人参、熟地。

知柏天地煎 天门冬、地黄、知母、黄柏。

卷二 内伤咳嗽·气虚咳嗽

气虚咳嗽之治：土旺则金生，宜四君子汤、参术膏；损其肺者益其气，补中益气汤；润肺即是补肺，琼玉膏、生脉散。

参术膏 人参、白术。

卷二 内伤咳嗽·血虚咳嗽

血虚咳嗽之治：血虚补血，海藏四物汤、归芍地黄汤、天地煎；虚寒之人，血脱益气，四君子汤合生脉散；虚热之人，肝肾阴虚，龙雷之火刑肺而嗽者，宜敛阴降火，家秘肝肾丸合黄芩泻白散。

海藏四物汤 熟地、白芍药、牡丹皮、当归。

归芍地黄汤 生地、归身、白芍药、枸杞、丹皮、知母、人参、甘草、地骨皮。

天地煎 天门冬、熟地，二味同煎。

家秘肝肾丸（血虚下午嗽，古云敛而降之，非言酸敛，收敛乃滋阴降火，敛而下降也。）当归、白芍药、天冬、地黄、知母、黄柏。

卷二 内伤咳嗽·食积咳嗽

食积咳嗽之治：脉沉滑，胸满闷者，二陈平胃散、三子养亲汤；若沉数而滑，加栀、连；肺火上升，咳嗽汗出，石膏泻白散加枳、桔。

二陈平胃散 熟半夏、白茯苓、广皮、甘草、熟苍术、厚朴。

三子养亲汤 莱菔子、山楂子、紫苏子。

石膏泻白散 桑白皮、地骨皮、甘草、枳壳、桔梗、石膏。

卷二 内伤咳嗽·积热咳嗽

积热咳嗽之治：家秘清胃汤，以清中焦；咳嗽不已，家秘泻白散；热结大肠，枳壳黄连汤。

家秘清胃汤 升麻、生地、川连、山栀、甘草、干葛、石膏。

枳壳黄连汤 枳壳、川连、甘草。

《医贯奇方》 明·阴有澜撰

卷 一

小儿食积嗽 陈皮四分，半夏曲三分，茯苓八分，甘草三分，桔梗三分，黄芩六分，地骨皮八分，知母五分，麦冬八分，枳壳四分，葛粉五分，山楂肉八分，黄连（姜炒）三分，白皮五分，蒌实六分。

水姜煎服。

《大小诸证方论》 清·傅山撰

小儿咳嗽方 苏叶五分，桔梗一钱，甘草一钱，水煎热服。有痰，加白芥子八分。

久嗽方 人参一钱，白芍三钱，枣仁三钱，北五味一钱，益智五分，苏子一钱，白芥子一钱。

水煎服。二剂后，服六味地黄丸。

又方 秋伤于湿，若用乌梅、米壳，断乎不效，方用：

陈皮、当归、白术、枳壳、桔梗、甘草等份。水煎服。

三剂帖然矣。冬嗽皆秋伤于湿也，岂可拘于受寒乎？

治久嗽，不论老少，神效。

乌梅五钱，薄荷五分，杏仁一钱，硼砂一钱，人参（童便浸）一钱，五味子（酒浸，蒸）五钱，寒水石（火煅）一钱，贝母三两，瓜蒌仁（去油）五钱，胡桃仁（去皮）三钱，甘草五分。

共为末，蜜丸，樱桃大，净绵包之，口中噙化。虚劳嗽未曾失血，脉未数者，皆可用之，不过十粒即见效，二十粒愈。

肺嗽兼补肾方 肺嗽之症，本是肺虚，其补肺也明矣，奈何兼补肾也？不知肺经之气，夜卧必归于肾中。若肺经为心火所伤，必求救于子，子若力量不足，将何以救其母哉？方用：

熟地一两，山萸四钱，麦冬一两，玄参五钱，苏子一钱，甘草一钱，牛膝一钱，沙参三钱，天冬一钱，紫菀五分。水煎服。

治久嗽方 人参、当归、细茶，各一钱。

三味共三钱，水煎数沸，连滓嚼尽，一二服立效，不必三剂也。

《医方集解》 清·汪昂编著

表里之剂第五

防风通圣散（河间） 治一切风寒暑湿，饥饱劳役，内外诸邪所伤，气血怫郁，表里三焦俱实，憎寒壮热，头目昏晕，目赤睛痛，耳鸣鼻塞，口苦舌干，咽喉不利，唾涕稠黏，咳嗽上气，大便秘结，小便赤涩。

防风、荆芥、连翘、麻黄、薄荷、川芎、当归、白芍（炒）、白术、山栀（炒黑）、大黄（酒蒸）、芒硝五钱，黄芩、石膏、桔梗一两，甘草二两，滑石三两，加生姜、葱白煎。自利去硝、黄，自汗去麻黄加桂枝，涎嗽加姜制半夏。此足太阳阳明表里血气药也。防风、荆芥、薄荷、麻黄，轻浮升散，解表散寒，使风热从汗出而散之于上；大黄、芒硝，破结通幽；栀子、滑石，降火利水，使风热从便出而泄之于下。风淫于内，肺胃受邪，桔梗、石膏，清肺泻胃；风之为患，肝木受之，川芎、归、芍，和血补肝。黄芩清中上之火，连翘散气聚血凝，甘草缓峻而和中，白术健脾而燥湿，上下分消，表里交治，而能散泻之中，犹寓温养之意。所以汗不伤表，下不伤里也。

香苏饮 治四时感冒，头痛发热或兼内伤，胸膈满闷，嗳气恶食。（《内经》曰：卑下之地，春气常在，故东南卑湿之区，风气柔弱，易伤风寒，俗称感冒，受邪肤浅之名也。由鼻而入，在于上部，客于皮肤，故无六经形证，惟发热头痛而已。胸满嗳气，恶食则兼内伤也。轻为感冒，重者为伤，又重者为中。）

香附（炒）、紫苏二钱，陈皮（去白）一钱，甘草七分，加姜、葱煎，伤食加消导药，咳嗽加杏仁、桑皮，有痰加半夏，头痛加川芎、白芷，伤风自汗加桂枝，伤寒无汗加麻黄、干姜，伤风鼻塞头昏加羌活、荆芥，心中卒痛加延胡索酒一杯，此手太阴药也。紫苏疏表气而散外寒，香附行里气而消内壅，橘红能兼行表里以佐之（橘红利气，兼能发表散寒，盖气行则寒散，而食亦消矣），甘草和中，亦能解表为使也。

和解之剂第六

逍遥散 治血虚肝燥，骨蒸劳热，咳嗽潮热，往来寒热，口干便涩，月经不调。（骨蒸潮热，肝血虚也，肝火乘肺故咳嗽；邪在少阳，故往来寒热；火盛铄金，不能生水，故口渴便秘；肝藏血，肝病故经水不调。）

柴胡、当归（酒拌）、白芍（酒炒）、白术（土炒）、茯苓一钱，甘草（炙）五分，加煨姜、薄荷煎。此足少阳厥阴药也。肝虚则血病，当归、芍药养血而敛阴，木盛则土衰，甘草、白术和中而补土（补土生金，亦以平木）。柴胡升阳散热，合芍药以平肝，而使木得条达（木喜条达，故以泻为补，取疏通之意）。茯苓清热利湿，助甘、术以益土，而令心气安宁（茯苓能通心肾）。生姜暖胃祛痰，调中解郁，薄荷搜肝泻肺，理血消风，疏逆和中，诸证自已，所以有逍遥之名。（有干咳嗽者，丹溪曰：极为难治。此系火郁之证，乃痰郁其火邪在中，用逍遥散以开之，下用补阴之剂可愈。）

理血之剂第八

咳血方 治咳嗽痰血。（肺为华盖，至清之脏，有火则咳，有痰则嗽。肺主气，气逆为咳；肾主水，水泛为痰。涎唾中有少血散漫者，此肾从相火炎上之血也。若血如红缕，从痰中咳出者，此脉络受热伤之血也；若咳出白血浅红色似肉似肺者，必死。凡唾中带血，咯出有血，或血丝，属肾经。鼻衄出血，咳嗽有血，属肺经。呕吐成盆成碗者，属胃经。）

青黛（水飞）、瓜蒌仁（去油）、海石（去砂）、山栀（炒黑）、诃子肉，等份为末。蜜丸噙化，嗽甚加杏仁。此手太阴药也。肝者，将军之官，肝火逆上，能铄心肺，故咳嗽痰血也。青黛泻肝而理血，散五脏郁火，栀子凉心而清肺，使邪热下行，二者所以治火，瓜蒌润燥滑痰，为治嗽要药（能清上焦痰火，荡除郁热垢腻），海石软坚止嗽，清水之上源（能软坚痰，痰除则嗽止，肺为水之上源），二者降火而兼行痰。加诃子者，以能敛肺而定痰喘也。不用治血之药者，火退则血自止也。

独圣散 治多年咳嗽肺痿，咯血红痰。

白及为末，每服二钱。临卧糯米汤下。此手太阴药也。人之五脏，惟肺叶坏烂者，可以复生。白及苦辛收涩，得秋之令，能补止血，故治肺损红痰，又能蚀败疽死肌，为去腐生新之圣药。

还元水 治咳血吐血及产后血晕，阳虚久嗽，火蒸如燎。（血生于心，统于脾，藏于肝，宣布于肺。静则归经，热则妄行，火伤肺络，血随咳出，或带痰中为咳血，吐出多者为吐血，产后去血过多则发晕。肺主皮毛，故热如火燎。）

童便，取十一二岁无病童子，不茹荤辛，清彻如水者，去头尾，热饮。冬则汤温之，或加藕汁、阿胶和服，有痰加姜汁。此手太阴足少阴药也。童便咸寒，降火滋阴，润肺散瘀，故治血证火嗽血晕如神。

清暑之剂第十一

生脉散 治热伤元气，气短倦怠，口渴多汗，肺虚而咳。（肺主气，火热伤肺，故气短。金为火制，不能生水，故口渴气少，故倦怠。肺主皮毛，虚故汗出，虚火乘肺故咳。李东垣曰：津者庚，大肠所生，三伏之时，为庚金受困，若亡津液，汗大泄，湿热尤甚，燥金受困，风木无制，故风湿相搏，骨节烦痛，一身尽痛也。）

人参、麦冬五分，五味子七粒。此手太阴少阴药也。肺主气，肺气旺则四脏之气皆旺，虚故脉绝短气也。人参甘温，大补肺气，为君；麦冬止汗，润肺滋水，清心泄热，为臣；五味酸温，敛肺生津，收耗散之气，为佐。盖心主脉，肺朝百脉。补肺清心则气充而脉复，故曰：生脉也。（人有将死脉绝者，服此能复生之，其功甚大。）夏月炎暑，火旺克金，当以保肺为主，清晨服此，能益气而祛暑也。

本方加陈皮、炙甘草，名五味子汤；煎饼为丸，名补气丸，治肺虚少气，咳嗽自汗。本方加黄芪为君，甘草、桔梗为佐，名补气汤，治气虚，自汗怔忡；再加茯神、远志、木通，名茯神汤，治脉虚咳则心痛，喉中介介，或肿。

润燥之剂第十三

炙甘草汤 治伤寒脉结代，心动悸及肺痿，咳唾多，心中温温液液者。（脉动而中止，能自还者曰结，不能自还曰代，血竭虚衰，不能相续也，心中动悸，真气内虚也。按伤寒脉结代与杂病不同，与此汤补气血而复脉，肺气虚则成痿，胃中津液之上供者，悉从燥热化为涎沫，故咳唾多。）《宝鉴》用治呃逆。

甘草（炙）四两，生姜、桂枝三两，人参、阿胶（蛤粉炒）二两，生地黄一斤，麦冬（去心）、麻仁（研）半斤，大枣十二枚，水酒各半煎，纳阿胶烊化服。此手足太阴药也。人参、麦冬、甘草、大枣益中气而复脉，生地、阿胶助营血而宁心，麻仁润滑以缓脾胃，姜、桂辛温以散余邪，加清酒以助药力也。《圣济经》云：津液散为枯，五脏痿弱，营卫涸流，湿剂所以润之，麻仁、麦冬、阿胶、地黄之甘润经益血复脉通心也。（喻嘉言曰：此仲景伤寒门中之圣方也。《千金翼》用治虚劳，《外台》用治肺痿。究竟本方所治，

亦何止二病哉！《外台》所取在于益肺气之虚，润肺金之燥，至于桂枝辛热，似有不宜，不知桂枝能通营卫，致津液，则肺气能转输，涎沫以渐而下，尤为要紧，所以云：治心中温温液液也。《玉机微义》曰：肺痿如咳久声哑声嘶咯血，此属阴虚火热甚也。）

泻火之剂第十四

当归龙荟丸 治一切肝胆之火，神志不宁，惊悸搐搦，躁扰狂越，头晕目眩，耳鸣耳聋，胸膈痞塞，咽嗌不利，肠胃燥涩，两胁痛引少腹，肝移热于肺而咳嗽。（肝属风木，主筋主怒主惊，故搐搦惊狂，皆属肝火。目为肝窍，胆脉络于耳，二经火盛，故目眩耳鸣。心脉挟咽历膈，肾脉贯膈循喉咙，水衰火盛，故膈咽不利，两胁少腹，皆肝胆经所循，故相引而痛，五脏六腑皆有咳，然必传以与肺，肝之移邪则为肝咳。）

当归（酒洗）、龙胆草（酒洗）、栀子（炒黑）、黄连（炒）、黄柏（炒）、黄芩（炒）一两，大黄（酒浸）、青黛（水飞）、芦荟五钱，木香二钱，麝香五分。蜜丸，姜汤下。此足厥阴手足少阳药也。肝木为生火之本，肝火盛则诸经之火相因而起，为病不止一端矣。故以龙胆、青黛直入本经而折之，而以大黄、芩、连、栀、柏通平上下三焦之火也。（黄芩泻肺火，黄连泻心火，黄柏泻肾火，大黄泻脾胃火，栀子泻三焦火。）芦荟大苦大寒，气燥入肝，能引诸药同入厥阴，先平其甚者，而诸经之火无不渐平矣。诸药苦寒已甚，当归辛温，能入厥阴，和血而补阴，故以为君，少加木香、麝香者，取其行气通窍也，然非实火不可轻投。

除痰之剂第十五

顺气消食化痰丸 治酒食生痰，胸膈膨闷，五更咳嗽。（过饮则脾湿，多食油腻之物，皆能生痰，壅于胸膈，故满闷。五更

咳嗽，由胃有食积，至此时火气流入肺中，故嗽。）

半夏（姜制）、胆星一斤，青皮、陈皮（去白）、莱菔子（生用）、苏子（沉水者，炒）、山楂（炒）、神曲（炒）、葛根、杏仁（去皮尖，炒）、香附（制）各一两。姜汁和蒸饼糊丸。此手足太阴药也。痰由湿生，半夏、南星所以燥湿；痰由气生，苏子、莱菔子、杏仁所以降气；痰由气滞，青皮、陈皮、香附所以导滞；痰因于酒食，葛根、神曲所以解酒；山楂、麦芽所以化食。湿去食消，则痰不生，气顺则咳嗽止。痰滞既去，满闷自除也。（久嗽有痰者，燥脾化痰；无痰者，清金降火。盖外感久则郁热，内伤久则火炎，俱要开郁润燥。其七情气逆者，顺气为先；停水宿食者，分导为要；气血虚者，补之敛之，不宜妄用涩剂。）

清肺饮　治痰湿气逆而咳嗽。（肺受火伤，则气逆而为咳；脾有停湿，则生痰而作嗽。病有五脏六腑之殊，而其要皆归于肺，以肺为五脏华盖，下通膀胱，外达皮毛，为气之主而出声也。）

杏仁（去皮尖）、贝母、茯苓一钱，桔梗、甘草、五味子、橘红五分，加姜煎，食远服。若春时伤风咳嗽，鼻流清涕，宜清解，加薄荷、防风、紫苏、炒芩；夏多火热，加桑皮、麦冬、黄芩、知母、石膏；秋多湿热，宜清热利湿，加苍术、桑皮、防风、栀、芩；冬多风寒，宜解表行痰，加麻黄、桂枝、干姜、生姜、半夏、防风；火嗽，加青黛、瓜蒌、海石；食积痰，加香附、山楂、枳实；湿痰除贝母，加半夏、南星；燥痰，加瓜蒌、知母、天冬；午前嗽属胃火，宜清胃，加石膏、黄连，午后嗽属阴虚，宜滋阴降火，加芎、归、地、芍、知、柏、二冬、竹沥、姜汁传送；黄昏嗽，为火浮于肺，不可用凉药，宜五味、五倍、诃子，敛而降之；劳嗽见血，多是肺受热邪，

宜加归、芍、阿胶、天冬、知母、款冬、紫菀之类；久嗽肺虚，加参、芪，如肺热，去人参用沙参可也。此手太阴之药也，治肺之通剂也。杏仁解肌散寒，降气润燥，贝母清火散结，润肺化痰，五味敛肺而宁嗽，茯苓除湿而理脾胃，橘红行气，甘草和中，桔梗清肺利膈，载药上浮而又能开壅发表也。

《医法指南》　清·李梦龙撰

卷七　幼科·治久嗽方

南星、半夏、白矾（生）、牙皂、杏仁（去壳，研）、巴豆（去壳，研）。

枣肉丸如梧子。用三五丸针挑灯上烧，存性，茶清下。余儿克大时年十三，咳嗽发热，痰中见红，诸医不效，服此方即愈。

《冯氏锦囊秘录》　清·冯兆张撰

卷十二　锦囊咳嗽方按

加减八味地黄丸　是方不论春夏秋冬，凡咳嗽不止，痰唾稠黏，身热骨痛，头眩目胀，或时畏寒，六脉弦数，肌肉日瘦，夜不能寐，甚有两颊之间肿硬者，俱投服而愈，精神更长。是所谓火中求水，其源不绝也。

怀熟地八钱至一两余，丹皮二钱，山萸肉二钱，茯苓一钱五分，山药二钱四分，泽泻（盐水炒）一钱，牛膝二钱，麦冬三钱，五味子六分，肉桂（临煎刮去粗皮）一钱。如尺脉无神者，加熟附子一钱。

水三大碗，煎一碗。食前温服，日二剂，不煎渣，服后随进饮食压之。数剂后，热退嗽减。六脉洪缓无力，身体倦怠，照前方冲参汤服。愈后，每早淡盐汤吞服八味丸四五钱，随以后方培养荣卫之膏滋一大丸，白汤化服，是犹点灯之添油膏也。

怀熟地十二两，怀生地（囫囵清水净，切片）六两，麦冬（去心）五两，天冬（去

心）三两，丹皮四两（胃脉不甚大者，减一两），生白芍（肝脉大极者，加一两）二两，生米仁六两，地骨皮（清水净）二两，牛膝（寸强尺弱者，加一两）三两。

以上清水煎，取头汁，二汁去渣，熬成极浓膏滋，入后药收成大丸。

拣人参（微火焙燥，研极细末）三两二钱，白茯苓（微火焙燥，研净末）三两，白茯神（微火焙燥，研细）二两四钱，上阿胶（蛤粉拌炒成珠，研细末）三两，炼老白蜜三两。

上入前膏滋内，丸成大圆，每丸重四五钱。每早空心，白汤化服一丸，于服八味丸之后。如尽尚弦数，咽干口燥者，此水少不能以配之也。当令每日以熟地二三两，麦冬四五钱，煎浓汁二三碗，豪饮代茶。如是调理，当即愈也。

唐郑相国方　治虚喘嗽，腰脚酸痛。肺虚则痰多而喘嗽，肾虚则腰脚酸痛。

补骨脂（酒蒸，为末）十两，胡桃肉（去皮，研烂）二十两。

蜜调如饴，每晨酒服一大匙。不能饮者，热水调。忌芸薹、羊血。芸薹，油菜也。

此手太阴、足少阴药也。补骨脂属火，入心包、命门，能补相火以通君火，暖丹田，壮元阳。胡桃属木，能通命门，利三焦，温肺润肠，补养气血，有木火相生之妙。气足则肺不虚寒，血足则肾不枯燥，久服利益甚多，不独上疗喘嗽，下强腰脚而已也。

黄芩半夏丸　治上焦有热，咳嗽生痰。

黄芩末一钱，制过半夏粉一两。

二味和匀，姜汁丸桐子大。每服七十丸，淡姜汤食后服。

一方　治久嗽肺胃虚损，咽喉枯燥，用此清润，惟音哑者不宜服。

人参一钱，麦冬二钱，蜜水炒桑皮一钱五分，薏苡仁三钱，生甘草四分，盐水泡橘红六分，白茯苓一钱二分，鲜百合七片，北五味五粒。

用猪肺管一个，煎汤三盅，去浮沫并管，入药煎至一钟，温和徐徐咽。

《医学传灯》　清·陈岐撰

所谓上升之气者，春天木旺，肝火太甚，乘于肺金，故令咳嗽，宜用清肺宁嗽汤，脉必弦数可据。久而不止，宜用归芍地黄汤。盖肾水乃肝木之母，肾水虚弱无以为发生滋荣之本，故内热而咳，归芍地黄是治其本也。所谓火炎上者，夏月心火用事，乘于肺金，有如金被火克，五行相贼，其症极重。若不急治，直至交秋方止，咳久多成痨怯，亦用归芍地黄汤或天王补心丹，无不可也。所谓湿热伤肺者，秋分之后，燥金用事，所起之风，全是一团干燥之气，不比秋分之前，热中有湿也，是以无草不黄，无木不凋，人身应之，肺胃干燥，津液枯槁，所以作咳。所谓风寒外束者，冬月天令严寒，易至伤人，感于风者，脉来细缓；感于寒者，脉来浮数，自可辨也。大抵四时咳嗽，虽有不同，而东南之地往往多热多痰，先用清金化痰之剂，方可各治其本，不可骤用地黄腻药，极为紧关。又有咳嗽气急，胸中不宽者，治之宜分虚实。实者脉来沉滑，可用二陈消食之剂，若脉来弦细微数，微寒微热，大便不甚通畅；欲出不出，极为危险，既不可攻，又不可补，惟有养血化痰，健脾消食。

清肺宁嗽汤　柴胡、黄芩、花粉、甘草、陈皮、白茯、当归、白芍、麦冬、丹皮、桔梗、贝母。

归芍地黄汤　当归、芍药、麦冬、桔梗、熟地、丹皮、山药、白芍、泽泻、山萸。

宁嗽健脾汤　当归、芍药、麦冬、陈皮、山楂、神曲、杏仁、贝母、泽泻、薏苡仁。胸中不宽，加厚朴。

《良朋汇集经验神方》

清·孙伟撰集

又方　拣顶大生半夏，用香油炸，炸得裂口，捞出研末，姜汁为丸，如绿豆大。大人六七分，小儿三四分，姜汤送下立效。

《胞与集》　清·刘开选撰

卷四　小儿科

牛黄抱龙丸　专治小儿急慢惊风，痰嗽风搐及伤风瘟疫，身热昏睡，气粗，风热痰壅，咳嗽喘急，兼治痘疹首尾可服此药。能镇惊安神定志、退诸热、除痰涎、止嗽喘。壮实小儿时常服之，则免痰热惊风等症。

天南星一两，天竺黄五钱，麝香、珍珠、琥珀各一钱，雄黄二钱五分，辰砂二钱五分，牛黄五分，金箔十片为衣。

上为细末，水煮，甘草膏和丸，如樱桃大，每服一丸，薄荷汤化下。

牛黄紫金丹　专治小儿急慢惊风，发热迷睡，咳嗽痰涎，啼哭不已，或面青黄黑白，手足拘挛，目直上视翻白，久积不愈，内生邪热，均皆治之。

天麻（微炒）一钱五分，丹皮一钱五分，胆南星五钱，胡黄连（生）一钱，僵蚕（纸包，半炮半熟）一钱五分，天竺黄（切片）二钱，白附子（切片，微炒）二钱，地骨皮（去粗皮）一钱五分（炒），朱砂五分，牛黄二分，麝香二分，大赤金（入药）二十五张，全蝎（去足，热水洗，去盐毒，微炒）三钱。

上十三味另研极细和匀，炼蜜为丸，如大乌豆大，用时须量人之大小强弱，如婴儿一丸，小儿二丸，童子三丸，若十一二岁以上，俱服四丸，用筋研烂，薄荷汤调下，不拘时服。忌荤腥、油腻、生冷。

一方　治小儿喉中痰壅喘急。

巴豆（去壳）一枚。

捣如泥作一丸，绵裹，男左女右塞鼻内，以痰下为效。

羌活膏　治小儿风寒外感，内积发热，喘促咳嗽痰涎，潮热及搐搦状似惊风者第一良方。

人参、羌活、独活、前胡、川芎、钩藤各三钱，桔梗、天麻各五钱，薄荷三钱，生草二钱，地骨皮三钱。

上为末，蜜丸芡实大，每服一丸姜汤下，每用四五分，作汤服亦同。

十全抱龙丸　治小儿一切内热潮热，神少不宁，咳嗽痰喘及受惊吓惊风者，每服一丸，神效。

天竺黄一两，辰砂（水飞）一两，琥珀七钱，胆星（姜炒）一两，枳壳（炒）一两，白茯神一两，生草一两，山药（炒）二两，白硼砂一两，沉香五钱，雄黄五钱，麝香三分。

共为细末，蒸饼丸芡实大，金箔为衣，阴干收贮，薄荷汤下。

大清膏　专治小儿急惊慢惊，咳嗽喘急，胸膈扇动。

全蝎（去毒）五分，青黛（另研）一钱，天麻一钱，朱砂（另研）二分五厘，麝香二分，天竺黄二分五厘，白附子（炮）一钱五分，乌梢蛇（酒浸，去骨，瓦上焙）五分。

共为细末，蜜调为膏，贮瓷器内以蜡封口，大儿服一分，小儿服五厘，薄荷汤下。

咳嗽方　小儿、大人并治。

半夏（姜制）、杏仁（去皮、尖，微炒）各等份。

上研末，姜汁为丸绿豆大，每服一钱，姜汤下。

《医学心悟》 清·程国彭撰

第二卷　伤寒兼证

止嗽散　桔梗一钱五分，甘草（炙）五分，白前一钱五分，橘红一钱，百部一钱五分，紫菀一钱五分。

水煎服，风寒初起，加防风、荆芥、紫苏子。

第三卷　咳嗽

止嗽散　治诸般咳嗽。

桔梗（炒）、荆芥、紫菀（蒸）、百部（蒸）、白前（蒸）各三斤。甘草（炒）十二两，陈皮（水洗，去白）一斤。

共为末。每服三钱，开水调下，食后临卧服。初感风寒，生姜汤调下。

余制此药普送，只前七味，服者多效。或问：药极轻微，而取效甚广，何也？余曰：药不贵险峻，惟期中病而已，此方系余苦心揣摩而得也。盖肺体属金，畏火者也，过热则咳；金性刚燥，恶冷者也，过寒亦咳。且肺为娇脏，攻击之剂既不任受，而外主皮毛。最易受邪，不行表散，则邪气留连而不解。《经》曰：微寒微咳，寒之感也。若小寇然，启门逐之即去矣。医者不审，妄用清凉、酸涩之剂，未免闭门留寇，寇欲出而无门，必至穿窬而走，则咳而见红。肺有二窍，一在鼻，一在喉，鼻窍贵开而不闭，喉窍宜闭而不开。今鼻窍不通，则喉窍将启，能无虑乎？本方温润和平，不寒不热，既无攻击过当之虑，大有启门驱贼之势。是以客邪易散，肺气安宁。宜其投之有效欤？附论于此，以咨明哲。

人参胡桃汤　止嗽定喘。

人参五分，胡桃肉（连衣研）三钱，生姜三片，水煎服。本方以葳蕤易生姜，名葳蕤胡桃汤，治阴虚证。

《不居集》 清·吴澄著

卷十五　咳嗽纲目·咳嗽例方

新宁膏　治咳嗽属火炎热郁，气衰不足者。

生地、麦冬各十两，龙眼肉、苡仁各八两，橘红三两，桔梗、甘草、贝母各二两，薄荷叶五钱。

煎成膏，将苡仁、贝母、薄荷为末调入。

宁嗽化痰汤　治感冒风寒，咳嗽鼻塞。

桔梗、枳壳、半夏、陈皮、前胡、干葛、茯苓各一钱，紫苏一钱二分，麻黄、杏仁、桑皮各一钱，甘草四分。

人参清肺汤　治肺胃虚热，咳嗽喘急，坐卧不安，年久劳嗽吐痰。

人参、杏仁、阿胶各一钱，粟壳、甘草、桑皮、知母、地骨皮、乌梅肉各五分，大枣一枚。

清咽宁嗽汤　治热壅肺气，声哑咳嗽。

桔梗二钱，栀子、黄芩、桑皮、甘草、前胡、知母、贝母各一钱。

虚火咳嗽方　元气亏损，三焦之火炎上，刑克肺金。

麦冬三钱，生地二钱，紫菀、茯苓各一钱，牛膝、车前子各五分，知母一钱。虚加人参一钱。

肺虚咳嗽方　肺气自虚，腠理不密，无风畏风，不寒怯寒，气怯息短，力弱神虚咳嗽。

枣仁三钱，人参、黄芪各一钱五分，白术、茯苓各一钱，桑皮五分，炙甘草二分，陈皮三分。

肺火夜咳方　苡仁一合，山药二钱，竹叶十三片，雪梨三片。

水二碗，煎八分，当茶吃。

三妙汤　治久嗽。

乌梅肉三个，北枣三枚，粟壳（蜜灸）四个。

水煎，温服。

官青方 治咳嗽吐血不止，痰黄气结。

苏梗一钱，杏仁、苏子、郁金各三钱，前胡二钱，薄荷、栀子、连翘各一钱，半夏二钱，海石一钱，瓜蒌三钱。

贞元饮 治气短似喘，呼吸急促，提不能升，咽不能降，气道噎塞，势剧垂危者。常人但知其为气急，其病在上，而不知元海无根，亏损肝肾，此子午不交，气脱证也。凡诊此证，脉必微细无神，若微而兼紧，尤为可畏。倘庸医不知，妄云痰逆气滞，用牛黄、苏合及青皮、枳壳破气等剂，则速其危矣。

熟地七八钱或一二两，灸甘草二三钱，当归二三钱。气虚者，加人参；肝肾阴虚，手足厥冷，加肉桂。

《仙拈集》 清·李文炳汇纂

卷三 小儿科

冲和散 治小儿伤风伤寒或疮或疹，此药舒风顺气最为平安。

荆芥穗（炒黑）、赤芍（炒）各一两，苍术（制）、甘草（灸）各五钱。

为细末，随儿大小服一二钱。风寒咳嗽，葱姜汤下。伤风变蒸发热，薄荷汤下。鼻涕气粗，紫苏汤下。发汗，麻黄汤下。盗汗、自汗，浮麦汤下。

半杏丸 治小儿咳嗽。

半夏、杏仁（去皮尖）各等份。研末，姜汁丸绿豆大，每服一钱，姜汤下。

三汁膏 治咳嗽痰喘，神效。

萝卜汁、梨汁、姜汁各一钱。加蜜半盅蒸熟，不拘时服，亦治大人痰喘。

异功散 治小儿吐泻、咳嗽等症。

人参、白术、白茯苓、灸甘草、陈皮各

等份。姜枣水煎服，因症加减。

醒脾散 治痰嗽喘急，吐泻腹胀等症（王牧斋）。

大黄、槟榔、黑白丑各一钱，白术二钱，灸甘草、木香、人参各三分。为末，蜜调三五分，滚水下。如不能食，蜜拌抹乳上，服两次自愈，屡验。

《医林纂要探源》 清·汪绂编

卷九 婴儿部

清肺饮 治疳蜃咳嗽，气逆多啼，壮热恶寒。

桑白皮（炒）五钱（甘酸微辛，行湿泻火，敛肃清之气，为补肺清金君药），紫苏（行肝气而泻肺之邪寒郁热）二钱五分，前胡（甘苦辛，寒能泻高亢之气，疏畅下行之滞）、防风、赤茯苓、黄芩、桔梗、连翘（凡肺热皆由心火上逆，故赤茯苓、连翘所以泻心）、天门冬（去心）、当归、生地黄（滋其阴血，乃所以济心火而敛肺金也）、甘草（灸），以上各二钱五分。（此方以清金降逆为治，而无理脾杀疳之药，然热铄肺金，至于腠理不固，气逆不下，则治之自当如此。且热靖气顺，则疳蜃亦自除也。）

每服二钱。水煎服。肺疳、气疳，此可通治。

莲子黄连丸 治小儿潮热往来，五心烦热，盗汗骨蒸喘咳，疳而成痨者。

黄连（猪胆汁浸一宿，晒干）五钱，胡黄连（拔骨蒸，自当用此）三钱，栝楼根（清胸膈之热）二钱，乌梅（去核）二钱（以敛真阴，其效甚大。且藉以伏虫蜃），杏仁（浸，去皮，焙）二钱（以润心肺，以破坚结），石莲子（以理脾胃，以交心肾，为末）二钱。

用猪胆汁浸膏糊丸，如麻子大。每服十五丸，煎乌梅、姜、蜜汤下。药简而当。

敛阴和脾，治痔瘘宜用。

《同寿录》

清·曹氏原本　项天瑞增刊

治咳嗽不止，胸膈气壅滞者。取桃仁（去皮尖，麸皮同炒，令黄）一升。细研贮瓶中，以酒五升浸，密封三日后，每温服一盏，日进三四服。

又方　蝉蜕七枚，研末，粥饮调服。

《文堂集验方》　清·何京辑

卷一　咳嗽

热嗽：有痰，面赤烦热，午前更甚，起于夏季者多。

黄芩、知母、桑皮、杏仁、黑山栀、象贝、桔梗各一钱半，生甘草五分，水煎服。

久嗽接连四五十声者（即名顿嗽）：姜半夏一两，贝母（初时用象贝，久嗽用川贝）一两为末，姜汁为丸。

每服一二钱，小儿减半，即二仙丹，频服即效。生姜连皮捣汁，入白蜜一二匙，滚汤点服亦效。

咳嗽吐脓，乃肺伤也。知母、贝母、白及、枯矾各等份为末，每服三钱，生姜三片泡汤嚼服，三五次愈。

久嗽不愈，枇杷叶（去毛，净，切碎）、杏仁（去皮尖，研）等份，泡汤，多服即止。若无痰虚嗽，只用枇杷叶（去毛，蜜炙）泡汤饮。

痰火面赤鼻红者，用青黛（水飞，晒二次，研极细）三四钱，蛤粉三钱，二味炼蜜为丸。临卧时，口中噙化即效。

白蚬壳（多年陈者，煅过存性）为极细末，以米饮调服一钱，日三服。盖蚬蛤蚌粉皆能清热行湿，湿热去，痰自消，嗽自止也。

《（增订）本草附方》　佚名

下卷　幼科·寒痰发热咳嗽

贝母五钱，生炙甘草各一钱，研砂糖丸芡子大，米饮下一丸。

甘草二两，猪胆汁浸五宿，炙研，蜜丸绿豆大，食后薄荷汤量服。

栝楼实（去子）一枚，寒食面饼（炙研），汤下一钱。

松子仁五个，百部（炒）、麻黄各三分，杏仁（去皮尖，略煮）四十枚，沸化白砂糖丸芡子大，食后含化一丸。

蜂房洗净，烧研米饮下一分。

半夏（泡七次）五钱，研水和包丁香一钱，再用面包煨，去面，研姜汁和丸麻子，大陈皮汤下三十丸。

紫菀、杏仁等份研，蜜丸芡子大，五味子汤服一丸。

姜四两，煎浴。

百部（炒）、麻黄（去节）各七钱半，杏仁（去皮尖，炒，煮研），熟蜜丸皂子大，汤下三丸。

半夏、南星等份研牛胆汁，和入胆内，悬风干，蒸饼丸绿豆大，姜汤下五丸。

喘咳吐红

人参、天花粉各二分半，蜜水调下。

蛇蜕灰五分，乳调服。

《罗氏会约医镜》　清·罗国纲编

卷之四　伤寒（下）·论伤寒咳嗽

咳嗽有三：初受寒而即咳嗽者，治宜发散。至表证除而咳嗽者，是寒变热，治宜清凉。若口干舌燥，火气上升，六脉洪大而咳嗽者，是火乘肺也。始以清凉，不效，继以苦寒降火，则肺宁而咳嗽止矣。

散寒清金汤　治伤寒发热畏寒，脉浮紧而咳嗽者。

麻黄（去节）七分，桂枝一钱，甘草八分，白芍一钱，杏仁（去皮）八分，陈皮一钱，茯苓一钱，半夏一钱二分，生姜五分，葱白三茎。

水煎，热服，覆取微汗。即夏月亦可用，以内有白芍敛阴。但麻黄留节，止用四五分。若此际用一味清热凉药，则肺邪愈蔽，咳久莫止。

清热宁肺汤 治寒郁变热，肺燥喉痒，咳嗽不宁。

桔梗半钱，麦冬、黄芩、甘草、半夏、陈皮（去白）各一钱，麻黄（留节）四分，连翘（去心）八分，瓜蒌仁（去油）八分，桑白皮（蜜炙）一钱，枳壳一钱。

水煎服。肺为清静之府，不容外邪，用清凉者须加麻黄，庶不致阴药寒肺也。即夏月可用，可加马兜铃三分。

降火安金汤 治实火上炎，肺受火铄，咳嗽烦甚，脉洪大者。

知母二钱，麦冬、生地各钱半，桔梗、牛膝、甘草各一钱，桑皮、陈皮各一钱。

水煎服。有痰易来，加半夏二钱；如咳甚而痰难来者，加贝母钱半；如大便秘结，加酒炒大黄钱半。

卷之九 杂症·论咳嗽

凡咳嗽，其气从脐下逆奔而上者，乃肾虚不能收气归元，切勿徒事于肺，当以骨脂安肾丸主之。

凡虚弱之人，感外邪而咳嗽。不察者，见发热遂认为火，见咳嗽遂认为劳，不明表里，率用滋阴降火等剂，使内外俱寒，邪留不解。俗云：伤风不愈变成劳。此治者之误也。

凡干咳嗽，暴得者乃火郁于肺中，久病者系内伤亏损，肺肾不交，津液枯涸而然。但看有火无火，不得概视。无火者，只因肺

虚，补气自能生精；脏寒者，非辛不润，补阳自可生阴。若兼内热有火者，须保真阴，壮水自能制火，使徒知消痰开郁，将见气愈耗，水愈亏，未免为涸辙之鲋矣。

凡专用寒凉以治咳嗽者，固不必齿，间有用参、芪者，不知先壮水以制火，而遽投参、芪以补阳，反使阳火愈旺，而金益受伤，此不识先后着者也。

益阴去邪汤 治阴虚脉弱，外感咳嗽，或肾气不足，水泛为痰。

陈皮钱半，半夏二钱，茯苓钱半，甘草一钱，当归二钱，沙参三钱，女贞子二钱，熟地三钱，山药钱半，生姜钱半。

水煎服。如便不实者，去当归，加白术钱半；如寒甚而嗽不止者，加细辛四分；如喘急者，加麻黄七分，但当加白芍一钱，以防麻黄之重表也。

备采古来治嗽至简至稳诸方于后，以便取用。

痰咳嗽，用蛤粉于瓦上炒红，入青黛少许，麻油数点，水调服。

气实者痰嗽，用荆沥加姜汁；气虚者，用竹沥加姜汁。

内伤咳嗽，用紫菀、款冬花各一两，百部五钱为末，每用三钱。以姜三片，乌梅一个，煎汤调下。

痰嗽难卧，用胡桃三个，姜三片，卧时嚼服，少用开水吞下，即卧。

湿痰嗽，以半夏为主，同南星、白术，丸服；热痰，同南星、黄芩，丸服；肺热，同瓜蒌仁，丸服；老痰，浮水石，丸服。

痰火者，黄芩、桔梗、前胡、麦冬、兜铃，俱清肺除痰。

咳痰气臭，用射干以散热，贝母、知母、枇杷叶俱清肺消痰止嗽。

卷十四 妇科（上）·胎孕门·妊妇咳嗽

此证有因外冒风寒者，发热恶寒，鼻塞

流涕，宜用发散。

加减参苏饮　人参、紫苏、陈皮、茯苓、甘草、枳壳、桔梗、前胡、黄芩各一钱，生姜六分，薄荷叶三分。

水煎，热服。得微汗而解。

人参阿胶散　治久咳不已，谓之子咳。引动其气，恐防坠胎。

人参、白术、茯苓、炙甘草、苏叶、阿胶（蛤粉炒）、桔梗各一钱。

水煎服。

百合散　治妊妇咳嗽，心胸不利，烦满不食，胎动不安。

百合、紫菀、麦冬、桔梗各钱半，桑白皮一钱，甘草八分，竹茹一钱。

水煎去滓，入蜜二匙，再煎一二沸，食后温服。

卷十五　妇科（下）·产后门·产后咳嗽

肺主气，气为卫。产后气虚，皮毛不充，腠理不密，风寒袭之。入于肺而为咳嗽。其证发热恶寒，鼻塞声重，或流清涕。

除邪清肺汤　治肺冒风寒，寒热咳嗽等证。

当归二钱，白芍（酒炒）钱半，前胡钱半，半夏、陈皮、杏仁、茯苓、甘草各一钱，荆芥穗八分，麻黄（留节，四五分，有汗者不用，加桂枝八分，以内有归、芍佐阴，不得疑为过表也）。

姜、枣引，热服。

二母汤　治产后败血，流于肺经，其症胸膈胀满，不时咳嗽。

知母、贝母、茯苓、桃仁、杏仁各钱半，沙参二钱。

水煎，食后温服。

加味甘桔汤　治久咳不止，涕唾稠黏，宜清肺宽中。

桔梗、茯苓各二钱，甘草、款冬花、贝母、麦冬、枳壳各一钱，五味子三分，前胡

钱半，淡竹叶十五个。

水煎服。如产后吃盐太早、太多而咳者，难治，宜知自禁。

加味地黄丸　治产后虚羸之咳。虽肺病，而实肾病也。子令母虚，宜滋肾以纳气，乃为司命上乘，而火不得上炎也。

熟地三五钱，枣皮、怀山药各二钱，茯苓钱半，丹皮二钱，泽泻八分，麦冬钱半，五味三分。

炼蜜为丸，早夜用淡盐水送八钱。

补土保金汤　治肺病而补脾者，以土旺生金，而肾水亦源远而流长也。早夜服上方丸药，中时宜服此方水药。

人参、白术、茯苓各钱半，炙甘草、麦冬、贝母、款冬花各一钱，山药（炒）、扁豆（炒）、苡仁（炒）各二钱。

姜、枣引。

《回生集》　清·陈杰辑

卷下　小儿门

小儿咳嗽，咳呕不已，麻黄、防风、荆芥各三钱为末，绿豆面五钱研匀，杏仁三钱，煎汤调前药，每服一钱上下，量儿大小服。

《温病条辨》　清·吴瑭撰

上焦篇

风温　温热　温疫　温毒　冬温

太阴之为病，脉不缓不紧而动数，或两寸独大，尺肤热，头痛，微恶风寒，身热自汗，口渴，或不渴而咳，午后热甚者，名曰温病。

太阳自汗，风疏卫也；太阴自汗，皮毛开也，肺亦主卫。渴，火克金也。咳，肺气郁也。午后热甚，浊邪归下，又火旺时也，

又阴受火克之象也。

太阴风温、温热、温疫、冬温，初起恶风寒者，桂枝汤主之；但热不恶寒而渴者，辛凉平剂银翘散主之。

银翘散

连翘一两，银花一两，苦桔梗六钱，薄荷六钱，竹叶四钱，生甘草五钱，芥穗四钱，淡豆豉五钱，牛蒡子六钱。

上杵为散，每服六钱。鲜苇根汤煎，香气大出，即取服，勿过煎。肺药取轻清，过煎则味厚而入中焦矣。病重者，约二时一服，日三服，夜一服；轻者三时一服，日二服，夜一服，病不解者，作再服。

胸膈闷者，加藿香三钱，郁金三钱，护膻中；渴甚者，加花粉；项肿咽痛者，加马勃、玄参；衄者，去芥穗、豆豉，加白茅根三钱，侧柏炭三钱，栀子炭三钱；咳者，加杏仁利肺气；二三日病犹在肺，热渐入里，加细生地、麦冬保津液；再不解，或小便短者，加知母、黄芩、栀子之苦寒，与麦、地之甘寒，合化阴气，而治热淫所胜。

太阴风温，但咳，身不甚热，微渴者，辛凉轻剂桑菊饮主之。

咳，热伤肺络也，身不甚热，病不重也。渴而微，热不甚也。恐病轻药重，故另立轻剂方。

桑菊饮

杏仁二钱，连翘一钱五分，薄荷八分，桑叶二钱五分，菊花一钱，苦梗二钱，甘草八分，苇根二钱。

水二杯，煮取一杯，日二服。二三日不解，气粗似喘，燥在气分者，加石膏、知母；舌绛暮热，甚燥，邪初入营，加玄参二钱，犀角一钱；在血分者，去薄荷、苇根，加麦冬、细生地、玉竹、丹皮各二钱；肺热甚加黄芩；渴者加花粉。

方论：此辛甘化风，辛凉微苦之方也。盖肺为清虚之脏，微苦则降，辛凉则平，立此方所以避辛温也。今世金用杏苏散通治四时咳嗽，不知杏苏散辛温，只宜风寒，不宜风温，且有不分表里之弊。此方独取桑叶、菊花者：桑得箕星之精，箕好风，风气通于肝，故桑叶善平肝风；春乃肝令而主风，木旺金衰之候，故抑其有余，桑叶芳香有细毛，横纹最多，故亦走肺络而宣肺气。菊花晚成，芳香味甘，能补金水二脏，故用之以补其不足。风温咳嗽，虽系小病，常见误用辛温重剂销铄肺液，致久嗽成劳者，不一而足。圣人不忽于细，必谨于微，医者于此等处，尤当加意也。

暑 温

手太阴暑温，但咳无痰，咳声清高者，清络饮加甘草、桔梗、甜杏仁、麦冬、知母主之。

咳而无痰，不嗽可知。咳声清高，金音清亮，久咳则哑，偏于火而不兼湿也。即用清络饮，清肺络中无形之热，加甘、桔开提，甜杏仁利肺而不伤气，麦冬、知母保肺阴而制火。

清络饮

鲜荷叶边二钱，鲜银花二钱，西瓜翠衣二钱，鲜扁豆花一枝，丝瓜皮二钱，鲜竹叶心二钱。

水二杯，煮取一杯，日二服。凡暑伤肺经气分之轻症，皆可用之。

两太阴暑温，咳而且嗽，咳声重浊，痰多不甚渴，渴不多饮者，小半夏加茯苓汤再加厚朴、杏仁主之。

既咳且嗽，痰涎复多，咳声重浊，重浊者，土音也，其兼足太阴湿土可知。不甚渴，渴不多饮，则其中之有水可知，此暑温而兼水饮者也。故以小半夏加茯苓汤，蠲饮和中，再加厚朴、杏仁，利肺泻湿，预夺其喘满之路；水用甘澜，取其走而不守也。

小半夏加茯苓汤再加厚朴杏仁方

半夏八钱，茯苓块六钱，厚朴三钱，生姜五钱，杏仁三钱。

甘澜水八杯，煮取三杯，温服，日三。

温疟

舌白渴饮，咳嗽频仍，寒从背起，伏暑所致，名曰肺疟，杏仁汤主之。

肺疟，疟之至浅者。肺疟虽云易解，稍缓则深，最忌用治疟印板俗例之小柴胡汤。盖肺去少阳半表半里之界尚远，不得引邪深入也，故以杏仁汤轻宣肺气，无使邪聚则愈。

杏仁汤

杏仁三钱，黄芩一钱五分，连翘一钱五分，滑石三钱，桑叶一钱五分，茯苓块三钱，白蔻皮八分，梨皮二钱。

水三杯，煮取二杯。日再服。

秋燥

秋感燥气，右脉数大，伤手太阴气分者，桑杏汤主之。

大抵春秋二令，气候较夏冬之偏寒偏热为平和，其由于冬夏之伏气为病者多，其由于本气自病者少，其由于伏气而病者重，本气自病者轻耳。其由于本气自病之燥证，初起必在肺卫，故以桑杏汤清气分之燥也。

桑杏汤

桑叶一钱，杏仁一钱五分，沙参二钱，象贝一钱，香豉一钱，栀皮一钱，梨皮一钱。

水二杯，煮取一杯，顿服之，重者再作服。

感燥而咳者，桑菊饮主之。

燥伤肺胃阴分，或热或咳者，沙参麦冬汤主之。

此条较上二条，则病深一层矣，故以甘寒救其津液。

沙参麦冬汤

沙参三钱，玉竹二钱，生甘草一钱，冬桑叶一钱五分，麦冬三钱，生扁豆一钱五分，花粉一钱五分。

水五杯，煮取二杯，日再服。久热久咳者，加地骨皮三钱。

补秋燥胜气论

燥伤本脏，头微痛，恶寒，咳嗽稀痰，鼻塞，嗌塞，脉弦，无汗，杏苏散主之。

本脏者，肺胃也。《经》有嗌塞而咳之明文，故上焦之病自此始。燥伤皮毛，故头微痛恶寒也，微痛者，不似伤寒之痛甚也。阳明之脉，上行头角，故头亦痛也。咳嗽稀痰者，肺恶寒，古人谓燥为小寒也；肺为燥气所搏，不能通调水道，故寒饮停而咳也。鼻塞者，鼻为肺窍。嗌塞者，嗌为肺系也。脉弦者，寒兼饮也。无汗者，凉搏皮毛也。按杏苏散，减小青龙一等。此条当与下焦篇所补之痰饮数条参看。再杏苏散乃时人统治四时伤风咳嗽通用之方，本论前于风温门中已驳之矣。若伤燥凉之咳，治以苦温，佐以甘辛，正为合拍。若受重寒夹饮之咳，则有青龙；若伤春风，与燥已化火无痰之证，则仍从桑菊饮、桑杏汤例。

杏苏散

苏叶、半夏、茯苓、前胡、苦桔梗、枳壳、甘草、生姜、大枣（去核）、橘皮、杏仁。

加减法：无汗，脉弦甚或紧，加羌活，微透汗。汗后咳不止，去苏叶、羌活，加苏梗。兼泄泻腹满者，加苍术、厚朴。头痛兼眉棱骨痛者，加白芷。热甚加黄芩，泄泻腹满者不用。

方论：此苦温甘辛法也。外感燥凉，故以苏叶、前胡辛温之轻者达表；无汗脉紧，故加羌活辛温之重者，微发其汗。甘、桔从上开，枳、杏、前、苓从下降，则嗌塞鼻塞宣通而咳可止。橘、半、茯苓，逐饮而补肺胃之阳。以白芷易原方之白术者，白术中焦脾药也，白芷肺胃本经之药也，且能温肌肉而达皮毛。姜、枣为调和营卫之用。若表凉退而里邪未除，咳不止者，则去走表之苏叶，加降里之苏梗。泄泻腹满，金气太实之里证也，故去黄芩之苦寒，加术、朴之苦辛温也。

中焦篇

风温　温热　温疫　温毒　冬温

下后无汗，脉不浮而数，清燥汤主之。

清燥汤

麦冬五钱，知母二钱，人中黄一钱五分，细生地五钱，玄参三钱。

水八杯，煮取三杯，分三次服。

加减法：咳嗽胶痰，加沙参三钱，桑叶一钱五分，梨汁半酒杯，牡蛎三钱，牛蒡子三钱。

湿　温

风暑寒湿，杂感混淆，气不主宣，咳嗽头胀，不饥舌白，肢体若废，杏仁薏苡汤主之。

杂感混淆，病非一端，乃以气不主宣四字为扼要。故以宣气之药为君。既兼雨湿中寒邪，自当变辛凉为辛温。此条应入寒湿类中，列于此者，以其为上条之对待也。

杏仁薏苡汤

杏仁三钱，薏苡三钱，桂枝五分，生姜七分，厚朴一钱，半夏一钱五分，防己一钱五分，白蒺藜二钱。

水五杯，煮三杯。渣再煮一杯，分温三服。

下焦篇

风温　温热　温疫　温毒　冬温

温病愈后，嗽稀痰而不咳，彻夜不寐者，半夏汤主之。

此中焦阳气素虚之人，偶感温病，医以辛凉甘寒，或苦寒清温热，不知十衰七八之戒，用药过剂，以致中焦反停寒饮，令胃不和，故不寐也。《素问》云：胃不和则卧不安，饮以半夏汤，覆杯则寐。盖阳气下交于阴则寐，胃居中焦，为阳气下交之道路，中寒饮聚，致令阳气欲下交而无路可循，故不寐也。半夏逐痰饮而和胃，秫米秉燥金之气而成，故能补阳明燥气之不及而渗其饮，饮退则胃和，寐可立至，故曰覆杯则寐也。

半夏汤

半夏（制）八钱，秫米（即俗所谓高粱是也，古人谓之稷，今或名为芦稷，如南方难得，则以薏仁代之）二两。

水八杯，煮取三杯。分三次温服。

温病愈后，或一月，至一年，面微赤，脉数，暮热，常思饮不欲食者，五汁饮主之，牛乳饮亦主之。病后肌肤枯燥，小便溺管痛，或微燥咳，或不思食，皆胃阴虚也，与益胃、五汁辈。

五汁饮

梨汁、荸荠汁、鲜芦根汁、麦冬汁、藕汁（或用蔗浆）。

临时斟酌多少，和匀凉服，不甚喜凉者，重汤炖温服。

牛乳饮

牛乳一杯。

重汤炖熟，顿服之，甚者日再服。

益胃汤

沙参三钱，麦冬五钱，冰糖一钱，细生地五钱，玉竹（炒香）一钱五分。

水五杯，煮取二杯。分二次服。渣再煮一杯，服。

暑温 伏暑

伏暑、湿温胁痛，或咳，或不咳，无寒，但潮热，或竟寒热如疟状，不可误认柴胡证，香附旋覆花汤主之；久不解者，间用控涎丹。

按：伏暑、湿温，积留支饮，悬于胁下，而成胁痛之证甚多，即《金匮》水在肝而用十枣之证。彼因里水久积，非峻攻不可；此因时令之邪，与里水新搏，其根不固，不必用十枣之太峻。只以香附、旋覆，善通肝络而逐胁下之饮，苏子、杏仁，降肺气而化饮，所谓建金以平木；广皮、半夏消痰饮之证，茯苓、薏仁，开太阳而合阳明，所谓治水者必实土，中流涨者开支河之法也。用之得当，不过三五日自愈。其或前医不识病因，不合治法，致使水无出路，久居胁下，恐成悬饮内痛之证，为患非轻，虽不必用十枣之峻，然不能出其范围，故改用陈无择之控涎丹，缓攻其饮。

香附旋覆花汤

生香附二钱，旋覆花（绢包）三钱，苏子霜三钱，广皮二钱，半夏五钱，茯苓块三钱，薏仁五钱。

水八杯，煮取三杯，分三次温服。腹满者，加厚朴；痛甚者，加降香末。

控涎丹

甘遂（去心，制）、大戟（去皮，制）、白芥子。

上等份为细末，神曲糊为丸，梧子大，每服九丸，姜汤下。壮者加之，羸者减之，

以知为度。

寒湿

秋湿内伏，冬寒外加，脉紧无汗，恶寒身痛，喘咳稀痰，胸满，舌白滑，恶水不欲饮，甚则倚息不得卧，腹中微胀，小青龙汤主之；脉数有汗，小青龙去麻、辛主之；大汗出者，倍桂枝，减干姜，加麻黄根。

喘咳息促，吐稀涎，脉洪数，右大于左，喉哑，是为热饮，麻杏石甘汤主之。

《金匮》谓病痰饮者，当以温药和之。盖饮属阴邪，非温不化，故饮病当温者，十有八九；然当清者，亦有一二。如此证息促，知在上焦；涎稀，知非劳伤之咳，亦非火邪之但咳无痰而喉哑者可比；右大于左，纯然肺病，此乃饮邪隔拒，心大壅遏，肺气不能下达。音出于肺，金实不鸣。故以麻黄中空而达外，杏仁中实而降里，石膏辛淡性寒，质重而气清轻，合麻杏而宣气分之郁热，甘草之甘以缓急，补土以生金也。

湿温

久痢伤阴，口渴舌干，微热微咳，人参乌梅汤主之。

口渴微咳于久痢之后，无湿热客邪欵证，故知其阴液太伤，热病液涸，急以救阴为务。

人参乌梅汤

人参、莲子（炒）、炙甘草、乌梅、木瓜、山药。

按此方于救阴之中，仍然兼护脾胃。若液亏甚而土无他病者，则去山药、莲子，加生地、麦冬，又一法也。

秋燥

燥久伤及肝肾之阴，上盛下虚，昼凉夜热，或干咳，或不咳，甚则痉厥者，三甲复脉汤主之，定风珠亦主之，专翁大生膏亦

主之。

肾主五液而恶燥，或由外感邪气久羁而伤及肾阴，或不由外感而内伤致燥，均以培养津液为主。肝木全赖肾水滋养，肾水枯竭，肝断不能独治，所谓乙癸同源，故肝肾并称也。三方由浅入深，定风浓于复脉，皆用汤，从急治。专翁取乾坤之静，多用血肉之品，熬膏为丸，从缓治。盖下焦深远，草木无情，故用有情缓治。再暴虚易复者，则用二汤；久虚难复者，则用专翁。专翁之妙，以下焦丧失皆腥臭脂膏，即以腥臭脂膏补之，较之丹溪之知柏地黄，云治雷龙之火而安肾燥，明眼自能辨之。差凡甘能补，凡苦能泻，独不知苦先入心，其化以燥乎！再雷龙不能以刚药直折也，肾水足则静，自能安其专翁之性；肾水亏则动而躁，因燥而躁也。善安雷龙者，莫如专翁，观者察之。

三甲复脉汤

炙甘草六钱，干地黄六钱，生白芍六钱，麦冬五钱，阿胶三钱，麻仁三钱，生牡蛎五钱，生鳖甲八钱，生龟板一两。

小定风珠

鸡子黄（生用）一枚，真阿胶二钱，生龟板六钱，童便一杯，淡菜三钱。

水五杯，先煮龟甲、淡菜得二杯，去滓，入阿胶，上火烊化，纳鸡子黄，搅令相得，再冲童便，顿服之。

大定风珠

生白芍六钱，阿胶三钱，生龟板四钱，干地黄六钱，麻仁二钱，五味子二钱，生牡蛎四钱，麦冬（连心）六钱，炙甘草四钱，鸡子黄（生）二枚，鳖甲（生）四钱。

水八杯，煮取三杯，去滓。再入鸡子黄，搅令相得，分三次服。喘，加人参；自汗者，加龙骨、人参、小麦；悸者，加茯神、人参、小麦。

专翁大生膏

人参（无力者，以制洋参代之）二斤，茯苓二斤，龟甲（另熬胶）一斤，乌骨鸡一对，鳖甲（另熬胶）一斤，牡蛎一斤，鲍鱼一斤，海参二斤，白芍二斤，五味子半斤，麦冬（不去心）二斤，羊腰子八对，猪脊髓一斤，鸡子黄二十九，阿胶二斤，莲子二斤，芡实三斤，熟地黄三斤，沙苑蒺藜一斤，白蜜一斤，枸杞子（炒黑）一斤。

上药分四铜锅（忌铁器，搅用铜勺），以有情归有情者二，无情归无情者二，文火细炼三昼夜，去渣；再熬六昼夜；陆续合为一锅，煎炼成膏。末下三胶，合蜜和匀，以方中有粉无汁之茯苓、白芍、莲子、芡实为细末，合膏为丸。每服二钱，渐加至三钱，日三服。约一日一两，期年为度。每殒胎必三月，肝虚而热者，加天冬一斤，桑寄生一斤，同熬膏，再加鹿茸二十四两为末。（本方以阴生于八，成于七，故用三七二十一之奇方，守阴也。加方用阳生于七，成于八，三八二十四之偶方，以生胎之阳也。古法通方多用偶，守法多用奇，阴阳互也。）

《救急备用经验汇方》

清·叶廷荐辑

卷十　小儿门

马脾风，马脾风俗传之名，即暴喘是也。因寒邪客于肺俞，寒化为热，闭于肺经，故胸高气促，肺胀喘满，两胁扇动，陷下作坑，鼻窍扇张，神气闷乱。初遇之急服五虎汤。继用一捻金下之。倘得气开，其喘自止。如儿生百日内见此者，病多不救。

五虎汤　麻黄（蜜炒）、杏仁（炒，去皮、尖）、甘草（生）、白石膏（研为末）、细茶。

引用生姜水煎。临时用药冲石膏。

马脾风散 治寒邪入肺，寒郁为热，痰喘上气，肺胀舸鹠。若不速治，立见危亡。

辰砂二钱半，甘遂一钱半，轻粉五分。

上为末，每服一字，以温浆水少许，上滴香油一点，抄药在油花上，待沉下，却去浆水灌之，神效。

附参见方：

一捻金 大黄（生）、黑丑、白丑、人参、槟榔各等份。

上为细末，每少许蜜水调服。

《平易方》 清·叶香侣辑

卒暴咳嗽 百部根渍酒，每温服一升，日三服。

卒寒咳嗽 皂荚烧研，豉汤服二钱。

久嗽肺胀 五灵脂二两，胡桃仁八个，柏子仁五钱。研匀滴水和丸，小豆大。每服二十丸，甘草汤下。

痰嗽骨蒸 气分热也。宜一味黄芩汤，以泻肺经气分之火，则身热尽退而痰嗽皆愈矣。

风痰咳嗽，夜不能卧 白僵蚕（炒研）、好茶末各一两为末。每用五钱，卧时泡沸汤服。

气热咳嗽 时珍曰：用桑白皮一两，地骨皮一两，甘草五钱。每服一二钱，入粳米百粒，水煎食后温服，此乃泻肺诸方之准绳也。若肺虚而小便利者，不宜用之。

《万病治疗指南》 清·叶慕樵撰

久嗽，马勃为末。密丸梧子大，每服二十丸。汤下即愈。

咳嗽不止，诸般咳嗽，即伤风不醒，脉非细数，未成弱证者，乃邪郁外感之证，服之无不客邪易散，肺气安宁，万无一失也。桔梗、荆芥、紫菀，饭上蒸一次，百部饭上蒸一次，白前饭上蒸一次，以上

各用八分，甘草三分，陈皮四分，水洗去白，临睡时开水煮服，如初感风寒者，加姜一片，分两虽轻，然服二三剂，无不见效。

热嗽不止 浓茶一盅，蜜一盅，大熟瓜蒌一个去皮，将瓤入茶，蜜汤洗，去子，于饭上蒸至饮熟，时时挑少许咽之。

老小咳嗽 元胡一两，枯矾二钱，软饧一块和含二钱。

急劳咳嗽 桃仁（去皮、尖）三两，猪肺一枚，童便五升，同煮干，木椿内杵烂，蒸饼和丸梧子大。每温水下之十丸。

《古方汇精》 清·爱虚老人辑

卷四·儿科门

十二味异功散 治元气虚寒，小儿痘疹色白，寒战咬牙，泄泻喘嗽等症。

党参、丁香、木香、肉豆蔻、陈皮、厚朴各二钱半，白术、茯苓、官桂各二钱，当归三钱半，制附子、制半夏各钱半。

上每服二钱，姜一片，枣二枚，水煎服。

风热双和饮 治痧疹初起，发热，微觉恶寒，肌栗，面赤，咳嗽，腹微疼。

葛根、银花叶、丹皮各一钱，紫苏叶、紫胡各八分，麦芽、夏曲、建曲各钱半，赤芍二钱，赤苓三钱，甘草五分。

引新荷叶一片，芦根汁半酒杯，干胡荽四分，无新荷叶用桑芽一钱代之。初见点投三剂，去柴葛，加炒荆芥六分，大贝一钱五分，连翘（去心）八分，玄参二钱。再二剂，苏叶换苏梗八分，炒荆芥换桔梗一钱二分，赤苓减一钱，银花叶换银花一钱五分，赤芍减五分，外加小生地二钱，杏仁泥一钱二分，广皮六分，生谷芽二钱。引去新荷、胡荽，加灯心一分，再四剂。

《笔花医镜》 清·江涵暾撰

卷三 儿科证治

小儿咳嗽，半由于风寒。初起以杏苏煎散之。痰薄者，加半夏、生姜；痰浓者，加川贝、花粉、瓜蒌仁之属。肺有火邪，则泻白散。此一定之治法也。若秋冬燥令，肺受火刑，则咳而无痰，甚者咯血，宜以贝母瓜蒌散润其肺，清肃之气下行，则咳自止。

杏苏煎

杏仁二钱，苏梗、前胡、赤芍、荆芥各一钱，陈皮八分，桔梗、甘草各五分。

泻白散

桑白皮（蜜炙）一钱五分，地骨皮二钱。

贝母瓜蒌散

川贝二钱，瓜蒌仁一钱五分，山栀、黄芩、橘红各一钱，甘草五分。

热甚，加川连八分；痰多，加胆星五分。

《类证治裁》 清·林珮琴撰

卷之二 咳嗽·论治

肺为华盖，职司肃清，自气逆而为咳，痰动而为嗽。其症之寒热虚实，外因内因，宜审辨也。肺寒嗽必痰稀面白，畏风多涕，当温肺固卫。（款冬、紫菀之属，加入玉屏风散。）肺热嗽必痰稠面红，身热喘满，当降火清痰。（黄芩、花粉、海石、瓜蒌、竹茹之属，加入清肺饮。）肺虚嗽必气逆汗出，颜白飧泄，当补脾敛肺。（六君子汤加山药、五味子之属。）肺实嗽必顿咳抱首，面赤反食，当利膈化痰。（泻白散加杏、蒌、姜、橘之属。）外因者，六淫之邪，自表侵肺，治用辛散，则肺清而嗽止；内因者，五损之病，自下及上，治在甘润，则肺清而嗽安。治外因嗽，感风者辛平解之。（桂枝、防风之属。）感寒者辛温散之。（紫苏、姜、杏之属。）感暑者辛凉除之。（香薷、薄荷、竹叶之属。）感湿者苦降淡渗之。（厚朴、通草、薏仁之属。）感燥者甘凉清润之。（玉竹、花粉、百合之属。）感火者甘寒苦辛涤之。（麦冬、石膏、桔梗、山栀、象贝之属。）湿热痰火阻气，清降辛泄之。（茯苓、沙参、杏仁、前胡、桑皮之属）。治内因嗽，肝胆气升犯肺者，泄木降逆。（钩藤、栀子、枳壳、丹皮、陈皮之属。）土虚不生金者，胃用甘凉（参、麦、山药、扁豆之属），脾用甘温（四君、姜、枣之属）。肾阴虚火炎金燥者（熟地、五味、人乳、燕窝、阿胶、胡桃之属），滋液填精。肾阳虚水泛为痰者（益智、沉香、沙苑子、肾气丸之属），纳气归肾。劳心动火者（归脾汤去木香，加麦冬、五味，熬膏蜜收服），润养心血。久嗽不已（人参蛤蚧散、噙化丸、劫嗽丸）。

以四时论之，春季咳，木气升也，治宜兼降（前胡、杏仁、海浮石、瓜蒌仁之属）；夏季咳，火气炎也，治宜兼凉（沙参、花粉、麦冬、知母、玄参之属）；秋季咳，燥气乘金也，治宜清润（玉竹、贝母、杏仁、阿胶、百合、枇杷膏之属）；冬季咳，风寒侵肺也，治宜温散（苏叶、川芎、桂枝、麻黄之属）。以一日计之：清晨嗽为气动宿痰（二陈汤加贝母、枳壳、桑白皮、枇杷叶、橘红）。上午嗽属胃火（石膏、川斛之属）。午后嗽属阴虚（四物、六味等汤）。黄昏嗽属火浮于肺，当敛而降之（五味子、五倍子之属）。夜半嗽为阳火升动，宜滋阴潜阳（六味丸加牡蛎、淡菜之属）。肺本娇脏，畏热畏寒，火刑金铄，故咳（无痰有声）。水冷金寒，故嗽（无声有痰）。当分新久虚实治之。感风暴嗽，鼻流清涕，桂枝汤加葱豉；感寒暴嗽，肩背怯冷，华盖散；兼感风寒暴嗽，鼻塞声重，芎苏饮。咳逆倚息不得卧，小青龙汤。风温化燥呛咳，金匮麦门冬汤去半夏，加玉竹、沙参、杏仁、贝母。火热嗽，喉哑痰稠，加减凉膈散。感湿致嗽，面目浮肿，豆豉、杏仁、通草、滑石、半夏、茯苓、大贝之属。一咳痰即出，脾湿胜也（二陈汤加术、薏、防己）。连咳痰不出，肺燥甚也（桔梗汤去桑皮、防己，加玉竹）。客邪伤肺，久嗽不止，安嗽化痰汤。久嗽中气虚，营卫兼损，归芪建中汤。内伤嗽，脉虚气乏，补中益气汤去升、柴，加麦、味。脾虚食减久嗽，归芪异功散加白芍、南枣。胃虚呕逆作咳，大半夏汤加砂仁、茯苓、橘红、煨姜。肺胃虚寒，咳沫吐食，温肺汤。寒饮停胃，攻肺致咳，半夏温肺汤。上气呛咳胁痛，肝木乘肺也（七气汤加白芍、金橘）。思虑劳神干咳，心火刑金也（生脉散加茯神、贝母、熟地、枣仁、龙眼肉）。肾虚肺燥喘咳，都气丸加麦冬。喘嗽痰多，怯冷，生料肾气丸煎服。肺虚喘嗽吐血，门冬清肺饮。咳痰见血，脉虚数，六味丸料煎加阿胶、秋石。

卷之二 咳嗽·附方

固卫 玉屏风散。黄芪、防风各一两，白术二两。

清痰 清肺饮。

补脾 六君子汤。

泻肺 泻白散。

补阳 肾气丸。八味丸加牛膝、车前。

养血 归脾汤。

久嗽 人参蛤蚧散、噙化丸、劫嗽丸。

肺咳 千金五味汤。

心咳 凉膈散。

肝咳 枳壳煮散。枳壳、桔梗、甘草、细辛、葛根、肉桂、橘红、苏子、姜、枣。

肾咳 都气丸。即六味丸加五味子三两。

胃咳 异功散。

三焦咳 七气汤。半夏五钱，厚朴三钱，茯苓四钱，紫苏二钱，姜、枣。水煎服，名三因四七汤。

补气 五福饮。

补阴 理阴煎。

壮水 一阴煎。

补阳 六味回阳饮。参、附、姜各二钱，熟地五钱，当归三钱，草一钱，汗加黄芪，泄加白术、乌梅。

治损 劫劳散。归、芍各钱半，熟地二钱，参、芪、甘草、五味、阿胶各一钱，半夏二分。

消痰 二陈汤加苏、杏、桔。

疏风 芎苏饮。参、苏、夏、苓、陈、草、枳、桔、芎、柴、木香、葛根、姜、枣。

行水 小青龙汤。

止咳 安嗽化痰汤。杏、葛、枳、桔、半夏、橘红、桑皮、炙甘草、茯苓、紫苏、前胡、麻黄。

风嗽 加味桂枝汤。即桂枝汤加防风、杏仁、前胡、细辛。

寒嗽 加味麻黄汤。

豁痰 六安煎。

寒包热 麻杏石甘汤。麻、杏、石、草。

热包寒 葳蕤汤。葛根、白芷、麻黄、羌活、杏仁、甘草、葳蕤、川芎、石膏、木香。

利湿 益元散。即六一散加辰砂，灯心汤调下。

温毒 消斑青黛饮。人参、石膏、知母、甘草、青黛、黄连、犀角、玄参、山栀、生地、柴胡，苦酒煎。

《验方新编》 清·鲍相璈辑

咳嗽痰喘 用真蚌壳粉，新瓦炒红，入真青黛少许，用淡腌菜水，滴麻油数点，调服二钱，神效。有妇人痰喘咳嗽，终夜不寐，面浮如盘，一服即愈。

又方　用多年陈白蚬壳（又名蛤蜊壳），烧过存性，研极细末。米汤服一钱，一日三服，神效。

又方　玄参、生甘草、麦冬各一两，金银花八两，当归二两。水煎服，神效。或用白芍三钱亦可。兼治肺痈。

诸般咳嗽　桔梗（炒）、荆芥（炒）、紫菀（饭上蒸一次，再炒）、百部（饭上蒸一次，再炒）、白前（饭上蒸一次，再炒）。以上各八两，共磨细末，每服三钱，临时开水调服。如初感风寒者，生姜汤调下。

《赛金丹》　清·蕴真子辑

卷下　儿科

怀婴丸　治小儿外感发热，恶寒咳嗽，食滞呕吐等症。

党参、焦术、苍术、炙甘草、云苓、羌活、独活、川芎、升麻、芍药、粉葛、前胡、桔梗、枳壳、陈皮、厚朴、槟榔、台乌、藿香、净半。

上药只芍药、炙甘草各五钱，余皆一两。共为末，酒水和丸，如绿豆大，朱砂为衣，量儿大小，大则每服五六颗，小则二三颗。先服，姜、葱、紫苏引取微汗。二服，薄荷、灯心、车前草引。三服，姜、枣引，咳加桑皮，呕加灶心土引。

又方，治咳嗽痰火。

熟石膏、枯矾共为末，蜜水调服。

又贝母五钱，甘草（生、炙）各一钱，共为末，砂糖和丸，黄豆大，每服一丸，米汤下。

《集古良方》　清·江进纂辑

卷十一　小儿门

治小儿咳嗽不止方

小儿久嗽母经心，一合上熟薏苡仁。

慈孝竹叶三十片，水蒲二碗共煎成。
粥汤已熟任儿食，口渴饮汤饥吃仁。
如此制汤三五次，管教咳嗽得安宁。

《（新刊）便中集》　清·冲一子撰

卷九　小儿门

感冒咳嗽，面色青红，寒热往来，坐卧不安。

紫苏八分，前胡五分，桔梗八分，干葛七分，炮姜八分，百合钱，贝母八分，桂枝五分，五味子五分，当归七分，川芎五分，炙甘草五分，姜三钱。气虚者加党参，有寒者加桂、附。此方小儿若遇感冒风寒者良。

受感而致咳嗽有痰。

桔梗钱，紫苏八分，防风八分，前胡钱，柴胡八分，姜芩五分，生芪钱，白芷八分，贝母钱，旋覆花八分，杏仁钱，炮姜钱，炙甘草七分，姜二砂仁三粒。

小儿受风邪所袭，致咳嗽不宁。

紫苏、防风、桔梗各钱，前胡八分，半夏九分，陈皮钱，五味子五分，贝母钱，炙甘草八分，姜二分。

嗽久不住者，有寒所郁。

桔梗二钱，防风八分，前胡八分，炮姜钱半，百合二钱，五味子（捣）五分，紫菀钱，陈皮钱二分，贝母二钱，旋覆花钱，炙甘草八分，姜二，沙枣十枚。冬月加麻黄五分。

久嗽不止，肺气大虚。

党参二钱，玉竹钱半，百合二钱，熟地二钱，故纸钱，杞肉钱，诃子钱半，五味子八分，冬花二钱，炙芪钱，炙甘草八分，姜三。

小儿嗽而失声或喑者。

菖蒲钱，百合二钱，紫菀、桔梗、陈皮、莱菔子各钱，杏仁八分，茯苓钱，姜三，饴糖二钱。

祛风散　子嗽症是肺风也，宜服润肺。

紫菀（炒）钱，百合钱半，砂仁钱，巢果一枚，党参二钱，山药二钱，姜二，茶叶一撮。又方加全蝎（去头、尾）一钱，升麻八分，薄荷五分。

孩嗽是肺经受风，正气不足，宜固气润肺乃得。

党参三钱，焦术二钱，茯神钱八分，炒芍八分，紫菀钱，百合钱半，山药钱半，苏叶钱，防风五分，款冬花五分，炙甘草七分，姜二，冰糖（飞过，勿焦）一钱，巢果一枚。此孩嗽起风痰，灌药时下抱龙丸少许。

子受风伤肺而嗽。

酸枣仁二钱，百合钱半，防风钱，紫菀钱半，陈皮钱，川椒八分，枯芩五分，炙甘草钱，姜三。

嗽喘总由肺气不足之故，余赐常饮之方徐徐补可焉。

首乌二钱，熟地二钱，党参三钱，百合二钱，紫菀钱半，官桂二钱，橘皮钱半。

为末，每煎一撮当茶饮之，内调黑糖一钱，否则不饮，总要耐烦，勿以不饮而忽之。

咳嗽日久，肺气虚极，胃中有痰，发运发昏，宜服补肺化痰饮。

紫菀钱，百合钱半，茯神钱半，天麻钱，白附钱半，轻粉八分，全蝎（去头、尾）钱，僵蚕钱（炒），朱砂五分，甘草钱，姜三，薄荷一撮。

肺气大虚，以致痰涌闭塞风气甚行用，善灸者，灸之亦可。

橘红钱，天麻八分，炮姜钱，木香五分，白芥钱，砂仁钱半，川芎钱，菖蒲钱，神曲钱半，炙甘草钱，姜一大片，巢果一小枚。

又方 党参、橘红、僵蚕、麦冬、煎茶常饮。哈哈吾前和祛风药多以退之，次用消痰药以救之，今用固气药以生之。

肺虚之极。

苏叶七分，白芷五分，川芎钱，芫穗子（炒）五分，砂仁六分，白芥五分，紫菀七分，甘草五分，姜二。又方加党参钱，山楂八分，焦术五分。

理肺散 肺风甚故嗽。

陈皮钱，半夏（姜炒）钱，百合钱二分，山药钱三分，白术钱四分，白蔻仁八分，僵蚕五分，姜二，巢果七籽。

治疫嗽方 党参钱，苏叶五分，冬花三分，炒芩三分，砂仁二粒，冰糖（飞过）二钱，茶叶（炒）五分，姜二，巢果一枚。

嗽证今年太甚行，只因肺气受克深，不宜大剂来调理，只以淡方润乎金（丙午年）。

党参二钱，冬花钱，血余钱，龙骨八分，紫菀钱，百合钱半，砂仁钱，苏叶（炒）一撮，姜三。

肺兼脾胃疾。

解脾汤 胃气不及，咳嗽时行。

党参钱八分，焦术钱半，山药钱三分，莲肉钱，麦芽钱，神曲钱，焦姜、砂仁、茱萸各钱，炒僵蚕（煨）五分，姜一大片。

调末，药分数倍加，每服一钱，糯米汤下。

脾胃不及，肺经受风，咳嗽。

党参二钱，僵蚕（炒）钱，茯苓钱三分，莲肉、麦芽、神曲、焦姜各钱，苏叶五分，砂仁三粒，姜二，巢果五籽。

风寒咳嗽，是胃弱脾虚之故。

茯神钱，神曲钱，白附八分，白术钱二分，苏叶五分，防风三分，砂仁三粒，党参二钱，姜二，巢果三籽。

治热嗽。

薄荷五分，冬花五分，枯芩三分，冰糖（飞过，勿焦）钱，巢果（炒）一枚，茶叶（炒）一撮，姜一大片。

治周岁内小儿嗽，兼有风者方。

砂仁钱一分，山楂八分，官桂钱，胡桃肉四钱，橘饼二钱三，冬花七分，贝母钱，小枣一枚。

月孩三日一剂，眼黄必有肝风。

又方 足气饱鄂为有风邪之疾，服此亦可无肝伤之虞。

当归钱，南楂钱二分，白茯苓钱八分，砂仁十籽，小枣一枚。

可常服。

风气逼而痰迷心窍，故昏医者只固中气未能推开痰滞，喘嗽时行，宜服**逐寒除惊汤**。

丁香二钱，僵蚕（炒）二钱，胡椒钱二分，全蝎（去头、尾、炒）五个，菖蒲钱三分，橘红钱，朱砂二分，麝香分半。

共药煎浓，调朱砂、麝香于中，徐徐灌之。

又方 以大致少可前方内加党参二钱三，胆星七分，白芥钱，去丁香三分、胡椒五分。

又方 党参三钱，白术二钱，山药钱二分，神曲钱三分，焦姜钱，陈皮八分，煨姜三。

子胎中受风，故出产数日即咳嗽不安，泄泻不止，五脏嗽甚兼之风痰又作，实险证也。

党参二钱，僵蚕（炒）钱，茯神一钱三，天麻五分，山药一钱二，茱萸一钱八，扁豆七分，神曲钱，焦姜八分，苏子五分，姜三，砂仁三粒。

大人服头合二合，灌孩子二三盅，余俱大人服，儿勿吃乳，药煎浓勿淡。

脾胃大亏，咳嗽好饮茶水，是脾土不及不能生水，重冒风寒之故，治以健脾为主。

党参三钱，白术二钱，茯苓钱半，官桂钱半，砂仁钱，莲肉、史君肉、山药各二钱，僵蚕（炒）钱，苏叶八分，上附钱半，炙甘草钱，煨姜三，枣二。

风寒日久，脾气虚甚，故喘嗽腹胀，宜固脾助气乃得。

党参三钱，焦术二钱，茯苓钱，陈皮钱，苏叶八分，防风钱，砂仁（炒）钱，茱

萸钱半，丁香七分，炙甘草五分，姜三，巢果一枚。

脾虚伤湿，腹中作疼，咳嗽欲饮，大便不实，惊风将作。

党参二钱二，茯神一钱二，僵蚕（炒）七个，胡椒钱，神曲钱，上附一钱二，橘皮七分，白术一钱三，姜三，巢果五籽，砂仁三粒。

小孩胃中寒嗽不已，惊风。

僵蚕（盐炒）钱，天麻八分，上附二钱，山药一钱三，姜三。

哈哈余方简而当，要服二服无碍。

治子咳嗽，脾败有风，热气太甚，恐受大惊。

茯苓钱，橘皮五分，党参一钱二，焦术钱，焦姜八分，苏叶五分，姜一大片，砂仁三粒。

治寒滞，日久顷成惊风，故咳嗽渐甚，速为调理，迟则无治，况数月小儿岂能担此，余用一方急救焉。

天麻五分，僵蚕七分，炮姜五分，上附八分，广皮五分，橘红四分，砂仁二粒，茱萸五分，党参钱，川椒七粒，姜一大片。

徐徐灌之，筋上尽处用香火烧之，无碍连服二付。

又方 治子疾已少可，药宜服莫蹉跎。

党参二钱，云苓钱，上附五分，橘红五分，僵蚕（炒焦）七分，姜六分，半夏五分，薄荷五分，白术钱，茱萸八分，姜一大片，砂仁二粒。

子受惊甚，痰迷心窍，故昏要险之至，前用大剂随效随发，是脾不化金之故，余急救之。

陈皮钱，蔻仁钱，茯神一钱二，麦芽（盐水炒）二钱，木香三分，小茴钱，大茴（炒）八分，僵蚕（炒）钱，焦姜（煨）钱，姜三，巢果九籽。

又方治子惊悸，非汗不解，昨非余之大

剂命已危哉，今脉已洪数，阴反为阳，虽咳嗽无妨，原方加薄荷钱、苏叶五分。

风痰挟脾，脉洪而数。

熟地二钱，山药一钱三，云苓钱，丹皮八分，橘红钱，上附二钱，僵蚕钱，天麻八分，肉桂五分，桔梗钱，甘草钱，姜三。

此疾有望，今用化痰定喘方。

青皮、桑皮、阿胶、白附各钱，茯神钱半，枣仁（炒）、台乌山药、砂仁各钱，炙甘草八分，姜三，枣二。

此疾已愈，只为脾弱咳嗽之故，脾弱而动，即惊生焉方用。

白术（炒）钱二，茯神二钱，僵蚕（炒）八分，天麻七分，苏叶八分，防风五分，党参钱三，炙甘草七分，白附八分，姜二，糯米（炒）一撮。

水一盅煎八分，用砂仁三粒冲而服之。一方去白附加莲肉钱。又方以肺风未过故嗽，加紫菀八分、百合钱。

治小儿小便频频有嗽者，宜周岁以下，小儿觉多不爽者服之最宜。

潞参钱，归身钱一，茯苓八分，蔓荆六分，枳壳五分，苏叶四分，覆盆（去格）二个，薏米七分，百合钱，薄荷八分，砂仁六分。

治小儿受风而微嗽者宜。

潞参二钱，法皮钱七，槟榔钱，南楂二钱，百合钱一，苏叶八分，羌活九分，五味子钱，贝母七分，炮姜钱半，上附钱，川芎七分，官桂六分，没药钱，藿香八分，杜仲八分。

又方 潞参钱，槟榔钱，建曲八分，贝母钱一，冬花钱，常山（白酒煮紫色用）钱，附子八分，茯神八分，葛根七分，川芎、生甘草、苏叶各六分，姜枣少许。

《辨症良方》 清·蒋杏桥辑

卷一 简便方

小儿凡有身热恶风寒者，用薄荷一钱，

荆芥一钱，竹叶十片，生姜一片，焦麦芽一钱，紫苏一钱，煎服。

咳嗽，橘红三分，桔梗五分。

《医醇賸义》 清·费伯雄撰

卷三 咳嗽

《经》曰：五脏皆咳，非独肺也。可知心、肝、脾、肾四经，各有咳嗽之症，不过假途于肺耳。只此二语，度尽金针。后人不明此义，一遇咳嗽，不辨其所以致咳之由，但从肺治，又安怪其效者少，而不效者多耶？兹将肺脏之咳，详列于前，心、肝、脾、肾之咳，条载于后。庶几辨证则了然无疑，施治则知所措手矣。

肺热而咳，上焦微喘，肌表漫热，口燥咽干者，玉环煎主之。

玉环煎

玉竹四钱，羚羊角一钱五分，沙参四钱，麦冬二钱，石斛三钱，贝母二钱，蒌皮三钱，蛤粉四钱；梨汁半杯，冲服。

肺寒而咳，乃水邪射肺，水冷金寒，咳吐痰沫，胸肺作憀，肌肤凛冽者，姜桂二陈汤主之。

姜桂二陈汤

炮姜五分，桂枝五分，橘红一钱，半夏一钱，葶苈子二钱，当归一钱五分，茯苓二钱，白术一钱，苏子一钱五分，杏仁三钱，苡仁一两。煎汤代水。

肺虚而咳，肌表微热，神倦气短，不时火升，失血咽痛者，保肺济生丹主之。

保肺济生丹

天冬一钱五分，麦冬一钱五分，人参一钱，沙参四钱，五味子五分，玉竹三钱，女贞子二钱，茯苓二钱，山药三钱，贝母三钱，茜草根二钱，杏仁三钱，藕（切片）三两。煎汤代水。

虚之甚者，火升体羸，咳嗽失血，咽破失音。此为碎金不鸣，症极危险，金水济生丹主之。

金水济生丹

天冬一钱五分，麦冬一钱五分，生地（切）五钱，人参一钱，沙参四钱，龟甲八钱，玉竹三钱，石斛三钱，茜草根二钱，姜皮三钱，山药三钱，贝母二钱，杏仁三钱，淡竹叶十张，鸡子清一个，藕三两。煎汤代水。

肺实而咳，胸脘喘满，时吐稠痰，降气和中汤主之。

降气和中汤

苏子一钱五分，沉香五分，海石三钱，蒌仁四钱，莱菔二钱，芥子一钱，橘红一钱，半夏一钱，桑皮二钱，贝母二钱，杏仁三钱。

姜汁两小匙，冲服。

实之甚者，痰气闭结，语音不出，此为塞金不鸣，金牛汤主之。

金牛汤

郁金二钱，牛蒡子（炒，研）三钱，陈麻黄（蜜水炙）四分，瓜蒌皮三钱，苏子一钱五分，芥子一钱，沉香五分，贝母二钱，杏仁三钱，橘红一钱，半夏一钱，桑皮二钱，枇杷叶（刷毛，蜜炙）二张。

嗜饮太过，伤肺而咳者，加减葛花汤主之。

加减葛花汤

葛花二钱，鸡棋子三钱，花粉二钱，石斛三钱，沙参四钱，麦冬一钱五分，茯苓二钱，苡仁四钱，橘红一钱，贝母二钱，杏仁三钱，橄榄（打碎者亦可用）二枚。

风痰入肺，久经吼咳者，鹅梨汤主之。

鹅梨汤

鹅管石（煅，研）五分，陈麻黄（蜜炙）五分，当归一钱五分，茯苓二钱，蒌仁四钱，苏子一钱五分，桑叶一钱，橘红一钱，半夏一钱，贝母二钱，杏仁三钱。

梨汁两大匙，姜汁两小匙，同冲服。

肺气壅塞，致成肺痈，咳吐脓痰，气甚腥秽者，石花汤主之。

石花汤

白石英（煅，研）三钱，合欢花二钱，鲜百部四钱，沙参四钱，麦冬一钱五分，贝母二钱，桑皮二钱，苏子一钱五分，杏仁三钱，茯苓二钱，苡仁四钱，淡竹叶十张，金丝荷叶（去背上白皮）二张。

肺叶痿败，喘咳夹红者，白胶汤主之。

白胶汤

嫩白及（研末）四钱，陈阿胶二钱。

冲汤调服。

心经之咳，痰少心烦，夜不成寐，玄妙散主之。

玄妙散

玄参一钱五分，丹参三钱，沙参四钱，茯神二钱，柏仁二钱，麦冬（朱砂拌）一钱五分，桔梗一钱，贝母二钱，杏仁三钱，夜合花二钱，淡竹叶十张，灯心三尺。

肝经之咳，痰少胁痛，易怒头眩，丹青饮主之。

丹青饮

赭石三钱，麦冬（青黛拌）一钱五分，杭菊二钱，石斛三钱，潼蒺藜三钱，白蒺藜三钱，沙参四钱，桑叶一钱，橘红一钱，贝母二钱，杏仁三钱，旋覆花（绢包，扎好）一钱。

脾经之咳，胸潝痰稠，食少体倦，术米汤主之。

术米汤

当归一钱五分，茯苓三钱，白术一钱五分，苡米八钱，橘红一钱，半夏一钱五分，莱菔二钱，杏仁三钱，海石三钱，萎仁四钱。

姜汁两小匙，冲服。

肾经之咳，或呛或喘。痰味咸而有黑花者，山虎汤主之。

山虎汤

蛤蚧尾（酒洗）一对，生地（切片，蛤粉炒）四钱，沉香五分，补骨脂（核桃肉拌炒）一钱五分，贝母二钱，杏仁三钱，麦冬一钱五分，人乳半杯。

姜汁两滴，同冲服。

卷三　五脏传腑之咳附后

《经》曰：五脏咳久，传于六腑。脾咳不已，则胃受之，胃咳之状，咳而呕，呕甚则长虫出。胃乃脾之妻，故脾咳必传于胃。胃受邪，则水谷不安，故发呕。加味二陈汤主之。

肝咳不已，则胆受之，胆咳之状，咳呕胆汁。胆为清净之腑，肝邪中之，则胆不安而汁内沸，故所呕皆苦水，西清汤主之。

西清汤

桂枝五分，栀子（姜汁炒）一钱五分，苏子一钱五分，桑皮二钱，杏仁三钱，橘红一钱，半夏一钱，茯苓二钱，蒺藜三钱，郁金二钱，姜三片。

肺咳不已，则大肠受之。大肠咳状，咳而遗矢。肺与大肠，庚辛金也。风阳外烁，肺热移于大肠，更兼风入空窍，宜其咳而遗矢矣。当培土化热，兼以息风，回风养脏汤主之。

回风养脏汤

沙参四钱，苏子一钱五分，枳壳一钱，前胡一钱，桑叶一钱，茯苓二钱，白术一钱，苡仁四钱，橘红一钱，贝母二钱，荷叶蒂一枚。

心咳不已，则小肠受之，小肠咳状，咳而失气，气与咳俱失。小肠下口，接大肠之上口。小肠化则大肠通，小肠咳则气达于大肠，故下焦之浊气不时宣泄也。洁宫汤主之。

洁宫汤

沙参四钱，茯神二钱，远志（甘草水炒）五分，归身二钱，麦冬二钱，贝母二钱，橘红一钱，半夏一钱，白术一钱，砂仁一钱，姜三片。

肾咳不已，则膀胱受之，膀胱咳状，咳而遗溺，膀胱为津液之府，咳则气不能禁而遗溺也。加味茯菟汤主之。

加味茯菟汤

茯苓三钱，菟丝四钱，杜仲三钱，补骨脂一钱五分，当归二钱，贝母二钱，橘红一钱，半夏一钱，杏仁三钱，白术一钱。

合桃肉二枚过口。

久咳不已，则三焦受之。三焦咳状，咳而腹满，不欲饮食。此皆聚于胃，关于肺，使人多涕吐，而面浮肿气逆也。久咳则三焦俱病。聚于胃者，胃为五脏六腑之本也。关于肺者，咳必动肺，面浮、气逆，皆肺病也。通理汤主之。

通理汤

当归二钱，茯苓二钱，白术一钱，苡仁四钱，枳壳一钱，橘红一钱，半夏一钱，厚朴一钱，苏子一钱五分，桑皮二钱，砂仁二钱，青皮一钱，姜三片。

《千金不易简便良方》

清·了因子辑

治男妇大小一切劳伤咳嗽等症。三七草、蒲花草、蓼花草、鲜青蒿草各三钱。煎水食之，如遇喘嗽不止，另用葶苈子三分，川楝子五分，五味子七粒。煎食即愈，如遇小孩不能用药，用红白萝卜各一半，挖空内装生姜一块、冰糖一块，仍然合成粒，饭上蒸熟，食之即愈。

《经验选秘》 清·胡增彬辑

卷一

治诸般咳嗽。

桔梗（炒）、荆芥（炒）、紫菀（饭上蒸一次，再炒）、百部（饭上蒸一次，再炒）、白前（饭上蒸一次，再炒）各四两。

共为末，每服三钱，临时开水调服。如初感风寒者，生姜汤调下。此方系咳嗽神药，切勿轻视，服者多效。

咳嗽气喘，遇寒即发。

干姜（泡）、皂角（泡，去皮、子、弦，虫蛀忌用）、肉桂（紫色者，去皮）各等份。

共捣筛，白蜜和匀，杵三千下为丸如梧子大，每服三丸开水下，嗽发即服，日服数次。忌葱面油腻，其效如神。

咳嗽声哑。

诃子皮、五倍子、五味子、黄芩、甘草。

各等份为末，蜜丸樱桃大，每一丸噙化咽下。

又方 青蒿二钱，童便煮服，极效。

《纲目万方全书》 清·朱铭石编

卷九 小儿诸病

小儿痰热

咳嗽惊悸：半夏、南星等份为末，牛胆汁和入胆内悬风处待干蒸饼，丸绿豆大，每姜汤下三五丸。（摘元方）

小儿晬嗽

百日内咳嗽痰壅：贝母五钱，甘草（半生半炙）一钱为末，砂糖丸芡实大，每米饮化下一丸。

热嗽

甘草二两（猪胆汁浸五宿，炙，研末）蜜丸绿豆大，食后薄荷汤下十丸，名凉膈丸。（圣惠方）

喘嗽发热，自汗吐红，脉虚无力者，人参、天花粉等份，每服半钱，蜜水调下，以瘥为度。（经济方）

咳嗽

声不出者：紫菀末、杏仁等份，入蜜同研，丸如芡子大，每服一丸，五味子汤化下。（全幼心鉴）

寒嗽百部丸，用百部（炒）、麻黄（去节）各七钱半为末，杏仁（去皮、尖炒，仍以水略煮三五沸，研泥）入熟蜜和丸皂子大，每服二三丸温水下。（钱乙小儿方）

生姜四两，煎汤浴之。（千金方）

寒嗽或作壅喘：用松子仁五个，百部（炒）、麻黄各三分，杏仁（去皮尖）四十个，以少水略煮三五沸，化白砂糖丸芡实大，每食后含化十丸，大妙。（钱乙小儿方）

蜂房（洗净，烧研）二两，每服一字，米饮下。

《济人良方》 佚名

外感起咳应验方曾积善堂增刊

北杏钱半，前胡一钱，苏叶一钱，枳壳八分，枳梗五分，茯苓二钱，甘草五分，半夏钱半，葛根钱半，陈皮一钱，黑枣一枚。

加生姜三片，煎服。但食腻加山楂二钱，如无食腻不用加。

《医方简义》 清·王清源撰

卷四 肺病·咳嗽

保和汤 治肺痿久咳不已，时吐白沫如米粥者。

知母（炒）一钱，川贝母二钱，天冬、麦冬（去心）各三钱，米仁五钱，百合三钱，甘草、桔梗、马兜铃各一钱，炒驴胶一钱，薄荷五分，五味子十粒。

水煎，入饴糖一匙。冲温服。虚者，加东洋参一钱。

固本丸（改作汤服） 治咳嗽之虚者。

西党参三钱，熟地、生地各四钱，天冬、麦冬（去心）各三钱。

理嗽汤（自制） 统治咳嗽，不拘新久虚实，当加减治之。

霜桑叶一钱五分，百合三钱，桔梗一钱五分，前胡一钱五分，象贝母一钱，橘红八分，薄荷一钱五分，栀子（炒）三钱，加青果一枚，竹叶二十片。

如久咳不已，则三焦受之，本方去薄荷加麦冬、生地各三钱；如咳嗽伤络，痰中带血，本方加驴胶一钱，枣仁（炒）一钱，柏子仁一钱，淡黄芩一钱五分；如君火内炽，本方加麦冬三钱，川连八分，琥珀八分；如肝火刑金，本方加柴胡一钱，丹皮二钱；如土不生金，本方去桑叶、薄荷，加白术、茯苓各二钱；如肾咳者，本方加二地、二冬；大肠嗽者，每嗽必欲大便，本方加诃子（煨）一钱，炙粟壳一钱；小肠嗽者，每嗽必欲小溲。本方加东洋参一钱，麦冬三钱，五味子十粒；如膀胱胀痛而嗽者，气不化也，本方去象贝、薄荷加桂枝二分，滑石三钱；如胆火上冲致嗽者，本方如夏枯草三钱；如咳而胃痛者，本方加生牡蛎四钱，川连七分。

《医方丛话》 清·徐士銮辑

附抄

泻白散 治小儿肺火嗽喘夜间更甚，久不止。

桑根白皮（炒）一钱五分，地骨皮一钱五分，生甘草五分，淡竹叶八分，薏仁米一合。

如口干，加花粉一钱，山药二钱，梨二片，水二盅，煎六分服之。

《医学探骊》 清·康应辰撰

诸伤门·伤寒咳嗽

加味麻黄汤方

麻黄三钱，桂枝二钱，苏叶三钱，黄芩三钱，芥穗三钱，滑石四钱，豆豉四钱，木通三钱，甘草一钱，葱头一个，杏仁二钱，川贝母二钱，皂刺三钱。

酒、水各半煎服。

诸伤门·伤寒后咳嗽

调中止嗽汤

焦白术三钱，款冬花三钱，茯苓四钱，广砂二钱，紫菀二钱，法半夏三钱，鼠粘子三钱，橘红三钱，甘草三钱。

水煎温服。

杂症门·久嗽

萝卜膏方

大萝卜十二斤，白梨三个，鲜姜四两，香油四两，白蜂蜜二两，紫蔻仁二钱，广砂四钱，川贝二钱。

熬此膏法，先将紫蔻、广砂、川贝研极细面各包，后将大萝卜去根、叶，洗净，连皮切片，用水煮烂，再将萝卜片取出，用生白布拧取汁，并煮萝卜之水用细布过于器内，再将梨姜切碎，合一处生捣取汁，即入在熟萝卜汁内，用砂锅合而熬之，遂熬遂添，候将此汁添完，其砂锅中之汁，若起泡如酸枣大，将紫蔻等三味药面入内，再将白蜜香油入内调匀，以器盛之，每早晚服龙眼大一匙，若恐其凉，取出一匙，于微火上温热服之，若服一二剂，其嗽虽不痊愈，亦可减去十之半矣。

小儿科·咳嗽

小儿此症亦不过内外二因，不必急于健脾，宜先为之清热方妥。

止小儿咳嗽方

川贝母（细研）五分，甜梨一个，将梨系连梨起下一块，再将梨核挖出，入药面于内，再将原起之梨系封固，入水内煮熟，烂捣如泥，以白布拧汁，与小儿饮之。

小儿科·嗽喘

小儿咳嗽易于作喘，盖小儿之气息短促，火一上炎，遂即作喘，宜服长寿膏，身见微汗即愈。倘或不效，再服牛黄千金散可愈。凡小儿咳嗽而喘，若两足冰冷，头汗淋漓，谓之上盛下虚，乃逆证也。牛黄千金散药肆有之，小儿一岁服药三厘，薄荷一捻，煎水调服。

长寿膏方

牛胆一个，川军（研极细面）三钱，于冬月天寒之时，将川军面入牛胆内调匀，悬当风处阴干备用。若与小儿服时，每一岁服吉豆大一块，二岁服元豆大一块，三岁服饭豆大一块，俱用滚水调服。

《医学衷中参西录》 张锡纯撰

治阴虚劳热方

资生汤 治劳瘵羸弱已甚，饮食减少，喘促咳嗽，身热脉虚数者，亦治女子血枯不月。

生山药一两，玄参五钱，於术三钱，生鸡内金（捣碎）二钱，牛蒡子（炒，捣）三钱。热甚者加生地黄五六钱。

十全育真汤 治虚劳，脉弦、数、细、微，肌肤甲错，形体羸瘦，饮食不壮筋力，或自汗，或咳逆，或喘促，或寒热不时，或多梦纷纭，精气不固。

野台参四钱，生黄芪四钱，生山药四钱，知母四钱，玄参四钱，生龙骨（捣细）四钱，生牡蛎（捣细）四钱，丹参二钱，三棱钱半，莪术钱半。

醴泉饮 治虚劳发热，或喘或嗽，脉数而弱。

生山药一两，大生地五钱，人参四钱，玄参四钱，生赭石（轧细）四钱，牛蒡子（炒，捣）三钱，天冬四钱，甘草二钱。

劳热之证，大抵责之阴虚。有肺阴虚者，其人因肺中虚热熏蒸，时时痒而作嗽，甚或肺中有所损伤，略一动作，辄发喘促，宜滋补肺阴，兼清火理痰之品。有肾阴虚者，其人因肾虚不能纳气，时时咳逆上气，甚或喘促，宜填补下焦真阴，兼用收降之品。

至于牛蒡子与山药并用，最善止嗽；甘草与天冬并用，最善润肺，此又屡试屡效者也。

一味薯蓣饮 治劳瘵发热，或喘或嗽，或自汗，或心中怔忡，或因小便不利，致大便滑泻，及一切阴分亏损之证。

生怀山药（切片）四两。煮汁两大碗，以之当茶，徐徐温饮之。

参麦汤 治阴分亏损已久，浸至肺虚有痰，咳嗽劳喘，或兼肺有结核者。

人参三钱，干麦冬（带心）四钱，生山药六钱，清半夏二钱，牛蒡子（炒，捣）三钱，苏子（炒，捣）二钱，生杭芍三钱，甘草钱半。

人参为补肺之主药，而有肺热还伤肺之虞，有麦冬以佐之，则转能退热。麦冬为润肺之要品，而有咳嗽忌用之说，有半夏以佐之，则能止嗽。

且牛蒡子能降肺气之逆，半夏能降胃气冲气之逆。苏子与人参同用，又能降逆气之因虚而逆，平其逆气，则喘与嗽不治自愈矣。用白芍者，因肝为肺之对宫，肺金虚损，不能清肃下行以镇肝木，则肝火恒恣横而上逆，故加芍药以敛戢其火。且芍药与甘草同用，甘苦化合味近人参，即功近人参，而又为补肺之品也。

治喘息方

滋培汤 治虚劳喘逆，饮食减少，或兼咳嗽，并治一切阴虚羸弱诸症。

生山药一两，於术（炒）三钱，广陈皮二钱，牛蒡子（炒，捣）二钱，生杭芍三钱，玄参三钱，生赭石（轧细）三钱，炙甘草二钱。

治痰饮方

理饮汤 治因心肺阳虚，致脾湿不升，胃郁不降，饮食不能运化精微，变为饮邪。停于胃口为满闷，溢于膈上为短气，渍满肺窍为喘促，滞腻咽喉为咳吐黏涎。甚或阴霾布满上焦，心肺之阳不能畅舒，转郁而作热。或阴气逼阳外出为身热，迫阳气上浮为耳聋。然必诊其脉，确乎弦迟细弱者，方能投以此汤。

於术四钱，干姜五钱，桂枝尖二钱，炙甘草二钱，茯苓片二钱，生杭芍二钱，橘红钱半，川厚朴钱半。

服数剂后，饮虽开通，而气分若不足者，酌加生黄芪数钱。

理痰汤 治痰涎郁塞胸膈，满闷短气。或渍于肺中为喘促咳逆，停于心下为惊悸不寐，滞于胃口为胀满哕呃，溢于经络为肢体麻木或偏枯。

生芡实一两，清半夏四钱，黑芝麻（炒，捣）三钱，柏子仁（炒，捣）二钱，生杭芍二钱，陈皮二钱，茯苓片二钱。

治肺病方

黄芪膏 治肺有劳病，薄受风寒即喘嗽，冬时益甚者。

生箭芪四钱，生石膏（捣细）四钱，冷蜂蜜一两，粉甘草细末二钱，生怀山药细末三钱，鲜茅根（锉碎，如无鲜者，可用干者二钱代之）四钱。

上药六味，先将黄芪、石膏、茅根，煎十余沸，去渣。澄取清汁二杯，调入甘草、山药末同煎，煎时以箸搅之，勿令二味沉锅底，一沸其膏即成。再调入蜂蜜，令微似沸，分三次温服下，一日服完，如此服之，久而自愈。然止乃预防之药，喘嗽未犯时，服之月余，能拔除病根。

清金益气汤 治尪羸少气，劳热咳嗽，肺痿失音，频吐痰涎，一切肺金虚损之病。

生黄芪三钱，生地黄五钱，知母三钱，粉甘草、玄参三钱，沙参三钱，川贝母（去心）二钱，牛蒡子（炒，捣）三钱。

清金解毒汤 治肺脏损烂，或将成肺痈，或咳嗽吐脓血者，又兼治肺结核。

生明乳香三钱，生明没药三钱，粉甘草三钱，生黄芪三钱，玄参三钱，沙参三钱，牛蒡子（炒，捣）三钱，贝母三钱，知母三钱，三七（捣细，药汁送服）二钱。

将成肺痈者，去黄芪，加金银花三钱。

安肺宁嗽丸 治肺郁痰火及肺虚热作嗽，兼治肺结核。

嫩桑叶一两，儿茶一两，硼砂一两，苏子（炒，捣）一两，粉甘草一两。

上药五味为细末，蜜作丸三钱重。早晚各服一丸，开水送下。

治吐衄方

保元寒降汤 治吐血过多，气分虚甚，喘促咳逆，血脱而气亦将脱。其脉上盛下虚，上焦兼烦热者。

生山药一两，野台参五钱，生赭石（轧细）八钱，知母六钱，大生地六钱，生杭芍四钱，牛蒡子（炒，捣）四钱，三七（细轧，药汁送服）二钱。

治伤寒方

加味越婢加半夏汤 治素患劳嗽，因外感袭肺，而劳嗽益甚，或兼喘逆，痰涎壅滞者。

麻黄二钱，石膏（煅，捣）三钱，生山药五钱，寸麦冬（带心）四钱，清半夏三钱，牛蒡子（炒，捣）三钱，玄参三钱，甘草一钱五分，大枣（擘开）三枚，生姜三片。

治温病方

滋阴固下汤 外感之火已消，而渴与泻仍未痊愈。或因服开破之药伤其气分，致滑泻不止。其人或兼喘逆，或兼咳嗽，或自汗，或心中怔忡者，皆宜急服此汤。

生山药两半，怀熟地两半，野台参八钱，滑石五钱，生杭芍五钱，甘草二钱，酸石榴（连皮捣烂）一个。

上药七味，用水五盅，先煎酸石榴十余沸，去滓。再入诸药，煎汤两盅，分二次温饮下。若无酸石榴，可用牡蛎（煅，研）一两代之。

治瘟疫瘟疹方

清疹汤 治小儿出疹，表里俱热。或烦躁引饮，或喉疼声哑，或喘逆咳嗽。

生石膏（捣细）一两，知母六钱，羚羊角二钱，金线重楼（切片）钱半，薄荷叶二钱，青连翘二钱，蝉蜕钱半，僵蚕二钱。

用水煎取清汤一盅半，分二次温饮下，以服后得微汗为佳。若一次得微汗者，余药仍可再服。若服一次即得大汗者，余药当停服。

治女科方

资生通脉汤 治室女月闭血枯，饮食减少，灼热咳嗽。

白术（炒）三钱，生怀山药一两，生鸡内金二钱，龙眼肉六钱，山萸肉（去净核）

四钱，枸杞果四钱，玄参三钱，生杭芍三钱，桃仁二钱，红花钱半，甘草二钱。

灼热不退者，加生地黄六钱或至一两。咳嗽者，加川贝母三钱，米壳二钱，嗽止去之。

《秘本丹方大全》 上海广文书局编

诸般咳证丹方

向南柔桑条一束，每条寸折纳锅中，用水五碗，煎至一碗，渴即饮之。

用龙脑二分，半夏二分，杏仁末五分，干姜二钱，远志根末二钱，青豆粉三钱。以水、饴及蜜炼之，分六次，作二日服。

寒咳嗽 苏叶十文，加冰糖一些。煎浓服之，一服即愈。

热咳嗽 用浓茶汤一杯，蜜一杯，瓜蒌（去皮，将瓤入茶、蜜）一个。汤洗去子，以碗盛于饭上，蒸至饭熟，取出，时时三四匙咽之。

风痰咳嗽 大天南星一枚。炮制研末，每服一钱。水一盏，姜三片，煎五分。温服，每日早、午、晚各一服。

酒后咳嗽 白僵蚕，焙，研末，每次茶服一钱。

《单方大全》 广文书局编

诸般咳嗽单方

夜间咳嗽者，以甘草六七片，临卧时即含口内，勿令咽下，便可终夜不咳，但日间尚须兼用他药。

猝得咳嗽，芫花一升，水三升，煮汁一升，以枣十四枚，煮汁干，日食五枚，愈。

寒咳嗽。煨姜一块，含咽之。

久咳不已。扁柏叶阴干，加红枣七枚，煎浓汤代茶，时时饮之。

上气咳嗽，紫苏二钱，人参一钱。水一

盏，煎服。

《丹方精华》 朱振声辑

咳嗽

热咳 热盛而咳嗽者，用石膏二两，甘草（炙）半两为末。每服三钱，生姜、蜜调下。

秋燥咳嗽 柿饼一枚，切开去核，夹入贝母末二钱。于饭锅蒸熟，服之即愈。

三、外用方药

《肘后方》 晋·葛洪撰

卷之三 治卒上气咳嗽方第二十三

治卒厥逆上气，又两心胁下痛满淹淹欲绝方。

温汤令灼灼尔，以渍两足及两手，数易之也。

卷之三 附方

崔知悌疗久嗽熏法

每旦取款冬花如鸡子许，少蜜拌花使润，内一升铁铛中，又用一瓦碗钻一孔，孔内安一小竹筒，笔管亦得，其筒稍长，作碗铛相合，及撞筒处，皆面泥之，勿令漏气，铛下着炭，少时款冬烟自从筒出，则口含筒吸取烟咽之。如胸中少闷，须举头，即将指头捻筒头，勿使漏烟气。吸烟使尽，止。凡如是五日一为之，待至六日，则饱食羊肉馎饦一顿，永瘥。

《备急千金要方》 唐·孙思邈撰

卷第十八 大肠腑·咳嗽第五

治嗽熏法 以熟艾薄薄布纸上，纸广四寸，后以硫黄末薄布艾上，务令调匀，以荻一枚如纸长卷之，作十枚，先以火烧缠，下去荻，烟从孔出，口吸烟，咽之取吐止，明旦复熏之如前，日一二止，自然瘥。得食白粥，众皆忌之，恐是熏黄如硫黄，见火必

焰矣。

又方 熏黄研令细一两，以蜡纸并上熏黄，令与蜡相入，调匀卷之如前法，熏之亦如上法，日一二止，以吐为度，七日将息后，以羊肉羹补之。

又方 烂青布广四寸，布上布艾，艾上布青矾末，矾上布少熏黄末，又布少盐，又布少豉末，急卷之，烧令着，纳燥罐中，以纸蒙头，更作一小孔，口吸取烟，细细咽之，以吐为度。若心胸闷时略歇，烟尽止，日一二用，用三卷不尽，瘥。三七日慎油腻。

《太平圣惠方》 宋·王怀隐等编

治咳嗽熏法诸方

治咳嗽腹胀，上气不得卧，用药熏方。

上用蜡纸一张，以熟艾匀薄布遍纸上，熏黄末一分，款冬花末二三分，并布艾上。着一苇筒卷之，每取三寸，以粗线系定，烧下头，吸烟咽之。尽三剂即瘥，若后断盐醋一百日。

《圣济总录》 宋·赵佶敕撰

咳嗽门

治久冷痰咳嗽，及多年劳嗽，服药无效者，药熏法。

雄黄（通明不夹石者）一两，雌黄（不

夹石者）半两，二味同研极细，蜡三两。
上三味，先熔蜡成汁，下药末搅匀，候凝
刮下，用纸三五段，阔五寸，长一尺，熔
药蜡，涂其面令厚，以箭卷成筒子，令有
药在里，斡令相着，乃拔去箭。临卧熨斗
内盛火，燃筒子一头，令有烟，乃就筒子
长引气吸取烟，陈米饮送下又吸，每三吸
为一节。当大咳咯出冷涎，即以衣复卧，
良久汗出。若病三五年者，二三吸即瘥。
十年以上嗽甚，咳声不绝，胸中常有冷痰，
服药寒温补泻俱无效者，日一为之，不过
五七日愈。

《仁斋直指附遗方论》

宋·杨士瀛撰

卷之八　咳嗽

止嗽烟筒方

冬花蕊、鹅管石、雄黄、艾叶各等份。

上为末，用纸卷筒内，用火点，烟
入口内吞下，就用水吞一口，以塞烟气，
立效。

《万病回春》　明·龚廷贤撰

一切久嗽不止者

治新久咳嗽，百药无功，服此立效。

款冬花蕊五钱，鹅管石二钱半，陈皮二
钱半。年老人及虚者，加人参五分，冬月加
肉桂一钱半。

上忌铁器，为细末和匀，分作七帖，作
七日服，每服一帖。夜仰卧，将药一帖作三
次入竹筒内，病者口噙竹筒，近咽喉用力一
吸，将白温水一口送下。不可多吃水，忌诸
般油腻、盐一七日。药服完之后亦少用些盐，
至半月后不忌。

《古今医鉴》

明·龚信辑　龚廷贤续编

吸药如神散　治风入肺中，久嗽不愈。

雄黄、佛耳草、鹅管石、款冬花、甘草、
寒水石、青礞石（煅过）、白附子、枯矾、
孩儿茶各等份。上为细末，纸燃烧烟，令
病人吸之。

《普门医品》　明·王化贞撰

卷四十二　小儿科

贴囟法，治小儿伤风咳嗽，身热多惊。

葱头三五茎，细切捣烂摊纸上，以两掌
护热，贴囟门良久，其邪自解，诸病自退，
乃去其葱，以缎帛寸余涂糊，仍贴囟门护
之。春夏常用绢帛，秋冬用纻丝护贴，永无
伤风之患。（薛立斋方）

《景岳全书》　明·张介宾撰

古方八阵

嗽烟筒治一切犯寒咳嗽，遇冬便作。

款冬、鹅管石、雄黄、艾叶各等份。上
为末，铺艾上，用纸卷筒，烧烟吸入口内吞
下，即咽茶水一口，压之自效。一方有佛耳
草无艾叶，用纸卷成条，每切一节约长三五
分许，焚炉中，吸烟咽之。

《医贯奇方》　明·阴有澜撰

卷　一

万灵膏药　豫章理学杨纯宇传

香油四斤，白芷、赤芍、大黄、黄连、
白芍、两头尖、草乌、玄参、川芎、生地、
川椒、胎发（头生男者佳）、川山甲、熟地、
蓖麻子（去壳）一百二十粒、杏仁、巴豆（去
壳）一百二十个、槐角、黄柏（去粗皮）以

上各一两，木鳖子（去壳）五十个，归尾二两，黄香（化开，顷米泔水九次）十二两，黄丹（水飞过，焙干）二斤。

各咀片，入油内浸，春五日，夏三日，秋七日，冬十日。取倾锅内熬枯黑色，滤去渣，将净油入锅，文武火熬滴水成珠方细退火，徐徐下黄丹，以槐、柳、桃、香楮各二枝，不住手搅，再下黄香，去火少冷，又下细药搅匀，将好瓶贮之，放水内浸一七出火气，用时放滚水内顿化摊开。

细药列后

阿魏一两，丁香一两，沉香一两，麝香二两，血竭三两，儿茶三两，乳香三两，没药三两，珍珠五钱，琥珀三钱。

各为末，入前膏内。

痰火咳嗽，贴肺俞穴，烘熨百廿手❶。

《集验简易良方》 清·德丰等辑

卷二 小儿门

金不换膏

当归、川芎、白芷、生地、熟地、白术、苍术、陈皮、香附、枳壳、乌药、半夏、青皮、白蔹、蛇蜕、知母、贝母、杏仁、黄连、黄芩、黄柏、栀子、大黄、桑皮、柴胡、薄荷、赤芍、木通、桃仁、玄参、猪苓、泽泻、前胡、桔梗、麻黄、杜仲、远志、良姜、连翘、茵陈、首乌、荆芥、升麻、牛膝、山药、续断、甘草、藁本、地榆、防风、羌活、苦参、天麻、川乌、草乌、巴豆、柳条、南星、芫花、榆皮、蜈蚣十二条、威灵仙、苍术子、金银花、白鲜皮、五加皮、青风藤、益母草、两头草、五倍子、大风子、川山甲、楝树皮、独活、僵蚕。

---

❶ 百廿手：用手烘热熨一百廿手。

上七十五味，每味五钱，咀片，用真麻油十二斤浸，夏三日，冬半月，煎枯滤去渣，将油再称，如油只十斤加黄丹五斤，有八斤只加四斤，不可错入。再熬，将丹徐投下，用槐柳棍不住手搅，火要先文后武，熬至滴水成珠，临收时再加后药末：

乳香、没药、血竭、轻粉、潮脑、麝香、龙骨、海螵蛸、片脑、赤石，以上各五钱，研细末入膏药内搅匀，收瓷罐内，专治长幼五劳七伤，周身内外疼痛，疟痢痞块，无名疮毒。

痰喘、气急、咳嗽、贴肺俞、华盖、膻中三穴。

《经验选秘》 清·胡增彬辑

卷 一

胸膈胀满，咳嗽不安，并治各项咳嗽。

外治法：用宫粉、香油入铁器内，熬数滚离火，用头发一团蘸粉擦胸膈数次即愈。

又方 荞面、鸡蛋清和成团，擦之亦效。

《外治寿世方》 清·邹存淦辑纂

咳嗽熏法 天南星、款冬花、石钟乳、郁金、雄黄各等份，为末，以生姜一片含舌上，用艾烧药，含烟入喉中，取效。

久嗽不止 罂粟壳末，或五倍子末，掺于膏药贴脐上，即止。

又方 咳从脐下起者，用补骨脂末，掺膏药贴，纳气归肾，自止。

干咳嗽 火郁也。姜汁和蜜，擦背佳。

咳嗽呛逆 雄黄（研末）一钱，黄纸三张，用鸡蛋白将雄黄调匀，搽于黄纸上，晒干。卷成纸管，插入笔管或烟筒内，烧燃吸之，如同吃烟，少顷呕吐嗽止。一日一次，忌食诸物七日，惟食白粥。如嫌气味难受，食白煮猪肉，即解。

《验方新编》 清·鲍相璈辑

胸膈胀满，咳嗽不安，外治法用　宫粉

香油入铁器内熬数滚，离火用头发一团蘸粉搽胸膈数次，即愈。

又方　荞面、鸡蛋清和成团擦之，效。

四、针 灸

《针灸甲乙经》 晋·皇甫谧撰

卷之九 邪在肺五脏六腑受病发咳逆上气第三

胸胁榰满，不得俯仰，饮食不下，咳唾沫脓，周荣主之。

咳，干呕烦满，侠白主之。

咳而胸满，前谷主之。咳，面赤热，支沟主之。咳，喉中鸣，咳唾血，大钟主之。

《脉经》 晋·王叔和撰

卷第六 肺手太阴经病证第七

肺病，其色白，身体但寒无热，时时咳，其脉微迟，为可治。

春，当刺少商；夏，刺鱼际，皆泻之。季夏，刺太渊；秋，刺经渠；冬，刺尺泽，皆补之。又当灸膻中百壮，背第三椎二十五壮。

《肘后方》 晋·葛洪撰

卷之三 治卒上气咳嗽方第二十三

治卒得咳嗽方

又方 从大椎下第五节下、六节上空间，灸一处，随年。并治上气。

又方 灸两乳下黑白肉际，各百壮，即愈。亦治上气。灸胸前对乳一处，须随年壮也。

《备急千金要方》 唐·孙思邈撰

针灸下 咳逆上气

天容、廉泉、魄户、气舍、谚语、扶突，主咳逆上气喘息，呕沫齿噤。

缺盆、心俞、肝俞、巨阙、鸠尾，主咳唾血。

期门，右手屈臂中横纹外骨上，主咳逆上气。

缺盆、膻中、巨阙，主咳嗽。

然谷、天泉、陷谷、胸堂、章门、曲泉、天突、云门、肺俞、临泣、肩井、风门、行间，主咳逆。

维道，主咳逆不止。

扶突，主咳逆上气，咽中鸣喘。

紫宫、玉堂、太溪，主咳逆上气、心烦。

中府，主肺系急，咳辙胸痛。

经渠、行间，主喜咳。

大陵，主咳逆，寒热发。

少商、大陵，主咳逆喘。

大泉，主咳逆胸满，喘不得息。

三里，主咳嗽多唾。

前谷，主咳而胸满。

《幼幼新书》

宋·刘昉撰　明·陈履端校

卷十六 咳嗽诸疾

《婴童宝鉴》灸法

小儿咳嗽，灸肺俞穴、风府各三壮。

《圣济总录》 宋·赵佶敕撰

卷一百九十四　治小儿诸疾灸刺法

小儿咳而泄，不欲食，商丘主之。

《世医得效方》 元·危亦林撰

咳逆

灸咳逆法：乳下一指许，正与乳相直，骨间陷处。妇人即屈乳头度之，乳头齐处是穴。艾灸炷如小豆大，灸三壮。男左女右，只灸一处，火到肌即瘥。不瘥，不可治也。其穴只当取乳下骨间动脉处是。

咳 嗽

上气咳逆，短气，胸满多唾，唾恶冷痰，灸肺俞五十壮。又法，灸两乳下黑白际各百壮，即瘥。咳嗽咽冷，声破喉猜猜，灸天突五十壮，穴与灸喘急同。

《针灸聚英》 明·高武撰

灸天突、肺俞、肩井、少商、然谷、肝俞、期门、行间、廉泉、扶突。

针曲泽、前谷。面赤热咳，支沟。多唾，三里。

《补要袖珍小儿方论》

明·庄应祺补要　祝大年、孟继孔校正

卷十　小儿明堂灸经

小儿咳嗽久不瘥

灸肺俞五壮，在第三胸椎下两旁各一寸半。

《古今医鉴》

明·龚信辑　龚廷贤续编

治久患咳嗽，百治无效，可用此法。将

病者乳下，大约离一指头，看其低陷之处，与乳直对不偏者，此名直骨穴。其妇人即按其乳头所到之处，即是直骨穴也。艾灸三壮，其艾丸如豆大，男左女右不可差，其咳即愈，如不愈，其病再不可治矣。

《东医宝鉴》 朝鲜·许浚等编

杂病·针灸法

咳嗽有痰，宜灸天突、肺俞以泄火热，泻肺气。

咳嗽上气，多唾冷痰，灸肺俞五十壮，又灸两乳下黑白肉际各百壮。

久患喘嗽，夜不得卧，夏月亦衣夹温背心，是膏肓病也，灸之而愈。久嗽，宜灸膏肓，次灸肺俞。

伤寒咳甚，灸天突即瘥。

咳嗽寒痰，取列缺。

肺胀痰嗽不得卧，但可一边眠者，可左侧者灸右足三阴交，可右侧者灸左足三阴交，立安。

《简易备验方》

明·胡正心　胡正言编

卷十四　小儿科

灸法，治咳嗽不瘥。

肺俞穴，在背上第三椎骨下，两旁各一寸五分，各灸二七壮、三七壮，愈。

《灸法心传》 清·徐宝谦辑

咳嗽病，因形寒饮冷，冰消肺气，灸天突穴五十壮。

久嗽不止，灸肺俞二穴各五十壮即止。若伤寒后或中年久嗽不止，恐成虚劳，当灸关元三百壮。

五、推拿导引

《诸病源候论》 隋·巢元方等撰

咳嗽病诸候第十六 咳逆候

养生方导引法云：先以鼻纳气，乃闭口，还复以鼻纳气，咳则愈。

向晨，去枕正偃卧，伸臂胫，瞑目闭口无息，极胀腹两足再息，顷间，吸腹仰两足，倍拳，欲自微息定，复为之。春三、夏五、秋七、冬九。荡涤五脏，津润六腑。所病皆愈。

又云：还向反望、倒望，不息七通。治咳逆，胸中病，寒热也。

《普济方》 明·朱橚等编

先以鼻纳气，乃闭口咳。还复以鼻纳气，咳则愈。向晨，去枕正偃卧伸臂胫，瞑目闭口无息，极胀腹两足再息，顷间吸腹，仰两足背拳，欲自微息，空腹为之。春三、夏五、秋七、冬九，荡涤五脏，津润六腑。又云：还向反望、侧望，不息七通。疗咳逆，胸中病寒热。

《遵生八笺》 明·高濂撰

四时调摄笺·秋·六气治肺法

吐纳用呬，以鼻微长引气，以口呬之，勿使耳闻。皆先须调气令和，然后呬之。肺病甚，大呬三十遍，细呬三十遍，去肺家劳热，气壅咳嗽，皮肤燥痒，疥癣恶疮，四肢劳烦，鼻塞，胸背疼痛。依法呬之，病去即止，过度则损。呬时用双手擎天为之，以导肺经。

《针灸大成》 明·杨继洲撰

卷十 婴童杂症

小儿咳嗽

掐中指第一节三下。若眼垂，掐四心。

《杂病源流犀烛》 清·沈金鳌撰

卷一 脏腑门·咳嗽哮喘源流

导引 《保生秘要》曰：伸足坐定双捏儿诀，用力撑起，低头躬身渐下，以两手扳足尖三次，随原诀用力仰起，次咽津下降幽阙。如此躬法二十四回，养静半香效。

运功 《保生秘要》曰：此证有三种：或感风寒而嗽，或因心火妄动，灾于肺窍，但用归元凝神一法封固，火不上行，肺窍不痒，其嗽自止。却寒嗽持守微用闭法，却火嗽但用封固取静，后引肾水浇灌肺火，周旋度数，肺得水润，嗽自然止。

《厘正按摩要术》 清·张振鋆撰

卷四 列证·咳嗽

分阴阳，二百遍。推三关，一百遍。推六腑，一百遍。推肺经，二百遍。掐二扇门，二十四遍。掐二人上马，二十四遍。揉肺俞穴，二百遍。掐五指节，二十四遍。掐合谷，二十四遍。运八卦，一百遍。揉大指根，一百遍。掐精宁，二十四遍。天门入虎口，五十遍。痰壅气喘，加掐精宁，三十六遍。掐板门，二十四遍。痰结壅塞，加运八卦，一百遍。干咳，加推六腑，一百遍。痰咳，加推肺经，加推脾经，加清肾水，加运八卦，各一百遍。气喘，加飞经走气，五十遍。凡推，用葱水。

六、食疗调摄

《肘后方》 晋·葛洪撰

卷之三　治卒上气咳嗽方第二十三

用釜月下土一分，豉七分，捣为丸，梧子大，服十四丸。

又方　乌鸡一头，治如食法，以好酒渍之半日，出鸡，服酒。一云：苦酒一斗，煮白鸡，取三升，分三服，食鸡肉，莫与盐食，则良。

治卒得咳嗽方

又方　饴糖六两，干姜（末之）六两，豉二两。先以水一升，煮豉三沸，去滓，纳饴糖，消，纳干姜，分为三服。

又方　以饴糖杂生姜屑，蒸三斗米下，食如弹子丸，日夜十度服。

又方　猪肾（细切）二枚，干姜（末）三两，水七升，煮二升，稍稍服，覆取汗。

又方　炙乌心食之，佳。

又方　猪胰一具，薄切，以苦酒煮，食令尽，不过二服。

卷之三　附方

崔元亮《海上方》疗嗽单验方

取好梨去核，捣取汁一茶碗，着椒四十粒，煎一沸，去滓，即纳黑饧一大两，消讫。细细含咽，立定。

孟诜云：卒咳嗽。

以梨一颗，刺作五十孔，每孔内以椒一粒，以面裹，于热火灰中煨，令熟，出，停冷，去椒食之。

又方　梨一颗，去核，纳酥、蜜，面裹，烧令熟，食之。

又方　取梨肉，纳酥中煎，停冷食之。

又，治一切肺病，咳嗽脓血不止。

好酥五斤，熔三遍，停取凝，当出醍醐，服一合瘥。

《备急千金要方》 唐·孙思邈撰

卷五下　少小婴孺方下

杏仁丸　主大人、小儿咳逆上气方。

杏仁三升，熟捣如膏。蜜一升，为三份。以一份纳杏仁捣，令强。更纳一份捣之如膏，又纳一份捣熟止。先食已，含咽之。多少自在，日三。每服不得过半方寸匕，则痢。

《太平圣惠方》 宋·王怀隐等辑

第四十六卷　治卒咳嗽诸方

治卒咳嗽，日夜不止方　杏仁（汤浸，去皮、尖，双仁，麸炒微黄）五两，生姜（去皮，切）二两。上件药，入炼熟蜜，和捣，丸如梧桐子大，每服以粥饮下二十丸，日四服。

取梨去皮、核，捣绞取汁一大盏，入椒四十粒，煎五七沸，去滓，又纳黑饧四两，更煎成膏，不计时候，服一茶匙，含化咽津。

第八十三卷　治小儿咳嗽诸方

杏仁煎方　治小儿咳嗽，声不出。

杏仁（汤浸，去皮、尖，入水一大盏，研滤取汁）二两，酥一合，蜜一合。

上件药，先以杏仁汁，于锅中，以重汤煮。减去半，入酥、蜜。又重汤煮二十沸，入贝母、紫菀末各一分，甘草末半分。更煎搅如饧。收瓷器中。每服，以清粥饮调下半钱。日三服，夜一服，嗽止为度。量儿大小，以意加减。

《养老奉亲书》 宋·陈直撰

上籍　食治老人喘嗽诸方第十

姜糖煎方　治老人上气咳嗽，喘息气急，烦热，不下食，食即吐逆，腹胀满。

生姜汁五两，砂糖四两。

上相和，微火温之，一二十沸即止。每度含半匙，渐渐咽汁尤益。

桃仁煎方　治老人上气，热，咳嗽引心腹痛，满闷。

桃仁（去皮尖，熬末）二两，赤饧四合。

上相和，微煎三五沸即止。空心，每度含少许，渐渐咽汁尤益。

桃仁粥方　食治老人上气咳嗽，胸中烦满，急喘。

桃仁（去皮尖，研）三两，青粱米（净淘）二合。

上调桃仁和米煮作粥，空心食之，日一服尤益。

饧煎方　食治老人上气咳嗽，烦热，干燥，不能食。

寒食饧四两，生地黄汁一升，白蜜三合。

上相和，微火煎之令稠。即空心每日含半匙，细咽汁，食后亦服，除热最效。

燠梨方　食治老人咳嗽，胸胁引痛，即多唾涕。

黄梨（刺作五十孔）一大颗，蜀椒五十粒，面二两。

上以蜀椒每孔纳一颗，软面软裹，放于塘灰火中，候煨令熟，去面，冷，空心切食，用二三服尤佳。不当，及热食之益甚，须羊肚肝羹治之。

甘蔗粥方　食治老人咳嗽，虚弱，口舌干燥，涕唾浓黏。

甘蔗汁一升半，青粱米（净淘）四合。

上以蔗汁煮粥，空心渐食之，日一二服，极润心脾。

地黄饮方　食治老人嗽咳，烦热，或唾血，气急，不能食。

生地黄半斤，研，加水取汁。

上以地黄汁煎作膏，空心渐食之，日一服，极效。

《太平惠民和剂局方》

宋·太平惠民和剂局编

卷十　治小儿诸疾

杏霜散　调肺气，利胸膈，治咳嗽，止痰逆。

粟米（炒）一斗六升，甘草（炒）十斤半，盐（炒）十六斤，杏仁（去皮、尖，麸炒，另研）十斤。

上为末。每服一钱，沸汤点服，不拘时。常服悦泽颜色，光润皮肤。

《普济方》 明·朱橚等编

卷一百五十九　咳嗽门·冷嗽

姜饴煎　治冷嗽。干姜（炮裂）三两（为细末），胶饴一斤。上拌匀，以瓷器盛，置饭上蒸，令极熟，每服一枣大。含化咽津，日五夜三。

卷一百六十　咳嗽门·咳逆上气

紫苏子粥　治上气咳逆，冷气，及腰脚中湿风，结气。上将苏子研汁、煮粥良。常服令人肥白身香。

《医方类聚》　朝鲜·金礼蒙等编

卷二百四十五　小儿门·咳嗽食治

冬麻子粥方　《食医心鉴》治小儿咳嗽气急，小便涩少，面目浮肿。

上冬麻子（研，取汁）三合，白米三合煮粥，空心食之。

又方　嫩桑枝（切）三合，楮枝三合，米三合。

上以水二升，煎桑、楮枝，取汁一升，去滓，煮米作粥食之。

备预百要方　小儿卒咳嗽，好梨一颗，刺作五十孔，每孔入真椒一粒，以面水和，作饼裹梨，外用湿纸裹两重，煨于焙灰中令熟出，停冷去椒，令儿吃之。

《因应便方》　明·潘之泮辑

卷一　一切咳痰

萝卜切下一盖，挖空心用蜜灌满，自早晒至晚露一宿，次早仍用原盖盖上，早晨饭上蒸熟，滚水空心常服妙。

《古今医统大全》　明·徐春甫辑

卷四十四　咳嗽门

《食医心镜》：治咳嗽膈满气，用桃仁（去皮、尖）四两，水一升，研取汁，和粳米二合，煮粥食之。

一方　治肺气，润五脏，胡麻二升，蒸曝为末，蜜一升炼和丸，常嚼服。

一方　治痰嗽，用贝母为末，砂糖丸，嚼化。

一方　治冷气膈胀咳嗽，用干姜末，热酒调五分服，兼治头旋效。

一方　治久患气嗽，用陈皮、生姜（焙干）、神曲等份为末，丸如梧桐子大。食后、夜卧米饮下三十丸，亦治膀胱气。

一方　治一切咳嗽肺疾不愈，或有脓血，用好酥五斤熔二遍，凝取当出醍醐，服一合即瘥。

一方　治劳嗽久患不已，以蓖麻叶不拘多少，晒干为末，用羖羊肝一具切片，以蓖麻叶末掺上，用炭火炙熟，不拘嚼吃。

一方　治积年上气咳嗽促喘，或唾脓血，用薏苡仁三两为末，水一升，煎三合，入酒一合，温服无时，大效。

一方　治热嗽，以紫花梨捣汁服，亦止消渴。

一方　治久气嗽，生诃黎一枚嚼咽，瘥后口无味，服槟榔汤一盏知味。

《医便》　明·王三才　饶景曜同辑

卷二·秋月诸症治例

玄霜膏　治吐血、虚嗽神效。乌梅（煎浓汁）四两，姜汁一两，萝卜汁四两，梨汁四两，柿霜四两，款冬花、紫菀各二两。俱为末，以上药制下听用。为用白茯苓十两，取净末半斤，用人乳三斤将茯苓末浸入，取出晒干，又浸又晒，乳尽为度。却将前冬花、紫菀末、柿霜、白糖并各汁，再加蜜糖四两和匀入砂锅内，慢火煎熬成膏，丸如弹子大，每服一丸，临卧时嚼化，薄荷汤漱口。半月即效而愈。

《种杏仙方》　明·龚廷贤撰

卷一　咳嗽

治新久咳嗽并连嗽四五十声者，用连皮生姜自然汁一勺，蜜一匙，同放碗内，重汤煮一滚，温服。

一方　治咳嗽。每晚临卧时，用大柿饼二三枚，蘸极细青黛末，慢慢嚼服。

一方 治痰嗽。用白糖、生姜捣烂，露一宿，白萝卜汤下。

卷三 小儿杂病

一方 治咳嗽发热，气喘吐红。用人参、天花粉等份为末，每服五分，蜜水调服。

《赤水玄珠》 明·孙一奎撰

治咳嗽感冒方及痰嗽热嗽。雪梨一个，开一窍，入明矾一钱，用纸封固，灰火中煨，令矾化梨熟为度，食之立愈，甚者不过二枚。

治痰嗽。细芽茶三四两浓煎，滤去渣，好蜜六两，水内炖滚，抹去沫，入浓茶内同煎二三沸，露一宿，空心温服一碗，二三次痊愈。

《万病回春》 明·龚廷贤撰

补遗方

治咳嗽肺痿、吐血气喘等症。用猪肺一个，倒悬滴尽血水，又用大萝卜十个捣烂，用新砂锅一个，水五碗。先煮煎萝卜烂，滤去渣，添蜜四两，鸡子清十个，不用黄，与蜜搅匀却装入肺内。又用款冬花、五味子、诃子（去核）各一钱，白矾五分，俱为末，通搅和蜜与鸡子清内入肺营，煮熟。空心服之，立效如神。

又方猪肺一个，洗净血水，若病人每岁用杏仁（去皮尖）一个，将肺以竹片签眼，每眼用杏仁一个，麻扎住，安瓷器内重汤煮熟，去杏仁不用。只吃此肺。轻者只用一具而已，重制二具吃。

《鲁府禁方》 明·龚廷贤撰

卷三 小儿

治小儿痰嗽方

甜梨一个，入硼砂一分，纸包水湿火

煨，熟吃，立愈。

治咳嗽方

杏仁（去皮尖）、胡桃肉各等份。

上二味为膏，入蜜少许，每一匙临卧姜汤下服之。

《东医宝鉴》 朝鲜·许浚等编

生姜 主咳嗽上气，生与干并治嗽。治嗽多用，以其辛能发散也。咳嗽喘急，生姜一升半，砂糖五两，同煎，减半，常服之。久患咳逆，生姜汁半合，蜜一匙，煎令熟，温分三服。

梨 主热嗽、卒咳嗽。梨一个，刺作五十孔，每孔纳胡椒一粒，面裹煨熟，停冷去椒食之。咳嗽胸痞，取雪梨去心，纳蜜蒸熟，停冷食之。

《寿世保元》 明·龚廷贤撰

咳 嗽

年老人，日久咳嗽，不能卧者，多年不愈。用猪板油四两，蜂蜜四两，米糖四两。上三味，熬成膏，时刻挑一起，口中噙化，三五日其嗽自止。

年久咳嗽吐痰

银杏膏，陈细茶（略焙，为细末）四两，白果肉（一半去白膜，一半去红膜，擂烂）四两，核桃肉（擂）四两，家蜜半斤。上药入锅内炼成膏，不拘时服。

久嗽，并连嗽四五十声者。用连皮生姜自然汁一勺，加蜜二茶匙，同放茶碗内。煎一滚，温服三四次即止。

《蒙竹堂集验方》 明·罗浮山人辑

治咳嗽

雄猪肺（不见水者）一个，桑白皮五钱，

蜜蜡一两。上盛肺管内共煮，空心食之妙。

治咳嗽妙方

麻油四两，蜜糖四两，生姜（自然汁）四两，诃子、明矾、五味各五钱。瓦罐煎来黑如漆，每日清晨进一匙。

《仁文书院集验方》 明·邹元标著

卷六 小儿科

小儿咳嗽伤风单方

薄荷（陈者）一钱，细茶五分，姜皮一钱。煎汤服即愈。

治小儿咳嗽不止方

薏苡仁一合，慈孝竹叶三十片。

上将薏苡仁捣熟洗净，用水二碗将前二味煮成粥汤，如吃汤与汤吃，吃粥与薏苡仁吃，三四次即好，忌油腻之物。

《婴童类萃》 明·王大纶撰

中卷 咳嗽论

煮肺药 治咳嗽日久，不肯服药，二方并效。

杏仁、款冬花、紫菀、贝母、五味、阿胶、甘草各一钱，为粗末。

用不着水猪肺一个，白蜜一两，酥油五钱和药，灌入肺管内，将绳扎紧，水煮熟，连汁食之，去药不用。

《红炉点雪》 明·龚居中撰

治虚热咳嗽，口干涕唾，用甘蔗汁一升半，青粱米四合，煮粥，日食二次，极润心肺。

《济人宝笈》 清·刘晓辑

治痰咳方

用白芝麻（去壳）一升，蜂蜜一斤。先将芝麻炒熟，始入蜜于内，炒成团子。每早用滚白水化服，能化痰、清火、止咳。

《冯氏锦囊秘录》

卷十二 儿科·咳嗽

润肺化痰膏

大白梨汁一斤，白茯苓（乳制，晒干，研极细末）四两，麦冬（熬汁）四两，用蜜一斤，川贝母（去心，研末）二两，核桃肉（去皮，净，捣烂）四两。

先将梨汁熬熟，次将蜜炼熟，入前药在内，再熬成膏。如痰有血，入童便四两在内，每早空心，白汤调半茶盅服。

《良朋汇集经验神方》

清·孙伟撰集

一方 治咳嗽等症。子姜汁，水萝卜汁，蜂蜜各三斤，黑豆（炒，磨面）一升，大麦脐（亦不拘，以多为妙）二碗。上二汁同蜜共熬，约有三四斤，方入豆麦二味于内，和匀为丸如桐子大。每服四五十丸，空心滚水送下。

又方 治久嗽吐血方。大萝卜一个，切出顶，内镂空，入祭灶黄、米糖令满，以原顶盖之，黄泥包裹，灰火煨熟服之，甚效。

《奇方类编》 清·吴世昌抄辑

卷下 小儿门

治小儿肺火夜间嗽喘久不止者

薏苡仁一合，山药三钱，竹叶三十片，梨二片，水二大碗，煎八分作茶吃，每日数次即愈。

《医病好药书》 佚名

百日咳

核桃仁、芫荽、蜂蜜、米粥、鸡蛋，一

同蒸吃。

《仙拈集》 清·李文炳集

卷三 小儿科

三汁膏 治咳嗽痰喘，神效。

萝卜汁、梨汁、姜汁各一钱，加蜜半盅蒸熟，不拘时服，亦治大人痰喘。

阳春白雪糕 年老幼弱补养并治，虚劳泄泻，腹胀喘咳等症，真健脾养胃之上品也。

白茯苓、山药、芡实、莲肉各四两，为末，陈仓米、糯米各半升，白砂糖斤半。

先将药、米二末用麻布袋盛放甑内，蒸极熟，取出放簸箕内，入砂糖同搅极匀，揉作一块，用小木印印作饼子，晒干收贮，男、妇、小儿任意取食，滚水送下，妙不可言。

观音茶 最补虚损，并治男、妇咳嗽，其效如神。

黑芝麻（微炒）、藕粉、山药（微炒）、黏黄米（面炒）、白糖各一斤，莲肉（微炒）八两。

为末，每日当茶汤，不拘多少，滚水冲服。

《同寿录》

清·曹氏原本　项天瑞增刊

消痰止嗽膏 米白糖一斛，好猪板油四两，谷雨前茶叶二两。水四碗，先将茶叶煎至二碗半，将板油去膜切碎，连苦茶、米糖同下熬化，听用，白滚汤冲数匙服之。

《静云斋集验方》 清·黄元基编

卷二 痰嗽

润肺止嗽歌

一两清油二两蜜，半两生姜自然汁，紫菀麻黄及杏仁，细辛桔梗宜添入，诃子枯矾

等二钱，慢火熬膏如黑漆，临睡每服三五匙，明朝咳嗽无踪迹。

肺燥咳嗽

松子仁一两，胡桃仁二两。研膏和熟蜜半两收之。每服二钱，食后沸汤点服。（《外台秘要》）

又方 鲜百合四两。蜜和蒸软，时时含一片咽津。（《圣惠方》）

干嗽不止

白蚬壳为细末。米饮调服一钱，日三服。（《救急方》）

痰饮咳嗽

萝卜子半升，淘净，焙干，炒黄为末。以糖饴和丸芡子大，绵裹食后含之，咽汁甚妙。（《胜金方》）

又方 百药煎、黄芩、炒橘红、甘草（炙）各等份。共为细末，蒸饼丸绿豆大，干咽数丸。（《濒湖医案》）

久嗽痰喘

萝卜子（炒）、杏仁（去皮、尖，炒）等份。蒸饼为丸麻子大，每服三五丸时津咽。（《医学集成》）

又方 生姜五两，糖饴半斤。煎熟食尽愈。（初虞氏《必效方》）

参贝陈皮 治日久痰嗽。

广陈皮（去白）八两，生甘草八两，乌梅肉四两。

先将陈皮（浸透，去白，漂净）一斤，止存八两，入砂锅内，煮去辣味为度，滤去汁干，另将甘草入砂锅，煮浓汁去渣，又下乌梅肉同煮浓汁，滤过再加清盐等件。

青盐（化水，去泥渣）四两，白蜜二两，川贝母（研极细末）一两，人参（研细末）五钱，硼砂（研细末）五钱，临后筛上拌匀。

以上五味，拌入陈皮内收干，药汁晒干，以瓷瓶收贮，勿令泄气。

咳嗽不止方

生姜（捣烂）五两，饴糖一斤。

共熬熟，不时噙化，食尽即止，神效。

《种福堂公选良方》 清·叶桂原著

卷二 咳嗽

治痰嗽诸虚奇验神方

藕汁、梨汁、萝卜汁、人乳、姜汁、白糖、砂糖、童便各四两。

将八味放瓷瓶内，用炭火熬煎，只剩一斤为止。每日空心白滚汤送下四钱，服完即愈。如能常服，则精神强健，永无虚损。

治小儿吼嗽并大人咳嗽屡验方

款冬花三钱，晶糖五钱。

将二味放茶壶内，泡汤当茶吃，自然渐愈。

《文堂集验方》 清·何京辑

卷一 咳嗽

秋月肺燥咳嗽：嗽多痰少，午后至夜更甚。

松子仁一两，胡桃肉二两，研膏加熟蜜五钱和匀，每服二钱，食后沸汤点服。日久痰多者，加北五味子二钱，屡效。

肺郁痰嗽，胸膈疼痛，夜卧不安者。

贝母、杏仁各等份，共捣研，入姜汁、白糖蒸饼为丸，夜卧含化。

痰嗽：胡桃肉三枚，生姜三片，卧时嚼服，即饮汤二三呷再食。

胡桃三枚，生姜三片，缓缓嚼下，数次即效。

气壅痰盛者，用雪梨一个，开一窍，入白矾一钱，用纸封固，隔水蒸熟食。二三次愈。

食积痰嗽，萝卜子半斤，焙燥炒为末，

以糖和丸如樱桃大，绵裹含化汁下，甚效。

久嗽不愈：叭哒杏仁（去皮、尖）四两，胡桃肉（泡，去衣）四两，上白糖六两，共捣如饴，时时入口含化。如痰未尽，加川贝母五钱同捣，能治一切久嗽及体虚，午后面赤气冲至晚更盛者，屡效如神。

涤痰散 陈广皮先用泉水洗净，每一斤入食盐四两，同入水浸过一指。锅内煮干，略去筋膜，切作小片炒干，每陈皮一两入粉甘草二钱，共为末。每日早晚服二匙，白汤调下。能清肺消痰，定嗽，解酒毒，除一切痰火甚效。

痰火：选老足西瓜一个，刮去青皮，钻一孔入白蜜一碗，绳络挂于当风处，过冬春天取用。凡痰火者，止服半小盅立愈。天萝水（霜降后三日，丝瓜藤三四株，离地三四尺割断，倒插入瓶中，取汁存用），痰火者以滚水冲服甚效。

如兼烦渴者，用生萝卜汁以瓦罐熬稠，入熟蜜少许点汤饮。年久不愈者，用饴糖二两、豆腐浆一碗煮化，多服即愈。鸡蛋用豆腐浆冲服，久则自效，盖鸡蛋能去喉中之风也。

痰喘咳嗽：藕汁、梨汁、白果汁、萝卜汁各等份，和匀，铜锅内熬成膏，随意服之。

喘急欲绝者：韭菜汁，服之可治。

《回生集》 清·陈杰辑

卷上 中热中风疯癫吼咳痰症门

咳嗽 川贝母、茶叶各一钱，冰糖三钱共为末，滚水送下。

久咳不瘥 黄明胶、淡豆豉、薄荷各一钱，葱白一寸。煎汤，时时温呷之。

《平易方》 清·叶香侣辑

肺痿久嗽 用羊肺一具，洗净，以杏仁、柿霜、真豆粉、真酥各一两，白蜜二两，和匀，灌肺中，白水煮食之。

化痰治嗽，丝瓜烧存性为末，枣肉和丸弹子大。每服一丸温酒下。

《万病治疗指南》 清·叶慕樵撰

肺热咳嗽 松子仁一两，胡桃仁二两。研膏，和热蜜五钱收之，每服二钱。食后沸汤点服。

《验方新编》 清·鲍相璈辑

又方 雪梨四两，生姜一两。共捣汁去渣，加蜜四两，共煎数沸，入瓷器内封固。不拘时服一剂，即愈。无病亦可服，最能滋阴降火，忌食萝卜。

咳嗽气喘 生山药（捣烂）半碗，甘蔗汁半碗。和匀炖，微热服，立止。

小儿昼夜咳嗽，食少发黄，此脾虚也。用真山药一味煮熟，加糖调服，神效之至。

《慈幼便览》 清·文晟撰

咳 嗽

痰壅喘咳

川贝母（用淡姜汤润湿，饭上蒸过）五钱，甘草（半生半熟）二钱五分，共研细末，砂糖为丸，龙眼核大，每服一丸，米饭化服。

小儿百晬嗽不止

生姜自然汁一杯听用，蜂蜜四两，炼熟听用。

每用姜汁一匙，蜜二匙，白汤调服，每日五六次。

《经验选秘》 清·胡增彬辑

卷 一

久嗽连至四五十声 生姜汁半杯，白蜜

二匙，同放茶碗内，滚水冲服三四次即愈。

咳嗽气喘 生山药半碗，捣烂，甘蔗汁半碗，和匀，炖微热。服立止。

小儿昼夜咳嗽，食少发黄 此脾虚也，用真山药一味煮熟，加糖调服，神效。

痨症咳嗽

枇杷膏 专治气血两虚，劳伤虚损，吐血，咳嗽发烧，身体瘦弱，四肢酸软，精神疲倦，腰背疼痛，饮食不进，以及一切不足弱症，服之屡效，咳嗽尤应验如神。轻者二三料，重者四五料除根。贫富可用，不必另服别药，免致误用害事。即无病，常服可保身强神旺。此方得自仙授，药极平易，功最神奇，见者广传，功德无量。

枇杷叶（新鲜者佳，毛刷洗净）七十片，大雪梨（深脐者佳，去皮，心，切片用）二个，白蜜（先熬滴水成珠，大便干燥者多加，大便溏泻者不用，以白糖代之）二两，大枣（或黑枣、徽枣皆可，去核）半片，建莲肉（去心，不去皮）四两。

先将枇杷叶放铜锅内，砂锅亦可，以河水煎出浓汤，用稠沥清汁，去叶与渣不用。后将梨、枣、莲、蜜和入煎，以莲肉融烂为止，用瓷瓶收贮，随意温热食之。凡虚病，服药多则脾胃受伤，饮食减少，病更加重。虚弱咳嗽者，若不早治，肺损难治，惟此方最益肺脏，治咳嗽应效如神。如虚弱并不咳嗽者，枇杷叶不用，只用河水同煮。咳嗽多痰者，加川贝母（研极细末）一两，俟煮熟时入内煮一二滚取起。若吐血，用藕节二十一个，捣汁同煮。冬月多制，久收不坏，夏月随食随制。

《医学集成》 清·刘仕廉编

咳 嗽

胃冷久咳。肥鸭一只，剖去肠杂，入人

参、焦术、肉桂、炖食。或猪肚一个，入生姜四两，顿食。

年老久咳，夜卧难安。猪板油四两，煎去渣，入饴糖、蜂蜜、胡桃各四两。开水冲服，加白梨膏更效，嚼化亦可。或猪心肺一副，蜂蜜四两，甜杏仁四十九个，姜汁半杯，入肺管内炖熟，睡醒时服。

《（集选）奇效简便良方》

清·丁尧臣辑

卷三 小儿

痰喘 核桃去壳，连皮捣烂，麦芽煎水，加冰糖冲服。

《医学探骊》 清·康应辰撰

卷六 小儿科

止小儿咳嗽方

川贝母（细研）五分，甜梨一个。

将梨系连梨起下一块，再将梨核挖出，入药面与内，再将原起之梨系封固，入水内煮熟，烂捣如泥，以白布拧汁，与小儿饮之。

《医学衷中参西录》 张锡纯撰

治阴虚劳热方

珠玉二宝粥 治脾肺阴分亏损，饮食懒进，虚热劳嗽，并治一切阴虚之证。

生山药二两，生薏米二两，柿霜饼八钱。

上三味，先将山药、薏米捣成粗渣，煮至烂熟，再将柿霜饼切碎，调入融化，随意服之。

水晶桃 治肺肾两虚，或咳嗽，或喘逆，或腰膝酸疼，或四肢无力，以治孺子尤佳。

核桃仁一斤，柿霜饼一斤。

先将核桃仁饭甑蒸熟，再与柿霜饼同装入瓷器内蒸之，融化为一。晾冷，按意服之。

薯蓣粥 治阴虚劳热，或喘或嗽，或大便滑泻，小便不利，一切羸弱虚损之证。

生怀山药（轧细过罗）一斤。上药一味，每服用药七八钱，或至一两。

和凉水调入锅内，置炉上，不住以箸搅之。两三沸，即成粥服之。

《秘本丹方大全》 上海广文书局编

诸般咳证丹方

咳嗽 香橼去核，切薄片，以清酒同研，入砂罐内，煮令熟烂，自黄昏至五更为度，用蜜拌匀，当睡中唤起，用匙挑服，甚效。

用生西瓜子肉与糖，研末极细，服之，甚验。

咳嗽上气 荞麦粉四两，茶末三钱，生蜜二两，水一碗，顺手搅千下饮之。良久，下气不止，即效。

咳嗽气喘 鲤鱼一尾，去鳞，纸裹炮熟，去刺，研末，同糯米煮粥，空心服。

《单方大全》 广文书局编

上气咳嗽，用枣二十枚，去核，以酥四两，微火煎入枣肉中，以酥尽，取收之。常含一枚，微微咽之，取瘥。

芫荽、冰糖冲服，三服即愈。

香橼去核，薄切片，以酒煮熟，用蜜拌匀，睡起服，甚验。

落花生半斤，生剥去衣，臼中捣碎，放瓦罐内，加清水煮之。沸后，面有浮油一层，用瓢舀除，酌加冰糖少许，再煮，至汁同人乳形，分一半，于临卧时服。余一半，明晨温热服之，连服五六次，即愈。

《经验奇方》 徐筱农编

冬令久咳方 夏令伏天西瓜半个，挖碎，入烧酒一杯，和匀，食瓜中之酒水，冬令不发咳嗽。

《丹方精华》 朱振声辑

咳 嗽

肺病咳嗽 陈海蜇清水洗净，使无咸味，和以冰糖，约十分之四，同放盖碗内，饭上蒸熟，蛰化为水，咳时饮一二口，久饮能愈。

橄榄七枚，冰糖七粒。蒸服亦愈。对于风寒咳嗽，尤效。

年久咳嗽 紫苏煎浓汁，早晚冲鸡蛋服，神效。

痰喘咳嗽 向日葵梗，去皮取肉三两，煎汤。服之亦效。

《食物疗病新编》 何梦莲

咳嗽喘息类

感冒风寒，头痛鼻鸣微咳等症 糯米半合，清水二碗，生姜五至六片。将米洗净后，和水、姜同放在瓦煲内煮一二沸，次入带须大葱约五至七个煮至米熟，再和酸醋小半杯，入内和匀。乘热食粥，或饮汤亦可以，即于无风处睡，以汗出为度。

伤寒咳嗽 糖一两，红枣一两，生姜一两五钱。清水三碗煎至一碗。乘热饮之，服后汗出为度，不效再服。

咳嗽 野莴苣（连根带叶）二根，用水洗净，下清水二碗，煮一碗。

七、医　案

朱丹溪医案　元·朱震亨

治一男子，三十五岁。因连夜劳倦不得睡，感嗽疾。痰如黄白脓，嗽声不出，时初春大寒，医与小青龙汤四贴。觉咽喉有血腥气上逆，遂吐血线自口中左边出一条，顷遂止。如此每一昼夜十余次，诊其脉弦大散弱，左大为甚，人倦而苦于嗽。丹溪云：此劳倦感寒。因服燥热之剂以动其血，不急治，恐成肺痿。遂与参、芪、术、归、芍、陈皮、炙甘草、生甘草、不去节麻黄，煎成，入藕汁，服两日而病减嗽止。却于前药去麻黄，又与四贴，而血证除。脉之散大未收敛，人亦倦甚，食少，遂于前药去藕汁，加黄芩、砂仁、半夏。至半月而安。

治一人，年五十余。患咳嗽，恶风寒，胸痞满，口稍干，心微痛，脉浮紧而数，左大于右。盖表盛里虚，问其素嗜酒肉，有积，后因接内，涉寒冒雨忍饥，继以饱食酒肉而病。先用人参四钱，麻黄连根节一钱五分，与二三帖。嗽止寒除，改用厚朴、枳实、青陈皮、瓜蒌、半夏为丸。参汤送下，痞除。

（《古今医案按》）

薛立斋医案　明·薛己

脾肺亏损咳嗽痰饮等证

大参李北泉，时吐痰涎，内热作渴，肢体倦怠，劳而足热，用清气化痰益甚。余曰：此肾水泛而为痰，法当补肾。不信，另进滚痰丸一服，吐泻不止，饮食不入，头晕眼闭，始信。余用六君子汤数剂，胃气渐复，却用六味丸，月余诸症悉愈。

鸿胪苏龙卿，咳嗽气喘，鼻塞流涕。余用参苏饮一剂，以散寒邪，更用补中益气汤，以实腠理而愈。后因劳怒仍作，自用前饮益甚，加黄连、枳实，腹胀不食，小便短少。服二陈、四苓，前症愈剧，小便不通。余曰：腹胀不食，脾胃虚也；小便短少，肺肾虚也；悉因攻伐所致。投以六君加黄芪、炮姜、五味二剂，诸症顿退，再用补中益气汤加炮姜、五味，数剂痊愈。

地官李北川，每劳咳嗽。余用补中益气汤即愈。一日复作，自用参苏饮益甚。更服人参败毒散，项强口噤，腰背反张。余曰：此误汗亡津液而变症矣。仍以前汤加附子一钱，四剂而痊。

职坊王用之，喘嗽作渴，面赤鼻干。余以为脾肺有热，用二陈加芩、连、山栀、桔梗、麦门而愈。

司厅陈国华，素阴虚，患咳嗽，以自知医，用发表化痰之剂，不应；用清热化痰等药，其症愈甚。余曰：此脾肺虚也。不信，用牛黄清心丸，更加胸腹作胀，饮食少思，足三阴虚证悉见。朝用六君、桔梗、升麻、麦门、五味补脾土以生肺金；夕用八味丸，补命门火以生脾土，诸症渐愈。

《经》云：不能治其虚，安问其余？此脾土虚不能生肺金而金病，复用前药而反泻其火，吾不得而知也。

中书鲍希伏，素阴虚，患咳嗽，服清气化痰丸及二陈、芩、连之类痰益甚，用四物、黄柏、知母、玄参之类，腹胀咽哑，右关脉浮弦，左尺脉大。余曰：脾土既不能生肺金，阴火又从而克之，当滋化源。朝用补中益气加山茱萸、麦门冬、五味；夕用六味地黄加五味子。三月余，喜其慎疾得愈。

武选汪用之，饮食起居失宜，咳嗽吐痰，用化痰发散之药，时仲夏，脉洪数而无力，胸满面赤，吐痰腥臭，汗出不止。余曰：水泛为痰之症，而用前剂，是谓重亡津液，得非肺痈乎？不信，仍服前药，翌日果吐脓，脉数左三右寸为甚，始信。用桔梗汤一剂，脓、数顿止，再剂全止，面色顿白，仍于忧惶。余曰：此症面白脉涩，不治自愈。又用前药一剂，佐以六味丸治之而痊。

锦衣李大用，素不慎起居，吐痰自汗，咳嗽发热。服二陈、芩、连、枳壳、山栀之类，前症不减，饮食少思。用四物、二陈、芩、连、黄柏、知母、玄参之类，前症愈甚，更加胸腹不利，饮食益少，内热晡热；加桑皮、紫苏、杏仁、紫菀、桔梗之类，胸膈膨胀，小便短少；用猪苓、泽泻、白术、茯苓、枳壳、青皮、半夏、黄连、苏子，胸膈痞满，胁肋膨胀，小便不通；加茵陈、葶苈，喘促不卧，饮食不进。余诊之，六脉洪数，肺肾二部尤甚。余曰：脾土既不能生肺金，而心火又乘之，此肺痈之作也。当滋化源，缓则不救。不信，后唾脓痰，复求治。余曰：胸膈痞满，脾土败也；喘促不卧，肺金败也；小便不通，肾水败也；胁肋膨胀，肝木败也；饮食不化，心火败也。此化源既绝，五脏已败。然药岂能生耶？已而果然。

儒者张克明，咳嗽。用二陈、芩、连、枳壳，胸满气喘，侵晨吐痰；加苏子、杏仁，口出痰涎，口干作渴。余曰：侵晨吐痰，脾虚不能消化饮食；胸满气喘，脾虚不能生肺金；涎沫自出，脾虚不能收摄；口干作渴，脾虚不能生津液。遂用六君加炮姜、肉果，温补脾胃。更用八味丸，以补土母而愈。

一男子，夏月吐痰或嗽，用胃火药不应。余以为火乘肺金，用麦门冬汤而愈。后因劳复嗽，用补中益气加桔梗、山栀、片芩、麦门、五味而愈。但口干体倦，小便赤涩，日用生脉散而痊。若咳而属胃火有痰，宜竹叶石膏汤；胃气虚，宜补中益气加贝母、桔梗；若阴火上冲，宜生脉散送地黄丸，以保肺气生肾水。此乃真脏之患，非滋化源决不能愈。

一妇人，患咳嗽，胁痛发热，日晡益甚。用加味逍遥散、熟地，治之而愈。年余，因怒气劳役而前症仍作，又太阳痛，或寒热往来，或咳嗽遗尿，皆属肝火血虚，阴挺痿痹。用前散及地黄丸，月余而瘥。

表弟妇，咳嗽发热，呕吐痰涎，日夜约五六碗，喘咳不宁，胸痞躁渴，饮食不进，崩血如涌。此命门火衰，脾土虚寒。用八味丸及附子理中汤加减，治之而愈。

上舍陈道复长子，亏损肾经，久患咳

嗽，午后益甚。余曰：当补脾土，滋化源，使金水自能相生。时孟春，不信，乃服黄柏、知母之类。至夏吐痰引饮，小便频数，面目如绯。余以白术、当归、茯苓、陈皮、麦门、五味、丹皮、泽泻四剂，乃以参、芪、熟地、山茱为丸，俾服之，诸症顿退，复请视。余以为信，遂用前药，如常与之。彼仍泥，不服，卒致不起。

（《内科摘要》）

一儒者，素勤苦，恶风寒，鼻流清涕，寒栗，嚏喷，服祛风之药，肢体麻木，倦怠，痰涎自出，殊类中风。余以为风剂耗散元气，阴火乘其土位也。遂以补中益气汤加麦门、五味治之而安。

一儒者，每至春咳嗽，用参苏饮之类乃愈。后复发，仍用前药，反喉喑，左尺洪数而无力。余以为肾经阴火刑克肺金，以六味丸料加麦门、五味、炒山栀及补中益气汤而愈。

嘉兴周上舍，每至夏患咳嗽，服降火化痰之剂，咳嗽益甚，脾肺肾脉皆浮而洪，按之微细。余曰：此脾土虚不能生肺金，肺金不能生肾水，而虚火上炎也。朝用补中益气汤，夕用六味地黄丸而痊。后至夏，遂不再发。

一男子，夏月唾痰或嗽，用清胃火药，不应。余以为火乘肺金，用天门冬汤而愈。后因劳复嗽，用补中益气汤加桔梗、山栀、片芩、麦门、五味而愈。但口干，体倦，小便赤涩，日用生脉散而痊。

一男子，神劳，冬月患咳嗽，服解散之剂，自以为便。余曰：此因肺气虚弱，腠理不密，而外邪所感也。当急补其母，是治本

也。始服六君子汤，内去参、术，反加紫苏、枳壳之类，以致元气益虚，生肺痈而殁。

太守钱东圩，先患肩疽，属足三阴虚，火不归源，用壮水之主以制阳光而愈。余曰：疮疾虽愈，当屏去侍女，恐相火一动，其精暗流，金水复竭，必致变症。后果喘嗽，痰出如涌，面目赤色，小便淋涩，又误认为外感风寒，用麻黄汤表散，汗出不止。迎余视之，其脉已脱，惟太冲未绝。余曰：此脾虚不能摄涎，肾虚不能生水，肺虚不能摄气，水泛为痰，虚寒之证也。辞为难治，勉以益火之源以消阴翳而愈。继又劳伤神思，外邪乘之，仍汗出亡阳，以致不起。

（《明医杂著》薛己注）

周慎斋医案　明·周之幹

一人咳嗽，粪黑，医以为火，予投桂、附温其下焦而愈。盖病有阳有阴。阴者，粪虽软，落水而沉；阳者，粪虽极燥，落水而浮。此证中气虚寒，火浮于上，故咳嗽。三阴在下，纯阴无阳，故粪黑也。温暖下焦，阳气归元，则嗽止而黑自除。若以火论之，不明之甚也。

一人咳嗽，喉咙紧急，渐渐吐红，又兼肠风，已半年矣。予看得久病伤脾，脾脏润泽之气不升于肺，肺气不降而成火，故咳嗽喉紧；脾不统血，故吐血、肠风。用白术二钱，甘草一钱补脾，陈皮一钱理气，煨姜二钱散火。服五帖，病减半，次升提之，用补中益气汤十帖；次调和气血、消痰，用八珍汤加半夏、陈皮，二帖而痊。

一妇恼怒后，身热咳嗽，吐血痰，臭气难闻，胸膈饱闷，背胀。此郁火，宜发之。紫苏、干葛、桔梗、前胡、枳壳、半

夏、杏仁、五味、白芍、甘草、苡仁、生姜，一服而痊。

（《慎斋遗书》）

王肯堂医案　　明·王肯堂

邹姓，久患房劳，咳嗽阴虚，腰脊疼痛，气急多汗，脉浮洪有力。

案：阳明、少阴二火相铄，故肺俞不清也。

大麦冬（连心）六钱，连翘心一钱，桔梗二钱，苡仁三钱，竹叶心钱半，沙苑蒺藜二钱，黑豆皮三钱，黑芝麻二钱，女贞子三钱，苦楝子一钱，胡桃肉钱半，浮小麦一撮。

释：此己未清明后十日方也。客气少阴主事，月建与天运俱在阳明。阳明者，二火合并之区也。又有少阴之君火，同恶相济，此肺金之所以受灼也。方用壮水之味，以制火而涵金，人所易晓，惟用少阳之味，以配少阴而和其气，兼寓用甲化己之意，以防太乙贵人之祸，则有神妙不测之机在焉，读者详之。

又换方。

案：当丁火主令之时，而乙木不足以生之，由壬水不能生乙木也。壬水泛，故庚金亏；庚金亏，则愈不能生壬水，而壬水反欺之。其理如环也。学此者最宜留心于子母颠倒、主客凌驾之处。

知母（土炒）四钱，丹参三钱，茺蔚子三钱，菟丝子二钱，麦冬五钱，土拌熏，黑料豆（炒）六钱，茯神四钱，白芍二钱，金石斛三钱，炙甘草二钱，扁豆（土炒）二钱半，女贞子四钱，灯心三十寸。

一剂，分早晚服，服八剂。

释：此小暑前五日方也。月建午火，天运少羽，客气正当太阴之令，丁火为土母，壬水为土妻，而庚又为土子，皆贵人一家眷属也。调和贵人最难，既不敢克，又不可补，惟有略用谷类炒香以悦之，兼养其眷属以安

之，庶几不冒犯贵人，而水火可潜归其度耳。然少羽属癸水，实贵人之所恶也，故用戊土以化之，使归并于丁火，为生土之用，则不患其凌驾矣。金生水者也，乃水上泛而金反沉，此之谓子母颠倒。火土为此证之病，而反居主位，水为此证之药，而反居客位。居主位者不宜直折，居客位者不便援引，此之谓主客凌驾。此时欲求调和于主客之间者，舍庚金无从也。

又换方。

案：肺火正盛之时，肾火亦随之而起，心火不下交，肝火不上养，当仍用前方加麦冬（如前制）共六钱，制首乌（土炒）三钱，白及（酒蒸三次）二钱，丹皮一钱，金狗脊三钱，白扁豆（如前炒）共五钱，枸杞子三钱，灯心用五分。再服八剂。

释：此小暑后五日方也。月建换交未土，并入太阴贵人为一气。太阴固应湿土，而手太阴湿金之气亦感之而起，故兼理之。其法不外导金以生水而已。

又换方。

案：云涛司马子曰：先生尝与馥等论此证矣：如孤军将溃，四面楚歌，计惟有静以镇之，或可转客为主。今幸中央一军尚未骚动，其西北两军哗嚣少戢，亦此六十日内安抚之力耳，未足恃也。愚于先生之大法不敢移易，今准而用之。

汤批：此证五脏皆虚，惟土脏得太乙天符之助，故中宫稍觉安静耳。

贝母（酒焙）二钱，制首乌四钱，龟甲（用醋洗熏）四钱，红花一钱薤白二钱，金石斛钱半，黑山栀钱半，茯神三钱，芡实四钱，女贞子三钱，枯荷蒂四个，白术（土炒）二钱，桔梗二钱，黑料豆（盐水洗，炒）四钱，丝瓜花蒂二钱，灯心三分，旱莲草根一钱。

释：此大暑前五日方也。论时当以火土二脏为主治，而论证则以金水二脏为切要。今云西北两军少戢，则金水稍有根基矣，借

湿土之气以生金而壮水，亦自然之理也。

后五日换方。

案：宜去浮荡之火，而存真实之火，亦大法也。小子识之。

胡桃肉（捣拌）、益智仁同炒，各四钱，炙甘草三钱，枸杞子（土炒）三钱，女贞子三钱，黄芩二钱，茯苓二钱，冬葵子（炒杵）二钱，益母草（酒炒）二钱，苡仁钱半，钩藤（蜜炙）三钱，黑豆皮二钱，覆盆子（糯米汁炒）一钱，黄柏（盐水焙）二钱，鸡内金四个（四为金数也）。自记服六剂。

释：客气换交少阳，若在他手，第见其形证脉象，而不能参透气运之理，则必纯用清凉以戕其生火者，皆必由丁火以发其机。况酉金属肺，又为心舍，故方内多用滋降心火之味为主，而以平木火、清燥火之味为用。大凡肺肾虚燥之证，最难调治，况此证实由房劳过度而起。肾水干枯，虚阳上越，非我师之识力过人，其能阅半载而起沉疴乎？至用方之理法，旁见侧出，圆通周密，有不能刻舟求剑者。读者合前后而熟玩之，苟有会心，轩岐经旨，庶不绝于人间耳。

吴姓，三十，咳嗽旧疾举发。脉虚数。（注：两寸不沉，火铄金也。）

案：莲峰李子曰：固属阴虚之疾，然此时却以清降为宜。

麦冬三钱，木通二钱，马兜铃钱半，北沙参一钱，天冬钱半，郁金四钱，山萸肉二钱，降香末二钱，黄柏一钱，服五剂后，加桑皮二钱、黑芝麻二钱、红花八分，再服四剂。

释：此乙卯年小满后九日方也。月建巳火，天运太羽，客气逆行，太阴主事。巳火者，太阳丙火也。太羽者，太阳寒水也。合于太阴之湿金，丙辛所以化也。然而湿土究不容略，故用降香以舒之，用萸肉以配之。

甲己合而土化成矣。

岑氏，冷嗽痰饮气急不眠，脉虚滑，左寸沉，右寸数。

案：此痰系寒积而成，今气运适在戊巳之分，故举发较重也。

肉苁蓉钱半，山慈菇三钱，砂仁一钱，红曲一钱，白花百合三钱，玉竹二钱，郁金钱半，茯苓二钱，石菖蒲二钱，降香末一钱，北沙参一钱，木瓜钱半，金石斛钱半，车前子钱半，胆星五分。

释：此丙辰年小寒日方也。月建丑土，客气系太阴在泉主事，戊巳二土，阴阳出入，本自相为表里，故用药之意亦觉显明易晓也。

邹姓，十七，咳嗽吐血，发热不已。脉象虚大。

案：从来脾经易收而易泄。以位居中央，为上天下泽之所交气耳。此症宜摄土而滋水。盖水弱则易于浮荡，水荡则土垣难固，土垣溃则水更易涸矣，此理可推也。

黄芩二钱，丹皮二钱，地骨皮二钱，枸杞子二钱，青木香二钱，白薇二钱，白及一钱，侧柏叶一钱，红曲（土炒）二钱，甘草节八分，老松节一钱，当归三钱，炒栀八分，木瓜八分，摩萝藤三钱，青荷茎五钱。阴阳水煎，服六剂。

释：此辛酉年芒种后十二日方也。客气逆行，应属太阴主事，而阳明实为司天之气，故用黄芩、地骨、归身、白及以理手足太阴，而又用白薇、红曲以理阳明也。然土兼水化之年，水气本弱，故用松节、枸杞、摩萝以滋水而疏土，又用荷茎、柏叶、丹皮、炒栀清少微之热者，因月建也。至用木瓜、木香、草节，亦以疏理湿土，使不得阻金水相生之路耳。

（《医学穷源集》）

陆养愚医案　明·陆嶽

咳嗽痰红清上补下治验

陈曙仓尊正，咳嗽吐痰有血，有时纯血，有时纯痰，有时痰血相半，夜热头眩，胸膈不舒，脚膝无力，医用滋阴降火之药已半年矣。饮食渐少，精神渐羸。余诊其脉，两寸关沉数而有力，两尺涩弱而反微浮。曰：此上盛下虚之证也。上盛者心肺间有留饮瘀血也，下虚者肝肾之气不足也。用人参固本丸令空腹时服之，日中用贝母、苏子、山楂、牡丹皮、桃仁、红花、小蓟，以茅根煎汤代水煎药服之。十帖痰清血止，后以清气养荣汤与固本丸间服，三月后病痊而受孕。

卢绍庵曰：上盛下虚之证比比，治之见效者寥寥。先生乃令空腹吞固本丸、二冬、二地、人参以固其本；食远用清火行瘀之品，以治其标。下虚则培之，上盛则抑之，上下攻补，并行不悖。

咳嗽胁痛消解治验

吴逊斋，是年十月，间患咳嗽身热胁痛，即来邀予。余适往吴江，比至已六日矣。日轻夜重，寝食俱废。逊斋以年高病骤为虑，及诊其脉，左手浮弦，右手弦滑。余谓之曰：此内有食积痰饮，外感风邪所致也。少为消导而疏散之，即愈矣。因用苏叶、柴胡以解其表，青皮、白芥以治其胁，桑皮、前胡、杏仁以治其嗽，陈皮、半夏以清其痰，山楂、枳实以消其食，二剂而减，四剂脱然。逊斋曰：病到君乎，如摧枯拉朽，何也？余曰：病原轻，特不使之重耳。逊斋以为朴而谦，更加敬服。

（《陆氏三世医验》）

程茂先医案　明·程从周

陆永锡文学令婶，年三十五岁，孀居二载，六月间患咳嗽内热，夜不安寐，吐痰每次半碗许。若咳时痰不得出，则咳声不休，饮食减少，面色微黄，但觉膝内隐隐痛，起则遍身皆痛，如此半月余矣。初邀余诊视，六脉弦滑约五至，两尺近弱。余曰：此脾经湿郁而然。脾土受郁，久则为热，上蒸于肺，故令咳嗽。金虚则脾土弱，饮食不作，肌肤悉皆化为痰涎矣。盖足膝内痛起，则延及遍身皆热痛者，乃足三阴血虚故也。《经》云：阴虚生内热。乃以加味逍遥散倍当归加二母、地骨皮、麦冬、陈皮、酒芩之类，未效。彼欲急于见功，更医，又用枳、朴驱痰流气之剂，嗽愈甚，痛愈急。七日后复请余诊视，六脉缓弱无力。余曰：证属血虚，医反流气，所谓诛罚无过，宜乎病加重也。乃以前方加人参一钱，煎服数剂，嗽止热除，再服十余剂，诸症悉愈。仍复制丸药一料调理，以戒不虞。

郝仲彀乃孙甫五龄，质颇厚，季春时患咳嗽痰壅，夜卧烦躁，且不时鼻衄，或点滴，或成流，医治多时，有作肺火而用栀、芩、知、贝者；有作阴虚而用归、芍、地黄者，药俱罔效。邀余脉之，知其为寒包火也。《经》云：火郁则发之。乃重用麻黄汤表散寒邪，开其腠理，火气得泄，嗽衄俱除。乃姊长其二龄，亦同时咳嗽、鼻衄，照前法治之并愈。

（《程茂先医案》）

赵献可医案　明·赵献可

一男子年五十余岁，病伤寒咳嗽，喉中声如锯。与独参汤，一服而锯声除，至二三服而咳嗽亦渐退，服二三斤病始痊愈。（此阳虚之案）

（《医贯·卷四·咳嗽论》）

李中梓医案　明·李中梓

文学金伯含，咳而上气，凡清火润肺、化痰理气之剂，几无遗用，而病不少衰。余诊其肾脉大而软，此气虚火不归元。用人参三钱，煎汤送八味丸五钱，一服而减。后于补中益气汤加桂一钱，附子八分，凡五十剂，及八味丸二斤而瘥。

太学史明麟，经年咳嗽，更医数十人，药不绝口，而病反增剧。自谓必成虚劳。余曰：不然，脉不数不虚，惟右寸浮大而滑，是风痰未解，必多服酸收，故久而弥甚。用麻黄、杏仁、半夏、前胡、桔梗、甘草、橘红、苏子，五剂知，十剂已。

张远公，三年久嗽，服药无功，委命待尽。一日以他事适余居，自谓必不可治，姑乞诊之。余曰：饥时胸中痛否？远公曰：大痛。视其上唇，白点如糟者十余处，此虫啮其肺。用百部膏一味，加乌梅、槟榔与服。不十日而痛若失，咳顿止矣。令其家人从净桶中觅之，有寸白虫四十余条，自此不复发。

（《医宗必读·卷九·咳嗽》）

叶天士医案　清·叶桂

寒

某五三　寒伤卫阳，咳痰。

川桂枝五分，杏仁三钱，苡仁三钱，炙甘草四分，生姜一钱，大枣二枚。

某三九　劳伤阳气，形寒咳嗽。

桂枝汤加杏仁。

某四四　寒热咳嗽，当以辛温治之。

桂枝汤去芍，加杏仁。

某五十　形寒，咳嗽，头痛，口渴。

桂枝汤去芍，加杏仁、花粉。

某　咳嗽寒热。

杏仁三钱，嫩苏梗一钱，桔梗一钱，桑皮一钱，象贝母一钱，生甘草三分。

王三一　脉沉细，形寒，咳。

桂枝一钱，杏仁三钱，苡仁三钱，炙甘草五分，生姜一钱，大枣二枚。

寒包热

吴四一　咳嗽，声音渐窒，诊脉右寸独坚。此寒热客气，包裹肺俞，郁则热。先以麻杏石甘汤。又，葶苈汤。

徐四七　疟属外邪，疟止声音不扬，必是留邪干于肺系，故咳嗽不已。纳食起居如常，中下无病，但以搜逐上焦，勿令邪结，可望病已。

麻黄、杏仁、生甘草、射干、苡仁。

某二八　风邪阻于肺卫，咳嗽面浮，当辛散之。

麻黄（先煎去沫）五分，杏仁三钱，生甘草三分，生石膏三钱。

风

某三十　风袭肺卫，咳嗽鼻塞，当以辛凉解散。

杏仁、嫩苏梗、桑皮、象贝、桔梗、苡仁。

某女　风热上痹，痰多咳嗽。

杏仁、嫩苏梗、橘红、桑叶、白沙参、通草。

夏五二　风郁，咳不止。

薄荷、前胡、杏仁、桔梗、橘红、桑皮、连翘、枳壳。

风邪阻窍

方　烦劳卫疏，风邪上受，痰气交阻，清窍失和，鼻塞音低，咳嗽甚，皆是肺病。辛以散邪，佐微苦以降气为治。

风 温

杏仁、苏梗、辛夷、牛蒡子、苡仁、橘红、桔梗、枳壳。

项二一　风温，脉虚，嗽。

桑叶、薄荷、杏仁、象贝、大沙参、连翘。

沈　脉右搏数，风温呛咳。

桑叶、杏仁、象贝、苡仁、瓜蒌皮、白沙参。

某女　风温发热，咳。

薄荷、连翘、杏仁、桑皮、地骨皮、木通、黄芩、炒楂。

某十岁　头胀，咳嗽，此风温上侵所致。

连翘一钱半，薄荷七分，杏仁一钱半，桔梗一钱，生甘草三分，象贝一钱。

某十二　风温上受，咳嗽，失音咽痛。

杏仁、薄荷、连翘、桔梗、生甘草、射干。

风温化燥

邱　向来阳气不充，得温补每每奏效。近因劳烦，令阳气弛张，致风温过肺卫以扰心营。欲咳心中先痒，痰中偶带血点。不必过投沉降清散，以辛甘凉理上燥，清络热。蔬食安闲，旬日可安。

冬桑叶、玉竹、大沙参、甜杏仁、生甘草、苡仁。

糯米汤煎。

宋二一　脉右浮数，风温干肺化燥，喉间痒，咳不爽。用辛甘凉润剂。

桑叶、玉竹、大沙参、甜杏仁、生甘草。

糯米汤煎。

某　积劳更受风温，咽干热咳，形脉不充，与甘缓柔方。

桑叶一钱，玉竹五钱，南沙参一钱，生甘草五分，甜水梨皮二两。

又　风邪郁蒸化燥，发热后，咳嗽口干喉痒，先进清肺。

杏仁、花粉、苏子、象贝、山栀、橘红。

薛三六　风热咳，经月不止。

活水芦根、桑叶、大沙参、生苡仁、地骨皮、象贝、滑石、橘红。

风温化燥伤胃阴

某　风温客邪化热，劫铄胃津，喉间燥痒，呛咳。用清养胃阴，是土旺生金意。

金匮麦门冬汤。

陆二三　阴虚体质，风温咳嗽，苦辛开泄肺气加病。今舌咽干燥，思得凉饮，药劫胃津，无以上供。先以甘凉，令其胃喜，仿经义虚则补其母。

桑叶、玉竹、生甘草、麦冬（元米炒）、白沙参、蔗浆。

某　外受风温郁遏，内因肝胆阳升莫制，斯皆肺失清肃，咳痰不解。经月来，犹觉气壅不降，进食颇少，大便不爽。津液久已乏上供，腑中之气，亦不宣畅。议养胃阴以杜阳逆，不得泛泛治咳。

麦冬、沙参、玉竹、生白芍、扁豆、茯苓。

温邪

某　温邪外袭，咳嗽头胀。当清上焦。

杏仁、桑皮、桔梗、象贝、通草、芦根。

某二六　咳嗽痰黄，咽喉不利。此温邪上侵，肺气不清故耳。

桑叶、川贝母、白沙参、杏仁、兜铃、鲜枇杷叶。

某二八　阴亏，挟受温邪，咳嗽头胀，当以轻药。

桑叶、杏仁、川贝、白沙参、生甘草、

甜水梨皮。

某　脉细数，咳嗽痰黄，咽痛，当清温邪。

桑叶、杏仁、川贝、苡仁、兜铃、鲜芦根。

又　照前方加白沙参、冬瓜子。

某四一　脉右弦大，咳嗽痰多黄，此属温邪上伏之故。

桑叶、杏仁、白沙参、南花粉、兜铃、甜水梨肉。

王二六　脉小数，能食，干咳暮甚。冬藏失纳，水亏温伏，防其失血，用复脉法。

复脉汤去参、姜、桂。

张十七　冬季温邪咳嗽，是水亏热气内侵，交惊蛰节嗽减。用六味加阿胶、麦冬、秋石，金水同治，是泻阳益阴方法，为调体治病兼方。近旬日前，咳嗽复作，纳食不甘。询知夜坐劳形，当暮春地气主升，夜坐达旦，身中阳气，亦有升无降，最有失血之虞。况体丰肌柔，气易泄越。当暂停诵读，数日可愈。

桑叶、甜杏仁、大沙参、生甘草、玉竹、青蔗浆。

阴虚感温邪

杨二四　形瘦色苍，体质偏热，而五液不充。冬月温暖，真气少藏，其少阴肾脏，先已习习风生。乃阳动之化，不以育阴驱热以却温气，泛泛乎辛散，为暴感风寒之治。过辛泄肺，肺气散，斯咳不已。苦味沉降，胃口戕，而肾关伤，致食减气怯，行动数武，气欲喘急。封藏纳固之司渐失，内损显然。非见病攻病矣，静养百日，犹冀其安。

麦冬（米拌炒）、甜沙参、生甘草、南枣肉。

冲入青蔗浆一杯。

气分热

王二五　气分热炽，头胀痰嗽。

连翘、石膏、杏仁、郁金、薄荷、山栀。

又　照前方去山栀，加蒌皮、桔梗。

范四十　脉左弱，右寸独搏，久咳音嘶，寐则成嗳阻咽。平昔嗜饮，胃热遗肺。酒客忌甜，微苦微辛之属，能开上痹。

山栀、香淡豉、杏仁、瓜蒌皮、郁金、石膏。

林氏　宿病营卫两虚，兹当燥气上犯，暴凉外侮，气馁卫怯，肺先受邪。脉浮数，咳喘欲呕，上热下冷。宜先清化上气，有取微辛微苦之属。

桑叶、杏仁、苏梗、山栀、象贝、苡仁。

糯米汤煎。

王十岁　嗽缓，潮热。稚年阴亏，气热所致。

地骨皮三钱，青蒿一钱，知母一钱，生甘草三分，南沙参一钱，川斛三钱。

某　嗽已百日，脉右数大。从夏季伏暑内郁，治在气分。

桑叶、生甘草、石膏、苡仁、杏仁、苏梗。

热郁成毒

史四十　湿郁温邪，总是阻遏肺气，呕咳脘痞，即《病形篇》中"诸呕喘满，皆属于肺"。不明口鼻受侵阻气之理，清中疏导，乃过病所，伐其无病之地矣。

鲜枇杷叶、杏仁、象贝、黑山栀、兜铃、马勃。

又　轻浮苦辛治肺，咳呛颇减。咽痛红肿，皆邪窒既久，壅而成毒。嗌干不喜饮，舌色淡不红。仍清气分，佐以解毒。

鸡子白、麦冬、大沙参、金银花、绿豆

皮、蔗浆。

暑

陆　秋暑燥气上受，先干于肺，令人咳热。此为清邪中上，当以辛凉清润，不可表汗，以伤津液。

青竹叶、连翘、花粉、杏仁、象贝、六一散。

又　脉右大，瘅热无寒，暑郁在肺。当清气热，佐以宣通营卫。

桂枝白虎汤加麦冬。

又　热止，脉右数，咳不已。

知母、生甘草、麦冬、沙参、炒川贝、竹叶。

汪女　暑热入肺为咳。

花粉、六一散、杏仁、橘红、大沙参、黑山栀皮。

暑　风

某二九　咳嗽，头胀口渴，此暑风袭于肺卫。

杏仁三钱，香薷五分，桔梗一钱，桑皮一钱，飞滑石三钱，丝瓜叶三钱。

倪二三　两寸脉皆大，冷热上受，咳嗽无痰。是为清邪中上，从暑风法。

竹叶、蒌皮、橘红、滑石、杏仁、沙参。

潘氏　久咳不已，则三焦受之，是病不独在肺矣。况乎咳甚呕吐涎沫，喉痒咽痛。致咳之由，必冲脉之伤，犯胃扰肺，气蒸熏灼，凄凄燥痒，咳不能忍。近日昼暖夜凉，秋暑风，潮热溏泄，客气加临，营卫不和，经阻有诸。但食姜气味过辛致病，辛则泄肺气助肝之用，医者知此理否耶？夫诊脉右弦数，微寒热，渴饮。拟从温治上焦气分，以表暑风之邪。用桂枝白虎汤。

王三岁　暑风入肺，熇热咳嗽，防惊。

益元散、黄芩、竹叶、花粉、苡仁、地骨皮。

暑　湿

张二五　形瘦脉数，骤凉暮热，肺失和为咳。小暑后得之，亦由时令暑湿之气。轻则治上，大忌发散。

大竹叶、飞滑石、杏仁、花粉、桑叶、生甘草。

某　咳嗽喉痛，溺涩。

西瓜翠衣三钱，杏仁三钱，六一散三钱，桔梗一钱，通草一钱半，桑叶一钱，川贝一钱半，连翘一钱半。

湿

曹　水谷不运，湿聚气阻。先见喘咳，必延蔓肿胀。治在气分。

杏仁、厚朴、苡仁、广皮白、苏梗、白通草。

湿　热

陆二二　湿必化热，熏蒸为嗽。气隧未清，纳谷不旺。必薄味静养，壮盛不致延损。

飞滑石、南花粉、象贝、苡仁、绿豆皮、通草。

某　渴饮咳甚，大便不爽。

石膏、花粉、通草、紫菀、木防己、杏仁、苡仁。

湿痰阻气

某　雨湿，寒热汗出，痰多咳嗽，大小便不爽，胸脘不饥，脐左窒塞。

杏仁、莱菔子、白芥子、苏子、郁金、蒌皮、通草、橘红。

朱五十　中虚少运，湿痰多阻气分，咳嗽舌白。

炒半夏、茯苓、桂枝木、炙甘草、苡仁。

湿热痰火

冯　脉右弦大而缓，形瘦目黄，久嗽声嘶而浊。水谷气蕴之湿，再加时序之湿热，壅阻气分，咳不能已，久成老年痰火咳嗽。无性命之忧，有终年之累。

芦根、马勃、苡仁、浙茯苓、川斛、通草。

燥

陈　秋燥，痰嗽气促。

桑叶、玉竹、沙参、嘉定花粉、苡仁、甘草、蔗浆。

又　用清燥法。

桑叶、玉竹、沙参、苡仁、甘草、石膏、杏仁。

施　脉沉弦为饮，近加秋燥，上咳气逆，中焦似痞。姑以辛泄凉剂，暂解上燥。

瓜蒌皮、郁金、香豉、杏仁、苡仁、橘红、北沙参、山栀。

胡六六　脉右劲。因疥疮，频以热汤沐浴，卫疏易伤冷热。皮毛内应乎肺，咳嗽气塞痰多。久则食不甘，便燥结，胃津日耗，不司供肺。况秋冬天降，燥气上加，渐至老年痰火之象。此清气热以润燥，理势宜然，倘畏虚日投滞补，益就枯燥矣。

霜桑叶、甜杏仁、麦冬、玉竹、白沙参、天花粉、甘蔗浆、甜梨汁、熬膏。

某四十　脉弦，胸膈痹痛，咳嗽头胀。此燥气上侵，肺气不宣使然。当用轻药，以清上焦。

枇杷叶、桑叶、川贝、杏仁、冬瓜子、桔梗。

某十九　舌白咳嗽，耳胀口干。此燥热上郁，肺气不宣使然。当用辛凉，宜薄滋味。

鲜荷叶二钱，连翘壳一钱半，大杏仁三钱，白沙参一钱，飞滑石三钱，冬桑叶一钱。

某二五　邪铄肺阴，咳嗽咽痛，晡甚。

玉竹、南沙参、冬桑叶、川斛、玄参、青蔗浆

某二四　鼻渊三载，药投辛散，如水投石，未能却除辛辣炙煿耳。近复咳嗽音嘶，燥气上逼肺卫使然。

杏仁、连翘、象贝、白沙参、桑皮、兜铃。

僧三十　脉右寸独大，气分咳，有一月。

桑叶、杏仁、玉竹、苡仁、沙参、茯苓。

糯米汤煎。

某　脉右大，寤咳寐安，病在气分。

桑叶、川贝、知母、地骨皮、梨汁、蔗浆。

熬膏。

朱女　肝阴虚，燥气上薄，咳嗽夜热。

桑叶、白沙参、杏仁、橘红、花粉、地骨皮。

糯米汤煎。

陆女　燥风外侵，肺卫不宣，咳嗽痰多，不时身热。当用轻药，以清上焦。

桑叶、杏仁、花粉、大沙参、川贝、绿豆皮。

戎　咽阻咳呛，两月来声音渐低，按脉右坚，是冷热伤肺。

生鸡子白、桑叶、玉竹、沙参、麦冬、甜杏仁。

吴七岁　燥气上逼，咳呛，以甘寒治气分之燥。

大沙参、桑叶、玉竹、生甘草、甜梨皮。

某十二　燥热内伏，发热，咳嗽口渴。

桑叶、杏仁、白沙参、连翘、囫囵滑石、鲜芦根。

费十一　久疟伤阴，冬季温舒，阳不潜藏，春木升举，阳更泄越。入暮寒热，晨汗

始解，而头痛口渴咳嗽。阴液损伤，阳愈炽。冬春温邪，最忌发散，谓非暴感，汗则重劫阴伤，迫成虚劳一途。况有汗不痊，岂是表病？诊得色消肉铄，脉独气口空搏，与脉左大属外感有别。更有见咳不已，谬为肺热，徒取清寒消痰降气之属，必致胃损变重。尝考圣训，仲景云：凡元气已伤，而病不愈者，当与甘药。则知理阳气，当推建中，顾阴液，须投复脉，乃邪少虚多之治法。但幼科未读其书，焉得心究是理，然乎？否乎？

炙甘草、鲜生地、麦冬、火麻仁、阿胶、生白芍、青蔗浆。

又　由阴伤及胃，萎黄，食少餐。法当补养胃阴，虚则补母之治也。见咳治肺，生气日愈矣。

金匮麦门冬汤。

某五一　脘痹咳嗽。

鲜枇杷叶三钱，叭哒杏仁三钱，桔梗一钱，川贝二钱，冬瓜子三钱，蜜炙橘红一钱。

周三二　秋燥从天而降，肾液无以上承。咳嗽吸不肯通，大便三四日一更衣，脉见细小。议治在脏阴。

牛乳、紫衣胡桃、生白蜜、姜汁。

胃阴虚

吴　久嗽因劳乏致伤，络血易瘀，长夜热灼。议养胃阴。

北沙参、黄芪皮、炒麦冬、生甘草、炒粳米、南枣。

某　喉痹咳呛，脉右大而长。

生扁豆、麦冬、北沙参、川斛、青蔗浆。

毛　上年夏秋病伤，冬季不得复元，是春令地气阳升，寒热咳嗽，乃阴弱体质，不耐升泄所致。徒谓风伤，是不知阴阳之义。

北参、炒麦冬、炙甘草、白粳米、南枣。

某二六　病后咳呛，当清养肺胃之阴。

生扁豆、麦冬、玉竹、炒黄川贝、川斛。

白粳米汤煎。

徐二七　形寒畏风冷，食减久嗽。是卫外二气已怯，内应乎胃，阳脉不用。用药莫偏治寒热，以甘药调，宗仲景麦门冬汤法。

张十七　入夏嗽缓，神倦食减，渴饮。此温邪延久，津液受伤，夏令暴暖泄气，胃汁暗亏，筋骨不束，两足酸痛。法以甘缓，益胃中之阴，仿金匮麦门冬汤制膏。

参须二两，北沙参一两，生甘草五钱，生扁豆二两，麦冬二两，南枣二两。

熬膏。

汤二四　脉左坚数促，冬温咳嗽，是水亏热升。治不中窾，胃阴受伤，秽浊气味，直上咽喉。即清肺冀缓其嗽，亦致气泄，而嗽仍未罢。先议甘凉益胃阴以制龙相，胃阴自立，可商填下。

生扁豆、米炒麦冬、北沙参、生甘草、冬桑叶、青蔗浆水。

钱氏　脉右数，咳两月，咽中干，鼻气热，早暮甚。此右降不及，胃津虚，厥阳来扰。

金匮麦门冬汤，去半夏，加北沙参。

某十四　咳，早甚，属胃虚。

生扁豆、炒麦冬、大沙参、苡仁、橘红。

陈　秋冬形体日损，咳嗽吐痰，诊脉两寸促数，大便通而不爽。此有年烦劳动阳，不得天地收藏之令，日就其消，乃虚证也。因少纳胃衰，未可重进滋腻。议用甘味养胃阴一法。

金匮麦门冬汤。

钱　久咳三年，痰多食少，身动必息鸣如喘，诊脉左搏数，右小数，自觉内火燔燎。乃五液内耗，阳少制伏，非实火也。常以琼玉膏滋水益气，暂用汤药，总以勿损胃为上。治嗽肺药，琼无益于体病。

北沙参、白扁豆、炒麦冬、茯神、川石斛、花粉。

胆火犯肺

范氏　两寸脉大，咳甚，脘闷头胀，耳鼻窍闭。此少阳郁热，上逆犯肺，肺燥喉痒。先拟解木火之郁。

羚羊角、连翘、栀皮、薄荷梗、苦丁茶、杏仁、蒌皮、菊花叶。

郁火伤胃

陆妪　脉小久咳，背寒骨热，知饥不食，厌恶食物气味。此忧思恚郁，皆属内损。阅方药，都以清寒治肺，不应。议益土泄木法。

炙甘草、茯神、冬桑叶、炒丹皮、炒白芍、南枣。

尤氏　寡居烦劳，脉右搏左涩。气燥在上，血液暗亏。由思郁致五志烦煎，固非温热补涩之症。晨咳吐涎，姑从胃治，以血海亦隶阳明耳。

生白扁豆、玉竹、大沙参、茯神、经霜桑叶、苡仁。

用白糯米半升，淘滤清，入滚水泡一沸，取清汤煎药。

又　本虚在下，情怀恚郁，则五志之阳，上熏为咳，固非实火。但久郁必气结血涸，延成干血劳病。经候涩少愆期，已属明征。当培肝肾之阴以治本，清养肺胃气热以理标。刚热之补，畏其劫阴，非法也。

生扁豆一两，北沙参三钱，茯神三钱，炙甘草五分，南枣肉三钱。

丸方：

熟地（砂仁末拌炒）四两，鹿角霜（另研）一两，当归（小茴香拌炒）二两，怀牛膝（盐水炒炭）二两，云茯苓二两，紫石英（醋煅水飞）一两，青盐五钱。

另熬生羊肉胶和丸，早服四钱，开水送。

营热

章二五　自服八味鹿角胶以温补，反咳嗽吐痰，形瘦减食。皆一偏之害，宜清营热，勿事苦寒。

鲜生地、麦冬、玄参心、甘草、苦百合、竹叶心。

劳嗽

某二七　脉数，冲气咳逆。当用摄纳肾阴，滋养柔金，为金水同治之法。

熟地四钱，白扁豆五钱，北沙参三钱，麦冬二钱，川斛三钱，茯神三钱。

王三八　脉左尺坚，久嗽失音，入夏见红，天明咳甚，而纳谷减损。此劳损之证，急宜静养者。

麦冬、大沙参、玉竹、川斛、生白扁豆、鸡子白。

某　久嗽，咽痛，入暮形寒，虽属阴亏，形痿脉软，未宜夯补。

麦冬、南沙参、川斛、生甘草、糯稻根须。

某　气急，咳频欲呕，下午火升。此上有燥热，下焦阴亏也。

早都气丸，晚威喜丸。

张　今年春季时疫，大半皆有咳嗽咽喉之患。乃邪自上干，肺气先伤耳。近日身动气喘，声音渐不扬，着左眠卧，左胁上有牵掣之状。此肝肾阴亏，冲气上触，冬藏失司，渐有侧眠音哑至矣。劳伤致损，非清邪治咳之病。

六味丸加阳秋石、阿胶、麦冬，蜜丸。

顾　真阴不旺，先后天皆亏。以填精实下为主，若清热冀图治嗽，必胃损减谷。

熟地、萸肉、山药、茯苓、湖莲、芡实、五味、人乳粉、金樱膏丸。

汤三三　脉左弱右搏，久有虚损，交春

不复。夜卧着枕，气冲咳甚，即行走亦气短喘促。此乃下元根蒂已薄，冬藏不固，春升生气浅少，急当固纳摄下。世俗每以辛凉理嗽，每致不救矣。

水制熟地、五味、湖莲、芡实、茯神、青盐、羊内肾。

某二七 气冲咳逆，行动头胀，下体自汗。

都气丸。

乐二九 热病两三反复，真阴必伤。当戊亥时厥昏汗出者，乃虚阳上冒，肝肾根蒂不牢，冲脉震动，则诸脉俱逆，阳泄为汗耳。此咳嗽乃下焦阴不上承，非肺病也，急当收摄固纳。阅医苏子、钩藤，皆泄气锋芒之药，施于阴阳两损之体，最宜斟酌。

都气加青铅。

朱五三 吸气息音，行动气喘。此咳嗽是肾虚气不收摄，形寒怯冷，护卫阳微。肾气丸颇通，形气不足，加人参、河车。

王五十 气急嗽逆，足冷。当用摄纳，水中藏火法。

薛氏加减八味丸三钱，淡盐汤送下。

郭二八 形瘦，脉垂尺泽，久嗽呕逆，半年不愈。是肾虚厥气上干，医药清寒治肺者不少，误人匪浅。

坎气、人乳粉、杞子、五味、胡桃肉、茯神、巴戟肉、萸肉、山药浆丸。

某六二 冬季咳嗽吐痰，渐至卧则气冲，喘急起坐，今三载矣。《经》以肺肾为俯仰之脏，是肺主出气，肾主纳气。老年患此，按脉右弦左沉，为肾气不收主治，不必因痔患而畏辛热。

肾气丸去牛膝、肉桂，加沉香，蜜丸。

张三十 冬季喘嗽，似属外因，表散沓进，反致失音，不得着枕卧眠。今戊亥时浊阴上干而喘急气逆为甚，仍议引导纳气归肾。

六味加附子、车前、补骨脂、胡桃、沉香。

朱 虚劳，食减便泻。已无清肺治嗽之法，必使胃口旺，冀其久延，此非药饵可效之病。

人参（秋石泡汤拌烘）、茯神、山药、建莲、芡实、苡仁、诃子皮。

用糯稻根须煎汤，煎药。

沈十九 劳嗽食减，便泻汗出，阴损已及阳腑。中宜扶胃，下固肾阴为治。大忌清肺寒凉，希冀治嗽。

熟地、熟冬术、五味、芡实、湖莲、山药。

某 气弱，久嗽痰多，午前为甚。

早服都气丸三钱，午服异功散。

某 久咳，损及中州，脾失输化，食减神倦，肺无所资，至咳不已。诊得两手脉弦细数，精气内损，非泛常治咳消痰所可投。

熟地、阿胶、燕窝、海参、天冬、茯苓、紫石英、紫衣胡桃肉。

阴虚火炎

孙 脉搏大，阳不下伏，咳频喉痹，暮夜为甚。先从上治。

生鸡子白、生扁豆皮、玉竹、白沙参、麦冬、地骨皮。

周四八 脉来虚芤，形色衰夺，久患漏疡，阴不固摄，经营劳动，阳气再伤，冬月客邪致咳，都是本体先虚。春深入夏，天地气泄，身中无藏，日加委顿，理固当然。此岂治咳治血者，议补三阴脏阴方法。

人参（秋石汤拌）、熟地、麦冬、扁豆、茯神、白粳米。

施氏 脉细数，干咳咽燥，脊酸痿弱，此本病欲损。

阿胶、鸡子黄、北沙参、麦冬、茯神、小黑穞豆皮。

某 左脉弦数，遗泄，久嗽痰黄，当用

填补。

炒熟地、芡实、扁豆、女贞、茯神、糯稻根须。

肾阴胃阴兼虚

丁六三　秋令，天气下降，上焦先受燥化，其咳症最多，屡进肺药无功。按《经》云：久咳不已，则三焦受之。是不专于理肺可知矣。六旬又三，形体虽充，而真气渐衰。古人于有年久嗽，都从脾肾子母相生主治。更有咳久，气多发泄，亦必益气，甘补敛摄，实至理也。兹议摄纳下焦于早服，而纯甘清燥暮进，填实在下，清肃在上。凡药味苦辛宜忌，为伤胃泄气预防也。

早服　水制熟地八两，白云苓（乳蒸）四两，五味子（去核，蒸烘）三两，建莲（去心衣）三两，怀山药（乳蒸）四两，车前子三两，怀牛膝（盐水拌蒸烘）三两，紫衣胡桃肉霜（连紫皮研）三两。

上为末，用蒸熟猪脊髓去膜捣丸，服二三钱，开水送。

晚用益胃土以生金方法。

真北沙参（有根有须者）四两，生黄芪薄皮三两，麦冬（去心）二两，生白扁豆（囫囵连皮）四两，生细甘草一两，南枣肉四两。

淡水煎汁，滤清收膏，临成加真柿霜二两收，晚上开水化服五钱。

中气虚

徐四八　色萎脉濡，心悸，呛痰咳逆。劳心经营，气馁阳虚，中年向衰病加。治法中宫理胃，下固肾真，务以加谷为安，缕治非宜。煎药用大半夏汤，早服都气丸。

某　色白肌柔，气分不足，风温上受而咳。病固轻浅，无如羌、防辛温，膏、知沉寒，药重已过病所。阳伤背寒，胃伤减谷，病恙仍若，身体先惫，问谁之过欤？

小建中汤。

又　苦辛泄肺损胃，进建中得安。宗《内经》"辛走气，以甘缓其急"。然风温客气，皆从火化，是清养胃阴，使津液得以上供，斯燥痒咳呛自缓。土旺生金，虚则补母，古有然矣。

金匮麦门冬汤。

王　乱药杂投，胃口先伤。已经减食便溏，何暇纷纷治嗽。急急照顾身体，久病宜调寝食。

异功去白术，加炒白芍、炒山药。

高　甘药应验，非治嗽而嗽减，病根不在上。腹鸣便忽溏，阴中之阳损伤。

人参、冬白术、云茯苓、炙甘草、炒白芍、南枣。

徐二六　劳损咳嗽，用建中法得效。乃无形之气受伤，故益气之药，气醇味甘，中土宁，金受益。然必安谷加餐，庶几可御长夏湿热蒸逼真气，致泄反复。

异功加归、芪、姜、枣。

某　内损虚证，经年不复。色消夺，畏风怯冷。营卫二气已乏，纳谷不肯充长肌肉。法当建立中宫，大忌清寒理肺。希冀止嗽，嗽不能止，必致胃败减食致剧。

黄芪建中汤去姜。

陈二七　脉细促，久嗽寒热，身痛汗出，由精伤及胃。

黄芪建中汤去姜。

许二七　久嗽不已，则三焦受之。一年来病，咳而气急，脉得虚数。不是外寒束肺，内热迫肺之喘急矣。盖馁弱无以自立，短气少气，皆气机不相接续。既曰虚证，虚则补其母。

黄芪建中汤。

李三四　久嗽经年，背寒，足跗常冷，汗多，色白，嗽甚不得卧。此阳微卫薄，外邪易触，而浊阴挟饮上犯。议和营卫，兼护其阳。

黄芪建中汤去饴糖，加附子、茯苓。

任五六　劳力伤阳，自春至夏病加。烦倦神羸不食，岂是嗽药可医。《内经》有"劳者温之"之训，东垣有甘温益气之方，堪为定法。

归芪建中汤。

张二九　馆课诵读，动心耗气。凡心营肺卫受伤，上病延中，必渐减食。当世治咳，无非散邪清热，皆非内损主治法。

黄芪建中汤去姜。

吕　脉左细，右空搏，久咳，吸短如喘，肌热日瘦，为内损怯证。但食纳已少，大便亦溏，寒凉滋润，未能治嗽，徒令伤脾妨胃。昔越人谓"上损过脾，下损及胃"，皆属难治之例。自云背寒忽热，且理心营肺卫。仲景所云：元气受损，甘药调之。二十日议建中法。

黄芪建中去姜。

马　虚损脉弦，久嗽食减。小建中去姜。

郑二七　脉来虚弱，久嗽，形瘦食减，汗出吸短。久虚不复谓之损，宗《内经》"形不足，温养其气"。

黄芪建中汤去姜，加人参、五味。

某二四　脉弦右大，久嗽，背寒盗汗。

小建中去姜，加茯神。

朱三九　五年咳嗽，遇风冷咳甚，是肌表卫阳疏豁。议固剂，缓其急。

黄芪建中汤。

吴三六　劳力神疲，遇风则咳，此乃卫阳受伤。宜和经脉之气，勿用逐瘀攻伤之药。

当归桂枝汤合玉屏风散。

某　久咳，神衰肉消，是因劳内伤。医投苦寒沉降，致气泄汗淋，液耗夜热，胃口伤残，食物顿减。

黄芪建中去姜。

某　脾胃脉部独大，饮食少进，不喜饮水，痰多咳频。是土衰不生金气。

建中去饴，加茯神，接服四君子汤。

某　风温咳嗽，多劳，气分不充。戊己汤。

人参、茯苓、於术、炙甘草、广皮、炒白芍。

某　劳嗽，喜得辛暖之物。

异功加煨姜、南枣。

吴妪　病去五六，当调寝食于医药之先。此平素体质，不可不论，自来纳谷恒少，大便三日一行，胃气最薄，而滋腻味厚药慎商。从来久病，后天脾胃为要。咳嗽久，非客症。治脾胃者，土旺以生金，不必穷究其嗽。

人参、鲜莲子、新会皮、茯神、炒麦冬、生谷芽。

某　脉虚，久嗽减食。

四君子加南枣。

劳倦阳虚

汪　初咳不得卧，今左眠咳甚，并不口渴欲饮，周身漐漐汗出。此积劳内伤，木反乘金。不饥不纳，滋腻难投。惟以培中土，制木生金，合乎内伤治法。

川桂枝、茯苓、淡干姜、五味子、生甘草、大枣。

胃　咳

某二一　咳逆欲呕，是胃咳也。当用甘药。

生扁豆一两，北沙参一钱半，麦冬（米拌炒）一钱半，茯神三钱，南枣三钱，糯稻根须五钱。

某　伏邪久咳，胃虚呕食。殆《内经》所谓胃咳之状耶。

麻黄、杏仁、甘草、石膏、半夏、苡仁。

王二七　脉沉短气，咳甚，呕吐饮食，便溏泄，乃寒湿郁痹溃阳明胃，营卫不利，胸痹如闷。无非阳不旋运，夜阴用事，浊泛呕吐矣。庸医治痰顺气，治肺论咳，不思《内经》"胃咳之状，咳逆而呕"耶。

小半夏汤加姜汁。

肝犯胃肺

石　气左升，腹膨，呕吐涎沫黄水，吞酸，暴咳不已。是肝逆乘胃射肺，致坐不得卧。

安胃丸三钱。

范妪　久咳涎沫，欲呕，长夏反加寒热，不思食。病起嗔怒，气塞上冲，不能着枕，显然肝逆犯胃冲肺。此皆疏泄失司，为郁劳之证。故滋腻甘药，下咽欲呕矣。

小青龙去麻、辛、甘，加石膏。

颜氏　久有痛经，气血不甚流畅，骤加暴怒，肝阳逆行，乘肺则咳。病家云：少腹冲气上干，其咳乃作。则知清润肺药，非中窾之法。今寒热之余，咳不声扬，但胁中拘急，不饥不纳，乃左升右降，不司旋转，而胃中遂失下行为顺之旨。古人以肝病易于犯胃，然则肝用宜泄，胃腑宜通，为定例矣。

桑叶、丹皮、钩藤、茯苓、半夏、广皮、威喜丸三钱。

大肠嗽

某　脉弦右甚，嗽，午潮热，便溏畏风，以大肠嗽治之。

生於术一钱半，茯苓三钱，赤石脂一钱，禹粮石二钱，姜汁四分，大枣三枚。

又　照前方加白芍、炙甘草。

又　脉数，右长左弦，上咳下溏。

生於术一钱半，茯苓三钱，炙甘草五分，木瓜一钱，姜汁四分，大枣肉四钱。

肝风

石四三　咳嗽十月，医从肺治无效，而巅胀喉痹脘痞，显是厥阳肝风。议镇补和阳息风。

生牡蛎、阿胶、青黛、淡菜。

某　昨议上焦肺病，百日未痊。形肌销铄，悉由热化。久热无有不伤阴液，拟咸补如阿胶、鸡子黄，复入芩、连苦寒，自上清气热以补下。虽为暂服之方，原非峻克之剂。细思手经之病，原无遽入足经之理。但人身气机，合乎天地自然，肺气从右而降，肝气由左而升，肺病主降日迟，肝横司升日速，咳呛未已，乃肝胆木反刑金之兆。试言及久寐寤醒，左常似闪烁，嘈杂如饥，及至进食，未觉胃中安适。此肝阳化风，旋扰不息，致呛无平期。即俟热之来，升至左颊，其左升太过，足为明验。倘升之不已，入春肝木司权，防有失血之累。故左右为阴阳之道路，阴阳既造其偏以致病，所以清寒滋阴，不能骤其速功。

阿胶、鸡子黄、生地、天冬、女贞实、糯稻根须。

胁　痛

姚　胁痛久嗽。

旋覆花汤加桃仁、柏子仁。

某　寒热，右胁痛，咳嗽。

芦根一两，杏仁三钱，冬瓜子三钱，苡仁三钱，枇杷叶三钱，白蔻仁三分。

咳为气逆，嗽为有痰。内伤外感之因甚多，确不离乎肺脏为患也。若因于风者，辛平解之。因于寒者，辛温散之。因于暑者，为熏蒸之气，清肃必伤，当与微辛微凉，苦降淡渗，俾上焦蒙昧之邪，下移出腑而后已。若因于湿者，有兼风、兼寒、兼热之不同，大抵以理肺治胃为主。若因秋燥，则嘉言、喻氏之议最精。若因于火者，即温热之邪，亦以甘寒为主，但温热犹有用苦辛之法，非比秋燥而绝不用之也。至于内因为病，不可不逐一分之。有刚亢之威，木扣而金鸣者，当清金制木，佐以柔肝入络。若土虚而不生金，真气无所禀摄者，有甘凉、甘温二法，合乎阴土、阳土以配刚柔为用也。又因水虚而痰泛，元海竭而诸气上冲者，则有金水双收，阴阳并补之治，或大剂滋填镇摄，葆固先天一气元精。至于饮邪窃发，亦能致嗽，另有专门，兼参可也。

以上诸法，皆先生临证权衡之治，非具慧心手眼，能如是乎?

（《临证指南医案·卷二·咳嗽》）

寒 邪

朱　形寒暮热，咳嗽震动，头中脘中胁骨皆痛。先经嗽红，体气先虚。此时序冷热不匀，夹带寒邪致病，脉得寸口独大。当清解上焦，大忌温散之剂。

桑叶、苏梗、杏仁、象贝、玉竹、大沙参。

冬 温

某　脉小而劲，少年体丰，真气易泄。经月咳呛，自非外感。因冬温失藏，咳频震络，痰带血出。当薄味以和上焦，气热得清，病患可却。

桑叶、山栀、杏仁、郁金、象贝、花粉。

糯米汤代水。

温 热

王三五　脉右大，温邪震络，咳痰带血。

桑皮、杏仁、山栀皮、花粉、大沙参、石膏。

高　温邪上郁清空，目赤头胀，咳呛见血。此属客病，不必为内损法。

连翘、黑山栀、草决明、桑叶、薄荷梗、荷叶边、苦丁茶、花粉。

药用急火煎。

某　春温嗽痰，固属时邪，然气质有厚薄，不可概以辛散。且正在知识发动之年，阴分自不足，以至咳呛失血。当以甘寒润降，以肃肺金。

鲜枇杷叶、甜杏仁、南沙参、川贝、甜水梨、甘蔗浆。

热

郭　热伤元气，血后咳逆，舌赤，脉寸大。

鲜生地、麦冬、玉竹、地骨皮、川斛、竹叶心。

寒热郁伤肺

某　脉涩，咳嗽痰血，不时寒热。此邪阻肺卫所致。

苇茎汤加杏仁、通草。

上焦气分蓄热

汪七十　天明至午，嗽甚痰血。春暖阳浮，是肾虚不藏。闻咳音重浊不爽。先议轻清，治气分之热。

桑叶、南花粉、黑栀皮、桔梗、甘草、橘红。

某　脉搏数，舌心灰，咳痰有血，频呕络伤，致血随热气上出。仍理气分。

桑叶、花粉、苡仁、川贝、黄芩、茯苓。

暑 热

施　脉小数，舌绛，喉中痒，咳呛血。因暑热旬日，热入营络，震动而溢。凡肺病为手太阴经，逆传必及膻中，仍以手厥阴治。

竹叶心、生地、银花、连翘心、玄参、赤豆皮。

火气逼肺

某二三　以毒药熏疮，火气逼射肺金，遂令咳呛痰血，咽干胸闷，诊脉尺浮。下焦阴气不藏，最虑病延及下，即有虚损之患。姑以轻药，暂清上焦，以解火气。

杏仁三钱，绿豆皮三钱，冬瓜子三钱，苡仁三钱，川贝一钱半，兜铃七分。

木火升逆，扰动阳络

赵三三　咳逆自左而上，血亦随之。先从少阳胆络治。

生地、丹皮、泽兰、茯苓、降香末、荷叶汁。

阴　虚

顾二八　脉左坚，阴伤失血，致咳。

复脉去参、桂、姜，加白芍。

凡咳血之脉，右坚者，治在气分，系震动胃络所致，宜薄味调养胃阴，如生扁豆、茯神、北沙参、苡仁等类。左坚者，乃肝肾阴伤所致，宜地黄、阿胶、枸杞、五味等类。脉弦胁痛者，宜苏子、桃仁、降香、郁金等类。成盆盈碗者，葛可久花蕊石散、仲景大黄黄连泻心汤。一证而条分缕析，从此再加分别，则临证有据矣。

某二七　劳力血复来，冲气咳逆。当用摄纳为要。

熟地四钱，参三七一钱，大淡菜一两，牛膝炭一钱半，川斛三钱，茯神三钱。

某四七　失血后，咳嗽，咽痛音哑。少阴已亏耗，药不易治。

糯稻根须一两，生扁豆五钱，麦冬三钱，川斛一钱半，北沙参一钱半，茯神一钱半。

早服都气丸，淡盐汤下。

张　脉右弦数，左细涩，阴损。失血后久咳，食减便溏。

熟地炭、茯神、建莲、五味、芡实、炒山药。

某四三　失音咽痛，继而嗽血，脉来涩数，已成劳怯，幸赖能食胃强。勿见咳治咳，

庶几带病延年。

细生地三钱，玄参心一钱，麦冬一钱半，细川斛三钱，鲜莲子肉一两，糯稻根须五钱。

沙三六　阴虚，血后痰嗽。必胃强加谷者，阴药可以效灵。形羸食少，滋腻久用，必更反胃。静养，望其渐复。

熟地炭、萸肉、五味、川斛、茯神、芡实、建莲、山药。

马五六　脉左坚右弱，木火易燃，营液久耗。中年春季失血嗽痰，由情志郁勃致伤，抑且少食怔羸。古语谓：瘦人之病，虑虚其阴。

生地、阿胶、北沙参、麦冬、茯神、川斛。

某女　脉左数，侧眠嗽血。

生地、阿胶、麦冬、淡菜、生白芍、炙甘草。

缪二八　劳伤，血后咳，夜热食少。

清骨散加生地。

阴虚阳升

陈　日来寒暄不匀，烦劳阳升，咳呛，震动络血上沸，诊脉左数，五心热，知饥纳谷。议育阴和阳方法。

生地、清阿胶、天冬、麦冬、茯神、川斛、炒牛膝、青铅、童便。

彭十七　阴虚有遗，痰嗽有血，诵读久坐阳升。

桑叶、生扁豆、北沙参、麦冬、霍山石斛、生甘草、苡仁、茯苓。

吴二八　失血在五年前，咳频呕哕，气自上冲逆。乃下元精血之虚，非外邪寒热之咳。痰出腥气，亦从下出，节欲勿劳力，胃壮可免劳怯。

都气丸。

周二七　左脉弦数，失血后，咳嗽音嘶少寐。阴亏，阳升不潜之候。当滋养为主。

生地炭三钱，生牡蛎五钱，阿胶一钱

半，麦冬一钱半，茯神三钱，川斛三钱。

赵二八　屡遭客热伤阴，逢夏气泄吐血。下午火升咳嗽，液亏阴火自灼。胃口尚健，安闲绝欲可安。

熟地、黄肉、龟甲、淡菜胶、五味、山药、茯苓、建莲。

蜜丸。

又　脉左细数，肉销肌铄，气冲咳嗽，呕吐失血。是肝肾内损，下元不主纳气，厥阳上冒所致，非肺咳矣。当交夏气升血溢，姑以镇纳，望其血止。

青铅、六味加牛膝、白芍。

苏三九　脉左坚，冬令失血，能食而咳，脊痛腰酸，乃肾脏不固少纳。肾脉虚馁，五液不承，寐则口干喉燥。宜固阴益气。

固本丸加阿胶、芡实，莲肉丸。

刘二十　脉左数入尺，是真阴下亏。先有血证，毕姻后血复来，下午火升呛咳，阴中阳浮。保扶胃口以填阴。

阿胶、淡菜、生扁豆、麦冬、炙甘草、茯神。

阴虚肝风动

龚　咳嗽继以失血。经言：三焦皆伤，喉痛失音，乃阴液无以上承，厥阳燔燎不已。病深难于奏功，凭理而论，镇胃制肝，乃和阳息风之义。

淮小麦、南枣、阿胶、茯苓、北沙参、天冬。

陆　脉数，血后咳甚，痰腥，肢肿。阳升内风鼓动，最属难治。

生地、阿胶、天冬、麦冬、生白芍、茯神。

沈　味进辛辣，助热之用，致肺伤嗽甚。其血震动不息，阳少潜伏，而夜分为甚。清气热而不妨胃口，甘寒是投，与《内经》"肝苦急，急食甘以缓之"恰符。

生甘草、玉竹、麦冬、川贝、沙参、桑叶。

阴阳血虚

何　早晨未进饮食，咳逆自下焦上冲，有欲呕之象。虚里左胁，呼吸牵引震动，背部四肢寒冷。入暮心腹热灼，而舌上干辣。夫阳虚生外寒，阴虚生内热。阳属腑气，主乎外卫；阴属脏真，主乎内营。由络血大去，新血未充，谷味精华，不得四布。知味容纳，而健运未能自然，胁右少舒，全系胃络，下焦阴精损伤，中焦胃阳不振。夏至初，阴不主来复，交节络血再动，总是既损难以骤复之征。大意下焦阴阳，宜潜宜固，中焦营卫，宜守宜行，用药大旨如此。至于潜心涤虑，勿扰情志，再于子午参以静功，俾水火交，阴阳偶，是药饵以外工夫，皆培植生气之助。

养营汤去黄芪、远志。

下损及中

王十七　少年阴火直升直降，上则失血咳逆，下坠肛疡延漏，皆虚劳见端。食减至半，胃关最要。非可见热投凉，以血嗽泥治。

熟地炭、建莲、霍石斛、茯神、炒山药、芡实。

某三二　诊脉数涩，咳血气逆，晨起必嗽，得食渐缓。的是阴损及阳，而非六气客邪，可通可泄。法当养胃之阴，必得多纳谷食，乃治此损之要着。

生扁豆五钱，北沙参一钱半，麦冬一钱半，川斛三钱，生甘草三分，茯神三钱，南枣肉一钱半，糯稻根须五钱。

郑二八　虚损四五年，肛漏未愈，其咳嗽失血，正如《经旨》"阴精不主上奉，阳气独自升降"，奈何见血投凉？治嗽理肺，病加反复，胃困减食。夫精生于谷，中土运纳，则二气常存。久病以寝食为要，不必汲汲论病。

生黄芪、黄精、诃子肉、白及、苡仁、

南枣。

淡水熬膏，不用蜜收。略饥，用五钱参汤送。

脾肾兼虚

某五五　向衰之年，夏四月时令，阳气发泄，遇烦劳身中气泄，络血外溢，脏液少涵，遂痰嗽不已。俗医见嗽，愈投清肺滋阴，必不效验。此非少年情欲阴火之比，必当屏烦戒劳。早进都气，晚进归脾，平补脏真。再用嗽药，必然胃减。

肾胃兼虚

邵六八　脉坚，形瘦久咳，失血有年。食物厌恶，夜寝不适，固以培本为要。所服七味、八味汤丸，乃肝肾从阴引阳法，服之不效，此液亏不受桂、附之刚。当温养摄纳其下，兼与益胃津以供肺。

晨服　熟地、苁蓉、杞子、五味、胡桃肉、牛膝、柏子仁、茯苓、蜜丸。

晚服　人参、麦冬、五味、炙甘草、茯苓、鲜莲子、山药。

劳伤中气虚

席　半月前恰春分，阳气正升，因情志之动，厥阳上燔致咳，震动络中，遂令失血。虽得血止，诊右脉长大透寸部，食物不欲纳，寐中呻吟呓语。由至阴损及阳明，精气神不相交合矣。议敛摄神气法。

人参、茯神、五味、枣仁、炙甘草、龙骨、金箔。

又　服一剂，自觉直入少腹，腹中微痛，逾时自安。此方敛手少阴之散失，以和四脏，不为重坠。至于直下者，阳明胃虚也。脉缓大长，肌肤甲错，气衰血亏如绘。姑建其中。

参芪建中汤去姜。

又　诊脾胃脉独大为病，饮食少进，不喜饮水，痰多嗽频，皆土衰不生金气。《金匮》谓"男子脉大为劳，极虚者亦为劳"。夫脉大为气分泄越，思虑郁结，心脾营损于上中，而阳分委顿；极虚亦为劳，为精血下夺，肝肾阴不自立。若脉细欲寐，皆少阴见症。今寝食不安，上中为急。况厥阴风木主令，春三月，木火司权，脾胃受戕，一定至理。建中理阳之余，继进四君子汤，大固气分，多多益善。

徐四八　因积劳，久嗽见血，是在内损伤。先圣曰：劳者温之，损者益之。温非热药，乃温养之称。甘补药者，气温煦，味甘甜也。今医见血投凉，见嗽治肺最多。予见此治法，胃口立即败坏者不少。

归脾去木香、黄芪，加杞子。

陆　脉细形瘦，血后久咳不已，复加喘促，缘内损不肯充复。所投药饵，肺药理嗽居多。当此天令收肃，根蒂力怯，无以摄纳。阴乏恋阳，多升少降。静坐勉可支撑，身动勃勃气泛。所纳食物，仅得其悍气，未能充养精神矣。是本身精气暗损为病，非草木攻涤可却。山林寂静，兼用元功，经年按法，使阴阳渐交，而生生自振。徒求诸医药，恐未必有当。

建中汤去姜，加茯苓。

董三六　此内损症，久嗽不已，大便不实。夏三月，大气主泄，血吐后，肌肉麻木，骨痿酸疼，阳明脉络不用。治当益气，大忌肺药清润寒凉。

黄芪、炙甘草、苡仁、白及、南枣、冰糖。

李三一　饮酒少谷，中气先虚，酒力温散助热，络血随热气以上沸。血止之后，顿然食减脘痞，显是中气已困败。静坐稍舒，烦言咳急。当以调中为急，若见血见咳，即投寒凉，清阳愈伤，日就败坏矣。虽酒客忌甘，然救其苦寒药伤，勿拘此例。

戊己去术，加南枣。

钱二七　形瘦，脉左数，是阴分精夺。

自述谈笑或多，或胃中饥虚，必冲气咳逆。前年已失血盈碗，此下损精血，有形难复，以略精饮食，气返不趋。急以甘药益胃，中流砥柱，病至中不可缓矣。

人参、茯神、炙甘草、山药。

冯四五　脉弦劲，按之空豁。久嗽，先有泻血，大便不实，近又嗽血。是积劳久损，阴阳两亏。今食不欲餐，先宜甘温益气。但贫窭患此，参、苓未能常继，斯为难调。

人参、黄芪、茯苓、炙甘草、苡仁、白及。

营　虚

汤二三　脉细促，右空大，爪甲灰枯，久嗽。入春夏见红，食减身痛，形容日瘁。是内损难复，与养营法。

人参、炒白芍、归身、炙甘草、桂枝木、广皮、煨姜、南枣。

丁二七　夏季痰嗽，入冬失血。自述昼卧安逸，微寒热不来，则知二气已损伤，身动操持，皆与病相背。脉大无神，面无膏泽，劳怯不复元大著。温养甘补，使寝食两安。若以痰嗽为热，日饵滋阴润肺，胃伤变症，调之无益。

归芪异功散。

某　老弱虚咳，失血。

生黄芪皮、归身、煨姜、大枣。

劳心过度阳升

冯　诊脉左手平和，尺中微动，右手三部，关前动数，尺脉带数。夜卧不寐，咳呛有血，昼日咳呛无血，但行走微微喘促。夫阴阳互为枢纽，隆冬天气藏纳，缘烦心劳神，五志皆动，阳不潜伏，当欲寐之时，气机下潜，触其阳气之升，冲脉升动，络中之血，未得宁静，随咳呛溢于上窍。至于步趋言谈，亦助其动搏气火。此咳呛喘息失血，同是一原之恙。当静以制动，投药益水生金，

以制君相之火，然食味宜远辛辣热燥。凡上实者必下虚，薄味清肃上焦，正谓安下，令其藏纳也。愚见约方，参末俟裁。

生扁豆（勿碎）一两，麦冬二钱，川斛一钱半，上阿胶二钱，小根生地二钱，真北沙参一钱半。

又　诊脉同前，述心中怯冷，交四更咽中干，咳呛连声，必血已盈口。论心营肺卫，皆在上焦，更拟敛心液滋肺津一法。

炒枣仁（勿研）五钱，鲜生地三钱，天冬一钱，炒麦冬一钱，茯神一钱半，黑牛膝一钱半，茜草一钱，参三七（磨冲）一钱。

又　熟地四钱，生地二钱，天冬一钱，麦冬一钱，北沙参三钱，茯神一钱。

卧时服天王补心丹。

胃阴虚

某四九　脉右涩，初气冲失血，咳逆，能食无味，血来潮涌。乃阳明胃络空虚，血随阳升而然。法当填中为要着，莫见血治咳而用肺药。斯症可图，正在此欤。

大淡菜一两，生扁豆五钱，麦冬三钱，川斛三钱，茯神三钱，牛膝炭一钱半。

陶十六　色黄，脉小数，右空大。咳呕血溢，饮食渐减，用建中旬日颇安。沐浴气动，血咳复至。当以静药养胃阴方。

金匮麦门冬汤去半夏。

某　着右卧眠，喘咳更甚。遇劳动阳，痰必带血。经年久嗽，三焦皆病。

麦门冬汤。

某五九　失血后，咳嗽不饥，此属胃虚。宜治阳明。

甜北参、生扁豆、麦冬、茯神、川斛。

王二八　见红两年，冬月加嗽，入春声音渐嘶，喉舌干燥。诊脉小坚，厚味不纳，胃口有日减之虞。此甘缓益胃阴主治。

麦冬、鸡子黄、生扁豆、北沙参、地骨皮、生甘草。

卢四四　脉大色苍，冬月嗽血，纳谷减半，迄今干咳无痰，春夏间有吐血。夫冬少藏聚，阳升少制。安闲静养，五志气火自平，可望病愈。形瘦谷减，当养胃土之津以生金。

甜北参、麦冬、玉竹、木瓜、生扁豆、生甘草。

徐三一　失血能食，痰嗽，色苍脉数。可与甘凉养胃中之阴，胃和金生。痔血便燥，柔药最宜。

生扁豆、生地、天冬、麦冬、银花、柿饼灰、侧柏叶。

肝　气

沈氏　血后久咳，脘痛食减，经闭便溏。拟进疏泄肝气。

苏子、炒丹皮、桃仁、郁金、钩藤、白芍。

吴三四　形畏冷，寒热，左胁有宿痞，失血咳嗽。曾骤劳力，经年尪羸，药不易效。

旋覆花、新绛、归须、炒桃仁、柏子仁、茯神。

血络痹，胸胁痛

江　诊脉数，涕有血，嗽痰，冷热外因动肺。缘素患肝痹，左胁不耐卧着。恐阳升血溢，微用苦辛泄降，不宜通剂。

黑山栀、桑叶、花粉、知母、瓜蒌皮、降香。

沈　左胁膜胀，攻触作楚，咳痰带血，无非络中不得宁静。姑进降气通络方。

降香汁、苏子、苡仁、茯苓、橘红、钩藤、白蒺、薤白汁。

怒劳血痹

某　形盛脉弦，目眦黄，咳痰黏浊，呕血，此胃有湿热胶痰。因怒劳动肝，故左胁中痛，血逆而上，非虚损也。当薄味静调，戒嗔怒，百日可却。

苏子、降香、广皮白、生姜、桃仁、郁金、金斛。

六服后，接服海粉丸半斤。

郁

吴氏　气塞失血，咳嗽心热，至暮寒热，不思纳谷。此悒郁内损，二阳病发心脾。若不情怀开爽，服药无益。

阿胶、麦冬、茯神、白芍、北沙参、女贞子。

李氏　情志久郁，气逆痰喘，入夏咳血，都因五志阳升。况脘有聚气，二年寡居，隐曲不伸。论理治在肝脾，然非药饵奏功。

降香末、枇杷叶、苏子、郁金、瓜蒌皮、黑栀皮、茯苓、苡仁。

（《临证指南医案·卷二·吐血》）

薛生白医案　清·薛雪

十二经皆有咳，胃病安得不咳，况此土病于金脏，而腑亦病，于此而求其吐与泻。一在于胃之上脘，一在肺之腑。所以无从踪迹也。仰屋图维，必须分兵合剿乃得。

赤石脂、炒黑干姜。

二味为末，黄米饭为丸。

人参、炙黑甘草、大枣、饴糖、桂木、酒炒白芍、煨熟生姜。

水煎一次，去渣，送前桃花丸。

《内经》谓骨肉柔脆之人，其质本弱。然以脉症较之，其咳原属手太阴得之。闻先一人补之，后一人泻之。邪则从补而升，元则从泻而虚，竟成庙兵出而岸兵入也。

北沙参、燕窝、川贝母、桑叶、冰糖、紫菀。

辨八方之风，测五土之性。大率贵邦偏在中华之巽上，箕尾之前，翼轸之外。阳气偏泄，即有风寒，易感易散。来此中华，已属三年。况不得卧下，肺气大伤，只宜润降而已。

蜜炙枇杷叶、麦门冬、川贝母、甜杏仁、经霜桑叶、米仁。

形渐消瘦，脉虚极，气怯，偶咳，目黑微眩，忽久不乐。补血人所知也。宜将阴兽引入阴中药，尤为得力。早晚捕獭一头，取肝阴干，用鹿角胶，各于木器杵碎，早服鹿角胶末一钱，晚服獭肝末一钱，皆开水送下。此常用百日之法，今拟煎方先服。

人参、沙苑、菟丝饼、南枣、焦冬术、炙甘草、枸杞子。

咳呛频多，必呕吐涎沫。明理者当知咳呛起自冲脉，气冲不司收摄，为肝肾阴气不起。咽喉久痛者，缘少阴厥阴循喉，阳气刻刻扰动无主，多属阴亏，脉形细动，不受温补。肺药久进，必伤胃口。

熟地炭、女贞子、湘莲肉、茯苓、芡实、川石斛、炒山药。

立冬未冷，温热之气外入，引动宿饮，始而状如伤风，稀痰数日。继则痰浓咽干，是少阴脉中乏津上承，五液尽化痰涎，皆因下虚易受冷热，是以饮邪上泛。老年咳嗽，大要宜调肾脾，最忌发散泄肺理嗽，暂用越婢法。

麻黄、石膏、甘草、芍药、生姜、大枣。

咳嗽从肺治者，以外邪必由皮毛而入，内合乎肺。然六气皆令火化，散之未解，清之润之即愈。若因内之咳，由别经干连及肺，当明其因，徒治肺无益。夫肾为先天，坎中真阳内藏，而主封蛰，奇经得司其间，冲阳由前直起，且少阴脉循喉咙，挟舌本；阴乏

上承，阳独自灼，故阴上阳下则寿，反则死。八味丸阴中之阳，似乎有理，然肉消形瘦，桂、附仍属刚燥，宜温和柔剂，取血肉有情之品。议用斑龙峻补，玉堂开下，但鹿角入督升顶，有过升之弊，加以青盐，引入下元。斯为合法。

鹿角霜、熟地、菟丝饼、白茯苓、青盐、补骨脂、柏子仁。

（《清代名医医案大全（一）·薛生白医案》）

郑重光医案　清·郑重光

张其相兄未出室令爱，首春咳嗽，乃恣食生冷，肺受寒邪，所谓形寒饮冷则伤肺也。前医初作伤风，以苏、前解表，殊不知邪不在表而直伤肺，不知温肺，致寒不解，咳甚吐血。前医见血，遂改用归、芍、丹皮、苏子、杏仁、贝母以滋肺热。服二剂，遂发寒战栗，手足厥冷，身痛腰疼，咳吐冷水，脉沉细紧，表里皆寒。正合小青龙加附子证，用麻黄、桂枝、细辛、赤芍、干姜、附子、半夏、茯苓、杏仁、甘草。二剂手足回温，四剂通身冷汗大出，咳止大半，再去麻黄、附子，二剂痊愈。若泥吐血阴虚，迟疑其间，安得有此速效耶？

李元亮，书吏也，因书守过劳，秋杪忽咳嗽火上逆，头面皆赤。前医苦寒直折，随吐粉红白血如肺肉，则火愈上逆，一日三五次，火一逆则遍身皆赤，咳嗽益甚，间有白血，头面汗多。余往诊之，两手脉大而数，重取全无神力，若以失血之后，见此数大之脉，则为逆证，咳白血亦属不治。病者云："卧则不咳，坐起则咳甚。"余熟思之，久视伤血，书写伤力，此气中虚火，宜人参、黄芪、甘草以退之。所谓虚火宜补，误用苦寒，虚以实治，则火愈炽。坐起咳甚，肺虚也；脉大无力，所谓劳则彰，亦气虚也；多汗面

赤，乃虚阳上泛，非阴虚之火。遂用大剂，黄芪为君，人参、当归、白芍、麦冬、五味子、甘草为臣佐，一剂汗收脉敛，三剂火息咳止。如此滋补，一月方能起床，火之阴阳，可不辨哉！

（《素圃医案》）

王三尊医案　清·王三尊

鹤岑贾先生诘余曰："余男振，咳嗽数载，始而先生以散表愈，继而屡发。先生或仍以散表愈，或以理气下痰愈，或以清肺愈，或以补肾愈，或以补脾愈，或以交心肾愈，或以补肺敛肺愈。然屡愈屡发终不尽愈。今春往雉皋，张加民先生谓左脉小于右，断为肝郁所致。君以白芍三钱，始而大效，及至家久服，又不见效，敢问何说也？"余曰："令郎之恙。得自夏月当风洗浴，故始以散表而愈。愈后不善调摄，以致屡发屡愈。日久肺窍不清，已结窠囊，发则痰喘气急，俟服药多帖，痰消大半，则病愈大半矣。然痰根盘踞，如疮生管，不能尽去，窠囊渐渐积满，则又发矣。然无外感内伤致咳之由，则亦不发。其发之之由，又非一言可尽者。肺为娇脏，不容毫发。受寒咳，受热咳，饮冷咳，饮大热咳。又为五脏华盖。凡五脏六腑之水火浊气上干于肺者，皆致咳。故《内经》有五脏六腑之咳。咳则周身之气血上奔，最难遽止。咳为进少出多，吊动肾气，最易变虚。故致咳之由最多。而治咳之方鲜效也。令郎或仍受风寒而发者，故仍以散表愈；痰积既久，堵塞肺窍，喘急闷绝，忽然骤发，命在顷刻者，故以理气化痰愈；肺始受寒，久则变热，发时微寒，既经表散，惟热独存，故以清肺愈；然肺为肾母，母虚不能生子，子虚令母益虚，金水不能相生，其咳愈甚，虚则补其子，故以补肾愈；

但清肺补肾之剂，久服伤脾泥膈，饮食减少，脾为肺母，土虚不能制水，水泛为痰而更咳，虚则补其母，故以补脾愈；有读书作文用心太过，致夜不寐，心肾不交或梦遗，相火上炎而咳者，故以交心肾愈；久发不止，肺气虚耗，故以补肺敛肺愈；寒士境遇往往拂意，易动肝怒。故张先生又以抑肝愈；设若嗜烟酒炙煿，房色过度，势必又以涤荡中宫，或以独参汤、鹿茸丸、黑铅丹、八味丸等而愈也。既有痰根在肺，则凡所以致咳者，皆足以助之，故用药有如此转变也。张先生之方，不过一时偶中。至于病情变迁，窠痰复出，又不效矣。至言左脉小于右，断然肝虚，若然，则为肝之阳虚，何得又用白芍而效乎？还知是右大于左，为肺家本病。痰火久嗽，宜于酸寒，故奏效耳。若洞明此理，则对证用药，无不获效。若执一隅之见，一时之方，故有始效而继不效。若再强进，则疾瘤而难救矣。欲愈之法，必须外避风寒暑湿，内戒七情六欲，视世事如浮云，降心如槁木寒灰，纵发亦稀而且轻。渐渐窠囊消落，再以丸药培其根本，日久自然痊愈。若不遵调摄，专恃药饵，或医者见闻不博，博而不化，化而不神，吾未见能痊愈也。先生以为然否？"

大成贾世兄，咳嗽二年，时发时止。发时气道阻塞，喘急不堪。服散风降气下痰润肺药数帖，咳去痰五六粉盒，方气平渐愈。今发未经一昼夜，服前药八帖，间有加参、芪者，毫不见效。伊父鹤岑先生医技已穷，商之于余。余诊左脉甚弱，右脉沉而有神，非死证。然手足冰冷，汗时出，痰只出一盒，余不能出，满腹痞塞。余思脾胃强，则五脏之气皆强；脾胃弱，则五脏之气皆弱。况脾为肺母，未有胃气充足旋转，而肺气终不行者。以香砂六君子汤，木香易沉香，砂仁易白蔻与之。服下果效，即减去白蔻，恐肺中伏火继出。仍加以旋花、桔梗、贝母、蒌仁、杏仁等，再以他药转换收功。须知此证胃气虽不大实，亦不大虚，但不充足，不能激发肺窍之壅塞耳。故一帖肺气少输，前方即为之加减矣。

（《医权初编》）

周南医案　清·周南

德左卫门，五十三岁。体瘦耐劳，素有嗽病。今冬因伤风更甚，夜分连咳，痰稠难出，脉沉而急。凡咳嗽之脉宜浮不宜沉，宜缓不宜急。浮缓之脉为风在表，散之犹易。以咳为肺病，肺主皮毛故也。若沉而急，病在里，治之为难。此之久嗽病，痰火蕴结，固无止息，新寒外束则内外合邪而益甚，不比寻常外感也。肺窍窒塞，呼吸促迫，脉之沉急也。固宜治之必得内外两解之方庶可奏捷，乃以仲景大、小青龙汤参而行之。麻、桂、杏仁以散表，石膏以清里，半夏、五味以逐饮而收阴，干姜、细辛以散结而分邪。投之辄效，盖无形之感从肌肤出，有形之痰从水道出，顷刻分解无余耳。

笹山甚左卫门，年仅三旬。禀体清弱，素嗜曲蘖三年。咳嗽，今更声嘶，右胁痛连腰，不可着席，惟左一侧卧，饮食减少，脉弦而数。此脾肺伤于湿热，渐成阴虚之候也。酒性辛热上行，熏铄肺金，清肃不降则咳，逆于经隧则痛，充斥于脾胃则妨食。津液久耗，化源不清，而阴日亏，则内热，脉数。脾肺道路通于右，故痛在右胁。宜先清肺理脾，使其痛止咳稀而音自清，然后壮水而热自退也。方用甘、桔、苏、橘以通肺道，白芥子以止痛，苓、苡、山药以健脾。皆甘淡纯粹之品，补土以生金，香燥非所宜也。连进九剂，脉缓，前症皆退。停药旬日，咳热复作，仍以前方加麦冬、百合，去芥子，以

右胁已不痛也。又十剂，咳止音清，乃以六味地黄汤加麦冬、百合，一月而安，再以地黄丸继之。

（《其慎集》）

任贤斗医案　清·任贤斗

易才文，病咳逆汗出，体倦神疲，饮食十减其九，前医服清火、化痰、下气及金水六君煎之类，致饮愈甚。饮食全不能进者数日，改服六君子加黄芪、姜、附，十余剂汗止，食颇能进，余症毫不能减。经余诊，见咳逆不已，毫无痰应，口又不渴，又无潮热，面色暗滞，体倦形羸。此肾中精气大伤之候，肾阳不能熏蒸，脾胃失生化之源而亦伤矣，所以气不流利，津液凝结而成干咳病也。先服芪、术、姜、附则脾颇健，食略进，此因久服寒凉，乍进温补，亦久雨逢晴之象。不过取效暂时，若不培补肾中真阳则病必反复，斯时余症不减者即此也。何以见其亏在肾也？又何以知其干咳而非火也？若干咳是火，必口渴身烦，今不渴不烦，体倦神疲，何火之有？若有火者，色必壮赤，今面色沉晦，阳衰显然。无火无痰而咳不已者，何也？乃肾中水火俱亏也，水虚则不能滋肺，肺燥则痒，痒则咳不能已；水亏则阳气不达，故体倦色晦，而阴寒元气不能下降，得以上冲射肺而为干咳症也。是脾之虚乃是标，而肾之虚乃是本也，与归、地、枸杞、故纸补肾中之精气，仍加焦姜以理脾，略加北味以收耗散之金，如此水火并补，兼纳其气，诸症应当尽除，果渐服渐效，三十余剂其病大安。

王姓孀妇，年三十，素常体弱脾亏，咳嗽吐痰，常取效者，惟姜附六君子汤。倘久嗽不愈，乃于阴中补阳，用附桂理阴煎即愈，此二方乃常应效之最速者。是年病咳嗽吐痰甚多，日夜约吐三四碗之多，其痰色雪

白，前得效之二方俱不能效。《经》云：白血出者死。此是死证耶？然察其脉浮而无力，至数却又平和，食量较常虽减，尚能日进两碗，精神亦颇可，却又似不死之象。病既是不死，何常效之药毫无效耶？再四细察，较常新增头痛一症，其头痛只在额前，额前属于阳明，因湿痰聚于阳明胃腑，中虚不能使之下趋，势必上潮而咳嗽，此亦阴气上射之嗽也，法宜祛湿；痰色雪白者乃冰凝之象，中寒已极也，法宜补阳。然前药俱用干姜、桂、附而毫不效者何也？乃少逐湿之药耳，湿不去故药虽温而无济。此证正合古书云"邪去则补药始得力"也。与附子理中汤兼五苓散以逐湿，服二剂头痛咳嗽俱减半，四剂十减其九。此时湿已去矣，只宜补正，以理中汤兼理阴煎并补脾肾，二十余剂而大安。

理阴煎　熟地、当归、干姜、甘草，或加附、桂。

（《瞻山医案》）

北山友松医案　日本·北山友松

五旬男，患咳嗽。或饮食，或睡卧，身暖愈嗽，脉滑。

三子养亲汤对二陈汤，去半夏，加生半夏、山楂子、香附子、神曲、瓜蒌仁。

西村氏患痰嗽，脚腿痹弱，腰腹沉重，及秋似伤风状。脉或滑数，或弦数。

除湿清热却痰丸对三妙散。

六旬男，自去冬，初觉伤风吐痰，咳嗽至夜尤甚，头汗如流，脉弦涩。

三拗汤对二母散，加制半夏、阿胶、五味子、款冬花、桑白皮。

伊达氏，五十岁，多年患痰嗽。日则少静，至夜半后，痰甚嗽多。或耳鸣目昏，腹胁冲弦气动，多食则嗽愈甚，大便秘，小便如常或涩。

三子养亲汤，加栝楼实、海浮石（醋制）。

（《北山医案》）

缪松心医案　清·缪遵义

久咳嗽秽，脓血交作，并非肺痈。此褚氏所谓难名之疾也。病涉少阴而阴火甚炽。以饮食消息之。

猪肤、蛤壳、海参、川贝母米仁根、梨汁。

脉数，咳嗽不止，带血，湿热下注，成漏，便溏泄。所赖胃气尚强耳，壮水清金，固属至要，但不得有碍脾阳，以资生之本在是也。

北沙参、鲜地骨皮、料豆衣、米仁、乌饭子、生蛤蜊壳、淡菜、扁豆、梨汁。

肾水上泛，连肺液而上出，故一咳而连咳不已。昔立斋云：气虚有痰，用肾气丸补而逐之。其自注云：肾气丸即今之六味也。今仿此意为之。

六味加麦冬、猪内肾、五味、莲须。

咳失音。脉右部向内极微而涩。水竭金枯之象。姑变法治之。

炒熟地、麦冬、川贝、败叫子、海参、梨汁、紫菀、蝉衣。

加鸡子清一个，囫囵煎。

另方　猪肺一个，煮烂。俟卧后将醒，不可开口说话，取肺及桐城秋石少许，食之即睡。

脉小微数，真阴不足。今既见血，旋复咳嗽，久铄肺金，不能无虑。温燥不可进，姑从金水二脏治之。

炒熟地、麦冬、料豆衣、北沙参、霍石斛、山药、藕。

丸方　鳗鲤丸加獭肝、人中白、熟地、川贝、全鳖、侧柏叶、女贞子（旱莲草汁蒸晒）。

用十大功劳六斤，淡菜八两，红枣四两，煎膏丸。

诊脉左涩滞，右弦滑。饮邪为患，肝郁不舒。若以燥药治水，则阴伤；以滋药养肝，则饮滞。皆非策也。议用加减当归四逆，以养肝而利水，健脾运痰。

蒸於术、霞天曲、酸枣仁、茯神木、半夏、橘红、石决明、辰砂、砂仁、沉香。

淡菜胶丸。

（《缪氏医案》）

陈修园医案　清·陈念祖

高年阳虚。咳嗽经年未愈，痰作黄色，结成顽块，常阻滞胸膈间，尽力始得吐出。此虚阳上冲，煎熬津液，故结为黄浊老痰。今索阅诸方，前医徒用消痰清肺之品，安能奏效？岂知年老孤阳用事，元气多虚，气虚则痰盛，痰盛则气愈闭。若治痰而不兼理其气，非法也。宜补阳调气，佐以化痰之剂，庶合方法，用六君加减治之。

人参五分，炒白术三钱，白茯苓二钱，炙黄芪八分，陈皮八分，柴胡五分，炒白芍三钱，川贝母八分。

诊得脉左细右虚，咳嗽日久，吸短如喘，肌表微热，形容渐致憔悴。虑成内损怯证，奈胃纳渐见减小，便亦带溏。若投以寒凉滋润之品，恐嗽疾未必能治，而脾胃先受损伤，岂云妥全？昔贤谓上损过脾，下损及胃，均称难治。自述近来背寒忽热，似应先理营卫为主。宗仲师元气受损，甘药调之之例，用建中加减法。

桂枝一钱，白芍药三钱，炙甘草八分，炙黄芪一钱，饴糖二钱，加大枣三枚。

同煎服。

咳嗽日久未瘥，前医历用补肾滋阴之品，反觉饮食少思，吐痰不已。诊得两关沉细，是脾胃虚寒，土不能生金，其邪留于中脘，因而作嗽。盖脾胃为肺之母，母气既衰，子何以生？今不补母以益金，反泻子以损土，邪虽外散，恐肺气亦难免受耗，况邪尚留于中脘而未散乎？久嗽不愈者，邪留故也。治法不可仅散其邪，必当先补肺气，尤当先补脾胃之土。然土生于火，益其母而子自生，生生之机，化源不绝，自然正可胜邪，不治嗽而嗽自平。此即君子道长，小人道消之理也。质诸高明，以为然否？拟立一方如下：

白术（黄土微炒）五钱，白茯苓三钱，麦门冬（不去心）三钱，陈皮一钱，人参五分，肉桂五分，紫苏子八分，法半夏一钱，桔梗一钱，紫菀一钱，炙甘草八分。

水同煎服。

（《南雅堂医案》）

大司马潭石吴公，甲戌季春，卧病两月。发热嗽咳，痰喘气急，胸膈痞满，手足面目俱浮肿。众惟清金宁嗽，又以脾胃久虚发肿，用利水兼补剂，其病益甚。余诊其脉，左寸浮而无力，左关弦长，推之于外，内见洪大而芤，侵过寸部一分，左尺沉弱无力，右寸沉而带芤，气口脉按之紧而且牢，时或一快，右关中和无力，右尺隐隐不动。余以为心乃一身之主，肾为性命之源，二脉不病，虽危不妨，惟以右寸并气口诊断之。寸口沉而芤，非痰乃血也。书云：弦快而紧，沉细而牢，六部见之，皆为积聚。今气口紧而快，此积血在肺胃之间，壅滞其气，气滞则血凝，乃积血证也。时值季春，地气上升，因用越法治之，进以畅卫豁痰汤。苏梗四分，桔梗四分，香附五分，连翘三分，前胡六分，抚芎六分，赤芍六分，贝母五分，苍术四分，水煎服。辰时服药，至午未时，气急，小便全无。将暮，吐紫黑血二三升，臭不可闻，症顿减八九，六脉豁然。余曰：半夜时，当有汗，可预防之，无令太过。至期果然。次日，脉平气和，惟咳嗽常有二三声而已。以枳桔二陈汤，加香附、归尾、茜根、茅根、童便，调治三日之间，上部之疾痊愈。但脾肾之脉无力，饮食少味，四肢倦怠。再用六味地黄丸，早晚百丸，午以补中益气汤，加麦冬、酒炒黄连，调其中。半月后，气体充实而诸病悉痊矣。

（《陈修园医案》）

中神琴溪医案　日本·中神琴溪

一妇人，行年三十余，每咳嗽，辄小便涓滴污下裳者。数回医，或为下部虚，或为蓄血，万般换术，百数日。先生切按之，其腹微满，心下急，按之则痛，牵两乳及咽，而致咳不禁。与之十枣汤，每夜五分，五六日瘥。

一妇人，年十八，形色瘦悴，咳嗽唾白沫，气郁郁食不进，所遇多忤其意。医皆治之以劳瘵。先生诊之脉沉微而如闭，曰："尝有他患乎？"答曰："自幼鼻涕常流无歇，其歇后，久觉鼻内之燥，遂发病。"因与之吹鼻散，清涕脓血交出，不日诸症尽退。

有一男子，咳嗽吐臭痰，其中或交脓血，形色瘦白，音声欲出不出。居二年，病势愈进，百方不应。一日烦躁闷乱，痰喘冲咽喉，遂昏昧不省人事。众医环坐，技穷不知所为，乃迓师诊。呼吸纤纤，如断如不断，即令洒冷水于其口，作萝卜汁强饮者一盂。双眼忽开，呼吸徐续，于是浸巾冷水匝缠自颈至胸肋。窥其少有知，而问痛苦，则开口能答，一坐骇且喜。师曰："此犹不可治，盖羁迟已久，病魔得志，精神遂乏，非药石所及。犹是而施药，医家之所耻也。"辞去。举家悲泣乞治不置，乃投石膏黄连甘草汤，翌日未及晡时而殁。

（《生生堂治验》）

程杏轩医案　清·程文圃

两寸关脉候俱大，左关尤急。据述前冬因情志抑郁，先见此脉，后觉心烦不安。旧春心烦稍定，咳嗽至今不止，舌苔时黄时退。此肝为受病之源，肾为传病之所。夫肝之伤脾，人所易知，肝之伤肾，人所不识。譬如折花枝安插瓶中，花枝日茂，瓶水日为吸干。肝阳吸引肾阴，此之谓也。且肺为肾母，子虚必盗母气，不特金不制木，而木反得侮金。肝阳上升，冲心为烦，冲肺为咳。脉大不敛，舌见黄苔，要皆阳亢阴亏之所使然。所幸寝食如常，别无兼证。议以滋肾生肝，保金化液，辛温刚愎，似非所宜。

复诊脉急依然，连日嗽甚于前，夜卧欠安，头额手心俱热，是属挟有风温外因。若云阴虚之热，当发于日晡，不应发在午前，且其来也渐，何骤若此？质虚恙久，固不能正从标治，然亦未可过补。仿汪广期前辈风温汤方法。

晋翁乃媳，秋间咳嗽，不以为意，交冬渐甚，午后寒热。医云外感，服药不效，遂致形倦肌瘦，食少便溏。余视其行动气促，诊脉弦劲无胃，询其经期，三月未至。私谓晋翁曰："此殆证也，危期速矣。"翁惊曰："是病不过咳嗽寒热，何以至此。"余曰：《经》

云：二阳之病发心脾，有不得隐曲，女子不月，传为风消息贲者，死不治。剞脉弦劲无胃，乃真脏也。《经》又云：形瘦脉大，胸中多气者死。脉证如此，何以得生。"辞不举方，逾旬而殁。

嘉庆甲子初秋，牧兄邀视伊母恙。云："家慈年逾五旬，外腴内亏，病经八日，上热下冷，痰多汗少，咳嗽作呕。昔患淋痛，兹亦带发。医为散风清暑，治俱不应，又以为肝火，拟用龙胆泻肝汤。"求为决之。余曰："淋证为本，感证为标，从本从标，当观病之缓急，未可臆断也。"比往诊视，脉细面青，身热足冷。时正酷热，病人犹盖毡被，舌苔白滑，胸腹胀闷，不渴不饥。谓牧兄曰："尊堂之病，乃寒湿内伏，加感外邪，治宜温中逐邪，淋痛无暇兼顾。"一方用苍白二陈汤，加姜、附、白蔻以温中燥湿，桂枝、秦艽以彻其表。牧兄问："服药以何为验？何期可愈？"余曰："伤寒以舌为凭，舌苔退净，病邪自清，计非二候不可。"初服舌苔稍退，再剂已退其半，服至四剂，寒热全解，舌苔退净，淋痛亦止。惟腹闷食少，大便未行。次日忽便泻数次，金以伤寒漏底为虑。余曰："无妨。仲圣云：胃家实，秽腐当去也。"方易六君子汤加谷芽、苡仁、泽泻、神曲，健脾渗湿。三日内共泻二十余行，始得胸宽食进。越日忽又发热，诊脉浮大。余曰："此复感也。"牧兄曰："病人日来，俱卧帐中，邪何由入？"余曰："想因目前便泻，夜间下床，恙久体虚，易于感耳。"仍用六君子汤，加姜、附、秦艽，一服即平。

荔翁夫人，怀孕数月，嗽喘胸痹，夜不安卧，食少形羸。余曰：此子嗽也。病由胎火上冲，肺金被刑，相傅失职，治节不行。《经》云：咳嗽上气，厥在胸中，过在手阳明太阳。夫嗽则周身百脉震动，久嗽不已，必致动胎。古治子嗽，有紫菀散、百合汤，法犹未善。鄙见惟补肺阿胶汤，内有甘草、兜铃、杏仁、牛蒡，清金降火，糯米、阿胶润肺安胎。一方而胎病两调，至稳至当。服药两日，咳嗽虽减，喘痹未舒。方内加苇茎一味，取其色白中空，轻清宣痹。再服数剂，胸宽喘定，逾月分娩无恙。

（《杏轩医案》）

李炳医案　清·李炳

江氏女病咳，嬴瘠，两目畏日。医以地黄治之。翁曰：服地黄必厥。果厥，乃以甘草生、炙各半治之。八十日愈。

病得之阴虚极，极虚者不可以重补。以炙甘草益阳以生阴，以生草缓阳以强阴也。

翁壮年，尝以岁暮避人于吴。有病咳者，吴医张亮葵治之，不应。翁诊曰：此可为也。治以川椒，明日咳止。

张使人问之。翁曰：寐则咳，醒则已。盖寐则肺气藏于肾，肾寒使之咳耳。通其阳，故愈。

（《李翁医记》）

齐秉慧医案　清·齐秉慧

曾治周嘉兴每夏至患咳嗽，服降火化痰之药而益甚。诊之脾肺肾三部，脉皆浮而洪，按之微细。余曰："此脾土虚不能生肺金，肺金不能生肾水，而虚火上炎也。"朝用补中益气汤加麦冬，夕用八仙长寿丸而愈。

曾治一儒者，夏月唾痰，用清火药不应。予曰："此火乘肺金。"用前麦门冬汤而愈。后因劳复嗽，遂与补中益气汤，加桔梗、黄芩、麦冬而愈。但体倦口干，小便赤涩，日服生脉散，多服八仙长寿丸，其后遂不复发。

又治一儒者，咳嗽壮热，自汗，口干便赤，余诊其脉虚而洪，先与白虎汤，以彻其热，热退，遂用补中益气汤，加山栀、麦冬、五味煎服数剂，兼服八仙长寿丸而愈。

（《齐有堂医案》）

曾治儒学王子男，每至春交，咳嗽即作，医用参苏饮乃愈，其后发时，复用前药不应，反致喉暗，来寓请诊。按之右寸洪数无力。余曰：此乃少阴阴火刑肺金。以六味丸料加麦冬、五味、山栀作汤与服，兼服补中汤加麦、味，数十剂而愈。

曾治淯水范三才，患咳唾，痰血相兼，余亲治愈已三载矣。一日忽感风寒咳嗽，医家误用滋阴之药，酿成吐血不止，乃弟促骑求治。余曰：令兄新疾也，先宜发散，继以滋阴，方为合法。今误早为滋阴，闭其肺窍，恐不可及也。乃勉强以人参败毒散四剂与之，且看缘法何如。服之其咳愈剧，遂与鸡鸣丸，令每夜细嚼三五粒，日服补中汤加麦、味，不数日而咳嗽如失，血亦不吐，遂服六味都气丸而康。此丸余历验已久，活人亦多，同志君子，切勿忽视。

又治一儒者，患咳嗽，面红潮热，其脉洪数，予以黄连解毒汤治之而愈。

（《齐氏医案》）

何元长医案 清·何世仁

咳呛膈痛，脉来弦数，肝热射肺也，尤恐络伤失血。

旋覆花（绢包）钱半，杏仁三钱，石决明四钱，冬桑叶钱半，法半夏钱半，橘红一钱，川贝母钱半，冬瓜子三钱，郁金钱半，苏子二钱。

嗽久腰软，水亏火动也，须及早图治。

原生地四钱，橘白钱半，炒牛膝二钱，沙参二钱，炒女贞二钱，茯神三钱，川贝母钱半，桑叶钱半，炙龟甲四钱，麦冬二钱。

久嗽咽干，肺胃津亏，仿《金匮》麦门冬汤法。

北沙参三钱，麦冬三钱，人中白一钱，桑叶钱半，川石斛三钱，米仁三钱，生甘草四分，红枣四枚，川贝母二钱，会白钱半。

久嗽咽干作痛，肝风炽而肺阴伤，六脉弦数，惟恐络伤动血，仿喻氏清燥法。

冬桑叶钱半，甜杏仁三钱，蛤粉炒阿胶二钱，川贝母二钱，石决明四钱，麦冬肉二钱，淡中白一钱，川郁金钱半，枇杷叶三钱。

嗽久失音，舌红脉数，邪郁肺金，外寒内热，仿仲景法。

麻黄四分，郁金钱半，甘草四分，枇杷叶二片，兜铃一钱，石膏三钱，桔梗一钱，鸡子白一枚，杏仁三钱，桑叶钱半，射干一钱。

（《何元长先生医案》）

内热咳呛，举动头晕，中虚气不归根，恐成劳怯。

西党参、麦冬、川贝、首乌、蛤壳、北沙参、丹皮、怀牛膝、橘红、加冬桑叶、红枣。

复诊，据服药后诸病皆安，惟朝暮多汗。

前方去丹皮、川贝、蛤壳、桑叶、红枣，加炙黄芪、茯神、枣仁、大麦芽。

（《清代名医何元长医案》）

黄凯钧医案　清·黄凯钧

唐四八　发热咳嗽多汗，脉弦细。《经》云：形寒饮冷则伤肺。肺虚则脾气亦弱，诸症从此而生。治当调摄营卫，若作外感而投表散，失其本矣。

党参二钱，黄芪（炒）二钱，归身一钱五分，於术一钱五分，茯苓一钱五分，半夏一钱一分，橘红一钱，白芍一钱五分，苡仁（炒）二钱，苏子（炒，研）一钱五，炙甘草三分，老姜二片，大枣三个。

又　前方只服三剂，热止，嗽减，汗无。此培植中气，肺疾亦痊。所谓虚补其母之法。

万三七　脉软咳嗽，法当补土。

党参、於术、黄芪、归身、橘红、茯苓、扁豆、苡仁、炙甘草。

四服如失。

王二十　身热干咳，夜不思寐，自汗淋漓，两脉虚数无绪，一息八九至；当此病后，脉惟细数，是假实，确系营卫大虚，守护失宜，浪用疏肺，能免重虚之戒乎？

党参二钱，生地四钱，归身一钱五分，黄肉一钱五分，黄芪二钱，枣仁一钱五分，茯神一钱五分，白芍一钱五分，炙甘草四分，龙眼肉二钱，淮麦一钱五分。

两服，汗止，热退，嗽减。加五味子十粒，麦冬二钱，去白芍、黄肉、小麦、龙眼。十服痊愈。

钟四八　老劳咳嗽多痰，不能倒卧，侧右尤觉气逆不安。此由水亏火升，胃虚不降，投都气丸加青铅，气急略减。自述气不上逆，可以伏枕安卧足矣，彻夜转侧，已经一月。人藉安息以养营血，其病至此，实属难当。即思一方，以左司升，右司降，是属东方肝

木，西方肺金所主。气逆不降，责在肺不清肃，秋令不行。

苡仁二钱，茯神二钱，通草六分，橘皮（秋石水炒）六分，粉草（以上五味色白，行降令，兼和肺气）二钱，钩藤三钱，菊花炭（和肝阳，缓气上逆）。

立方在命意好，不在药之轻重，一服即效，病者喜出过望，酬予重值古玩，因彼家贫不受。回言尊恙非旦晚可愈，可售价病中调理，后因酒色不戒，仍归不起。

戴二七　肌热盗汗咳呛，加味泻白散。

桑皮、地骨皮、甘草、杏仁、前胡、连翘、橘红、通草。

三服愈。

毛五一　咳嗽八阅月，从前吐红，近日吐痰，消瘦失音，夜热脉数，积劳成损。

炒熟地、党参、归身、半夏、怀山药、橘皮、茯神、苡仁、丹皮。

六服其病如失。

倪氏四六　咳呛有年，每到春时发作，入夏渐愈。今已小暑，其病反增，内热口苦，呕痰多汗，声喘背痛，两脉虚数微弦。此久嗽肺伤，必夺母气，治法宜补胃清金。

党参、白术、茯苓、半夏、橘红、杏仁、连翘、北沙参、炙甘草、茅根。

又四帖，病减其半，前方去连翘，再服四剂，照方制丸料，用茅根与大枣、葱汤泛丸，可冀来春不发。

僧五八　倏寒倏热，咳呛气急冷汗。前医误作虚治，投人参、熟地，反见神昏谵语。时有客僧见源师，知余医理明确，放舟相邀，才按六部，即欲予决生死，切其脉浮弦，此风邪客肺，气不得泄，以致气急冷汗，自述初起吐泻发渴，小便短涩，自宜分

利，如何遽补？若证候果虚，参、地何反添病邪？宜用轻剂，疏通肺气。

杏仁、香豉、薄荷、前胡、连翘、山栀、橘红、通草。

两服而愈。

蔡三四　胸胀喘促，咳嗽吐红，脉大而数。古称脉大为劳，数为虚。症由劳伤脾元，土不生金，肺失清降，治当滋其化源。

党参二钱，黄芪三钱，生於术一钱五分，当归（炒黑）一钱五，橘皮一钱，麦冬二钱，苡仁二钱，五味子十粒，炙甘草四分。

此方余出臆见，名培源益肺汤，治劳倦吐血有神功。

曹五五　形寒咳嗽吐红，两脉弦软，是为劳倦伤脾，积寒伤肺。治当温补手足太阴肺脾，略佐疏理客邪。

党参、蒸於术、茯苓、橘皮、前胡、归身、薏仁、桂枝木、紫苏、炙甘草、煨姜、大枣。

两帖血止嗽减。

吴二一　前投解肌，汗出热退，咳血仍然。究其病因，深受寒邪，肺气不舒，致血妄行。姑再疏利元府，以解里逆。

杏仁、前胡、苏叶、防风、橘皮、石膏、甘草。

此方代青龙汤，两服嗽缓，吐红止胸宽，食进，已得生机。

赵二十　夜热盗汗，咳嗽红痰，脉弦而数。症属劳怯，自宜保护，兼助药物，以冀延龄。

北沙参、麦冬、茯神、苡仁、牛膝、白芍、桑叶、钩藤、茅根。

前投清金和肝之法，夜热盗汗愈。今

但治其咳，究其源，因劳而得，宜益土生金法，而培化源之意。

党参、蒸於术、茯苓、半夏、五味子、麦冬、苡仁、橘皮、炙甘草、茅根。

古称嗽证用异功散收功者，可不复发，所谓补土以生金也。

姚氏二四　旧冬起咳嗽，延至二月复吐红痰而臭，脉来细数异常，自汗。屡次更医，皆谓阴虚，投四物、六味之类，后一医以为肺痈，令往专科诊治。病家有亲，知予能治难病，相邀诊治。观其脉症，若为阴虚必燥，焉得有汗，内痈胁上必痛，脉必洪大，今皆无有，以予观之，属肺受外邪，此脏最娇，久嗽必伤其膜，红痰因此而出，更土生金，子夺母气，臭痰属脾虚。试观世间腥秽浊物，土掩一宿，其气立解，治法必须从标及本，先用疏散肺邪。

杏仁、薄荷、防风、橘红、桔梗、桑皮、连翘、甘草。

两服咳嗽大减，改用培土生金法，稍佐利肺，六君子加苡仁、扁豆、山药、杏仁、前胡，四服痰少而腥气无矣，嗽痊愈。原方去后五品，加麦冬、归、地，调补复原。

陈三四　咳嗽吐血，或稠或稀，时觉左腹气升，卧着尤甚，形淡畏风，脉软微数。前医先用杏仁、薄荷，疏降肺气，其咳更频；或以燥火刑金，投洋参、麦冬之类，并纳大减，逆予诊治。此土虚不能生金，金虚不能制木，致肝气上逆，胃虚木侮，传导之失宜，饮食不化精微，而成痰涎，一派浊气熏蒸，凝行上腾。肺为华盖，焉得不为之病乎？所以疏散则愈耗其金，凉润则虚其母，治法必滋化源，平其所胜，方可奏效。

党参（本应用人参，因价极贵姑用以代之）三钱，於术二钱，茯苓一钱五分，炙甘草四分，橘皮一钱，半夏一钱五分，牛膝一钱五分，通草七分，丹皮一钱五分，桑叶一钱。

十帖病去大半，继进人参生脉散三服，仍用前方，去桑、丹，加肉桂、黄芪、苡仁而痊愈。

按：此证治之不当，必致肌肉日削，痰涎日多，不消数月，危境立至，所以详论病情，俾业斯道者，得其涯涘焉。

（《肘后偶钞》）

王九峰医案 清·王之政

肺主咳属金，金空则鸣，金实则哑，金破则嘶。素本烦劳过度，肺虚招风，气机不展，音声不扬，已延一载，上损于下，防成肺痿。

孩儿参、杏仁、牛蒡、茯苓、炙甘草、半夏、陈皮、桔梗、苏梗、甘草。

脉滑而数，风伤肺，痰郁肺胃，夏令脉洪数。前月初诊，脉沉滑而数。沉者阴也，滑者阳也痰也，数者火也。邪伏化热生痰，所以用苏、杏、甘、桔开提，蒌、夏理肺胃，不治咳嗽而咳嗽自解，不治痰而痰自出。用萝卜汁以调肺，展其气化，清肃渐行，咳嗽少缓矣。

苏梗、桔梗、杏仁、甘草、牛蒡、前胡、梨汁。

言乃心之声，赖肺金以宣扬，肺如悬钟配胸中，为五脏之华盖，空则鸣，实则咳，破则哑。肺为仰脏，出而不纳，二十四节按二十四气。最娇之脏，不耐邪侵，毫毛必咳。肺主气，为水之上源，受邪入络，必顺归肾，为痿，为咳，为哑。凡如此者人不知，总之曰为劳证。六淫之邪不去，皆可成劳病。延今载余，声音不出，金已破矣，病者不知，医须揣其情。本以木火通明，《经》

以营出中焦，资生于胃，下益肾水，来济五火，火不灼金，金不泄气，燥不耗水为妙。今日喉痛已止，咳减痰少，喉声稍开，从原方加减候酌。

孩儿参、粉甘草、山药、马兜铃、牛蒡（元米炒）、茯苓、桔梗、苏梗、沙参、杏仁、猪肤、花粉、鸡子清、瓜子壳、霉干菜。

又 病原已载前方，叠次声明，不须再赘。金水难调之候，全在静养功夫。天命为重，非人力所为。叮嘱亲谊，敢不尽言。病由外感内伤，必由中而外达，郁久不达，非升麻不可。病将一载，声音不出，邪不出也。拟用补中益气加减，候酌。

补中益气汤去芪，加山药、陈干菜。服三剂，加儿参。又服三剂，加参须。

素有咳呛，冬令即发。自季秋咳嗽，延今不已，动劳气逆，痰不易出。上热下寒，兼食洋烟，胃阴销铄，下耗肾水，引动肝木，气有上而无下，故上热下寒。肾虚则喘，肺虚则咳，气耗阴伤，故痰不爽。议养阴肃肺，兼柔肝纳肾之治。

沙苑、麦冬、牛膝、毛燕、橘红、川贝、桑皮、紫菀、夜合花、蛤粉、枇杷叶。

（《清代名医医案精华》）

久咳声哑，每咳痰涎盈碗，食减神羸，苔白厚，脉双弦。中虚积饮，土败金伤，水湿浸淫，渍之于肺，传之于脾，注之于肾，三焦不治，殊属不宜。

真武汤。

又 连服真武，虽效亦非常法。第三焦不治，肺肾俱伤。当宗经旨，治病必求其本，从乎中治。崇土既能抑木，亦可生金，脾为生化之源，辅脾即能补肾。爰以归脾六君加减，徐徐调治。

归脾六君汤。

实火宜泻，虚火宜补，风火宜清宜散，郁火宜开宜发，格阳之火宜衰之以属，所谓同气相求也。水亏于下，火越于上。厥阴绕咽，少阴循喉，久咳音哑喉痛，口干不欲饮冷，脉豁，按之不鼓，格阳形证已着，清火清热，取一时之快，药入则减，药过依然，所谓扬汤止沸，终归不济，导龙入海，引火归源，前哲良谋无效者，鄙见浅陋。小徒暂清肺气之法，尚属平稳可服，再拟金匮肾气，竭其所思，未知当否，多酌明哲。

金匮肾气丸。

（《王九峰医案》）

顾金寿医案　　清·顾金寿

汪新阳，三十岁　右脉颇平，左手关尺稍见弦象。立春以后，吐血旧疾虽未举发，仍不可不加意防闲。预用安根之法。

大熟地（炒松）五钱，川石斛三钱，沙苑子一钱五分，怀山药一钱五分，茯神三钱，北沙参（米炒）三钱，当归须（米炒）一钱，桑叶（米炒）一钱，炙甘草五分。

又　古人治虚怯、咳嗽等症，皆胃药收功。今春分节气，虽未见红，而夜间咳呛颇甚，胃不健纳，面色无华，肌瘦神倦，皆胃无液养之故，且脉见左强右弱，法以养胃和肝为法。

白扁豆（去皮）二钱，生南楂一钱，白蒺藜（炒，去刺）二钱，北沙参三钱，大麦冬（米炒）一钱五分，茯神三钱，鲜藿斛二钱，炒薏米三钱，南枣二钱，生谷芽一两，煎汤代水。

又　照方去鲜藿斛，加上党参三钱，蒸冬术一钱。

又　左脉颇佳，足臻静养，右脉少力。胃气不足，食虽强进，终欠香甜，土不生金，故咳呛虽减，而不能止，正须补土生金。当可更入佳境也。

人参（另煎）五分，麦冬一钱五分，蒸冬术一钱，茯苓三钱，炙甘草五分，陈皮白一钱，川石斛三钱，白扁豆一钱五分，白蒺藜二钱，南枣二枚。

又　照方加薏米（炒）三钱、白花百合二钱。

丸方，失载。

问劳嗽一证，收功极难。此人服药，未及一年，便能奏效。岂世之治劳嗽者，不足法欤？曰：吐血初起，总以散血为主，缪仲醇三法最佳，缘治者急于取效，过用苦降，两伤肺胃，血虽止而劳嗽已成。此时惟有补土生金一法，或可挽回，但脾喜燥，而胃喜清，其间必细心斟酌，方无贻误也。慎之，慎之。

毕　脉象细数，左关稍弦，阴虚阳越之证。失血后，燥剂助火，咳呛黄痰极多，入夜更甚，溲赤而短，内热未清，法宜育阴清上为治。

原生地三钱，细木通一钱，炒黑牛膝六分，北沙参三钱，麦冬肉一钱五分，炒归须一钱五分，瓜蒌皮一钱五分，怀山药一钱五分，炙甘草五分，米炒桑叶一钱。

又　照前方去木通，加白花百合三钱，瓦上焙蜜拌款冬花一钱，茯神三钱。

又　脉见浮数，按之无力，阴分虚而内热不清，故夜卧则气冲而上，咳痰浓黄，小溲赤短，宜清脾阴虚热，佐以镇纳为治。

怀山药三钱，粉丹皮一钱，茯神三钱，大熟地（砂仁炒）四钱，炙龟甲三钱，牛膝一钱五分，炒丹参二钱，川贝母（米炒）一钱，生甘草五分，沉香（磨汁冲）三分。

又　脉象浮数稍减，镇纳已有小效，但

肢战气逆，胃肠受伤。昔贤平血后以胃药收功，遵而行之。

北沙参三钱，怀山药三钱，穞豆皮一钱，白扁豆一钱五分，熟地炭五钱，赤苓一钱，川石斛三钱，炙龟甲三钱，炒牛膝一钱，橘白一钱，北五味（蒸）二十粒，生甘草五分，轻铅三钱。

又　脉象颇平，但嫌少力，正合病后之脉，气虚行动则喘，小便究不能清。此属余热伤气，不能归元之故，煎剂不利于胃，未可久服，宜用丸药缓调，久服自愈，不可心焦，反生虚火，切切。每日空心，淡盐开水送。

八仙长寿丸三钱，渐加至五钱，忌一切飞升助火等物。

问：此症与新阳汪氏相同，彼则补土生金，此则育阴清上，治法又似不同，何也？曰：汪因苦寒伤胃，故补土生金，此人以燥剂劫阴，故育阴养胃，其实皆胃药收功也。

张妇　两关虚数而弦，肝胃两伤，虚火上蒸肺部。干呛恶心，气促头眩，舌干而燥。此由水不制火，金不制木，营虚液少之故。若再以苦寒伤胃，势必成瘵而后已，先用金水两调之法。

北沙参三钱，麦冬肉二钱，当归须一钱（米炒）五分，甜杏仁二钱，原生地三钱，茯苓三钱，橘络（蜜拌）一钱，鲜霍斛二钱，建兰叶二片。

又　用金水两调法，脉象少平，气促头眩已解，惟干呛火升，痰不易出，带下颇多，再用清滋端本一法。

肥玉竹（米炒）三钱，北沙参（米炒）三钱，瓜蒌皮一钱五分，川贝母一钱五分，原生地（酒洗）五钱，钗石斛三钱，麦冬肉一钱五分，当归须一钱五分，炙甘草五分，煅牡蛎三钱，白螺蛳壳二钱，建兰叶二片。

又　脉象渐平，俱嫌少力，咳呛头眩，

胸闷脘痛，皆上焦虚火易升，少腹有块，冰冷指尖，有时而清。赤白带下，皆下焦寒凝结。今用引火下行一法，可以两顾。

大熟地（姜汁炒）七钱，归身（小茴香炒）二钱，大白芍（桂酒炒）一钱五分，制半夏（蜜水炒）一钱五分，陈皮（盐水炒）一钱，茯神三钱，北沙参（米炒）三钱，麦冬肉（米炒）一钱五分，炙甘草五分，白螺蛳壳（煅）二钱，炙龟甲三钱，橘叶十片。

丸方　上西党参四两，炙黄芪二钱，蒸冬术一两五钱，茯神四两，远志（甘草水浸）一两，酸枣仁（炒）一两五钱，大白芍（酒炒）一两二钱，归身（土炒）一两五钱，炙甘草八钱，煨木香五钱，大熟地（砂仁炒）四两，炙龟甲三两。

上药制末，先用真桂圆肉四两，麦冬肉一两，川石斛六两，金针菜一斤，合欢皮八两，熬浓汁，代蜜为丸，如桐子大，每空心，开水送四钱。

问：此症似与梵门桥张妇相仿，何又不用养营交泰法？曰：梵门桥张妇，血虚气无所附，肝胃之不和，实由心脾两亏而起。此妇肝胃两伤，虚火炎金，干呛恶心，头眩脉促舌燥，渐有劳怯之状，气分急，而血分可缓，故始终用以金水两调，少佐清滋而愈，去桂不用者，恶其燥也，审机发药，取其中病而止，不可拘执古人陈法。

（《吴门治验录》）

张千里医案　清·张千里

嘉兴陈　初起寒热、头痛、咳嗽、汗泄，明属风伤肺卫为病。奈体气素虚，向有肝郁，今肺既不宣，肝必易逆，挟饮阻络，上干清阳，以致咳逆痰薄，左胁引痛，舌苔厚白，干而不渴，胸脘痞闷，不饥少食，溺黄而少，便干而坚。此饮阻络痹，气亦膹郁也。呃逆频出，咽左激痛，甚或气冲至巅，耳鸣头晕，此肝阳化风，郁而为热也。总而言之，始则外风引动内饮，继则外风引动内风。迄今八九日，外风将化，而痰饮肝风反扰攘不解。脉右寸及左三部皆近数，急须清金以制木，通阳以和饮，虚体不宜病魔久扰。

西洋参一钱五分，九孔石决明三钱，陈皮一钱五分，海石粉二钱，川贝母三钱，茯苓二钱，白蒺藜二钱，竹茹七分，杏仁二钱，旋覆花一钱五分，蛤壳四钱，霜桑叶两片。

石门吴　烦劳阳虚之体，加之嗜酒积湿，湿浊酿痰，故素有善咳、脚气等症。今因新寒外袭，宿饮内动，初起恶寒，鼻塞流涕，喘咳不得卧，痰虽来而气仍逆上，痰气壅于中，湿热脚气动于下，加之阳素虚而血又动，安内攘外，何恃毋恐。姑拟定喘化痰，顺气和络法。

潞党参二钱，驴皮胶（分二次入）一钱五分，冬瓜子三钱，川贝母二钱，芦根五钱，橘皮一钱五分，旋覆花（包）一钱五分，炙甘草四分，丝瓜络三钱，云苓二钱，海石粉二钱，薏苡仁三钱，杏仁二钱。

又　诸恙皆退，胃纳亦增，脉象静小，舌色润泽，惟瘥后干咳，得汤饮即痰出而嗽已，卧时又须倚枕，足见风燥之火易劫津气，甘凉濡润以滋气存津，自是此症要旨，拟以前法中再参濡肺胃法。

潞党参二钱，驴皮胶二钱，麦门冬一钱五分，炙甘草两分，橘皮一钱五分，川贝母二钱，鲜生地三钱，榧子肉（冰糖拌炒）七粒，茯苓二钱，杏仁二钱，金石斛二钱。

新市郑，咳复作，痰少不厚，时有肝气左升，腹痛得呕泄始平，脉体本弦长，今弦兼滑，长兼洪，左尤甚，饮咳本宜甘温以和之，所谓饮家咳不治咳也。今既肺降不及，

肝升有余，甚至痰滞凝血，宜从湿痰挟火之例也。

法半夏一钱五分，旋覆花（包）一钱五分，蛤壳三钱，竹茹七分，陈皮一钱五分，代赭石二钱，小川连三分，桑叶两张，茯苓二钱，海石粉二钱，炙甘草五分。

又　咳势较缓，痰之厚者仍少，脉弦左仍带滑，不过洪滑较减耳，舌苔白里半犹黄腻，饮咳既久挟湿，又兼肝气，当先为清肝化湿，以衰其助，时届湿土，亦因时制宜之法。

法半夏一钱五分，陈皮一钱五分，蛤壳三钱，海石粉二钱，生冬术一钱五分，茯苓二钱，丹皮一钱五分，小川连三分，白蒺藜二钱，茵陈草一钱五分，桑叶两片，竹茹一钱。

又　咳逆夜甚，晨则痰饮较多，近加喉糜，音欠亮，脉右较平，左仍弦滑，寸部尤甚，痰饮既未和，肺气失清，又挟时令之热，而为喉糜，人迎脉盛，必有外感，非必心阳上亢也，宜参金水化痰法。

玄参一钱五分，马兜铃一钱五分，甘草四分，桑叶一钱五分，紫菀一钱五分，牛蒡子二钱，天竺黄二钱，竹茹七分，杏仁二钱，川贝母（去心）二钱，丹皮一钱五分。

杭州许　咳逆已久，的是肺分痰热未清，加以秋阳酷烈，肺气复伤，身热，舌干绛，苔厚黄，形瘦，脉弦，明属湿郁生热，热蒸成痰，既在肺家，只宜清化，表不合理，补亦壅邪也。

西洋参一钱五分，橘红一钱五分，连翘二钱，桑皮一钱五分，甜杏仁二钱，川贝母二钱，丹皮一钱五分，金石斛三钱，甘草四分，枇杷叶两片，桑叶一钱五分。

因鼻衄，去桑叶，加犀角尖八分。

又　胃知味而渐思食，食后亦和，脉小弦，大便未畅，小便又浑，自是湿热未曾净尽之症。非阳虚之体，补壅非宜，而湿热之

邪又黏腻难化,静养缓调,自可渐臻安善,欲速反有弊也。

西洋参一钱五分,橘红一钱五分,炒谷芽三钱,霜桑叶一钱五分,甜杏仁二钱,茯苓二钱,粉丹皮一钱五分,荷叶一角,金石斛三钱,泽泻一钱五分,秫米二钱。

此方服至便溏畅行,溲清热尽,始换后方。

又 养胃存津,清心补肺,是此证善后之大法。

西洋参一钱五分,茯苓二钱,白芍一钱五分,甘草四分,陈皮一钱五分,麦冬一钱五分,怀山药二钱,莲子十粒,金石斛三钱,枣仁三钱,稆豆衣三钱,南枣两枚。

此方服至胃纳复旧之后,但有精神疲乏,可去洋参、茯苓、稆豆衣,加大生地三钱,服后妥适,可再加阿胶二钱。

又 仲秋伏气发病,迄今三月余,犹然身热畏风,胃钝,舌刺苔黄,口燥,脉弦,溺黄,便溏不爽,总属湿酿为痰,痰气与肝气相搏,阻遏于胆胃之间,所以左膺结肿,按之觉有酸痛也。积久不清,竟参成痈,宜清肝胆、化湿痰、理气络法。

西洋参一钱五分,陈皮一钱五分,茵陈草一钱五分,泽泻一钱五分,炒山栀一钱五分,茯苓二钱,川贝母三钱,桑叶一钱五分,小川连四分,蛤壳三钱,白蒺藜二钱。

又 细参脉症,不但肝胆火升,痰气上阻,且有秋燥之邪,乘虚而入,燥火劫金,痰气胶结愈甚,所以无形之病渐致有形左膺之肿,病异源同,前方五剂后,即以此方濡润通和。

西洋参一钱五分,驴皮胶二钱,郁金一钱五分,炙甘草四分,甜杏仁二钱,小生地三钱,白芍一钱五分,莲子十粒,川贝母二钱,白蒺藜二钱,丹皮一钱五分。

(《千里医案》)

吴篯医案 清·吴篯

大司冠韩桂舲有少姜咳嗽不已,气促痰喘,体瘦食减,泄泻畏寒,先服清火滋阴,继用补中收敛之剂,俱不见效。余曰:脉迟细弱,皆由金寒水冷,元阳下亏,生气不布,以致脾困于中,肺困于上,而成此证。按此皆不必治咳。即用六味回阳饮加五味子,但补其阳,服数帖甚效。后以劫劳散、人参养荣汤,不两月而诸症悉愈。

端揆章桐门,脉浮滑大,此风寒邪气客于肺中,故咳嗽声嘎,痰壅上逆也。即服六安煎加前胡、桔梗、苏叶、当归以辛温散邪。越日,咳减痰少,声音如常。惟右寸数滑,乃邪气郁而为热,易用泻白散加黄芩、茯苓、山栀、麦冬而安。

相国董蔗林,述右鼻窍窒塞,不闻香臭,鼻孔山根燥痒,咽干咳嗽,目涩便燥。余曰:两寸虚数,皆由思虑耗伤心血,肺中津液不足。年老血衰,心火乘肺,则肺脘燥涩而干咳也。盖鼻为肺窍。又曰:天牝乃宗气之道,而实心肺之门户。按《内经》曰:心肺有病,而鼻为之不利。又云:肺气通于鼻,肺和则鼻能知香臭矣。当进泻白散加桔梗、知母、麦冬、茯苓、枇杷叶以清心肺虚热。遂服五剂,鼻窍稍通,燥痒痰嗽亦减。以原方去桔梗、知母、粳米,加熟地、当归、贝母,叠服十帖,病退过半。嗣加阿胶、沙参、苡仁、杏仁、石斛、人乳、梨汁,共熬成膏,每日开水点服。未及三月,凡目鼻虚火及燥结咳嗽悉瘳矣。

(《临证医案笔记》)

何书田医案 清·何其伟

咳久音哑,咽痛欲裂,脉形左弦右细,

此虚阳与木火上铄肺金，金液竭斯无声矣。喉痹已成，殊艰奏效。

蜜水炒川连、麦门冬、杏仁、知母、人中白、川贝母、炒阿胶、西洋参、花粉、枇杷叶、鸡子黄。

去秋咳呛，至今未已，近又增重，有声无痰，经阻四月，脉细数而神㿠白，便溏纳减，诸属童女劳之见症也。暑气炎蒸，恐有难支之势，拟方姑备一说。

制洋参、天花粉、苡仁、款冬花、生蛤粉、金石斛、广橘白、真川贝、枇杷肉。

《清代名医医案精华·何书田医案精华》

太阴冒寒，未经透泄，咳呛鼻塞，脉形弦紧，治宜疏泄。

青防风、炒苏子、生桑皮、川石斛、广橘白、光杏仁、象贝母、款冬花、生甘草。

体怯冬温，燥火铄金，为咳也；右脉弦大。只宜清润肺金。然须静养勿烦为嘱，否则恐其动血。

桑白皮、甜杏仁、川贝母、天花粉、广橘白、地骨皮、款冬花、生蛤壳、川石斛、枇杷叶。

接方：西洋参、甜杏仁、川贝母、地骨皮、天花粉、冬桑叶、款冬花、肥知母、川石斛、甘蔗汁。

向有哮证，兼之好饮，积湿肺脾，两经俱已受病，自前月以来，感冒咳嗽，时寒时热，舌苔白厚。现寒热已止，舌白渐退，小便通，而大便艰难，咳痰黏腻，彻夜不能安卧，能食而不能运化。按脉左寸弦细，而右寸独见浮大。此肺家余热未退，郁而蒸痰；痰多则津无所生，而便时艰涩矣。年近七旬，操烦素重，肺金之液又为君火所铄，娇脏未由沾润，能无口渴思饮而下窍闭结乎？鄙意从手太阴及手足

阳明两腑清养而滋润之，方可冀其下达而上平耳。肺有余热，以清润之品制其所胜，然后用人参以益气生津，乃为要策。

炙桑皮、麦门冬、甜杏仁、金石斛、橘白、花粉、肥知母、川贝母、款冬花、枇杷露、苡仁、梨肉。

复方：据述咳嗽稍减，胃气亦开，入夜亦能安睡，惟口干，小便短数，大便艰难，时有欲解不解之象。仍宗前方加减。

人参条、麦冬肉、肥知母、桑白皮、金石斛、西洋参、生石膏、陈阿胶、甜杏仁、枇杷露。

积劳内伤，感冒咳喘，脉虚数无力，表补两难之候。姑拟玉屏风参降气法。

生绵芪、旋覆花（绢包）、光杏仁、川贝母（去心，切，研）、橘红、青防风、炒苏子、桑白皮、川石斛、白前。

咳呛间作，逢冬而发，现虽渐安，而咳终未除，按脉右和平而左软弱，此金水两脏失养也。当用滋补。

西党参、麦冬肉、甜杏仁、白茯苓、生蛤壳、大熟地、肥玉竹、川石斛、广橘白、枇杷露。

复诊：胃气不减，而咳呛依然，喉干咽燥，肺家余热未清也。终恐失血，以清燥救肺法主治。

西洋参、甜杏仁、地骨皮、天花粉、麦冬、橘白、陈阿胶、川贝母、冬桑叶、生石膏、知母。

劳伤咳呛，肺病不浅。防失血成怯。

炙紫菀、桑白皮、甜杏霜、川石斛、橘白、款冬花、炒苏子、川贝母、炒怀膝。

肺家伏热，久咳不止。防其失血成怯，慎之。

西洋参、地骨皮、川贝母、天花粉、橘白、桑白皮、光杏仁、肥知母、生蛤壳。

喘咳根深，金水两有不足，当用滋补之剂。

西党参、枸杞子、麦冬肉、炒苏子、云苓、橘白、炒熟地、甜杏仁、五味子、法半夏、炙甘草。

先患血崩，渐致阴亏发热，咳呛多痰，气不平而举动汗溢，脉形弦细而数。此从悲伤悒郁所积，不易治也。

西洋参、炒阿胶、麦冬肉、川石斛、橘白、炙龟甲、川贝母、甜杏仁、枇杷叶、丹皮。

复诊：用清肺养阴之法，咳呛略稀，饮食如常。但素体虚弱，脉细而数，终不离乎怯证之门。诸宜静养珍摄，药饵之功，只居其半耳。

炒阿胶、北沙参、麦冬肉、肥知母、广橘白、西洋参、甜杏仁、川贝母、地骨皮、枇杷叶。

劳嗽已久，肺金大伤。现交盛暑，喘愈甚，脉沉微而数，神倦腰楚。金水两亏矣，难愈也。

西党参、炒阿胶、麦冬肉、地骨、川贝、枇杷叶、西洋参、甜杏仁、款冬花、知母、牛膝。

烦劳过度，君火内炎，周体发热，纳食无味。略有咳呛，延久即是本元之候，暑天务须静养。

生鳖甲、香青蒿、牡丹皮、川石斛、生苡仁、石决明、地骨皮、肥知母、天花粉、橘白。

复诊：骨热未除，咳痰转甚，形瘦削而脉数，近乎本元之候矣。

西洋参、甜杏仁、川贝母、天花粉、橘白、地骨皮、款冬花、川石斛、冬桑叶。

年高，久嗽气虚，舌苔白裂，脉软胃困。此真津枯耗也，舍补无策。

西党参、麦冬肉、甜杏仁、金石斛、橘白、炒萸肉、淡天冬、款冬花、白茯苓。

劳伤咳呛，畏冷多汗，脉弱无神，省力培养为要。

炙西芪、麦冬肉、川贝母、白茯苓、橘白、冬桑叶、款冬花、金石斛、生甘草。

木火蒸痰，滞于喉际而为咳。治宜清化。

羚角片、旋覆花、甜杏仁、冬桑叶、广橘白、石决明、瓜蒌皮、川贝母、海浮石、白茅根。

木火刑金，咳呛不止。甚则呕恶，治以清润肝肺为主。

羚羊角、冬桑叶、麦冬肉、肥知母、广橘白、石决明、牡丹皮、白杏仁、川石斛、枇杷叶。

体素虚弱，骨热郁蒸，以致多痰咳嗽，甚则欲呕，气急咽痒。腹旁结瘕有形，六脉虚软而数。此肝肺同病之象，延久必成怯证，不易平复也。

西洋参、甜杏仁、川贝母、冬桑叶、丹皮、陈阿胶、款冬花、地骨皮、石决明、橘白。

劳嗽多痰，缘烟酒铄肺所致，岂易奏效耶！

旋覆花、光杏仁、炙桑皮、金石斛、花粉、橘白、炒苏子、法半夏、瓜蒌皮、款冬花、竹茹。

复诊：素嗜烟酒，以致辛辣伤肺，咳久音闪，痰声上壅，殊非浅恙，炎夏防失音嗌痛。

炒阿胶、光杏仁、马兜铃、天花粉、橘白、紫菀茸、炙桑皮、川贝母、海浮石、白前。

产后阴虚，咳嗽，骨蒸，便溏，纳食作胀，脾肺两损，难愈矣。

香青蒿、款冬花、川石斛、冬桑叶、橘白、地骨皮、川贝母、川郁金、炒苡仁、红枣。

久患咳呛，音闪不清，大便溏薄，土不生金之候。且脉形细软无力，已成劳怯矣。

炒阿胶、北沙参、川贝母、怀山药、广橘白、西党参、款冬花、生蛤粉、白茯苓、红皮枣。

童体努力受伤，久咳不已，肋楚痰腻；六脉细数，近怯之候也。

金沸草、地骨皮、甜杏仁、款冬花、广橘白、冬桑叶、牡丹皮、川贝母、炒怀膝、枇杷叶。

复诊：劳伤成怯之候，诸宜节力静摄是要。

生西芪、香青蒿、川贝母、花粉、川石斛、西洋参、地骨皮、生蛤粉、橘白、霜桑叶。

丸方　西洋参、原生地、桑白皮、麦冬、花粉、橘白、西党参、炙鳖甲、地骨皮、丹皮、知母、茯苓。

红枣肉六两，打和为丸。

劳伤咳嗽，痰腻如胶；脉沉微而气喘急，肺阴大伤。当此盛暑，防其喘脱。

西洋参、桑白皮、甜杏仁、炒知母、广橘白、麦冬肉、地骨皮、川贝母、天花粉、枇杷叶。

阴虚骨热，咳痰已及年余。肺津大伤，声音不亮；脉形虚数。已近怯疾，不易愈也。

西洋参、甜杏仁、肥玉竹、川石斛、广橘白、北沙参、川贝母、天花粉、生蛤壳、枇杷叶。

水亏火旺，不时上炎，面赤耳鸣，时欲咳呛，脉细数而两尺大。真阴不足以制虚阳也。盛暑宜加意调养，否则防失血。

西洋参、北沙参、肥知母、蛤粉、枇杷叶、川斛、炙龟甲、麦冬肉、天花粉、橘白、人中白。

阴虚，火无所制，频咳不止，夏令火炎，防其加剧。

制洋参、北沙参、甜杏仁、人中白、花粉、知母、细生地、麦冬肉、生蛤壳、牡丹皮、川斛。

积劳内伤，咳久不止，当用金水两培之法。

炒熟地、麦冬肉、款冬花、煅牡蛎、茯苓、橘白、西党参、甜杏仁、炒怀膝、川石斛、胡桃肉。

水不足而火上炎，积久即是喉癣之患，甚可虞也。

炒阿胶、北沙参、麦冬肉、炒知母、盆秋石、制洋参、甜杏仁、川石斛、天花粉、白茅根。

久咳伤肺，金不生水；脉数促而音不清，将有喉癣之虞。

西洋参、麦冬肉、款冬花、天花粉、金石斛、北沙参、甜杏仁、冬桑叶、生苡仁、橘白。

肺络内伤，咳痰秽气。防失血肺痿。

马兜铃、紫菀、川贝、川石斛、橘红、真阿胶、桑皮、杏仁、天花粉。

复诊：此肺劳之根。再用清养娇脏，以

冀音亮为幸。

西洋参、麦冬、款冬花、川斛、桑叶、真阿胶、杏仁、天花粉、橘白。

（《竹荪山人医案》）

王孟英医案 清·王士雄

携李陆集园，治寒湿暴侵，咳嗽不止，用猪肺管一条，入去节麻黄二三分，两头以线扎紧，配以杏、苑、橘、枳、苏子等品煎服，甚有巧思。

（《归砚录》）

陈足甫，禀质素弱，上年曾经吐血，今夏患感后，咳嗽夜热，饮食渐减，医作损治，滋阴潜阳，久服不效。秋杪，孟英诊之。曰：阴分诚虚，第感后，余热逗留于肺，阻气机之肃降，搏津液以为痰。此关不清，虽予滋填培补之药，亦焉能飞渡以行其药耶？先清肺气以保胃津，俾治节行而灌溉输，然后以甘润浓厚之法，补实真阴，始克有济。如法施之，果渐康复。

孟英治其令叔王丈，高年痰嗽，喘逆碍卧，肢冷颧红，饮食不进。与真武汤而安。

仲冬，大雪连朝，积厚丈许，严寒久冻，西湖可行车马，斯时也，盛少云患痰嗽，夜热自汗，不寐，左胁痛如针刺，肌削不饥，自问不起矣。请孟英托以后事，及诊其脉，许以可生。盖病来虽恶，未经误药也。与固本丸加龟甲、鳖甲、苁蓉、知、柏、青黛、石斛、花粉、白芍、楝实、海石、旋覆、贝母、蛤壳、牛膝，出入为方，大剂投之，即效。连服四五十帖而痊。余谓斯证患于斯时，若经别手，未有不投温补者。而少云能与孟英游，其亦具眼之人乎。此真所谓患难交，不可不留心于平

日，然亦不能人人而遇之。殆佛氏所谓有缘存乎其间欤！

石诵羲室，久患痰嗽，诸医药之勿瘳。孟英切其脉曰：非伤风也。与北沙参、熟地、百合、麦冬、贝母、紫菀、苁蓉、枇杷叶、盐水炒橘皮、燕窝，一剂知，数剂已。

叶昼三，患咳逆上气，头偏左痛，口渴不饥，便泄如水。王瘦石荐孟英视之。曰：此肝阴胃汁交虚，时令燥邪外薄。与育阴息风，清燥滋液之法，日以渐安。服及二月，大便反形干结而痊。

王开荣，素患痰嗽，兼有红证。今冬病头痛发热，渴饮不饥，便溏溺少，谵语神昏。自述胸中冷气上冲，医见其面赤痰喘，欲投附、桂、黑锡丹等药，所亲翁嘉顺嘱勿轻服。为延孟英诊之，脉滑且数，曰：温邪挟宿饮上逆，法当清解。与北沙参、冬瓜子、知母、滑石、花粉、石菖蒲、贝母、杏仁、芦根、葱白、淡豉、竹沥，两剂后，面赤退。乃去葱、豉，加麦冬、桑叶、枇杷叶，数帖，热去泻减，谵语止，头痛息，喘定神清。乃裁菖、滑，加梨汁、地栗、海蜇，服数日，痰渐少，谷渐安，渴止溺行，始进养阴之法，遂以霍然。

孙渭川，年逾七旬，脉象六阴，按之如无，偶患音嘶痰嗽，舌绛无津。孟英用甘凉清润法，音开而嗽不已。仍与前药，转为滞下，色酱溺赤，脐旁坚硬，按之趯趯，舌犹枯绛，渴饮不饥，人皆危之。孟英曰：肠热由腑而出，此言甚精。痢不足虑，第高年阴液难充，不能舍凉润以为方。苟犯温燥，其败可必。幸渠家平素恪信，竟服犀角、地黄、知母、银花、苁蓉、花粉、麦冬、白芍、石斛、楝实等药。十余剂，痢止，而脐旁柔软。

因去犀角，加西洋参。又两旬，始解燥矢，而溲澈胃苏。又服半月，复得畅解，舌亦润泽而愈。

张与之令堂，久患痰嗽碍卧，素不投补药。孟英偶持其脉，曰：非补不可。与大剂熟地药，一饮而睡。与之曰：吾母有十七载不能服熟地矣，君何所见而重用颇投？孟英曰：脉细痰咸，阴虚水泛，非此不为功。以前服之增病者，想必杂以参、术之助气。昔人云：勿执一药以论方。故处方者，贵于用药能恰当病情，而取舍得宜也。

许守存，久患痰嗽，孟英主滋水舒肝法，以阴亏而兼郁也。业已向愈。所亲某亦涉猎医书，谓滋阴药不可过服，投以温补。已而咳嗽复作，渐至咽痛。冬初，又延诊于孟英，曰：六脉皆数，见于水令，其不能春乎！果验。世人不辨证之阴阳，但论药之凉热，因而偾事者多矣。

王浍涵室，年逾六旬，久患痰嗽，食减形消，夜不能眠，寝汗舌绛，广服补剂，病日以增。孟英视之曰：固虚证之当补者，想未分经辨证，而囫囵颟顸，翻与证悖，是以无功。投以熟地、苁蓉、龟甲、胡桃、百合、（紫）石英、茯苓、冬虫夏草等药，一剂知，旬日愈。以其左脉弦细而虚，右尺寸皆数，为阴亏气不潜纳之候。及阅前服方，果杂用芪、术以助气，二陈、故纸、附、桂等以劫阴。宜乎愈补而愈剧也。

毕方来室，患痰嗽碍眠，医与补摄，至涕泪全无耳，目闭不饥，二便涩滞，干嗽无痰，气逆自汗。孟英切脉，右寸沉滑，左手细数而弦。乃高年阴亏，温邪在肺，未经清化，率为补药所锢。宜开其痹而通其胃。与蒌、薤、紫菀、兜铃、杏、贝、冬瓜子、甘、桔、

旋、茹之剂而安。逾二年，以他疾终。

赵春山司马，向患痰嗽，自仲秋以来，屡发寒热。吴古年从伏暑化疟治，颇为应手。而一旬半月之后，病必复至。延至季冬，董兰痴醵尹，嘱其质于孟英。按脉滑数，舌绛苔黄，渴饮溲赤，动则喘逆，夜不成眠，痰多畏冷，自问不能起矣。孟英曰：无恐也，不过膏粱酿痰，温补助热，是为病根。迨夏吸受暑邪，互相缪辖，秋半而发，势颇类疟。古年虽识其证，惜手段小耳。因予羚羊（角）、豆豉、连翘、薄荷、知母、花粉、竹茹、贝母、旋覆、海蛰、玄参、栀子、省头草、梨汁等药，服五剂，热退不畏冷。去前四味，加沙参、麦冬、葳蕤、枇杷叶，渐能安寐，各恙递减。再加生地，服匝月，而体健胜昔，登高不喘。司马云：余昔曾服参、茸大补之药而阳痿，今服君方而沉疴顿起，乃知药贵对证，不贵补也。

吴薇客太史令堂，患痰嗽喘逆，便秘不眠，微热不饥，口干畏热。年逾六旬，多药勿痊。孟英切其脉，右寸关弦滑而浮，左关尺细软无神，是阴虚于下，痰实于上，微兼客热也，攻补皆难偏任。与茹、贝、旋、斛、浮石、芦根、冬瓜子、枇杷叶、杏仁、花粉为剂，而以熟地泡汤煎服，则浊药轻投，清上滋下，是一举两全之策也。投匕果应，再服而大便行，渐次调养获痊。

谢谱香，素属阴亏。情志抑郁，因远行持重而患咳逆，左胁刺痛，寸步难行，杳不知饥，卧难着枕。孟英诊之，脉象弦细软数，苔腻痰黏，便艰溲少。曰：此乃肾气不纳，肝气不舒，肺气不清，胃气不降。投以沙参、枇（杷）叶、茹、贝、旋、栀、龟甲、鳖甲、丝瓜络、冬瓜子、青铅、白前、金铃、藕肉，以熟地泡汤煎服。数剂而平，继渐滋填

向愈。

射某，患嗽，卧偏左。孟英切其脉，右寸软滑。曰：此肺虚而痰贮于络。以苇茎、丝瓜络、生蛤粉、贝母、冬瓜子、茯苓、葳蕤、枇杷叶、燕窝、梨肉，投之，果愈。

屠敬思，体气素弱，去冬因子殇于痘，医予舒郁填阴，病日以剧，金云不治，乃延孟英诊之。两关甚数，寸上洪滑，嗽逆痰多，卧不着枕，溺赤便难，极其畏冷。是冬温未罢，误补热郁之候。世间之死于劳损者，何尝尽是虚证？每以补药偾事。授以廓清肺胃之药，周身发疹，各恙渐安。蕴伏既清，始投滋养善后。不仅病愈，次年春，更得一子。

董哲卿贰尹令正，胎前患嗽，娩后不瘥，渐至寝汗减餐，头痛口燥，奄奄而卧，略难坐起。孟英诊脉虚弦软数，视舌光赤无苔。曰：此病之头痛口燥，乃阳升无液使然，岂可从外感治？是冲气上逆之嗽，初非伤风之证也。与苁蓉、石英、龟甲、茯苓、冬虫夏草、牡蛎、稽豆衣、甘草、小麦、红枣、藕肉，数帖，嗽减餐加，头痛不作。加以熟地，服之遂愈。

钱闻远，自春间偶患痰嗽，医投苏、葛而失音。更医，大剂滋补，渐至饮水则呛，久延愈剧。邀孟英诊之，曰：左寸动数，尺细关弦，右则涩。乃心阳过扰，而暗耗营阴，肺金受灼，清肃不行，水失化源，根无荫庇，左升太过，右降无权，气之经度既乖，血之络隧亦痹，饮水则呛，是其据也。金遇火而伏，其可虑乎。继而瘀血果吐，纳食稍舒，老医严少眉以为可治，竭力图维，仍殒于伏。

陈某，患嗽。嗽则先吐稀痰，次吐黄浓甜浊之痰，继以深红带紫之血。仍能安谷，别无所苦，多药不愈。孟英切其脉，缓大而右关较甚。乃劳倦伤阳，而兼湿热蕴积也。与沙参、生薏苡、木瓜、茯、杏、竹茹、桑叶、枇杷叶、生扁豆、苇茎、花粉为剂，吞松石猪肚丸而愈。

谢普香，体属久虚，初冬患嗽痰减食。适孟英丁艰，邀施某视之，云："是肾气不纳，命火无权"。叠进肾气汤月余，遂致呕恶便溏，不饥无溺。乃束手以为必败矣。季冬，乃延孟英诊之，脉甚弦软，苔腻舌红，乃中虚而健运失职，误投滋腻，更滞枢机，桂、附之刚，徒增肝横。与党参、白术、茯苓、泽泻、橘皮、半夏、竹茹、栀子、薏苡、蒺藜、兰叶、柿蒂之剂，培中泄木，行水蠲痰，旬日而愈。

郑妪患咳嗽，自觉痰从腰下而起，吐出甚冷。医作肾虚水泛治，渐至咽喉阻塞，饮食碍进，既即勉强咽之，而胸次梗不能下，便溏溲频，无一人不从虚论。孟英诊曰：脉虽不甚有力，右部微有弦滑，苔色黄腻，岂属虚证？以苇茎汤合雪羹加贝母、知母、花粉、竹茹、麦冬、枇杷叶、柿蒂等药，进十余剂而瘥。

有屠敬思者，素属阴亏，久患痰嗽，动则气逆，夜不能眠，频服滋潜，纳食渐减，稍沾厚味，呕腐吞酸。孟英视脉，左弦而微数，右则软滑兼弦。水常泛溢，土失堤防，肝木过升，肺金少降。良由久投滋腻，湿浊内蟠，无益于下焦，反碍乎中运。左强右弱，升降不调。以苁蓉、黄柏、当归、芍药、熟地、丹皮、茯苓、楝实、砂仁（研为末）、藕粉为丸，早服温肾水以清肝；以党参、白术、枳实、菖蒲、半夏、茯苓、橘皮、黄连、蒺藜（生晒，研末）、竹沥为丸，午服培中土而消痰；暮吞威喜丸，肃上源以化浊。三焦分治，各恙皆安。悉用丸剂者，避汤药之助痰湿耳。

室女多抑郁，干嗽为火郁，夫人人而知之者。有王杞庭之姊，年逾标梅，陡患干嗽，无一息之停，目不交睫，服药无功。求孟英诊焉。两脉上溢，左兼弦细，口渴无苔。乃真阴久虚，风阳上僭，冲嗽不已，厥脱堪虞。授牡蛎、龟甲、鳖甲、石英、苁蓉、茯苓、熟地、归身、牛膝、冬虫夏草、胡桃肉之方，药甫煎，果欲厥，亟灌之，即寐。次日黄昏，犹发寒痉，仍灌前药。第三夜，仅有寝汗而已。四剂后，诸恙不作，眠食渐安。

设此等潜阳镇逆之方，迟投一二日，变恐不可知矣。况作郁治而再用开泄之品耶？故辨证为医家第一要务。

（《王氏医案》）

林珮琴医案　清·林珮琴

胡氏女　寒热咳嗽，经断食少，肌削口干无寐，脉虚数，损象已具。《经》云：二阳之病发心脾，有不得隐曲，在女子为不月。二阳，足阳明胃也。胃虚则受谷少而血无由生，故症见心脾。心主血，脾统血，情志不遂，日为忧思烦扰以耗竭之，故月水枯也，宜滋化源。仿立斋先生法，朝用归脾汤加柏子仁，夕用都气丸加杞子、白芍、枣仁、贝母。两月诸症悉退，后经自通而病霍然。

眭　肝肾阴虚，损久不复。冬至后痰咳粉红，嗽声子夜特甚。想虚阳失藏，龙火不伏，交子时阳气一动，炎灼上凌，浸至娇脏受戕，身热喘促。近又食减无味，午后颊红，时觉懔懔憎寒。是阴伤及阳，非黄、地酸腻可效。必用甘药培元，佐以介属潜阳，冀其

封固蛰藏，至立春前后，地气上腾，症不加重为幸。潞参、山药、百合、甘草、五味、白芍、牡蛎、淡菜、阿胶，数服渐平。

杨氏　秋间呛嗽，子午咳尤甚。咳则倾吐，晡后热渴面赤，经期错乱。此肺受燥邪，不司肃降为标；金受火克，不能生水为本。急则治标，先于润剂兼佐咸降，用杏仁、蒌仁、苏子、半夏、丹皮、麦冬、百合。三服咳吐已止，能纳食而虚火亦退。后用燕窝清补肺气，再用六味丸料，加白芍、五味、淡菜熬膏，蜜收，服愈。

张氏　产后感风咳嗽，用辛散轻剂不效，改用阿胶、五味、当归、潞参、茯苓、甘草、甜杏仁（炒研），一啜而安。可知橘、桔、芎、苏，虚体慎用。

族某　干咳无痰，卧觉气自丹田冲逆而上，则连咳不已，必起坐稍定，是气海失纳矣。诊脉右尺偏大，肾阳易旺，寐后肺气不敢下交于肾，延久即喘之萌，速固根蒂为要，三才固本丸服效。按肺主气而气根于丹田，故肺肾为子母之脏，必水能制火，而后火不刑金也。二冬清肺热，二地益肾水，人参补元气。气者，水之母也。

毛　衰年久嗽，自秋入冬，憎寒食减，口不知味，脉虚少力。为脾肺俱伤，中气不足之候。宜扶脾阳以生肺金，潞参、茯神、炙甘草、山药、黄芪、炮姜、五味、红枣、湖莲，数服渐愈。

洪　冬季干咳，夜半特甚。医用杏、蒌、橘、姜、桑皮等药，气促不止。诊其脉两尺洪而大，此阳失潜藏，金畏火炎象也。六味汤去蒌、丹，加五味、百合、白芍，渐愈。此症若专治肺，延久不痊，必成上损，须壮

水以制龙火之亢逆，而嗽自平。

钟　中年肝肾阴虚，尺脉偏旺，夜热咳嗽。医药数月，或以咳为肺有蓄水，或以嗽为外感寒邪，浸至头眩口干，下元乏力。近又憎寒减食，面色萎悴，足心如烙。据脉论症，必由梦泄伤精，渐成劳嗽无疑。今憻憻怯寒，食不甘味，毋使阴伤及阳，延及下损及中之咎。六味汤熟地炒用，加参、五味、贝、莲。七服热减嗽轻。又照六味汤去萸、泻，加石斛、麦冬、贝母、五味、潞参、莲子。煎服数剂，接服丸方，用前药加鱼鳔、淡菜等，蜜丸，而愈。

毛　久嗽夜甚，晨吐宿痰酸沫，脉右虚濡，左浮长。已似木气贯膈犯肺。乃因臂痛，服桂枝、川乌等药酒。肺为娇脏，不受燥烈，呛咳益加，喘急上气，此为治病添病。当主以辛润，佐以酸收，《经》所谓肺苦气上逆，以酸补以辛泄也。清肺饮去桔梗，加白芍、苏子、桑皮（蜜炙）。数服，痰咳稀，喘亦定，但纳谷少。用培土生金法，去桑皮、五味，加山药、苡米（俱炒）、潞参、茯神、莲子、炙甘草、南枣、粳米煎汤，数服而食进。

王姓儿　秋凉感风，夜热，顿咳连声，卧则起坐，立即曲腰，喘促吐沫，汗出痰响。由风邪侵入肺俞，又为新凉所束，痰气交阻。法宜辛散邪，苦降逆。用桔梗、紫苏、杏仁、前胡、橘红、淡姜，热嗽减。一外科以为症感秋燥，用生地、五味、白芍、贝母等药。余曰：风邪贮肺，可酸敛乎？痰涎阻气，可腻润乎？即单用姜汁一杯，温服可也，频以匙挑与而愈。

李　春温痰火壅肺，宵咳上气，卧不着枕，心神恍惚，脉浮洪，舌绛口干溺赤。治先肃清太阴，兼佐除烦。杏仁、蒌仁、桔梗、贝母、豆豉、山栀、连翘、枇杷叶、蔗汁。二服，嗽稀得寐，因远客劳神，心营耗损，参用养营安神，生地、百合、枣仁、杏仁、茯神、贝母、沙参、甘草。二服，心神安，胃阴亦复，可冀加餐。嗣因内人语言枨触，气郁生涎，改用温胆汤而痊。

巫氏女甥　年十四，干咳脉数，颊红，夜热无汗。此虚阳升动，肺金受铄，若不滋化源，阴日涸，损根伏矣。据述天癸未至，白带频下，始信真元不固。乃以潞参、山药、茯神扶脾元，白芍、丹皮泻阴火，甜杏仁、百合止嗽，五味、诃子敛肺，炙甘草、红枣和中调营。一服嗽轻，加熟地、石斛而蒸热退。即用前药去百合、诃子、石斛，加芡实、莲子，蜜丸，常服效。

糜　六旬，素患失血。今冬温夹虚，痰嗽气阻，咳则胁痛汗出，热烦口干，脉歇止。医用消散，痰嗽益剧。更医，乃用炒术、半夏、朴、柴等味。余曰：术、夏守而燥，朴、柴温而升，此症所忌，况质本阴亏，温易化燥，宜辛润以利肺气则安。用杏仁、瓜蒌、贝母、桑皮（蜜炙）、橘皮、钗斛、前胡、赤苓。一服安寐，嗽去八九，胁痛顿减，脉亦和。乃用燕窝汤煎潞参、茯神、杏仁、贝母、山药、瓜蒌、桑皮。再服更适，转侧如意矣。

服侄　劳倦内伤嗽，用桔、苏、旋覆等剂，病加。诊脉小数，右尺稍大，乃阴虚致嗽，忌服表散。以五味、甜杏仁、白芍、贝母、潞参、杞子、茯苓、莲、枣，二服嗽减。又三服，加熟地、山药等，尺脉乃敛。

郦　冬阳不潜，龙焰上扰灼肺，呛嗽带红，剧在宵分。少年气促，脉虚数，憻寒夜热，损怯已成。想诵读阳升，寐中必有遗泄，心肾不交，精关失固。且口不甘味，食减于前，下损及脾，无清嗽治痰之理。燕窝清补，希冀嗽止痰消。恐初春气已交，憺寒必憎，安望嗽减。益脾肺，交心肾，调理如法，寒热可止，呛嗽可平。潞参、山药、茯神、生黄芪皮、桑皮（蜜炙）、甜杏仁、五味、枇杷叶、莲子、枣仁、阿胶、龙骨。数服，嗽减寒止，痰血若失。去枇杷叶、龙骨、阿胶，加炒熟地、丹皮。热渐退。嗣用潞参、熟地、山药、茯神、远志、黄芪（蜜炙）、龙骨、白芍、枣仁、五味、龙眼肉熬膏，二料痊愈。

（《类证治裁》）

方南薫医案　清·方略

吾井轩叔季子祛繁，体气素薄，每因寒滞而咳嗽，因咳嗽而失血，医者投以六味地黄汤，戒食姜、椒、煎、炙，嘱以静而勿劳，喜而勿怒，然受寒则发，荤茹则发。一岁之中，少安而多病。庚子秋，嘱余诊治，时已合就六味丸矣。余曰："古人论失血证，半由肺热胃火，今人治失血证，专尚寒凉滋阴。不知血属阴类，位卑而亲下，今越中上二焦而从口咳出，是脾阳不运，胸阳不布，而阴血始得上僭。彼阳旺之人，任劳心劳力，大恼大怒，从未见有失血者，盖动则生阳，气血散于四肢；静则生阴，气血凝于脾胃。偶有所触，痰与血乘机而出，虽欲止之而不能。千古以来，惟喻、舒二公专重理脾涤饮。今六脉迟弱，本属中寒痰饮，正宜补火生土，益气健脾，则血自安其位而不妄行，兼食姜、椒以助其阳，习劳动以鼓其气。"依方调治半载，诸症悉除，喜吾弟坚信不疑，因识之。

此案论阳生阴长之义详矣。夫失血一证，皆由脾胃气虚，不能传布，当以理脾健胃为主，诚千古不易之法。膺司命之责者，当三沐三熏，铸金事之。颖莲王策勘注

南昌吴君式齐，患伤风咳嗽，恶寒发热，鼻流清涕，每日寅卯时，咳嗽更甚。屡食杏仁、海带清燥润肺之品，毫不见减。虽咳久，痰中带血，然守不轻服药之戒。令叔学山先生迎余诊视。两寸脉浮，两关脉滑，两尺俱迟，咳嗽重浊，三五声方有痰出。余曰："此证初起属风邪伤卫，何至迁延两月？总由脾虚生痰，痰滞结胸；兼服一派清凉，阻遏肺气。肺旺寅卯而主皮毛，腠理密固，邪无出路，故发热恶寒而平旦咳甚。且饮食入胃，所生之血，不俟传布周流，被咳掇出，昔贤所谓'伤风不醒，变成痨'是也。证系感冒风寒，非传经热邪，故久居太阳而不传他经。"因用桂枝汤去白芍，加苏梗、桔梗、防风、神曲、楂肉，热服三四剂，津津有汗，寒热俱解，惟咳嗽益勤。复诊，寸脉仍浮，乃以苏桔二陈汤加白蔻仁，接服三四剂，咳嗽始不费力。初吐浓痰，继吐白痰，末吐清痰。调治月余，服至二十剂，总以前方为加减，乃得脉静咳宁。处膏粱之家，能任余忌荤禁生冷，以收全功，何其快哉！

扬州江都祝晴湖先生三乃郎，于乙巳仲春，病患发热咳嗽，服药旬余未效，延余诊治。左手脉浮，右手脉弱，系风伤卫证而兼寒滞有痰。投以桂枝汤去白芍，加苏梗、桔梗、防风、半夏、陈皮、神曲、楂肉，二剂，汗出热解，惟咳嗽更甚。复诊，知表邪已去，中寒宜温，用六君子汤加炮姜，服之而愈。丙午新春，又患发热咳嗽，复迎余诊。授以桂枝原方，汗出热退而咳嗽不减。察其唇红口渴，大便五日未解，知为热伤津减，浊气上干清道，以致咳嗽不宁。因用肉苁蓉、油当归、火麻仁、白蜜，服二剂而便通

思食，但咳犹未止，仍然面赤唇红，口气粗莽。想是肺经郁久，蕴蓄为热。以泻白散加麦冬、梨汁，服之而痊。同一伤风咳嗽而虚寒肺热，症治各异，有如此者。

（《尚友堂医案》）

抱灵居士医案　　清·抱灵居士

大信　春病痿，五月脱衣，风吹，冷汗浸一日，曾服发表之药，间日顶腰痛，发热好眠，以神术汤一剂，腰顶痛好，两太阳痛，顶闷，吐绿痰极臭；以九味羌活汤一剂，臭痰好，一日三饮不觉醉，顶闷，太阳痛；以柴、芩、羌、藁、甘、桔一剂，吐血、吐臭绿痰；以凉膈饮泻一次，夜咳甚，畏寒，吐血；以参苏饮一剂，血止。或以百部、百合、芪、草、青陈之类，咳呕臭痰五次；又以正气、泻白、参苏、滚痰之类，头常出冷汗，咳红臭痰；或以二陈汤加苍、枳、桔、楂、白芥、桂枝、藕节、干姜一剂，汗止热退，身痛，早吐臭痰二次；以前方去藕节、桔梗，加青皮、厚朴一剂，五更大咳臭痰，药停胸，呃则快，间日以枳、桔、二陈汤加瓜蒌、南星、杏泥，又以葛花、白及、白蔻三味，丸服而愈。

魏大　咳嗽，吐浓黄痰，舌黄燥，便秘，溺赤，左脉浮洪，右濡细，不恶寒。或以泻白、金沸草、金水六君之类不应；以如圣汤加寸冬、黄芩、枇杷叶、牛子、木通、灯心又不应；以凉膈散去硝，加桔梗、瓜蒌、灯心、生军，饮柿饼汤，夜咳减，又一剂，泻二次，痰浓，舌燥；以麦冬汤加枇杷叶、紫菀、灯心一剂，夜得眠，右咽痒则咳；以利膈汤加黄芩、紫菀、瓜蒌二剂，早咳几口；以寸冬汤五剂而愈。

一中年　咳嗽，不恶寒，便秘，溺清，

或服八味丸十日，日夜发热，盗汗，脉弦实；以紫菀膏一丸含化，夜热退起，又十丸，热自上而下退尽，咳减，溺涩，泻恭爽利，宜连进紫菀膏，却以紫菀汤六剂，溺尚涩痛；以甘露饮三剂，紫菀膏二丸，咳止，一夜下身冷汗，不醒，遗精，此心肝之火也；以六味丸加故纸、寸冬二剂，潮热；以清心莲子饮去参、柴，加黄柏，用莲须一剂，阳强、梦遗二次，早泻三次，内却清爽；以清骨散去芄，加黄柏、莲须三剂，身腰振战，从下而上，一汗而散，失精；以莲子清心、虎潜珍珠粉丸，夜咳潮热，舌燥唇焦，咳血数口，此收涩之闭火邪也；以百合固金汤去归、芍，加紫菀、茯苓、地骨、枇杷叶五剂，咳减，血止。间服珍珠粉丸，咳在，恭黑，盗汗。余欲进紫菀膏，或以当归六黄汤三剂，左腋溺痛；或以小柴胡合二陈汤加黄连、胆草、枳壳一剂，左腋溺痛皆止，五更咳，潮热，盗汗热；或以甘露清润之品，终至咳血胸痛，喘慌而危，莫非热不下夺之咎？

刘子　二十岁　冷咳一年，或恶寒偏身痛，咽干人倦，脉涩，左浮滑，以异功散加桔梗、寸冬三剂，咳咽痛好；以异功散芪代参加寸冬三剂，咳加发昏；以八仙长寿丸，咽干咳嗽；以麦冬汤咳止。数日又咳，以甘露饮去参，加紫菀三剂而愈。

江三　下疳半年，多服石膏凉药。愈后，或畏寒，恶食，咳嗽清痰，连左背胁痛，暴失声，脉左浮长，右弦小，常粪后下血。此风热攻肺也，以利膈汤加连翘二剂，恶寒减，声开便秘，溺赤，咳不牵痛；以二陈汤加荆、防、翘、灯一剂，夜咳甚，便秘六日，溺赤，咽干，痰黄，脉沉滑；以麦冬汤一剂，四五更咳甚，泻微恭鲜血；又一剂，晚进百顺丸三钱，不下，夜咳甚；中又进百顺丸三钱，泻七次，人倦；以枳桔二陈汤加紫菀、黄连、竹茹、生姜一剂，咳止，脉沉弱滑；以参苓白术散，防其再泻，饥不能食；以香砂二陈汤加枳术、黄连、竹茹、生姜五剂，泻热恭，咳痰难出，进食；以玉竹饮子三剂，时窗风吹，右臂不能举，项背强痛，咳连右腰亦痛；以消风散一剂好；又一剂，咳连肩并胸胁痛；以枳壳煮散不应；以导痰汤加羌、防二剂未好，呕痰；以玉竹饮子加竹茹、姜汁好；以二陈汤加香砂、术、连、姜、茹而愈，呃呕；以法半、青皮、寸冬、木通、丁香、枇杷叶、柿蒂、山楂、竹茹痊愈。

宴子　咳嗽发热或以解表之药热退，咳不止；以石膏、黄芩之类反剧，余视脉左缓右紧盛，舌淡黄，不渴，作呕，背恶寒，足冷，喘不得卧，溺赤，夜冷汗；以小青龙汤去麻黄，加杏、芩一剂，泻青色，溺清，右脉弦；以苏子降气汤一剂，恶寒好，足微温；以桂枝汤加生术、泽泻、桔梗、麻黄根一剂好，内觉有火，咳甚，脉滑；以止嗽散去百部，加桑皮一剂，咳止，夜热胸甚，溺清；以麦冬汤加柴、芩一剂，脉浮数，早以小柴胡汤加翘、枝、桔，夜以凉膈散去硝黄，加生地，夜热减，溺黄，恭黑，脉左濡，右滑数；以生四物汤加芩、栀、翘、滑、熟军、荆、防、草一剂，滑泻二次，眼花，人倦；以防、芷、连、栀、藿、草一剂，夜热，头汗，足冷，脉涩；以一阴煎，丹参换丹皮一剂，反热；以凉膈散去硝、黄一剂，热减，手拐冷；以小柴胡、四物汤之类不应，背恶寒，足冷，夜烦热去衣，唇焦鼻干，此阳明火郁也；以竹叶石膏汤加薄荷三剂，热退，便秘，加木通一剂，又热，右手大指肿痛，停药三日，食肉好，外敷药，五更热甚，屡以大连翘饮去利水药，指疮溃，以八珍汤加银花、连翘，数剂而愈。

邓大　咳嗽，鼻塞恶风，以苏陈九宝汤好。劳力发热，腰股头痛，以九味羌活汤去芩、地、枳、姜、枣一剂，痛除，鼻塞咳嗽；以华盖散去桑皮，加细辛、防、芷、生姜二剂；以小青龙汤加杏仁二剂，鼻通咳减；以六君子汤加桔梗、桂枝、生姜愈。

余母　干咳难出，舌白厚润，黄苔，口渴，以华盖合凉膈散去硝，加桔梗一剂不应，延至十日，发热，手心甚，头痛不食，脉洪，以荆防败毒散一剂，热退，头痛止，咳痰，口涎，呃逆，心悸，咳甚则干呕，以小青龙汤、四七汤俱不应；以柿饼汤当茶，咳减，舌苔退，进食。二月干咳，痰难出，以麦冬汤，咳呕俱止。间日又干咳，鼻穿，口渴，舌淡黄润苔，以柿饼汤，麦冬汤三剂不应；以华盖散加知母，鼻流清涕；以败毒金沸草散，咳呕清涎；以生枇杷叶煎服而愈。数日又咳，以玉竹饮子加芪、麦不应；以麦冬、陈米而愈。夜咳，以金水六君煎加杏、枣仁而痊愈。

（《李氏医案》）

顾德华医案　清·顾德华

蒋　产虚未复，郁怒动肝，肝火上熏肺胃。寅卯时咳呛缠绵，半载未能全止，纳谷勉强，五心烦热。脉细，左部虚细，右寸关弦数。虑涉损途，急挽可许向吉。

北沙参三钱，天花粉一钱五分，瓜蒌皮一钱五分，广郁金四分，羚羊角一钱五分，真川贝三钱，炙橘白五分，生谷芽三钱，制首乌四钱，怀牛膝一钱五分，滁菊瓣一钱，扁豆衣一钱五分。

又诊：五更咳呛得缓，癸水先期而至，舌心露质，诊脉左见数象，肋中刺痛。产后营虚肝郁也。

北沙参四钱，天花粉一钱，瓜蒌皮三

钱，广郁金五分，羚羊角一钱五分，川贝母二钱，青蒿梗一钱五分，炙橘白五分，制首乌四钱，阿胶二钱，怀牛膝一钱五分，鲜稻叶五钱，怀山药三钱。

又诊：前进平肝养阴，寅卯时咳呛渐稀。脉息左部弦数，右尺虚软。经事乍过，毓阴平肝为主。

生西洋参一钱五分，川贝母三钱，瓜蒌皮一钱五分，炒白芍一钱五分，制首乌四钱，元武板五钱，广郁金三分，怀山药三钱，金铃子一钱，鲜佛手一钱。

又诊：郁火已化，阴血不致为其所耗矣。脾气尚弱，纳谷不多，大便少调。脾胃之根，在乎金水流行，水火升降，为佳。

参须七分，羚羊角一钱五分，炒木瓜五分，五味子三分，麦冬二钱，金石斛三钱，杜仲三钱，白芍一钱五分，怀山药三钱，橘白五分，生谷芽三钱，鲜佛手一钱五分。

（《花韵楼医案》）

蒋宝素医案　清·蒋宝素

脉来弦数无神，久咳音声不振，咽喉肿痛。阴分本亏，水不济火，清肃不行。清金保肺，引益肾水。

大生地、天门冬、北沙参、紫菀茸、大麦冬、川贝母、甜桔梗、生甘草、炒牛子。

清金保肺，引益肾水，已服六剂。结喉肿痛全消，弦数之脉亦缓。每早咳嗽痰多，音声未振，午后心烦，总属金水俱亏，依方进步。

大生地、大麦冬、北沙参、甜杏仁、甜桔梗、黄芩、白知母、大贝母、天花粉。

依方进步，又服六剂。痰嗽虽减未平，音声稍振。脉仍弦数，口干唇燥，反觉胸中逆气上冲咽喉，又复肿痛。值暑湿司令，暂从清养肺胃。

北沙参、大麦冬、象贝母、肥桔梗、炒

牛子、甜杏仁、白知母、薏仁米、生甘草、陈仓米、新荷叶。

（《问斋医案》）

曹仁伯医案　清·曹存心

交冬咳嗽，素惯者也。今春未罢，延及夏间。当春已见跗肿，入夏更增腹满，口燥舌剥，火升气逆，右脉濡数，左脉浮弦。风邪湿热由上而及下，由下而及中，即《经》所云"久咳不已，三焦受之，三焦咳状，咳而腹满"是也。际此天之热气下行，小便更短，足部尚冷，其中宫本有痞象，亦从而和之为患，用药大为棘手。姑拟质重开下法，佐以和胃泄肝之品。

猪苓、鸡金、白术、石膏、寒水石、雪羹、肉桂、枇杷叶。

原注：风邪归并于肺，肺气素虚者，由肺而陷入于脾，尚是一线；加以口燥舌剥，阴虚有火之体，更属难治。用河间甘露之意，质重开下，方则极妙，未识效否。

诒按：病情纷错，实难着手，以桂苓法增减出之，已属苦心经营。特于痞满一层，尚恐与两石有碍，方中茯苓、滑石，似不可少。

邓评：交冬必咳，肾气自亏。况以跗肿起见，其脾肾之虚尤必相关。今用二石治痰火之标，恐适以妨脾肾之本，特此本为不治之症。

孙评：阴虚火旺，宜用咸寒，若二石直清实火，反伤其阴矣。

寒热后咳嗽痰浓，头疼口渴，舌红脉数，大便溏泄。冬温之邪郁于肺分，而从燥化，当泄之清之。

葳蕤汤（葳蕤、石膏、青木香、薇、麻、芎、葛、羌、草、杏）。

原注：此冬温咳嗽也。麻杏开泄外罩

之凉风，羌活、葛根佐之；石膏清内伏之温热，白薇、玉竹佐之。冬温必头痛便泄，青木香治便泄之药也。病比伤寒多一温字，方比麻黄去桂枝一味，加入石膏以治热，有因方成硅、遇圆为璧之妙。

诒按：此病既见痰浓口渴，则已有邪郁化热之证。方中羌、防、葛根，似宜酌用。

伤风不醒，咳嗽呕恶，所见之痰，或薄或浓，或带血色。左关脉独见浮弦且数，小有寒热，此损证之根也，千金法治之。

苏叶、党参、川连、乌梅、橘红、川贝、柴胡、杏仁、桑皮、地骨皮。

原注：此用柴前连梅煎意，千金法也。咳嗽由来十八般，只因邪气入于肝，即是此方之歌诀。此方效，转方加竹茹一味。

诒按：弦数独见于左关，故知其病专在肝。

咳嗽吐出青黄之痰，项强恶风音烁，寒热分争，是名劳风。服秦艽鳖甲而更甚者，当进一层治之。

柴前连梅煎柴胡、前胡、黄连、乌梅、薤白、猪胆汁、童便、猪脊髓。

附：秦艽鳖甲煎（秦艽、鳖甲、地骨皮、柴胡、青蒿、归身、知母、乌梅）。

再诊：进前方咳嗽大减，所出之痰，仍见青黄之色，身热虽轻，咽中苦痛，脉形弦细数。风邪未尽，中下两虚，制小前方之外，参入猪肤法，一治身热，一治咽痛。

柴前连梅煎合猪肤汤，加党参、花粉。

原注：此方治伤风不醒成劳，比秦艽、鳖甲又进一层。其见症每以咳吐黄绿青痰为据。

咳嗽，时盛时衰，粉红痰后变为青黄，劳风之根也。

柴胡、前胡、乌梅、川连、薤白、童便、猪胆汁、猪脊筋。

诒按：童便易秋石甚妙。

再诊：进劳风法，咳嗽大减，红痰亦无。但痰色尚带青黄，左关脉息弦硬不和，肝胆留邪容易犯肺胃俞也。毋忽。

麦冬、沙参、淡芩、炙甘草、白芍、川贝、青黛、广皮。

原注：此方极玲珑，先生用之每灵。大约风喜伤肝，风郁于肝，久而不出，必有青黄之痰，所谓劳风是也。

诒按：先生案中治劳风一证，必用柴前连梅煎，自云法本千金，用之神效。查《千金方》所载劳风治法，及所叙病原，与此不同，即所用之柴前连梅煎，仅见于吴鹤皋《医方考》。《千金方》中并无此方，先生偶误记耳。

右脉弦滑而数，滑为痰，弦为风，风郁为热，热郁为痰，阻之于肺，清肃不行，咳嗽自作。

金沸草、前胡、半夏、荆芥、甘草、赤苓、川芎、枳壳、紫菀、杏仁、桑白皮、蒌皮、竹沥。

原注：方中芎、枳二味，是升降法也。必有一团寒风化热，郁闭于肺，用芎之升，枳之降，以挑松其火；若火重者不可用，有阴火者更不可用，恐火升则血易动耳。

诒按：此金沸草散去麻、芍，加芎、枳，以挑动之，菀、杏以宣泄之，桑、蒌以清降之。细玩其加减，可识其心思之细密，用意之周到矣。案语亦简炼老洁。

《内经》云：秋伤于湿，冬生咳嗽。喻氏改作秋伤于燥，冬生咳嗽。岂知初秋之湿，本从夏令而来，原为正气，若论其燥，则在中秋以后，其气亦为正令，二者相因，理所固然，势所必至。仲景早已立方，独被飞畴看破，今人之用功不如古人远矣。

麦冬、半夏、甘草、玉竹、紫菀、泻白散。

原注：此麦门冬汤也。先生以肺燥胃湿四字提之，故此案以燥、湿二字为言。

邓评：此方治秋燥咳嗽，较喻氏清燥救肺汤为平善。

孙评：读书不用格致功夫者，必非善读书者也。

去冬咳嗽，今春寒热，至秋令而咳嗽或轻或重，惟喉痒则一。所谓火逆上气，咽喉不利，此等证是也。最易成劳，未可以脉未促，气未喘为足恃。

麦门冬汤合泻白散，加橘红、茯苓、甘草、玉竹。

再诊：内热已除，咳嗽亦减。气火之逆上者，渐有下降之意。静养为佳。

前方加枇杷叶。

原注：此病必有舌苔，而不夜咳，所以与四阴煎证有异。

咳嗽失血，音铄咽干，近来小有寒热，头痛喉疼，脉浮促而数。肺阴久伤，又兼燥气加临。补肺之中，当参以辛散。

补肺阿胶汤，加桑叶、枇杷叶。

再诊：头痛咽疼已止，寒热亦轻，新受之燥邪渐得清散。无如金水两虚，失血久嗽，音铄嗌干等症，仍如损象。即使静养，犹恐不及。

四阴煎合泻白，加川贝、杏仁、阿胶、茯苓、石决明。

原注：此病肺脏已损，再受燥邪，小有寒热，头痛咽疼，是其的据。先用补肺阿胶汤，以其中有牛蒡、杏仁，加桑叶、枇杷叶，去其燥邪外证，后用四阴煎加味，以图其本。

子后咳嗽，天明而缓，脉形弦数，声音不扬，肝胆之火未清，金受其刑，水必暗亏也。

补肺阿胶汤合四阴煎、泻白散，加川贝、青黛、海浮石、橘红、竹茹。

脉形细数，细属阴亏，数为有火；火上刑金，水即绝其生源，未可以咳嗽小恙目之。幸而气息未喘，脉象未促，如能静养，犹可以作完人。

生地、麦冬、沙参、石决明、地骨皮、桑皮、阿胶、枇杷叶露。

诒按：此清滋金水两脏之平剂。但患阴虚而不挟别项邪机者，可仿此调之。

咳而腹满，经所谓三焦咳也。苔黄干苦，卧难着枕，肢冷阳缩，股痛囊肿，便溏溺短。种种见症，都属风邪湿热，满布三焦，无路可出，是实证也，未可与虚满者同日而语。

桑皮、骨皮、苓皮、蒌皮、大腹皮、姜皮、防己、杏仁、苏子、葶苈子、车前子。

诒按：湿热壅盛，脾不输运，肺不肃降，故立方专用疏化，仿五皮、五子法。

阳络频伤之后，咳嗽痰浓，内热嗌干，脉芤数，左关独弦。此肝火刑金，金气不清之候，容易成损。慎之。

四阴煎，加二母、羚羊。

另 琼玉膏（地、冬、参、蜜、沉香、珀）。

原注：肝火刑金，于左关独弦见之，所以四阴更加羚羊。

失血后，咳嗽梦遗，脉数，左关弦急。必有肝火在里，既犯肺金，又泄肾气也。久延势必成劳。

四阴煎，加陈皮、川贝、海浮石、青黛、龙胆草、六味汤。

原注：肝火上下交征，故加龙胆以泄之。

诒按：六味汤，想系转方增入者。但其中有萸肉之酸温，专补肝阳，尚宜酌用。

失血久咳，阴分必虚，虚则不耐热蒸，食西瓜而稍退，脉数左弦，唇干苔白色滞，溺黄，加以咽痛，久而不愈，想是水不涵木，阴火上冲，胃气不清也。势欲成劳，早为静养，以冀气不加喘，脉不加促，庶几可图。

生地、白芍、茯苓、泽泻、丹皮、花粉、玄参、甘草、猪肤、青蒿露、枇杷叶露。

再诊：浊痰虽少，咳逆仍然，阴分之火上冲于肺。肺属金，金受火刑，水之生源绝矣。能不虑其脉促气喘乎。知命者自能静以养之。

八仙长寿丸，加玄参、阿胶、陈皮、甘草、枇杷叶露。

三诊：咳嗽夜来，有或重或轻之象，想是阴火，静躁不同耳。

前方加洋参、龟甲、杏仁。

四诊：所进饮食，不化为津液而变为痰涎。一俟水中火发，咳嗽作焉，权以化法。

玉竹饮子（玉竹、苓、草、桔、橘、菀、贝、姜）合麦门冬汤，加阿胶、百合、款冬。

原注：前两方，六味加减法也。脉数左弦，咽痛，水不涵木，阴火上冲。惟苔白二字，为胃气不清之症。此病头绪甚繁，方中一一还他的对之药。

诒按：此等症，本无必效之方，似此斟酌妥帖，即使难期必效，亦觉心苦为分明矣。

阳络重伤，咳无虚日，而于五更为甚，口干盗汗，溺赤便溏，脉数而身热，欲成损证也；咽中已痛，虑其加喘生变，权以清热存阴。

黄芩汤合猪肤汤，加牡蛎。

再诊：所见病情，与前无异，喜食藕汁，咽中干痛稍轻，大便溏泄更甚。虽属肺热下移于大肠，而实则中气已虚，失其所守也。

六味丸，加牡蛎、川贝、玄参、淡芩。

诒按：大便溏泄，虚证中所最忌者。此证始终大便不坚，故再三反复，终不复元也。

三诊：溏泄已止，咳嗽未除，咽痛盗汗，脉数。肺经尚有热邪。

补肺阿胶散，加白芍、生地、淡芩、玄参、山药。

四诊：大便泄稀，身热轻，咽喉干痛亦渐向愈。而咳嗽腹鸣，神疲纳少，脉小带数。想是风热递减，气阴两亏，而脾中之湿，又从而和之为患。补三阴、通三阳之外，更以崇土化湿佐之。

六味丸，加牡蛎、淡芩、於术、防风、陈皮、炙甘草。

诒按：阴虚而挟脾湿，阳虚而挟肺火，邪实正虚，彼此相碍。凡治此等证，总须权其轻重缓急，又须心灵手敏，方能奏效。若稍涉呆滞，则效未见而弊先滋。如此证屡用六味，虽于证情亦合，究嫌落笔太重，少灵动之机括也。

五诊：气阴得补渐和。不意又有燥风外感，袭入湿痰之中。微有寒热，咽痛咳嗽不止。权以清养法。

六味丸去萸，加桑叶、杏仁、陈皮、川贝、炙甘草。

六诊：发热恶风汗多，是属伤风之象。但伤于壮者，气行则已；伤于怯者，难免不着而为患也，大为棘手。

六味丸合玉屏风散，加桑叶、玄参、川贝、橘红、甘草。

七诊：多汗恶风之象渐轻，新风解矣。而咳嗽咽痛，大便溏，饮食少，仍是脾肺肾三脏皆虚之候，幸未气喘。

玉竹饮子（玉竹、茯苓、甘草、桔梗、陈皮、川贝、紫菀、姜）合猪肤汤、玉屏风散，加麦冬、山药。

八诊：脾虚则便溏，肺虚则咳嗽，肾虚则虚火上炎，咽喉干痛，脉弱无力，元气伤矣。急宜补气育阴。

人参、二冬、二地、黄芪、陈皮、阿胶、杏仁、百合、甘草。

诒按：此方究非便溏所宜。

九诊：精生于谷，肾之精气皆赖谷食以生之，而谷食之化，又赖脾土以运之。今便溏纳少，脾失运矣。急宜补脾为要。

都气丸合四君子汤，百花膏。

另八仙长寿丸，参汤下。

诒按：此方亦嫌少灵活之致。

温邪发痧之后，咳嗽失血，血止而咳嗽不减，所吐之痰，或黄或白，或稠或稀，舌质深红，其苔满白，喉痒嗌干，脉弦带数，渐作痧劳之象。

四物汤，加紫苏、桑皮、骨皮、川贝、知母、前胡、淡芩。

原注：此痧后余邪，留恋营分，而成咳也。先生尝云：余自制两方，一为痧热汤，一为此汤，尚未立名，以治痧后咳嗽极效。盖四物是血分引经之药，将温散化痰之品，纳入其中，引入营血中散邪清热，每用必灵。此可悟用四物之法。

痧子之后，咳嗽四月，颈旁疬串，咳甚则呕，纳少形瘦，肤热脉细。想是余邪内恋，阴分大虚，欲成损证也。

四物汤，加香附、川贝、玄参、牡蛎、麦冬、苏子（一本作苏叶）。

诒按：方中玄参、牡蛎，为项疬而设，无此证者可减也。

咳嗽五月有余，黄昏为甚，肌肉暗削，

肢体无力，容易伤风，或头胀，或溺黄。总由阴分下虚，浮火夹痰上扰所致。

四物桔梗汤（四物加桔梗），加桑皮、地骨皮、川贝、知母、甘草、青黛、蛤壳、枇杷叶。

原注：此方之眼，在咳嗽黄昏为甚。毕竟风邪陷入阴分为剧，余目睹效者甚多。

诒按：此四物合泻白，加二母、蛤、黛法也。

金能克木，木火太旺，反侮肺金，金脏尚受木克，则其吸取肾水，疏泄肾精，更属易易。此梦遗咳嗽之所由作也。

天冬、生地、党参、黄柏、甘草、砂仁、白芍、龙胆草。

原注：此三才封髓丹加白芍、龙胆也。其人面必黑瘦，有一团阴火炽甚，克肺伤肾，用之极效。

诒按：此方以清泄肝火为主，竟不兼用肺药，所谓治病必求其本也。

（《柳选四家医案·评选继志堂医案》）

何平子医案　清·何平子

恶寒身热已退，现在咳呛口干，胃气不宣，诊得脉象虚弦无力，可见中虚而肺气不清，兹拟和胃清肺法。

鲜石斛、茯苓、川贝、知母、橘红、冬桑叶、杏仁、蛤壳、米仁。

复诊：畏风咳痰，举动喘逆，下午脚肿，脉象虚弦无力。可见肺虚而肾气奔逆，当从脾肺肾培补。

炙芪、北沙参、麦冬、枣仁、川贝、熟地、茯神、牡蛎、怀山药、胡桃。

接方：去黄芪、川贝，加人参。

室女，内热咳呛，举动头晕，中虚气不归根，恐成劳怯。

西党参、沙参、川贝、橘红、怀牛膝、桑叶、首乌、麦冬、蛤壳、丹皮、红枣。

换方：据服药后，诸病皆安，惟朝暮多汗。

去丹皮、川贝、蛤壳、桑叶、红枣，加炙黄芪、茯神、枣仁、大麦芽。

风毒内蕴，传入血分，以致遍体发瘰，口干咳呛，宜疏风凉血，肺气自清。

荆芥钱半，大力子三钱，甘菊钱半，薄荷钱半，刺蒺藜三钱，防风钱半，桔梗一钱，花粉二钱，生甘草四分，玄参二钱，豨莶钱半。

复诊：羚角、生甘草、荆芥、豨莶、连翘、茅根、薄荷、黄芩、地肤、赤苓、黑山栀。

（《壶春丹房医案》）

费伯雄医案　清·费伯雄

肝风肝气

肝阳上升，肺胃不和，不时呛咳，头角作痛，姑拟柔肝息风，兼清肺胃。

羚羊角、杭菊花、象贝母、桑白皮、潼沙苑、南沙参、云茯苓、苡仁、全当归、生石决、大丹参、霜桑叶、白蒺藜。

脉来左弦右滑，肝风内动，驱痰上升，不时呛咳，入夜则厥。抱恙日久，不易速瘳，急宜养血去风，化痰通络。

南沙参、大丹参、云茯神、石决明、麦门冬、川贝母、天竺黄、法半夏、明天麻、甘菊花、炙僵蚕、化橘红、光杏仁。

虚　损

一水能济五火，肾是也。一金能行诸气，肺是也。肾为下渎，肺为上源，金水相涵，方能滋长。今诊脉象二尺虚细，左关独

弦，右部浮芤，水不滋木，肝阳上升，肺金受克，呛咳漫热，甚则咯血，势将成损。姑拟壮水柔肝，清养肺肾。

天麦冬、川贝母、女贞子、南北沙参、杏仁泥、茜草根、怀牛膝、瓜蒌皮、毛燕窝、川石斛、潼沙苑、鲜藕。

咳

肺胃不和，脾多痰湿，失血之后，呛咳而喘，宜培土生金，参以肃降。

南沙参、云茯苓、苡仁、麦门冬、桑白皮、瓜蒌皮、参三七、怀牛膝、茜草根、杏仁泥、川贝母、陈橘红、旋覆花、莲子肉。

（《孟河费氏医案》）

某　《经》云：劳则气耗。故咳逆咽痒，每见痰红，阴分已亏，肝火上乘金位，兼思虑伤脾，不时作恶也。宜清泄之。

南沙参三钱，郁金二钱，橘红一钱，蔻壳一钱，青盐半夏二钱，丹皮二钱，茯苓二钱，杏仁三钱，枳壳一钱，白蒺藜三钱，桔梗一钱，生甘草五分，生谷芽三钱。

某　肺胃不和，呛咳痰喘。治宜肃降。

当归、茯苓、生苡仁、薄橘红、半夏、炙甘草、苏子、象贝、郁金、蒌皮、大杏仁、蛤粉、合欢、南沙参、佛手。

某　呛咳气喘，交冬即发，肾虚脾湿不化也。

南沙参、茯苓、怀牛膝、川贝、栝楼实、女贞、炙紫菀、苡仁、黑料豆、杜仲、旋覆花、橘红、沉香、甜杏仁、海蜇皮（浸淡）。

某　脉来左弦右滑，肝风驱痰上升，呛咳气逆，喉闷作梗，系阴分不足故也。宜清泄上焦法。

南沙参、桑白皮、苦杏仁、甘菊花、麦门冬、制半夏、象贝母、杭白芍。

二诊：脉来弦象渐平，呛咳亦减。宜宗前法更进一筹。

南沙参、陈橘红、瓜蒌皮、川杜仲、全当归、云茯苓、左牡蛎、川贝母、旋覆花、桑白皮、怀牛膝、冬白术、甜杏仁、莲子肉。

三诊：肝营不足，肝气太强，上犯肺胃，呛咳日久。经治虽已获效，旋于疟后失于调养，肝营更亏。急宜调营柔肝，兼治肺胃。

当归身、川贝母、杏仁泥、大丹参、杭菊花、石决明、怀山药、合欢花、潼沙苑、莲子肉、云茯苓、桑白皮、陈橘红、柏子仁。

某　痰气上升，呛咳气喘，宜降气化痰。

橘红一钱，半夏二钱，苏子一钱五分，茯苓二钱，桑皮二钱，沉香四分，蒌皮仁（炒，研）三钱，当归二钱，象贝三钱，川郁金二钱，海浮石三钱，杏仁三钱。

某　风热咳嗽，漫热，咽喉作痛作痒。

蒌皮三钱，川贝二钱，荷叶一角，牛蒡子二钱，桑叶一钱，薄荷一钱，前胡一线，橘红一钱，煨葛根三钱，杏仁泥三钱，桔梗一钱。

某　肺胃不和，痰气交阻，以致呛咳两载，甚则呕吐水谷，诊脉沉数。皆缘七情怫郁，寒暑失调所致。姑拟清金养胃，顺气化痰。

西洋参、川百合、象贝、山药、蛤粉、枇杷叶、石斛、茯苓、白薇、橘白；石膏三钱，桑叶一钱，蝉衣（去翅、足）一钱，生扁豆三钱，枇杷叶（包）四钱，牛蒡子（炒，研）三钱，鸡蛋清一个，诃子皮一钱。

某　肝火上升，肺金受克，咳嗽音暗，症入损门，急宜清养。

南沙参、瓜蒌皮、川贝母、女贞子、北沙参、杏仁泥、桑白皮、潼沙苑、生龟板、天门冬、麦门冬、怀山药、淡竹叶、鸡子清。

（《费伯雄医案》）

李铎医案　清·李铎

李氏妇，年二十五，干咳半载，咽嗌干涸，肌肉消瘦，停乳不月。此明系内伤阴亏津涸，兼之肺肾不交，气不生精，精不化气，是以干涸如此，议金水同源之治。

沙参、麦冬、贝母、百合、桑叶、熟地、五味、玉竹、阿胶。

又　进金水同源法，咽嗌稍有润气，咳如原。思喻氏清燥救肺法，滋干泽枯，培养生气，于斯症正合宜也。

桑叶、石膏、芝麻、杏仁、高参、阿胶、枇杷、麦冬、生地、甘草。

又　进喻氏法咳缓咽润，半年久病，大效已著，不必汲汲。以无月信，恐延成干血痨为虑，但宜培养肝肾真阴为本。俾真阴一足，则水到成渠矣。

复脉汤去姜、桂，加玉竹、麦冬。

津液枯涸，气化不行，所以无月，非深明《内经》者不辨。寿山

饶某，年逾五十，脉得气口盛于人迎一倍，病延十年之久，图之不易。且就目前之势而论，饮食不运，胃海窒塞可知，咳难出声，而治节不行已著，金土交病，将来难免倾泻之虞。若不早治，必有塌溃难御之虑。略陈大意，祈质高明是否。

高参、白蔻、木香、五味、麦冬、於

术、川姜、云苓、陈皮、炙甘草，加大豆黄卷，不拘剂数。

按：胃为水谷之海，又为五脏六腑之海。人之所受气者，谷；谷之所注者，胃也。胃满则肠虚，胃病者腹膜胀，胃伤之症，不思饮食，此病重在胃海。若再以润肺清金治咳之药，窒塞胃海，则胃不能纳，肠虚倾泻，则难乎为计矣。故再陈于上，非好辩也。

久咳不已，必由冲脉伤犯胃腑，法当培土生金。寿山

黄纸客，年三十余，经年久嗽，咳甚带红，咽痛不眠，气逆上喘，议金匮麦门冬汤。论曰：上逆下气，此汤主之。

沙参、麦冬、半夏、洋参、粳米、大枣、杏仁。

喻氏曰：凡胃之津液干枯，虚火上炎之证，用寒凉药而火反升，徒知与火相争，不知胃者，肺之母气也。

陈，三二，秋凉燥气，久咳失音。据述初病凛凛怯寒，失于解表，服润肺治咳药，渐至失音，乃寒客于肺，误投药饵填寒肺道使然，未必是金伤之候。仿叶天士金实无声议治。

麻黄、杏仁、薄荷、石膏、射干、橘红、牛蒡子、甘草。

徐某，年四十，交冬咳嗽，入夜更甚，形肥痰多白沫。大病愈后，中气已伤，中虚则停湿，而为痰饮，饮邪上干，而为咳嗽，此病根也。《金匮》论咳嗽，必因之痰饮，斯证合符当遵是旨，无惑他歧。若论阴虚火盛，必干燥少痰，此理显而易明。丁医谓陈远公书：肾热火沸为痰，谬不可法，且饮为阴邪，若再以阴药附和其阴，必留邪为患也。

六君子加干姜、细辛、五味子。

陈修园曰：咳嗽症，方书最繁，反启人疑窦，其实不外虚实二证，实者外感风寒而发，虚者内伤精气而生也，总不离乎水饮。《金匮》以小青龙汤加减五方，大有意义。小柴胡汤自注云：咳嗽去人参，加干姜、五味子。人多顺口读过，余于此悟透全书之旨，而得治咳嗽之秘钥。

老广，三七，咳嗽已久，痰多带红，夜间更甚，胸膈满闷，舌上黄苔，小便短赤，四肢麻木作痹，手足掌心灼灼，脉见两寸浮数，证属火旺克金之候。盖肺有郁热则咳嗽，甚则逼血上行，故咳血。肺本清肃之脏，因受心之火炎，故喘促，法宜清心泻火。

洋参、麦冬、知母、炒芩、杏仁、桑叶、茜草、川贝、甘草。

又　前进清金泻火之剂，吐红稍减，各候差缓，足证清泻之验。第脉息如原，诚为火铄金伤之证，最忌辛温凝腻之药，动火生痰，填塞肺道，宜清燥救肺行瘀。

百合、麦冬、紫菀、冬花、天冬、川贝、元胡、侧柏、栀炭壳、杏霜。

傅，孀居，年四二，久嗽经年，痰多食少，身动必息鸣喘促，面色萎黄，黯瘁神夺，诊脉左搏数，右小急。自觉内火燔燎，寡居独阴，自多愁闷思郁，加以操持焦劳，五志厥阳烦煎，上熏为咳，非泛泛客邪干肺之嗽，实为内伤重病，且忧苦久郁，必气结血枯，五液内耗，是以经来涩少，色见紫黑，有延成干血劳嗽之累。议进琼玉膏，滋水益气，以制厥阳之火，暂用汤剂，益胃中之阴，以血海隶于阳明，勿损胃气为上。至治嗽救肺诸法，谅无益于斯病耳。

参条、云苓、怀山药、扁豆、苡仁、北五味、石斛、阿胶、百合、甘草。

（《医案偶存》）

潘名熊医案　清·潘名熊

凤浦胡君易堂，夏患痰咳失血。医用胶、地等，作肝肾阴虚生内热治，不效，且痰增胃减，延余诊。脉得右坚左弱，余曰：前人主左坚填肝肾，右坚理肺胃。今右坚，治胃为要，炎夏阳气方升泄，胃阴虚而无镇压之权，势必震动胃络，络伤则络中之血因随阳气上升。倘云三阴热蒸，脉必征于左部。据理论治，药宜选淡薄味，以调养胃阴，曾服腻药太多，须佐以宣畅脘气，方可消痰安谷。生扁豆（用粒不打）五钱，丽参一钱，麦冬、茯神各三钱，石斛、谷芽各二钱，陈皮、甘草各四分，服三帖。

再诊：血止脉缓，惟时或心悸，或汗微泄，主兼理心营肺卫。黄芪、沙参各三钱，丽参、麦冬各二钱，五味、炙甘草各三分，麦仁、枣肉各四钱，多服调养，仍用归脾丸加杞子、五味，小蜜丸常服。精神自此日旺，体健胜于平时。吾因思胡冯二君，皆先服清，而后受补，故血不复发，实赖参、芪以回其气，气回血得守其常度而循行经络也。夫患血而畏补者多，是以终难了局，因存此二案醒之。

凤浦冯君蕙庭，人瘦而长，咳嗽继以吐血。医与温胃劫痰药，血益甚，延余治。脉得左坚右弱，余曰：贵恙乃肝肾阴虚而生内热，熏蒸脉络，致血不得宁静。前贤谓瘦人之病，虑虚其阴，今服燥药，即犯虚虚之戒，阴愈亏，阳愈炽矣，故血益甚。愚见主先治肝。方用复脉汤去桂、姜（参用丽参），加白芍二钱，生牡蛎块五钱。次日诊，仍用前方，加田三七末四分冲服，另用淡菜、黑豆、冬虫草煎猪精肉汤做饭菜。

再诊：脉缓血止，惟咳痰难出，转用醒胃汁以涤痰饮一法，麦门冬汤加钗斛（与丽参同先煎）二钱，五六帖诸恙俱安，继用归脾去木香，加陈皮、白芍、五味、麦冬、杞子，为小丸常服，痰咳渐除，身体日健。

（《评琴书屋医略》）

徐守愚医案　清·徐锦城

新昌烟山梁东庐子宇章，年十九。去岁六月，避难天台，途中受暑，夜眠精泄，次日身遂发热，服时令药而愈。至冬，精神倦怠，午后潮热，咳嗽多痰，终日欲眠。医者咸谓湿邪未尽，屡用渗利之剂，不知其为内伤也。迄今春，病日加重。伊父东庐邀余医治，诊脉细数而短，肌肉消瘦，面黑舌红，嗽则多痰，入夜更甚，其困于床褥者已二月有余矣。余谓东庐曰："令郎病属内伤，阳分大亏，似难施治。"东庐谓："迩来所服之方，俱是熟地等一派纯阴。先生独谓阳亏，何所见而云然耶？"余答之曰："卫气昼则行阳二十五度，且得太阳阳气之助，故交子至午，诸症皆轻，夜则行阴二十五度，且当太阴阴气之助，故自午至亥，诸症加重，与外感病之日轻夜重自是不同，就诊用方舍仲景人参建中汤，其无别法。"东庐固留旬日，按法调治，一日能食厚粥三碗，咳嗽潮热俱减，痰亦稀少。东庐改忧为喜曰："此后有无虞耳？"余谓再过十日，立夏节到不致反复，可望痊愈。谁知一交此节而胃气遂绝，东庐先立夏三日作札相邀，以为预防。余不得已，遂复往诊，初不料其病之至于斯极也。比余至，东庐向余曰："小儿之病服先生药后，逐日生色，今交节虽变，余皆如常，只胃口不开耳。"余曰："他变犹可治，惟胃败乃不可治。古人云：得谷者昌，绝谷者亡。病势至此，虽卢扁复生亦无如之何矣！"东庐欲侥万一之幸，再三索方。余勉书参附汤，聊尽人事，非真望其有济也。维时阳气将尽，奈何有同道犹有阴火窜上之说，而不自知其陋者。噫！医道之难矣！

达溪童岐山赋禀不足，斫伤太过。去岁冬季忽然痰饮咳嗽齐发，尔时明眼人见之，投以小青龙汤一法即愈。而医者皆挟虚损成见，用一派清润甘寒以止嗽消痰为事。不知肺畏火而亦恶寒，肺令人咳，多挟水饮，饮邪当以温药和之，圣法也。况久咳勿理肺，肺为娇脏，愈理则愈虚，甘温亦所必需。医昧此旨，所以欲止嗽而气反急，欲消痰而饮反增，且午后潮热，饮食顿减，怯证之渐也。春初尚可支持，迨清明节交，病日加重，乃急延余治。而暨与嵊路隔数百里，日夜悬望，真有迫不及待之势。越三日，余至，岐山仰卧在床，不能转侧。但开目注视，低声向余曰："先生救我。"无力言他。顷刻吐痰饮数碗，咳嗽连声不断。身热便痢，粒米不进，如是者已十余日矣。余诊视甫毕，其母即哀求不已，自言寡居三十年，不辞艰辛，只为此儿，望先生鼎力医治，倘得垂危复生，不独我母子感德，即童家宗支赖以不绝。言至此而涕泪交垂，不能自禁焉。余曰："证固急矣，幸脉尚有根，非不可以救药者。但须数月奏功，莫嫌效迟。"遂以生黄芪、生甘草、干姜、细辛、五味子、姜半夏、桂枝、茯苓合为一方。频服二剂而咳嗽稍减；服四剂而痰饮渐退，粥饮可进；服十余剂而痰饮咳嗽俱十愈六七，终日能食饭三碗，惟日晡潮热如故，间服小柴胡汤数剂而热以退。后仍以原方加潞党、仙居术，再服数十剂，又每日午后以薏仁煮粥作点心，闭户静养，谢绝一切，调理百日而病乃霍然。

剡西丁家舜年乃郎安澜，自五月患咳嗽证，至七月医治罔效。渐加身热气急，胃减肉削，呕恶频频，医者咸谓痨瘵将成，不能遽疗。余诊脉浮弦而紧，兼见有力。其父问余曰："小儿是痨病否？"余直决之曰："非也。

揣其病情，不过因见嗽治嗽，日以玄参、沙参、麦冬、桔梗、阿胶、生地等味用事；见热治热，日以柴胡、地骨皮、黄芩、丹皮、龟甲、鳖甲等味用事，不明《金匮》咳嗽多挟水饮之旨，所以愈治愈剧耳。"其父起而揖余曰："小儿婚期在秋杪，贱荆一闻痨病之说，遂涕泣至今，日夜不安。先生云非痨病，乞赐一速愈良方，俾小儿脱然无累，得如期完婚，则幸甚。"余曰："此证舍小青龙汤，另无别法。盖咳嗽必挟水饮，目下脉弦紧有力，弦则为饮，紧则为寒，其为水饮无疑矣。"小青龙汤日服一剂，每日继服杏酪一杯。四日之间嗽止热退，饮食渐加。调理月余而愈。

（《医案梦记》）

徐麟医案　清·徐麟

崇仁裘日林先生，咳嗽喘急，绵延二十年。每至秋冬一月一发，发则喘息抬肩，饮食不入，挨至春夏，喘虽稍可而痰嗽之根株终存焉。近来较前更甚，非第秋冬，即春夏亦多发作矣。迨至今秋，适余过其处而伊留诊，左关弦紧，右关弦细，幸得六部皆有胃气，犹堪医药。检阅从前方法，有用宁肺止嗽，消痰顺气等方，未有明《金匮》咳嗽多挟水饮之旨。若有和之以温药者，则滔天之水势自就于下，咳逆上气之证获效甚捷，何致经年累月？目下脾阳不振，肾阳式微，下焦之阴上泛而凌脾土，土被水侵，痰饮因之加增，坎中阳衰，龙雷升腾，须丽照当空，群阴始退也，先用苓桂术甘汤加味与服五六剂后，复诊可也。

茯苓四钱，桂枝二钱，仙居术一钱，炙甘草一钱，姜夏三钱，杞子四钱，干姜一钱，五味子一钱，瓦楞子三钱，大枣十二个。

次接来书稔知，服加味苓桂术甘六剂，

喘嗽渐平，药似对证。不过略受风寒，痰声曳锯，黄昏就枕，朦胧不清，神飞魄舞，恍恍惚惚，觉来舌带燥气，少顷仍润，伊欲半夏易枣仁，余以为半夏为降逆上之饮邪而用，易之不可，枣仁安心神定魂魄，世俗所尚，古圣无是训也。盖半夏非但不可易，而且当重用耳。如《内经》半夏秫米汤，原为胃不和则卧不安而设。夫卧之不安者，由胃中之有痰贮也；神飞魄舞者，由痰气阻滞中脘，阴阳拂逆也；觉来舌燥，俄顷仍润者，由痰涎黏滞于胃中，而津液艰潮于口也。医生不识五行生化，即谓五脏宣布之义，种种见症不外中土虚衰，肾水泛滥。余以半夏秫米汤先交阴阳，仍用苓桂术甘汤加味，俾堤防固，水不泛滥，阴霾敛藏，腹中安然。

半夏一两，秫米三合，老姜三钱，大枣十二个。

再书其病巅末，人生小天地耳，则天地能高明博厚，悠久无疆者，以其有氤氲之气充塞乎其间也，故真人至人洞达阴阳，调护斡旋之大气于胸中，则五脏六腑、大经小络，升降呼吸运用不竭，则能寿敝天地，无有终时。一至大气亏损，则天地风火四轮同时轰转，上凌太空。就人而论，即现畏寒就温之阴象，如喘呕自痢、腹胀、筋惕肉𥆧，诸凡凶恶之证叠起斯时也。禅宗有白浪滔天，劫火洞然，百川沸腾，山家崒崩，一切可惊可怪之物，扬眉吐气，各显伎俩，天地谓之大干俱坏，人身谓之性命不保矣。乃千万年之支干一交戌亥，大气散竭，有如此之大变不綦骇怪已哉。然此未免诞谩，今举一昼夜之戌亥，以喻阴盛阳衰之虚劳，乃毕真而确肖焉。凡终日每交戌亥，地中昏暗，露结为霜，群丑现形，诸鬼夜食。比鸡鸣于丑，阳开于子，太空始廓，世界光明。取此喻彼，则千万年之戌亥与一昼夜之戌亥，并人生毕生之戌亥比例而推，可知大气为保命

之金刚，获阳为全身之灵丹也。夫且吾尝读《内经》有曰："年六十阴痿，阳大衰，下虚上实。"又云："营卫相得，其气乃行。"喻昌君嘉言先生曾云：大气一转，则久病驳劣之气始散。盖大气之关于性命者，有若斯之重且大也，而病者、医者讵堪忽乎？余每恨此旨湮泯已久，先贤谆谆详论，后人不知所宗，良堪慨焉。余尝每考陆地大动，而世界不即坏者，有立天真武坐镇于北方，故地虽有时震动，而龙蛇仍得摄伏于地下；则水中之火，火中之风，庶不得扰于太空。仲景所以称谓医中之圣人，一遇阳衰之怯证，必投真武者，良有以也。今先生年逾花甲，阳衰固不待言。假或不究此旨，日事滋阴一途，一旦阴寒之气上干阳位，即神水金丹恐亦无济。此方接服十余剂，仍服苓桂术甘加味不拘帖数。每至秋冬用毛鹿角数对，照此法调护，庶可延年益寿，弗以荒唐见弃，彼此幸甚。

仙居术三钱，茯苓四钱，淡附子二钱，化龙骨四钱，炙麻黄一钱，姜夏三钱，五味子一钱，生牡蛎四钱，北黑枣十二个，酒芍三钱，煨姜三钱。

（《医案梦记附案》）

黄堂医案 清·黄堂

周五十五岁 操劳过度，咳痰几年，津液必伤，以致气不归元，形瘦怯弱，胃纳减少，脉虚芤数，损怯大著。姑拟养胃生金，宗《内经》"聚于胃，关于肺"之旨，望其一阴来复如何？

党参、茯苓、扁豆、紫石英、五味子、麦冬、宋半夏、炙甘草、生蛤壳、胡桃肉。

二诊：脾为生痰之源，肺为贮痰之器。夫水谷入胃，精气游溢，输于脾，归于肺，《内经》之旨也。吐痰虽多，尚因生热久延，肌肉消瘦，气易上逆，脉形虚芤，皆是

咎征。

六君子汤加紫石英、麦冬、沉香汁、地骨皮露。

三诊：前方颇适，热减痰少，此为佳处。惟气易逆，脉短芤，总由元海根蒂不固，衰脱之机可虑。

党参、於术、麦冬、紫石英、地骨皮露、熟地、茯苓、五味子、沉香汁。

四诊：诸恙虽觉安适，而热起辰巳，必先四末微寒，营卫造偏，实由脾胃之虚，虚不肯复谓之损，此最难奏效者。气之摄纳在肾，参景岳法。

六君子汤加熟地、五味子、怀牛膝、紫石英、十大功劳。

五诊：连进扶脾化痰，补肾纳气之法，仅获小效，而神脉不旺，上午微热，中脘不畅，仍兼咳嗽，炎暑伤气奈何。

六君子汤加青蒿、丹皮、海石、沉香汁。

（《黄氏纪效新书》）

张畹香医案　清·张畹香

感风肌热已久，今已有汗，而舌黄口燥，咳嗽痰如水，喉痒，诊脉弦数。据书风温日久，表里均热，当用甘寒。

苦杏仁三钱，生甘草一钱，桔梗二钱，羚羊角（先煎）二钱，根生地六钱，地骨皮三钱，冬桑叶一钱半，橘红八分，麦冬三钱，生玉竹三钱，象贝五钱，竹肉一丸。

两太阳与腰痛，稍有咳嗽，喉哑痛，脉左关反大，而舌苔燥。当用从症不从脉法。

杏仁三钱，苏薄荷（净叶）二钱半，冬桑叶二钱半，象贝母三钱，桔梗二钱，生甘草一钱半，射干一钱半，麦冬三钱，连翘三钱，酒黄芩一钱半，枳壳一钱半，竹叶甘四片。

外感后，余邪总当凉解，况肺热怕反伤也。身凉后尚咳痰。左胁素有块，今自觉痰从此起，查左胁下是肝位，此块当属向来做工夫之故。然无形状，非真有瘀也，不过络中之气郁耳。古人云：清金可以平木，则但清其肺，而肝自可耳。

生玉竹四钱，桔梗二钱，象贝三钱，麦冬三钱，地骨皮三钱，根生地六钱，橘红八分，冬桑叶一钱半，炒丹皮一钱半，煅牡蛎五钱，阳春砂（同煎）八分。

（《张畹香医案》）

何澹安医案　清·何游

咽痛咳痰，膈胀便溏。此中虚厥阴化风，宜调中润肺治之。

桑白皮、橘红、炒苏子、桔梗、薄荷叶、生黄芪、钩钩、大力子、赤苓、冬瓜子。

复诊：炒苏子、炒扁豆、橘红、桔梗、生甘草、川石斛、生米仁、茯苓、郁金。

元气素虚，疟后腠疏，喘咳转剧，脉数无力。劳怯之渐，愈期未许。

炙黄芪、北沙参、麦冬、橘白、煅牡蛎、红枣、玉竹、川贝母、山药、茯神、冬桑叶。

接服方：黄芪、北沙参、麦冬、橘白、煅牡蛎、杞子、熟地、川贝母、山药、茯神、款冬花、建连。

膏滋方：炙黄芪、五味、淡苁蓉、胡桃肉、熟地、牛膝、煅牡蛎。

久嗽不止，中虚表弱也，以致盗汗，膈胀气喘，脉软。以建胃固表治。庶克奏效。

制於术、石斛、苏子、蛤壳、川贝、红枣、川百合、橘白、茯苓、米仁、桑叶。

接服方：西党参、北沙参、山药、菟丝、茯苓、红枣、制於术、炒米仁、橘白、牛膝、桑叶。

先曾失血，由络伤所致。现患咳呛，脾泄痰多，肉削，中气不足之验。治宜涤痰健中，舍此无策。

制於术、怀山药、桑叶、北沙参、橘白、川石斛、茯苓、款冬、川贝母、炙甘草。

再诊：冲呛不止，比前减少，并脉象数势缓和。斯属佳境，但速愈不能。

炒生地、麦冬、川贝、元武板、丹皮、北沙参、橘红、杏仁、冬桑叶、青盐。

（《何澹安医案》）

吴达医案　清·吴达

青浦县潘镜波先生，前年令少君患干咳，诸医视为劳，以为不可救药矣。偶于坊间，得余《求是集》，因买舟至江相访，抵青阳，知余已游沪，即移舟来诊。乃郎年仅十七，瘦弱白晰，身已长成。余谓此乃相火刑金之嗽，因发身而作也。人当发身之时，及于长定，五内运行之火，正值流动充满，升极于上，将下纳于肾中。白嫩之躯，肺金柔弱，火铄其肺，故见干咳，焉得谓之劳病乎？用润肺降火之药，半月痊瘳。今岁又来，谓其毕婚后苦志攻读，时患中气不足。余因授以久服之方而去。镜翁颇觉感余，并谓病经余治者，即为有幸。未免誉之过情，惟治病贵能识其原，岂得因其瘦弱，而漫曰虚劳，以误人哉！

（《医学求是》）

雷丰医案　清·雷丰

古黔刘某妇，素吸洋烟，清癯弱体，自

孟冬偶沾咳逆，一月有余，未效来商丰诊。阅前所用之药，颇为合理，以桑、菊、蒌、蒡、杏、苏、桔、贝等药，透其燥气之邪。但服下其咳益增，其体更惫，昼轻夜剧，痰内夹杂红丝，脉形沉数而来，舌绛无苔而燥。丰曰：此属真阴虚损，伏燥化火刑金之候也。思金为水之母，水为金之子，金既被刑，则水愈亏，而火愈炽。制火者，莫如水也，今水既亏，不能为母复仇。必须大补肾水，以平其火，而保其金。金得清，则水有源，水有源，则金可保，金水相生，自乏燎原之患。倘或见咳治咳，见血治血，即是舍本求末也。丰用知柏八味除去山萸，加入阿胶、天、麦，连进五剂，一如久旱逢霖，而诸疴尽屏却矣。

鉴湖沈某，孟冬之初，忽患痰嗽，前医作冬温治之，阅二十余天，未能奏效。延丰诊治，右部之脉极滞，舌苔白滑，痰多而嗽，胸闭不渴。丰曰：此即《内经》"秋伤于湿，冬生咳嗽"之病，非冬温之可比也。冬温之病，必脉数口渴，今不数不渴者非。冬温治在乎肺，此则治在乎脾，张冠李戴，所以乏效。遂用加味二陈法去米仁一味，加苏子、芥子治之。三剂而胸开，五剂而痰嗽减，后用六君子汤增损，获痊愈矣。

南乡张某，左脉如平，右关缓滞，独寸口沉而且滑，痰嗽缠绵日久，外无寒热，内无口渴。前医用散不效，改补亦不见功。不知此证乃系伏湿酿痰，痰气窜肺而致嗽，即《经》所云"秋伤于湿，冬生咳嗽"也。当理脾为主，利肺为佐，即以制夏、化红、茯苓、煨姜、杏仁、绍贝、苏子、甘草治之。约服三四剂，痰嗽遂减矣。后循旧法出入，调治旬日而安。

城南程某，患嗽月余，交冬未愈，始延丰诊。诊得脉形沉弱而滑，舌体无荣，苔根白腻，神气疲倦，饮食并废。丰曰：此赋禀素弱，湿袭于脾，脾不运化，酿痰入肺所致。以脾湿为病本，肺痰为病标，即先哲云：脾为生痰之源，肺为贮痰之器。治当补脾为主。程曰：风痰在肺，补之恐增其闭。即出曾服十余方，皆是荆、防、枳、桔、杏、贝、苏、前等品。丰曰：此新感作嗽之药，与之伏气，理当枘凿。即用六君加玉苏子、生米仁治之，服五剂神气稍振，痰嗽渐疏，继进十余剂，方得痊愈。

江诚曰：痰嗽之证，须知有新感，有伏气。新感之脉必多浮，伏气之脉必多沉。新感之嗽，必兼鼻塞声重，头痛发热；伏气之嗽而无诸证也。凡伏气之证，法当宣气透邪。前医以荆、防、枳、桔反未臻效，而吾师用六君补气，苏子降气，米仁渗湿，而反效者何也？盖由风、寒、暑、湿潜伏者，固宜透发，惟此则不然。当知湿气未成痰之先，可以透发，既成痰之后，焉能向外而解耶？因痰之源在脾，故用六君子扶脾以去其湿，而化其痰；苏子降气，毋使其痰上袭于肺；米仁渗湿，毋使其湿再酿成痰。倘用宣提之方，则痰益袭于肺，而嗽更无愈期矣。

城西戴某之女，赋禀素亏，忽患微寒微热，乏痰而咳。前医用芪皮、桂、芍，和其营卫；百合、款冬，润其干咳；西党、归身，补其气血。方药似不杂乱，但服下胸膈更闭，咳逆益勤，寒热依旧不减。丰诊其脉，浮弦沉弱，舌苔白薄，此感秋凉之燥气也。即用苏梗、橘红、蝉衣、淡豉、蒌皮、叭哒、象贝、前胡，服二剂，寒热遂减，咳逆犹存，病家畏散，不敢再服，复来邀诊。丰曰：邪不去则肺不清，肺不清则咳不止，倘

惧散而喜补，补住其邪，则虚损必不可免。仍令原方服二剂，其咳日渐减矣，后用轻灵之药而愈。可见有是病当用是药，知其亏而不补者，盖邪未尽故也。

云岫钱某之妹，素来清瘦，营血本亏，大解每每维艰，津液亦亏固已。迩来畏寒作咳，胸次不舒，脉象左部小涩而右部弦劲，此属阳明本燥，加感燥之胜气，肺经受病，气机不宣，则大便益不通耳。遂用苏梗、杏仁、陈皮、桔梗、蒌皮、薤白、淡豉、葱叶治之。服二剂，畏寒已屏，咳逆亦疏，惟大解五日未行。思丹溪治肠痹之证，每每开提肺气，使上焦舒畅，则下窍自通泰矣。今照旧章加之兜铃、紫菀、柏子、麻仁，除去苏、陈、葱、豉。令服四煎，得燥屎数枚，肛门痛裂，又加麦冬、归、地、生黑芝麻，服下始获痊愈。

程曦曰：鞠通论燥气，有胜复之分。今观书中之论治，更有表里之别焉。如秋分至立冬之候，有头痛恶寒作咳者，是燥气在表之证也，法当宣散其肺。有大便秘结而艰难者，是燥气在里之证也，法当滋润肠胃。其能识胜复，别表里者，则治燥之法，无余蕴矣。

（《时病论》）

杨毓斌医案　清·杨毓斌

兰芝庭，呛咳，痰吐不畅，音哑而咳声滑越。杂治半月余，症益重，问治于予。按六脉皆弦，右关尤大，乃湿郁已，土不能培木，木邪挟风火上触肺胃，肺胃被灼化燥，不能遂其清肃下降之令。亟宜清降肺胃，两和土木。音哑久延，防金破土崩，酿成痨嗽不治。立方三服，竟痊。

肥玉竹三钱，炒贝母二钱，苦杏仁三钱，盐水炒陈皮一钱五分，茯苓三钱，蛤粉

炒阿胶二钱，生芪皮一钱五分。

（《治验论案》）

朱增藉医案　清·朱兰台

族柳溪，甫及冠，得咳发疾。渠家闻吾师王平石公，治侄心衡咳血吐发，用六味合玉女煎加螳螂而愈，检方欲进而不敢，延余治以定从违。余诊之，体肥脉滑，咳嗽，吐白痰，痰中有发，由短而长，初四五分，今七八分，脚微白，上截淡黄，逐日而生。思索日夜，吾师成方难用。忆陈远公有怪病多生于痰之说，然犹豫不敢立方。适房兄杏村同寝，言及此子欲心早炽未遂，因获斯疾。余喜曰："得之矣！"此病为欲火熏蒸痰涎而成，其发有脚，吾师案中载发生胃脘。凡物遇土而生，论解最确，第病原不同，此宜祛痰开郁。遂主三因四七汤，决服六剂愈，仅四剂痰除发灭矣。是疾吾师早有成方，弃而不用者，以病不属阴虚火燥，服之恐成痨瘵。今别生方法而取效如此，憾不起吾师于九原以相质证也。

按：师用螳螂治吐发疾者，盖螳螂善食发。螳螂目黄，食此即青色，从格物中悟出治法，故取效最捷。是亦猸令虎申，蛇令豹止，物有相制之义。

三因四七汤　半夏（生姜汁炒）三钱，厚朴（生姜汁炒）三钱，茯苓一两，紫苏二钱。

（《疫证治例》）

许恩普医案　清·许恩普

户部万锡珩夫妇咳嗽，昼夜不止，痰吐成盆。时医用人参、鹿茸等药，痰咳逾甚。延余诊视，脉洪数，知系风寒闭于肺中，拟以二陈导痰汤加麻黄，一服而愈。伊子书城黄痘秘结，十数日不便，时医治以承气汤。

余诊脉沉细，知系虚黄秘结，拟以茵陈润导滋养气血，使下焦气化而能出矣。饮以猪蹄汤，十四日便通黄退，遂愈。

（《许氏医案》）

过铸医案　清·过铸

王公少谷，吾邑之贤宰也。其署有石某者，患咳嗽证，春夏晏然，交秋则发，至冬更甚，咳呛而不能着枕，求治于余。余曰："内证非所长，不敢强作解人也。"石某信余甚笃，再四固请，辞不获已，遂为之诊视。其脉沉数，系郁热不舒之故，方用生大黄一钱，当归五钱，川贝母、薄荷、荆芥、黄芩、桔梗各二钱，天花粉、白术各三钱，生甘草一钱，陈皮、建曲各五分。水煎服二剂，咳呛平，四剂已痊愈矣。值余进蜀，石某道谢王公。问故，余道其所以然。王公笑曰："大黄亦能止咳嗽乎？"余曰："此古方也。是病必藉大黄之力能治。夫人身之气血，一有闭塞则凝滞而变为热矣。热欲出而寒欲入，邪则乘间以进。时当春夏，肌肤疏而热易外宣；时届秋冬，腠理密而热难外达。所以春夏安而秋冬发也。治宜通其内郁之热，散其外入之寒，则永无咳嗽之证矣。大黄走而不守，祛火消痰通郁最速，用为前驱则味味得力。后遇证之同者，以此方投之无不愈。

徐灵胎云：古方最为神效，病与证俱对者，不必加减。若病同而证稍异者，则随证加减。时医好为加减，故不效耳。淮商杨秀伦，年已七十四，外感停食。医因年高素封，俱用补中之药，待其自消，以致见饭即呕。徐君用生大黄，众医大骇。徐君强令服之，服半剂气平得寝而未泻。明日服一剂，下宿垢少许而愈。（俱详于《洄溪医案》。）按古来神圣制方，良毒诸药，俱供医用。朴消、大黄无毒，俗医畏，不敢投，此不读《神农本草经》之过也。（各种本草以《神农本草经》为最，后附徐灵胎、张隐庵、叶天士、陈修园诸家之说者更堪取法。）

（《过氏近诊医案》）

陈菊生医案　清·陈廷儒

肺为五脏华盖，体本清虚，一物不容，毫毛必咳，有外感六气而嗽者，有内伤七情六欲而嗽者，治当先其所因。癸巳冬，余寓天津，高君诚齐之室，晨起即嗽，至暮尤甚，连咳不止，延余往诊。切其脉，浮虚细数，知是寒束于表，阳气并于胸中不得泄越所致。用利膈煎治之，下咽即安。又曹某，每日午后，必发干咳数声，病已年余，问治于余，切其脉，六部中惟左尺沉按则数，知阴分至深处有宿火内伏。故午后阴气用事时，上冲于肺而咳。朱丹溪所谓"火郁之干咳嗽"，证最难治也。余用杞菊地黄丸意，加减治之，十余剂而愈。丙申冬，余又至天津，周菁莪大令患咳嗽证甚剧，终夜不得卧，来速余诊。切其脉，六部细数，右关尺按尤有力，知是大肠温邪，上乘于肺而咳，用芩知泻火汤加减，十数剂而治愈。丁酉夏初，江君镜泉子后午前，咳嗽痰多，并见筋骨酸痛，食少神疲等症。余诊之，脉来缓弱，知是脾虚寒侵，用理中汤加味，温补而愈。此数证也，或表或里，或虚或实，或寒或热，如法施治，应手奏效，故先哲有言："咳嗽虽责之肺，而治法不专在肺"，诚以咳嗽受病处，不尽属于肺也。今人但知咳不离乎肺，凡见咳嗽，即以辛药治之，一切咳嗽不因于肺者，缠绵不已，永无愈期，迨至劳证将成，乃归咎于肺气不充与肺阴不足。今试问气何以不充，阴何以不足，非缘过服辛药，肺经受伤之故欤？使能先其所因，不沾沾于治肺，则咳早平而金不受困。其得失为

何如耶？

前哲云：久病咳嗽声哑者难疗。又云：左侧不能卧者为肝伤，右边不能卧者为肺损。新者可治，久者不可治。又云：久嗽脉弱者生，实大数者死。又云：咳而呕，腹满泄泻，脉弦急者死。又云：咳嗽见血，似肉似肺，如烂鱼肠，此胃中脂膜，为邪火所铄，凝结而成，方书咸谓必死。执此而论，似遇前项症情，万无生理，而抑知不然。丙申冬，余客天津，启泰茶叶店主人方君实夫之室，病经一年，医治已穷，其友许绳甫，是吾友也，代邀余诊。据云，初起咳嗽眩晕，继而头痛，未几头痛减轻，咳嗽加重，面肿肢冷，自汗耳鸣，夜不能卧，痰中夹血如脂，音哑咽痛，胸前胀满，大便溏泄，每月经来，两旬始尽，色见淡红，腹必胀痛，症象颇危。余切其脉，实大而疾，知是伏火久积，阴不济阳，所谓难疗不治必死者近是。此时风散不能，温补不得，惟有滋清一法，然恐杯水车薪，终不能胜。遂合犀角地黄汤、羚角石膏汤，重剂投之，并饮冰雪水以佐之，共服羚角、石膏各斤余，犀角一两，冰水数碗，生地等药无数，而后病始霍然愈。或闻之，惊为异。余曰："何异之有？所患者，世俗之庸耳。天下惟庸人最能误事，以迟疑为详审，以敷衍为精明，以幸免旁人之指摘为是，以迎合主人之意见为能，虽病至转重转危，犹莫求其所以然之故。此诚大可悯矣。夫症有轻重、有深浅，轻者浅者，略投轻剂，便可望愈；若来势极重，宿积尤深，非峻剂、多剂不能挽回。譬如衣服，新染油污，一洗即去；若系宿垢，即迭洗亦不能遂净，必净润之，更刷之括之，几费经营，而后洁然若更新焉。无他，新久之势殊也。是月也，同乡左某因小星病，亦邀余诊。据云，初起服龙胆草，以致病剧，继饮吴萸、桂枝等剂，稍间，延今缠绵数月，头痛且眩，卧不能起，稍坐即旋，畏寒特甚，嗳

气不已，腹满食微，病又转重。余切其脉，左弦数，右微缓，知是肝阴与胃肠两伤，合羚芍地黄汤、理中汤出入加减治之，诸症渐平。或问其故，余曰："是证也，由误服龙胆所致，盖龙胆苦寒泻肝，误饮入胃，胃亦受戕，人第知龙胆寒肝，不复思其寒胃，恣用吴萸、桂枝，肝阴受灼，风阳以升，而胃中积寒仍不能化，所以见阴阳两虚之象。阴虚，用羚、芍、地黄以补之；阳虚，用参、术、干姜以补之，此正治也。所异者，汤药外，更用炭火灸腹，腹中有声如爆竹状，胀满即觉减轻，较之前症，用冰雪水，一寒一热，迥乎不同，故连类及之。

（《诊余举隅录》）

张聿青医案 清·张乃修

左 久嗽不止，痰稠厚腻，甚则色带青绿，寒热往来。脉软而数。此肝肾素亏，而脾胃之痰热，熏蒸于肺，阴阳开合之机，悉为痰阻，此所以为寒为热也。将入劳损之门，不易图治。

川桂枝、杏仁泥、制半夏、橘红、炒黄川贝、生石膏、肥知母、海蛤粉、郁金、云苓。

二诊：湿痰稍退，而营卫流行，不能和协。再拟和中化痰。

人参须（另煎，冲）五分、制半夏、橘红、茯苓、川桂枝、炒枳实、干姜四分、郁金、野於术、煨石膏。

三诊：开饮化痰和中，阴阳交并，寒热已止，纳增痰爽。足见痰阻营卫，与阳虚生外寒，阴虚生内热者迥异也。再从前法扩充。

人参须八分、云苓、制半夏、炒枳实、砂仁、野於术、橘红、川桂枝、石膏（煨）。

简左 感风入肺，肺失清肃。咳嗽痰色黄厚，夜重日轻，脉象带数。宜肃肺化痰。

粉前胡一钱、马兜铃一钱五分、牛蒡子三钱、茯苓三钱、橘红一钱、杏仁（炒）三钱、竹沥、半夏一钱五分、冬瓜子三钱、象贝二钱、肺露一两。

二诊：咳仍不止，痰黄而厚，咽痒头胀，风温外薄，肺胃内应，气热而肺失肃耳。肃肺以清气热。

山栀皮三钱、川贝母二钱、粉前胡一钱、花粉二钱、桔梗一钱、冬瓜子四钱、马兜铃一钱五分、杏仁（炒）三钱、枇杷叶（去毛）四片。

三诊：咳嗽渐疏，口燥咽干轻退。再清金润肺而化气热。

北沙参四钱、川贝母二钱、光杏仁二钱、枳壳（炒）一钱、桔梗一钱、冬瓜子四钱、马兜铃一钱五分、竹茹（炒）一钱、枇杷膏五钱。

宋媪 冬藏不固，感召风邪，肺合皮毛，邪袭于外，肺应于内。咳嗽咽痛。宜清肃太阴，俟咳止再商调理。

川贝母二钱、桔梗一钱、杏仁泥三钱、花粉二钱、茯苓三钱、桑叶一钱、冬瓜子三钱、前胡一钱、川石斛四钱、菊花一钱五分、枇杷叶（去毛）四片。

二诊：清肃太阴，咳仍不减，夜重日轻，舌干咽燥。肺肾阴虚，虚多实少。宜兼治本。

北沙参三钱、川贝母二钱、甜杏仁三钱、川石斛四钱、青蛤散四钱、茯苓三钱、前胡一钱、桔梗八分、枇杷叶（去毛）四片、琼玉膏四钱（二次冲服）。

陈右 肾本空虚，封藏不固，暴凉暴暖，感于肌表，肺辄内应，痰饮因而复发。气喘胸闷，痰不得出，痰从偏左而来，以肝用主左，肝气挟痰上逆，所以其势尤甚。药饵之外，务须怡情以条达肝木，使气不上逆，勿助痰势，其病自然少发也。

代赭石四钱，杜苏子三钱，制半夏一钱五分，橘红一钱，川桂枝四分，旋覆花二钱，杏仁泥三钱，石膏（煨）四钱，枳壳一钱，郁金一钱五分。

陆左　肺有伏寒，至冬寒水行令，阳气不化，以致寒饮停于肺下，咳嗽右胁作痛。宜疏太阴之表，以觇动静如何。

不去节麻黄（另煎去沫，冲）三分，制半夏二钱，茯苓四钱，冬瓜子四钱，不去皮尖杏仁三钱，生香附一钱五分，橘红一钱，旋覆花（包）一钱，不去节甘草三分，炒苏子三钱，枳壳一钱，郁金（磨，冲）五分。

二诊：温疏太阴之表，咳略减轻。而脉象微数，营液不足之症。论病宜续进苦温，然肺虽恶寒，心则恶热，脉沉带数，未便耗伤营分。再出之以和平。

粉前胡、广橘红、制半夏、云茯苓、旋覆花、杏仁泥、炒苏子、炒黄川贝母、蜜炙紫菀。

另附梨膏方：

麻黄（蜜炙，去沫）四钱，茯苓四钱，煨石膏二两，桔梗八钱，枳壳八钱，姜汁二钱，大荸荠八两，甜杏仁（荸荠同打汁，冲）七两，杜苏子（绞汁，冲）四两，白莱菔（打汁，冲）一斤，竹沥（冲）四两，荆沥（冲）二两，雪梨一斤。

上药熬膏，每日服一调羹，开水送下。

王左　降化温疏，脉证相安。久病而投猛剂，行险侥幸，固知者所不为。然邪与正不能并立，不去其邪，何以保全其正气，则和平缓治，是犹畏疡溃之痛而养毒也，再作背水之计。

粉前胡、光杏仁、制半夏、广橘红、茯苓、炙紫菀、荆芥穗、炒蒌皮、苏梗子、梨肉。

二诊：肺感风邪，不为疏解，反为补益，以致邪恋而不得泄，咳久不止，脉濡而气口独浮。既从外感而来，虽经日久，不得不为疏泄也。

不去节麻黄、不去节甘草、不去皮尖杏仁、炒蒌皮、炒枳壳、炒苏子、广郁金、茯苓、蜜炙橘红、桔梗。

杨左　咳嗽气逆痰多，遍身作痛，脉象弦滑，痰饮阻肺，肺失降令，络隧因而不宣，姑辛温寒以开饮邪。

川桂枝五分，白茯苓三钱，光杏仁三钱，炒苏子三钱，煅石膏三钱，广橘红一钱，甜葶苈五分，制半夏一钱五分。

二诊：辛温寒合方，咳嗽气逆，十退五六。的是肝气挟饮上逆，再以退为进。

姜半夏二钱，炒苏子三钱，白茯苓三钱，猩绛五分，炙黑草三分，广橘红一钱，川桂枝四分，旋覆花二钱，上川朴七分，青葱管三分。

三诊：痰喘大退，咳嗽未定，两胁作痛亦止，再为温化。

白芥子（炒，研）四分，广橘红一钱，茯苓三钱，旋覆花（包）二钱，光杏仁三钱，制半夏一钱五分，炒苏子三钱，枳壳一钱，广郁金一钱五分，猩绛五分。

马左　肺有伏寒，感风咳逆。且疏新感，俟咳减再商。

制半夏、光杏仁、白茯苓、枳壳、砂仁、炒苏子、薄橘红、前胡、桑叶。

二诊：咳嗽稍减。的是肺有伏寒，而肺气暗虚。前法出入再进。

光杏仁、橘红、制半夏、款冬花、生薏仁、炒苏子、茯苓、炒黄川贝、炙紫菀肉。

另方：

川贝母（去心）一两，炒莱菔子四两，豆腐锅巴八两，白果肉一两，白冰糖四两。

五味研为细末，每服四钱，开水调糊送下。或稍加糖霜。

张左　音塞不扬，两年之久，遂起呛咳，却不见红。脉象气口不调。寒热互阻于肺，然肺为水之上源，恐肺金日损而变假为真。

不去节麻黄三分，杏仁（不去皮、尖）二钱，煨石膏三钱，炒苏子三钱，不去节甘草三分，制半夏一钱五分，枳壳一钱，橘红一钱，茯苓三钱。

二诊：用麻杏甘膏并不汗出，咳嗽音塞，尚复如前。肺邪伏匿既深，恐变假为真。拟重药轻服法。

麻杏甘膏加细辛、前胡、橘红、茯苓、枳壳。其人竟服七剂，未见过节。

三诊：用辛温寒合方，音塞较开，咳嗽大减。然天气温燥，呛咳复甚。脉象左大。伏匿之邪，虽得渐解，而肺气阴液，早为并损。再清金养肺。

南沙参四钱，光杏仁三钱，炒天冬三钱，白茯苓三钱，生甘草三分，川贝母二钱，生扁豆衣一钱，水炒竹茹一钱，生鸡子白一枚（冲服）。

魏左　肺有伏寒，稍一感冒，咳嗽即甚。兹当天气渐寒，更涉重洋，咳嗽因而尤甚，动辄气逆。脉沉弦重按少力，舌红苔薄白，并不厚腻。此风寒痰饮有余于上，而肾本空虚于下。用雷氏上下分治法。

炒苏子三钱，制半夏一钱五分，川朴八分，橘红一钱，白茯苓三钱，熟地炭四钱，嫩前胡一钱五分，当归（炒透）一钱五分，老生姜三片。

二诊：上下兼治，喘咳稍减。的是上实下虚。前法扩充。

制半夏一钱五分，菟丝子（盐水炒）三钱，巴戟肉三钱，白茯苓三钱，广橘红一钱，怀牛膝（盐水炒）三钱，紫蛤壳四钱，炒於术二钱，炒苏子二钱，附子都气丸三钱（晨服）。

张左　肺邪未彻，复感新风，与浊相合。头胀咳嗽身热，痰气带秽，宜以疏化。

池菊一钱五分，橘红一钱，牛蒡子（生，打）三钱，光杏仁三钱，桑叶一钱五分，冬瓜子三钱，荆芥穗一钱，枳壳一钱五分，前胡一钱五分，生薏仁三钱，广郁金一钱。

二诊：疏泄肺邪，咳仍不减，痰气带秽，脉大。风邪与浊交蒸，肺胃热郁。厥阴之病，在脏为肝，在色为苍，而风气通肝，所以痰带青绿也。

冬瓜子三钱，生薏仁四钱，云茯苓三钱，桔梗六分，桑叶一钱，光杏仁（打）三钱，甜葶苈四分，粉前胡一钱，水炒竹茹一钱。

三诊：咳嗽不减，痰不爽利，色带青绿。下虚上实。再清金润肺。

川贝母一钱，光杏仁三钱，蜜炙桑叶一钱，炒蒌皮三钱，冬瓜子三钱，生薏仁三钱，黑栀皮一钱五分，白茯苓三钱，青芦管八钱，枇杷叶膏五钱（分二次服）。

四诊：痰色仍带青绿，心中空豁。脉象虚细，舌红苔心霉黑。痰热上盛，真水下虚，再上下分治。

玉泉散三钱，川贝母二钱，光杏仁三钱，炒瓜蒌皮三钱，桑叶一钱五分，冬瓜子三钱，阿胶珠二钱，水炒竹茹一钱，枇杷叶（炙，去毛）四片。

五诊：心中空豁较退，苔霉、痰绿、呛咳俱减。的是风热痰郁于肺胃，遂有火铄金伤之势。再用喻氏清燥救肺法。

阿胶珠三钱，生甘草三分，光杏仁（打）三钱，浮石四钱，桑叶一钱五分，煨石膏三钱，冬瓜子三钱，川贝母一钱五分，枇杷叶（去毛）四片，芦根一两。

六诊：用喻氏法，病退十六，效方再望应手。

阿胶珠三钱，桑叶一钱五分，生甘草三分，地骨皮二钱，煨石膏三钱，川贝母二钱，冬瓜子三钱　干枇杷叶三片，肺露（冲）一两。

七诊：咳嗽较定，而痰阻肺之支络，欲咳稍舒，舌心灰润。再开痰降肺。

光杏仁三钱，冬瓜子三钱，海浮石二钱，炒瓜蒌皮三钱，郁金一钱五分，枳壳一钱，桔梗一钱，茯苓三钱，池菊一钱五分，桑叶一钱，枇杷叶四片。

朱右　每至经来，辄先腹胀，兹则感风咳嗽痰多。先治新感，再调本病。

牛蒡子三钱，前胡一钱五分，橘红一钱，茯苓三钱，桔梗八分，桑叶一钱，光杏仁三钱，白蒺藜三钱，象贝二钱，丹参二钱，池菊花一钱五分。

二诊：咳嗽稍减，音仍带涩，还是肺邪未清。经来腹胀，再商。

前胡一钱，橘红一钱，茯苓二钱，大力子三钱，丹参二钱，苏梗三钱，杏仁三钱，川贝二钱，蝉衣一钱，制香附二钱。

三诊：音涩渐开，咳未全止。再拟清金润肺。

川贝母二钱，白茯苓三钱，炒瓜蒌皮三钱，桔梗一钱，前胡一钱，光杏仁三钱，冬瓜子三钱，生甘草四分，生梨肉一两。

孙孩　咳嗽甚则呕吐。脉濡滑，舌白。童质泄泻之后，脾运不及，生痰聚湿。复感暑风，邪与痰合，肺胃因而失降。宜降宜下。

制半夏一钱五分，广橘红一钱，白茯苓三钱，枳实三分，光杏仁（打）三钱，大力子二钱，粉前胡一钱，炒竹茹一钱，六一散（荷叶包）三钱，鲜佛手一钱。

二诊：大便畅行，所下秽浊甚多，凝痰乳食，从此而达，发热因而大退。然肺胃邪恋未清，咳嗽呕吐未止。再从疏肺之中，参以甘辛法。

前胡一钱，制半夏一钱五分，茯苓三钱，杏仁二钱，橘红一钱，薄荷（后入）七分，炒竹茹一钱，薏仁三钱，姜汁三滴，枇杷叶（去毛）二片，活水芦根六钱。

三诊：发热已退，咳亦递减，大便数日方行。再疏肺化痰，气降则大腑自通也。

前胡一钱，橘红一钱，制半夏一钱五分，牛蒡子一钱五分，炒竹茹一钱，杏仁三钱，茯苓三钱，桑叶一钱，枇杷叶（去毛）二片，芦根五钱，姜汁二滴。

董左　邪恋肺损，咳久不止，大便艰涩，损而难复。

蜜炙麻黄（另煎，去沫，冲入）二钱，白莱菔汁一汤碗，荸荠汁半茶杯，杜苏子（水浸，打，绞汁）八两，光杏仁（去尖，浸水绞汁）八两，竹沥一茶杯，雪梨汁二中碗，姜汁一调羹。

上药同熬，将桔梗一两五钱、桑叶一两煎汁加入，白蜜二两、冰糖一两五钱收膏，每服半调羹。

邵左　夜卧受寒，咳嗽发热，即服酸收之品，肺邪因而不泄。咳经三月，仍然不止，痰出觉冷。伏寒不泄，恐致损肺。

不去节麻黄三分，不去皮尖杏仁三钱，白茯苓三钱，不去节甘草三分，炒杜苏子（研）三钱，制半夏一钱五分，枳壳七分，橘红一钱，老姜二片。

二诊：用三拗汤以搜太阴深伏之寒，咳嗽大退。然脉形仍然沉细。不入虎穴，焉得虎子。

不去节麻黄二分，炒苏子三钱，新会红一钱，不去皮尖杏仁三钱，制半夏一钱五分，白茯苓三钱，不去节甘草五分，砂仁末

（研，冲）三分，蜜生姜八分。

三诊：咳嗽递减，十退七八，而仍痰多稀白。前法改进化痰。

制半夏二钱，炒苏子三钱，白茯苓三钱，光杏仁三钱，生薏仁三钱，广橘红一钱，旋覆花一钱五分，台白术一钱五分，糖生姜一钱。

四诊：搜散太阴伏寒，咳嗽渐定。然三日来不寒而热，汗不畅达。脉数，右寸关独大。此外感新邪，与本病两途。拟用疏泄，不致引动伏气为上。

淡豆豉三钱，橘红一钱，荆芥穗一钱，炒苏子三钱，生薏仁三钱，光杏仁三钱，桑叶一钱，制半夏一钱五分，白茯苓三钱，鲜佛手一钱。

萧左　久咳曾经见红，两月前吐血盈碗。今血虽止住，而咳嗽暮甚，必致呕吐而咳无减，音塞不扬。脉形细数。《经》云：胃咳之状，咳而呕。良由肺肾并伤，中气亦损，损而难复，不可不防。

台参须（另煎，冲）六分，盐半夏一钱，生扁豆三钱，生山药三钱，大麦冬三钱，生甘草三分，蛤黛散（包）三钱，北沙参三钱，川贝母二钱，白粳米（煎汤代水）一撮。

二诊：甘以益胃，咳嗽大减。然大便泄泻，临圊腹痛。偶然饮冷，损伤脾土，一波未平，一波又起。再参培土生金法，复入分消，以理水湿。

党参三钱，泽泻一钱五分，生、熟草各二钱，砂仁五分，白茯苓三钱，炒扁豆三钱，炒山药三钱，生、熟薏仁各二钱，木香四分，木猪苓二钱。

三诊：水泻渐轻，便仍溏泄，胸脘痞满不舒。脾清不升，则胃浊不降。久病之体，未便遽投重剂。

陈皮一钱，生、熟薏仁各二钱，木猪苓二钱，泽泻一钱五分，鲜佛手一钱，砂仁

五分，白茯苓三钱，煨木香四分，楂炭一钱五分。

卫右　上则咳嗽气逆，喉有痰声，不时眩晕，下则大便不实，甚则带泄。脾为生痰之源，主健运而司磨化。古人治痰八法，理脾原属首务，特王道无近功耳。

奎党参三钱，白茯苓三钱，白蒺藜（去刺，炒）三钱，制半夏一钱五分，炒於术二钱，炙黑草二分，缩砂仁（研，后入）四分，生、熟谷麦芽各一钱，广橘红一钱五分，老生姜八分。

二诊：

玉竹（炒香）三钱，川贝一钱五分，光杏仁（打）三钱，炙紫菀一钱，白茯苓三钱，桔梗四分，枳壳四分同，橘红一钱二分，老姜八分，后三味蜜炙。

唐左　咳嗽半载不愈，咳则火升轰热，曾经见红。脉形虚细。不能收摄，其标在上，其本在下。拟金水双调法。

大生地、冬瓜子、川贝母、云茯苓、蛤黛散、甜杏仁、广郁金、都气丸。

二诊：火升轰然已定，咳嗽略减。然每晨必咳尽稠痰，方得舒畅。脉象虚细。肾虚液炼成痰，上阻肺降。再作缓兵之计。

川贝母、蛤黛散、薄橘红、女贞子、炒竹茹、冬瓜子、茯苓块、炒苏子、粉前胡、都气丸。

三诊：身热已退，咳嗽大减。然肺胃运化不及，水谷生痰，每晨必咳吐痰尽，方得舒畅。摄下之中，兼调脾胃。

奎党参、茯苓、制半夏、煅蛤壳、炒枳壳、野於术、橘皮、炒苏子、炒玉竹、都气丸。

四诊：咳虽递减，而每至清晨，其咳必甚，寐则口干咽燥。脉形濡细，苔黄中心浊腻。阴虚于下，痰甚于上。拟和阴清金，兼

化痰热。

细生地四钱，川贝母二钱，云茯苓三钱，冬瓜子三钱，北沙参三钱，海蛤粉（包）三钱，水炒竹茹一钱，甜杏仁三钱，枇杷叶（炙）三钱，肺露一两（冲）。

倪右　向有肝气，腹胀内热。兹感风燥，肺金失肃，致肝火逆犯于肺，咽中热冲，即作呛咳。舌红苔糙霉底。木叩金鸣，恐致入损。

栀皮、冬瓜子、瓜蒌皮、竹茹、茯苓、蛤黛散、川贝母、川石斛、冬桑叶、地骨皮、枇杷叶。

二诊：清气热而肃肺金，咽中热冲稍平，咳嗽大减。舌红苔糙霉底如昨。阴分耗残，再兼清养。

川石斛、南花粉、川贝母、细生地、丹皮、大天冬、北沙参、蛤黛散、枇杷叶。

三诊：清肺气而化燥风，天时寒暄，封固不密，咳嗽转甚。脉形虚细，舌红苔糙。阴分亏损，不问可知。宜舍其标而治其本。

细生地四钱，蛤黛散三钱，甜杏仁三钱，白茯苓三钱，生白芍一钱五分，冬瓜子三钱，生甘草三分，都气丸（先服）三钱，川贝母二钱，炙枇杷叶（去毛）三片。

张左　哮喘多年，肺伤吐血，渐至咳嗽痰多，痰色黄稠，兼带青绿，有时腹满，运化迟钝。脉形濡细，左部滞涩。肺胃并亏，而湿滞中州。且作缓兵之计。

海蛤粉三钱，川贝母二钱，冬瓜子三钱，炙款冬二钱，淡秋石一钱，炙紫菀一钱五分，牛膝炭三钱，云茯苓三钱，煨磁石三钱，金水六君丸六钱（二次服）。

二诊：痰饮凭凌于上，肾阴亏损于下，饮聚则成痰，阴虚则生热，热痰交蒸，所以咳血频来，痰黄青绿，热蒸痰郁，痰带臭秽。脉细濡数。腹中不和，将成肺痿重症，再作缓兵之计。

南沙参三钱，川贝母二钱，橘红（盐水炒）八分，冬瓜子三钱，海蛤粉三钱，炒枳壳一钱，沉香曲一钱五分，炙款冬二钱，清阿胶二钱，炒天冬二钱，生谷芽一钱五分。

沈左　咳嗽不时带血，缠绵数载，肺肾久虚。兹以感受风湿，咳遂增剧。今身热已退，而每至寅卯之交，辄咽痒咳甚，口渴咽干，舌燥痰稠厚，纳少胃呆。脉形虚细，舌红苔糙。风邪虽解，而肺肾更虚，遂致冲阳挟痰上逆。证属本原，与痰饮攸殊也。拟金水双调法。

阿胶、川贝、炙生地、甜杏仁、枇杷叶、杭白芍、茯苓、青蛤散、橘红、都气丸。

二诊：寅卯之交，咽痒呛咳已止，然胃气呆钝。脉象濡弦。口燥咽干，犹未全定。肾阴不复，中气下根于肾，所以肾愈虚则胃愈弱也。

阿胶珠二钱，橘白（盐水炒）一钱，川贝二钱，甜杏仁（炒香）三钱，金石斛三钱，海蛤粉三钱，茯苓三钱，杭白芍（酒炒）一钱五分，肥玉竹三钱，生、熟谷芽各一钱，七味都气丸三钱（分二次另服）。

夏左　痰饮阻于肺胃，胸次闷塞，痰多咳逆，甚则四肢不温，阳气为阴所阻，宜为温化。

制半夏一钱五分，广皮一钱，茯苓三钱，瓜蒌霜四钱，桔梗七分，薤白头三钱，桂枝四分，枳壳一钱，炒莱菔（研）二钱。

二诊：胸次窒闷稍舒，四肢亦稍温和，然仍痰多咳逆。还是痰饮内阻，肺胃之气不宣，再化痰而开展气化。

制半夏一钱五分，瓜蒌霜四钱，桔梗七分，白蒺藜三钱，薤白头三钱，广郁金一钱五分，枳壳一钱，光杏仁三钱，枇杷叶（去毛，炙）四片，白金丸四分（开水送下）。

三诊：四肢渐觉温和，痰亦稍利。然胸次仍窒闷，还是痰饮伏而不化，恐难杜绝根株。

制半夏、枳实、霞天曲、茯苓、陈南星、上广皮、郁金、薤白头、杏仁、白金丸五分。

四诊：肢厥转温，咳嗽虽属和平，而胸次尚觉窒闷。无非痰气之阻，前法扩充，用千缗汤出入。

陈皮、竹茹、光杏仁、制半夏、茯苓、枳壳、郁金、薤白头、皂荚子。

五诊：胸次窒闷稍舒，然仍不时呵欠。的是胸有伏痰，以致阴阳相引。再化痰以通阴阳。

制半夏、橘红、广郁金、茯苓、龙骨、陈胆星、炒枳壳、竹茹、姜汁。

六诊：胸中之伏痰渐开，阴阳交通，呵欠大退，咳嗽痰多较盛。此痰饮之本态也。宜化痰和中降肺。

制半夏一钱五分，炒苏子三钱，光杏仁三钱，前胡一钱，郁金一钱五分，广橘红一钱，白茯苓三钱，陈胆星五分，枳壳一钱，姜汁三匙。

七诊：外感寒邪，寒饮复聚，咳嗽复盛，胸又窒闷。再辛润滑利以化痰降浊。

薤白头三钱，橘红一钱，制半夏一钱五分，郁金一钱五分，砂仁五分，瓜蒌仁（生姜汁炒，研）四钱，茯苓三钱，炒枳壳一钱，干姜三分，佛手一钱。

吕左　癖染紫霞，日久伤气，气弱不能输运，聚饮生痰，上阻肺降，咳嗽痰多盈碗。脉象沉弦。虽属饮象，每先干咳，然后痰多。肺金渐燥，将成痰火之症。

川贝母三钱，桔梗二钱，苏子三钱，竹沥半夏一钱五分，枳壳七分，肥玉竹三钱，茯苓三钱，白蜜一钱五分，橘红一钱，老姜

一钱五分。后二味少冲水，炒干入煎。

二诊：用石顽老人法，咳嗽痰多，尚复如是，寅卯为甚，甚则心烦汗出。脉象甚弦，而带微数。阴精不足于下，痰气凭凌于上，冲阳挟痰上升，所以寅卯为甚。然腻药难投，宜上下分治。

玉竹三钱，车前子一钱五分，冬瓜子三钱，炒苏子一钱五分，贝母一钱，怀牛膝（盐水炒）三钱，白茯苓三钱，海蛤粉三钱，济生肾气丸三钱（淡盐汤送下）。

三诊：补水中之阴，助水中之火，利水中之滞，寅卯咳嗽已减，痰亦渐少。再上下分治。

制半夏一钱五分，炒苏子一钱，怀牛膝（酒炒）三钱，车前子（盐水炒）二钱，薄橘红一钱，白茯苓三钱，紫蛤壳五钱，炒香甜杏仁三钱，济生肾气丸三钱（淡盐汤送下）。

四诊：痰嗽渐轻，的属肾虚不能仰吸肺气下行。介宾先生谓熟地为化痰之圣药。其说虽偏，不为无意也。

炒萸肉二钱，白茯苓三钱，车前子（盐水炒）三钱，炒香甜杏仁三钱，怀山药三钱，紫蛤壳五钱，怀牛膝（盐水炒）三钱，七味都气丸三钱，济生肾气丸二钱。二丸和合，分二次服。

梁左　叠进黄芪建中汤，咳嗽盗汗俱减。然痰涩不爽，每至半饥，其咳即甚，形体恶寒，脉象细弱。阴伤及阳，以甘药补中。

炙绵芪三钱，生甘草七分，甜杏仁三钱，茯苓三钱，橘红一钱，奎党参三钱，淮小麦五钱，胡桃肉一枚，南枣四枚。

二诊：吐血之后，阴伤及阳，盗汗虽止，而形体恶寒，咽中如阻，即欲呛咳，胃纳不起。投以建中，中气仍然不振，脉象细弱。良由阴阳并虚，少阴之脉贯喉，中气下

根于肾，所以肾阴虚而咽中不舒，胃气不振也。汤丸并进，上下分治。

炙绵芪三钱，炙黑草四分，菟丝子（盐水炒）三钱，怀牛膝（盐水炒）三钱，奎党参三钱，白茯苓三钱，炒萸肉二钱，都气丸四钱（二次服）。

三诊：久虚不复，稍饥则咳甚，胃气不能振作。拟以麦门冬汤养其肺胃，仍以丸药入下，以摄肾阴。

台参须一钱，青盐半夏一钱，海蛤粉三钱，车前子（盐水炒）二钱，大麦冬三钱，生、熟草各二分，白茯苓三钱，牛膝（盐水炒）三钱，左归丸（先服）三钱。

四诊：脉细弱少神，咳甚不减，痰多白腻，食入运化迟钝。阴伤及阳，肺脾肾俱损。再摄其下。

桂枝四分，巴戟肉三钱，车前子二钱，五味子三分，左归丸（先服）三钱，茯苓三钱，牛膝三钱，菟丝子三钱，炙甘草四分（二味另服）。

（《张聿青医案》）

王旭高医案 清·王泰林

某 痰饮咳嗽，脾胃两亏。柯氏云：脾肾为生痰之源，肺胃为贮痰之器。近增气急，不得右卧，右卧则咳剧，肺亦伤矣。素患肛门漏疡，迩来粪后有血，脾肾亏矣。幸胃纳尚可，议从肺、脾、肾三经合治。然年近六旬，爱养为要，否则虑延损症。

熟地（砂仁末拌炒）、半夏、陈皮、五味子、川贝、阿胶（蒲黄拌炒）、炮姜炭、冬术、归身炭、款冬花。

此金水六君煎合黑地黄丸，加阿胶、款冬、川贝三味，补金水土三虚，上能化痰，下能止血。虽有炮姜，勿嫌温燥，有五味以摄之。

徐 痰饮伏于胸中，遇寒则咳而喘，心

嘈气塞，头眩腰酸。年逾五旬，天癸当去而不去，是气虚不能摄血也。夫气本属阳，阳气日衰，痰饮日盛。法当通阳气以祛水饮之寒。仲景云"病痰饮者，当以温药和之"是也。

二陈合苓桂术甘，加款冬、杏仁、蛤壳、沉香。朝服都气丸二钱，肾气丸一钱，开水送下。

卜 心咳之状，咳则心痛，喉中介介如梗状，甚则咽肿喉痹。盖因风温袭肺，引动心包之火上逆，故治法仍宜宣散肺经风邪，参入宁心缓火之品。仲景方法，略示其端，但语焉而未详，后人未细审耳。

前胡、杏仁、象贝、桔梗、射干、远志（甘草汤制）、麦冬、沙参。

小麦一两煎汤代水。*微妙在此一味。*

渊按：*非深入仲景堂奥不能道。用宣散肺金风温之方，加小麦一两，清心热，即补心虚，何等灵敏。*

胡 咳嗽呕吐，痰浓头痛，风热上蕴，肺胃失降。

前胡、杏仁、苏子、橘红、款冬花、桑白皮、防风、桑叶、冬瓜子。

丁 形寒饮冷则伤肺，两寒相感，中外皆伤，故气逆而为咳嗽。自秋冬历春夏，每每夜甚，气升不得卧。近来吐血数口，是伏寒化热，而阳络受伤矣。祛其伏寒，退其浮热，必兼降气化痰。

紫菀、杏仁、款冬花、橘红、川贝、茯苓、桂枝、淡黄芩、桔梗、半夏、桑白皮、枇杷叶。

胡 肺有风邪则咳，胃有湿痰则满。肾虚则腰痛，肝虚则目花。既不可徒散，亦未可徒补，拟两顾法。

苏子降气汤去桂枝，加茯苓、玉竹、稽

豆衣、桑叶、胡桃肉、枇杷叶。

某　素有寒嗽，时发时止。上年岁底发时，寒热六七日方止。至春初，喉痛三日，声音遂哑，而咳嗽作。总因风温袭于肺部。宜宣邪降气，冀免喘急。

旋覆花、荆芥、杏仁、款冬花、前胡、苏子、枳壳、川贝、川芎、桔梗、蛤壳、枇杷叶。

许　寒嗽交冬则发，兼患颈项强急。

大熟地（麻黄一钱煎汁浸，炒松）六钱，茯苓（细辛五分煎汁浸，炒）三钱，胡桃肉四钱，五味子（淡姜一钱同炒）八分，陈皮（盐水炒）二钱，半夏（炒）钱半，川贝三钱，款冬花三钱，苡仁四钱，杏仁霜三钱，归身（酒炒）三钱，党参（元米炒）三钱。

上药为末，炼蜜为丸。每晨开水送下三钱。

渊按：久嗽宜此方。若颈项强急，未免有外风袭三阳经也，何不以汤剂兼治之。

僧　咳嗽七八年，咳甚必汗出。近半年以来痰中见血两次，肺气肾阴亏损矣。虑加内热，延成劳怯。

大熟地、归身、蛤壳、北沙参、麦冬、川贝、甜杏仁、苏子、桑白皮、炙甘草、枇杷叶。

又　久嗽肺肾交虚，犹幸胃气尚旺。法以金水同治，冀精气渐生。

大熟地、归身、炙甘草、潞党参、桂枝、款冬花、炮姜、麦冬、半夏、阿胶、蛤壳。

此方炙甘草合麦门冬汤。病由寒伏肺底，致成咳嗽，日久伤及精气，故于滋补中兼化痰。

又　久嗽汗出，诸药不效。用宁肺散。

粟壳（醋炒）一两六钱，炙乌梅肉四钱。

共研末，每服三钱，下午开水调服。朝服金水六君子丸四钱，开水送下。

姚　咳嗽将及一年，阴阳之气各造其偏。阳虚则外寒，阴虚生内热。夏令湿热用事，迩日寒暄不调，脾胃伤戕，恐致成劳，毋忽！

沙参、茯苓、五味子、麦冬、黄芪、川贝、苡仁、沙苑子、玉竹、枇杷叶。

又　脉数未退，阴虚未复。咳嗽不止，肺气日虚。夏暑将临，病尚未稳，仍宜小心安养为要。

大生地、生洋参、麦冬、川贝、玉竹、五味子、黄芪、沙参、茯苓、枇杷露。

李　咳嗽喉痒，痰或稀或浓，浓则腥臭。脉象右弦而滑，左弦小数。肝经有郁勃之热，肺家有胶黏之痰。此痰为火郁而臭，并非肺痈可比。当以平肝开郁，参清金化痰。

沙参、橘红、苏子、杏仁、石决明、川贝、茯苓、丹皮、蛤壳、枇杷叶、陈海蜇（漂淡）、地栗。

许　咳嗽面白为金伤，脉数而洪属虚火，是脉克色而火胜金也。夏至一阴生，正属火令，为剥极则复之际。倘若剥而不复，颇有火灼金销之虑。

党参、黄芪、炙甘草、茯苓、怀山药、麦冬、沙参、五味子、紫菀、陈皮。

此生脉散合六君子汤加紫菀。夫四君去术，加黄芪、山药、陈皮，亦名六君，在《医方集解》中。

王　暑风从背俞而内薄于肺，湿热从胃脉而上注于肺，外内合邪，其气并于胸中，气不得通，因而上逆，气升作咳。舌苔薄白，口腻不渴，治属饮家。

半夏、陈皮、枳壳、马兜铃、杏仁、射

干、通草、冬瓜子、枇杷叶。

渊按：宜佐开泄暑风之药一二味，如香薷、苏梗之类。

阙　体弱素亏，频年屡患咳嗽。今春产后悲伤，咳嗽复作，背寒内热，气逆痰多，脉虚数，大便溏。延今百日，病成蓐劳。按产后血舍空虚，八脉之气先伤于下，加以悲哀伤肺，咳嗽震动，冲脉之气上逆。《经》云：冲脉为病，逆气里急。阳维为病苦寒热。频进疏风清热，脾胃再伤，以致腹痛便溏，食减无味，斯皆见咳治咳之弊。越人谓：上损及脾，下损过胃，俱属难治。姑拟通补奇经，镇摄冲脉，复入扶脾理肺。未能免俗，聊复尔尔。

大熟地（砂仁炒炭）、当归（小茴三分拌炒）、紫石英、白芍（桂枝三分拌炒）、白茯苓、川贝、牛膝（盐水炒）。

张　稚龄形瘦色黄，痰多食少，昼日微咳，夜寐则喉中嗄吼有声。病已半载，性畏服药。此脾虚湿热蒸痰阻肺也。商用药枣法。

人参、炙甘草、冬术、茯苓、制川朴、苍术、宋半夏、陈皮、川贝、榧子。

上药各研末，和一处。用好大枣一百枚，去核，将药末纳入枣中，以线扎好。每枣一枚大约纳药二分为准。再用甜葶苈一两，河水两大碗，用枣煮，候枣软熟，不可太烂，取出，晒干。候饥时，将枣细嚼一枚。一日可用五六枚。余枣汤去葶苈，将汤煎浓至一茶杯，分三次先温服。

此平胃、六君子汤加川贝、榧子也，制法极好。治脾虚湿热蒸痰阻肺，喉中痰多者，从葛可久白凤膏化出，颇有巧意。服之遂愈。

渊按：心思巧妙，触发后学不少。

毕　劳心苦志，耗损营阴。阴虚生内热，热胜则风动，由是心悸少寐，头眩咳嗽，晡

热朝凉，种种病情，相因而至。前议甘凉生津，微苦泄热，服后热减咳稀，原得小效。而或谓外感，改投辛散，杂入消导苦寒，以致咳频汗多。犹云邪未尽达，再欲发汗。大言不惭，岂非痴人说梦耶！余今仍用甘凉，窃恐见此方者，又訾议于后也。呵呵！

沙参、玉竹、麦冬、地骨皮、茯苓、川贝、穭豆衣、茯神、钟乳石、雪梨肉、红枣。

奚　风邪袭肺，肺气失宣。一月以来咳嗽，上引头痛，乃振动肝胆之阳也。幸胃旺能食，邪未延及于中。第久恋于肺者，势必渐化为热。乃咳而喉痛、音哑，肺阴为热耗矣。宣风散热，润肺化痰，是其治法。然非数剂所能治。盖风入肺系，祛之亦不易也。

牛蒡子、马兜铃、川贝、桔梗、杏仁、生甘草、海浮石、蛤壳、阿胶、桑叶、枇杷叶。

另　蛤粉一两，青黛二钱，蝉蜕七分，共三味，研为细末。分七服，药汁调下，每日一服。

肺阴已伤，引动肝阳，咳作头痛，青蛤散颇合。皂荚子不可用，恐劫液也。

戴　五脏皆有咳，总不离乎肺。肺为娇脏，不耐邪侵，感寒则咳，受热则咳，初起微有寒热，必夹表邪。邪恋肺虚，脉形空大。前方降气化痰，保肺涤饮，俱无少效。据云得汗则身体轻快，想由肺气虽虚，留邪未尽。补虚而兼化邪，亦一法也。用钱氏法。

牛蒡子（元米炒）、马兜铃、杏仁、阿胶（蛤粉炒）、苏子、桑白皮、款冬花、炙甘草、茯苓、桑叶、枇杷叶。

祝　咳嗽夜重，风寒伤于肺，劳碌伤于肾。肾气上逆，故重咳于夜也。

前胡、杏仁、象贝、橘红、半夏、旋覆

花、紫菀、茯苓、沉香、沙苑子。

渊按：治风寒则可矣，治肾虚则未也。

平　病起伤风咳嗽，邪留肺系。久咳伤阴，火起于肾，上冲于心，心中热痒则咳甚而肤热，追火降则热亦退而稍平。其所以发热者，由于阴虚也。惟胃纳甚少，滋阴之药不宜过，当以金、土、水三脏皆调。立夏在前，冀其热减为妙。

大生地（蛤粉拌捣）、阿胶（米粉拌炒）、怀山药、炙甘草、川贝、五味子、茯苓、牛蒡子、丹皮（炒焦）、橘红、紫菀、枇杷叶。

奚　黄昏咳嗽，肺热也。黎明气升，肾虚也。纳食倒饱，脾虚也。补肾纳气治其下，清金化痰治其上，运脾培土治其中，三焦并治。

大生地、沙苑子、麦冬、川贝、茯苓、怀山药、六神曲、沙参、牛膝、枇杷叶。

冯　久咳痰稠，上午发热，面色青黄。左脉细数，右脉软弱。病属上损。幸大便不溏，尚未过中及下。加谨调养，交夏至节无变再议。

党参、炙甘草、怀山药、麦冬、五味子、青蒿（酒炒）、白芍（桂枝三分拌炒）、川贝、茯苓、白扁豆、枣仁、煨生姜。

又　咳嗽脉细数，前上午发热，今下午亦热，阴气渐伤。大便间或带血，脾气虚也。从景岳理阴煎例。扶过夏至节，一阴来复，病无增变，庶几可延。

四君子汤合生脉散，加生地、怀山药、白芍、白扁豆、川贝、阿胶、红枣。

高　脉沉取数，其阴内亏，其热在里，劳损之候。症见咳吐白痰，心腹不时疼痛，痛则气满，得矢气则稍宽，病兼肝郁。据云咳嗽已及三年，初无身热，则病从痰饮而

始，宜从痰饮气郁例治之。

法半夏、炙甘草、桂木、茯苓、冬术、陈皮、川贝、神曲、归身、丹皮、白芍、香附、沉香、橘饼。

又　痰饮咳嗽发热，肺肾两亏，湿热不化。用苓桂术甘合二陈治其肺脾，都气丸兼治其肾可也。

苓桂术甘汤合二陈，加沉香、杏仁、川贝。都气丸四钱，盐花汤送下。

某　咳嗽成劳最难治，《十药神书》传葛氏。生津顺气化痰浊，补血安神分次第。病经一载元气亏，节届春分恐危殆。安谷则昌古所言，姑拟一方补脾胃。

玉竹、怀山药、生苡仁、白扁豆、川贝、茯苓、甜杏仁、款冬花、生谷芽、沙参。

某　久病之躯，去冬常患火升。交春木旺，肝胆升，阳无制，候忽寒热，头面红肿，延及四肢，焮热痒痛，殆即所谓游火、游风之类欤！匝月以来，肿势大减。四五日前偶然裸体伤风，遂增咳嗽，音哑痰多，口干舌白，续发寒热，胃气从此不醒，元气愈觉难支。风火交煽，痰浊复甚；阴津消涸，阳不潜藏。清火养阴，计非不善，抑恐滋则碍脾；化痰扶正，势所必需，又恐燥则伤液。法取轻灵，立方但求无过。

北沙参、知母、鲜生地、蛤壳、蝉衣、海浮石、豆卷、青果、海蜇、地栗、百合。

另　珠粉，朝晨用燕窝汤下三分。

上方金匮百合知母地黄汤合本事神效雪羹，取其清火化痰，不伤脾胃；生津养液，不碍痰湿。酌古参今，归于平正。

（《王旭高临证医案》）

姚龙光医案　清·姚龙光

吉安庐陵令江绍棠，号云卿，桐城人

也。接篆后政绩劳心，抱病未能调摄，且医治多误，历三月未愈。始而咳嗽痰多，畏风，胸闷，饮食减少，两目干涩，继则精神疲惫，肢体软弱，左手足酸痛麻痹，胯骨亦痛，小便不禁，下体皆冷。自疑手足痹痛为血虚，小便自流，下体冷为肾虚，前服温补之剂已两月余，病反加剧，不知何故，今证治于予，其意亦在补虚也。诊得两寸脉滑如豆转，关濡，尺沉滑而小，重按搏指，面色黄白，苔黄滑满布，口亦不渴。余曰：以脉症言，非虚证。血虚证当申酉潮热，脉浮数，或细数，或芤涩；肾虚证当面黑，尺脉虚微，或洪大而空。今皆不然，咳嗽胸闷，寸脉滑转如豆，均痰结上焦之故；食少神疲，四肢软弱，均中气不运之故。脾胃者，营卫之源；左右者，阴阳之路；脾胃健旺则营卫通利，阴阳出入之道自无阻滞。今脾胃为痰湿所壅，营卫不通，道路皆阻，此左体痹痛之由也；贵体阳本不旺，今上中二焦壅塞，气不下行，即阳不下达，此下体皆冷，小便不禁之本也。先为清肃上焦，化痰利气。以薏苡仁、蔻仁、枳壳、贝母、桑白皮、紫苏叶、苏子、前胡、姜黄连、川厚朴，加姜汁冲服，二剂咳止胸宽。复诊，云翁仍以下虚为虑，意在用补。余曰：贵恙本有余之候，壅遏不通，若温补，郁而化热，阳愈不能下达，遗溲畏冷更甚，且痰得热而妄行，其祸有不可胜言者。惟健运中焦，化痰通络为最合法，以姜黄连、川厚朴、枳壳、生薏仁、茯苓、白术、陈皮、法半夏、秦艽、乌药叶、威灵仙、牛膝、白僵蚕，与服数剂，诸症皆愈，竟脱然矣。

（《崇实堂医案》）

柳宝诒医案　清·柳宝诒

史　咳嗽而兼泄泻，一年未愈，肺阴为湿热浊痰所伤，而舌红咽干；肺移热于大肠，则瀣泄无度。脉象虚数，有金损之虑。

南北沙参、紫菀、马兜铃、蛤壳、苡仁、丹皮、川百合、桑白皮、阿胶（蛤粉炒）、麦冬、枇杷叶。

另：琼玉膏开水送下。

二诊：前与清肺养阴，咳嗽稍减，而阴伤不复，内热脉数。仍当清养肺胃为主。

北沙参、川百合、麦冬、阿胶（牡蛎粉炒）、蛤壳、白芍、川石斛、生地、茯苓、炙甘草、生熟谷芽、枇杷叶、红枣、干荷叶。

三诊：得清养药，瀣泄略止，而痰咳内热未减，脉象细数，肺胃阴液俱亏。法当清养肺胃。

金石斛、玉竹、南北沙参、生地、阿胶（蛤粉炒）、麦冬、马兜铃、百合、丹皮、白薇、枇杷叶。

金　久患淋浊，肾阴必伤。阴虚生热，上铄肺金，则干咳作矣。脉象细数，左手带弦，兼作盗汗梦遗，患属伤阴之证。治当以养阴为主，佐以肃肺化热。

生地、白芍、洋参、麦冬、川柏、砂仁、炙甘草、旋覆花、苡仁、刺蒺藜、丹皮、牡蛎、莲子。

另：三才封髓丹，空心开水送下。

沈　咯血之后，继以咳逆，两月不止。刻诊脉象虚数而急，舌光尖红，已见金损营伤之象。古人治虚证，多以保元建中为主，诚以损及中气，即投药亦难效也。幸此证纳谷尚佳，中气可持，所虑脉数过甚，阴气有就涸之势，肺脏有日燥之虞。兹拟以保元为主，佐以清肺育阴。冀其脉数渐退，方可渐图恢复。

淡天冬、大生地、吉林参、炙甘草、上绵芪、东白芍、软白薇、紫蛤壳、川百合、枇杷叶、燕窝。

另：青蒿露冲服。

二诊：前方用保元法，佐以清肺育阴，咳嗽内热，均能就减；惟脉虚数未退，每至六月有余。凡阴虚之损，皆因营气虚衰而起，渐至营行日迟，卫行日疾，而内热生焉。愈热则愈衰，因之脉象愈数。古人论虚证，每以脉数之进退，测病之轻重，职是故也。此证纳谷尚佳，中气未坏，尚有立脚地步，可图恢复。姑与大剂养阴和营，仍合保元之意，望其脉数渐退，方有把握。

吉林参（另煎冲）、绵芪、炙甘草、生地、阿胶（蛤粉拌）、净枣仁、左牡蛎、麦冬、白芍、丹皮、川百合、苡仁、柏子仁。

又 止嗽方：枇杷叶、通草、橘络、竹茹、南沙参、洋参。

煎汁沥清，加鲜生地汁、大生地汁、麦冬汁、梨汁、人乳、白蜜，熬膏，加冰糖、川贝（去心，研）。

李 咳嗽时作，痰出不爽，痰色胶黏光亮，间或声如拽锯，口苦气短，肌肉日削。此由内热冒风，郁于肺络。肺主灌溉，百脉失其润下之性，则相火反夹诸经之火上蒸耳。左寸弦数，此肝失制而木火愈张，心失养而君火遂旺也。右关细数者，肺胃俱以下降为职，肺气郁而上升，则胃亦失其下行之性，不能降其浊热，而胃亦郁而不畅也。右寸更细者，本经既有郁热，又为诸经之火所灼，肺气郁遏不宣也。其或声如拽锯者，金实不鸣也。气短者，壮火食气也。前以清燥救肺汤加清络开郁之品，痰渐能出，声亦略清，而火势仍在，则以盛夏火令，炎蒸火位，郁伏之热蕴于中，炎蒸之气灼于外，病有助而药无助，所以无大效也。拟以麦冬、石斛、芦根之甘寒，以清肺胃之火；洋参以润燥益气；桑皮、旋覆、枇杷以疏肺通络；杏仁、川贝以开郁消痰；蕴热素盛，以滑石、甘草导之。调理月余，定可就愈。

西洋参、麦冬、鲜铁斛、川贝、杏仁、桑皮、旋覆花、滑石（水飞）、生甘草、芦根、枇杷叶。

加减：肝火旺则加焦山栀，甚则加蛤黛散。心火旺则加连翘，甚则加鲜生地。胃火旺则加重石斛，甚则加石膏，轻则减之。嗽止则去杏仁、川贝。痰多则加瓜蒌仁、海浮石。肺气渐畅则去旋覆花、桑叶，重加西洋参，或加吉林参以补气；若苦寒之品，化火伤阴者，则须忌之。

另 甘蔗、梨肉、芦根，打汁炖热温服，人乳亦可服。

又 老年风温屡清未尽，病经匝月，而仍有背寒头痛鼻塞。大便闭，小便少，口渴喜热饮，咳嗽喉痒，左脉弦数，右脉虚软。此必有余风内郁，干犯肺金，金气不宣，肃降无权而致。轻剂不见中病，重药又非所宜，拟疏风以澈余邪，宣肺以通腑气，未识能得中窍否？

苏梗、桔梗、桑叶、杏仁、紫菀、郁金、川贝、甘草、茯苓、蛤壳、荆芥、枇杷叶、青葱管。

杜 咳嗽内热，右脉浮数如沸，左脉细数，热蕴于上，肺脏受伤，急于清肺化热，冀其速退。

鲜沙参、前胡、杏仁、苏子、青蒿、白薇、丹皮、淡黄芩、旋覆花、桑白皮、地骨皮、枇杷叶、芦根。

二诊：肺中浊热未清，咳逆不剧，脉象左细数，右浮数，痰色黏黄，仍宜清金化热。

鲜生地、鲜沙参、丹皮、桃仁、连翘、银花炭、象贝、苡仁、冬瓜仁、川百合、蛤壳、枇杷叶、芦根。

翁 壮热无汗，咳促痰多。伏热新寒，

阻于肺胃。舌白尖红，中带微灰；大解不行，恐其热燔于胃。拟用疏表肃肺、清泄胃腑之法。

鲜沙参、鲜石斛、淡豆豉、广橘红、白杏仁、生枳壳、瓜蒌皮、淡芩（酒炒）、前胡、象贝、连翘、桑白皮、霜桑叶、茅根肉、枇杷叶。

二诊：汗泄热减，但咳逆未平。舌苔白厚，中灰。肺胃浊邪，蕴结未化。仍当肃肺疏浊，乃能得松。

鲜沙参、白杏仁、前胡、苡仁、郁金、橘红、生枳实、瓜蒌皮、黄芩、豆豉、旋覆花（绢包）、桑白皮、茅根肉、枇杷叶。

沈　风温犯肺，咳嗽发热无汗。法当辛凉疏泄。

豆豉、大力子、杏仁、象贝、桑叶、广橘红、荆芥、前胡、桔梗、连翘。

钱　发热咳嗽，头痛脉浮数。温邪发于肺胃，当用辛凉疏散。

豆豉、荆芥、薄荷、大力子、杏仁、象贝母、橘红、淡芩、前胡、连翘、茅根肉、枇杷叶。

又　风温郁于肺胃。咳嗽痰腥，偏卧，肺金为热所伤。宜清热肃肺。

鲜沙参、苡仁、冬瓜仁、桃仁、桑皮、银花炭、蛤壳、川贝、知母、丹皮炭、黄芩、枇杷叶、大荸荠。

丁　温邪夹痰饮上逆，肺气不得清肃。内热咳嗽，痰色带黄。法当疏降。

南沙参、杏仁、象贝、前胡、苡仁、苏子、旋覆花（绢包）、牡蛎、海浮石、枇杷叶、茯苓、橘络。

赵　浊热蕴于肺胃，蒙及心包。热势晚重，时有谵语，咳嗽气逆，痰色干黄。姑与泄浊化热，冀得外解为幸。

鲜沙参、鲜生地、鲜石斛、生苡仁、冬瓜仁、紫蛤壳、桑白皮、粉丹皮、丝瓜络、广郁金、石菖蒲、鲜芦根、枇杷叶。

杨　时邪余热未清，蒸动胃中湿浊则口甜，新凉郁遏肺气则咳嗽。脉象软细弦数。当与疏肺清胃。

南沙参、前胡、杏仁、苏子、象贝、广橘红、佩兰叶、黄芩、苡仁、茯苓皮、尖槟榔、六神曲、麦芽。

章　疹后余热，留于血络。蕴热上蒸，肺金被灼，壮热喘促。姑与清阴肃肺。

鲜生地（薄荷六分同打）、归身、青蒿、丹皮、荆芥、蛤壳。

钱　热邪郁燔于肺。壮热气促，脉数如沸，更兼咳逆胸痛。络伤吐血，金受火刑，须防喘促加重。

鲜沙参、鲜生地、丹皮、知母、滑石、黄芩、归须、橘络、桑白皮、连翘、银花、广郁金、参三七、茅根肉。

某　形寒发热，咳嗽少汗。风温之邪，袭于肺胃。脉数苔黄。法当清泄。

淡豆豉、杏仁、淡子芩、青蒿、鲜沙参、前胡。

朱　木火挟风温蕴热上升。左偏头目不爽，鼻流浊涕。宜清泄肝胆，兼佐宣上之意。

滁菊、黑山栀、鲜地（薄荷打）、丹皮炭、桑叶、夜交藤、桔梗、辛夷、蔓荆子、苦丁茶、银花、鲜竹叶。

马　鼻气上通于脑，下通于肺。今鼻塞涕多头痛，自有风邪内客。风为清邪，其在上，脑既不通，肺气自闭。肺主气，而与大肠相表里，此气阻便闭之所由来也。脉左关微弦，右涩滞。清上焦肺为主，勿急急峻通大通，致伤阴为要。

白杏仁、桑叶、菊花、淡芩、薄荷、苡米、郁金、川贝、黑山栀、橘红、火麻仁、蒌皮、莱菔子、鲜荷叶。

吴　风温作咳，必伤肺胃之阴。以阴虚之质，咳嗽两月乃平，熏灼无疑。脉象细而带数，舌色红而少苔，悉属阴伤见象。善后之法，当清养肺胃之阴，勿使余热留恋，庶几复原。

南北沙参、西洋参、麦冬、金石斛、小生地、川百合、上毛燕窝、紫蛤壳、橘红、白苡仁、川贝。

二诊：前方清养肺胃，是因病后而设。人身五脏属阴，主藏精而不泻，阴虚之体，脏阴必亏。凡阴之亏，心肾居多，而见病则肺胃为甚。平时调摄，当补益心肾以滋水，可以生木清心，即可以保肺也。

人参、丹参、生熟地、天冬、白芍、山药、丹皮、泽泻、茯神、牡蛎、枣仁、莲子。

陆　营阴亏耗，木火易浮。近因哀感过度，肝气上逆，肺气不降。向晚内热盗汗，肝阴伤而肝阳越也。咳呛不止，气从左胁上升，逆于胸臆，正属木火刑金之候。阴愈弱则热愈炽，金愈弱则木愈强，势必金枯阴涸，肝肺两损。调治之道，不外养阴清热，肃肺柔肝。务须虚怀调摄，乃能退出损途。

生地、白芍、洋参、沙参、麦冬、牡蛎、蛤壳、川贝、苡仁、旋覆花（归须同包）、丹皮、白薇、郁金、桑白皮、枇杷叶、竹二青。

罗　咯红之后，咳逆不已，脉象虚数。近日大便溏泄，势将上损及中。当保元养阴，参入培土生金之意。

北沙参、麦冬肉、生地炭、白芍、丹皮、白薇、怀山药、白扁豆、炙甘草、蛤壳、百合、苡仁、湘莲子、枇杷叶。

花　先患咳嗽，继而咯血。刻下血虽止，而仍作咳，痰色先浓后稀。脉象细数而软，左部为甚。因肺络先伤，引动木火，耗及阴液。细审病情脉症，是肺病而及于木，乃上损之象也。时当长夏，先与肃肺养阴。

南北沙参、淡天冬、生地、丹皮、白芍、苡仁、川百合、冬瓜仁、桑叶皮、旋覆花、枇杷叶、芦根。

二诊：咳痰未止，左脉细弦，右脉虚软而均数，其症本属上损之象。舌质偏红，向晚微热，究属阴热内熏，致肺金失其肃清。刻当长夏，拟于肃肺中兼用清阴之法，望秋令得愈为佳。

紫蛤壳、川百合、生苡仁、软白薇、白茯苓、北沙参、细生地、麦冬肉、粉丹皮。

另　枇杷叶露、香青蒿露、地骨皮露，冲服。

伍　按脉右手浮弦而数，左手浮软如绵。阳升阴弱，木火内浮。其上半多汗，干咳心烦，木火犯于心肺也；小溲不爽，木火注于膀胱也。火愈燔，则阴愈少，延久必致阴损。法当上清心肺，下养肝肾，以滋阴熄阳法治之；而和络利水之法，即寓其中。

北沙参、淡天冬、大生地、牡蛎、白芍、丹皮、桑白皮、地骨皮、白薇、黑山栀、川石斛、泽泻、车前子（包）、枇杷叶（去毛，包）。

张　里热为凉风所遏。咳嗽内热，鼻流清涕。法当辛凉清上，疏泄风热。

蔓荆子、牛蒡子、薄荷头、连翘、桔

梗、生甘草、荆芥、防风、苦丁茶、白菊花、黑山栀、粉丹皮、象贝母、竹二青。

尚 咳痰不爽，喉中有声，痰为邪阻，法当润降。

南沙参、前胡、射干、象贝、杏仁、苡仁、苏子、冬瓜仁、旋覆花、橘络、瓦楞子、枇杷叶。

方 痰浊上壅，肺胃不降。舌色干白而厚。咳呕兼作，内热不解。当与疏降。

盐半夏、橘红、茯苓、南沙参、苡仁、象贝、杏仁、紫菀、苏子、桑叶皮、前胡、枳壳、通草、竹茹、枇杷叶。

杜 咳嗽内热，右脉浮数如沸，左脉细数。热蕴于上，肺脏受伤。急与清肺化热，冀其速退。

鲜沙参、前胡、杏仁、苏子、青蒿、白薇、丹皮、淡黄芩、旋覆花、桑白皮、地骨皮、枇杷叶、芦根。

二诊：肺中浊热未清。咳逆不剧，脉象左细数，右浮数，痰色黏黄。仍宜清金化热。

鲜生地、鲜沙参、丹皮、桃仁、连翘、银花炭、象贝、苡仁、冬瓜仁、川百合、蛤壳、枇杷叶、芦根。

张 微邪伏于阴分，寒热兼作。近感新邪，复增咳嗽。当与清阴肃肺，疏泄邪机。

南沙参、前胡、杏仁、橘红、紫菀、青蒿、淡黄芩、白薇、丹皮、生鳖甲、槟榔、茅根、枇杷叶。

二诊：肺气未复，复感新邪，咳嗽内热，再与清散。

南沙参、前胡、大力子、杏仁、象贝、桑白皮、冬瓜仁、紫菀、苏子、青蒿、瓜蒌皮、橘红、桑叶、枇杷叶。

施 时邪之后，余热留恋，郁于肺络。咳逆缠绵，肺病及胃，兼作呕吐，脉象虚数，内热痰黄。热久阴铄则津枯，咳久肺伤则浊壅。病在虚实之间，当清肺胃，佐以养阴。

南北沙参、旋覆花、桑白皮、蛤壳、川贝、生苡仁、冬瓜仁、瓜蒌仁、白薇、丹皮、生地、竹二青。

二诊：咳逆两减，脉象虚细而数。肺络之热未清，而阴气先虚，余热留恋，最易伤及肺金。用养阴清热，束肺和络之法。

北沙参、生地、丹皮、白薇、鲜南沙参、川贝、桑叶皮、旋覆花、冬瓜仁、橘红、蛤壳、枇杷叶、茅根。

刘 络气不通，咳逆引痛，痰色腥黄而秽。浊热内壅，肺金不降。宜清肺和络。

鲜沙参、冬瓜仁、苡仁、桃仁、旋覆花、归须、橘红、瓜蒌皮、桑叶皮、滑石（杏仁同打，绢包）、芦根、枇杷叶。

柯 寒入肺俞，郁火不化，咳呛气逆，用温化法。

炙麻黄、盐半夏、茯苓、杏仁、冬瓜仁、款冬花、南沙参、苏子、橘红、苡仁、生甘草、枇杷叶、姜皮、紫菀。

丁 春间发热，咳嗽经复，发热止而咳嗽不愈，痰色或稀或黄。病由外感与痰涎蒸结于肺，久而不化，熬炼熏灼，肺液被伤。脉象左手不和，渐露内热之象。舌苔根剥，胃液已伤，刻当燥金主令，宜清泄郁伏之邪。望其肺气得清，可以乘时调复，乃为至美。

南沙参、冬瓜子、苡仁、旋覆花（包）、紫蛤壳、桑叶皮、茯苓、橘红、紫菀、瓜蒌皮、海浮石、丝瓜络、枇杷叶、芦根。

金 肺肝络脉不和，咳嗽胸板，肝气逆而肺不能降，重则有咯血之虑。

生地、白芍、归须、橘络、旋覆花、郁金、麦冬、茯苓、北沙参、川百合、苡仁、蛤壳、紫菀、枇杷叶。

王　肺金为浊热所伤，尚未清彻，复感时邪，寒热间作，左脉浮数，舌中干红。仍宜清养法，佐以疏泄。

鲜沙参、知母、淡黄芩、青蒿、郁金、川石斛、川贝、蛤壳、桑叶皮、藿梗、橘红、枇杷叶。

（《柳宝诒医案》）

孙西台医案　　清·孙西台

治赖氏产后感寒作嗽。医者误为阴证，服熟地、鳖甲、地骨、沙参诸养阴润肺之药，服百余剂而嗽仍不止。延至三年，干咳无痰，问治于余。余曰：治病不穷其源，无益也。盖寒邪感于产后，本入阴分，复以滋腻之品滞其邪，多服则邪益深，终无奏效。凡初感风寒者，可以表散从事。若延至多年，又宜另立治法矣，具方于下。

山东梨十片，生姜（捣汁）半斤，半夏六钱，莲藕（捣汁）一个，蜂蜜半斤，陈皮五钱，薄荷。

以上合熬，去渣，滴水成珠，贮之以罐，每饭后开服一二匙。

（《昼星楼医案》）

张士骧医案　　清·张士骧

陆观察，脉弦细如丝，咳吐稀涎味咸，脐上气冲即呛咳，时有喘伏。已延数月，医者束手。《内经·咳论》最详，今参脉象症状，殆肾咳欤！按经治病，当不谬耳。

蛤蚧尾一对，女贞子四钱，云茯苓三钱，干杞子五钱，干地黄四钱，南杏仁三钱，沉香节五分，川贝母二钱，补骨脂钱

半，胡桃肉二钱。

十剂后，愈其半。嘱日以蛤蚧一对，杞子五钱，连服数十次，遂痊。

（《雪雅堂医案》）

马培之医案　　清·马文植

通州顾左三十六岁　两天不足之体，脾弱不能化津，变饮生痰，停蓄胃中，痰随气升，致生喘咳。不能右卧，咳急则涕泪交流，肺气亦亏，脉来弦疾，左关较大，谷减神羸，水弱肝强，积饮不化。拟养阴柔肝，扶脾化饮，兼肃肺金。

北沙参三钱，怀山药二钱，甜杏仁二钱，法半夏一钱五分，炙冬花一钱五分，海螵蛸一钱五分，橘红一钱，煅牡蛎三钱，炒香瓜子壳三钱，云苓三钱，黑料豆三钱，旋覆花一钱五分。

又　法半夏四两，食盐五钱，共研细末，和匀，每服二钱，开水下。

复诊：痰气较平，咳嗽较减，右卧稍好。宗前法进治。

原方去旋覆花、北沙参，加参须一钱、於术一钱五分、红枣三枚。

某　咳呛经年，声重浊而痰不爽。寒邪恋肺，肺气不宣，日渐羸瘦，六淫之气亦可成痨，幸而饮食如常。宜畅气宣肺之法。

制半夏、淡干姜、射干、桂枝、枳壳、款冬花、清炙甘草、皂角炭。

复诊：服之见效，原方去干姜、桂枝、皂角炭，加百部、紫菀、桔梗。

某　左关滑大之象已减，阴气稍复，数犹未平，痰热未尽。肝阳素旺，上贯于肺，频作咳呛，遇热亦咳。肺为清虚之脏，畏热畏寒，肺气亦虚，日来肢节不和，步履欠

健。先为平肝肃肺，俟咳呛愈后，再进培养。

北沙参、半夏、杏仁、石斛、橘红、象贝、云茯苓、蛤壳、炙紫菀、合欢皮、枇杷叶。

二诊：咳呛较平，脉亦较静，颇有转机，惟喉际作干，语言未亮。肺肾阴亏，阴不上承。还宜清肺发声，兼清痰气。

南沙参、杏仁、桔梗、橘红、竹茹、半夏、炙兜铃、川贝、百部、石斛、梨汁、冬花、枇杷叶。

广东陈培之　脉弦大，左寸沉濡，关部沉滑。气虚寒客下焦，狐疝多年，劳则坠胀作痛。太阴脾有湿痰，冬令则气升喘咳，痰湿旁流于络，臂痛足肿。拟温肺化痰，兼纳肾气，先治其嗽。

法半夏、沉香、冬术、炙甘草、杏仁、旋覆花、橘红、苡仁、茯苓、黑料豆、紫菀、姜白果。

二诊：外寒外动内痰，肾气上浮，咳而微喘，胸膺不畅，喉际作痒，昨投温肺纳肾，逆气略平。仍昨法中加以宣畅。

蜜炙前胡、炙冬花、炙甘草、杏仁、苏子、茯苓、半夏、枳壳、橘红、紫菀、旋覆花、桂枝、白果、姜。

三诊：脾有积湿，变饮生痰，渍之于肺。夜来则气升痰上，咳而作喘，足跗浮肿，肺气不降。拟三子养亲加味主之。

苏子、法半夏、冬花、杏仁、茯苓、炙甘草、苡米、莱菔子、橘红、白芥子、姜。

四诊：进三子养亲，痰嗽较减，气逆较平。惟足肿未退，脉弦缓滑，脾湿不清。前法加减。

原方加桑皮。

五诊：连日咳减痰稀，胸膺亦畅。惟夜分咳时，尚难平卧，脉弦缓滑。肺虚寒伏，积饮不清，肾气少藏。拟温肺饮主之。

法半夏、橘红、苏子、白前、炙甘草、炮姜、蒌仁、桂枝、冬花、茯苓、杏仁、旋覆花。

六诊：寒痰喘嗽，已愈八九，足肿未退，右少腹气疝坠胀。用宜养肺为主，理气佐之。

参须、法半夏、白前、冬花、桂枝、苏子、云苓、蒌仁、炒黑干姜、橘红、炙甘草、杏仁。

（《马培之医案》）

余听鸿医案　清·余景和

冬温咳嗽

常熟瞿桥倪万泰染坊何司务，于庚寅除夕得病，寒热咳嗽痰多。他医进以豆豉、栀子、杏仁、蒌、贝、蛤壳、茅根之类，更剧，一日吐出稠腻之痰数碗。辛卯正月初四，邀余诊之。脉紧肌燥无汗，咳喘痰白如胶饴，日吐数碗，胁痛。余曰：此乃寒饮停胸，再服凉药，即危矣。进小青龙汤原方，略为加减，重加桂、姜。服三剂，症忽大变，猝然神识如狂，舌红口燥，起坐不安，即食生梨两枚。明晨又邀余去诊，症似危险，诊之脉紧已松，口渴舌红，又已化火，阳气已通，可保无虞。后转服化痰润肺之剂，仍每日吐稠腻白痰碗余，十余日后，再服六君子等和胃药十余剂而愈。庚寅冬温，愈于温药者多，死于凉药者广。然亦要临症活变，断不可拘执也。

产后咳痢

常熟大东门外万兴祥茶叶铺执事，胡少田先生之妻，素未生育，至三十九岁始有娠，怀孕七月，始则咳嗽，继则下痢。初不以为意，临产颇难，产下未育，心中悒郁，肝木乘脾，咳嗽下痢更甚，邀余诊之。余曰：虽云新产，年近四旬，气血本弱，况产前咳嗽，本属土不生金，子反盗母气，脾胃反虚，清气下陷，转而为痢。咳痢已有三月，又兼新产，名曰重虚。若多服益母草等味，再破血伤阴，《内经》所谓损其不足，且有无虚虚、无盛盛之戒。余进以十全大补汤去桂枝，加枸杞、菟丝、杜仲、饴糖等味。众曰：产后忌补，断断不可。余曰：放心服之，如有差失，余任其咎。服后当夜咳痢均减，明日再进。其姑曰：产后补剂，胜于鸩毒，必致殒命。余谓少田曰：既令堂不信，君可另请妇科开方，暗中仍服补剂，免得妇女多言，使产妇吃惊。同道董明刚曰：此计甚善。余即回城，托明刚依计而行。余回寓，使人赠少田人参二枝，曰：不服人参，下焦之气，不能固摄。少田即煎人参与服。其母知之，执持不可。后将《达生编》与众人阅看，产后并不忌补，其母始信。服后安然无恙，后再服数剂，咳痢均愈。此症若泥于产后忌补，或惑于妇人之言，冷眼旁观，以徇人情，免受人谤，将何以报少田之知己乎？然产后服人参败事者，亦复不少。惟药不论补泻，贵乎中病，斯言尽之矣。

（《诊余集》）

沈祖复医案　清·沈祖复

琴雪轩某牙科之女病顿咳已四月，不咳则已，咳则百余声不止，气不接续，骨瘦如柴。先生用麻杏石甘汤两剂而愈。年余又病寒热咳嗽，痧点隐约不透。先生偕门人丁士铺同去诊视，脉象闷郁，舌苔光红，壮热口糜，神情模糊。曰："此邪热炽盛，故痧点不能透达也。时医只知透发，但余须用犀角、紫草清凉一派，此药非君家不开，防时医之訾议也。"其家信，服之大便得解，痧点外达；再剂点齐；三剂而愈。

水警厅第一队长，合肥刘姓媳年十七岁，容貌雅秀，躯干不长，自结缡后，日渐瘦削，寒热咳嗽，言语音低，经事不利，已

五月矣。他医用肃肺之药，不效。先生以为破瓜太早，有伤正元，此虚咳也。用黄芪、党参、归身、首乌、桂枝、白芍、鸡血藤、续断、甜杏仁气血并补等品出入，两服而寒热退，咳嗽减，形容亦转丰腴。复方加细生地、丹参、藏红花、月季花、阿胶、蜜炙马兜铃等，以通其月事。

蒋右　肺主气，脾主运，肝主疏泄。客冬感受寒邪，以致咳嗽。今已久嗽伤阴矣，金伤不能制木，两胁撑痛；疏泄不利则大便艰结；木乘土位则脾阳不振，湿痰所由生也。若用养阴以肃肺，恐碍脾胃；用温燥以平木，又恐劫阴。愚见先行培土生金，金胜则木能制矣。

怀山药、北沙参、当归身、橘络、茯苓、光杏仁、神曲、谷芽、白蔻仁、萸肉、香附。

（《医验随笔》）

尤在泾医案　清·尤怡

痰饮门

饮邪射肺为咳。

半夏、杏仁、干姜、北五味、白芍、炙甘草、茯苓、桂枝。

诒按：此治饮正法也。

秋冬咳嗽，春暖自安，是肾气收纳失司。阳不潜藏，致水液变化痰沫，随气射肺，扰喉喘咳不能卧息，入夜更重，清晨稍安。盖痰饮乃水寒阴浊之邪，夜为阴事，阳不用事，故重也。仲景云：饮病当以温药和之。《金匮》饮门"短气倚息"一条，分外饮治脾，内饮治肾，二脏阴阳含蓄，自然潜藏固摄，当以肾气丸方减牛膝、肉桂，加骨脂以敛精气。若以他药发越阳气，恐有暴厥之虑矣。

肾气丸减牛膝、肉桂，加补骨脂。

咳喘门

久嗽脉不数，口不干，未必即成损证，此为肺饮郁伏不达故也。

厚朴、煨姜、桑皮、杏仁、广皮、甘草、半夏。

诒按：此属饮寒伤肺，乃内因之实证也。

久嗽便溏，脉虚而数，脾肺俱病，培补中气为要。恐后泄不食，则瘦削日增也。

人参、白芍、扁豆、苡仁、广皮、茯苓、炙甘草、山药、蜜炙炮姜炭。

诒按：此亦脾肺两治之法，较前数方为切实。亦以此证中气虚寒，无咽干、溺涩等虚火亢炎之证，故用药稍可着力耳。然欲求效难矣。

干咳无痰，是肝气冲肺，非肺本病。仍宜治肝，兼滋肺气可也。

黄芩、白芍、乌梅、甘草、归身、牡蛎、茯苓。

诒按：方中少润肺之品，拟加北沙参、桑白皮。再肝之犯肺，必挟木火，栀、丹亦应用之药也。

咳而吐沫，食少恶心，动作多喘，中气伤矣，非清肺治咳所能愈也。

人参、半夏、麦冬、炙甘草、茯苓、秫米、大枣。

诒按：此胃虚咳嗽也。方宗《金匮》大半夏、麦门冬两汤之意。

（《柳选四家医案·评选静香楼医案》）

肺阴不足，肺热有余，咳则涕出，肌体恶风。此热从窍泄，而气不外护也。他脏虽有病，宜先治肺。

阿胶、贝母、沙参、马兜铃、杏仁、茯

苓、炙甘草、糯米。

脉虚数，颧红声低，咳甚吐食，晡时热升，多烦躁。此肝肾阴亏，阳浮于上，精液变化痰沫。病已三年，是为内损，非消痰治嗽可愈。固摄下焦，必须绝欲。以饮食如故，经年可望其愈。

都气丸加女贞子、枸杞子、天冬。

咽痛声哑，有肺损、肺闭之分。所谓金破不鸣，金实亦不鸣也。此证从外感风热而来，当作闭治，温补非宜。所虑者，邪不外达而内并耳。

阿胶、杏仁、桔梗、贝母、牛蒡、玄参、甘草、秫米、马兜铃。

（《尤在泾医案·咳喘》）

谢映庐医案　清·谢星焕

傅孔翁　于忧怒后旬日，鼻塞声重，咳嗽多痰，来寓索方。余知其元阳素亏，拟是肺胃虚寒，因与金水六君煎一剂，咳嗽更盛，卧不安枕，气喘痰鸣，专人请诊。余思日间所服之药，其不疑陈皮之散，必疑熟地之滞。再诊之，脉得尺部浮大而空，气促面赤，喉中痰响，元海无根，真阳上脱。急与黑锡丸，服后气略平，痰亦少止，随进大补元煎加桂、附一方。众曰：熟地滞痰，万不可用。余曰：下郁之痰，非此不可。令服之，遂安卧，气亦归源，犹然鼻塞咳嗽，以原方加故纸而痊。

杨明质　三载劳损，咳嗽多痰，大便常滞，呼吸急促，卧不着席，买舟访治于余。诊得右脉数急，左脉迟软，系阴液虚也。仿古救阴液须投复脉，因与炙甘草汤，令服百剂。逾年来寓，谢曰：贱躯微命，自分必死，幸叨再造，感德不朽矣。

（《谢映庐医案·卷二·内伤门·咳嗽喘促》）

方耕霞医案 清·方仁渊

王 遗精伤肾，肾上连肺，故久咳不已。尺脉弦。拟益肾养金。

熟地黄、杜仲、宋半夏、白芍、代赭石、五味子、茯苓、左牡蛎、旋覆花、胡桃肉。

濮 咳较松，脉仍数，肺肾之阴虚未复。滋水清金不可废，而苦降未可多服，恐伤胃气也。

生地黄、萸肉、北沙参、芡实、白芍、黄芪、川贝、金樱子、百合、蒌皮、枇杷叶。

陈 冷嗽喘不得卧，宗仲景意。

苓桂术甘、干姜、五味子、姜半夏、款冬花、代赭石、旋覆花。

二诊：仍然咳不得卧，据述病从胎前而得。伏寒恋肺无疑。姑再法苓甘五味姜辛意。

细辛、茯苓、干姜、五味子、炙甘草、苏子、款冬花、石英、沉香、白果。

三诊：苓甘五味姜辛既效，且勿纷更。

原方加莱菔子适量。

李 咳嗽痰少，左关数大，乃肺虚火盛感邪之象。宗钱氏意。

补肺阿胶去粳米，加冬瓜子、桑叶、前胡、川贝、旋覆花、枇杷叶。

再诊：数脉大退，肺经之虚热松矣。前方散而兼润，与病吻合。今减散品。

前方去牛蒡，加玉竹。

高 伤风咳嗽小恙也。然舌干而裂，肺肾津气大亏，慎勿渺视。

桑叶、杏仁、前胡、川贝、桔梗、沙参、归身、荆芥、生草、蛤壳、冬瓜仁、枇杷叶。

濮 咳嗽鼻衄，虽然初起，而见弦数之脉，肺肾阴虚，肝火独旺已著，最易涉怯。

桑叶、地骨皮、杏仁、生草、前胡、川贝、细生地、丹皮、黄柏、知母、莲心、鲜藕节。

二诊：左尺弦，肾水亏也。右寸数，肺金热也。咳嗽遗精，虚劳已见一斑，极宜谨慎为嘱。

生地黄、川贝、蒌皮、生甘草、丹皮、白芍、黄柏、麦冬、沙参、金樱子、枇杷叶。

三诊：右部数象大减，左尺弦涩仍在，肺热虽退，肾阴未复，尚宜谨调。

原方去生草、沙参、白芍、黄柏，加浮石、萸肉。

王 寒伏肺俞，气逆不降，致咳嗽积年不愈，甚则吐血，此非肝肾阴亏，乃胃逆伤其络也。宗仲圣法。

桂枝、白芍、炙甘草、苏子、干姜、半夏、茯苓、浮石、款冬、五味子。

再诊：前以小青龙加减，咳阵较少，痰中带红未尽。夫胃逆少降，久咳伤络而血溢。当治其咳，不当治其血，温降既合，不必数数更方。

桂枝、白芍、干姜、五味子、炙甘草、茯苓、款冬花、旋覆花、代赭石、半夏、沉香汁。

高 肺与大肠相表里，干咳而且便血，秋燥伤金。宜清肺润肠为治。

瓜蒌皮、桑皮、槐米、川贝、黛蛤散、前胡、归身、杏仁、阿胶、秦艽、枇杷叶。

花 寒邪似热，头疼鼻塞，咳嗽痰涕多浓，拟与轻泄。

辛夷、川芎、桑叶、薄荷、象贝、荆芥、连翘、陈皮、通草、杏仁。

某 湿去燥来，疟止而转咳嗽，立方宜

变化湿为清燥矣。

蒌皮、杏仁、桔梗、桑叶、玄参、川贝、生草、陈皮、前胡、茅根、枇杷叶。

再诊：燥气去而未尽，再润养手太阴以清胃气。

桑叶、玄参、生甘草、川贝、石斛、前胡、杏仁、神曲、谷芽、枇杷叶。

严　右大左小之脉，红刺裂纹之舌，虽泄泻伤风，亦属肺胃有热。法在清而化之。

桑叶、石斛、麦冬、沙参、木香、茯苓、砂仁、甘草、白芍、橘白。

蒋　风热郁肺，咳嗽鼻衄，不必治血，邪去而血自去。

麻黄、桑皮、杏仁、防风、川芎、黄芩、象贝、旋覆花、前胡、茅根。

再诊：鼻衄不来，咳犹未已。再与疏风清肺。

荆芥、防风、杏仁、象贝、桑皮、桔梗、前胡、川芎、蔓荆子、茅根。

陈　甲木偏于春阳之位，金气受困，故咳嗽特甚。亢龙有悔，宜滋水以养之。

生地、龟甲、麦冬、沙参、牛膝、川贝、百合、杏仁、归身、陈皮、枇杷叶、女贞子。

谈　咳而右脉浮紧，风邪、寒邪伏于肺经，须宣之散之，否则延成冷嗽。

麻黄、杏仁、甘草、桔梗、苏叶、荆芥、款冬、象贝、前胡、旋覆花、生姜。

某　咳嗽久而究是风邪恋肺也。肾阴虽虚，且勿作阴虚治。

细辛、甘草、茯苓、五味子（干姜三分同打）、象贝、归身、冬瓜子、杏仁、桑皮。

吴　音闪不亮，喉中水鸡声，脉左尺弦搏，良由风留肺管不去也。

白前、桂枝、旋覆花、细辛、茯苓、白芍、桔梗、炙甘草、蒌皮、杏仁。

谈　阳旺阴虚之体，感受秋燥，咳嗽带红。今痰血虽止，而咳犹未已。脉细搏，深虑涉怯。

补肺阿胶汤去牛蒡，加川贝、桑叶、蒌仁、沙参、枇杷叶。

二诊：咳痰仍浓，夜来鼻塞，病久肺热且虚，大节在迩，殊恐呛极而带血。

桑叶、杏仁、蒌皮、北沙参、生草、梨肉、旋覆花、川贝、蝉衣、知母、地骨皮、芦根。

三诊：痰稀咳松，脉数退，弦未退。再拟清养。

桑叶、川贝、沙参、知母、生草、蒌皮、白芍、蝉衣、地骨皮、芦根、梨肉。

陈　寒邪束肺，肺气逆而不降，喘急咳嗽，治以散降。

麻黄、款冬、杏仁、苏子、葶苈、前胡、象贝、细辛、五味子、桑皮。

再诊：咳松喘减，再从前议。

前方去葶苈，加旋覆花。

张　嗜酒伤肺胃，热沸腾致咯血咳嗽。姑先清降。

鲜生地、蒌皮、海浮石、川贝母、黑栀、陈皮、旱莲草、知母、丹皮。

（《倚云轩医话医案集》）

凌晓五医案　清·凌奂

王　湿郁气滞，肝肺不和，咳呛气逆，宜用清泄。

米仁、旋覆花、路路通、丝瓜络、冬瓜仁、生蛤壳、赤苓、车前草、白杏仁、炒白蒌、通草。

兼肺热，合泻白散；如面黄，加茵陈；如胀，加莱菔子。

（《凌临灵方》）

张锡纯医案

肺劳咳嗽由于伏气化热所伤证

高瑞章　年三十二岁

症诊：腊底冒寒，感受寒凉，未即成病，而从此身不见汗，继则心中渐觉发热，至仲春其热加甚，饮食懒进，咳嗽，寝成肺劳病。咳嗽昼轻夜重，时或咳而兼喘，筋骨酸疼，精神时昏愦，腹中觉饥而饮食恒不欲下咽。前惟心中发热，今则日晡时心恒觉热，大便燥，小便短赤。身体羸弱，脉左右皆弦长，右部重按有力，一息五至。

证治：此病实由伏气化热久留不去，伤肺而兼伤及诸脏腑。自述因腊底受寒，若当时即病，则为伤寒。因所受之寒甚轻，不能即病，惟伏于半表半里三焦脂膜之中，阻塞气化之升降流通，是以从此身不见汗，而心渐发热。迨时至仲春，阳气萌动，原当随春阳而化热以成温病（《内经》谓"冬伤于寒，春必病温"），乃其所化之热又非如温病之大热暴发能自里达表，而惟缘三焦脂膜散漫于诸脏腑，是以胃受其热而懒于饮食，心受其热而精神昏愦，肾受其热而阴虚潮热，肝受其热而筋骨酸痛，肺受其热而咳嗽吐痰。当清其伏气之热为主，而以滋养津液药辅之。

方：生石膏（捣碎）一两，党参三钱，天花粉八钱，玄参八钱，生杭芍五钱，甘草钱半，连翘三钱，滑石三钱，鲜茅根三钱，射干三钱，生远志二钱。

共煎汤一大盅半，分两次温服。若无鲜茅根，可以鲜芦根代之。

方中用石膏清伏气之热，而助以连翘、茅根，其热可由毛孔透出；更辅之以滑石、杭芍，其热可由水道泻出；石膏能清实热，而花粉、玄参兼能清虚热。石膏能清肺宁嗽，佐以射干、远志，更能利痰定喘；用甘草以缓诸凉药之下趋，不欲其寒凉侵下焦；用党参，实仿白虎加人参汤之义，因身体虚弱者，必石膏与人参并用，始能逐久匿之热邪外出，今之党参，即古之人参也。

复诊：将药连服四剂，热退三分之二，咳嗽吐痰亦愈强半，饮食加多，脉象亦见缓和。知其伏气之热已消，所余者惟阴虚之热也。当再投以育阴之方，俾多服数剂自能痊愈。

方：生怀山药一两，大甘枸杞八钱，玄参五钱，生怀地黄五钱，沙参五钱，生杭芍三钱，生远志二钱，川贝母二钱，生鸡内金钱半，甘草钱半。

共煎汤一大盅，温服。方中加鸡内金者，助胃消食，兼化诸药之滞泥。

将药连服五剂，病遂痊愈，而夜间犹偶有咳嗽，俾停服汤药，日用生怀山药细末煮作粥，调以白糖当点心服之，以善其后。

劳热咳嗽

邻村许姓学生　年十八岁，于季春得劳热咳嗽证。

症诊：秉性刚强，校中岁底季考，未列前茅，于斯发愤用功，劳心过度。又当新婚之余，或年少失于保养，迫至春阳发动，渐成劳热咳嗽证。日晡潮热，通夜作灼，至黎明得微汗，其灼乃退。白昼咳嗽不甚剧，夜则咳嗽不能安枕。饮食减少，身体羸瘦，略有动作即气息迫促。左右脉皆细弱，重按无根，数逾七至。夫脉一息七至，即难挽回，况复逾七至乎？幸食量犹佳，大便干燥（此等证忌滑泻），知犹可治。拟治以峻补真阴之剂，而佐以收敛气化之品。

证治：治以峻补真阴，佐以收敛气化之品。

方：生怀山药一两，大甘枸杞八钱，玄参六钱，生怀地黄六钱，沙参六钱，甘草三钱，生龙骨（捣碎）六钱，净萸肉六钱，生杭芍三钱，五味子（捣碎）三钱，牛蒡子（捣碎）三钱。

共煎汤一大盅，温服。

五味入汤剂，药房照例不捣，然其皮味酸，核味辛，若囫囵入煎则其味过酸，服之恒有满闷之弊，故徐灵胎谓，宜与干姜之味辛者同服。若捣碎入煎，正可借其核味之辛以济皮味之酸，无事伍以干姜而亦不发满闷。是以欲重用五味以治嗽者，当注意令其捣碎，或说给病家自检点。至于甘草多用至三钱者，诚以此方中不但五味酸，萸肉亦味酸，若用甘草之至甘者与之化合（即甲乙化土），可增加其补益之力（如酸能龋齿，得甘则不龋齿是明征），是以多用至三钱。

复诊：连服药三剂，灼热似见退不复出汗，咳嗽亦稍减。而脉仍七至强。因恍悟此脉之数，不但因阴虚，实亦兼因气虚，犹若力小而强任重者，其体发颤也。拟仍峻补其真阴，辅以补气之品。

方：生怀山药一两，野台参三钱，大甘枸杞六钱，玄参六钱，生怀地黄六钱，甘草三钱，净萸肉五钱，天花粉五钱，五味子（捣碎）三钱，生杭芍三钱，射干二钱，生鸡内金（黄色的，捣）钱半。

共煎一大盅，温服。为方中加台参恐服之作闷，是以又加鸡内金以运化，且虚劳之甚者，其脉络间恒多瘀滞，鸡内金又善化经络之瘀滞也。

三诊：连服药四剂，灼热咳嗽已愈十之七八，脉已缓至六至，此足征补气有效。爰即原方略为加减，多服数剂，病自除根。

方：生怀山药一两，野台参三钱，大甘枸杞六钱，玄参五钱，生怀地黄五钱，甘草二钱，天冬五钱，净萸肉五钱，生杭芍三

钱，川贝母三钱，生远志二钱，生鸡内金（黄色的，捣）钱半。

共煎一大盅，温服。

连服药五剂，灼热咳嗽痊愈，脉已复常，遂停服汤剂。俾日用生怀山药细末煮作茶汤，兑以鲜梨自然汁，当点心服之，以善其后。

肺劳喘咳

罗金波　年三十四岁，得肺劳喘嗽病。

症诊：数年之前，曾受肺风发咳嗽，治失其宜，病虽暂愈，风邪锢闭肺中未去，致成肺劳喘嗽证。其病在暖燠之时甚轻，偶发喘嗽一半日即愈，至冬令则喘嗽连连，必至天气暖和时始渐愈。脉左部弦硬，右部濡滑，两尺皆重按无根。

证治：风邪锢闭肺中，久而伤肺，致肺中气管滞塞，暖时肌肉松缓，气管亦随之紧缩，遂至吸难呼易而喘作，更因痰涎壅滞而嗽作。脉左部弦硬，肝肾之阴液不足；右部濡滑者，肺胃中痰涎充溢；两尺不任重按者，下焦气化虚损，不能固摄，则上焦之喘嗽益甚。治此证，当先宣通其肺，俾气管之郁者皆开后，再投以滋阴培气、肺肾双补之剂以被除其病根。

方：麻黄钱半，天冬三钱，天花粉三钱，牛蒡子（捣碎）三钱，杏仁（去皮，捣碎）二钱，甘草钱半，苏子（炒，捣）二钱，生远志（去心）二钱，生麦芽二钱，生杭芍二钱，细辛一钱。

共煎汤一大盅，温服。

复诊：将药煎服两剂，喘嗽皆愈，而劳动时仍微喘。脉左部仍似弦硬，右部仍濡，不若从前之滑，两尺犹虚，此病已去而正未复也。宜再为谋根本之治法，而投以培养之剂。

方：野台参三钱，生赭石（轧细）八钱，生怀山药一两，熟怀地黄一两，生怀地黄一两，大云苓片二钱，大甘枸杞六钱，天冬六

钱，净萸肉五钱，苏子（炒，捣）三钱，牛蒡子（捣碎）三钱。

共煎一大盅，温服。

人参为补气主药，实兼具上升之力。喻嘉言谓，气虚欲上脱者专用之转气高不返，是以凡喘逆之证，皆不可轻用人参，惟重用赭石以引之下行，转能纳气归肾，而下焦之气化，遂因之壮旺而固摄。此方中人参、赭石并用，不但欲导引肺气归肾，实又因其两尺脉虚，即借以培补下焦之气化也。

连服药十余剂，虽劳动亦不作喘。再诊其脉，左右皆调和无病，两尺重按不虚，遂将赭石减去二钱，俾多服以善其后。

（《张锡纯医案》）

天津张某某，年二十六岁，得肺病咳嗽吐血。

病因：经商劳心，又兼新婚，失于调摄，遂患劳嗽。继延推拿者为推拿两日，咳嗽分毫未减，转添吐血之症。

证候：连声咳嗽不已，即继以吐血。或痰中带血，或纯血无痰，或有咳嗽兼喘。夜不能卧，心中发热，懒食，大便干燥，小便赤涩。脉搏五至强，其左部弦而无力，右部浮取似有力，而尺部重按豁然。

处方：生怀山药一两，大潞参三钱，生赭石（轧细）六钱，生怀地黄六钱，玄参六钱，天冬五钱，净萸肉五钱，生杭芍四钱，射干三钱，甘草二钱，广三七（轧细）二钱。

药共十一味，将前十味煎汤一大盅，送服三七末一半，至煎渣重服时，再送服其余一半。

复诊：此药服两剂后，血已不吐，又服两剂，咳嗽亦大见愈，大小便已顺利，脉已有根，不若从前之浮弦。遂即原方略为加减，俾再服之。

处方：生怀山药一两，大潞参三钱，生赭石（轧细）六钱，生怀地黄六钱，大甘枸杞六钱，甘草二钱，净萸肉五钱，沙参五钱，生杭芍二钱，射干二钱，广三七（轧细）钱半。

药共十一味，将前十味煎汤一大盅，送服三七末一半，至煎渣重服时，再送其余一半。

效果：将药连服五剂，诸病皆愈，脉已复常，而尺部重按仍欠实。遂于方中加熟怀地黄五钱，俾再服数剂以善其后。

（《医学衷中参西录》）

陈莲舫医案　清·陈秉钧

诊脉多次，无非咳嗽在肺，灼热在肝，不外乎肝肺两经。咳嗽或轻或重，潮热旋平旋作，久而不愈，必及于中，中者脾胃也，病境到此，药之偏阳偏阴，皆为窒碍。越人所以有过中难治之论，纳谷不见运，所谓胃失其市也。更衣屡见溏，所谓脾失其使也。遂至阳明机关失利，太阴敷布无权，腹腰作胀，四肢亦胀，诸症蜂起，近来咳痰且复带血，便溏有时艰涩，种种阴阳造偏，水升火降失其常度。凌于心，惊悸汗出艰寐；迫于下，经水仍行，带脉失固，且小溲畅利较安。少则发病，肺虚不能通调水道故也。气若有不摄，目赤牙痛，肝虚不能驯驭龙雷也。脉息右手弦大，属木扣金鸣；左关肝脉反小，《经》言"肝为罢极之本"。自后夏热秋燥，与病不合，风消息贲，尤为吃紧，曷勿用复脉汤？较四物、蒿甲、清骨、泻白诸方，自有力量而尚灵动，候质高明。

吉林参、元生地、生白芍、左牡蛎、元金斛、炒阿胶、炙甘草、抱茯神、炒丹参、新会白、川贝母、生谷芽、红皮枣、枇杷叶。

（《清代名医医案精华·陈莲舫医案精华》）

青浦诸　咳嗽绵延，痰多气急，胸脘窒塞，纳微神倦，脉息濡细，治以和降。

旋覆花、粉前胡、炙桑皮、川贝母、怀牛膝、橘红、光杏仁、家苏子、炙款冬、冬虫夏草、白茯苓、枇杷叶。

周庄某　咳呛半年，痰多气逆，脉息沉弦，右手带数，恐由伤成劳，治以和降。

旋覆花、粉前胡、炙桑皮、川贝母、怀牛膝、橘红、杏仁、家苏子、炙款冬、冬虫夏草、白茯苓、枇杷叶、沉香屑、西芪皮、白石英。

周　肝肺内伤，有时咳嗽，有时痞攻，脉见浮弦，延久恐防失血，治以和降。

旋覆花、川贝母、怀牛膝、白茯苓、细香附、淡秋石、生白芍、光杏仁、冬虫夏草、乌沉香、炙桑皮、广橘络、丝瓜络。

施　咳嗽气急，寒热无汗，邪无出路也。

冬桑叶、淡豆豉、粉前胡、炙款冬、白茯苓、沉香屑、黄防风、光杏仁、家苏子、姜竹茹、川通草、广橘红、葱头。

振先兄　肝肺不调，干咳虽减，形寒形热，寒热，盗汗，再从清养。

西芪皮、北沙参、旋覆花、炒丹参、川石斛、绿萼梅、黄防风、冬虫夏草、白石英、柔白薇、白茯苓、广橘红、枇杷叶。

徐　气液两亏，咳呛屡发，脉息细数，治以和养。

生绵芪、冬虫夏草、旋覆花、白茯苓、怀牛膝、橘红、北沙参、白石英、光杏仁、粉前胡、生白芍、枇杷叶。

沈竹臣兄　肺肾两亏，生痰积饮，春冬每发咳呛，入冬为尤甚，腰酸，气逆痰多，脉象浮濡，治以甘温降纳。

生绵芪、花百合、紫石英、旋覆花、炙款冬、川杜仲、紫胡桃、北沙参、乌沉香、怀牛膝、生白芍、炒苏子、白茯苓、枇杷叶。

八帖后加吉林参、枸杞子，去款冬、苏子。

嘉兴某　咳呛绵延，痰薄气怯，心悸头眩，属虚多邪少，治以清降。

生绵芪、白石英、冬瓜子、旋覆花、粉蛤壳、怀牛膝炭、北沙参、冬虫夏草、家苏子、光杏仁、生白芍、广橘红、燕窝屑。

初复：咳嗽稀痰，中有积饮，饮邪射肺，娇脏受伤，治以清降其肺，摄纳其肾。

吉林须、生绵芪、广蛤蚧、怀牛膝、光杏仁、粉蛤壳、广橘红、淡秋石、北沙参、冬虫夏草、生白芍、冬瓜子、炙款冬、枇杷叶。

二复：咳嗽，夜半为甚。肝肺之气，有升少降，再从和养。

旋覆花、北沙参、怀牛膝、杜苏子、粉蛤壳、白茯苓、毛燕窝、光杏仁、冬虫夏草、白石英、细白前、炙桑皮、广橘皮、枇杷叶。

陈先生　咳呛绵延，头蒙恶风，心悸不宁，脉息浮细，肺失清肃，心肾并亏，拟以和养。

吉林须、怀牛膝、光杏仁、粉蛤壳、生白芍、元生地、毛燕窝、川贝母、白茯苓、橘红、枇杷叶。

丁　咳呛痰多，肌肤焦灼，病情秋后销铄，脉见弦数，舌剥，法以清降。

北沙参、光杏仁、炙桑皮、生白芍、白茯苓、陈皮、淡秋石、川贝母、地骨皮、怀牛膝、粉蛤壳、枇杷叶。

芝山兄　咳嗽咽痛，脉息细数，气阴两亏，必须调补。
吉林须、北沙参、川贝母、川石斛、白茯苓、橘红、阿胶珠、冬虫夏草、光杏仁、黑料豆、花百合、枇杷叶。

练塘金　咳呛，早晚为甚，气急痰多，脉浮大不敛，两手皆弦，属上热下寒，肺肾为之失扭，肝阳亦失静敛，中蓄痰饮。拟以通调肝肺，摄纳封藏。
吉林须、广蛤蚧、乌沉香、怀牛膝、生白芍、白茯苓、胡桃肉、北沙参、杏仁、冬虫夏草、粉蛤壳、冬瓜子、新会皮、枇杷叶。

张　咳呛，旧根势有发展，痰多气急，脉石浮弦，再从和肺调中。
旋覆花、北沙参、粉前胡、炙桑皮、白茯苓、生白芍、光杏仁、冬虫夏草、粉蛤壳、新会皮、冬瓜子、枇杷叶。

同里朱　寒热渐除，咳呛气怯，脉息弦细，再从和降。
生绵芪、旋覆花、家苏子、炙桑皮、白石英、白茯苓、紫胡桃、北沙参、光杏仁、细白前、炙款冬、生白芍、广橘白、枇杷叶。

硖石蒋　肾不摄肺，肺气为逆，清晨气急，痰亦上壅，脉见弦数，拟以清养。
旋覆花、北沙参、白石英、冬瓜子、炙桑皮、广橘红、光杏仁、冬虫夏草、怀牛膝、家苏子、白茯苓、枇杷叶。

丁　咳呛绵延，营卫偏胜，肌肤焦灼，见风畏寒，脉息弦数，虚怯证最不易调扶，

过秋分大节，以冀由凶化吉。
生绵芪、旋覆花、元生地、白茯苓、白石英、粉蛤壳、北沙参、甜杏仁、怀牛膝、白木耳、生白芍、广橘红、枇杷叶。

程　咳呛，渐发渐重。脉象濡滑，尺软，肾不摄肺，肺气上逆，治以和降。
旋覆花、淡秋石、冬瓜子、怀牛膝、白石英、白茯苓、光杏仁、川贝母、家苏子、广蛤蚧、乌沉香、新会皮、枇杷叶。

嘉兴李　咳呛未减，厚痰薄痰杂吐，寒少热多，日无间断，脉息细滑，舌黄带剥，治以清养。
吉林须、银柴胡、旋覆花、淡秋石、冬虫夏草、冬瓜子、北沙参、西芪皮、粉蛤壳、白茯苓、怀牛膝、环粟子、枇杷叶。

吴　频发吐血，咳嗽，骨蒸，脉数，肝肺皆伤，节力少食，忌咸冷，免春中重发。
生黄芪、粉丹皮、肥知母、秦艽、款冬花、广陈皮、细桑枝、细生地、制丹参、肥玉竹、天花粉、生蛤壳、生甘草、藕节。

徐　气营两亏，风痰俱为用事，胸痹，腹鸣，头眩，腰酸。脉息细迟。治以和降。
炙苏子、制香附、生白芍、炙款冬、川杜仲、怀牛膝、冬瓜子、新会皮、白茯苓、沉香曲、法半夏、姜竹茹、枇杷叶。

孔　咳呛绵延，致肺伤而为瘰疬，《经》有明文，从此调治。
西党参、叭杏仁、制女贞、粉蛤壳、旋覆梗、白茯苓、生绵芪、冬虫夏草、川石斛、炙款冬、沉香屑、广橘红。

朱　肝升太过，肺降无权，咳呛痰腥，秽气上冲，恐成肺痈，脉息滑数，有方兴未

艾之势。

北沙参、冬瓜子、淡秋石、川贝母、广橘红、白茯苓、光杏仁、生米仁、炙桑皮、生白芍、粉蛤壳、川通草、枇杷叶。

乍浦吴　肝肺郁热，左目起星，咳呛痰多，灼热汗出，风邪湿邪内蒸，致肝肺受患，治以清泄。

羚羊片、木贼草、光杏仁、柔白薇、粉蛤壳、冬桑叶、肥知母、密蒙花、川贝母、怀牛膝、橘红、枇杷叶。

复方：西洋参、草决明、光杏仁、晚蚕沙、粉蛤壳、钩藤、生白芍、元生地、密蒙花、川贝母、怀牛膝、炙桑皮、橘红、枇杷叶。

（《莲舫秘旨》）

邵兰荪医案　清·邵兰荪

安昌高　舌白滑，脉细数，咳嗽痰迷，咯不易出，气逆，周身骨骱痛。宜防损。五月廿三日

北沙参三钱，生石决明六钱，甜杏仁三钱，炙甘草八分，茯苓四钱，川贝二钱，怀山药二钱，冬瓜子三钱，生地三钱，紫菀钱半，盐水炒橘红一钱。

清煎五帖。

又　咳不减，喉中贮痰不爽，咳不易出，脉濡细，舌滑，头晕肢楚。宜清气息风，利湿化痰。六月初五日

瓜蒌皮三钱，煨天麻八分，冬瓜子三钱，生石决明四钱，川贝三钱，白蒺藜三钱，茯苓四钱，通草钱半，甘菊钱半，光杏仁三钱，广橘红一钱。

清煎四帖。

又　湿酿成痰，喉中咯不易出，舌滑，大便不快。仍遵前法损益。

瓜蒌皮三钱，金沸花（包煎）三钱，川贝二钱，通草钱半，广橘红一钱，广郁金三钱，杏仁三钱，焦山栀三钱，茯苓四钱，紫菀钱半，桑叶三钱。

清煎四帖。

史介生评：肝阳上越，挟湿化痰，阻滞气机，以致咳嗽而咯痰不爽。初方健脾养胃，清肺渗湿，继则参以平肝息风，终则清宣肺气，兼渗湿热。三方之中，以次方尤为灵动。

大西庄宋　呛咳喉痒，脉弦细，舌转微白，潮热较差，食入恶心。宜清肺胃化痰。四月十六号癸卯廿九日

紫菀二钱，光杏仁三钱，炒谷芽四钱，白前钱半，川贝钱半，茯苓四钱，蔻壳一钱，橘红一钱，仙半夏钱半，青蒿梗一钱，通草钱半。

清煎三帖。

又　潮热不清，脉弦细数，咳嗽如前，溲溺赤。宜清热，通肺，化痰，防血溢。四月廿三号甲辰初七日

秦艽钱半，霜桑叶三钱，白前钱半，焦山栀三钱，丹皮二钱，川贝二钱，广橘红一钱，通草钱半，青蒿梗一钱，地骨皮三钱，杏仁三钱。

清煎三帖。

史介生评：阴虚热盛，灼液成痰而为咳嗽。今以舌转微白，继则溲溺变赤，是属更感新邪之候，肺胃叠次受戕，肝阳上越莫制。前后两方，既清内热，又祛新邪，但阴液骤难恢复，已属难治之症。后闻斯人于六月望边竟至不起。录之以为辨证之一助。

安昌李妇　呕减热缓，呛咳渴饮，脉滑数，经停月余，小溲稍利，偶有呃逆，脘痛。宜宣肺，和中，化痰。九月初五日

瓜蒌皮三钱，射干钱半，广橘白一钱，

白前二钱，广郁金三钱，光杏仁一钱，焦山栀三钱，柿蒂七只，川贝母二钱，霜桑叶三钱，天花粉三钱，引枇杷叶五片。

三帖。

又　呕逆已瘥，脉小滑，经停月余，呛咳脘闷，气冲欲呕。宜清养肺胃化痰。九月初九日

黄草斛三钱，川贝钱半，大腹绒三钱，藿梗二钱，橘白一钱，扁豆衣三钱，广郁金三钱，绿萼梅钱半，桑叶三钱，炒谷芽四钱，蔻壳钱半，鲜枇杷叶（去毛）七片。

三帖。

又　呛咳未除，舌红，潮热，脉滑数，经停，胸闷心惕，宜清养肺胃为主。九月十三日

南沙参三钱，冬桑叶三钱，橘红一钱，炒知母钱半，地骨皮三钱，川贝母钱半，谷芽钱半，绿萼梅钱半，银胡一钱，紫菀二钱，黄草石斛二钱，鲜枇杷叶七片。

三帖。

史介生评：肝经郁热上升，犯胃则呕恶呃逆，冲肺则咳呛脘闷，日久而痰气凝滞，经隧不宣。初方宣肺化痰，继则养胃清肝，终则又参入滋液退热，方法颇有次序。

闺女虫气作痛，夹杂风邪，呛咳面浮，舌心光，非轻藐之症，防剧。

川楝子一钱五分，金沸花三钱，桔梗一钱五分，光杏仁三钱，延胡三钱，橘红一钱，赤苓三钱，丝通草一钱五分，炒青皮八分，仙半夏一钱五分，前胡一钱五分，引鲜竹肉一丸。

三帖。

清窍未和，睡即呛咳，胃气稍振，脉小数，音犹嘶，还防变幻。

杜马兜铃一钱，白前一钱五分，淡竹叶一钱五分，炒黄芩一钱五分，苦丁茶一钱五分，川贝（不杵）一钱五分，光杏仁三钱，生米仁四钱，谷芽四钱，射干一钱，炒栀子三钱，紫菀一钱五分，引鲜枇杷叶（去毛）三片。

三帖。

温邪未清，身热口燥，痰壅气塞，脉弦数，苔黄腻，呛咳便利，症尚重险，宜防变幻。

前胡一钱五分，象贝四钱，银花二钱，赤苓四钱，老式天竹黄二钱，原滑石四钱，焦山栀二钱，光杏仁二钱，炒黄芩一钱五分，赖橘红八分，丝通草一钱五分，引鲜竹肉一丸。

三帖。

上咳嗽，下便泻，癸水不调，脉弦细。最重之症。

北沙参二钱，石莲子三钱，桑皮三钱，诃子肉三钱，茯苓四钱，怀山药四钱，炒米仁四钱，玫瑰花五钱，新会皮一钱五分，扁豆壳三钱，砂壳一钱五分。

久嗽不已，喉有血腥。脉小数潮热，癸水不调，宜防损怯之虑。

北沙参三钱，秦艽一钱五分，金沸花（包）三钱，桑叶三钱，川贝二钱，橘红一钱，白石英三钱，光杏仁三钱，紫菀一钱五分，丹皮一钱五分，谷芽四钱。

呛咳未除，头晕目暗，脉虚右弦滑，苔滑微灰，便结。宜清肺安神为主。

南沙参三钱，冬桑叶三钱，炒枣仁三钱，麻子仁三钱，茯神四钱，蕤仁一钱五分，广橘红一钱，谷芽四钱，夜交藤三钱，川贝一钱五分，白前一钱五分，鲜枇杷叶五片。

三帖。

何长治医案　清·何长治

左　力伤气屏，致咳呛痰凝滞，气逆胁痛，脉细软无力。金水交困，调理非易也。

潞党参二钱，焦冬术二钱，五味子四分，炒苏子钱半，款冬花钱半，瓦楞壳三钱，茯苓三钱，川朴八分，佛手柑八分，炙甘草四分，陈皮八分。

加姜汁炒竹茹钱半，海粉（洗）四分。

左　腹痛便泻，脉来浮濡带数，咳嗽音哑，风邪湿滞为病。

生白术二钱，赤茯苓三钱，广藿梗钱半，防风钱半，泽泻钱半，神曲三钱，川朴八分，大麦芽三钱，猪苓三钱。

左　风邪外感，以致肺气失宣。痰多而咳不甚爽，宜辛泄法。

生黄芪钱半，左秦艽钱半，玉桔梗一钱，象贝母三钱，天花粉三钱，青防风钱半，生蛤壳三钱，款冬花钱半，冬桑叶二钱，广陈皮八分，生甘草四分，生姜二片。

加青葱管一支

复诊：咳呛止。近感风热，目痛发肿，脉浮数。暂从祛风和营法。

青防风钱半，蔓荆子钱半，赤芍药钱半，炒枳壳钱半，生草四分，荆芥穗钱半，生归尾钱半，白蒺藜二钱，炒麦芽三钱，木贼草钱半。加荷蒂四枚。

杨　二十七岁，壬申五月二十五日复。

咳呛骨热虽减，脉细数未除。踵前法滋化。

生黄芪钱半，北沙参钱半，生地四钱，生甘草四分，湖丹皮钱半，款冬花钱半，麦门冬二钱，广橘白一钱，干百合二钱，秦艽钱半，煅牡蛎三钱。加枇杷叶（去毛）二片。

李　二十岁，壬申六月十六日复。

骨热减，咳呛不已，脉细弱。金水交亏，秋冬恐重发。

生黄芪钱半，北沙参钱半，生地四钱，生甘草四分，麦门冬二钱，款冬花钱半，湖丹皮钱半，橘白一钱，远志钱半，鳖甲四钱。加枇杷叶（去毛）二片。

孟右　二十一岁，壬申六月二十六日复。

骨热咳呛已减，脉有数象。肝肺皆虚，秋冬不重发为得。

生黄芪钱半，中生地四钱，湖丹皮钱半，桑白皮钱半，麦门冬二钱，秦艽钱半，鳖甲四钱，生甘草四分，干百合二钱，钗石斛三钱，橘白一钱。加枇杷叶（去毛）二片。

镜台兄　丙子七月十八夜戌刻复。

咳呛止，骨热未除，兼有腰痛耳鸣，脉仍细数。当用滋养。亟宜静息。

生黄芪钱半，原生地四钱，秦艽肉钱半，怀牛膝二钱，远志肉钱半，煅龙齿三钱，钗石斛四钱，地骨皮钱半，广陈皮八分，辰砂拌茯神三钱，生甘草四分。加细桑枝五钱、荷蒂两枚。

陆　苏城，二十七岁。丙子闰月十一日巳刻。

咳呛久，音哑，骨热甚炽，脉细数不和，心荡，骨脊酸楚。肝肺交伤，暑令不重发为得。

北沙参钱半，细生地四钱，秦艽钱半，地骨皮钱半，款冬花钱半，肥玉竹二钱，鳖甲四钱，怀牛膝钱半，远志肉钱半，生甘草四分，橘白一钱，天花粉二钱。加枇杷叶（去毛）二片，蝉蜕十只。

改方：去沙参、牛膝，加生黄芪钱半。

严　孔宅，二十四岁。丙子闰五月三日戌刻。

清肝肺之热，以理咳呛，骨热甚炽，脉细数。亟宜静息。

生地四钱，生黄芪钱半，地骨皮钱半，橘白一钱，秦艽钱半，生鳖甲四钱，款冬花钱半，远志钱半，肥玉竹二钱，天花粉二钱，生甘草四分。加细桑枝六钱、藕节六枚。

曹　歇马桥，三十六岁。丙子闰月三日酉刻。

咳呛咽痛，音哑骨热，脉数不驯，多汗。系木火刑金，炎夏恐其增剧。

北沙参钱半，细生地四钱，秦艽肉钱半，湖丹皮钱半，生鳖甲四钱，款冬花钱半，天花粉钱半，肥知母钱半，桑白皮钱半，生甘草四分，橘白一钱，玄参钱半。加枇杷叶（去毛）二片，蝉蜕十只。

改方：去沙参，加羚角片钱半。

金右　三十一岁，甲戌腊月十三日巳刻复。

咳呛略减，而脉数骨热未除。踵肝肺滋化，未可遽补也。

生黄芪二钱，原生地四钱，秦艽肉钱半，胡丹皮钱半，款冬花钱半，肥玉竹二钱，干百合二钱，桑白皮钱半，生甘草四分，远志钱半，钗石斛三钱，广陈皮一钱。加枇杷叶（去毛）二片，海粉四分。

金秀兄　丁丑二月二十七日午刻。

咳呛久，脉数，骨热殊甚。肝肺皆伤，怯候已深。入夏恐重发吐血。

生黄芪钱半，中生地两钱，湖丹皮钱半，生鳖甲四钱，款冬花钱半，远志肉一钱，肥玉竹二钱，天花粉二钱，桑白皮二钱，生甘草四分，橘白一钱，干百合二钱，冬虫夏草钱。

加枇杷叶（去毛）二片。

二月三十日改方：去黄芪、花粉、冬虫夏草，加潞党参钱半、藕节四枚。

陈　骨热虚咳，气逆多痰，脉芤无力。当从补摄。并须省劳是要。

潞党参二钱，山萸肉二钱，款冬花钱半，生黄芪二钱，象贝母三钱，炙甘草四分，麦门冬三钱，原生地三钱，炒苏子钱半，桑白皮三钱，广陈皮八分。加胡桃肉（去油）二钱。

二诊：咳呛骨热虽减，而汗泄，肺分不固。脉芤无力。金水两伤。前方虽合，不可恃为安境也。

生黄芪二钱，原生地三钱，鳖甲三钱，地骨皮钱半，女贞子三钱，陈皮白八分，麦门冬三钱，秦艽钱半，款冬花钱半，煅牡蛎三钱，桑白皮三钱，生草四分。加青箬二片、蛤壳四钱。

三诊改方：去蛤壳，加蝉蜕十只、羚羊片（另煎）五分、干百合三钱。

左　暑热痰凝，咳呛，气逆不舒，脉细数。暂从清化法。忌生冷。

生黄芪钱半，秦艽钱半，赤苓皮三钱，桑白皮钱半，煅瓦楞壳三钱，川贝三钱，冬瓜皮三钱，青防风钱半，款冬花钱半，炒苏子钱半，广橘红八分，生甘草四分。

加盐水炒竹茹钱半。

左　络伤失血，脉细数，发咳。当从肝脾柔养。

炒党参二钱，川郁金钱半，生鳖甲三钱，象贝母三钱，生甘草四分，生归身钱半，秦艽钱半，款冬花钱半，桑白皮三钱，陈皮八分。加枇杷叶（去毛）二片。

志亭兄　壬申十一月初九日晨复。

鹜泄已减，兼发咳呛多痰，脉细数。是木火刑金。暂用滋养法。

生黄芪二钱，鳖甲二钱，湖丹皮钱半，款冬花钱半，干百合二钱，桑白皮钱半，生甘草四分，远志钱半，钗石斛三钱，广陈皮一钱，冬虫夏草钱半。加枇杷叶（去毛）两片。

蔡　五十三岁，丙子五月十三日巳刻复。

咳呛减，音哑略清，脉细软无神。金水交困，当从滋养，节烦为要。

潞党参钱半，原生地四钱，秦艽钱半，怀牛膝钱半，肥知母钱半，款冬花钱半，肥玉竹三钱，生鳖甲四钱，干百合二钱，生甘草四分，橘白一钱。加枇杷叶（去毛）二片、蝉蜕十只。

沈左　四十七岁，丙子八月十二日巳刻复。

咳虽减而气机不平，脉弱。金水交困矣。亟宜节养。

潞党参钱半，焦冬术钱半，五味子四分，枸杞子二钱，煅瓦楞四钱，炒苏子三钱，款冬花钱半，佛手柑四分，广陈皮一钱茯苓三钱，炙甘草四分。加煨姜二片、旋覆花（绢包）钱半。

吴　三十五岁，辛巳正月初八日巳刻。

咳呛久，近发较甚，气逆多痰，脉细弱。金水交亏。先宜理肺。

潞党参钱半，中生地四钱，款冬花钱半，炒白苏子钱半，肥玉竹二钱，桑白皮钱半，煅牡蛎三钱，干百合二钱，生甘草四分，象贝母（勿研）三钱，秦艽一钱，广陈皮八分。加枇杷叶（去毛）两片、海粉（洗）四分。

孙　六十岁，辛巳正月初三日未刻。

寒热久缠，咳呛时作，哕酸，脉细数。暂从和理。忌生冷，少食为妙。

生黄芪钱半，生归尾钱半，款冬花钱半，怀牛膝钱半，煅牡蛎三钱，肥玉竹二钱，茯苓三钱，地骨皮钱半，广陈皮八分，秦艽一钱，生甘草四分。加银柴胡四分、藕节四枚。

胡右　正月十八日。

咳呛仍作，而脉来扤数。关真阴受损，劳怯之根，非易脱然。

生黄芪钱半，潞党参二钱，麦冬（去心）二钱，生甘草四分，秦艽钱半，鳖甲四钱，款冬花钱半，干百合一钱，象贝母（去心）二钱，桑白皮钱半，广陈皮一钱。加枇杷叶（去毛）两片。

左　病后真阴未复。喉痛咳呛，脉来虚细带数。细属脏阴之亏，数乃营液之耗，此皆阴虚之见端也。况肾属水，虚则生热；肺属金，热则生咳。一水能济五火，肾水也；一金能制诸气，肺金也。按症而论，须淡欲节劳，俾药有济焉。

熟地三钱，山药一钱，知母钱半，蛤壳四钱，沙参三钱，川贝母钱半，桔梗一钱，人中白四分，炙甘草四分，糯稻根须三钱。加鸡子清（冲）一枚。

左　久嗽，肺肾两虚。气逆，背冷，艰寐，脉弦。以清上实下法。

熟地二钱，桂枝五分，茯苓三钱，款冬钱半，半夏钱半，归身二钱，苏子二钱，炙甘草四分。加银杏（打）四枚、海石二钱。

左　饮邪痹肺，遇寒即发。咳逆，气急多痰，脉弦，舌白溺黄。病属下虚上实，先治新邪。

苏子二钱，银杏（打）四枚，紫菀钱

半，茯苓三钱，米仁三钱，桂枝五分，款冬钱半，冬瓜子三钱，杏仁三钱。加海石二钱。

左　失血虽止，肝胃络伤。咳呛甚于寅卯木旺之时，咽干舌光，脉乱大，甚于右部。治宜滋养。

熟地三钱，枣仁三钱，女贞三钱，白芍钱半，生地三钱，洋参（另煎）一钱，丹皮钱半，天冬二钱，麦冬二钱，茯苓三钱，旱莲钱半，贝母二钱。

左　咳呛减，气逆未平，足冷形热。此下虚不摄，肝阳上扰也。

海浮石拌熟地四钱，菟丝三钱，归身二钱，肉桂四分，萸肉二钱，牡蛎三钱，石英三钱，牛膝二钱，银杏（打）四枚，炙甘草四分。加沉香五分。

左　咳逆气急痰多，脉沉细，舌白。下虚上实，治以摄纳。

熟地三钱，归身二钱，茯苓三钱，款冬钱半，姜半夏二钱，石英三钱，炙甘草四分，陈皮八分。加银杏（打）四枚。

左　金为水母，肾为水源。五更喉痒咳嗽，脉来虚细兼弦。肺虚不能下荫于肾，肾虚阴不上潮，腰间不舒，肺肾同病也。

熟地三钱，归身二钱，沙参三钱，天冬二钱，山药二钱，紫菀钱半，桔梗一钱，甘草四分，桑叶钱半。加甜梨肉（去皮、核）一枚。

左　咳呛久，近发较甚，多痰，气阻，脉细弱。金水交困，先宜理肺。忌生冷油腻，少食为要。

潞党参二钱，五味子三分，炒苏子钱半，煅瓦楞子三钱，佛手柑五分，炙甘草四分，焦冬术二钱，款冬花钱半，白茯苓三钱，炒枳壳钱半，广陈皮八分。

加姜汁炒竹茹钱半，沉香片四分。

复诊：咳呛已久，近发较甚，痰凝，气机不舒，脉细弱。金水交困，须节力，忌咸冷为要。

潞党参二钱，焦冬术二钱，五味子五分，炒苏子钱半，广木香五分，制川朴八分，茯苓三分，款冬钱半，瓦楞壳三钱，橘红八分，炙甘草四分。

加姜汁炒竹茹钱半，沉香片五分。

左　向有咳呛气逆，近发更甚，脘闷气机不降，脉细弱无力。衰年金水交困，节力、柔养为要。

潞党参二钱，焦冬术二钱，五味子三分，炒苏子钱半，款冬花钱半，瓦楞壳三钱，云茯苓三钱，木香五分，炒枳壳钱半，炙甘草四分，陈皮八分。

加姜汁炒竹茹钱半，代赭石（研细，末冲）三钱。

复诊：咳呛气逆不减，脉细弱不振。金水交困，殊恐气升痰窒耳。

潞党参二钱，制於术二钱，麦门冬三钱，煅龙齿三钱，炒苏子钱半，广陈皮八分，枸杞子三钱，炙甘草四分，五味子三分，辰茯神三钱，佛手柑五分。

加胡桃肉（去油）二枚，煨姜五分。

左　咳呛虽减，而腰疼骨楚，足冷，脉见歇止。衰体，恐难以药饵见功。

炒党参三钱，当归身二钱，怀牛膝三钱，制附片五分，煅牡蛎三钱，茯苓二钱，焦冬术二钱，枸杞子三钱，山萸肉二钱，炮黑姜四分，广陈皮八分，炙甘草四分。

加胡桃三枚，佛手柑五分。

左　咳呛，气逆多痰，脉弱数。当用补养，节力为要。

潞党参二钱，焦冬术二钱，枸杞子三

钱，五味子三分，款冬花钱半，煅瓦楞子三钱，炒苏子钱半，茯苓三钱，广陈皮八分，佛手柑五分，炙甘草四分。

加胡桃肉（去油）二枚，煨姜五分。

左　温肺脾，以理咳呛腹痛。

炒党参二钱，炒苏子钱半，广木香五分，干百合三钱，炮黑姜四分，陈皮八分，焦冬术二钱，款冬花钱半，煅瓦楞子三钱，茯苓三钱，五味子三分，炙甘草四分。

加胡桃肉二枚。

左　食咸伤肺，咳呛痰凝，脉细数弱。先从理肺。

潞党参钱半，炒苏子钱半，白茯苓三钱，煅瓦楞壳四钱，象贝母钱半，焦冬术钱半，款冬花钱半，炒枳壳钱半，佛手柑钱半，生甘草四分，橘红五分，莱菔子三钱。

加姜汁炒竹茹钱半。

左　咳嗽入夜较甚，鼻塞，脉来虚细。肺失清降，素体不足，玄府疏而风邪易入也。

党参二钱，冬术钱半，半夏钱半，蛤壳四钱，茯苓三钱，苏梗八分，桑叶钱半，甘草四分，紫菀钱半。

加红枣三枚。

左　失血后形寒身热，咳嗽，艰寐，盗汗神疲，脉数。肺肾已伤，劳怯之重候也。

生地三钱，沙参三钱，鳖甲三钱，川石斛三钱，地骨皮钱半，麦冬二钱，丹皮钱半，川贝母二钱，茯苓三钱，柴胡五分。

复诊：咳呛减，惟大便尚结。胃纳未舒，脉来虚数。肺、脾、肾三经同病也。

党参二钱，沙参三钱，首乌三钱，川斛三钱，玉竹二钱，山药二钱，扁豆三钱，甘草四分，糯稻根须三钱。

加红枣三枚。

左　下体向有痛毒，近发咳呛，音哑咽梗，脉细数无力，右关更数。有木火刑金之象。忌生冷油腻，节烦，免入冬重发。

羚羊片（另煎）五分，细生地二钱，湖丹皮钱半，款冬花钱半，天花粉三钱，人中白五分，生甘草四分，京玄参三钱，蝉蜕十只，橘红八分，肥知母钱半，生蛤壳三钱。

加鲜竹茹二钱、飞青黛（冲）二分。

左　失血后咳呛气逆，痰咸，脉数，胃呆，溺赤。有木火刑金之象。治宜清化。

沙参三钱，生地二钱，麦冬二钱，丹皮钱半，地骨皮钱半，川石斛三钱，蛤壳四钱，谷芽三钱，川贝母二钱。

加枇杷叶（去毛）二片。

左　痰阻气痹，肺气不肃。咳逆，艰寐，形寒，脉迟弦滑。以泄降化痰。

川桂枝五分，苏子二钱，前胡钱半，杏仁三钱，蒌皮钱半，姜夏钱半，茯苓三钱，橘红六分。

左　咳逆多痰，久发脘痛，骨楚，脉细软无力。当从脾、肺两经疏理。少食盐、冷为要。

炒枳壳钱半，炒苏子钱半，广木香五分，瓦楞壳（煅，杵）三钱，五味子三分，款冬花钱半，煨益智钱半，白茯苓三钱，紫菀钱半，炮黑姜五分，广陈皮八分，麦芽（炒）三钱。

加冬瓜子三钱，旋覆花（包）钱半。

左　风邪外感，以致肺气失宣。痰多而咳不甚爽。宜辛泄法。

生黄芪钱半，左秦艽钱半，玉桔梗一钱，象贝母三钱，天花粉三钱，青防风钱半，生蛤壳三钱，款冬花钱半，冬桑叶二钱，广陈皮八分，生甘草四分。

加生姜二片，青葱管一支。

　　左　寒热后咳呛，脘闷多痰，小溲短涩，脉细数。暂从清宣。忌生冷，少食为妙。

生黄芪二钱，秦艽钱半，象贝三钱，炒枳壳钱半，橘红八分，生甘草四分，防风钱半，款冬花钱半，花粉三钱，煅瓦楞壳三钱，地骨皮钱半。

加枇杷叶（去毛）二片，佛手柑八分。

复诊：腹热得减，咳嗽痰不易出，口渴，脉细数无力。因春寒肺气不扬。再从理肺化痰法。

生黄芪、沙参、花粉、炒山栀、紫菀、玉竹、石斛、桑皮、川贝、玄参、甘草、橘红。

加枇杷叶、海浮石。

　　左　有吐血之根，近发咳嗽多痰，骨热，脉细数无力。肝肺液亏。分节、春融，恐致重发。暂从滋化法。

生芪、细生地、丹皮、款冬花、玉竹、花粉、蛤壳、玄参、辰砂拌茯神、桑白皮、生甘草、橘红。

加竹叶、海粉。

　　左　咳嗽痰多，心跳，寒热已缠两月。风邪未化，正气已亏也。法当扶正以化之。

党参二钱，冬术钱半，山药二钱，茯苓二钱，玉竹二钱，川贝母二钱，半夏钱半，陈皮八分，炙甘草四分，桑叶钱半。

加红枣三钱。

　　右　躁烦，木火铄金，咳嗽痰凝，嘈杂头眩，腹痛腰疼，肢木；经有黑色，目昏而蒙；脉数不调，左关尤紧。木火上乘，脾失健运，卦属未济。当此铄金之令，拟和肝化

热，参以导滞之法。

焦冬术、归尾、秦艽、蒺藜、炒枳壳、荆芥、黑姜、甘草、山楂炭、炒青皮、山栀、辰砂拌茯神、建曲、竹茹。

　　左　昨午因饭饼，食滞脘闷，疏化乃通。昨夜热咳殊甚，痰闷艰出；脉细数，舌干。天时寒燠失宜，病亦因之而变。暂从滋化法。

沙参、生地、丹皮、款冬花、玉竹、花粉、煅瓦楞、桑皮、山栀、远志、甘草、橘红、竹茹、海粉。

　　左　向有头眩，近感风热。咳呛多痰，耳不聪听，脉浮数。暂从和营祛风化痰法。

生黄芪钱半，秦艽钱半，款冬花钱半，炒山栀钱半，生蛤壳三钱，远志钱半，生归尾钱半，青防风钱半，天花粉三钱，生甘草四分，肥知母钱半，橘红八分，葱白二钱。

加盐水炒竹茹钱半。

（《何鸿舫医案》）

王仲奇医案　王金杰

　　华　小东门　三月五日　咳嗽，腰俞作酸，体常畏寒，神疲乏力，卧起面浮，午夜足肿，脉濡滑。从脾、肺、肾兼治，但须慎摄为贵。

生於术二钱，茯苓三钱，川桂枝钱半，生苡仁四钱，白蒺藜三钱，橘红衣一钱，杏仁（去皮、尖）三钱，续断（炒）二钱，十大功劳二钱，紫菀钱半，白前钱半，陈赤豆四钱。

　　二诊：三月九日。咳嗽见瘥，体仍畏寒，神疲力乏，卧起面浮，午夜足肿，脉濡滑而弦。仍从脾、肺、肾兼治。

生於术二钱，茯苓三钱，川桂枝钱半，

橘红衣一钱，白蒺藜三钱，淫羊藿二钱，续断（炒）二钱，生苡仁四钱，桑白皮（炙）钱半，杏仁（去皮尖）三钱，益智仁一钱，陈赤豆四钱。

三诊：三月十三日。咳嗽见瘥，卧起面浮、午夜足肿业已获愈。惟心悸，头眩，目花闪发，皆肾亏之象，脉濡滑。再以强肾清脑可也。

潼沙苑三钱，金钗斛二钱，甘菊花钱半，甘枸杞（炒）二钱，龙齿（煅，先煎）三钱，茯苓三钱，野料豆三钱，冬青子三钱，续断（炒）二钱，石决明（煅，先煎）三钱，谷精草三钱。

四诊：三月十七日。咳嗽，卧起面浮，午夜足肿，皆已见愈，心悸、头眩亦安。惟偶或目花闪发，夜寝间有汗出，脉濡滑。仍从心、肾两治。

潼沙苑三钱，金钗斛二钱，甘菊花钱半，甘枸杞（炒）二钱，远志肉（炙）一钱，茯神三钱，野料豆二钱，冬青子三钱，左牡蛎（煅，先煎）二钱，龙齿（煅，先煎）三钱，石决明（煅，先煎）三钱，谷精草三钱。

五诊：三月廿一日。寝汗已戢，视物亦清，头眩、心悸较安，面浮、足肿已退。惟气力尚弱，神疲形瘦，脉濡缓而滑。仍从心、肾两治。

潼沙苑三钱，金钗斛三钱，甘菊花钱半，甘枸杞（炒）二钱，远志肉（炙）一钱，大有芪三钱，归身（蒸）二钱，茯神二钱，左牡蛎（煅，先煎）三钱，龙齿（煅，先煎）三钱，橘红衣一钱，谷精草三钱。

黄　嘉定　八月廿八日　肾气失纳，阴不上承，咳嗽痰多，行动气急，嗓音不扬，恐肺痿肾竭之渐，脉弦滑。及早补救可也。

海蛤粉（包）三钱，金钗斛三钱，冬虫夏草一钱二分，甘草（炙）一钱，野料豆三钱，女贞子三钱，北沙参三钱，百部（蒸）一钱，款冬花（炙）钱半，生苡仁三钱。

喉咙亦痛，咳嗽痰多，咳剧气坠，便溺亦有不固之象。脉濡弦。且拟宣上。

霜桑叶二钱，鼠粘子（炒）钱半，杏仁（去皮尖）三钱，川贝母（去心）钱半，甘草一钱，紫菀钱半，生苡仁三钱，地骨皮（炒）二钱，香白薇（炒）二钱，射干一钱，枇杷叶三钱。

二诊：十一月廿六日。外因风邪已渐见却，肾气微弱，下失固摄，上难运痰，致咳痰未能爽适，时泄气而便溏，脉濡滑。再以纳下清上，固本为主，兼清余邪可也。

鹅管石（煅透）一钱，冬虫夏草钱半，参贝陈皮一钱，金钗斛二钱，紫菀钱半，百部（蒸）八分，款冬花（炙）钱半，远志肉（炙）八分，甘草（炙）八分，生苡仁三钱，银杏肉（炒，去壳）六枚。

三诊：十一月晦。肾脏有亏，元海摄纳无权，致未老就衰，殊少安内攘外之力，咳嗽气急，咳剧即难安枕，行动转侧尤觉气逆喘促，背俞偶觉畏寒，脉濡滑。再以纳肾宣肺，益气运痰，为安内攘外之计。

於术（蒸）钱半，海蛤粉（布包）三钱，鹅管石（煅透）一钱，远志肉（炙）一钱，冬虫夏草钱半，款冬花（炙）一钱半，金钗斛三钱，潼沙苑三钱，罂粟壳钱半，百部（蒸）八分，银杏肉（炒，去壳）两枚，化橘红八分。

王　豆市街　嗜饮曲蘖，右胁下痛，时发时愈，深吸痛甚，近来咳嗽痰沫多，胃呆纳少，脉弦滑。从肺胃两治。

法半夏、全瓜蒌、陈枳壳（炒）、川郁金、旋覆花（布包）、玉苏子、杏仁（去皮尖）、射干、海蛤粉（布包）、枳椇子、赖橘红、泽兰。

二诊：咳嗽见稀，痰沫较减，食欲稍启。惟右胁下仍稍引痛，深吸痛甚，大便时爽时不爽，脉弦滑。嗜饮曲蘗，守原意出入治。

海蛤粉（布包）、鸡距子、佩兰、新绛、法半夏、全瓜蒌、陈枳壳（炒）、川郁金、白豆蔻、降香、射干、旋覆花（布包）。

施左　气候寒暄失常，往往易感。头脑昏蒙，鼻窍不利，即由于此。但鼻为肺窍，与喉息相关，所以咳嗽亦常有之，且一咳即缠绵难愈。今喉痒而咳痰不爽，日来曾见血少许。治以轻宣润降。

冬桑叶钱半，杏仁（去皮尖）二钱，丝瓜络（不去子）三钱，甘草（炙）一钱，生苡仁三钱，茯苓二钱，瓜蒌衣二钱，白前钱半，紫菀钱半，款冬花（炙）钱半，仙鹤草（炒）二钱，藕节（炒）二钱。

二诊：食欲稍健，便溺如常，眠亦甚安。惟咳嗽未辍，晨起痰黄，特痰红已静，咳声亦较缓和，是向愈之征。但头脑昏蒙，记忆力退减，则为脑力不赡之象。仍以宣肺，待咳瘳再图补益。

冬桑叶（蒸）钱半，甘菊花一钱二分，川贝母（去心）一钱，杏仁（去皮尖）二钱，金扁斛二钱，生苡仁三钱，广皮白一钱，白前钱半，紫菀钱半，款冬花（炙）钱半，甘草（炙）八分。

三诊：痰红已静，眠食如恒。惟日前晨起稍早，气候寒冷，又觉鼻塞咳甚，此皆由囟门薄弱，脑力不赡之过。今虽见愈，特恐轻车就熟耳。

桑叶（蒸）钱半，杏仁（去皮尖）二钱，金钗斛二钱，野料豆三钱，生苡仁三钱，茯苓三钱，玉苏子钱半，甘草（炙）一钱，杭白芍（炒）钱半，紫菀（蒸）钱半，款冬花（炙）钱半，生谷芽四钱。

程　七浦路　七月廿二日　新秋感凉，痰气壅逆，咳嗽宿恙既发且剧，痰黄腻，气急，喘息，呼吸不舒，卧难安枕，脉濡滑。速以泻肺豁痰，以防痰闭肺胀。

鹅管石（煅透）一钱，甜葶苈（隔纸炒）一钱，远志肉（炙）一钱，桑白皮（炙）钱半，杏仁（去皮尖）三钱，川贝母（去心）钱半，射干一钱，白前钱半，橘红衣一钱，旋覆花（布包）二钱，佛耳草（布包）钱半，玉苏子二钱。

二诊：七月廿四日。咳嗽痰多，较前易起，面容亦稍清爽。惟气逆喘急，卧难安枕。腰俞、软胁俱痛，稍有寒热，脉濡滑。清邪中上，肺布叶举。再以苦辛宣泄。

法半夏钱半，茯苓三钱，橘红衣一钱，佛耳草（布包）钱半，桑白皮（炙）钱半，鼠粘子（干姜四分同杵）钱半，玉苏子二钱，甜葶苈（隔纸炒）一钱，射干一钱二分，杏仁（去皮尖）三钱，马兜铃（炙）钱半，鹅管石（煅透）一钱。

三诊：七月廿九日。痰既豁然，气亦平静，咳嗽气逆向瘥，亦得安枕而卧，腰俞、软胁咳仍震痛，腿肢作酸，皆从前喘逆作闭劳动太过之过，守原意小其制。

桑白皮（炙）钱半，鼠粘子（炒）钱半，白芥子六分，杏仁（去皮尖）三钱，甜葶苈（隔纸炒）一钱，鹅管石（煅透）一钱，射干一钱，茯苓三钱，百部（蒸）八分，佛耳草（布包）钱半，款冬花（炙）钱半，银杏肉（炒，去壳）六枚。

四诊：八月初六日。痰豁，风邪未除，傍晚仍有寒热，咳嗽两软胁引痛，已能安枕而卧，偃卧右胁痛而欠适，脉浮濡而滑。仍以宣肺，豁痰，化风。

桑白皮（炙）钱半，地骨皮（炒）二钱，鼠粘子（炒）钱半，杏仁（去皮尖）三钱，法半夏钱半，生苡仁三钱，茯苓三钱，射干一钱，前胡一钱，百部（蒸）八分，佛耳草（布包）钱半，款冬花（炙）钱半。

五诊：八月十一日。寒热业已轻微，软

胁、腰俞痛愈，咳嗽未已，神疲欲眠，纳食难于运化，时嗳酸腐，脉濡。再以宣肺调胃。

法半夏钱半，生苡仁三钱，橘红衣一钱，茯苓三钱，旋覆花（包）二钱，苏梗钱半，杏仁（去皮尖）三钱，益智仁八分，陈六神曲（炒）三钱，鸡内金（炙）三钱，百部（蒸）八分，款冬花（炙）钱半。

六诊：八月十七日。寒热已瘳，咳嗽轻减，精神略强。惟纳食仍难运化，至夜则吞酸嗳腐，小溲欲解往往中止半响方止，此皆精气委靡不振之过。

鸡内金（炙）二钱，於术（炒）钱半，益智仁一钱，法半夏钱半，生苡仁三钱，白芍（炒）二钱，款冬花（炙）钱半，百部（蒸）一钱，茯苓三钱，橘红衣一钱，陈六神曲（炒）三钱，蒲公英三钱，生熟谷芽各五钱。

七诊：八月廿八日。咳嗽已愈，嗳腐吞酸亦瘳，谷食仍难磨化，小溲较畅，大便微溏。仍以运脾健胃立方。

鸡内金（炙）二钱，益智仁一钱，肉果（煨）一钱，青防风（炙）一钱，於术（炒）一钱，杭白芍（炒）二钱，茯苓三钱，橘红衣一钱，宣木瓜一钱，蒲公英三钱，荷叶（米炒）三钱，陈六神曲（炒）三钱。

汪右　小南门　感风受凉，肺失外卫，苦气上逆，喉痒咳呛，昼轻夜甚，胸闷头胀，脉弦滑。治以宣豁。

霜桑叶、杏仁（去皮尖）、鼠粘子（炒）、射干、紫菀、款冬花（炙）、白前、百部（蒸）、玉苏子、马兜铃（炙）、茯苓、生苡仁。

二诊：咳呛向安，喉痒胸闷见愈，但腰仍酸，头胀且眩，脉濡滑。胃气已动，守原意出入可也。

霜桑叶、杏仁（去皮尖）、百部（蒸）、蔓荆子、白蒺藜、续断（炒）、白前、紫菀、款冬花（炙）、金钗斛、生苡仁、茯苓。

三诊：喉痒胸闷见愈，咳嗽或作或辍，头胀且眩，腰俞作酸，脉弦滑。胃纳尚不馨，守原意出入。

蔓荆子、白蒺藜、金钗斛、生苡仁、玉苏子、杏仁（去皮尖）、橘红衣、白前、百部（蒸）、紫菀、款冬花（炙）、茯苓、生谷芽。

胡　打铁滨　七月初九日　清邪中上，鼻流清涕，清窍不爽，气冲咳嗽，胸部稍觉隐痛，脉濡。有失血宿恙，恐轻车就熟。治以轻宣可也。

冬桑叶二钱，杏仁（去皮尖）三钱，甘草八分，薄荷三分，橘络八分，玉苏子二钱，生苡仁四钱，料豆衣二钱，茯苓三钱，白前钱半，鼠粘子（炒）钱半。

二诊：七月十二日。清涕喷嚏较愈，鼻窍稍有未爽，咳嗽清晨仍剧。清邪中上，肺失清肃。仍以轻宣肃降之剂。

冬桑叶三钱，甘草一钱，薄荷三分，射干一钱，茯苓三钱，鼠粘子（炒）钱半，玉苏子二钱，白前钱半，紫菀钱半，杏仁（去皮尖）三钱，生苡仁三钱，枇杷叶（去毛，炙）三钱。

王君　大东门　形瘦体弱，风邪乘虚而入，留而不去，治节失司，发热咳嗽，头胀且眩，胸中烦闷难过，唇吻绛赤，腰俞作酸，交睫欲寐即有呓语，心肺原相依为用也；脉浮滑数。治以轻宣，毋使滋蔓。

霜桑叶、杏仁（去皮尖）、香白薇（炒）地骨皮（炒）、茯苓、生苡仁、白前、紫菀（蒸）、百部（蒸）、款冬花（炙）、川贝母（去心）。

二诊：热已见退，头目较清，睡眠较安。惟咳嗽未罢，痰唾多，胃气未醒，食欲不启，右脉半反关，弦滑。再以宣肺止咳，参以和胃。

霜桑叶、杏仁（去皮尖）、生苡仁、射干、玉苏子、野茯苓、白前、紫菀（蒸）、橘红衣、白鲜皮、通草、枇杷叶（去毛，布包）。

三诊：热退，头目较清，食欲较启。惟咳嗽痰唾多，精神仍疲敝乏力，右脉半反关，弦缓而滑。再以扶元肃肺。

海蛤粉（包）、金钗斛、生苡仁、野茯苓、怀山药、广皮白、无花果、杏仁（去皮尖）、紫菀（蒸）、百部（蒸）、款冬花（炙）、谷芽（炒）。

王　北苏州路　二月廿六日　咳嗽气逆，形寒畏风，大便溏泻，日有数起，脉濡弦。脾、肺并病，年刚弱冠，肾气方盛之时，见证如此，有加剧之虑，幸勿疏忽。

生於术二钱，茯苓三钱，川桂枝钱半，白芍（炒）二钱，白前钱半，法半夏钱半，生苡仁三钱，橘红衣一钱，紫菀钱半，陈六神曲（炒）三钱、陈大麦（炒，去粗皮）三钱。

二诊：二月廿八日。溏泻见愈，肠鸣未息，咳嗽气急，形寒畏风，仍如曩昔，脉濡缓而弦。仍从两太阴治，但弱冠肾气方盛之时，见证如此，殊属弗宜。

生於术一钱，茯苓三钱，川桂枝钱半，白芍（炒）二钱，佩兰三钱，法半夏钱半，生苡仁三钱，紫菀钱半，罂粟壳钱半，杏仁（去皮尖）三钱，陈六神曲（炒）三钱，陈大麦（炒，杵，去外层粗皮）三钱。

三诊：三月三日。溏泻见愈，肠鸣亦息，咳嗽气急、形寒畏风较安，脉濡弦。仍从两太阴治，弱冠肾气方盛，宜慎毋忽。

生於术二钱，茯苓三钱，法半夏钱半，生苡仁三钱，佩兰三钱，橘红衣一钱，白前钱半，紫菀钱半，款冬花（炙）钱半，陈六神曲（炒）三钱，白鲜皮二钱，罂粟壳钱半。

鲍　歙县竭田　屡经失血，肺脏久伤，肺为呼吸出入之道，而吸入之气则藏于肾，肾气失纳，肺苦气逆，咳嗽，喉系不爽，右卧较逸，形瘦肤着，日来腹痛便溏，脉弦数而濡。姑两治可也。

海蛤粉（包）、金钗斛、怀山药、白扁豆（炒）、生苡仁、茯苓、肉果（煨）、茜根（炒）、马兜铃（炙）、白前、紫菀（蒸）、款冬花（炙）、十大功劳。

二诊：屡经失血，肺脏受伤，高源之水不下，阴精不足上承，咳呛声欠清利，喉系不爽，脉濡滑而弦。仍以金水相生意，滋肾保肺可也。

海蛤粉（包）、金钗斛、怀山药、茯苓、潼沙苑、续断（炒）、白扁豆（炒）、生苡仁、紫菀（蒸）、百部（蒸）、款冬花（炙）、罂粟壳、白石英（煅）、冬虫夏草。

三诊：精神稍振，谷食略强，咳呛较减。惟晨起及傍晚咳甚，大便结，更衣后肛微脱，肺与大肠原相表里，又肾开窍于二阴也。照述再拟一方。

海蛤粉（包）、金钗斛、潼沙苑、续断（炒）、北沙参、怀山药、冬虫夏草、苏芡实、茯苓、紫菀（蒸）、款冬花（炙）、无花果、罂粟壳。

方右　南市　三月十六日　咳嗽白沫，气紧作闭，气候寒冷较甚，纳食则胸脘胀闷，脉濡弦。治以温肺调胃可也。

法半夏钱半，广皮二钱，茯苓三钱，陈枳壳（炒）钱半，桑白皮（炙）钱半，玉苏子二钱，厚朴花钱半，佩兰三钱，杏仁（去皮尖）三钱，旋覆花（包）二钱，白前钱半，陈六神曲（炒）三钱。

二诊：三月廿二日。咳嗽白沫，气紧作闭，且常畏风，纳食则胸脘胀闷，或有清水上涌，脉濡缓而弦。仍以温肺调胃。

法半夏钱半，新会皮二钱，茯苓三钱，

桑白皮（炙）钱半，甜葶苈（隔纸炒）二钱，杏仁（去皮尖）二钱，射干一钱，白前钱半，玉苏子二钱，莱菔子（炒）二钱，厚朴花钱半，旋覆花（包）二钱，陈六神曲（炒）三钱。

三诊：三月廿九日。咳嗽稍减，白沫仍多，气紧作闭较瘥，胸脘胀闷未舒，仍有清水上涌，咳甚则腰酸头眩，脉濡弦。仍以温药和之。

法半夏钱半，淡干姜一钱，茯苓三钱，桑白皮（炙）钱半，甜葶苈（隔纸炒）二钱，厚朴花钱半，玉苏子二钱，化橘红一钱，杏仁（去皮尖）二钱，马兜铃（炙）钱半，旋覆花（包）二钱，紫菀钱半，白豆蔻一钱。

黄　绩溪梅溪　初诊（佚）。
二诊：咯血既愈，咳呛稍减，痰亦略爽，左侧难得安卧，左胁仍稍隐痛，脉濡滑而弦。仍以清络，保肺，宁金。

海蛤粉（包）三钱，川贝母（去心）一钱，金钗斛二钱，生苡仁四钱，霜桑叶二钱，茜根（炒）钱半，杏仁（去皮尖）三钱，紫菀钱半，野料豆三钱，冬青子三钱，藕节（炒）四钱，玫瑰花两朵，琼玉膏（冲）四钱。

三诊：咯血既愈，咳亦稀微。左侧已得安卧，形色亦较充旺。惟左胁仍稍隐痛，脉濡缓弦滑。仍以清络保肺宁金可矣。

海蛤粉（包）三钱，茜根（炒）钱半，金钗斛三钱，橘络八分，玉苏子二钱，旋覆花（包）二钱，新绛八分，茯苓三钱，杏仁（去皮尖）三钱，蒲黄（炒）钱半，紫菀钱半，藕节（炒）四钱。

肖右　老西门　三月四日　经事二三月不转，咳嗽，胸痛，头疼，体酸，发热，汗自出，脉濡数。病起已将匝月，蔓延亦殊弗宜。

霜桑叶二钱，甘菊花钱半，紫菀钱半，杏仁（去皮尖）三钱，香白薇（炒）二钱，青蒿三钱，地骨皮（炒）二钱，茯苓三钱，续断（炒）二钱，款冬花（炙）钱半，橘红衣一钱，枇杷叶（去毛，布包）三钱。

二诊：三月六日。经事三月不转，咳嗽胸痛，面浮头疼体酸，发热汗自出，神疲纳少，脉濡弦数。病经一月，脾肺俱伤，胞脉为闭，殊属可虑，慎旃切切。

霜桑叶二钱，紫菀钱半，款冬花（炙）钱半，地骨皮（炒）三钱，香白薇（炒）二钱，金钗斛二钱，橘红衣一钱，茯苓三钱，丹参二钱，泽兰三钱，续断（炒）二钱，谷芽（炒）四钱。

三诊：三月八日。据述咳嗽胸痛面浮如旧未愈，发热汗自出，经事三月不转。惟日来稍能安谷，精神略振。守原意出入。

香白薇（炒）二钱，地骨皮（炒）三钱，生苡仁四钱，茯苓三钱，金钗斛二钱，杏仁（去皮尖）三钱，款冬花（炙）钱半，紫菀钱半，泽兰三钱，茺蔚子（炒）二钱，续断（炒）二钱，谷芽（炒）四钱，月季花三朵。

四诊：三月十一日。热虽减而汗出未戢，腹痛未已，稍能安谷，力乏神疲，色少津泽，咳嗽向安，脉濡弦。经事已三月不转，再从心脾两治，以冀应机为幸。

左牡蛎（煅，先煎）三钱，香白薇（炒）二钱，金钗斛二钱，茯苓三钱，续断（炒）二钱，全当归三钱，白芍（炒）二钱，泽兰三钱，橘红衣一钱，茺蔚子（炒）二钱，谷芽（炒）四钱，月季花三朵。

五诊：三月十四日。热减未尽，近仍有盗汗，咳嗽向安，胃纳略强，腹痛未已，面微浮，神疲力乏如故，经事未来，脉软弦。仍从心脾两治。

银柴胡（炒）钱半，香白薇（炒）二钱，青蒿三钱，鳖甲（炙，先煎）五钱，石斛二钱，左牡蛎（煅，先煎）三钱，白芍（炒）二钱，橘红衣一钱，生於术二钱，茯苓三钱，月季花三朵，谷芽（炒）四钱。

六诊：三月十七日。咳嗽见减，胃纳略强，腹中仍痛，月事不来，面微浮，夜热寝汗未戢，脉濡弦。仍从心脾两治。

银柴胡（炒）钱半，香白薇（炒）二钱，左牡蛎（煅，先煎）三钱，鳖甲（炙，先煎）四钱，青蒿三钱，泽兰三钱，橘红衣一钱，川楝子（煨）钱半，茯苓三钱，獭肝一钱，月季花三朵，谷芽（炒）四钱。

七诊：三月廿日。咳嗽向安，夜热寝汗未戢，腹中仍痛，面部微浮，经事已三月不来，脉软弦。仍从心脾两治。

银柴胡（炒）钱半，香白薇（炒）二钱，左牡蛎（煅，先煎）三钱，鳖甲（炙，先煎）五钱，川桂枝钱半，白芍（炒）二钱，茯苓三钱，泽兰三钱，红花八分，归身（蒸）二钱，青蒿三钱，獭肝一钱，橘红衣一钱。

八诊：三月廿五日。咳嗽获愈，夜热亦退。惟腹中仍痛，寝汗未戢，经事三月不来，脉濡弦滑。仍以心脾两治。

左牡蛎（煅，先煎）二钱，杭白芍（炒）二钱，川桂枝钱半，全当归三钱，橘红衣一钱，丹参二钱，泽兰三钱，川楝子（煨）钱半，柏子仁三钱，红花八分，茺蔚子（炒）二钱，茯苓三钱，獭肝一钱。

左　初诊（佚）。

二诊：心肺相依为用，肺气逆而叶举，心血瘀而脉急，颈项及胸腹筋脉暴露拘急如弦索，颈项有膨胀感，息急音窒，卧难安枕，耳窍失聪，跗肿面浮。前以宣畅肺气，通行血脉尚可，应守原意为之，但病痼根深，难望速效。

海蛤粉（包）三钱，甜葶苈（隔纸炒）一钱，射干一钱，橘红衣一钱，生苡仁四钱，桑白皮（炙）一钱二分，杏仁（去皮尖，杵）三钱，络石藤三钱，伸筋草三钱，茯苓四钱，西血珀屑（研细饭丸吞）三分，功劳叶二钱。

三诊：颈项膨胀感、胸腹筋脉暴露如绳索业已较愈，声音已畅，息急已平，亦能着枕安卧。惟卧起面部微浮。守原意拟丸调理。

海蛤粉两半，紫贝齿（煅）一两，新绛六钱，桑白皮（炙）一两，甜葶苈（隔纸炒）二钱，茯苓二两，生苡仁二两，旋覆花一两，杏仁（去皮尖）二两，射干八钱，紫菀一两，伸筋草一两，络石藤两半，橘红衣八钱，西珀屑三钱，十大功劳叶两半。

上药研末，用丝瓜络二两熬汤法丸，每早、晚开水送下二钱。

王　小西门　三月廿三日　咳嗽气急作闭，喉息有音，声欠清扬，未能偃卧左眠，易于动怒，咳痰有黄点，脐中有黄水溢出，秽恶异常，脉濡弦。肾伤肺坏，务宜慎摄为妙。

桑白皮（炙）钱半，甜葶苈（隔纸炒）二钱，射干一钱，生苡仁四钱，玉苏子二钱，马兜铃（炙）钱半，杏仁（去皮尖）三钱，鹅管石（煅透）一钱二分，茯苓三钱，忍冬藤三钱，枇杷叶（去毛，布包）三钱，木蝴蝶四分。

二诊：三月廿九日。咳嗽气急较瘥，声音稍亮，睡眠仍只偏着右边，脐中秽恶黄水溢出时有时无，脉软弦。肾伤肺坏，证药相安。守原意以治。

桑白皮（炙）钱半，甜葶苈（隔纸炒）二钱，射干一钱，茯苓三钱，海蛤粉（包）三钱，杏仁（去皮尖）三钱，马兜铃（炙）钱半，鹅管石（煅透）一钱二分，紫菀钱半，玉苏子一钱，生苡仁四钱，陈赤豆三钱，远志肉（炙）一钱。

三诊：四月十六日。脐中秽恶黄水业已见弭，咳嗽气急见减，声音稍亮。惟小溲赤而浑浊，睡眠仍只偏着右边，脉濡弦。仍以强肾肃肺可也。

鹅管石（煅透）一钱二分，金钗斛三钱，

远志肉（炙）一钱，杏仁（去皮尖）三钱，马兜铃（炙）钱半，茯苓四钱，猪苓三钱，生苡仁五钱，玉苏子二钱，紫菀钱半，木蝴蝶四分，枇杷叶（去毛，布包）三钱。

（《王仲奇医案》）

徐　东有恒路　肾亏肺伤，阴少上承，液难荣溉。久咳不已，动辄气急，声音嘶嗄，悬雍下垂，形瘦色夺，大便艰结。两脉反关弦滑。水竭金枯，难以补救，姑以滋液养阴，音通则吉。

海蛤粉（包）三钱，百药煎一钱五分，生地黄四钱，野料豆三钱，白药子三钱，柿霜二钱，金钗斛三钱，诃子皮（蜜炙）一钱五分，玄参二钱，甘草八分，紫荆皮三钱，阿胶珠三钱。

（《近代中医流派经验选集》）

王堉医案　清·王堉

邻人郭某之女，再醮于邻村，归宁恒数月不返。一日忽患咳嗽，初略不为意，久而增盛，延人治之，则曰：此虚劳也。始而补气，继而行瘀，又转而理脾疏肝。药屡易而病不减。一日其母偕之来，俾余治。因问曰：嗽时作时止乎？抑咳则面赤气急声声接续乎？曰：急甚。观其面色红润，知非虚证。乃诊其脉，则右寸浮滑而数，余则平平。告曰：此痰火郁在肺经，常苦胸膈满闷，发则痰嗽俱出，不但非虚劳，且大实热证也。进以芩连二陈丸加桑皮、木通以疏之，三日而嗽减。再请余治，则数象减而滑则依然。余曰：热退而痰仍在，不去之，恐复作。因用平陈汤加枳实、大黄下之。凡二进，下顽痰数碗，胸膈顿宽，而嗽亦止矣。

咳嗽一症，风寒暑热，饮食郁滞，思虑劳倦，皆能致之。《医宗必读》阐《内经》之旨，讲此症最为详尽，学者当究心，若一概施治，未有不致悖谬者。

同乡郝某号秀山，在都作银商，自秋发嗽至十一月，数医之尚未愈也。余侨寓襄陵馆，与郝某素昧生平。一日梁某偕之来求余治，问何病，对以咳嗽四月矣。问曾治否，对以药以百计而嗽如故。言次探手于怀，出药方隆然一裹。细检之，皆参、苓、芪、术等类。盖郝素弱，又富于财，俗医皆作虚论也。乃诊之，余平平，肺独浮滑。告之曰：浮者风象，滑者痰象。君素积痰，复感于风，风痰相搏，而嗽作矣。又以参、芪固其腠理，腠理不开，风无去路，嗽何时已乎。数药可愈。郝见余言易，进曰：年少时有唾血疾，体本虚，故畏克伐药。晓之曰：此他医之所以用参、芪也。要知少年唾血，未必虚证。即虚，而此时血止而嗽作，医不治嗽而治血，请问君见我为治嗽乎？为治血乎？病者笑而是之。乃以杏苏饮加山楂、枳实进。嘱曰：不过五服病必愈，无烦再来也。病者持而去，越五日，投帖请余观优戏，晚则筵席丰隆，殷勤周至。时余方以分发赴秦，因遣其同类，随之到秦，开设银肆，听昔过从称莫逆焉。

商友王定庵，幼在京，权子母，工于心计而贪诈猥琐，兼嗜面食，年四十后，得脾劳病，遇冬更甚，医药数年矣。余常劝其节食节劳，而以经营生息，刻无暇晷。每食过饱，则痰嗽喘满，终夜不寝。壬子冬，疾增剧，乃俾余治。余进以健脾诸品，痰嗽少止，而狂啖如故，因之时发时愈。病甚则服药，稍瘥则不肯。余以其不能调摄，置之不问。年终，岁事匆匆，劳扰更甚，一日早起，则面目四肢俱浮肿，而烦满益不堪。余告其同事曰：脾绝矣。尚未立春，虽交木令，尚可到家，立春后，则不能矣。盖肝木克脾土，仲春必难过也。同事者不为意，延之。

继请一同乡医视之，则曰：此水病，下之则愈矣。问用何药？则曰：舟车丸。余力陈不可，而病者误信之，急服三钱，肿未减，而卧不能兴。诊其脉若有若无。同事惟恐其殁于铺，急觅车请人送还，出京甫数日，殁于松林店。计其时，立春后五日也。吁！人生固有命，而始则不知爱养，继则不信良言，迨疾不可为，又信庸医，以速其死，亦愚之甚矣。故录之，以为不知调摄者戒。

（《醉花窗医案》）

红杏村人医案　清·红杏村人

丁右　肺为华盖，素称娇脏。兹值燥金司令，资禀无权，适感秋凉以致咳呛并作，咽干梗痛，脉虚弦数，舌白无津。年尊之体，治宜清降为主。

桑白皮、地骨皮、杏仁、川贝　沙参、知母、紫菀、花粉、丝瓜络、苇茎。

又复：远年久咳，肺气素虚。近因感冒秋凉宿恙复作，每至黎明其咳益盛，喉音不爽，纳谷式微，脉虚细数，苔白而干。仍拟清金育阴法。

北沙参、麦冬、川贝、知母、旋覆、蛤壳　桑叶、枇杷叶、杏仁、芦根。

瞿右　肝属木，为将军之官，全赖肾水涵养。设真阴不足，资化无源，则化火生风，势必悖逆犯上，铄肺凌金，而干呛吐红之症并作矣。兹症上见咳呛，下复便溏，胃纳日减，不独肺金受困，而中土亦受其戕。三阴并损，胃元告匮，何恃无恐？

洋参、麦冬（炒）、五味、扁豆、冬术（土炒）、茯苓、阿胶、桑叶、百合、枇杷叶、粉甘草。

又复：干呛无痰，木火刑金也；大便时溏，脾元亏弱也。牙床肿痛，肌肉枯削，脉搏数，舌干绛，是皆真阴下竭，虚火上炎之

明验也。极属棘手，勉方以尽人工。

参、麦、茯神、扁豆、百合、山药、霍薢、青蒿、鳖甲（炙）、白芍。

（《医案》）

费绳甫医案　清·费绳甫

徽州张芝圃，咳嗽半年，所奇者每咳痰内必带毛如毫毛。诊脉右寸细如蛛丝。《经》谓"肺合皮毛"，此岂肺气大虚，不能托毛外长，而倒生于里耶！人有毫毛，犹地有草木，全是生生之气敷布于外。此症非大补肺气不为功。

潞党参四钱，绵黄芪三钱，大白芍一钱五分，粉甘草一钱。

连服三十剂而痊愈。

佚名，进养阴清火，兼化痰热法。肝阳升腾之势渐平，入夜咯血已止，咯痰略易，痰色黄多绿少，病情似乎减轻。惟痰热蕴结，肺胃阴伤，呛咳内热，口干汗多，舌绛且光，胸脘偏右懊憹，难以名状，饮食减少。阴虚而气怯，中无砥柱，倘用甘温益气，未免助火劫阴，荣阴无康复之机，木火有燎原之势。正气充满于阴液之中，培阴液即是固正气。脉弦略退，细数如常。宜宗前法更进一筹。

女贞子四钱，生甘草五分，南沙参四钱，京玄参二钱，鲜生地三钱，明天冬三钱，大麦冬三钱，川贝母三钱，瓜蒌皮三钱，川石斛三钱，天花粉三钱，冬瓜子四钱，生谷芽四钱，鲜竹茹一钱，鲜竹沥二两，梨五片。

二诊：上方服三剂后，肝阳上亢之势渐平，胃气下降，咯血已止，饮食加增，绿痰已清，黄痰尚多。呛咳内热，口干有汗，舌绛而光，胸脘偏右懊憹，难以名状。肺阴久虚，清肃无权，痰热内蕴，灼阴耗气，益气

未免助火劫阴，正气充满于阴液之中，必先液涸而后气散，培阴液即是固正气，倘用滋腻填阴，诚恐禁锢痰火，阴液更受燔灼。治必清火豁痰，令火平痰化，阴液或可暗长潜滋。名臣医国，兴利必先除弊也。脉弦已减，细数仍然，势未出险，宜宗前法进治。

女贞子四钱，生甘草五分，西沙参二钱，京玄参一钱，鲜生地三钱，天花粉三钱，川石斛三钱，明天冬三钱，川贝母三钱，瓜蒌皮三钱，冬瓜子四钱，鲜竹茹一钱，生谷芽四钱，甜杏仁三钱，梨五片，荸荠五枚。

三诊：痰色本白而发黄者，火盛也；内热口干者，阴液干枯不能上济也。舌绛而光者，阴虚及气，中无砥柱也。呛咳咯痰难出，胸脘偏右懊憹，难以名状，夜寐因此不安者，肺胃阴伤，痰火交煽，清肃无权也。丹溪谓"阳常有余，阴常不足"，阳虚易治，阴亏难调，治当育阴制阳，论极精切。惟喜用苦寒坚阴泻火，未免伤中。叶天士、徐灵胎治木火刑金，每用甘润，与喻嘉言所论甘寒能培养脾胃生生之气，最合机宜。脉来细数，阴液虽枯，痰火尚炽，益气补阴，反为痰火树帜。治宜养阴清火润肺。

冬青子四钱，生甘草五分，南沙参四钱，京玄参二钱 鲜生地三钱，云茯神二钱，川贝母三钱，瓜蒌皮三钱，川石斛三钱，天花粉三钱，生谷芽四钱，鲜竹茹一钱，甜杏仁三钱，梨五片，荸荠五枚。

四诊：痰热蕴结肺络，积久竟成窠囊，如蜂子归于房中，莲实嵌于蓬内，生长则易，剥落则难，叠进清火豁痰法。痰热已化，随化随生，窠囊中之痰热尚未扫除，每逢日晡，胸脘偏右懊憹，即热势沸腾，周身皆热，呛咳痰黄，舌绛破碎，口干引饮，小溲甚少，肺胃阴伤不堪，痰火销灼。补阴犹恐助痰，痰热无从宣化，养阴清火与痰无碍，似合机宜。肺位最高，轻清上浮，必须气味

轻扬，搜剔肺中痰热，尽从下泄，肺气自有肃降之权。脉来细数。宜宗前法更进一筹。

冬青子四钱，粉甘草五分，鲜生地三钱，北沙参四钱，京玄参二钱，川贝母三钱，瓜蒌皮二钱，天花粉三钱，甜杏仁三钱，海浮石三钱，冬瓜子四钱，生谷芽四钱，熟谷芽四钱，鲜竹茹一钱，鲜竹沥一两，生梨五片，荸荠五枚。

五诊：天下无倒流之水，而有时倒流者，风激之也。人身无逆行之血，而有时逆行者，火迫之也。火迫血溢，吐血属痰火交煽者居多。现吐血已止多日，今又复发，其色鲜红，吐出自觉舒畅。荣热外泄，痰黄味辣，舌刺口干，胸脘偏右懊憹，内热小溲气秽，痰热蕴结肺络，如抽蕉剥茧，层出不穷。气液皆受燔灼，中无砥柱之权，饮食入中，咯痰较易，培补气液，未免助火碍痰，清化痰热，又恐将来气液难复，脉来细数，势未出险，补救颇难。姑拟养阴清火，豁痰润肺。

冬青子四钱，粉甘草五分，马兜铃五分，鲜生地三钱，北沙参四钱，京玄参二钱，川贝母三钱，瓜蒌皮三钱，川石斛三钱，天花粉三钱，牡丹皮一钱，冬瓜子四钱，生谷芽四钱，甜杏仁（研）三钱，鲜竹茹一钱，鲜竹沥一两，荸荠五枚，生梨五片。

六诊：肝阳升腾之势渐平，津液宣布，咯血已止，舌润苔布，入夜肌热，脘右懊憹皆退。惟胸间胀痛不舒，呛咳痰色微黄，神倦力乏，气液皆虚，中无砥柱，已可概见。人参益气，未免甘温助火，犯缪仲醇肺热还伤肺之戒；阿胶、熟地填阴，又恐滋腻碍痰，犯叶香岩阴未生，徒令凝滞在脘之戒。必须气味轻清，补而不腻，与痰无碍，方合机宜。脉来数象已减，右寸关细滑。治宜补阴清火，兼化痰热。

西洋参一钱，京玄参二钱，鲜生地三钱，大麦冬二钱，杭白芍一钱五分，生甘

草五分，女贞子四钱，川贝母三钱，瓜蒌皮三钱，川石斛三钱，天花粉三钱，甜杏仁三钱，冬瓜子三钱，生谷芽四钱，广皮白五分，鲜竹茹一钱，鲜竹沥一两，梨五片，荸荠五枚。

七诊：气液极虚，法当益气滋液，益气未免甘温助火，滋阴又恐滋腻碍痰。当痰火猖獗之时，惟有清火豁痰，釜底抽薪，方合法度。若扬汤止沸，无济于事。现蕴结肺络中痰热，已宣化及半，尚有痰热凝结肺络，清肃无权，呛咳痰黄，胸腹作胀，入夜肌热，是有形之痰阻无形之气。清化痰热，气自肃降，诚恐将来火清痰化，液涸气散，补救不及，却有险关在后，不得不思患预防。培养将枯之阴液，清泄未尽之痰热，两面兼顾，似合机宜。脉来细数。宜宗前法进治。

女贞子四钱，鲜生地三钱，北沙参四钱，京玄参二钱，云茯神二钱，瓜蒌皮三钱，川贝母三钱，川石斛三钱，天花粉三钱，甜杏仁三钱，冬瓜子四钱，生谷芽四钱，鲜竹茹一钱，鲜竹沥一两，灯心五尺，梨五片，荸荠五枚。

（《费绳甫医话医案》）

吴鞠通医案　清·吴瑭

僧　四十二岁。脉双弦而紧，寒也；不欲饮水，寒饮也；喉中痒，病从外感来也；痰清不黏，宜寒饮也；咳而呕，胃阳衰而寒饮乘之，谓之胃咳也；背恶寒，时欲厚衣向火，卫外之阳虚，而寒欲乘太阳经也；面色淡黄微青，唇色淡白，亦寒也。法当温中阳而护表阳，未便以吐血之后而用柔润寒凉，小青龙去麻、辛，加枳实、广皮、杏仁、生姜汤主之。

用此方十数帖而愈。

董　四十五岁，乙酉五月二十七日。脉沉细弦弱，咳嗽夜甚，久而不愈，饮也。最

忌补阴，补阴必死。以饮为阴邪，脉为阴脉也。《经》曰：无实实。

桂枝六钱，小枳实二钱，干姜三钱，五味子一钱，白芍四钱，半夏五钱，炙甘草一钱，广皮（炒）三钱。

煮三杯，分三次服。

六月初一日　复诊加云苓三钱，枳实二钱。

某人　十七日。本有痰饮，服小青龙胃口已开；连日午后颇有寒热，正当暑湿流行之际，恐成疟疾，且与通宣三焦。

茯苓皮五钱，杏仁三钱，姜半夏四钱，生苡仁五钱，小枳实三钱，青蒿二钱，藿香梗三钱，白蔻仁一钱五分，广皮三钱。

煮三杯，分三次服。

十九日　寒热已止，脉微弱。去蔻仁、青蒿，加桂枝、干姜以治其咳。

二十二日　咳减，寒热止，胃口开，嗽未尽除，脉尚细小。效不更方，服至不咳为度。

吴　二十岁，甲子四月廿四日。六脉弦劲，有阴无阳，但咳无痰，且清上焦气分。

沙参三钱，生扁豆三钱，连翘一钱五分，麦冬三钱，冬霜叶三钱，玉竹三钱，冰糖三钱，茶菊花三钱，杏仁三钱。

煮三杯，分三次服。三帖。

廿六日　于前方内去连翘，加丹皮二钱、地骨皮三钱。

（《吴鞠通医案》）

曹沧洲医案　清·曹沧洲

某左　受风作咳，表热自汗，脉数，宜从上焦泄化。

冬桑叶一钱半，生蛤壳一两，冬瓜子一两，茯苓四钱，白杏仁（去尖）四钱，白芍

三钱，橘白（炙）一钱，白前一钱半，川贝母三钱，淮小麦（包）三钱，生甘草三分，竹茹三钱，生石决明一两。

某左　体虚易感，不时背寒发热，咽痒咳窒，腰酸背痛，脉濡，法当表里两治。

苏梗二两，紫菀一钱半，川断（盐水炒）一钱半，白蒺藜（去刺）四钱，荆芥一钱半，白杏仁（去尖）三钱，金毛脊（盐水炙，去毛）三钱，桑枝（切）二两，大豆卷三钱，象贝（去心）四钱，陈皮一钱，归身一钱半。

某右　脉细数右弦，咳逆气急痰多，耳失聪，胃不醒，少寐，肺胃两病，治之不易。

西洋参（生切）一钱半，川贝（去心）三钱，橘白一钱，白芍一钱半，朱麦冬（去心）一钱半，生蛤壳（杵）二钱，竹茹二两，紫石英（煅）四钱，川石斛四钱，朱茯神四钱，生草四分。

某左　脾为生痰之源，肺为贮痰之器。脾弱则生湿，湿蕴则蒸而为痰，痰气涌肺，则为喘促咳呛，舌中黄尖绛，口干不欲多饮，夜无安寐，二便俱通，暮则肢冷，火升有汗，脉弦数，痰湿热无从散布。痰者火之标，火者痰之本。今方拟润肺降气、涤痰安神并进之。

旋覆花（绢包）一钱半，川贝（去心）三钱，辰茯神四钱，赤芍二钱，代赭石四钱，知母三钱，辰连翘三钱，鲜芦根一两，川石斛二钱，海浮石四钱，瓜蒌皮（切）四钱，瓦楞壳一两，竹茹三钱。

某左　舌白口干，卧则气呛，作咳便少，金不克木，木反袭金，最虑见红。

南沙参五钱，白石英七钱，丝瓜络三钱，玉蝴蝶三分，桑白皮三钱，黛蛤散（绢

包）一两，竹茹三钱，款冬花三钱，旋覆花（包）一钱半，橘络一钱。

某左　表热五日，咳嗽胁痛，脉数，防痰气升塞，骤生变端，不可轻视。

旋覆花（绢包）一钱半，白杏仁（去尖）四钱，茶叶三钱，橘络一钱　青葱管（后下）一尺，象贝（去尖）五钱，牛蒡三钱，通草一钱，真局红新绛一钱，前胡一钱半，丝瓜络三钱，枇杷露（温服）一两。

某幼　风郁化热，咳久渐转顿咳，鼻衄，脉数，宜清润肺胃。

桑白皮（蜜炙）一钱半，杏仁（去尖）四钱，煅瓦楞壳一两，茯苓四钱，款冬花（蜜炙）一钱半，川贝（去心）三钱，海浮石四钱，白前一钱半，苏子一钱半，冬瓜子一两，橘白一钱，川石斛三钱，枇杷露一两（温服）。

（《吴门曹氏三代医验集》）

徐锦医案　清·徐锦

北濠许延诊案云：火酒铄肺，痰热内阻，咳嗽经年，发于夜半，天明咽痛、音闪。近增纳胀、头晕、腰疼、足冷、便泄、魄门反痛，三阴俱竭。当此铄石流金之令，何以支持！犀角地黄汤去丹、芍，加玄参、沙参、海石、杷叶、人中白、麦冬、贝母、花粉、骨皮、生甘草、桔梗。

再诊：痢下臭秽殊甚，此水不生膀胱而入大肠也。腹鸣而痛，胸痞不纳，咳嗽口渴，咽痛内热，肺气大伤，不能通调水道。金水两亏，又逢酷暑，下利而上不纳，防脱。沙参、白芍、麦冬、生地黄、川贝、丹皮、山药、生甘草、桔梗、泽泻、茯苓。

三诊：痢下稍止，咳嗽、咽痛颇甚，中虚少气，头目昏晕，大渴引饮，尚恐增剧，照昨方，去丹、泽、桔、芍，加玄参、骨

皮、粳米、米粉炒麦冬。

（《心太平轩医案》）

金子久医案　清·金有恒

向患之咳，近来复发，晨起痰先浓后薄，定是脾胃湿痰，早起便常薄而溏，亦是脾胃湿热，脾不健，湿不化，上蒸于胃为痰，下注于肠为泻，脉濡细而滑，舌薄黄而腻。治法健脾理胃，藉以搜湿化痰。

茯苓、生冬术、甘草、姜夏、橘红、川贝、白杏、生苡、瓦楞、冬瓜子、竹茹、扁豆衣。

三焦窒阻，气络闭塞，水液凝聚，饮留肺胃，肺胃之气多升，则痰饮不能下达。痰饮之邪少降，则气易有上逆。每交夜半，咳呛阵作，半由木火之冲激，半由金气之升逆。左脉虽形柔细，尚有冲和之气，右脉依然滑大，并无刚躁之势，口味觉腻，舌色薄黄。拟润肺清胃而降气，使火潜气降则痰消。

旋覆花、橘红、川贝、煅蛤壳、海石、石决明、茯苓、半夏、白杏、谷芽、竹茹、枇杷叶。

痰之生也本乎湿，湿之生也本乎脾，脾不鼓舞，气不健旺，遂使水谷积聚为湿，从阴化饮，从阳化痰。蓄于脾而嗽，储于肺而咳，痰与饮壅阻气机，升与降失司常度。有时气多升则上喘，有时气多降则下肿，平日积劳则真阳外耗，加以积郁则真阴内伤，阳耗气弱则肺金愈欠清通，阴伤血燥则肝木益见疏泄。脉状六阴，重按软弱，舌质糙白，苔见薄黄，届值冬至，正资调理，先宜煎剂，清通肺脾，后当膏滋，培益肝肾。

毛燕、冬虫草、橘红、云苓、炙甘草、百合、叭杏、川贝、夏曲、牛膝、吉林须。

（《清代名医医案精华》）

经过病情，遗泄失血，现在病状，咳呛气急，左咽作痛，右喉起瘰，胃不思食，豁痰黏韧。六部脉象，均见弦细。多年经营失利，中年情志失畅，日积月累，致成七情，加以久嗽，致成劳损。正值春旺，木火用事，金被木扣，土受木侮，越人所谓"上损过中"，治法拟以调养上中。

磁石、川贝母、杏仁、橘红、怀牛膝、半夏、炒白芍、洋青铅、茯苓、淡秋石、白术、谷芽、冬虫夏草。

（《金子久专辑》）

赵海仙医案　清·赵履鳌

有声无痰为咳。火灼金伤，卧则气急，牙龈浮肿，食入作呕，已延数月。夜来盗汗。肺胃中伤，肾水亦亏。理当金水六君，因秋燥伤肺，未便腻补，谨防喉痛音哑。

老苏梗（蜜炙）一钱五分，白桔梗一钱五分，粉甘草五分，太子参二钱，炙冬花一钱五分，川百合一钱五分，苦杏仁三钱，云茯苓三钱，糯稻根须四钱。

复诊：加南沙参三钱。

复诊：咳呕盗汗已止，尾闾疼痛。肾亏，督脉亦虚。

加胡桃肉三钱。

火干肝络，咳嗽痰红。心中火燥，暴怒伤阴。肝火、心火皆旺，气不调达所致。当静心戒怒，庶与药饵兼功。

桔梗一钱二分，女贞子三钱，牛蒡子二钱，杏仁三钱，旱莲草三钱，茅根，马兜铃一钱，麦冬三钱，童便一杯。

清金养肝，痰红已止，咳嗽已平，心中不躁。既已获效，步原方加川贝母。红止咳安，心亦不躁。宜养水滋肝，清心保金，以丸代煎。回府徐徐调养可也。

大生地三两，炒牛子（糯米五钱同用）

二两，马兜铃（蜜炙）八钱，苦桔梗一两，怀山药三两，粉甘草五钱，连心麦冬一两五钱，藕粉炒阿胶二两，女贞子三两，苦杏仁三两，旱莲草三两，川贝母二两，云茯苓四两五钱。

上药共为细末，以蜜为丸。每日服二钱，开水送下。

（《寿石轩医案》）

范文甫医案　清·范赓治

李女　风热犯肺，咳呛痰稠，气喘，舌红，脉滑而数。

桑白皮9克，葶苈子4.5克，苏子9克，黄芩9克，海石9克，天冬9克，橘红4.5克，杏仁9克，竹茹9克。

应师母　燥咳无痰，为日已久，口干咽燥，午后潮热，脉细而弱，舌中脱苔。阴虚生热，治颇不易。

生石膏30克，麦冬24克，小生地24克，炒麻仁24克，炙鳖甲9克，杏仁9克，枇杷叶9克，清甘草3克，肺露500克代水。

二诊：小生地24克，驴胶珠6克，生白芍9克，麦冬24克，生龙骨9克，炙甘草3克，炒麻仁12克，生牡蛎24克，杏仁9克，肺露750克。

施根生　寒咳不止。见咳治咳，无人不能。症见咳嗽气喘，痰如蟹沫，腰酸无力，神疲少气。此为肾阳素亏，寒邪直中少阴。如仍与麻杏及止嗽散之属，则犯虚虚之戒。宜温肾阳，散寒湿。

茯苓9克，白术9克，白芍9克，附子9克，生姜6克，五味子6克，细辛0.9克。

松老家人　久咳四五月，咳声闷而不畅，久治不能愈。邀余治之。余曰：宜服小

青龙汤。松云：已试过三帖，无效。余曰：请以冰煎之。松恍然悟曰：善哉此法！依照上法服之，果即见瘥。盖余曾见此人于烈日中大饮冰合水，此咳嗽自天热而起，故投之即见效也。

（《范文甫专辑》）

孔继菼医案　清·孔继菼

张甥存政，长妹之次子也。丁巳新正，偶冒风寒，咳嗽发热，不以为意。积三月，嗽热渐重，兼之腰股痛楚，肩膊尤甚，饮食几废。余适过之，诊其脉，浮劲而数，责问长甥存吉：弟病胡不早治？存吉曰：久欲为治，弟固言无妨，迟日自愈，不料一日疼痛如此。余曰：初病时，绝不疼痛乎？曰：彼时只言头项痛，只缘数日之后，头项痛止，故冀嗽热之自愈，不然，亦久为调治矣。余曰：头痛项强，太阳病也。此症起自正月，彼时天寒衣厚，风不能入，缘风池、风府两穴在项后发际，风寒由此而入，故痛现于头项。夫太阳受病，只应发热，不应咳嗽。其同时而嗽热俱起者，必更有风寒之邪，从口鼻而入，中于肺脏也。一日之感，从后入者中于经，从前入者中于脏，内外俱病，不为不重，不借药饵而望其自愈也难矣。且风寒在肺，正气不能外运，而太阳之邪乃得由头项而串于肩膊，抵于腰股，此皆其经络之所及也。头项之痛自止者，邪迁于他处也。夫邪在太阳，浸淫至于三月之久，此不可以言感，盖已着而为痹矣。再复不治，入于腑则膀胱病，必为胞痹；入于里则少阴病，将为肾痹；重以肺甲之邪，变蒸化热，生死何可预料？养痈贻患，莫甚于此。吾为搜而去之，非多药不可也。两甥唯唯。乃为订疏风散寒之方，服二剂，漠若不知。余曰：脉来浮劲，本应温散，以浮中带数，内热已成，故不用温而用清。今邪气不解，不得不用温热，姑

以甘寒为监制，勿令内伤肺脏，俟痛止之后，咽喉不愈，再为清解可也。盖此时存政已患咽痛矣。乃用桂、麻、参、附、归、芍、杏仁等，而以石膏为反佐。服二剂，汗出甚多，疼痛尽止，热清嗽亦减，而咽喉之痛则浸加重矣。转用清解，二剂遂愈。数日复病，视之，则风寒复感，太阳又病矣。复与发散乃归。其后又病，二弟辉照愈之。其后又病，予复往视，因谓之曰：汝病已五月，时轻时重，嗽热尚未全止，外感已经四次，若复不慎，虚弱之体，岂堪屡感？转成弱证不难矣。此番愈后，必谨避风寒，勿更犯也。书方与之，病良解。至六月初旬，嗽热俱止，自谓无患矣。一日大风骤雨，披衣不及，寒颤交作，顷之大烦大躁，一夜不宁。予闻往视，则所感更重于前。长妹泣曰：此子屡痊屡犯，将来势必不起。渠祖父以来，皆以发热死。此子前日发热作嗽，吾家老人已谓与祖父同病，今复如此。若真系外感，犹尚可为，若阴虚作热，则鬼箓中人矣。奈何？予曰：汝家前人吾不及知，只妹夫当日确系风寒外感，得之马上，误用庸医，一见嗽热，便为阴虚，补而又补，遂致热者益热，其后吐脓吐血，肺胃俱伤，避人畏客，心窍已迷。乌有内伤发热之症而迷罔如此者？此子前日发热作嗽，本太阳与肺甲之病，辗转既久，阴亦未尝不虚。然由外感累及阴分，病本不起于内，故外邪解而阴亦易复。其所以屡痊屡犯者，汗解之后，腠理虚疏，风寒易得乘间内侵。究之入者甚易，出亦不难，故稍一发散而风寒尽解。若系阴虚作热，其能屡当汗剂乎？且阴虚之嗽，发于下焦，其音中空而近于燥。此子之嗽，发于胸中，其音中实而近于湿。阴虚之热盛于晚间，扪之热自内泛，愈久而愈重。此子之热，盛于午后，扪之热在皮肤，愈久而愈轻。其他恶食恶烟，作满作疼种种现症，俱属外感所有，而为阴虚所无。若作阴虚治，此时久已难言矣。况

前日热嗽已止，可知不是阴虚。此番久病之后，暴受风寒，来势凶猛，安得不热？又且风邪内郁，寒气外束，烦躁无汗，与伤寒大青龙汤症同。阴虚中有此症，则天下阴虚之人皆旋病旋危，必无有历半载一年者矣，有是说乎？此病仍是外感，无可疑者，乃用甘寒解表之品，一夕连与二剂，汗出津津，热减大半。次日书方毕，适以事归，数日复返，则余热郁为斑疹，已隐隐满身矣。因指谓其家人曰：阴虚中有此症乎？皆曰：无。复与透表之药。次日，热清食进，以胁下痞硬，小便不利，用旋覆代赭汤加猪苓、泽泻等，促令急服。长甥曰：病已愈，缓调不可乎？曰：此系积水，必非一日之故，故若不立为解散，非上而作呕作喘，则停而为胀为疼，甚则溢为肿胀矣。涓涓不塞，尚令积为江河乎？服一剂，满腹水响，漉漉有声，从胁下直趋小腹。予曰：可矣，此必大小便俱利。促令再服，乃归。盖风寒之邪，至是尽解无余，余亦以为无患矣。五日复感，凶危弥甚，气促胸满，殆不可支。病数日，余始知，急驰往视，则病势弥留，不可为矣。噫！长妹孀居二十余载，仅得二子成人，复夭其一，多病之躯，何以能堪！余之悲是甥也，又不仅在甥矣。

皋立王姊丈，自去腊出门得病，发热、咳嗽，自是风寒外感。其所以久而不愈，一曰迁延失治，二曰内有积病，三曰忧思过甚，其四则吾辈治之未必尽合法度，而中款窍，此亦不可不思也。何也？风寒之感，至于发热咳嗽，外则足太阳一经，内则手太阳一脏，同时俱病，非表里双解不能愈。彼时适值腊尽春初，未及延医，而邪之在内者，日益蔓延，在外者渐且内逼，久而外感之风寒，与身中之正气，混为一处则感也，而近于痹矣。此痞闷、烦热等症之所以作也，是迁延之失也。然自用药调治，人人皆识为风

寒，亦既屡经解散矣。而绵延至今者，新病牵连旧病，新病退而旧病未痊也。《金匮》曰：夫病痼疾，加以卒病，当先治其卒病，后乃治其痼疾，夫痼疾何以言治？可知卒病一起，痼疾未有不发者。皋翁有痼疾在心下，腹中累累成块，接胁连脐，尽属正虚邪盛之区，风寒入里，未有不乘虚而凑于此者，此时治新邪，则牵动其旧邪，新邪之根未久，去之犹易，旧邪盘踞已深，拔之实难。以故热屡平而复发，嗽屡痊而又起，吐痰唾血屡止而更见。若系新伤，岂能堪此？此正旧邪之上泛也。一处动则一处开，所以既吐之后，胸膈反觉清爽也。然以渐而吐，则非一日所能告罄矣，此内积之害也。夫内积渐开，最属病家美事。每见小儿积聚及妇女癥瘕，往往因伤寒时疫，暴热蒸灼，随汗下而解散者，皋翁正在此例。且病经半载，肌肉不减，饮食无碍，何妨安之如常？而皋公心地窄狭，念上顾下，时存隐忧。予每见其平日无病时，偶逢一时不顺，辄垂首咨嗟，眉如山压，笑比河清，双搓两手，无片刻安。今病已积久，户庭不出，死生存亡之见，岂能一息去诸怀乎？积虑伤脾，积忧伤心，病之出于身者，虽见减，病之结于心者，恐但见增矣，此忧思之累也。至于治此病者，皆吾至亲，兄弟三四人，有事则去，获间辄来，原无彼此之殊。然时疫病变，难拘一格，其中寒热温补亦有不容不商者。前日辉照欲用大黄，予持疑不决，其后卒用，且屡用，且与芒硝同用，而病人未尝不支，则予之见浅也。今外邪量已无余，内积亦见开尽，所未动者，当脐之久病耳。此已自具窠囊，决不轻自泛动，在病人亦不敢言去，在治者又谁肯妄攻？揣情度理，此时用药，只宜清养调和之品，寒凉非所宜也。盖皋翁平日之脉，虽不足四至，谅亦在三至以外，以目下言之，病脉也，亦才四至耳，较之平时则少赢，较之四五月病盛之时，则退已多矣。夫天下未有脉退而病不退者，亦未有脉来四至，而发热不止者，其所以发热之故，必由于阴不和阳，其所以阴不和阳之故，必由于寒凉少过。何也？寒凉之药，其性主于肃清。其用归于凝闭，入之脏腑之中，无本之邪热，得借清肃以自解，天真之正气，亦每因凝闭而不宣，然而阴气可闭，而阳气卒不可闭也。夫阳者本乎天而主动，阴者本乎地而主静，静者可闭，动者岂能常闭乎？惟阴气凝然内伏，阳气充而外散，于是遂行周流之处，有熏炙而无濡润，是以口鼻气热，皮肤作蒸，上有痰嗽之迫，下有亢阳之征也。且夫伤于寒而必作热者，谓寒闭而阳气郁也。伤于外寒，阳既郁而为热，伤于内寒，而谓阳必不郁而不热，有是理乎？及其犹能作热，寒凉犹未甚过，若今日芩、连，明日翘、连，至全无热意，则周身皆固阴沍寒之境，恐有不可言者矣。治有款窍，药有法度，所以必待商酌者，正恐此事之未尽合也。虽然，予为此说，将谓皋翁之病，遂可以温补济乎？非也，其始病也以外邪，其久病也以内积，胡可言补？惟是人非有余之人，脉非有余之脉，必病者先自去其啾唧之心，治者亦尽化其偏执之见，温补固不轻投，寒凉亦勿恣意，庶几与时消息，可以无误。则谓予之说为姑备一解可也，为意外多虑亦可也。夫存彼此之见，专已而自用其智，与有言而不以告人，岂吾侪之用心哉？

徐姓者，居湖滨，耕而且渔，勤劳作家人也。以病诣余，再至不遇，遂留弗去，居二日，余归，遂求诊。余视其人，肌肉未脱，而咳嗽音哑，息短而喘。问病几日，厥证云何？曰：自去岁八、九月间，始觉咳嗽，不以为意。其后日重一日，益之发热，畏风恶寒。求医诊视，以为感冒，用发汗药，两剂不愈，反攻破腹作泻，自此时泻时止，药亦未敢再用。入春以来，饮食渐不能进，腹中结聚一块，硬结膶疼，医亦不复立方矣。余诊其脉，虚大无力，中部微有搏结之象，而未越五至。问：医云何症，遂不立方？曰：医未说病名，但云破腹音哑，药不能治。其实腹不常破，只偶尔大泻一二次，然每逢泻后，咳嗽反觉减轻。时表丈王公在座，余谓之曰：丈知之乎？此病又是医家误认。其始发热致泻，药中必有麻黄，近日不与立方，则以为阴虚，不可救也。其人曰：然。去岁药中果有麻黄。余曰：此即医之误也。去岁秋热太甚，金行火令，咳嗽者多，并非风寒感冒，乃肺金为时令之燥所伤也。其所以发热者，金病于上，气不下行，肾水绝生化之源，故孤阳内燔，蒸而为热也。畏风恶寒者，肺主皮毛，肺病而卫外之气不固，故不任风寒也。此时只宜清金养肺，数剂可以痊愈，治不出此。而用麻黄，大热大燥之肺，岂堪益以热燥乎？肺热不支，奔注而下，移热于大肠，此所以破腹作泻，一泻而咳嗽反觉轻减也。然虽暂时轻减，病本依然未退，特值三冬寒水之令，势不加重尔。至春而肝木用事，木挟风火，又乏水润，其亢燥不平之气，乘时横行，乃益以重，肺家之燥，而如火益热矣。此所以音为之哑，息为之短，甚则气逆而为喘，甚则热结而成块，以至作疼作胀，饮食不进也。夫饮食脾胃之事，非肺病之所及也。然肺燥而子不扶母，脾胃犹可自持，肝燥而木来乘土，饮食安能强进？此病若不急治，一交夏令，火旺刑金，肝病未必见退，肺病因而益深矣。然此时言治，较前已大费手，前只清金，今当并益其水，以肝气方亢，并借水力不能化刚为柔也。前止润肺，今当并养其脾，以肺金已萎，非借土气培养，不能变柔为刚也。吾为君立一方，必多服乃可。王丈曰：养脾必用参、术，其阴不虚乎？余曰：其阴安得不虚？然由阴分而病及阳分者，阳病终轻于阴；由阳分而病及阴分者，阴病终轻于阳。此病虽水亏肝燥，

而病本终在肺家。观其息短音哑，且喘且咳，肺经诸症俱急，而大肉未脱，尤能步行二十里，来此就诊，若使阴亏已极，岂能徒步来去乎？且阴虚之不可为者，脉细且数也。此症脉来虚大，犹胜于细，未过五至，不可言数，其中部搏结之象，则肝经之燥气，结于胁腹也，皆非不治之症，何惮之有！特参、术则宜斟酌，未可放胆大用耳。遂为书方，用地黄、芍药、当归、麦冬、黄芩、菊花、生甘草，而少加参、术，兼用陈皮以和之。嘱令十剂之后，再来易方。其人归，服五剂，嗽止热退，饮食倍进，遂理旧业，不服药也。月余，其邻人王姓病，指令求予，兼寄一信云：病愈，不须易方也。然王姓谓余言，其音尚未尽复云。

（《孔氏医案》）

贺季衡医案　清·贺季衡

施男　肺主出气，肾主纳气，寒痰久阻于中，出纳渐失其职，咳逆有年，遇寒尤甚，痰多质厚，气粗不平，脉濡细而滑，舌苔白。延有积饮及哮喘之害。

茅、白术各二钱，淡干姜（五味子五分合杵）五分，大杏仁三钱，薄橘红二钱，大白芍（桂枝三分拌炒）二钱，云苓四钱，生诃子肉二钱，姜半夏三钱，黑苏子二钱，炙桑皮三钱，白果（姜一片共研汁，冲）七粒。

范女　病由一夏操劳，感风而起，呛咳失音未解，遽行凉降，风邪遂伏肺部，继又清养润肺，邪气更无出路，肺之治节无权，于是气多痰壅，痰为气薄，间咳无声，痰难出，面浮目窠肿，渐及遍体，两胁作胀，脉弦滑细数，舌红根黄。此下虚上实，肝木横中候也。有攻之则不及，补之则不化之弊。

甜葶苈（炒）二钱，川贝母二钱，金苏子二钱，法半夏三钱，贡沉香（人乳磨冲）

四分，鲜姜衣四分，旋覆花（包）二钱，生桑皮二钱，橘红二钱，连皮苓四钱，大白芍三钱。

二诊：昨为开肺达邪，降气化痰，面部目窠肿见退，两眼已能睁视，脉之数象亦减，转为细滑少力，舌苔转白就形腐腻，咳声略扬，痰仍难出，肢肿脘满，拒按作痛，两胁俱有胀意。种种见症，痰湿久留于脾，肺气壅仄，下元虽虚，不宜亟朴，以原方更增温运之品为是。

甜葶苈（炒）三钱，川朴一钱，金苏子三钱，旋覆花（包）二钱，贡沉香（磨冲）四分，大杏仁三钱，桂枝木一钱，桑白皮二钱，连皮苓四钱，姜半夏三钱，新会皮二钱，鲜姜衣四分。

同日午后又诊：午后以开化中更增温运，颇能安受，舌上白腐苔更多，几将满布，痰声较起，而仍难出，咳则火升面绯，右脉亦略数。中宫久积之痰，正在化而未化之间，再以三子养亲汤合二陈汤降气化痰，以补前药之不逮可也。

莱菔子（炒）二钱，白芥子（炒）一钱五分，金苏子二钱，大杏仁三钱，姜半夏二钱，陈皮二钱，云苓四钱，旋覆花（包）二钱。

郭女 春初呛咳痰多而黏，曾经带血，入夏咳减而胃呆，日来气从上逆，脘闷，呼吸引痛，不得平卧，便结口干，舌红中黄，切脉右手小数。胃之宿痰壅遏，左升太过，右降无权。亟为清肝润肺，降气化痰，毋令痰鸣气粗为要务。

大麦冬三钱，大白芍三钱，竹沥半夏三钱，金苏子（蜜炙）二钱，川贝母二钱，黄郁金二钱，煅龙齿八钱，青蛤壳八钱，旋覆花（包）二钱，沉香（梨汁磨冲）二分，云苓神各四钱，玉蝴蝶一钱五分。

改方：去龙齿，加南沙参三钱。

二诊：进清肝润肺、降气化痰一法，尚合病机，气之上逆就平，渐能平卧，黏痰亦吐去不少，脉息止渐调。惟久按尚有息止伏，余部较前略浮而滑，痰气之纠结初化，而又适感新邪，表分微热，两腿清冷不和，舌苔顿转滑白满布。一派新感见象，当先从标治。

蜜炙前胡一钱五分，川郁金二钱，薄橘红二钱，旋覆花（包）二钱，云苓四钱，炒竹茹一钱五分，金苏子二钱，竹沥半夏三钱，大白芍三钱，大杏仁三钱，姜皮三分。

三诊：经治来，烦扰、脘闷及诸多枝节俱退，夜分不得久卧，卧则气逆懊侬，必得呛咳吐去痰涎而后快，胃纳未复，大便燥结，舌心及根端板腻而黄，两足肿，越夜则退。胃失和降，加以肝家气火本旺所致。未宜滋补，当再降气化痰润肃肺胃。

南沙参三钱，竹沥半夏二钱，大杏仁三钱，全瓜蒌（打）三钱，白苏子二钱，炙桑皮二钱，淡天冬三钱，旋覆花（包）二钱，川贝母一钱五分，连皮苓四钱，海浮石四钱，枇杷叶三钱。

服二三剂后，如大便见调，原方加青蛤壳五钱。

润肠方：白芝麻（炒，研）二两，松子肉二两，大杏仁二两，胡桃肉二两，白苏子（炒）一两。

捣泥，瓷罐收贮，每晨白蜜调服五六钱。

拟方从下虚上实立法。

南沙参三钱，法半夏三钱，川贝母一钱五分，生牡蛎（先煎）八钱，大白芍（沉香二分煎汁炒）三钱，焦谷芽四钱，生诃子肉一钱五分，白苏子（炒）二钱，大麦冬三钱，云神四钱，薄橘红二钱，玉蝴蝶一钱五分。

符男 咳经一年，近三月尤甚，气逆不平，痰极难出，或呕吐食物，胃纳因之减少，脉浮弦滑，舌苔腐白，肺气已伤，胃复不和，酒湿化热生痰也。根株已深，殊难速效。

南沙参三钱，法半夏三钱，大杏仁三钱，川贝母一钱五分，淡天冬二钱，炒苡仁四钱，金苏子二钱，海浮石四钱，旋覆花（包）三钱，坚白前三钱，薄橘红二钱，枇杷叶三钱。

另止咳保肺片。

二诊：进清养肺气，兼化酒湿，久咳已减，呕吐食物酸水亦折，胃纳未复，多食则呛，可见肺气已伤，脉浮弦已减，舌苔腐白已化。当守原意，更增保肺益气可也。

南沙参三钱，白苏子（炒）二钱，法半夏三钱，炙冬花二钱，川百合三钱，枇杷叶三钱，生诃子肉二钱，旋覆花（包）二钱，炒苡仁四钱，云苓四钱，陈橘皮一钱五分。

另琼玉膏、百花膏。

三诊：经治以来，久咳已十去八，呕吐食物、酸水亦止。惟咳甚则作恶，或带血色，劳则气粗如喘，脉转细数而滑，舌白已化。肺胃初和，肾气之亏未复耳！

生诃子肉一钱五分，云苓四钱，炙紫菀二钱，五味子八分，法半夏二钱，佛耳草三钱，白苏子（炒）二钱，川贝母一钱五分，叭杏仁三钱，青蛤壳八钱，陈橘皮一钱五分。

（《贺季衡医案》）

赵文魁医案 清·赵文魁

（宣统十三年）十月二十七日，赵文魁请得端康皇贵太妃脉息：左关稍弦，右寸关滑而近数，肺胃蓄饮较减，惟肝热尚欠清和。今拟清肝调中化痰之法调理。

杏仁泥三钱，瓜蒌六钱，浙贝三钱，胆草三钱，莲子心三钱，丹皮三钱，竺黄三钱，橘红三钱，腹皮、子各二钱，枳壳三钱，酒军一钱五分，青皮（研）三钱。

引用焦三仙各三钱，枯芩三钱。

按：浮风虽解，但肝胃饮热未解，肺热未净，仍需清肝调中化痰之法治疗。方中杏仁、瓜蒌、浙贝、竺黄、橘红，宣肺清热化痰；胆草、莲子心、酒军、丹皮，清肝泄热；腹皮子、枳壳、青皮，理气和胃；引用焦三仙消食和胃，枯芩泄肝肺蕴热，用之为引，以求肺、胃、肝并调，气道宣通，痰热自易清化。

（宣统十三年）十一月十九日，赵文魁请得端康皇贵太妃脉息：左关沉弦，右关沉滑。诸症均愈，只上焦浮热未清。今拟清上调中抑火之法调理。

甘菊花三钱，桑叶三钱，薄荷八分，胆草三钱，青皮子（研）三钱，姜连（研）二钱，姜朴三钱，枳壳三钱，腹皮子四钱，酒军一钱五分，酒芩三钱，木通二钱。

引用橘红三钱，焦楂四钱。

按：肝经郁热化火上犯，肺气不利，中州蓄饮。前方服后，诸证轻减，但上焦浮热未清，中焦停饮化而未尽，胆经郁热仍有；故仍需以清上调中抑火之法调理。甘菊花、桑叶、薄荷，清肃上焦浮热；青皮子、姜朴、枳壳、腹皮子，调中理气化饮；胆草、酒军、酒芩、木通，清泻肝经火热，使肝经火热不致上犯；引用橘红、焦楂，和胃化饮，以治肺胃。

（宣统十四年）二月初八日，赵文魁请得端康皇贵妃脉息：左关弦而近数，右寸关滑数。肝肺结热，痰饮不宣，以致左臂作疼，时有咳嗽。今拟清肝理肺化痰之法调理。

酒胆草三钱，姜朴三钱，羚羊角（面）六分，丹皮三钱，苏子叶四钱，杏仁（炒）三钱，橘红三钱，瓜蒌八钱，辛夷仁（研）二钱，黄芩三钱，枳壳三钱，酒军二钱。

引用钩藤三钱，桑叶一两，熬汤煎药。

按：肝肺结热，痰饮不宣，痰热互结，阻于络脉，故有左臂作疼、咳嗽等症；痛在肝肺，而又有痰热，治当以清肝理肺化痰之法。方中酒胆草、羚羊角、丹皮、黄芩、酒军，入肝经清肝热；姜朴、苏子、杏仁、橘红、瓜蒌、辛夷仁、枳壳，理气宣肺化痰；引用钩藤、桑叶入肝经，平胆热，使本方重在清肝热，则肝热清，肺气宁，痰自易化。况且病本在肝，而肺为标，故以其二味为引药恰合病机。

二月初九日，赵文魁请得端康皇贵妃脉息：左关弦数，右寸关滑数。肝气渐舒，肺热湿饮未化。今拟清肝理肺化饮之法调理。

小生地四钱，胆草三钱，羚羊角（面，煎）八分，生栀（仁，研）四钱，炙桑皮四钱，瓜蒌（捣）六钱，杏仁（研）四钱，苏子（研）四钱，枯黄芩三钱，广红三钱，薄荷三钱，甘菊三钱。

引用酒军一钱五分。

按：肝气虽渐舒，但肺热湿饮未化，治当续以疏肝清肺化痰饮之法。方中薄荷、甘菊入肝、肺二经，能疏泄二经之热；小生地、胆草、羚羊角、生栀，养肝阴而清热；炙桑皮、瓜蒌、杏仁、苏子、枯芩、广红，清热肃肺化痰；引用酒军，酒制则入肝经，且能增强行气活血之功，《大明本草》称它有"通宣一切气，调血脉，利关节"的功用，可见酒军之功主要在于宣气活血，作为本方之引药，调肝和肺，理气和血，是很恰当的。

二月初十日，赵文魁等请得端康皇贵妃脉息：左关弦而近数，右寸关沉滑。肝气较舒，惟肺热痰饮不化。今议用理肺调中化痰之法调理。

溏瓜蒌（捣）六钱，杏仁（炒）四钱，辛夷（后下）二钱，苏子（炒）三钱，苏薄荷二钱，姜朴三钱，枳壳三钱，橘红三钱，羚羊角面（煎）六分，枯芩三钱，生栀（仁研）四钱，甘菊三钱。

引用炙桑皮三钱。

按：服前方后，肝气较舒，惟肺热痰饮欠化，病变重点在肺，故治疗以理肺化痰为主，佐以调肝；方用甘菊、薄荷、辛夷，疏风泄热调气；溏瓜蒌、杏仁、苏子、姜朴、枳壳、橘红、黄芩，清热宣肺化痰和胃；羚羊角、黄芩、生栀，清泄肝热；引用炙桑皮甘寒，泻肺化痰，引药入于肺经，重在泻肺化痰，符合病情。

二月十一日，赵文魁等请得端康皇贵妃脉息：左关弦缓，右寸关沉滑。诸症均愈，惟肺热痰饮欠清。今议用理肺清热化痰之法调理。

南苏子（炒）三钱，杏仁（炒）四钱，瓜蒌（捣）六钱，桑皮（炙）三钱，旋覆花三钱，枯芩四钱，羚羊角（面）六分，生栀（仁研）四钱，青皮子（研）三钱，枳壳三钱，橘红三钱，酒军一钱五分。

引用法半夏（研）三钱。

按：诸症均愈，惟肺热痰饮欠清，故重在理肺清热化痰，又素体肝热气郁，故当佐以清肝理肺，方中苏子、杏仁、瓜蒌、桑皮、旋覆花、枯芩，清热宣肺化痰；羚羊角、山栀、枯芩，清其肝经郁热；酒军入血调气，青皮子、枳壳、橘红理气开郁，共调气血。引用法半夏辛温入肺经，能化痰消痞散结，作为引药旨在使全方之功用重在理肺化痰。

二月十三日，赵文魁等请得端康皇贵妃脉息：左关弦缓，右寸关沉滑。诸证均愈，惟肺经浮热未清。今议用清上理肺化痰之法调理。

甘菊花三钱，薄荷二钱，防风二钱，杏仁（研）四钱，苏叶、子各二钱，瓜蒌（捣）六钱，枯芩三钱，生栀（仁研）四钱，酒胆草三钱，橘红三钱，枳壳四钱，酒军一钱五分。

引用金沸草三钱。

按：诸症均愈，惟有肺经浮热未清，故以清上理肺化痰为法。方用菊花、薄荷、防风，疏风泄热；杏仁、苏叶子、瓜蒌、橘红、枳壳宣肺化痰；虽病重在肺，但素体肝热，故用枯芩、生栀、酒胆草、酒军，清降肝热而和肺，肝热得降则肺热易清；引用金沸草，金沸草为旋覆花之全草，入肺经能降气行水消痰；用之为引旨在加强全方理肺化痰之功。

（宣统十四年）正月二十一日，赵文魁诊得春格脉息：左关稍弦，右部浮滑。浮风袭肺，致令伤风作嗽。今用疏风清肺止嗽之法调治。

木笔花二钱，白芷二钱，薄荷一钱五分，杏仁（炒）三钱，炙桑皮（炒）三钱，陈皮二钱，枳壳三钱，前胡三钱，清夏片二钱，粉葛二钱，酒军一钱五分。

引用酒芩三钱。

按：肺主气，司呼吸，外合皮毛，主宣发肃降，其气以下行为顺，性属娇脏，不耐邪侵，无论外感六淫，抑或内生痰浊饮热，均能阻碍肺气宣降，使之失却治节之令，气逆于上，咳呛作矣。以内因言，每以痰热阴滞为多；以外因论，辄以感受风邪为最。《内经》云："风者，百病之长也。"其性轻扬，中人多伤人之上部，肺居上焦，外合皮毛，故必首当其冲。脉浮主风邪在表，脉弦滑主痰热内蕴。从病机推论，当有发热、恶寒、头痛、鼻塞、流涕等症。故治疗当用疏风清肺、化痰止嗽方法。

方中白芷、木笔花（即辛夷），辛温芳香，入肺经善散肺中风邪而通鼻窍，入胃经能引胃中清阳之气上达头脑以止头痛。薄荷辛凉入肝肺，疏散上焦风热，清头目、利咽喉，芳香透窍。葛根辛甘性平，升阳生津，解肌退热。黄芩、桑皮清泻肺中实火，兼行肺中痰水。肺与大肠相表里，故用大黄走

肠，荡积滞，导肺热下行。杏仁苦温，入肺和大肠。《本草求真》谓："杏仁，既有发散风寒之能，复有下气除喘之力。"前胡，苦辛微寒，入肺经，《本草纲目》谓其能"清肺热，化痰热，散风邪"。《本草逢原》称其："功长于下气，故能治痰热喘嗽，痞膈诸痰，气下则火降，痰亦降矣。本品为痰气之要味，治伤寒寒热及时气内外俱热。"前、杏合用，则散风下气，祛痰止咳之力尤著。陈皮、半夏，健脾和胃，理气燥湿化痰，以绝生痰之源。枳壳理气宽胸，运中焦而助肺气升降，内外兼治，上中齐调，用心可谓良苦矣。

正月二十二日，赵文魁诊得春格脉息：左部微弦，右部滑而近缓。浮风渐解，只肺热尚欠清和。今用化风清肺止嗽之法调治。

木笔花一钱，薄荷一钱五分，白芷二钱，杏仁三钱，炙桑皮三钱，枯芩三钱，陈皮三钱，法夏三钱，大瓜蒌六钱，前胡三钱，苏子（炒）三钱。

引用炒栀仁三钱。

按：上药服后，脉已不浮，弦势亦减，说明药已中病，风邪渐解，痰热已轻。但病势尚未尽退，肺热尚欠清和，故仍宗前法出入，旨在尽逐穷寇也。

今方仍有木笔花、薄荷、白芷疏散上焦风邪。桑皮、黄芩清泻肺热。陈皮、半夏燥湿化痰，健脾和中。复配瓜蒌宽胸理气，化痰清热。栀子宣泄三焦郁火。前胡、苏子下气利膈，消痰止咳。俾热尽清，痰尽消，肺气清和，咳痰乃瘳矣。

十月二十三日，赵文魁请得端康皇贵太妃脉息：左关尚弦，右寸关滑而近数。肺热较减，惟肝木欠舒。今拟用清肺舒肝化痰之法调理。

溏瓜蒌六钱，杏仁（研）四钱，桑皮（炙）四钱，酒芩四钱，酒胆草三钱，生栀

（仁，研）四钱，竺黄三钱，浙贝（研）三钱，青皮子（研）三钱，枳壳三钱，酒军二钱，前胡三钱。

引用生石膏（研）八钱，橘红三钱。

（宣统六年）九月二十四日，赵文魁诊得老太太脉息：左关滑数，右关沉弦。肺经郁热，蓄滞痰饮，以至鼻干口燥，咳嗽有痰。今用清肺止嗽化痰之法调治。

杏仁泥三钱，前胡三钱，莱菔（炒）三钱，苏子（研）二钱，炙桑皮三钱，夏曲三钱，广皮二钱，条芩三钱，瓜蒌仁（研）四钱，川柏三钱，礞石（煅）四钱。

引用炙麻黄二分。

老太太清肝化湿代茶饮方：

龙胆草三钱，青皮二钱，枳壳二钱，姜朴三钱，葶苈子（包）三钱，半夏曲二钱，广皮二钱，木通一钱。

水煎代茶。

按：本案脉象，左关滑数，为痰热蕴郁之象。右关沉弦，脉主里证，单手脉弦，亦主内有痰饮。痰饮所得，以脉象分析，非从外感，而由内伤。痰热壅阻肺气，肺失清肃，故咳嗽气粗，痰多、质黏厚或稠黄，咯吐不爽。肺热内郁，灼伤津液，则见鼻干口燥。其舌苔当薄黄腻，舌质当红。因此，清热肃肺，止嗽化痰是其正治。

方中杏仁，能散能降，"缘辛则散邪，苦则下气，润则通秘，温则宣滞行痰"（《本草求真》）。前胡亦长于下气，"故能治痰热喘嗽，痞膈诸痰，气下则火降，痰亦降矣，为痰气之要药"。两药配伍，均归肺经，以降气为主，又都具疏散之性，一温一凉，相得益彰。莱菔子、苏子并用，取《韩氏医通》三子养亲汤意，降气消痰，止嗽平喘。桑白皮、黄芩，清泄肺热。陈皮、半夏，有二陈汤燥湿化痰，顺气止嗽之功。瓜蒌仁，润肠通便，上下同治，大肠火泄，肺气亦得肃降。方中

尚用了黄柏、青礞石二味，乍看似与病状有隙，但与下述清肝化湿代茶饮对照互参，即可了然。以药测证，患者当有肝经湿热之象，如胸胁胀痛、口苦易怒、小溲短赤等等。因肝脉布两胁，上注于肺，肺经痰热，燔灼肝经，使其络气不和。疏泄失司，而致金木同病。因此除内服清肺化痰方外，亦以龙胆草、青皮、木通等组方，清泄肝胆经热，频服常饮，加强疗效。

诸药配伍，热清肺肃，痰化嗽平，效得益彰。

九月二十五日，赵文魁请得老太太脉息：右关滑数，左关沉缓，肺热轻减，痰滞亦清，惟有时咳嗽，痰热犹盛。今用清肺止咳化痰之法调治。

杏仁泥三钱，苏子（研）二钱，广红三钱，法夏三钱，炙桑皮三钱，条芩三钱，川柏三钱，苦梗三钱，枇杷叶（炙）三钱，寸冬三钱，川贝三钱。

引用煅礞石四钱。

按：详析脉症，可知为痰热壅肺之证，初诊药后，症状已轻，但脉仍滑数，时有咳嗽，知其痰热未尽，仍用清肺化痰止咳方法调治。杏仁、苦梗、杷叶宣肺止咳，苏子、法夏、桑皮肃肺化痰，升降相因，理其肺脏。臣以条芩、川柏、广红、贝母清化痰热。佐以寸冬养阴护肺且"能泻肺火化痰"（《本草从新》），更引用青礞石清化痰热以为使。

（宣统十四年）十月十九日，赵文魁请得端康皇贵太妃脉息：左关稍数，右寸关缓滑。风热较减，惟肝肺余热未清。今拟用清上调肝理肺之法调理。

荆芥穗三钱，防风三钱，薄荷二钱，甘菊三钱，苏子、叶各二钱，杏仁（炒）三钱，瓜蒌六钱，酒芩四钱，生石膏（研）八钱，青皮（研）三钱，枳壳四钱，酒军一钱五分。

引用橘红二钱，胆草三钱。

十月二十日，赵文魁请得端康皇贵太妃脉息：左关尚数，右寸关缓滑。肝气较舒，惟肺经痰热未清。今拟照原方加减调理。

荆芥穗二钱，防风二钱，薄荷二钱，杏仁（炒）四钱，苏叶、子各二钱，瓜蒌六钱，酒芩四钱，生栀（仁，研）四钱，生石膏（研）八钱，青皮（研）三钱，枳壳三钱，熟军一钱五分。

引用橘红三钱，鲜青果（打）七个。

十月二十一日，赵文魁请得端康皇贵太妃脉息：左关尚数，右寸关缓滑。肺经风热未净，痰饮欠清。今拟用清上理肺化痰之法调理。

荆芥穗三钱，防风三钱，薄荷二钱，杏仁（炒）四钱，苏叶、子各二钱，瓜蒌六钱，桑皮（炙）四钱，酒芩四钱，生石膏（研）八钱，生栀四钱，胆草三钱，竺黄四钱．

引用橘红四钱，风化硝（煎）八分。

十月二十二日，赵文魁请得端康皇贵太妃脉息：左关尚数，右寸关缓滑。肺热较减，惟痰饮欠清。今拟照原方加减调理。

甘菊花三钱，薄荷二钱，防风二钱，杏仁（炒）四钱，大瓜蒌六钱，桑皮（炙）四钱，酒芩四钱，生栀（仁，研）四钱，生石膏（研）八钱，竺黄四钱，浙贝（研）三钱，玄参六钱。

引用橘红三钱，风化硝六分。

按：郁热内蕴，浮风外受，则肺热痰嗽，前服清上理肺化痰之剂，肺热得以轻减，既然得效当以续前方之法，以清肝调肺化痰浊。方中甘菊花、薄荷、防风，疏风清热以调肝肺；杏仁、大瓜蒌、桑皮宣肺化痰；酒芩、生栀、生石膏、竺黄，清宣肺热以化痰；浙贝、玄参理肺清热化痰结；引用橘红理肺化痰，风化硝咸寒化痰而泻热，二药为引，旨在理肺清热化痰浊。

十月二十四日，赵文魁请得端康皇贵太妃脉息：左关略弦，右关沉滑。肺热轻减，惟稍有咳嗽。今拟用清肺止嗽化痰之法调理。

大瓜蒌四钱，酒芩三钱，生栀（仁研）三钱，竺黄三钱，杏仁泥三钱，浙贝（研）二钱，前胡三钱，枳壳三钱，天花粉四钱，橘红三钱，胆草三钱，熟军二钱。

引用鲜青果（打）五个。

（宣统十四年）八月二十五日，赵文魁请得端康皇贵妃脉息：左寸关弦而近数，右寸关浮滑。肝肺有热，外感风凉，以致头闷肢倦，胸满作嗽。今拟清解和肝理肺之法调理。

苏叶、子各二钱，薄荷一钱五分，防风一钱五分，杏仁（炒）三钱，地骨皮三钱，玉竹三钱，淡豉三钱，橘红三钱，大瓜蒌六钱，枳壳二钱，酒军一钱五分，枯芩三钱。

引用羚羊角面（先煎）六分。

八月二十六日，赵文魁请得端康皇贵妃脉息：左寸关弦数，右关滑而近数。表感已解，惟气滞肝热，有时烦急。今拟用调气清热之法调理。

青皮子（研）三钱，瓜蒌五钱，橘红、络各三钱，杏仁（研）三钱，南薄荷一钱五分，菊花三钱，冬桑叶四钱，胆草三钱，条黄芩三钱，花粉四钱，炒僵蚕二钱。

引用羚羊角面（先煎）八分。

八月二十七日，赵文魁请得端康皇贵妃脉息：左关弦而近数，右关滑而稍数。肺气未和，肝阳未静，以致有时咳嗽，食后身倦。今拟用和肺清肝之法调理。

苏叶子三钱，前胡三钱，防风二钱，浙贝（研）三钱，炒杏仁三钱，瓜蒌五钱，黄芩三钱，橘红三钱，炒枳壳三钱，胆草三钱，焦三仙各三钱，酒军一钱五分。

引用羚羊角面（先煎）三分。

八月二十八日，赵文魁请得端康皇贵

脉息：左关弦而近数，右寸关滑数。肺气渐和，咳嗽较轻，惟肝阳鼓荡，气道欠调，以致有时烦急，气串作疼。今拟用和肺调气化热之法调理。

苏叶子三钱，前胡三钱，防风三钱 钩藤三钱，炒杏仁三钱，瓜蒌五钱，浙贝（研）三钱，秦艽二钱，生石膏（研）六钱，黄芩三钱，知母三钱，橘红、络各三钱。

引用羚羊角面（先煎）六分，青皮子（研）三钱。

按：风邪伤肺，肝阳鼓荡，内外交病，肝肺气滞，气道不利，以致有咳嗽、烦急、气串作疼之症，虽连服清肝调肺之剂，郁热渐开，咳嗽渐轻，病势有减，但肝肺之气仍未调和，故仍当以和肺调气化热之法。方中苏叶子、前胡、防风、杏仁疏风和肺；瓜蒌、浙贝、生石膏、黄芩、知母清肺化痰；钩藤清热平肝；秦艽、橘红络化痰和络；引用羚羊角清热平肝，青皮子疏肝理气，二药入肝经，旨在镇肝阳以和肺气。

（宣统十四年）八月十八日，赵文魁请得端康皇贵妃脉息：左关弦数，右部缓滑。风邪欠解，肺胃蕴热尚盛，以致头闷肢倦，口渴作嗽。今拟用疏风清胃之法调理。

荆芥穗三钱，薄荷二钱，防风三钱，苏叶、子各二钱，溏瓜蒌六钱，杏仁（炒）四钱，橘红三钱，枯黄芩四钱，酒胆草三钱，石膏（生，研）六钱，酒军二钱，怀牛膝三钱。

引用羚羊角面（先煎）六分。

八月十九日，赵文魁请得端康皇贵妃脉息：左关微弦，右部缓滑。风邪渐解，蕴热较轻，惟头闷肢倦，口渴作嗽。今拟照原方加减调理。

荆芥穗三钱，薄荷二钱，防风二钱，苏叶、子各二钱，溏瓜蒌六钱，杏仁（炒）四钱，橘红三钱，生石膏六钱，枯黄芩三钱，

花粉四钱，酒军一钱五分，生栀仁（研）四钱。

引用羚羊角面（先煎）六分。

按：连服疏风理肺清热之剂，外风渐解，蕴热也得轻减，惟头闷肢倦，口渴作嗽之症仍在，故续前方，继以疏风理肺清胃之剂调理。方中荆芥穗、薄荷、防风、苏叶，疏风邪而调肺胃之气；苏子、溏瓜蒌、杏仁、橘红理肺化痰；生石膏、枯黄芩、花粉、酒军、生栀仁清理肺胃之热；引用羚羊角面，清肝平肝，以解肝经蕴热，以求新旧之痰并祛。

（《赵文魁医案选》）

张芝田医案

陈 风温夹痰，湿热郁肺。咳呛不畅，痰鸣如锯，气粗，舌黄苔薄，脉浮滑数，面黄色㿠，口腻，溲少。因循两旬，防其喘闭增变。

旋覆花、嫩前胡、壮紫菀、橘红、马兜铃、牛蒡子、枳壳、象贝母、冬瓜子、苦桔梗、甜杏仁、茯苓、老枇杷叶。

二诊：咳呛不畅，阵作稍稀，暮分尚甚，甚则痰鸣气粗，舌苔根腻尖红，脉数。风温顽痰郁化，防顿咳哮喘。

桑白皮、马兜铃、杜苏子、竹茹、冬瓜子、生蛤壳、象贝、甜杏仁、海石、赤苓、橘红、老枇杷叶。

（《勤慎补拙方案集》）

袁焜医案

曹韵笙先生如君，年三十余，素患肺病及头痛病，每劳、怒、啖黏腻肥甘等物即发，发则头痛目昏，咳嗽喉中如水鸡声，胸闷不饥，舌苔薄腻，寸关脉滑。盖产育已多，脑筋衰弱而又吸阿片，喜肥甘黏食，痰滞阻

塞为病也。每次均用桑叶、杭菊、薄荷、杏仁、贝母、桔梗、前胡、橘皮等药奏效，今已数年，皆赖此方之力。现悉黏腻肥甘之患，已改用他种食品，而病发亦轻，不复如前此之剧矣。

镇郡陶骏声君令阃，肿胀呕吐，缠延月余。先是胎前足肿，产后肿益甚，咳嗽呕吐，经此间诸名医治之，叠进舟车丸、五皮饮、瓜蒌薤白白酒汤及八珍汤等弗效，且面目肢体悉肿，腹胀如鼓，咳喘不得卧，呕吐痰水，辄盈盆碗，吐后亦能饮食。诊其脉弦滑而有胃气，言语亦甚清晰，初用小半夏汤，加干姜、五味子及厚朴半夏甘草人参汤、枳术汤等，无大效，且呕吐大发。其时有人荐他医治之，亦无效。陶君复延余治。询得其情，则从前延诸名医时，亦时发时止，或吐或不吐。但每觉胸膈闷塞，则知病将复发。必吐出痰水数碗，然后始觉宽畅。近日又觉闷塞异常，呼吸几不能通，今虽吐后，犹嫌闷塞，咳嗽不得卧。余沉思久之，恍然曰：此肺中气管为痰饮闭塞不得通也。气管之所以闭塞者，缘腹胀尿少，胃中及膈膜均为痰饮充塞之地。膈中痰饮充塞，则溢于肺中气管，肺中气管亦充塞，则满而闷塞不通，呼吸不利，内既充满，则激而上出而为呕吐，以故盈盆盈碗，皆痰涎水沫。痰水既出，则膈膜肺胃等处皆松，故知饥能食。待数日后痰水聚多，又复作矣，是则此病之真谛也。治法以驱痰饮为要，而驱肺中气管之饮为尤要。苦思半晌，为立一方，用三子养亲汤，合二陈汤加麝香五厘和服。以白芥子能横开肺中之饮，麝香香窜，能通气管及膈膜间之闭塞，且能止吐。明日复诊，述昨药服后，觉药性走窜不已。上窜至咽，下窜至小腹，胸部尤觉窜走，随窜随呕，吐出痰涎甚多，半夜未能安枕，而胸闷觉宽，呼吸便利，呕吐亦止，盖气管之闭塞通矣。遂以原

方去麝香，接服三剂，而胸次大舒。咳嗽亦减，仍以原方加冬虫夏草、北沙参、生姜、红枣。又三剂而浮肿亦消，咳嗽大定，但腹胀如故，坚满不舒，乃停煎剂，每日单服禹余粮丸二次，每服三钱，忌盐酱等物，五日后胀渐消，十日后胀消及半，而精神疲惫，自觉心内及脏腑空虚，盖饮滞消而气血虚也。令以前丸减半服，并以参、术、归、芍、山药、茯苓等煎剂相间服之，不十日而胀全消，病竟愈。闻者莫不叹服。迄今六年，病未复发，且已经孕育矣。

（《丛桂草堂医案》）

陈良夫医案 陈良夫

金女　肺为华盖，诸经之火，皆能乘肺而为咳。少阴之脉，上络于咽，肝脉亦循咽络肺，上升之气自肝而出，气郁则生火，气盛则克金，此自然之理也。失血之后，咳呛咽干，气升若逆，面赤耳鸣，痰薄黏而其味带咸，每至寅卯之时，咳呛较甚，纳食未能充旺，脉象细滑兼数，舌苔薄糙，尖边脱液。其为阴血内乏，肝木失于涵养，遂致气火郁勃，冲扰肺金，而津液被熬炼成为痰沫，少阴真水不得上潮，肺金失于润养，肝木遂有升而无制。考肝为刚脏，是气火所从出，肾水既亏，不能涵养肝木，斯木火内逆，而诸疴蜂起矣。治之之法，计维壮水以涵木，清火以保金。俾金水相生，庶肝木有制而气火得以填平，可免积虚成损之虑。

北沙参、京玄参、炒冬青、炙紫菀、奎白芍、黛蛤壳、细生地、煅石决、川贝母、谷芽、桑白皮。

虞男　肝为刚脏，体阴而用阳，肝气有余，即是肝火。平素肝胃不谐，近因脘膈作疼，渐至呃逆气升，咳呛频作，咳痰黏而不豁，舌糜旋去旋生，口干咽痒，多食甘味，

便觉胀满，按脉弦细滑数，舌光色绛。拙见是木郁化火，火复生痰，津液受其劫损，所谓肝火太过，肺降不及，即此候也。古云：肺属金，最畏火刑。厥阴之脉挟胃而贯膈，支者循咽络肺，今咳呛气逆，咯痰黏薄，当责之肝火犯肺，然肝旺太过，肝亦自伤。所谓旺者，气与火也；所谓伤者，阴与液也。此证明液不复，肝经之气火郁勃冲扰，肺胃之津液熬炼为痰，柔金失于润降，后天生化之机又来勃发。计维润肺化痰，熄肝清火，参以和胃为治，务使阴液来复，痰热肃清，加以胃纳能旺，庶可徐图效力，否则阴液不复，肝阳内燔，便有阴不济阳之虑。

霍石斛、煅石决、煅蛤壳、玄参心、广郁金、海浮石、制女贞、肥知母、怀牛膝、沙参、川贝母、辰灯心。

二诊：肺为金脏，最畏者火，心为火之主，肝为火之母也。咳呛甚于夜分，咳痰不豁，有时痰中带红，左肋引痛，自觉少腹气升，即欲喘逆，口干寐少，胃纳呆而舌糜屡起，脉来弦滑细数，舌本色绛。拙见肺胃津液不可速复，心肝之火，依然郁勃，致有水不济火之象。今火升即咳，牵及左肋少腹，当属肾阴先伤，木火亢而乘肺，津液炼为痰沫，柔金之肃降失司。欲保其金，当清其火，欲平其木，当益其阴，能得阴液渐复，火受水涵，斯刚亢之威不致窜伤阳络而咯血，方为佳境。爰拟润肺化痰，清火息肝，参养阴为治，冀其肺降有权，肝升有制，水与火自然两得其平，而尤在加意静摄，勿摇其精，勿劳其形，庶可达火降气平之目的也。

北沙参、真川贝、炒白芍、黛蛤散、广郁金、煅牡蛎、生石决、煅磁石、制女贞、玄参心、原石斛、辰灯心。

陶男　肝经之脉挟胃贯膈，咳声嘶而脘闷如窒，脉弦，舌红而干，恐系肝络内伤，气火升逆乘肺，法宜和降，不致咳血为佳。

旋覆梗、煅石决、光杏仁、焦山栀、川贝母、根生地、桑白皮、炒白薇、广郁金、炙紫菀、沙参、黛蛤壳。

金男　初诊：肺胃之阴津液是也，非用清润，无以复已耗之液，痰与热相合，即成燥热之气，又易内劫其阴液。前诊用清润化降之法，于养正中参入化邪，即于化邪之中，参寄养正之意；求其利，防其弊，恰合此证治法。顷诊脉象弦细滑，验舌边糙中剥，咳呛虽间，而咯痰未豁，纳食未克如常。良由津液递伤，痰热余邪，留恋不净，肺胃之肃降仍乖。爰再以清养为主，佐以化痰泄热，扶其本，祛其邪，望其再得应手为佳。

孩儿参、京玄参、辰茯神、煅蛤壳、天花粉、灯心、金石斛、冬青子、紫菀、炙桑皮、冬瓜子。

二诊：肺胃之阴，谓之津液，《内经》谓"阴精所奉其人寿"。饮食入胃，游溢精气，上归于肺，于是诸脏皆赖其灌溉。心主火，居于肺中，必恃肺阴充足，则心阳乃得充展，昔人是以有心肺同居上焦之说。叠进润养阴液以祛邪降火为治，迩日咳呛递减，咯痰亦少。惟寐时多语，大都是记忆之谈，纳食未旺，诊得脉尚弦细数，苔薄糙，阴液未能尽复，心阳失藏显然也。其疲乏不支者，亦即邪去正虚所致。应易滋养为主，化降为佐，望其阴液徐复为佳。

孩儿参、生地炭、制女贞、川百合、地骨皮、辰麦冬、金石斛、辰茯神、炙款冬、瓜蒌皮、北秫米、灯心。

少男　肺为娇脏，得热着寒皆能致咳，咳痰不豁，脘闷气急，脉弦滑，苔糙腻。昨更寒热交作，肺经本有留痰，表着寒邪，致肺卫失于宣降，宜宣达疏化之。

旋覆梗、光杏仁、细白前、前胡、炙紫菀、瓜蒌皮、广郁金、象贝母、苏叶子、炒枳壳、桑叶皮、丝瓜络。

陈男　初诊：丰伟之体，正气素弱，痰湿自然内胜。先患痔血，阴血内伤，近则咳嗽痰多，频泛涎沫，脘闷嗳气，甚则肢体拘急，语言带謇，便下艰涩，诊得脉象细缓而滑，验苔满腻淡黄。合参症因苔脉，尚属积湿生痰，失于宣达，络气因之痹阻显然可知也。昔人有厚者为痰，薄者为饮之说，今积痰尚盛，三焦流行之气乖失常度。目前治法，计维涤痰理气，冀其痰豁气调而少变迁。

旋覆梗、仙半夏、菖蒲、炒陈皮、广郁金、滁菊、全瓜蒌、川贝母、炒枳壳、姜竹茹、光杏仁、钩藤。

二诊：进理肺化痰之剂，咯痰渐豁，痞闷抽痛亦得递舒，而纳呆寐少，时或嗳气，脉缓滑，苔薄糙。气分尚有留痰，再拟前法增减治之。

杏仁、川贝、制半夏、菖蒲、橘红、旋覆梗、蛤壳、钩藤、女贞子、滁菊、辰茯神。

三诊：举动气逆为中气之虚，气虚则聚湿而酿为痰饮，脘痞渐舒而易于作嗳，纳呆苔糙，脉来细滑，留痰虽得递除而未净，再拟清疏化理为治。

潞党参、炒白芍、法半夏、新会皮、云苓、米仁、旋覆梗、蛤壳、川贝母、谷芽、厚朴。

（《陈良夫专辑》）

萧伯章医案　萧伯章

周某　年近六十，患咳嗽一月有奇，昼夜不能安枕，杂治不效，肩舆就诊。喘急涌痰无片刻停，舌苔白而暗，脉之浮缓。余先后计授三方，亦不应，沿吟久之。意其阴虚而兼冲逆，姑以张景岳金水六君煎与之，已而一剂知，二剂愈，乃知其方亦有可采者，非尽如陈修园氏所论云。

按金水六君煎，张氏自注治肺肾虚寒，水泛为痰，或年迈阴虚，血气不足，外受风寒，咳嗽呕恶，多痰喘急等症。陈氏砭之是矣。窃意张氏当日对于咳嗽等症，用以施治，或有偶中奇验之外，求其说而不得，遂囫囵汇注，不知分别，以致贻误后世。若云年迈阴虚，久嗽喘急痰涌，由于冲气上逆，非关风寒外感者，服之神效，则毫无流弊。余所以取用者，盖以归、地能滋阴液而安冲气，法夏从阳明以降冲逆，辅之茯苓、生姜、广皮，疏泄痰饮，导流归源，以成其降逆之功，获效所以神速。但方名应更为降冲饮，庶俾沿用者，知所取裁云。

又按方药分量，亦宜变更，庶轻重方为合法，兹故另载于后，庶免错乱。

附降冲饮　治年迈阴虚久嗽不瘥，喘急痰涌。由于冲气上逆，非关外感风寒者，服之神效。

熟地五钱，当归三钱，法夏三钱，茯苓三钱，广皮一钱，甘草一钱，生姜三片。

矿工扬州黄某妻　患咳嗽，久而不愈。据云：毫无余症，惟五更时喉间如烟火上冲，即痒而咳嗽，目泪交下，约一时许渐息。发散清凉温补，备尝之矣，率无寸效。脉之弦数，舌色红而苔白，曰：此有宿食停积胃中，久而化热，至天明时，食气上乘肺金，故咳逆不止。医者不究病源，徒以通常止咳之药施之，焉能获效？为授二陈汤加姜汁、炒黄连、麦芽、莱菔子，一帖知，二帖已。上症验案甚多，聊举其一，不复赘云。

（《遁园医案》）

丁甘仁医案　丁泽周

凤右　年届花甲，营阴早亏，风温燥邪，上袭于肺，咳呛咯痰不利，咽痛干燥，畏风头胀，舌质红，苔粉白而腻，脉浮滑而数。辛以散之，凉以清之，甘以润之，清彻上焦，勿令邪结增剧乃吉。

炒荆芥一钱，薄荷八分，蝉衣八分，熟大力子二钱，生甘草八分，桔梗一钱，马勃八分，光杏仁三钱，象贝母三钱，炙兜铃一钱，冬瓜子三钱，芦根（去节）一尺。

复诊：前进辛散凉润之剂，恶风头胀渐去，而咳呛不止，咽痛口渴，苔粉腻已化，转为红绛，脉浮滑而数，此风燥化热生痰，交阻肺络，阴液暗伤，津少上承。今拟甘凉生津，清燥润肺。

天花粉三钱，生甘草五分，净蝉衣八分，冬桑叶三钱，光杏仁三钱，象贝母三钱，轻马勃八分，瓜蒌皮二钱，炙兜铃一钱，冬瓜子三钱，芦根（去节）一尺，生梨五片。

冯右　咳呛两月，音声不扬，咽喉燥痒，内热头眩，脉濡滑而数，舌质红，苔薄黄，初起风燥袭肺，继则燥热伤阴，肺金不能输化，津液被火炼而为稠痰也。谚云：伤风不已则成痨，不可不虑。姑拟补肺阿胶汤加减，养肺祛风，清燥化痰。

蛤粉炒阿胶二钱，蜜炙兜铃一钱，熟大力子二钱，甜光杏三钱，川、象贝各二钱，瓜蒌皮三钱，霜桑叶三钱，冬瓜子三钱，生甘草五分，胖大海三枚，活芦根（去节）一尺，北秫米（包）三钱，枇杷叶露（代水煎药）半斤。

二诊：咳呛减，音渐扬，去大力子。

三诊：前方去胖大海，加抱茯神三钱，改用干芦根，计十二帖而愈。

程右　肺素有热，风寒外束，腠理闭塞，恶寒发热无汗，咳呛气急，喉痛音哑，妨于咽饮，痰声漉漉，烦躁不安，脉象滑数，舌边红，苔薄腻黄。邪郁化热，热蒸于肺，肺炎叶举，清肃之令不得下行。阅前服之方，降气通腑，病势有增无减。其邪不得外达，而反内逼，痰火愈亢，肺气愈逆，症已入危！急拟麻杏石甘汤加味，开痹达邪，清肺化痰，以冀弋获为幸。

净麻黄五分，生石膏（打）三钱，光杏仁二钱，生甘草五分，薄荷叶八分，轻马勃八分，象贝母三钱，连翘壳三钱，淡豆豉三钱，黑山栀二钱，马兜铃一钱，冬瓜子三钱，活芦根（去节）一尺，淡竹沥（冲服）一两。

二诊：服药后得畅汗，寒热已退，气逆痰声亦减，佳兆也。惟咳呛咯痰不出，音哑咽痛，妨于咽饮，舌质红苔黄，脉滑数不静，外束之邪，已从外达，痰火尚炽，肺炎叶举，清肃之令，仍未下行。肺为娇脏，位居上焦，上焦如羽，非轻不举。仍拟轻开上焦，清肺化痰，能无意外之虞，可望出险入夷。

净蝉衣八分，薄荷叶八分，前胡五钱，桑叶、皮各二钱，光杏仁三钱，象贝母三钱，生甘草八分，轻马勃八分，炙兜铃一钱，冬瓜子三钱，胖大海三个，连翘壳三钱，活芦根（去节）一尺，淡竹沥（冲服）一两。

三诊：音渐开，咽痛减，咳痰难出，入夜口干，加天花粉三钱，接服四剂而痊。

文左　肺若悬钟，撞之则鸣，水亏不能涵木，木叩金鸣，咳呛已延数月，甚则痰内带红，形色不充，脉象尺弱，寸关濡数，势虑入于肺痨一门。姑拟壮水柔肝，清养肺气。

天、麦冬各二钱，南、北沙参各三钱，茯神二钱，怀山药二钱，川贝母二钱，瓜蒌皮二钱，甜光杏三钱，潼蒺藜三钱，熟女贞二钱，旱莲草二钱，茜草根二钱，冬瓜子三钱，枇杷叶膏（冲）三钱。

复诊：服三十剂，咳呛减，痰红止，去天麦冬、枇杷叶膏，加蛤粉炒阿胶二钱、北秫米三钱，又服三十剂，即愈。

蔡右　旧有肝气脘痛，痛止后，即咳嗽不已，胁肋牵痛，难于左卧，已延数月矣。舌质红苔黄，脉弦小而数。良由气郁化火，上迫于肺，肺失清肃，肝升太过，颇虑失血！姑拟柔肝清肺，而化痰热。

北沙参三钱，云苓二钱，怀山药三钱，生石决六钱，川贝二钱，瓜蒌皮二钱，甜光杏三钱，海蛤壳三钱，丝瓜络二钱，冬瓜子三钱，北秫米（包）三钱，干芦根（去节）一两。

复诊：服二十剂后，咳呛胁痛大减，去干芦根，加上毛燕（包煎）三钱。

董左　失血之后，咳呛不已，手足心热，咽干舌燥，脉细数不静。此血去阴伤，木火刑金，津液被火炼而为痰，痰多咯不爽利，颇虑延入肺痨一门。姑拟益肾柔肝，清养肺气。

蛤粉炒阿胶三钱，茯神三钱，怀山药三钱，北沙参三钱，川石斛三钱，生石决六钱，川贝三钱，瓜蒌皮二钱，甜光杏三钱，潼蒺藜三钱，熟女贞三钱，北秫米（包）三钱。

复诊：十剂后，咳呛内热均减，加冬虫夏草二钱。

朱左　新寒引动痰饮，渍之于肺。咳嗽气急又发，形寒怯冷，苔薄腻，脉弦滑，仿《金匮》痰饮之病，宜以温药和之。

川桂枝八分，云苓三钱，生白术五钱，清炙甘草五分，姜半夏二钱，橘红一钱，光杏仁三钱，炙远志一钱，炙白苏子五钱，旋覆花（包）五钱，莱菔子（炒，研）二钱，鹅管石（煅）一钱。

屈左　痰饮咳嗽已有多年，加之遍体浮肿，大腹胀满，气喘不能平卧，腑行便溏，谷食衰少，舌苔淡白，脉象沉细。此脾肾之阳式微，水饮泛滥横溢，上激于肺则喘，灌溉肌腠则肿，凝聚膜原则胀，阳气不到之处，即是水湿盘踞之所。阴霾弥漫，真阳埋没，恙势至此地步，已入危险一途。勉拟振动肾阳，以驱水湿，健运太阴，而化浊气。真武、肾气、五苓、五皮合黑锡丹，复方图治，冀望离照当空，浊阴消散，始有转机之幸。

熟附子块二钱，生於术三钱，连皮苓四钱，川桂枝八分，猪苓二钱，泽泻二钱，陈皮一钱，大腹皮二钱，水炙桑皮二钱，淡姜皮五分，炒补骨脂五钱，陈葫芦瓢四钱，黑锡丹（吞服）一钱，济生肾气丸（清晨另吞）三钱。

二诊：前方已服五剂，气喘较平，小溲渐多，肿亦见消，而大腹胀满，纳谷不香，咳嗽夜盛，脉象沉弦。阳气有来复之渐，水湿有下行之势。既见效机，率由旧章。

原方去黑锡丹，加冬瓜皮二两，煎汤代水。

三诊：又服五剂，喘已平，遍体浮肿减其大半，腹胀满亦松，已有转机。惟纳谷不香，神疲肢倦，脉左弦右濡，舌虽干不欲饮。肾少生生之气，脾胃运输无权，津液不能上潮，犹釜底无薪，锅盖无汽水也，勿可因舌干而改弦易辙，致反弃前功。仍守温肾阳以驱水湿，暖脾土而化浊阴。

熟附块五钱，连皮苓四钱，生於术三钱，川桂枝二钱，猪苓二钱，福泽泻五钱，陈皮一钱，大腹皮二钱，水炙桑皮五钱，淡姜皮五分，炒补骨脂五钱，冬瓜子、皮各三钱，陈葫芦瓢四钱。济生肾气丸（清晨吞服）三钱。

四诊：喘平肿消，腹胀满亦去六七，而咳嗽时轻时剧，纳少形瘦，神疲倦怠，口干欲饮。舌转淡红，脉象左虚弦，右濡滑。脾肾亏而难复，水湿化而未尽也。今拟平补脾肾，顺气化痰。

炒潞党参五钱，连皮苓四钱，生於术三钱，陈广皮一钱，仙半夏二钱，炙远志一钱，炙白苏子五钱，旋覆花（包）五钱，水炙桑皮五钱，大腹皮二钱，炒补骨脂五钱，冬瓜子、皮各三钱，陈葫芦瓢四钱。济生肾气丸三钱（清晨吞服）。

五诊：喘平肿退，腹满亦消。惟咳嗽清晨较甚，形瘦神疲，纳谷不香，脉濡滑无力。脾肾亏虚，难以骤复，痰饮根株亦不易除也。今以丸药缓图，而善其后。

六君子丸每早服三钱，济生肾气丸午后服三钱。

孙左　脾为生痰之源，肺为贮痰之器。肺虚不能降气，肾虚不能纳气，咳嗽气急，难于平卧，舌白腻，脉弦紧而滑，脾不能为胃行其津液，津液无以上承，所以口干而不欲饮也。《金匮》云：痰饮之病，宜以温药和之。拟苓桂术甘合真武意，温肾运脾，降气纳气，俾阳光一振，则阴霾自除矣。

云茯苓三钱，生甘草八分，橘红八分，光杏仁三钱，川桂枝三分，熟附块一钱，旋覆花（包）钱半，补骨脂钱半，生白术二钱，制半夏二钱，炙白苏子钱半，核桃肉二枚，五味子三分，淡干姜（同捣）二分。

（《丁甘仁医案》）

何老太爷　昨投药后，虚寒虚热已见轻减，咳嗽痰多，夜梦纷纭，纳谷减少，肢节酸疼，头眩眼花，舌质红，苔微腻，脉弦小而滑。高年气阴本亏，肝阳升腾，湿痰留恋肺胃，肃降失司。今宜柔肝潜阳，和胃化痰，尚希明正。

仙半夏、煨天麻、生牡蛎、青龙齿、朱茯神、远志、稽豆衣、旋覆花、川象贝、甜光杏、炙款冬、橘白、嫩钩钩、炒谷麦芽。

二诊：寒热已退，咳嗽痰多，甚则气逆，头痛眩晕，舌质红，脉弦小而滑。高年气阴两亏，肝阳升腾，痰饮留恋肺胃，肃降之令失司。再宜柔肝潜阳，和胃化痰。

南沙参三钱，炙白苏子一钱五分，川贝母二钱，象贝母二钱，朱茯神三钱，炙远志一钱，仙半夏二钱，煨天麻八分，生牡蛎四钱，稽豆衣三钱，炙款冬一钱五分，嫩钩钩三钱，旋覆花一钱五分，生、熟谷芽各三钱，甜光杏各三钱。

（《丁甘仁晚年出诊医案》）

吴右　清晨咯痰不爽，胸膺牵痛，午后头眩，肝气肝阳上升，燥痰袭于上焦，肺胃肃降失司。宜清肺化痰，清泄厥阳。

川贝母二钱，抱茯神三钱，生白芍二钱，瓜蒌皮三钱，竹沥半夏钱半，金沸花（包）钱半，黑稽豆衣三钱，生牡蛎四钱，福泽泻钱半，嫩钩钩（后入）三钱，潼白蒺藜各钱半，炒杭菊钱半，荷叶边一圈。

韩左　肺为脏腑之华盖，主清肃之令，灌溉百脉。风寒之邪，由皮毛而入，内蕴于肺，肺气窒塞不宣，咳痰不爽，音喑无声。舌苔薄白，脉象浮濡而滑。已延二十一天，先哲云"伤风不醒便成痨"，即此症也。今仿金实不鸣，治宜轻开法。

蜜炙麻黄三分，光杏仁三钱，象贝母三钱，抱茯神三钱，炙远志一钱，生甘草六分，轻马勃八分，瓜蒌皮三钱，净蝉衣八分，嫩射干八分，炙兜铃一钱，冬瓜子二钱，胖大海三枚，竹衣三分。

二诊：咳嗽已有三候，音喑不能出声。舌中薄白边淡红，脉象浮濡而滑。风寒包热于肺，痰浊交阻，肺气窒塞。肺为娇脏，位于上焦，治上焦如羽，非轻不举，理宜轻开伏邪，宣肺化痰，失机不图，致客邪愈伏愈深，金实不鸣。前投华盖汤加减，尚觉合度，仍宜原意出入，尚希裁正。

净蝉衣八分，嫩射干八分，光杏仁三钱，抱茯神三钱，炙远志一钱，象贝母三钱，轻马勃八分，福橘络一钱，冬瓜子三钱，炙紫菀八分，炙兜铃一钱，瓜蒌皮（炒）二钱，胖大海三枚，竹衣三分。

候左　外感风邪，引动湿痰，逗留肺胃，形寒咳嗽，纳谷减少，舌苔薄腻，脉象濡滑。先宜疏邪化痰，宣肺和胃。

嫩前胡钱半，仙半夏二钱，炒黑荆芥一钱，冬桑叶三钱，赤茯苓三钱，炙远志一钱，陈广皮一钱，光杏仁三钱，象贝母三钱，炙款冬钱半，炒谷、麦芽各二钱，佩兰梗钱半。

施右　怀麟五月，胎火逆肺，清肃之令不行，咳嗽咯痰不爽，胸膺牵痛，宜清胎火润肺金。

桑叶、皮各钱半，光杏仁三钱，川、象贝各二钱，炒条芩钱半，抱茯神三钱，炙远志一钱，生甘草五分，肥知母钱半，瓜蒌皮二钱，炙兜铃一钱，冬瓜子二钱，北秫米（包）三钱，干芦根一两，枇杷叶膏（冲服）三钱。

邱右　怀麟八月，风寒包热于肺，咳嗽音声不扬，内热口干，宜轻开肺邪，而化痰热。

净蝉衣八分，嫩射干八分，光杏仁三钱，象贝母二钱，抱茯神三钱，炙远志一钱，瓜蒌皮二钱，炙兜铃一钱，冬瓜子三钱，炒条芩一钱，鲜竹茹二钱，轻马勃八分，胖大海三枚。

吴右　怀麟七月，手太阴司胎，胎火上升，风燥之邪袭肺，咳嗽两月，甚则吐血。宜祛风清金，而降肝火。

冬桑叶三钱，炒条芩一钱，光杏仁三钱，川、象贝各二钱，瓜蒌皮二钱，茜草根二钱，侧柏炭钱半，鲜竹茹二钱，冬瓜子二钱，白茅花（包）一钱，活芦根（去节）一尺，枇杷叶露（后入）四两。

卢右　产后四旬，营血亏虚，虚阳迫津液而外泄，入夜少寐，盗汗甚多；加之咳嗽，风邪乘隙入肺也。宜养阴潜阳，清肺化痰。

白归身二钱，光杏仁三钱，炒枣仁三钱，浮小麦四钱，穭豆衣三钱，朱茯神三钱，象贝母三钱，苦桔梗一钱，霜桑叶三钱，炙远志一钱，瓜蒌皮二钱，冬瓜子三钱，糯稻根须（煎汤代水）一两。

胡右　血虚有热，经事行而不多，风邪袭肺，清肃之令不行，咳嗽痰多，先宜祛风化痰，和营调经。

炒黑荆芥钱半，净蝉衣八分，嫩前胡钱半，冬桑叶三钱，朱茯神三钱，炙远志一钱，光杏仁三钱，活贯众炭三钱，象贝母三钱，紫丹参二钱，青龙齿三钱，茺蔚子三钱，冬瓜子、皮各三钱。

二诊：伤风咳嗽，轻而复重，昨晚形寒，经事行而太多，有似崩漏之状。冲任亏损，血不归经，虚气散逆，为面浮足肿也。今拟标本同治。

炒黑荆芥炭一钱，冬桑叶三钱，象贝母三钱，炙远志一钱，朱茯神三钱，青龙齿三钱，炒扁豆衣三钱，生白术钱半，阿胶珠钱半，炮姜炭四分，焦楂炭三钱，炒谷芽三钱，炒苡仁三钱，莲蓬炭三钱。

吴左　阴虚质体，津少上承，内热口燥，咳嗽咯痰不爽。宜祛风清金而生津液。

冬桑叶二钱，光杏仁三钱，象贝母三钱，抱茯神三钱，炙远志一钱，天花粉三钱，瓜蒌皮二钱，炙兜铃一钱，广橘白一钱，冬瓜子三钱，生熟谷芽各三钱。

戴左　外感风邪，引动湿痰，逗留肺胃，咳嗽气逆又发，舌苔腻布，脉象浮滑。姑拟疏邪化痰，宣肺和胃。

嫩前胡钱半，仙半夏二钱，旋覆花（包）钱半，光杏仁三钱，象贝母三钱，炙兜铃一钱，赤茯苓三钱，水炙远志一钱，鹅管石（煅）一钱，橘红一钱，炙款冬钱半，冬瓜子三钱。

何先生　湿温初愈，湿痰未楚，肺胃宣化失司，咳嗽咯痰不爽，纳谷减少，夜不安寐，胃不和则卧不安。脉象濡滑。宜理脾和胃，安神化痰。

仙半夏二钱，生熟苡仁各三钱，新会皮钱半，云茯苓三钱，水炙远志一钱，白蔻壳八分，泽泻钱半，光杏仁三钱，象贝母三钱，佩兰根钱半，炒谷麦芽各三钱，旋覆花（包）钱半，生姜一片。

上桂心一分，川雅连一分，二味研饮丸吞服。

邵老先生　初起寒热，继则蜜煎通便而致泄泻，痰多气逆，汗多肢冷，谵语郑声，咳嗽胁肋牵痛，脉象濡细，舌苔灰腻。汗多亡阳，神不守舍，湿痰上泛，互阻肺胃，肃降之令失司，脉症参合，顾虑正气不支，致虚脱之险，勿谓言之不预。姑宜回阳敛阳，安神化痰，未识能得挽回否？尚希星若道兄政之。

吉林参须八分，熟附子块八分，煅牡蛎三钱，花龙骨二钱，朱茯神三钱，姜半夏二钱，生白术二钱，炙远志一钱，炙款冬钱半，川郁金钱半，旋覆花钱半，炒谷芽三钱，炒苡仁三钱，鹅管石（煅）一钱，浮小麦四钱。

另用牡蛎粉合龙骨粉等份，以绢包，拍汗处。

二诊：阳已渐回，四肢渐温，脉亦渐起。惟痰多咳嗽，胁肋牵痛，口干不多饮，舌苔灰腻。气阴暗伤，蕴湿酿痰，逗留肺胃，清肃之令不行。神志时明时昧，谵语郑声，一因神不守舍，一因痰浊上蒙清窍也。恙势尚在重途，仍宜和胃宣肺，安神化痰。

仙半夏二钱，炙远志一钱，紫贝齿三钱，朱茯神三钱，薄橘红一钱，生苡仁四钱，象贝母三钱，炙款冬钱半，冬瓜子三钱，旋覆花（包）钱半，川郁金钱半，方通草八分，浮小麦四钱，鹅管石（煅）一钱。

三诊：阳回之后，身热复作，汗多不解，痰多咳嗽，胁肋牵痛，口干欲饮，神志时明时昧，谵语郑声，精神萎顿，舌苔糙腻而黄，脉濡滑而数。气阴两伤，客邪湿热蕴蒸募原，痰浊逗留肺胃，上蒙清窍，神明无以自主。虑正不胜邪，致内闭外脱之险。

冬桑叶三钱，金银花三钱，连翘壳三钱，朱茯神三钱，象贝母三钱，通草八分，淡竹沥二两，鲜竹茹二钱，浮小麦四钱，枇杷叶（去毛）四张，仙半夏二钱，旋覆花（包）钱半，光杏仁三钱。

陆左　风燥之邪袭肺，清肃之令不行，咳呛咯痰不爽，已有一月。宜祛风清金而化痰热。

冬桑叶三钱，光杏仁三钱，象贝母三钱，瓜蒌皮二钱，抱茯神三钱，炙远志一钱，福橘络一钱，炙兜铃一钱，冬瓜子三钱，炒竹茹二钱，干芦根（去节）一两，枇杷叶膏（冲服）三钱。

郑老太太　年逾耄耋，阴血亏耗，肝阳易于上升，头痛眩晕，时轻时剧，咽喉干燥，加之咳嗽，风燥之邪乘虚入肺也。脉左弦细，右浮濡而滑。先宜养阴柔肝，祛风清金。

川石斛二钱，霜桑叶二钱，滁菊花二钱，光杏仁三钱，云茯苓三钱，炙远志一钱，象贝母三钱，嫩前胡钱半，冬瓜子三钱，稽豆衣三钱，薄荷炭八分，焦谷芽三钱，荷叶边一圈，嫩钩钩（后入）三钱。

吴左　阴虚质体，风燥伏邪，蕴袭肺胃，身热晚甚，咳嗽鼻红。宜辛凉清解，宣肺化痰。

清水豆卷四钱，嫩前胡钱半，薄荷叶八分，净蝉衣八分，江枳壳一钱，苦桔梗一钱，冬桑叶三钱，光杏仁三钱，象贝母三钱，熟牛蒡二钱，连翘壳三钱，冬瓜子三钱，活芦根（去节）一尺。

廉左　痰火内郁，风邪外束，肺气窒塞，失其下降之令，咳嗽气急又发，口干舌黄，脉弦滑带数。先拟疏邪化痰，肃降肺气，俾得邪解气顺，则痰火自平。

嫩前胡钱半，仙半夏二钱，光杏仁三钱，象贝母三钱，炙白苏子二钱，云茯苓三钱，炙远志一钱，桑叶、皮（水炙）各三钱，瓜蒌皮三钱。

何左　痰火内郁，风燥外束，肺胃为病，咳嗽咯痰不爽，腑行不实，脉象濡滑而数。姑拟疏邪化痰。

炒黑荆芥一钱，光杏仁三钱，象贝母三钱，炙白苏子钱半，赤茯苓三钱，炙远志一钱，竹沥半夏二钱，炙款冬钱半，炙兜铃一钱，旋覆花（包）钱半，炒瓜蒌皮三钱，冬瓜子三钱。

董左　风燥之邪，挟痰热逗留肺胃，临晚潮热，咳嗽呕恶，甚则鼻红，脉象濡滑而数。宜和解枢机，清肺化痰。

银柴胡一钱，冬桑叶二钱，嫩前胡二

钱，冬瓜子三钱，抱茯神三钱，炙远志一钱，光杏仁三钱，鲜竹茹二钱，象贝母三钱，瓜蒌皮三钱，炙兜铃一钱，白菀花钱半，枇杷叶露（后入）四两。

（《丁甘仁医案续编》）

张咸斋医案

孙左　年甫十五，寒热盗汗，咳痰微带红丝，春秋举发，已历数载。先天不足，后天不振。脾为生痰之源，肺为贮痰之器，未冠先衰，上紧调养，精通天年，尤关为要。

南沙参三钱，冬术三钱，杏仁三钱，制半夏一钱半，肥桔梗一钱半，赤苓三钱，甘草四分，橘红一钱，钗斛三钱，藕一两，小麦七钱。

二诊：后又加蜜炙苏梗一钱半。服后寒热已解，咳痰亦减。又丸方拟六君合六味，去萸肉，加六神曲、楂肉、莲肉、陈仓米和胃，藕粉化瘀，打糊为丸。

（《张咸斋医案》）

黄焱甫医案

吴右　年三十四岁，雇工，住杨秀浜。

病名：风嗽。

原因：风水交袭，表里不宣所致。

证候：咳嗽渐作，咯痰黏腻，气逆不舒，额上略有微汗。

诊断：脉右浮弦，左迟，舌上白苔，辨症察脉，知属风水之咳嗽症也。夫肺主皮毛，皮毛者肺之合也。风水由皮毛而侵及肺，风邪既不外解，水邪又不下渗，壅闭上焦，窒碍呼吸，动则始咳，咳极则喘。

疗法：方用杏仁宣表，细辛、干姜、半夏化饮，五味子、茯苓、紫菀、款冬降气肃肺，治风水嗽之未化热者，非辛温之药，其孰能愈之。

处方：苦杏仁三钱，淡干姜五分，白茯苓三钱，生白果十粒，北细辛三分，五味子五分，款冬花三钱，炙甘草三分，制半夏三钱，炙紫菀三钱。

效果：服药三剂而咳痊愈。

廉按：风寒外搏，水饮上冲，小青龙汤加减，却是对症良方。额上既有微汗，去麻黄，加紫菀、茯苓宣肺利水，调剂亦有斟酌。

（《全国名医验案类编》）

何拯华医案

单增康　年三十六岁，业商，住单港。

病名：凉燥犯肺。

原因：秋深初凉，西风肃杀，适感风燥而发病。

证候：初起头痛身热，恶寒无汗，鼻鸣而塞，状类风寒。惟唇燥嗌干，干咳连声，胸满气逆，两胁串疼，皮肤干痛。

诊断：脉右浮涩，左弦紧，舌苔白薄而干，扪之戟手，此《内经》所谓"大凉肃杀，华英改容，胸中不便，嗌塞而咳"是也。

疗法：遵《经》旨以苦温为君，佐以辛甘，香苏葱豉汤去香附，加杏仁、百部、紫菀、前胡、桔梗等，湿润以开通上焦，上焦得通，则凉燥自解。

处方：光杏仁三钱，苏叶梗钱半，新会皮钱半，紫菀三钱，前胡钱半，鲜葱白四枚，淡香豉三钱，炙百部钱半，桔梗一钱，炙甘草六分。

次诊：两剂后，周身津津微汗，寒热已除，胁痛亦减。惟咳嗽不止，痰多气逆，胸前满闷，大便燥结，脉右浮滑，左手弦紧已除，舌苔转为滑白，此肺气之膹郁，虽已开通，而胸腹之伏邪，尚多闭遏也。治以辛滑通润，流利气机，气机一通，大便自解。用五仁橘皮汤加蒌、薤。

次方：甜杏仁（去皮，杵）四钱，柏子仁（杵）三钱，生姜四分，拌捣全瓜蒌五钱，松子仁（去皮，杵）三钱，瓜蒌仁（杵）四钱，干薤白（捣）二钱，蜜炙橘红一钱。

效果：一剂而便通咳减，再剂而痰少气平，后用清金止嗽膏，日服两瓢，调养数日而痊。

附清金止嗽膏方　藕汁、梨汁各四两，姜汁、萝卜汁、白蜜各三两，巴旦杏仁（去皮）、川贝（去心）各二两。瓷瓶内炭火熬膏，不时噙化。

廉按：春月地气动而湿胜，故春分以后，风湿暑湿之症多，秋月天气肃而燥胜，故秋分以后，风燥凉燥之症多。若天气晴暖，秋阳以曝，温燥之症，反多于凉燥。前哲沈氏目南谓《性理大全》，燥属次寒，感其气者，遵《内经》"燥淫所胜，平以苦温，佐以辛甘"之法，主用香苏散加味，此治秋伤凉燥之方法也。叶氏香岩谓秋燥一症，初起治肺为急，当以辛凉甘润之方，气燥自平而愈，若果有暴凉外束，只宜葱豉汤加杏仁、苏梗、前胡、桔梗之属。此案初方，悉从叶法加减，接方五仁橘皮汤加蒌、薤，方皆辛润滑降，稳健有效。惟初起虽属凉燥，继则渐从热化，故终用清金止嗽膏，以收全功。

宋宝康之妻吴氏　年三十四岁，住本城南街。

病名：孕妇燥咳。

病因：妊已七月，适逢秋燥司令，首先犯肺而发。

证候：初起背寒干咳，咳甚无痰，喉痒胁疼，甚至气逆音嘶，胎动不安，大便燥结。

诊断：脉右浮滑搏指，左弦滑数，舌边尖红，苔薄白而干，此《内经》所谓"秋伤于燥，上逆而咳"。似子暗而实非子暗，子暗当在九月，今孕七月，乃由燥气犯肺，肺气郁而失音，所以《经》谓"诸气膹郁，皆属于肺"也。

疗法：当从叶氏上燥治气，辛凉宣上。故用桑、菊、荷、蒡疏肺清燥为君，蒌、贝润肺治痰为臣，佐以鸡子白、雅梨皮开其音，使以嫩苏梗安其胎，庶几肺气舒畅，而痰松音扬，胎气自安矣。

处方：冬桑叶三钱，薄荷叶八分，瓜蒌皮二钱，鸡子白（后人）一枚，白池菊二钱，牛蒡子钱半，川贝母二钱，雅梨皮一两。

次诊：连进之剂，音轻咳减，咯痰亦松。惟大便五日不通，脘腹胀满，口干喜饮，不能纳谷，脉仍搏数，舌边尖尚红，扪之仍干。法当内外兼治，外用蜜煎导以引之，内用五仁汤加减以通润之。

次方：松子仁（杵）四钱，炒麻仁（杵）三钱，甜杏仁（去皮）三钱，柏子仁（杵）三钱，瓜子仁二钱，金橘脯（切片）二枚，萝卜汁（煎汤代水）一瓢。

三诊：一剂而频转矢气，再剂而大便通畅，腹胀顿宽，咯痰虽松，而咳仍不止，左胁微痛。辛口燥已除，胃能消谷，脉数渐减，舌红渐淡，可进滋燥养营汤，冲润肺雪梨膏，保胎元以除咳。

三方：白归身钱半，生白芍三钱，蜜炙百部钱半，蜜枣（剪）一枚，细生地三钱，生甘草五分，蜜炙紫菀三钱，金橘脯（切片）一枚，叶氏润肺雪膏（分冲）一两。

效果：连服四剂，音扬咳止，胃健胎安而愈。

许君　年三十二岁，业商，住南门外。

病名：燥咳动冲。

原因：内因肾虚肝旺，外因秋燥司令，一感触而冲动作咳，前医连进清燥救肺汤加减（方中人参用太子参），约八剂，而终归无效，来延予诊。

证候：初起咳逆无痰，喉痒咽干，夜热咳甚，动引百骸，继则脐旁冲脉，动跃震手，自觉气从脐下逆冲而上，连声顿咳，似喘非喘。

诊断：脉左细涩，右反浮大，按之虚数，舌红胖嫩，此喻嘉言所谓"时至秋燥，人多病咳，而阴虚津枯之体，受伤犹猛"，亦即王孟英所谓"肺气失降，肾气失纳之冲咳"也。

疗法：首当潜阳镇冲，故以三甲、石英为君，其次育阴滋燥，故以胶、麦、地、芍为臣，佐以款冬，使以冰糖，为专治干咳而设，庶几潜镇摄纳，纳气归元，则气纳冲平，不专治咳而咳自止矣。

处方：左牡蛎（生打）四钱，龟甲心（生打）四钱，生鳖甲（打）四钱，生款冬三钱，陈阿胶（烊冲）钱半，生白芍五钱，原麦冬二钱，奎冰糖三钱。

先用大熟地（切丝）八钱，用秋冰三分，开水泡四汤碗，同紫石英一两，煎取清汤，代水煎药。

次诊：每日两煎，连投四剂，使水升而火降，故咽干喉痒均除，俾气纳而冲底，故顿咳连声大减。惟脉仍虚数，舌尚胖嫩，此伏燥之所以难滋，而阴虚之所以难复也。仍守原方，重加石斛，耐心调补，以静养之。

次方：原方去石英，加鲜石斛五钱，同切丝大熟地，煎汤代水。

三诊：连进六剂，冲动已平，夜热亦退，胃纳大增，精神颇振，晨起略有单声咳，脉虽虚而不数，舌虽红而不胖，病势幸有转机，药饵尚须调补，议以六味地黄汤加减，善其后以复原。

三方：春砂仁二分，拌捣大熟地五钱，野百合二钱，大蜜枣（擘）两枚，山萸肉三钱，生怀山药（打）三钱，原麦冬三钱，金橘脯（切片）两枚。

效果：连服十剂，单声咳止，饮食精

神，恢复原状而痊。

罗守谦　年三十八岁。

病名：肺燥脾湿。

原因：凉燥外搏，暑湿内伏，时至深秋而晚发。

证候：一起即洒淅恶寒，寒已发热，鼻唇先干，咽喉燥痛，气逆干咳，肢懈身疼，胸胁串疼，脘腹灼热，便泄不爽，溺短赤热。

诊断：脉右浮涩，关尺弦滞，舌苔粗如积粉，两边白滑，此喻嘉言所谓"秋伤燥湿，乃肺燥脾湿之候"，即俗称"燥包湿"，湿遏热伏是也。

疗法：先与苦温发表，轻清化气，葱豉桔梗汤加减，辛润利肺以宣上，使上焦得宣，气化湿开。

处方：光杏仁三钱，苦桔梗一钱，前胡钱半，紫菀三钱，鲜葱白四枚，牛蒡子（杵）钱半，苏薄荷一钱，炙甘草五分，瓜蒌皮二钱，淡香豉三钱。

次诊：连进苦温辛润，开达气机，周身津津微汗，恶寒胸胁痛除。惟灼热口渴，心烦恶热，咳痰稠黏，便溏溺赤，脉转洪数，舌苔粗糙。此凉燥外解，湿开热透之候。法当芳透清化，吴氏三仁汤加减。

次方：光杏仁三钱，牛蒡子（杵）钱半，丝通草一钱，淡竹叶二钱，焦栀皮二钱，生苡仁三钱，青连翘三钱，香连丸一钱，拌飞滑石五钱，瓜蒌皮二钱。

先用活水芦笋二两，灯心五分，北细辛二分煎汤代水。

三诊：两进芳透清化，胸背头项，红疹白痦齐发，心烦恶热渐减。惟仍咳稠痰，口仍燥渴，腹尚灼热，大便反秘，溺仍赤涩，脉转沉数，舌赤苔黄而糙，此下焦湿热伏邪，依附糟粕而胶结也。治以苦辛通降，宣白承气汤加减，使伏邪从大便而解。

三方：生石膏（打）四钱，光杏仁四钱，小枳实钱半，鲜石菖蒲汁（冲）一小匙，生川军二钱，瓜蒌仁（杵）五钱，汉木通一钱，广郁金汁（冲）两小匙。

四诊：一剂而大便先燥后溏，色如红酱，二剂而燥渴腹热均轻，舌苔黄糙大退，脉转软而小数，此伏邪渐从大便下泄也。下虽不净，姑复其阴，叶氏养胃汤加减，以消息之。

四方：北沙参二钱，鲜生地汁（冲）两瓢，鲜石斛钱半，原麦冬一钱，雅梨肉汁（冲）两瓢，建兰叶（切寸，后入）三片。

五诊：咳嗽大减，稠痰亦少，溺涩渐利，大便复秘，频转极臭矢气，腹热如前，脉仍小数，按之坚实，此浊热黏腻之伏邪尚多，与肠中糟粕相搏，必俟宿垢下至四五次，叠解色如红酱，极其臭秽之溏粪，而伏邪始尽，姑用缓下法以追逐之。

五方：野茭白根一两，童桑枝一两，煎汤送陆氏润字丸，每吞钱半，上下午及晚间，各服一次。

六诊：据述每服一次丸药，大便一次，色如红酱而秽，然不甚多，便至四次，色转酱黄，五次色转老黄，六次色转淡黄，腹热已除，胃亦思食，诊脉软而不数，舌转嫩红，扪之微干，此胃肠津液两亏也。与七鲜育阴汤以善后。

六方：鲜生地五钱，鲜石斛四钱，鲜茅根一两，鲜枇杷叶（炒香）五钱。

四味煎汤，临服冲入鲜稻穗露、蔗浆、梨汁各两瓢。

效果：连进四剂，胃纳大增，津液精神复旧，后用燕窝冰糖汤，调理旬余而瘥。

廉按：秋日暑湿踞于内，新凉燥气加于外，燥湿兼至，最难界限清楚，稍不确当，其败坏不可胜言。盖燥有寒化热化，先将暑、湿、燥分开，再将寒热辨明，自有准的。此案先用苦温发表，辛润宣上，以解凉燥外搏之新邪，俟凉燥外解，湿开热透，然后肃清其伏热，或用芳透清化，或用缓下清利，必俟伏邪去净，津液两亏，改用增液育阴以善后。先后六方，层次颇清，为治燥夹伏暑之正法。

许姓妇　年三十余岁，住南池。

病名：燥咳头晕。

原因：素体血虚肝热，时逢秋燥，燥气逗引，陡发干呛而兼晕。

证候：燥咳恶心，气逆头眩，鼻中气如火热，咽干神烦，夜寐盗汗，汗出即醒，醒则气咳，咳甚则晕。

诊断：脉右寸浮涩，左关虚数而弦，细按两尺，尚有根气，舌干少津，此由时令之燥气，挟肝经之燥火，互相上蒸，冲肺则气逆干咳，冲脑则头晕目眩，病势甚为可虑，幸而脉尚有根，两颧不红，声不嘶而音不哑，不致酿变痨瘵，耐心调养，尚可挽回。

疗法：欲保肺脏之气液，当先清肺经之燥热，泻白散合清燥救肺汤加减。

处方：生桑皮五钱，冬桑叶三钱，生石膏三钱，原麦冬一钱，生甘草五分，地骨皮五钱，甜杏仁（杵）三钱，毛西参一钱，枇杷露（分冲）一两，雅梨皮一两。

次诊：两剂后，鼻中气热已除，气逆干咳亦缓。惟夜寐仍有盗汗，神烦头晕依然，脉舌如前。姑用吴氏救逆汤，甘润存津，介潜镇摄。

次方：陈阿胶（烊冲）钱半，生白芍五钱，细生地三钱，化龙骨（生打）三钱，原麦冬钱半，炙甘草八分，炒麻仁二钱，左牡蛎（生打）五钱。

三诊：三进甘润介潜，头晕已除，盗汗亦止。惟火升气咳，痰不易出，即强咯出一二口，稀沫稠黏，喉中有血腥气，右寸脉转浮数，左弦软虚数同前，舌两边润，中心仍干，正如绮石所谓"肺有伏逆之燥火，膈

有胶固之燥痰"也。姑仿顾松园先生法，清金保肺汤以消息之。

三方：桑白皮五钱，生甘草七分，野百合钱半，京川贝（去心）四钱，地骨皮五钱，原麦冬一钱，款冬花三钱，生薏仁三钱。

先用鲜枇杷叶（去毛，筋净）一两，鲜白茅根（去皮）二两，煎汤代水。

四诊：连投清金润燥，降气化痰，咳虽减而不除，痰已松而易出，血幸不咯，神亦不烦，脉转滑数，舌变嫩红。病者云：恐久呛成痨，何不用人参以益肺气？愚谓：参固为益气正治之药，然今尚肺火炽盛，骤进人参，最防肺热还伤肺。故前投清金润燥之药，清肺热，即所以救肺气，亦为益气之法也。仍守前方，加西洋参钱半，鲜石斛三钱。

五诊：四剂后，余症均减，仅有早起咳痰，惟不食则嘈，得食则缓，食后咳呛全无。诊脉右关虚弱，左关沉细微数，此由胃阴、肝血两亏，中虚无砥柱之权。仿仲圣诸虚不足，先建其中，去过辛过温之品，但用建中之法，而变建中之方，庶不致助肝阳以铄肺津矣。

五方：怀山药（生打）三钱，原麦冬钱半，炒白芍二钱，陈南枣二枚，青皮甘蔗两节，川石斛三钱，广皮白一钱，清炙甘草五分，饴糖三钱，鲜建兰叶（后入）二片。

效果：六进建中方法，胃健咳止，精神复旧，后用人参固本丸（潞党参、生熟地各四两，天、麦冬各二两，蜜丸如小桐子大，玫瑰花三朵，泡汤送下）。调补一月而瘥。

廉按：此即喻西昌所谓身中之燥，与时令之燥，互结不解，必缓调至燥金退气，而肺乃得宁，咳可瘥愈。案中前后五方，悉本前哲成方脱化而来，无一杜撰之方，殊堪嘉尚。

王敬贤　年三十五岁。

病名：温燥伤肺。

原因：秋深久晴无雨，天气温燥，遂感其气而发病。

证候：初起头疼身热，干咳无痰，即咯痰多稀而黏。气逆而喘，咽喉干痛，鼻干唇燥，胸漐胁疼，心烦口渴。

诊断：脉右浮数，左弦涩，舌苔白薄而干，边尖俱红，此《内经》所谓"燥化于天，热反胜之"是也。

疗法：遵《经》旨以辛凉为君，佐以苦甘，清燥救肺汤加减。

处方：冬桑叶三钱，生石膏（冰糖水炒）四钱，原麦冬钱半，瓜蒌仁（杵）四钱，光杏仁二钱，南沙参钱半，生甘草七分，制月石二分，柿霜（分冲）钱半。

先用鲜枇杷叶（去毛、筋）一两，雅梨皮一两，二味煎汤代水。

次诊：连进辛凉甘润，肃清上焦，上焦虽渐清解，然犹口渴神烦，气逆欲呕，脉右浮大搏数者，此燥热由肺而顺传胃经也。治用竹叶石膏汤加减，甘寒清镇以肃降之。

次方：生石膏（杵）六钱，毛西参钱半，生甘草六分，甘蔗浆（冲）两瓢，竹沥夏钱半，原麦冬钱半，鲜竹叶三十片，雅梨汁（冲）两瓢。

先用野菰根二两，鲜茅根（去皮）二两，鲜刮竹茹三钱，煎汤代水。

三诊：烦渴已除，气平呕止。惟大便燥结，腹满似胀，小溲短涩，脉右浮数沉滞，此由气为燥郁，不能布津下输，故二便不调而秘涩，张石顽所谓"燥于下必乘大肠"也。治以增液润肠，五汁饮加减。

三方：鲜生地汁两大瓢，雅梨汁两大瓢，生莱菔汁两大瓢，广郁金（磨汁约二小匙）三支。

用净白蜜一两，同四汁重汤炖温，以便通为度。

四诊：一剂而频转矢气，二剂而畅解燥矢，先如羊粪，继则夹有稠痰，气平咳止，胃纳渐增，脉转柔软，舌转淡红微干，用清燥养营汤调理以善其后。

四方：白归身一钱，生白芍三钱，肥知母三钱，蔗浆（冲）两瓢，细生地三钱，生甘草五分，天花粉二钱，蜜枣（擘）两枚。

效果：连投四剂，胃渐纳谷，神气复元而愈。

廉按：喻西昌谓《内经·生气通天论》"秋伤于燥，上逆而咳，发为痿厥"，燥病之要，一言而终，即"诸气膹郁，皆属于肺"，"诸痿喘呕，皆属于上"。二条指燥病言明甚。至若左胠胁痛不能转侧，嗌干面尘，身无膏泽，足外反热，腰痛筋挛，惊骇，丈夫癞疝，妇人少腹痛，目昧眦疮，则又燥病之本于肝而散见不一者也，而要皆秋伤于燥之征也。故治秋燥病，须分肺、肝二脏，遵《内经》"燥化于天，热反胜之"之旨，一以甘寒为主，发明《内经》"燥者润之"之法，自制清燥汤，随症加减，此治秋伤温燥之方法也。此案前后四方，大旨以辛凉甘润为主，对症发药，药随症变，总不越叶氏上燥治气，下燥治血之范围。

（《全国名医验案类编》）

钱存济医案

陈周溪　年近四旬，身体强盛。

病名：燥咳。

原因：时值秋燥司令，先患房事，后宴会，酒罢当风而卧，醒则发咳。

证候：干咳无痰，胸膺满闷，胃脘拒按，口干喜冷，日晡发热，夜不安寐。

诊断：六脉强直有力，舌苔黄燥，合病因脉象断之，乃肺燥胃实也。先以清燥活痰药投之，不应。继以消导豁痰药治之，转剧。此由时值燥令，胃肠积热化燥，燥火横行，宜其无济也。

疗法：大承气汤合调胃法，君以苦寒荡积之大黄，佐以咸寒润燥之芒硝，臣以苦辛开泄之朴实，少加甘草以缓硝黄之峻为使。

处方：川锦纹（酒洗）一两，川卷朴三钱，炒枳实三钱，玄明粉三钱，生甘草钱半。

上药先煎，后纳玄明粉，俟玄明粉熔化，去滓顿服。

效果：服一剂，下燥屎数十枚，其病霍然。改用清燥救肺汤二剂，以善其后。

廉按：燥之一症，有由风来者，则十九条内"诸暴强直，皆属于风"是也；有由湿来者，则十九条内"诸痉项强，皆属于湿"是也。风为阳邪，久必化燥，湿为阴邪，久亦化燥，并且寒亦化燥，热亦化燥，燥必由他病转属，非必有一起即燥之症，《内经》所以不言燥者，正令人于他症中求而得之，由是而证以经文，及《伤寒论》各病，则凡六经皆有燥症。嘉言所制清燥救肺汤一方，独指肺金而言，断不足以概之。若言六经之燥，则惟阳明一条，最为重候。盖手足阳明之胃大肠，正属燥金，为六气之一，而可独指肺金为燥哉？嘉言惟不识十九条之皆可以求燥症，故不知十九条之所以无燥症耳。至补出秋燥一层，自有卓见，不可没也。此案却合胃大肠燥金为病，清燥消滞，其何济乎！断症既明，放胆用三一承气汤，苦温平燥，咸苦达下，攻其胃肠燥实，善后用清燥救肺，先重后轻，处方用药，步骤井然。

（《全国名医验案类编》）

柳贯先医案

郎君　年六十三岁。

病名：燥咳。

原因：中年失偶，身长而瘦，木火体质，适感秋燥而发病。

证候：干咳喉痒，胸胁刺痛，头胀肌热，鼻流浊涕。

诊断：舌红苔干，脉浮而数，乃温燥引动肝热冲肺也。

疗法：润肺清肝，用桑叶、二母、蒌芦为君，以清燥救肺；竹茹、瓜络、夏枯草、苏子为臣，以清络平肝；佐以薄荷、梨皮之辛凉甘润，以疏风燥；使以生甘草，调胃和药。

处方：霜桑叶二钱，紫苏子一钱，苏薄荷五分，生甘草五分，夏枯草二钱，瓜蒌皮二钱，肥知母钱半，川贝母三钱，淡竹茹三钱，水芦根一两，雅梨皮五钱，丝瓜络三钱。

效果：服二帖，即热退咳减。原方去薄荷、苏子，加鲜石斛三钱，青蔗浆两瓢，增液养胃而痊。嘱其日服藕粉，以调养而善后。

廉按：此外感温燥之咳，故专用清泄以肃肺，方亦轻灵可喜。

（《全国名医验案类编》）

郑惠中医案

陈汉山　年二十四岁。

病名：风燥伤卫。

病因：立冬前西风肃杀，燥气流行，感其胜气而发病。

证候：头胀微痛，畏寒无汗，鼻塞咳嗽，气逆胸㵎，身热唇燥，肌肤干槁。

诊断：脉右浮滑，左弦涩，舌苔白薄，弦则为风，涩则为燥，滑则为痰。脉症相参，乃感秋凉之燥风，即徐洄溪所谓"病有因风而燥者，宜兼治风"是也。

疗法：《内经》谓燥淫所胜，平以苦温，佐以酸辛"，故以杏仁之微苦温润为君，生白芍之微酸，桂枝木之微辛为臣，时至秋燥，每多咳逆，故佐前、桔以宣肺，使蜜枣以润肺，肺气宣畅，则燥气自然外解矣。

处方：光杏仁三钱，生白芍钱半，桂枝木八分，前胡二钱，苦桔梗一钱，蜜枣（擘）一枚。

次诊：连进两剂，鼻塞通而头痛止，微汗出而寒热除。惟咳嗽胸懑依然，脉左虽柔，右仍浮滑。此燥邪不去，则肺不清；肺不清，则咳闷不止。治以疏肺消痰，仿程氏止嗽散加减。

次方：甜杏仁（去皮）三钱，蜜炙橘红一钱，紫菀三钱，蜜枣（擘）一枚，炒蒌皮二钱，蜜炙百部钱半，苏子钱半，金橘脯（切片）两枚。

效果：三剂后，咳嗽大减，胸懑亦除，寝食精神复旧。后以橘红、麦冬泡汤代茶，辛以通气，甘以润肺，忌口一旬，调理而痊。

廉按：沈氏目南谓"燥气属凉，谓之次寒，乃论秋燥之胜气"也。胜气多由于冷风，方用桂枝杏仁汤加减，深合《经》旨。接方用止嗽散增损，亦属凉燥犯肺，气逆痰嗽之正方。

（《全国名医验案类编》）

高畏云医案

魏国安　年二十二岁，工界，福建。

病名：暑咳。

原因：素嗜姜辛味，后因感冒暑气。

证候：头身发热，咳嗽痰黏，气逆胸闷，两手厥冷。

诊断：左关数涩，右寸浮数，余脉亦数，舌边尖红，此暑热犯肺也。夫肺为暑热所铄，而失清降之能，气反上逆，故咳。肺失清肃之职，故胸闷，其手厥冷者，热深厥亦深也。

疗法：用牛蒡子、连翘、银花、贝母、兜铃，清其肺热，杏仁、蒌皮、桔梗宣清肺气，桑叶、菊花平肝清热，防其升逆太过，桑白皮、枇杷叶，以降其肺气。

处方：牛蒡子钱半，济银花二钱，青连翘二钱，川贝母一钱，杜兜铃钱半，甜杏仁二钱，瓜蒌皮二钱，桔梗一钱，冬桑叶二钱，滁菊花一钱，桑白皮钱半，鲜枇杷叶（去毛，抽筋）一两。

效果：二剂热退喘减，原方去杏、桔，加陈阿胶钱半、鲜莲子十粒，三剂两手转温，咳嗽亦止。终用吴氏五汁饮，调理而痊。

廉按：暑气从鼻吸入，必先犯肺，因之作咳，故用轻清之药，专治上焦，方颇灵稳，惬合时宜。

（《全国名医验案类编》）

陈在山医案

陈董氏五五　脉来沉数无力，素有阴虚喘咳之患，近日咳甚，痰多胁痛，拟用清肃肺金法治之。

第一方：玉竹、沙参、寸冬、橘红、杏仁、甘草、当归、醋芍、双叶、阿胶、枳壳、生地、茯神、焦枣仁。

第二方：玉竹、生地（炒）、莲房（炒）、橘红、杏仁、桑叶、寸冬、莲肉、山药、芡实、玄参、当归、醋芍、藕节、甘草。

第三方：玉竹、桑叶、杏仁、橘红、当归、寸冬、山药、莲房、藕节、莲子、芡实、甘草、香附、醋芍、天冬。

第四方：蜜百合、皮苓、广木香、桑叶、寸冬（炒）、杏仁、橘红、熟地（炒）、玉竹、山药、莲子、莲房炭、芡实、甘草。

以上数方自服之后，诸症已经痊愈，饮食加餐，惟肺嗽未能利，便言及汤药实属难进，欲求丸药服之，以防病后。

羚羊三钱，当归身四钱，玉竹四钱，山药四钱，百合四钱，橘红四钱，杏仁二钱，桑叶（炒）三钱，生地四钱，莲肉四钱，芡实三钱，莲房炭三钱，寸冬三钱，贡胶四钱，甘草三钱，淡寸蓉四钱。

细末，蜜小丸，每服二三钱，开白水送下。

陈董氏　夏日之嗽，业经治愈，又逢秋凉，动作不慎，咳嗽复发，脉来惟右寸关小数，余皆虚缓之极，此阴虚之证也，仍用清理法。

毛橘红、杏仁、桑叶、玉竹、生地（炒）、寸冬、莲房炭、百合、山药、芡实、甘草、阿胶珠。

又　丸药方：羚羊尖、玉竹、山药、百合、化橘、杏仁、桑叶、莲子、莲房炭、芡实、寸冬、贡胶、甘草、寸冬、生地、枸杞、东洋参。

共末蜜丸，三钱重。

冯致安　脉弦涩微数，舌白口渴，多嗽少食，此暑邪客于肺、胃二经，闭塞不出之故也，当清暑利气。

厚朴、广皮、薄荷、苏叶、汾草、枳壳、天水散、山楂、藿香、木香、仁米、杏仁、花粉、茅术、竹叶。

服前药，诸症皆效。惟咳嗽无功，系肺经邪热，留连不解之故，再用清肺解热法。

橘红、杏仁、枳壳、皮苓、厚朴、仁米、汾草、薄荷、天水散、双花、竹叶、火香。

李广海　四五　脉来弦数，咳血少痰，中满气喘，心悸头眩，小水黄，便溏，夜间无眠。以上诸症是内伤心神，神伤则气败，肺心虚，虚久自然化热，致令心肾不交，阴亏于下，阳沸于上。拟以解热补阴，交通心肾之治。

茯神、玉竹、节蒲、莲须、丹参、莲子、寸冬、生地、藕节、汾草、丹皮、橘红、莲房炭、枳壳（炒）、枣仁、灯心。

李广海自服药后，除咳嗽未效，余皆霍然，饮食亦加餐，纯用清痰理肺一方，多服则嗽自止矣。

化橘红、沙参、玉竹　杏仁　百合、枳壳　厚朴、香附、半夏、甘草、寸冬、薏米、山药　建莲肉、皮苓、生地。

（《云深处医案》）

张仲寅医案

戈　脉弦，为饮家，呛咳气逆，白痰黏腻。此脾弱不能摄涎，肺虚不能摄气。宗《金匮》外饮治脾法。

川桂枝、法半夏、焦秫米、光杏仁、生白术（米泔汁浸）、广皮、益智仁、款冬花（炙）、云茯苓、瓜蒌皮、海浮石、川蛤壳、镑沉香。

二诊：咳逆已减，痰有化机。《金匮》云：饮家当以温药和之。

川桂枝、云茯苓、盐半夏、炒秫米、焦白术、潞党参、炙款冬花、广皮、生甘草、叭杏仁、炒白芍、川蛤壳、海浮石、镑沉香。

三诊：呛咳少减，脉弦细数，再当蠲饮和中。

南北沙参、广皮、益智仁、海浮石、炒麦冬、盐半夏、橘红、川蛤壳、炒白芍、炙款冬花、叭杏仁、焦秫米、镑沉香。

（《张氏医案》）

缪芳彦医案

王，遇雨滂沱，背受寒，咳久不止，变法治之。

猪肺管一个，用去节麻黄三分，入肺管内，两头缚好紫菀一钱，苏子一钱五分，橘红一钱，桔梗一钱，服十五帖而愈。

（《缪芳彦医案》）

曹惕寅医案

永年里沈忆椿君素有痰咳疾，疾作必来诊，每诊必立愈。某岁复发，其戚绍以皖医，重表不足，继以针砭，一时喘咳之险，实所仅见。其夫人怆惶来寓云："此番弄糟了！"以急诊为请。余曰："忆翁之病知之素矣。彼乃肺热痰厚，痰利则喘平，痰堵则喘剧。只须清泄肺气，流畅痰浊，则不难迎刃而愈。盖肺主皮毛，又为清净之府。今为痰气壅塞，故气化失其自然，而致鼻塞额热。误用伤寒重表之法，厚痰益见胶韧，艰咯引动气急，加之气弱之躯，更觉无力运行。"付以桑叶、枇杷露、白前、紫菀、杏仁、象贝、冬瓜子、竹茹、橘红、通草、茅根、瓜蒌，一剂而咽润痰活。略事清养，即得痊愈，亦轻可去实之意也。

寓苏谭筱君肺脏本热，加以肾虚过甚，乃致元海无根，气机塞逆，咳呛不已。迭进三才贞元加减法，乃得气平喘定。然每发必始为鼻塞，继则咳嗽，非鼻气畅通，咳不得愈。盖咳不离乎肺，肺有二窍，一在鼻，一在喉，喉窍常闭，鼻窍常开，鼻窍宜开不宜闭，喉窍宜闭不宜开。今鼻塞不通，则喉窍将起而为患。爰嘱其每遇鼻塞欲咳，急以纸捻醮卧龙丹取嚏，嚏后则畅吐痰浊而平。

（《翠竹山房诊暇录稿》）

陈约山医案

久病未复，虚邪袭腠，致肺气不能清肃，多痰咳逆，寒热迭更。金滞水旺，连及左胁痛剧，诊脉右部弦滞带数，右部较突。肺家失化，显然拟专手太阴治之。

法夏、杏仁、通草、前胡、橘红、金沸草、蒌皮、草郁金。

二诊：脉息已和，惟脾气未平，舌本尚胖，脾气未宣，拟养肝和脾法，冀自安。

生牡蛎、赤芍、金石斛、橘白、桑叶、沙参、制首乌、法半夏、生谷芽。

三诊：气亏肝逆，失输津液，反复，阳微，畏冷，减食，滋燥疏利，未见大效。诊得脉象甚是软弱，拟湿润健中。阳旺开纳，清气自利。附方鉴证。

中熟参、淡苏蓉、生益智、茯神、炒白芍、新会皮、肉桂、炒杞子、黑芝麻。

（《陈氏医案》）

张山雷医案

毛左　延病三月。现上午有寒，下午有热，寅卯咳痰浓厚，胃纳甚少，抑且味苦，脉数，舌苔后半白腻，无汗。治法尚须开泄痰湿，参以疏解。

川桂枝 1.5 克，炒大白芍 4.5 克，炒柴胡 1.5 克，炒豆豉 4.5 克，生远志 9 克，姜半夏 4.5 克，广藿梗 4.5 克，炒常山 6 克，广皮 4.5 克，建曲 4.5 克，干佩兰 4.5 克，姜竹茹 4.5 克，九节菖蒲 1.8 克。

二诊：前进疏解开泄，凛寒已蠲，咳痰较松。惟午后腹觉热，频泛涎沫，脉数且搏，舌苔根腻。仍是湿阻未化，再踵前方出入。

制半夏 6 克，新会皮 4.5 党，炒枳壳 3 克，苏梗 4.5 克，藿香 4.5 克，制川朴 1.5 克，白蔻仁（打）3 粒，九菖蒲 0.9 克，绿萼梅 4.5 克，大腹皮（酒洗）4.5 克，小青皮 3 克，炒茅术 1.2 克。

孙右　肺失展布，咳嗽痰稠，脉小弦，舌苔薄黄，先以泄化。

瓜蒌皮 6 克，广郁金 4.5 克，象贝母 6 克，杜兜铃 4.5 克，生紫菀 9 克，胖大海 2 个，路路通（去刺）6 克，生打代赭石 9 克，苏半夏 4.5 克，薄荷 1.2 克，霜桑叶 6 克。

二诊：痰热未楚，咳嗽减而未净，姅事逾期，腹稍有膹胀。此气火上行致令经尚未行，舌根黄腻，脉则右弦。是宜柔肝泄降，化滞通经。

生玄胡 6 克，四花青皮 4.5 克，苏半夏（打）6 克，当归尾 4.5 克，生光桃仁（打）9 克，泽兰叶 6 克，楂肉炭 6 克，生紫菀 9 克，杜兜铃 4.5 克，炒黑荆芥 4.5 克，芫蔚子 9 克，瓜蒌皮 6 克。

三诊：经事未净，腹胀已蠲，胃纳已醒，鼻流浊涕，脉右弦搏，舌心薄黄，是肺有郁热。再以毓阴培本，清肺治标。

炒萸肉 4.5 克，甘杞子 6 克，厚杜仲 6 克，象贝母 3 克，杜兜铃 3 克，生桑白皮 6 克，霜桑叶 6 克，鲜竹茹 4.5 克，荆芥炭 4.5 克，生紫菀 6 克，熟女贞子 12 克，天台乌药 7.5 克，泽兰叶 6 克。

陈右　肺气上逆，呕吐涎沫，胃纳呆钝，入暮倦怠，体肥积湿，脉濡胸闷，咳嗽不松，舌根苔腻，小溲短少，法宜宣展降逆。

制半夏 4.5 克，九菖蒲 1.5 克，姜炒竹茹 4.5 克，广陈皮 4.5 克，橘络 3 克，炒枳壳 4.5 克，白蔻仁（打，后入）2 粒，淡吴萸 7 粒，川黄连（同炒）0.9 克，干佩兰 4.5 克，云茯苓 6 克，生紫菀 6 克。

胡右　咳久不爽，鼻塞带多，脉小极，舌薄黄。法宜肃降。

杜兜铃 4.5 克，路路通（去刺）4.5 克，大象贝 6 克，萸肉 4.5 克，藿梗 6 克，佩兰 3 克，沉香曲 4.5 克，代赭石 9 克，紫菀 9 克，杜仲 9 克，核桃肉 6 克，半夏 6 克。

二诊：前授清金纳肾，咳则稍舒，带脉稍固，胃纳亦进，月经逾期是其常态。脉有起色，颇见弦象，舌则黄糙，自知引饮。治法仍踵前意，参以行滞填阴。

萸肉 6 克，杜仲 6 克，杞子 6 克，藿梗 6 克，佩兰 4.5 克，泽兰 4.5 克，补骨脂 6 克，沙参 6 克，杜兜铃 4.5 克，芫蔚子 4.5 克，紫菀 4.5 克，鸡内金 4.5 克，楂肉 4.5 克，胡桃肉 3 个，青皮 4.5 克，桑叶 4.5 克。

祝翁　高年阴弱阳浮，肝火挟痰热内扰。咳嗽胸痞，胃呆无味，左腹隐隐作痛，大便燥结不畅，小溲短涩，脉弦劲有力，舌根腻而前半无苔。宜疏肝化痰为先，俟胃气来复，然后滋养之。

旋覆花（包）9 克，薤白 6 克，蒌皮 6 克，香附 6 克，乌药 4.5 克，杏仁 9 克，大贝母 9 克，郁李仁 3 克，枳实导滞丸（包煎）9 克。

二诊：前方二服，大府畅解，腹角隐痛已除，脉之弦劲得和。自觉火热上腾熏灼顶巅，高年阴弱阳浮，宜潜阳不宜凉降。胃纳未苏，夜少熟寐，舌质光滑暗白无苔，胃阴伤矣。是宜养液潜阳。

原金石斛 9 克，北沙参 9 克，大麦冬 9 克，鳖甲 9 克，龟甲 9 克，首乌藤 9 克，枣仁 9 克，杞子 9 克，白芍 9 克，归身 4.5 克，川楝子 9 克，橘红 3 克，蔻壳 1.2 克，远志 4.5 克。

三诊：胃纳佳，大府调，舌光渐复，足软无力都是湿热内阻，脉重按有力。前方减滋腻厚味，加入清利之品。

北沙参 9 克，大麦冬 9 克，金石斛 9 克，白芍 9 克，杞子 9 克，枣仁 9 克，蔻壳 1.2 克，远志 4.5 克，苍术 4.5 克，川柏 3 克，米仁 9 克，蒌皮 4.5 克。

锺右　阴虚于下，气火不戢，上升为咳，胁内隐痛，经络不舒，脉颇滑数，舌不腻。所喜胃纳如恒，法当填阴纳气，当可渐就范围。

大生地 9 克，砂仁米（同打）1.2 克，生紫菀 9 克，制香附 4.5 克，甘杞子 6 克，杜兜铃 4.5 克，炒萸肉 4.5 克，旋覆花（布包）9 克，大白芍 9 克，白前薇各 6 克，旱莲草 9 克，熟女贞子 12 克，广橘络 4.5 克。

另　生淡鳖甲 15 克，生龟板 12 克，生打代赭石 12 克，三物先煎。

祝右　肝肾真阴久亏，气不摄纳，上冲咳嗽无痰，甚则呕吐。脉小已极，头痛眩晕，舌滑根有薄苔，纳谷碍化。宜泄肝纳气，和胃健脾。

生打石决明 24 克，生研代赭石（包煎）12 克，炒山萸肉 4.5 克，生紫菀 12 克，紫石英 9 克，杜兜铃 4.5 克，广郁金 4.5 克，生鸡内金 4.5 克，制女贞子 12 克，潼蒺藜 9 克，制半夏 4.5 克，旋覆花（包）9 克，款冬花 9 克，枇杷叶（刷净毛，包煎）2 片。

二诊：肝、脾、肾三阴久亏。纳食不思，眩晕气促，心中懊恼，咳嗽甚则干呕，脉细已极，舌根薄黄。姑再养胃阴，以潜气火。

东洋参 3 克，北沙参 6 克，原枝金石斛（三物先煎）9 克，广郁金 4.5 克，制半夏 4.5 克，大白芍 4.5 克，生鸡内金 4.5 克，广藿梗 4.5 克，生山萸肉 4.5 克，丝瓜络 4.5 克，生紫菀 6 克，熟女贞子 9 克，枣仁泥 9 克。

叶左　气火未戢，早则咳，晚仍不免，咳痰颇浓，咳声尚爽。脉弦大搏指，右手为甚，纳谷消化尤迟，舌根尚有腻苔。总之阴虚有素，还须涵阳毓阴，纳气化痰。

大白芍 6 克，山萸肉 6 克，生紫菀 9 克，款冬花 9 克，生鸡内金 4.5 克，瓜蒌皮 9 克，天台乌药 4.5 克，旋覆花（包）9 克，甘杞子 6 克，砂仁壳 1.5 克，杜兜铃 4.5 克。

二诊：气不摄纳，上凌肺金则为咳，授摄纳宣展，尚属相安。脉涩而弦，阴虚有火，舌滑少苔，素有梦泄。法宜踵步，滋潜摄纳火气，参以封固真元，可多服也。

生紫菀 9 克，桑白皮 9 克，杜兜铃 4.5 克，旋覆花（包）9 克，款冬花 9 克，川柏皮 4.5 克，山萸肉 12 克，大白芍 6 克，熟女贞子 12 克，枸杞子 6 克，金樱子膏 15 克。

另　生打牡蛎 24 克，生打苍龙齿 6 克，生打鳖甲 15 克，三物先煎。

（《张山雷专辑》）

沈绍九医案

肺阴不足，虚则生热，干咳失眠，潮热盗汗，应予养阴清肺。

沙参五钱，苦杏仁二钱，川贝母（冲服）一钱五分，桑白皮三钱，地骨皮三钱，生甘草一钱，鲜石斛五钱，生地三钱，芍药三钱。

吴某　患风热挟湿，误进滋腻药，身热，咳嗽，手颤，口舌生疮，口角流涎，语言謇涩，时有神昏谵语，舌苔白，舌尖红，小便黄，两脉沉细弦数。予疏风清热祛湿之剂：薄荷、杏仁、藿香、贝母、郁金、芦根、瓜蒌壳、广陈皮、竹茹、厚朴花、连翘、六一散、枇杷叶、天竺黄。服后热减神清，遂就原方加石斛以养胃阴，丹皮以清血热，又服数剂痊愈。

此病乃内郁湿热，因新感外闭，为滋腻药物所误，致湿热胶结难解，有似邪传心包，入营入血之象；但舌质不绛，苔不黄腻，所以仍从气分透解。如果过早使用清营凉血之药，反而引邪深入，难于宣透。

（《沈绍九医话》）

曹颖甫医案

叶瑞初君　初诊：咳延四月，时吐涎沫，脉右三部弦，当降其冲气。

茯苓三钱，生甘草一钱，五味子一钱，

干姜钱半，细辛一钱，制半夏四钱，光杏仁四钱。

二诊：两进苓甘五味姜辛半夏杏仁汤，咳已略平。惟涎沫尚多，咳时痰不易出，宜与原方加桔梗。

茯苓三钱，生草一钱，五味子五分，干姜一钱，细辛六分，制半夏三钱，光杏仁四钱，桔梗四钱。

按：叶君昔与史惠甫君为同事，患咳凡四阅月，问治于史。史固辞之，以习医未久也。旋叶君咳见痰中带血，乃惧而就师诊。服初诊方凡二剂，病即减轻。服次诊方后，竟告霍然。

（《经方实验录》）

刘云湖医案

病者：李英品，年二十七。

病因：患干咳喉痒。

证候：胸闷微喘，稀唾零星，睡觉麻木，难以转侧。

诊断：愚诊六脉濡涩，知湿横胸膈，影响肺络，致气不流利也。

疗法：与利湿之剂。

处方：藿梗四钱，苍术、云苓、枇杷叶（去毛）各三钱，木防己、泽泻、猪苓各二钱，厚朴一钱五分。

效果：一剂而愈。

理论：咳嗽一名呷嗽，《病源》曰呷嗽者，咳嗽也。呷，《玉篇》吸呷也，即引息也，西医名气管炎，东医译作气管枝加答儿病。刘河间《病机气宜保命集》曰："咳谓无痰而有声，肺气伤而不清也。嗽谓无声而有痰，脾湿动而为痰也。咳嗽谓有痰而有声，盖因伤于肺气动于脾湿也。"《内经》曰"秋伤于湿，冬必咳嗽"，盖咳嗽脾湿居其大半。脾为生痰之源，肺为贮痰之器也。湿咳之症有四：有干咳者，干咳多喉痒，唾不止，胸不开，喘不息，湿横肺络也；宜藿香、枇叶、苍术、石菖蒲、厚朴、杏仁、苡仁、蔻仁之类。有痰多唾重者，其人嗽不已，身面黄，痰饮如注，良久化为稀水，脾湿也；宜苍、白术、生米仁、藿香梗、佩兰叶、大腹皮、白芥子、云苓、泽泻之类。有兼热者，其人面赤气粗，声如拽锯，唾地涎液，狼藉膏黏，亦湿留于肺络也；宜葶苈、飞滑石、白芥子、淡黄芩、芦根、荷叶、云苓、泽泻、苡仁、杏仁之类。有挟风寒者，其人或喘或不喘，或闷或不闷，痰应声而出，唾地起泡，或涎引，或鼻塞，或头痛，或骨节痛，或恶寒发热，亦肺病也；宜苏叶、藿香、薄荷、半夏、厚朴、芥子之类。大抵咳症多端，而湿咳所该者只此耳。夫咳嗽除脾、肺二经而外，另无湿症可推，治疗家总以肺脾两经湿邪混浊靠定，下药虽用辛散，而必兼以渗利者，使邪有出路，即《内经》所谓"开鬼门，洁净府"之治法也。

方论：此方即用四苓散中枇叶、藿香、防己、厚朴也，苍术得厚朴有平胃之作用，藿香配厚朴有宽中之企图。湿之在胸膈者，得此可以消化。而再以枇叶抑其逆气，防己散其湿邪，使湿浊之在螺旋体枝气管间者，一齐由下而降也，湿去则喉不痒，喉不痒则咳嗽平矣。

（《临床实验录》）

汪逢春医案

杨先生　三十二岁，四月二十一日。

咳嗽咽痒，痰不易咯，鼻塞声重，舌绛苔白，两脉细弦滑数。肺有内热，感受风邪。治以辛凉清解，肃降化痰。

薄荷叶（后下）五分，鲜枇杷叶三钱，金沸草（布包）五钱，连翘三钱，苦杏仁（去皮尖）三钱，嫩前胡钱五，忍冬藤三钱，苏子霜钱五，冬桑叶钱五，象贝母（去心）四钱，鲜梨皮一个，瓜蒌皮三钱，枳壳片一钱，冬瓜子一两，鲜芦根（去节）一两。

（《泊庐医案》）

周小农医案

龙泉庵僧微明　丁巳二月下旬诊：身热，见风则畏，已经二月。脉紧数，舌浊而腻，痰多咳嗽，气逆口秒。是冬令膏滋，既有感邪，仍不停服，客邪为补堵塞，故热久不退。

连翘、荆芥、冬瓜子、兜铃、郁金、杏仁、瓜蒌、竹茹、枇杷叶、前胡、芦根。

另以鲜萝卜、生西瓜子洗净，煎汤代水。服三剂。

续诊：痰吐漉漉，咳嗽转轻，形寒足厥，口渴，溲黄，无汗，邪仍不撤。疏豆豉、山栀、前胡、荆芥、杏仁、薏仁、青蒿、枳实、竹茹、新会红、瓜瓣。另顺气消食化痰丸。

三诊：下午形寒减，痰亦少，惟里热未止。

苏梗子、瓜瓣、杏仁、薏仁、苍耳子、路路通、秦艽、丝瓜络、前胡、象贝母、瓜蒌、桑枝。

四诊：热减，背尚作寒，痰咳已平。春寒为补束缚，不能底撤，再为搜剔蕴邪。

豆卷、桔梗、秦艽、山栀、枳壳、苍耳子、枫果、竹茹、杏仁、柴胡、桑枝、保和丸。

热渐全止。此等症最多，易为病欺。要知果为虚损，服膏方应精神矍铄；而不然者，有邪外客也。

戴右　沪北。戊申春仲咳嗽气逆。寿医初投清肃，咳稍解。因其带多腰酸，用杜仲、牛膝、杞、芍之类，加参、术。是妇多气腹胀，故服之胃口钝。加以新感寒热，热解胃钝脘胀，就诊于余。自述不时鼻衄干燥，痰韧如生虾，有木火刑金之象。气滞多嗳，而胃土亦病，宜治其肝。疏方香附、金铃、八月札、糯稻根、黑山栀、旱莲、花粉、石斛、莱菔缨、青蛤散、白芍、甜杏仁、芦根、枇杷叶等。服后，气通嗳爽，复用木蝴蝶、苏噜、橘白叶、青蛤散、绿豆衣、地骨、丹皮、茅花、扁金斛、芦根、枇杷叶等。诸恙均减，纳食胜前，续定滋水清肝之法而安。肝咳与外感嗽治法迥异，张伯龙《雪雅堂医案》颇备。此宗其意，以见一斑。

陈顺与　年二十余岁，住惠山。甲子五月初三日，身热，咳逆不爽，胸灼，痰白而秒，热以夜甚，谵语。医投栀、豉、牛蒡、荷、杏、薄荷等，不应。初十日延诊，案云：身热一候，咳嗽气逆，痰韧白，口渴引饮，胸前灼热，不能盖被，热以夜甚，谵语，连宵不寐，痰中见血，足厥不暖，溲赤如血。脉濡不扬，右见涩数，苔白而干。素喜饮酒，伏火挟酒湿熏蒸肺胃，瘀热留著，恐其昏喘。

冬甜瓜子五钱，光杏仁三钱，生薏仁三钱，粉沙参五钱，玉泉散九钱，鲜薄荷五钱，射干钱半，郁金三钱，通草一钱，新绛五分，紫菀二钱，知母二钱，黄芩二钱，兜铃三钱，茅芦根一两，鲜竹叶三十片，枇杷叶五片，竹沥（温冲）三两。

另西月石三分，猴枣八厘，雄精五厘，研细末，竹沥温调服。一剂而定。后以效方加减，即渐愈。

朱锦昌　甲戌年廿八岁。因连丧二子，郁忿，日气上十余次，单咳连绵，口苦溲黄。乙亥七月来诊，病已年余，木火刑金最重，且脉左关弦数与嗌苦，实是肝咳重症。拟醋炒柴胡、黑山栀、丹皮、白芍、金铃子、旋覆花、代赭、娑罗子、莪术、泽泻、夏枯草、乌梅。左金丸九分，先服。另上沉香五分、刀豆子一钱、青黛二分，研末，冲服四剂，咳大减，气逆退半，脉弦数稍和，溲黄。

再理气清肝，化湿摄纳。

龙胆草八分，黑山栀三钱，醋炒柴胡五分，丹皮三钱，白芍六钱，川楝子四钱，代赭石七钱，旋覆花四钱，娑罗子五钱，莪术三钱，泽泻三钱，乌梅一钱，夏枯草三钱。

左金丸九分，先服。

另净青黛一分，刀豆子一钱，上沉香五分，研末，卧前服。

丸方附后：木火刑金，咳中重恙。单咳气逆经年，咳盛目花，气上则胸脘不达。审知肝脉弦数，口苦溲黄，爱好运动，以清肝下气，解郁润养为法，如鼓应桴。兹宗前意，以冀救平，还须节劳远热，勿迟眠熬夜伤神为嘱。

粉沙参、生山药、首乌、白石英、獭肝、天冬、牛膝、稆豆、百合、二至、海藻、黛蛤、挂金灯、功劳子、射干、乌药、黑山栀、二苓、泽泻、白芍、黄柏、丹皮、远志、乌梅、夏枯草、香附、川黄连、胡黄连、木蝴蝶、莪术、金铃子、香橼、刀豆子、甘菊、檀香泥。

研末，用桑枝膏八两，龟板胶二两，鳖甲胶二两，化烊为丸。每服四钱。

荣某氏　辛亥春初亥刻咳剧，痰味则咸。询知此症发于立春之日，口渴，气短，欲呕，颧赤，少腹震痛。脉弦，舌红。因思立春木气上僭，消瘦易怒，木火之质，卫气上升，化火灼津，宜与镇摄。决明、青铅、紫石英、甜杏仁、旋覆、龟甲、牛膝炭之类。知医者过来视方，颇讶此非治咳药而以为询。余详解此旨，径投之去。竟以潜摄之品三剂而定。

江左　丙子九月廿四日诊：感暑冒风，咳嗽痰黄，鼻灼，晨见红，身热汗多，咳引背痛，伏邪挟风伤肺，防其入损。

桑叶、荆芥、僵蚕、蝉衣、牛蒡、黑山栀、薏苡、地骨、黄芩、茜草炭、竹菇、黑豆衣、茅苇茎、瓜瓣、浮小麦。

宁嗽丸，秋露温服。

廿六日诊：鼻灼咽痒，痰黄，身热，寐汗均减，血未见。惟脉数滑，左弦，舌净。肺蕴风热犹盛，防其反复。

炒桑叶、地骨、金铃子、牛蒡、瓜瓣、薏苡、僵蚕、象贝母、黄芩、知母、茜草炭、黑豆衣、茅苇茎、浮小麦、竹叶、鲜梨。

另净青黛、月石、珍珠母、辰砂，研服，秋露温饮。

廿九日诊：鼻灼咽痒均减，痰黄转白，里热寐汗亦少，血止。脉数左较盛，舌滑。内伏壮火，外袭风热，防其留恋。

炒桑叶、制僵蚕、牛蒡子、白薇、黄柏、黄芩、女贞、旱莲、瓜瓣、黑豆衣、地骨皮、玄参、金铃子、茅苇茎、浮麦、竹叶。

另净青黛二分，珍珠母二钱，柿霜五分，研末，冲服。

十月二日诊：鼻灼，咽痒，痰黄，寐汗均减，梦已觉少。再清金降火，因脉尚弦大不敛也。

瓜瓣、白薇、冬青子、旱莲、地骨、桃干、黑豆衣、牡蛎、黄芩、牛蒡、玄参、挂金灯、金铃子、茅苇茎、小麦。

另净青黛二分、珍珠母二钱，研末，冲服。

十月六日诊：鼻灼，咽痒，痰黄，寐汗，咳减十之四。再循原方增减。以左脉弦，参入滋养。

蜜炙款冬、功劳叶、南烛子、二至、瓜瓣、牡蛎、金铃子、紫菀、桃干、黑豆衣、玄参、黄芩、地骨、小麦。

另青黛二分，珍珠母钱半，研末冲服。知柏八味丸四钱，下午服。循愈。

王瑞生　丝厂工作。因肺病，冬令来委膏方。询知痰多而浓，喻其此非膏类所宜，为制丸方。服经数年，咳竟痊愈。案云：咳经数年，始因淋雨，形寒饮冷则伤肺也。热天寒令均重，甚则呕恶，咳以晨盛，退时痰黄。邪伏肺俞，牵及中州，食入阻饱，以前曾经见红，鼻塞亦肺气窒也。宜奠土以引饮邪下行，而搜涤久伏之邪，拟匮药丸法。

於术四两，远志四两，山药四两，青蛤散四两，功劳子叶各三两，怀牛膝四两，川断二两，白石英四两，薏仁二两，苏子三两，猪茯苓各二两，广皮二两，竹沥半夏二两，霞天胶（蛤粉炒）二两，泽泻（研末）二两，雪梨膏（加开水，泛如秫米，晒）八两，百部八两，白前八两，款冬三两，桑枝三两，紫菀八两，桔梗四两，佛耳草六两，石韦二两，荆芥二两，挂金灯二两，山栀仁三两，象贝母二两。

研末，用枇杷叶膏十两，加开水泛于前小丸上，至绿豆大，晒。早、晚、卧前各服四钱。

沈姥　年六十余。癸丑正月，寒热咳嗽，脘闷便秘。某君照风邪外感治之，不减。脉滑数，苔白罩黄，腹中按之满痛，决为痰气食交阻。拟苏梗、厚朴、半夏、茯苓、瓜蒌、枳实、竹茹、陈皮、浙贝、杏仁、豆豉、楂炭、莱菔，煎汤代水。服后，痰食下行，遂得畅便，咳嗽脘闷渐退，寒热自止。

陆左　阳明乡，在沪花厂作工。己未秋患感，热退咽痒，干咳一月，肢软溲黄，脉数舌红。肺有蕴邪，兼挟劳勤。进桑皮、知母、黄芩、地骨皮、黑山栀、冬瓜子、薏仁、瓜蒌、通草、秦艽、茵陈、萆薢、茅苇茎、灯心。

服数剂，咳略爽，有痰气腥，热留肺中见证。

瓜瓣、薏仁、杏仁、象贝母、蒌皮、桑皮、黑山栀、功劳叶、知母、青蛤散、鱼腥草、芦根、茵陈。

服后痰腥减，溲黄亦减。惟咳恋咽痒，足酸力乏。清肺涤痰化络湿为法。

桑皮、紫菀、知母、地骨、瓜瓣、象贝母、蒌皮、薏仁、青蛤散、白前、茯苓、茵陈、萆薢。

另西月石、僵蚕、川贝母、薄荷，研末，卧前另服。

三剂，得便痰浊，咽痒大减，咳退十八，足酸已减。惟多行无力，脉见虚数。肺邪将清，络隧尚虚。用南沙参、瓜蒌、冬瓜子、西茵陈、萆薢、秦艽、丝瓜络、薏仁、杏仁、紫菀、玉竹、川断。另川贝母、甜杏仁、木蝴蝶、鸡苏，研服。咳减十之九，力气略振，拟丸以善后。

南北沙参、叭杏、瓜蒌、薏仁、萆薢、丝瓜络、玉竹、续断、狗脊、茵陈、黄柏、紫菀、山栀。

病由花絮呛入气管引起，嘱预防勿忽。

戴定礼　金坛。癸丑十一月诊：风寒内袭肺腑，脾湿蕴酿成痰，咳嗽六年，时愈时作。脉弦数，苔微黄。太阴之气不足，蕴邪将欲化热。宜脾肺同治，以冀减轻。膏方用百部、白前、茯苓、玉竹、橘络、枇杷叶、经霜丝瓜藤、杏仁、苏子、蛤壳、於术、泽泻、竹沥、半夏、瓜瓣、薏苡、黑小豆、牛膝、桑枝、功劳子叶，煎浓去渣，加燕窝汤、梨膏、阿胶、冰糖、白蜜收膏。

袁揆仁表戚之室　乙卯四月患桑毒咳嗽。桑毒者，系无锡乡间一种特别症。因春蚕汛中桑地浇肥，日晒雨淋，其土淫热，采桑者赤足践踏，初则足肿生疮，不数日足肿减，即咳嗽喉颈粗，痰吐腥韧，是桑地热毒湿火上迫于肺。即疏桑皮、地骨、枯黄芩、黑山栀、茯苓、冬瓜子、薏苡、杏仁、枳实、瓜蒌、兜铃、防己、芦根。另有川贝母、银花、月石、雄精、净青黛，研细，化服。咽腻、咳嗽、颈胀大减。复诊原方加减，渐即告痊。此症失治后即延疳黄，浮肿无力，或转泄泻，淹笃不治。

朱左　西乡，业蚕。乙卯五月，桑毒咳嗽，引咽喉痛，气腥痰多而韧。脉滑数，苔白。先是由足肿有疮，骤愈而延于华盖。即疏白僵蚕、蝉衣、瓜瓣、薏苡、光杏仁、浙贝母、鼠粘子、射干、芦根、郁金、桑皮、黑山栀、知母。另用制雄精、月石、银花、川贝母，研末，临卧冲服。三剂，咳嗽咽痛减轻。复诊原方出入，幸即渐痊。另有面黄力乏，锡谚名桑黄者，更难图痊。

陈永安　盐城。辛酉正月咳嗽，渐增胃呆力乏。延至五月，服药百余剂。就江北某医，视为损症，因见过痰红，药多黄芪、生地、沙参、阿胶、乌梅、白芍，以致咳恋夜甚，面晦，肤生黑晕，宛如瘵证矣。五月下旬来诊时，知其牛肉摊设于棚下，风寒有征，损则未必。惟脉却细濡，苔白，咽有痰腻。此宜舍脉从证，由开展肺气涤痰着想，所谓退一步由表面设法也。

苍耳子、枫果、款冬花、前胡、苏子、杏仁、薏苡、冬瓜子、宋半夏、竹茹、蒌皮、郁金、射干。

另月石、生白矾末、雄精，研细，萝卜汤卧前服。

复诊：咳减痰爽，原方增损，并予止嗽散（内系桔梗、荆芥、紫菀、百部、白前、陈皮、甘草）数服，其咳愈稀，面与手上之黑晕自蜕，惟手指之黑晕退稍迟。不过十余

剂而嗽竟止。四诊中问在三而切在四。今世病者，每不肯先述病因，以为脉之自得，此风宁波、江北尤甚。医如误会其脉，不耐烦审因，鲜不误者。

（《周小农医案》）

方公溥医案

卓男　6月30日诊，咳嗽缠绵日久，痰带白沫，声音不扬，面色晦黯，动见气急，症势已深，急与理肺培元，候政。

款冬花9克，大怀药9克，仙半夏9克，云茯苓9克，炙甘草3克，新会皮4.5克，光杏仁9克，全福花4.5克，炙兜铃9克，北沙参9克，冬虫夏草9克，香谷芽9克。

7月1日复诊：进理肺培元，夜卧较酣，咳嗽较减，声音较扬，胃纳渐增，药既应手，再宗原意化裁之。

处方同前。

7月2日三诊：咳嗽减而未痊，食欲较香，精神困倦，病情稍有转机，再进一步调理。

处方同前，除马兜铃。

7月3日四诊：夜来咳嗽较瘥，痰沫渐减，声音渐复，再与理肺和中，处方同前，除怀山药，加五味子9枚。

7月4日五诊：病势较前大有转机，再进一步调理。

处方同前，除陈皮、全福花、香谷芽、五味子，加麦门冬9克，生苡仁9克，肥玉竹9克，怀山药9克，改光杏仁为甜杏仁9克。

按：患者咳嗽既久，声音不扬，痰带泡沫，面色晦暗，动则气急等一系列证候，符合虚劳中肺气虚、津液伤之候，经方师采用健脾培元、理肺、润肺、化痰之剂，病情日见好转而瘥。

（《方公溥医案》）

翟竹亭医案

东郭外边继勋，初感寒甚重，未曾服药。月余后，咳嗽发喘短气，饮食减少。迎余诊治，肺脉沉迟，脾胃脉细弱，此因禀赋不足，中气不能送出寒邪，寒邪仍在肺经，久则变成肺劳，实难治疗。今虽不能逮愈，倘肯服药，或渴望好。治宜十全大补汤加减，服十帖痊愈。

加减十全大补汤

熟地 15 克，当归 10 克，川芎 10 克，黄芪 10 克，白芍 10 克，党参 10 克，白术 10 克，茯苓 10 克，炮姜 6 克，川羌活 6 克，防风 10 克，附子 6 克，肉桂 6 克，荆芥 6 克，白芷 10 克，炙麻黄 3 克，炙甘草 6 克。

水煎服。

邑西北三十五里王庄村，王金山，年三十余，家贫劳甚。季秋出门作小贩，饮食不足，斯年十一月间，天气分外寒冽，日积月累，形寒伤肺，从此咳嗽吐痰，亦无甚痛苦。至腊月病势大作，冷热无时，吐痰如涌，饮食日减，头目眩晕，四肢懒动，自知不能支持，雇人送回。迎余诊治，脾胃二脉极细，肺脉劲硬，此壮年当忌之脉，余辞不治。伊母含泪告余曰："吾寡居三十年，所盼者此儿。若有不测，合家零散，老命转沟壑矣。望先生垂怜老妇孤苦，救我子命，不惜倾资以报。"余闻惨然，勉开一方，先固先后两天，加以宁肺之药，嘱以服八帖后再诊。伊果如数服完，诸症均去大半。原方未改，又服十帖，饮食日增，诸症尽去，脉象精神俱复原状。始终共服药二十帖，不大加减。

补脾宁肺汤

百合 15 克，茯苓 10 克，山萸肉 6 克，丹皮 6 克，泽泻 6 克，白术 12 克，芡实 12 克，熟地 15 克，山药 12 克，附子 6 克，补骨脂 6 克，肉桂 10 克，半夏 10 克，橘红 6

克，炙麻黄 6 克，巴戟天 10 克，砂仁 6 克，牛膝 6 克，炙甘草 6 克。

水煎服。

赵瑞亭，年十八岁，从余学医。家贫甚，终日苦读，余戒之不听，三年即能应世。又二年，在邢口村行医，患咳嗽，吐痰，短气，饮食日减。就诊于余，心脉微散，脾脉虚弱，少神。余谓少年见此脉，决非佳兆。此为习医、行医操劳过度，致伤心血。心火虚则不能生脾土，脾土虚则不能生肺金。三经俱虚，则心火上炎，肺金最怕火灼，是以咳嗽成焉。治宜子母俱补，使肺金有源，肾子不盗母资，有不愈者乎？方用子母两济汤，服十帖，略有转机。奈彼性急，欲求速效，又投别医，指为心火，用黄连泻心汤，遂渐加重，形体日削，精神日减，危困于床，不久告绝。

子母两济汤

白术 15 克，薏苡仁 12 克，山药 15 克，扁豆 10 克，莲子 10 克，炒枣仁 10 克，茯苓 10 克，菖蒲 6 克，天竺黄 15 克，麦冬 10 克，柏子仁 10 克，远志 6 克，辰砂 2.4 克，炙甘草 10 克。

邑北十八里陈寨村，余友夏殿三君。腊月赴汴返里，偶逢天变，北风大雪寒甚，彼恃健强，冒雪至家。从此每日咳嗽，少有寒热，不以为意。又月余，嗽略带血，寒热如疟，饮食减少。邀余诊治，肺脉紧数，脾胃微细。土不能生金，乃元气大虚之兆。非服药数十剂，温补脾胃，培养后天，使肺金有源，断难痊愈。伊以余言太过，乃更某医，某医不明《经》旨"虚者补之，寒者温之"之义。但见吐血，便指为血热妄行，遂投麦冬、丹皮、黄芩、桑皮、枇杷叶之类，服十余帖，吐血虽止而音哑矣。又见寒热如故，复用柴胡、黄芩、地骨皮、鳖甲、龟板之类，专务清热，由是大便洞泻，虚汗似雨，面如枯骨，青色绕口，危困于床。重邀余诊，肺脉散乱，脾脉已见雀啄，形色脉象，死证俱见，万无生理，越二日而殁。书此以为延医贻误者戒。

（《湖岳村叟医案》）

孔伯华医案

李女　七月十八日。肝肺气郁，热居上焦，头部晕楚，咳嗽胸中闷损，身倦腰疼，脉弦滑，左关大。亟宜平肝降逆，兼肃肺络。

杏仁泥三钱，川郁金四钱，白蒺藜五钱，龙胆草二钱，苏子霜钱五分，青竹茹四钱，酒黄芩二钱，石决明（生研，生煎）八钱，全瓜蒌五钱，清半夏三钱，海浮石五钱，荷叶一张，滑石块五钱，杭菊花三钱。二剂。

二诊：七月二十日。服前方药后，肺热较平，咳嗽渐止，第肝阳仍盛，头部尚不能清楚，湿邪为肝气所迫，腰部仍觉痛楚，脉属弦数，左关仍盛，再从前方加减。

生石膏（先煎）四钱，石决明（生研，生煎）八钱，知母三钱，川黄柏三钱，地骨皮三钱，青竹茹四钱，龙胆草钱五分，白蒺藜五钱，桑寄生四钱，杏仁泥三钱，霜桑叶三钱，荷叶一个，生滑石块三钱，羚羊角（镑片，另煎兑入）一分。二剂。

吕男　十月十四日。湿痰久注于肺，呛咳经年而未得治，痰属稀涎，脉弦滑而数。治当涤痰降逆，以肃肺络。

黛蛤粉（布包，先煎）八钱，生桑白皮三钱，旋覆花（布包煎）钱半，代赭石钱五分，青竹茹五钱，甜葶苈子二钱，川郁金二钱，苦杏仁泥三钱，苏子霜钱五分，盐橘核四钱，知母三钱，生滑石块四钱，法半夏三钱，鲜雅梨一两。二剂。

二诊：十月十七日。晋服前方药后，

症象业经渐减，第痰咳经年，不能即愈，舌脉如前，仍当攻痰降逆，以祛实邪而安肺络。

黛蛤粉（布包，先煎）两，生桑白皮三钱，旋覆花（布包煎）钱五分，代赭石钱五分，青竹茹六钱，甜葶苈子三钱，川郁金二钱半，苦杏仁泥三钱，法半夏二钱，生橘核四钱，知母三钱，生滑石块四钱，瓜蒌皮四钱，苦桔梗一钱，鲜梨皮一两。三剂。

（《孔伯华医集》）

章次公医案

王男　颈长肩耸，面容清癯，十之八九易撄损证。今以咳为主诉，前年曾咯血，不亟加休养，行将进展无已。

北沙参9克，大麦冬9克，京玄参9克，阿胶珠15克，血燕根9克，肥知母9克，大熟地15克，玄武板30克，蒸百部9克，水獭肝（焙研吞）9克。

另琼玉膏180克，川贝末18克，和入膏中，每天早、晚各服一食匙。

施男　以左胁痛为苦，不能向右侧卧，短气，咳嗽，西医诊为浆液性肋膜炎。其效固非旦夕可期。

银柴胡9克，前胡9克，桑白皮9克，旋覆花9克，象贝母12克，杏仁泥18克，粉丹皮9克，葶苈9克，新绛2.4克，炙乳、没各9克。

二诊：两药后左胁之痛大定，其效之速，非始料所及。

桑白皮12克，粉丹皮9克，知母9克，白芍12克，象贝母12克，葶苈9克，玉竹9克，紫花地丁9克，粉甘草2.4克。

李女　咳而呕，古称痰饮，不可予刺激性祛痰剂。平素缺乏营养，面色不华，与咳有连锁性。

茯苓9克，桂枝2.4克　白术9克，清炙甘草2.4克，旋覆花（包）8克，姜半夏9克，橘皮6克，白芍9克，五味子2.4克。

胡男　此症古称痰饮，现称慢性支气管炎。多发于冬令，每日清晨其咳益甚，不易根治，用药无非祛痰镇咳。

蒸百部9克，远志肉4.5克，杭芍9克，嫩白前9克，紫菀9克，款冬9克，葶苈子9克，白果（去壳）12枚，粉甘草3克，鹅管石24克，柏子仁12克。

李女　慢性气管炎，前人有痰饮之称。必刺激之而后痰爽，予三子养亲合苓桂五味姜辛半夏汤。

炙苏子9克，莱菔子9克，白芥子4.5克，云苓12克，川桂枝2.4克，五味子3克，北细辛2.4克，生姜一片，姜半夏9克，光杏仁12克。

另白果9粒，橘皮6克，煎汤代茶。

施女　慢性气管炎，古称痰饮，当以温药和之。温药皆能祛痰，苓桂术甘殆其代表剂。其痰活，其咳因之减少。若云根治，难矣。

川桂枝2.4克，生白术9克，旋覆花（包）9克，云苓9克，炙甘草3克，款冬9克，紫菀9克，细辛2.4克，五味子9克。

崔女　慢性之咳，际此冬令，难奏捷效。除服钟乳补肺汤（丸）剂外，以此方振作疲乏之精神。

当归9克，潞党参9克，功劳叶9克，生黄芪9克，脱力草12克，升麻4.5克，苎麻根12克，杭白芍9克，川桂枝24克。

赵男　药一帖热退，但临风仍洒洒然有寒意。医用去痰药，其咳增多，不足虑也；

痰不得出，反是隐患。

黄芪9克，焦白术9克，防风6克，白芥子3克，炒苏子12克，莱菔子9克，橘皮4.5克，远志4.5克，银杏（去壳）10枚。

王女　主诉为咳与腰痛，此二者皆为风寒之侵袭，以其苔白也。

生麻黄2.4克，川桂枝（后下）3克，杏仁12克，细辛2.4克，炙紫菀9克，生苍术6克，苡仁12克，甘草3克，西河柳9克。

郑男　病咳未满一候，已剧烈不能平卧。前贤论不能平卧之原理，属之水寒射肺；假使不能平卧而见上气，则属之肾不纳气。病者盖因痰涎壅塞气道，祛其痰，卧斯平矣。

葶苈子9克，莱菔子9克，苏子（包）9克，射干4.5克，生麻黄2.4克，远志4.5克，炙紫菀9克，干姜3克，鹅管石（先煎）18克，杭芍9克，细辛2.4克，白果（去壳）12枚。

另皂角末2.4克，肉桂末2.4克，分六包，睡后两小时服一包。

卢女　近二月清晨，食入则呕，便亦燥结，自觉痰黏喉间不爽利。此肺病而见胃肠功能障碍者。

怀山药9克，桑椹子15克，杏仁泥12克，首乌9克，麦门冬9克，苏子9克，蜜炙枳壳9克，谷麦芽各9克，象贝母9克，天花粉9克。

二诊：肺与大肠相表里。咳呛痰少，此肺燥也，故大便难。

桑白皮9克，马兜铃9克，麦门冬9克，玉竹9克，甜杏仁18克，浙贝母9克，北沙参9克，杭白芍12克，桑椹子15克，粉甘草3克。

三诊：叠用清润法，咳呛有痰且活，大

便亦见调整。再事原法加减。

桑白皮9克，马兜铃9克，浙贝母9克，麦冬9克，北沙参9克，甜杏仁12克，粉甘草3克，白芍9克。

叶女　久咳而见舌光滑者，虽在老年，亦有肺痨嫌疑，所幸两脉不数；又舌光，有厚痰，不宜用温燥化痰药。

怀山药12克，北沙参9克，仙鹤草12克，知母6克，麦门冬9克，生侧柏叶30克，杭白芍9克，玉竹9克，粉甘草4.5克。

黄男　干咳而见鼻衄膺痛，即非细故。盖肺病初起，亦有此等症状故也。

桑白皮9克，百部9克，麦门冬9克，地骨皮9克，杭白芍9克，马兜铃9克，川百合6克，白前6克，粉甘草3克，黑木耳12克。

（《章次公医案》）

张汝伟医案

高右　年四十二，常熟。冬温袭肺，咳呛，未经疏散，延绵至春暮，已五阅月矣。诊见面赤颧红，骨削神消，饮食不进，气喘音微，痰吐粉红，或黄块，苔薄质绛，脉细无力。此久咳肺伤，兼及于胃，经事不止，浮游之火上泛。亟宜纳胃潜阳，和胃生津，勿沾沾于治肺。

制熟地、山萸肉、生怀山药、云茯苓、甘枸杞、川贝母、菟丝子各三钱、五味子一钱、炙甘草八分、化橘红、款冬花各钱半、生牡蛎、生蛤壳各一两。

本证始末：此证病已五月，问治于伟，为列此方。家人亦略知医，曰：此方无治咳药。余曰：款冬、川贝、桔红不是治咳药么？其他六味地黄法加减，是肾咳专剂，乃取服之，不料服二剂后，即咳止气平，渐能食粥矣。嗣转一方，乃加沙参、天冬，旬日

之间，即告痊愈，其夫为登感谢广告数天云。方义说明，见前不赘。

朱左　年三十五，黟县。久咳不已，每咳一声，尾闾及腰相引而痛，右胁及肩背亦痛。痰吐青黄，脉来弦滑，状如劳风，良由肝火上逆，将肺胃之热，蕴遏煎熬其痰所致，仍宜清肺胃之痰热，而兼镇肝理气为要。

炒牛蒡、桑白皮、天花粉、冬瓜子、炒苡米各三钱，旋覆花、炙紫菀、炒防风、丝瓜络各钱半，代赭石（先煎）、生浮石（先煎）各四钱，生蛤壳五钱。

本证始末：朱君是安徽银行职员，他患病时在南京，医家云系肾咳，用巴戟天、补骨脂、麻黄、附子、细辛、肉蔻、诃子等酸辛温补之品。服后鼻衄如流，气逆作痛益甚，不能纳食，勉强回沪，始来诊治，为出上方，服药二剂，其痛若失，血止痰爽，而咳亦停矣。

方义说明：照吐青黄之痰，似属劳风，咳则引痛腰、胁、尾闾，似属肾亏，则前医之方，何以反不愈而加剧，伟从脉之弦滑而诊，是可断为肝火蕴遏，蒸迫脾胃之痰所致，是木克土症。方药则用清肺肃肺之品，是清金以制木，肺气有权，肝火自息，是隔二隔三之治法。所以看似病重而药轻，肝病而治肺，亦是煞费苦心矣。然亦想不到效力有如此之速者耳。

（《临症一得》）

陆观虎医案

宋某某，女，62岁。

辨证：咳嗽。

病因：外感风邪，兼有内热。

证候：头痛，咳嗽，喉痛，心悸，纳少，四肢酸痛。脉细数。舌质红，苔微黄而黏。

治法：清化风热。

处方：连翘9克，山楂炭6克，生枇杷叶（拭毛，包）6克，净银花9克，大贝母（去心）6克，黛蛤散9克，陈皮6克，焦稻芽9克，杭甘菊9克，炒赤芍9克，冬瓜子9克，炒竹茹6克，苏薄荷（后下）3克。

方解：银花、连翘、薄荷轻宣散结，清热解表而止喉痛。杭甘菊疏风热而止头痛，赤芍泻肝散郁，焦稻芽、陈皮开胃，冬瓜子、枇杷叶止咳嗽，竹茹、贝母、黛蛤散化痰热泻肝散郁火。三剂而愈。

李某某，男，21岁。

辨证：咳嗽。

病因：内热伤风，汗出当风。

证候：鼻塞咳嗽，气短，胸痞作堵，腰痛三天。脉细数。舌质红，苔黄。

治法：清热疏风化痰。

处方：冬桑叶（水炙）9克，大贝母（去心）9克，鲜枇杷叶（拭毛）6克，白蒺藜（去刺，炒）6克，炒赤芍6克，黛蛤散（包煎）9克，冬瓜子（杵）9克，丝瓜络6克，川通草3克，炒竹茹5克，苏薄荷3克。

方解：以桑叶、薄荷清热疏风，贝母、竹茹清痰热而散结，冬瓜子、枇杷叶清肺止咳，丝瓜络除风化痰通络，止腰痛，黛蛤散、白蒺藜化痰清肝热，赤芍泻肝散郁，川通草入肺、胃二经，利溲兼清湿热。连服三剂，风热解痰亦化，肺气顺，诸恙悉除矣。

万某某，女，46岁。

辨证：咳嗽。

病因：内热伤风，肺胃不和。

证候：头胀，咳嗽，鼻塞，乏力，心悸，纳食不香。脉细数。舌质红，苔黄。

治法：清热疏风，两和肺胃。

处方：冬桑叶（水炙）9克，大贝母（去心）9克，鲜枇杷叶（拭毛）6克，白蒺藜9

克，陈皮丝6克，丝瓜络6克，冬瓜子（杵）9克，炒黄芩6克，川通草3克，炒竹茹6克，苏薄荷3克。

方解：以桑叶、薄荷疏风去鼻塞，黄芩清上焦热，冬瓜子、贝母、枇杷叶、竹茹清肺化痰以止咳嗽，疏肝泻肺散肝风而治头胀。丝瓜络除风化痰，兼通经络而去乏力。以通草利水，陈皮和胃化痰，俾得风热解肺胃和。先服二剂，后再复诊。

二诊：

证候：头胀鼻塞，咳嗽已减，纳少。脉细弦。舌质红，苔薄黄。

治法：再与两和肺胃，清热疏风。

处方：冬桑叶（水炙）6克，大贝母（去心）6克，鲜枇杷（拭毛）6克，白蒺藜（去刺，炒）6克，炒赤芍6克，丝瓜络6克，冬瓜子（杵）9克，炒栀子6克，草决明9克，鲜茅、芦根各3克，焦稻芽9克。

方解：药后证候均减，即于前方内去薄荷、竹茹、黄芩、通草、陈皮，加入鲜芦茅根清肺胃之热。栀子清三焦热，草决明平肝而止头胀，赤芍泻肝散瘀，焦稻芽开胃。再服二剂病即痊愈。

王某某，男，40岁。

辨证：咳嗽。

病因：风热郁于肺胃。

证候：咳嗽痰少，头微晕，流涕已三星期。脉细数。舌质红，苔黄。

治法：清热疏风。

处方：冬桑叶（水炙）9克，大贝母（去心）6克，生枇杷叶（拭毛）6克，冬瓜子9克，炒赤芍6克，黛蛤散（包煎）9克，炒竹茹6克，炒栀子5克，陈皮丝6克，杭甘菊6克，苏薄荷（后下）3克。

方解：桑叶、薄荷、杭甘菊疏风兼清头目，冬瓜子、枇杷叶清肺止咳，大贝母、黛蛤散清痰热而散结凉肝，陈皮和胃化痰，竹茹清痰热而通络，栀子清三焦之热，赤芍泻肝散郁。连服二剂即稍愈，后再复诊。

于某某，男，54岁。
辨证：咳嗽。
病因：内热上蒸，风邪外束。
证候：咳嗽，存水不下，微热，喉痛。脉细弦而数。舌质红，苔薄黄。
治法：疏风清热。
处方：冬桑叶（水炙）6克，大贝母（去心）6克，生枇杷叶（拭毛，包）6克，白蒺藜（去刺，炒）9克，炒赤芍6克，川通草3克，冬瓜子（杵）5克，栀子皮6克，金灯笼6克，粉丹皮6克，苏薄荷（后下）3克。
方解：以桑叶、白蒺藜、薄荷疏风，金灯笼苦寒治其喉痛，丹皮、栀子清热，枇杷叶、冬瓜子止咳，大贝母清痰热而散结，赤芍泻肝散郁，川通草利水兼入肺胃二经。连服三剂，风热解喉痛止，病即痊愈。

叶某某，女，29岁。
辨证：咳嗽。
病因：风火上炎，兼有痰滞。
证候：身热，咳嗽，作吐，痰声频作，喉痛，头痛，肢痛。脉细数。舌质红，苔黄。
治法：清解风火，兼以化痰。
处方：连翘9克，大贝母（去心）9克，生枇杷叶（拭毛，包）6克，净银花9克，炒赤芍6克，杭甘菊6克，金灯笼6克，栀子皮6克，粉丹皮8克，苏薄荷（后下）3克，黛蛤散（包煎）9克。
方解：银花、连翘轻宣散风火，清热解毒，金灯笼止其喉痛，薄荷、杭甘菊清上焦、疏风止头痛，栀子、丹皮清内热，大贝母化热痰而散结，赤芍凉血散瘀，黛蛤散清肝化痰，枇杷叶止咳。

李某某，女，61岁。
辨证：咳嗽。
病因：痰湿互滞。
证候：咳嗽，气短，心悸，失眠，脘堵腹胀纳呆，白带颇多，皮肤起湿疹，手肿。脉细数。舌质红，苔黄腻。
治法：疏化痰湿，兼清内热。
处方：前胡（水炒）6克，大腹皮9克，生枇杷叶（拭毛，包）6克，白前（水炒）6克，炒枣仁9克，海浮石（杵）9克，冬瓜子、皮各9克，青陈皮各6克，山楂炭9克，焦稻芽24克，茯苓皮9克，苏子（炙，杵，包）6克，猪、赤苓各6克。
方解：前胡、白前泻肺清热止咳，苏子、海浮石一升一降取其调气。茯苓皮、冬瓜子、猪赤苓渗湿，治其白带，兼化皮肤湿疹、手肿等症。青陈皮开胃而消脘堵，枣仁止心悸能安眠，焦稻芽、山楂炭健胃，大腹皮消腹胀。

王某某，男，42岁。
辨证：咳嗽。
病因：湿痰互滞。
证候：咳嗽痰多，音嘶胁痛，关节不利。脉细弦滑。舌质红，苔薄黄。
治法：疏化湿痰，兼以舒筋活络。
处方：冬瓜子（杵）9克，大贝母9克，宣木瓜（酒洗）9克，胖大海2个，炒赤芍6克，嫩桑枝30克，云茯苓6克，丝瓜络（炙）6克，猪、赤苓各6克，焦苡米9克，生枇杷叶（拭毛，包）6克。
方解：冬瓜子、焦苡米、猪赤苓渗湿，加枇杷叶止咳，胖大海治音嘶。木瓜、桑枝、丝瓜络舒筋活络，以利关节。大贝母清痰热，赤芍泻肝散郁。
二诊：
证候：药后湿痰化，又感风邪，咳嗽痰多不易咯出，胁紧腕痛。脉细弦，舌红苔薄黄。

治法：再以疏化湿痰，通经络为主，佐以疏风之品。

处方：冬瓜子（杵）9克，陈皮丝6克，嫩桑枝（酒炒）30克，炒竹茹6克，丝瓜络（炙）6克，苏薄荷（后下）3克，制半夏6克，甜杏仁（去尖皮）6克，猪、赤苓各6克，白蒺藜（去刺，炒）6克，焦苡仁12克，冬桑叶（水炙）9克，生枇杷叶（拭毛，包）6克。

方解：加竹茹、杏仁降肺气，桑叶、薄荷疏风，白蒺藜祛风止痛，陈皮、半夏化湿痰而和胃。

三诊：

证候：再诊后湿痰已化，内热外达，咳嗽见轻，喉痛脸部起疖，余恙均退。脉细，舌红微黄。

治法：止咳化痰，清热解毒。

处方：冬瓜子9克，大贝母9克，川通草3克，炒竹茹6克，炒赤芍9克，黛蛤散（包煎）9克，紫花地丁6克，蒲公英9克，鲜枇杷叶6克，金灯笼6克，栀子皮6克。

方解：将原方内加紫花地丁、金灯笼、蒲公英，清热解毒散结。赤芍泻肝散瘀，大贝母清热痰而散结，栀子清三焦之热，黛蛤散化痰热，川通草利水，入肺胃二经。又服三剂，病已霍然而愈。

庄某某，女，49岁。

辨证：咳嗽。

病因：积食受风。

证候：咳嗽痰声频作，鼻塞。脉细数。舌质红，苔黄腻而垢。

治法：疏风化食。

处方：冬桑叶6克，大贝母6克，生枇杷叶（拭毛，包）6克，冬瓜子（杵）6克，山楂炭9克，朱通草6克，甜杏仁（去皮尖）6克，陈皮丝6克，竹沥半夏6克，苏薄荷（后下）6克，黛蛤散（包煎）9克。

方解：以桑叶、薄荷疏解风邪，冬瓜子、甜杏仁、枇杷叶止咳嗽而化痰，贝母、黛蛤散化痰散结清肝，陈皮、竹沥半夏和胃化痰，山楂炭消食，通草入肺胃二经兼清湿热。连服三剂，病已告愈。

曾某某，男，32岁。

辨证：咳嗽。

病因：积食受风，兼有郁火。

证候：咳嗽，音哑，唇干喉干，似有痰堵。脉细濡。舌质红，苔浮黄。

治法：化食疏风。

处方：冬桑叶9克，大贝母9克，生枇杷叶6克，粉丹皮6克，冬瓜子9克，炒赤芍6克，天花粉9克，苏薄荷（后下）6克，炒竹茹6克，山楂炭9克，黛蛤散（包）9克，胖大海6克，净蝉衣（去翅、足，炙）3克。

方解：以薄荷、桑叶疏解风邪，山楂炭化食，大贝母、竹茹化痰清热散结，天花粉化痰热而止喉干，蝉衣、胖大海治其音哑，冬瓜子、枇杷叶清肺止咳，黛蛤散化痰清肝热散郁火，丹皮、赤芍泻火化瘀凉血。

丁某某，男，50岁。

辨证：暑风（咳嗽）。

病因：湿痰蕴结，暑风外束。

证候：咳嗽痰黏，胸闷纳呆，脉细。舌质红，苔薄白。

治法：清暑利湿，化痰止咳。

处方：冬瓜子（杵）9克，大贝母（去心）6克，土泽泻6克，炒竹茹6克，陈皮丝6克，猪赤苓各6克，焦苡米9克，杭白芍（炒）9克，生枇杷叶（拭毛，包）6克，制半夏6克，益元散（鲜荷叶包，刺孔）9克。

方解：以冬瓜子、枇杷叶止咳，陈皮、半夏化湿痰而和胃兼理嗽，炒竹茹、大贝母清热痰，泽泻、猪苓、赤苓、焦苡米健脾，杭白芍补脾阴而平肝，益元散、鲜荷叶清暑渗湿升阳。

曹某某，男，30 岁。

辨证：暑风（咳嗽）。

病因：平素血热，暑风袭肺。

证候：咳嗽，脸红，素体血热。脉细弦。舌质红，苔浮黄。

治法：祛暑风，清血热。

处方：冬桑叶 9 克，大贝母 9 克，生枇杷叶（拭毛，包）6 克，冬瓜子（杵）6 克，炒赤芍 6 克，黛蛤散（包煎）9 克，杭甘菊 6 克，炒栀子 9 克，天浆壳 6 克，炒竹茹 6 克，鲜佩兰（后下）6 克，粉丹皮 6 克，六一散（包）9 克。

方解：以鲜佩兰祛暑风，加桑叶、杭甘菊以清风散热。赤芍、丹皮清血热，大贝母、竹茹、黛蛤散、天浆壳化痰清热，冬瓜子、枇杷叶止咳，炒栀子清三焦之热，六一散清暑热并能利水。

刘高氏，女，40 岁。

辨证：暑风（咳嗽）。

病因：暑风袭肺。

证候：咳嗽、发热、痰多，月水已见五天。右腰髋、腿酸痛。脉细数。舌质红，苔微黄。

治法：疏风清暑，利湿化痰。

处方：鲜佩兰 6 克，大贝母（去心）6 克，丝瓜络（炙）6 克，白蒺藜（去刺，炒）9 克，炒赤芍 6 克，益元散（鲜荷叶包，刺孔）9 克，杭甘菊 6 克，陈皮 6 克，生枇杷叶（拭毛，包）6 克，冬瓜子（杵）6 克，鲜藿香（后下）6 克。

方解：以鲜佩兰、鲜藿香芳香，和胃化浊。白蒺藜、杭甘菊疏肝风，清风热。赤芍泻肝散瘀，陈皮化痰和胃，冬瓜子、枇杷叶止咳嗽，大贝母清痰热，丝瓜络通络止腰髋腿痛，益元散、鲜荷叶清暑利湿。

（《陆观虎医案》）

叶熙春医案

殷 女，三十二岁。杭州。

阴虚之体，感受风邪，初起失治，风从热化，热壅肺胃，发热干咳无痰，喉痛声哑，口干咽燥，喜饮，脉象弦滑，舌淡苔黄。拟用甘凉润剂。

生石膏（杵，先煎）15 克，知母 9 克，桔梗 5 克，生甘草 5 克，连翘 9 克，山豆根 9 克，牛蒡子（杵）6 克，金锁匙 9 克，乌玄参 9 克，石菖蒲 5 克，老蝉（去头、足）3 只。

二诊：前方服后，热退，喉痛已止，声音渐扬，口干咽燥减轻。宗原法，续服三剂，声音清朗，诸症俱瘥。

宣 男，三十九岁。四月，杭州。

风寒外袭，内有郁热，恶寒身热，咳嗽气急痰黄，胸胁震痛，口渴喜饮，脉紧数，舌苔黄糙。麻杏石甘汤加味。

生麻黄 4 克，白杏仁（杵）9 克，生石膏（杵，先煎）15 克，甘草 3 克，竹沥半夏 8 克，炙前胡 6 克，冬瓜子、皮各 9 克，竹茹 6 克，茯苓 9 克，炙橘红 4 克，白茅根 12 克。

二诊：外寒束表，得汗身热渐解，里热内遏，咳嗽痰黄依然，胸痛气急如故，舌苔黄糙已转薄润。仍用前方加减。

麻黄 2.4 克，生石膏（杵，先煎）18 克，甘草 3 克，炙前胡 6 克，浙见母 9 克，白杏仁（杵）9 克，炙橘红 4 克，竹茹 12 克，炙枇杷叶 12 克，白茅根 4 克，冬瓜子、皮各 9 克，竹沥半夏 8 克。

三诊：表邪已解，寒热尽退，肺气犹未清肃，咳嗽欠爽。症势虽平，务慎饮食。

赤白苓各 9 克，浙贝母 9 克，仙露夏 5 克，生蛤壳（杵）18 克，蜜炙前胡 5 克，白杏仁（杵）9 克，白茅根 12 克，冬瓜子、皮各 9 克，炙枇杷叶 12 克，炙橘红 4 克，金沸草（包）8 克。

寿　男，五十五岁。四月。

酒后触风引起湿痰，而致身热头疼咳嗽，痰稠胸闷，食减肢酸，舌苔白腻，脉弦。拟辛温解表法。

桂枝尖 2.4 克，杏仁 9 克，炙前胡 8 克，炒香豉 5 克，荆芥 5 克，藿香 6 克，橘红 6 克，刺蒺藜 8 克，杜苏叶 5 克，宋半夏 8 克，象贝 9 克。

二诊：形寒身热已解，头疼咳嗽亦瘥，胸闷得宽，目尚昏眩，舌白脉缓，再以宣肺化痰。

杏仁 9 克，宋半夏 8 克，象贝 9 克，炒苏子 8 克，白前 6 克，旋覆花（包煎）8 克，炙冬花 9 克，制南星 4 克，省头草 6 克，天麻 5 克，决明子 9 克。

金　男，四十岁。三月，杭州。

风热外袭，肺卫失肃，身热咳嗽，痰滞不爽，便秘溲赤，舌绛苔黄，脉象浮数。拟清热涤痰。

桑叶 9 克，白杏仁（杵）9 克，炒牛蒡子 6 克，青连翘 9 克，甘菊花 6 克，炙前胡 6 克，枇杷叶（拭，包）12 克，天花粉 9 克，浙贝母 9 克，全瓜蒌（杵）12 克，竹茹 12 克。

二诊：痰为热留，热因痰困，痰热交煎，日耗气液，前以清热涤痰，热势已退，咳嗽如故，肺失清肃之令，痰浊尚恋，舌绛起有芒刺，津液未复故也。治拟肃肺涤痰，兼清余热。

鲜石斛（擘，先煎）9 克，橘红橘络各 5 克，茯神 15 克，川贝母 9 克，竹茹 9 克，黛蛤散（包）12 克，天花粉 9 克，黑山栀 6 克，粉丹皮 5 克，白杏仁（杵）9 克，白薇 9 克。

三诊：热退，咳痰减少，大便秘结，食入胀闷，头晕乏力，乃邪去正虚之征也。

扁石斛（擘，先煎）9 克，米炒麦冬 9 克，细生地 12 克，抱木茯神 12 克，生白芍 5 克，制木瓜 2.4 克，山楂肉 9 克，范志曲（包）5 克，生谷芽 9 克，火麻仁（杵）12 克，蜜炙枳壳 5 克。

赵　女，三十三岁。八月，余杭。

脾湿生痰，痰阻于肺，清肃不行，咳痰稠白，湿滞于中，胸脘窒闷，饮食亦减，脉滑苔白。治宜理脾化湿，肃肺涤痰。

白杏仁（杵）9 克，泡射干 4 克，炒甜葶苈子（杵，包）6 克，炒香枇杷叶（包）12 克，化橘红 5 克，姜汁炒竹茹 9 克，宋半夏 8 克，茯苓 12 克，盐水炒前胡 6 克，金沸草（包）9 克，炒苏子（包）9 克。

二诊：进前方后，稠白之痰，日渐减少，咳嗽亦止，湿注于下，腰酸带多，舌苔白腻，脉濡而滑。再拟肺脾同治。

赤、白二苓各 9 克，制、茅白术各 5 克，宋半夏 8 克，炙橘红 5 克，金沸草（包）9 克，炒白薇 6 克，炙白前 6 克，煅赭石 18 克，炒杜仲 18 克，潼蒺藜 9 克，炙白鸡冠花 12 克。

杨　男，二十九岁。五月，杭州。

阴虚火升，火刑金铄，咳而咽燥，两胁震痛，午后有虚潮之热，脉象弦数，舌红而干，延有失血之虞。

清炙桑白皮 6 克，地骨皮 9 克，黛蛤散（包）12 克，煅赭石 12 克，天花粉 6 克，川郁金 5 克，橘红络各 5 克，粉丹皮 5 克，蜜炙白薇 9 克，川贝 9 克，冬瓜仁 12 克。

二诊：潮热已减，咳嗽胸痛见瘥。脉不数，失血之累或可幸免矣。

白杏仁（杵）9 克，地骨皮 9 克，蜜炙枇杷叶 12 克，炙白薇 9 克，清炙桑白皮 6 克，代赭石 15 克，蛤壳（杵）12 克，川贝 6 克，炒橘红 5 克，川郁金 5 克，泡射干 2.4 克，炙紫菀 6 克。

三诊：火不铄金，金润始复，热退咳减，胁痛已止，脉弦，舌红。再拟清润养肺。

南沙参9克，麦冬9克，甜杏仁（杵）9克，代赭石12克，蛤壳（杵）15克，炙紫菀6克，川郁金5克，炒橘红5克，冬瓜仁12克，蜜炙冬花9克，川贝6克，杜仲12克。

洪　男，二十九岁。三月，杭州。

相火内炽，肾水不济，上则咽喉作痛，咳嗽痰中夹血，下则梦遗失精，腰脊酸楚，脉来左寸右尺数劲。证属金水两亏，久延防成虚损。

根生地15克，玄参9克，生首乌15克，甘草3克，原麦冬9克，粉丹皮6克，潼蒺藜9克，盐水炒川柏4克，马勃5克，芡实9克，生牡蛎（杵）18克，茯神12克。

二诊：咳轻血止，咽喉之痛已瘥，近日亦未梦遗，仍守原法增损。

大生地15克，制女贞9克，潼蒺藜9克，麦冬9克，陈萸肉6克，茯神12克，生牡蛎（杵）18克，芡实12克，粉丹皮6克，怀山药9克，玄参9克。

王　男，六十九岁。十月，绍兴。

高年气虚，肺肾两亏，肃纳无权，久咳不已，腰背引痛，动生气逆，痰多稀白，脉沉细，苔薄白。治拟温肾健脾，肃肺化痰。

炒菟丝子（包）9克，炒杜仲18克，盐水炒桑椹子9克，盐水炒甘杞9克，米炒上潞参9克，茯苓12克，宋半夏6克，天冬9克，炙冬花9克，炮姜3克，拌捣五味子2.4克，参贝制陈皮5克。

二诊：咳逆俱瘥，痰亦减少，但体虚一时难复，仍宗前法加减再进。

米炒潞党参12克，炒冬术6克，云茯12克，盐水炒甘杞子9克，炮姜3克，拌捣五味子2.4克，炙款冬花9克，炒橘红5克，宋半夏9克，盐水炒杜仲15克，盐水炒菟丝子9克，潼蒺藜9克。

（《叶熙春专辑》）

下 篇

哮 喘

一、医 论

《黄帝内经·素问》

阴阳应象大论篇第五

帝曰：法阴阳奈何？岐伯曰：阳胜则身热，腠理闭，喘粗为之俯仰，汗不出而热，齿干以烦冤，腹满死，能冬不能夏。

阴阳别论篇第七

阴争于内，阳扰于外，魄汗未藏，四逆而起，起则熏肺，使人喘鸣。

五脏生成篇第十

咳嗽上气，厥在胸中，过在手阳明、太阴。

白，脉之至也，喘而浮，上虚下实，惊，有积气在胸中，喘而虚，名曰肺痹，寒热，得之醉而使内也。

脉要精微论篇第十七

肝脉搏坚而长，色不青。当病坠若搏，因血在胁下，令人喘逆。

平人气象论篇第十八

颈脉动，喘疾咳，曰水。

玉机真脏论篇第十九

帝曰：秋脉太过与不及，其病皆何如？岐伯曰：太过则令人逆气而背痛，愠愠然；其不及，则令人喘，呼吸少气而咳，上气见血，下闻病音。

病入舍于肺，名曰肺痹，发咳上气。

经脉别论篇第二十一

夜行则喘出于肾，淫气病肺。有所堕恐，喘出于肝，淫气害脾。有所惊恐，喘出于肺，淫气伤心。渡水跌仆，喘出于肾与骨，当是之时，勇者气行则已，怯者则着而为病也。

脏气法时论篇第二十二

肺病者，喘咳逆气，肩背痛，汗出。
肾病者，腹大胫肿，喘咳身重。

通评虚实论篇第二十八

帝曰：乳子中风热，喘鸣肩息者，脉何如？岐伯曰：喘鸣肩息者，脉实大也，缓则生，急则死。

太阴阳明论篇第二十九

犯贼风虚邪者，阳受之。
阳受人则入六腑，阴受之则入五脏。入六腑，则身热，不时卧，上为喘呼。

阳明脉解篇第三十

岐伯曰：阳明厥，则喘而惋，惋则恶人。帝曰：或喘而死者，或喘而生者，何也？岐伯曰：厥逆连脏则死，连经则生。

刺热篇第三十二

肺热病者，先淅然厥，起毫毛，恶风寒，舌上黄，身热，热争则喘咳。痛走胸膺背，不得大息，头痛不堪，汗出而寒。

逆调论篇第三十四

帝曰：人有逆气不得卧而息有音者，有不得卧而息无音者，有起居如故而息有音者，有得卧行而喘者，有不得卧不能行而喘者，有不得卧，卧而喘者，皆何脏使然？愿闻其故。岐伯曰：不得卧而息有音者，是阳明之逆也。足三阳者下行，今逆而上行，故息有音也。

疟论篇第三十五

阳盛则外热，阴虚则内热。外内皆热，则喘而渴，故欲冷饮也。

咳论篇第三十八

肺咳之状，咳而喘息有音，甚则唾血。

举痛论篇第三十九

劳则喘息汗出，外内皆越，故气耗矣。

痹论篇第四十三

肺痹者，烦满喘而呕；心痹者，脉不通，烦则心下鼓，暴上气而喘，嗌干善噫，厥气上则恐。

大奇论篇第四十八

肺之雍，喘而两胠满。

脉解篇第四十九

阴气在下，阳气在上，诸阳气浮，无所依从，故呕咳上气喘也。

水热穴论篇第六十一

水病下为胕肿大腹，上为喘呼，不得卧者，标本俱病，故肺为喘呼，肾为水肿，肺为逆不得卧，分为相输俱受者，水气之所留也。

调经论篇第六十二

气有余则喘咳上气，不足则息利少气。

气交变大论篇第六十九

岁火太过，炎暑流行，金肺受邪。民病疟，少气咳喘，血溢血泄注下。

岁金太过，燥气流行，……甚则喘咳逆气，肩背痛。

岁水太过，寒气流行，……甚则腹大胫肿，喘咳，寝汗出憎风。

五常政大论篇第七十

帝曰：太过何谓？岐伯曰：木曰发生，火曰赫曦，土曰敦阜，金曰坚成，水曰流衍。

坚成之纪，是谓收引，……其病喘喝，胸凭仰息。

少阴司天，热气下临，肺气上从，白起金用，草木眚，喘呕寒热，嚏鼽衄鼻窒。大暑流行，甚则疮疡燔灼，金铄石流。地乃燥清，凄沧数至，胁痛善太息，肃杀行，草木变。

六元正纪大论篇第七十一

少阴司天之政，气化运行先天，地气肃，天气明，寒交暑，热加燥，云驰雨府，湿化乃行，时雨乃降。

终之气，燥令行，余火内格，肿于上，咳喘，甚则血溢。

至真要大论篇第七十四

少阴司天，热淫所胜，怫热至，火行其政。民病胸中烦热，嗌干，右胠满，皮肤痛，寒热咳喘，大雨且至，唾血血泄，鼽衄嚏呕，溺色变，甚则疮疡胕肿，肩背臂臑及缺盆中痛，心痛肺䐜，腹大满，膨膨而喘咳，病本于肺。

太阴之复，湿变乃举，体重中满，食饮不化，阴气上厥，胸中不便，饮发于中，咳喘有声。

诸气膹郁，皆属于肺。诸痿喘呕，皆属于上。

示从容论篇第七十六

喘咳者，是水气并阳明也。

《黄帝内经·灵枢》

本神第八

肺气虚则鼻塞不利，少气。实则喘喝，胸盈仰息。

经脉第十

肺手太阴之脉，是动则病肺胀满，膨膨而喘咳，缺盆中痛，甚则交两手而瞀，此为臂厥。是主肺所生病者，咳，上气喘渴，烦心胸满。

肾足少阴之脉，其支者，从肺出络心，注胸中。

是动则病饥不欲食，面如漆柴，咳唾则有血，喝喝而喘，坐而欲起，目䀮䀮如无所见。

是主肾所生病者，口热舌干，咽肿，上气，嗌干及痛。

五邪第二十

邪在肺，则病皮肤痛，寒热，上气喘，汗出，咳动肩背。

热病第二十三

热病已得汗出，而脉尚躁，喘且复热，勿刺肤，喘甚者死。

胀论第三十五

肺胀者，虚满而喘咳。

五阅五使第三十七

肺病者，喘息鼻张。

天年第五十四

黄帝曰：其不能终寿而死者，何如？岐伯曰：其五脏皆不坚，使道不长，空外以张，喘息暴疾，又卑基墙，薄脉少血，其肉不实，数中风寒，气血虚，脉不通，真邪相攻，乱而相引，故中寿而尽也。

《难经》 （旧题）秦越人撰

十六难

十六难曰：脉有三部九候，有阴阳，有轻重，有六十首，一脉变为四时，离圣久远，各自是其法，何以别之？

然：是其病，有内外证。

其病为之奈何？

然：假令得肺脉，其外证：面白，善嚏，悲愁不乐，欲哭；其内证：脐右有动气，按之牢若痛；其病：喘咳，洒淅寒热。有是者肺也，无是者非也。

四十九难

何以知伤寒得之？

然：当谵言妄语。何以言之？肺主声，入肝为呼，入心为言，入脾为歌，入肾为呻，自入为哭。故知肺邪入心，为谵言妄语也。其病身热，洒洒恶寒，甚则喘咳，其脉浮大而涩。

五十六难

肺之积名曰息贲，在右胁下，覆大如杯。久不已，令人洒淅寒热，喘咳，发肺壅。以春甲乙日得之。

肾之积名曰贲豚，发于少腹，上至心下，若豚状，或上或下无时。久不已，令人喘逆，骨痿少气。以夏丙丁日得之。

六十八难

六十八难曰：五脏六腑，各有井、荥、俞、经、合，皆何所主？

然：《经》言所出为井，所流为荥，所注为俞，所行为经，所入为合。井主心下满，荥主身热，俞主体重节痛，经主喘咳寒热，合主逆气而泄。此五脏六腑其井、荥、俞、经、合所主病也。

《伤寒论》 汉·张机撰

辨太阳病脉证并治上第五

喘家，作桂枝汤，加厚朴、杏子佳。

辨太阳病脉证并治中第六

太阳病，桂枝证，医反下之，利遂不止，脉促者，表未解也；喘而汗出者，葛根黄芩黄连汤主之。

太阳病，头痛发热，身疼腰痛，骨节疼痛，恶风，无汗而喘者，麻黄汤主之。

太阳与阳明合病，喘而胸满者，不可下，宜麻黄汤。

伤寒，心下有水气，咳而微喘，发热不渴。服汤已，渴者，此寒去欲解也。小青龙汤主之。

太阳病，下之微喘者，表未解故也，桂枝加厚朴杏子汤主之。

发汗后，不可更行桂枝汤；汗出而喘，无大热者，可与麻黄杏仁甘草石膏汤。

发汗后，饮水多必喘；以水灌之亦喘。

辨太阳病脉证并治下第七

下后，不可更行桂枝汤；若汗出而喘，无大热者，可与麻黄杏仁甘草石膏汤。

辨阳明病脉证并治第八

阳明中风，口苦咽干，腹满微喘，发热恶寒，脉浮而紧。若下之，则腹满小便难也。

阳明病，脉迟，虽汗出不恶寒者，其身必重，短气，腹满而喘，有潮热者，此外欲解，可攻里也。手足濈然汗出者，此大便已硬也，大承气汤主之；若汗多，微发热恶寒者，外未解也，其热不潮，未可与承气汤；若腹大满不通者，可与小承气汤，微和胃气，勿令至大泄下。

直视谵语，喘满者死，下利者亦死。

伤寒四五日，脉沉而喘满。沉为在里，而反发其汗，津液越出，大便为难，表虚里实，久则谵语。

阳明病，脉浮而紧，咽燥口苦，腹满而喘，发热汗出，不恶寒反恶热，身重。若发汗则躁，心愦愦反谵语；若加温针，必怵惕烦躁不得眠；若下之，则胃中空虚，客气动膈，心中懊恼。舌上苔者，栀子豉汤主之。

阳明病，脉浮，无汗而喘者，发汗则愈，宜麻黄汤。

病人小便不利，大便乍难乍易，时有微热，喘冒不能卧者，有燥屎也，宜大承气汤。

《金匮要略》 汉·张机撰

血痹虚劳病脉证并治第六

男子面色薄者，主渴及亡血，卒喘悸，脉浮者，里虚也。

脉沉小迟，名脱气，其人疾行则喘喝，手足逆寒，腹满，甚则溏泄，食不消化也。

肺痿肺痈咳嗽上气病脉证治第七

风舍于肺，其人则咳，口干喘满，咽燥不渴，时唾浊沫，时时振寒。

上气，面浮肿，肩息，其脉浮大，不治，又加利尤甚。

上气喘而躁者，属肺胀，欲作风水，发汗则愈。

咳而上气，喉中水鸡声，射干麻黄汤主之。

咳逆上气，时时唾浊，但坐不得眠，皂荚丸主之。

皂荚丸方

皂荚（刮去皮，用酥炙）八两。

上一味，末之，蜜丸梧子大，以枣膏和汤，服三丸，日三夜一服。

大逆上气，咽喉不利，止逆下气者，麦门冬汤主之。

麦门冬汤方

麦门冬七升，半夏一升，人参二两，甘

草二两，粳米三合，大枣十二枚。

上六味，以水一斗二升，煮取六升，温服一升，日三，夜一服。

肺痈，喘不得卧，葶苈大枣泻肺汤主之。

葶苈大枣泻肺汤方

葶苈（熬令黄色，捣丸如弹丸大），大枣十二枚。

上先以水三升，煮枣取二升，去枣，纳葶苈，煮取一升，顿服。

咳而上气，此为肺胀，其人喘，目如脱状，脉浮大者，越婢加半夏汤主之。

越婢加半夏汤方

麻黄六两，石膏半斤，生姜三两，大枣十五枚，甘草二两，半夏半升。

上六味，以水六升，先煎麻黄，去上沫，纳诸药，煮取三升，分温三服。

肺胀，咳而上气，烦躁而喘，脉浮者，心下有水，小青龙加石膏汤主之。

小青龙加石膏汤方

麻黄、芍药、桂枝、细辛、甘草、干姜各三两，五味子、半夏各半升，石膏二两。

上九味，以水一斗，先煮麻黄，去上沫，纳诸药，煮取三升。强人服一升，羸者减之，日三服。小儿服四合。

胸痹心痛短气病脉证治第九

胸痹之病，喘息咳唾，胸背痛，短气，栝楼薤白白酒汤主之。

栝楼薤白白酒汤方

栝楼实（捣）一枚，薤白半升，白酒七升。

上三味，同煮，取二升，分温再服。

五脏风寒积聚病脉证并治第十一

肺中风者，口燥而喘，身运而重，冒而肿胀。

痰饮咳嗽病脉证并治第十二

膈上病痰，满喘咳吐，发则寒热，背痛腰疼，目泣自出，其人振振身瞤剧，必有伏饮。

夫病人饮水多，必暴喘满。凡食少饮多，水停心下。甚者则悸，微者短气。

脉双弦者，寒也，皆大下后里虚。脉偏弦者，饮也。

肺饮不弦，但苦喘短气。

支饮亦喘而不能卧，加短气，其脉平也。

夫短气有微饮，当从小便去之，苓桂术甘汤主之；肾气丸亦主之。

膈间支饮，其人喘满，心下痞坚，面色黧黑，其脉沉紧，得之数十日，医吐下之不愈，木防己汤主之。虚者即愈，实者三日复发，复与不愈者，宜木防己汤去石膏加茯苓芒硝汤主之。

木防己汤方

木防己三两，石膏（如鸡子大）十二枚，桂枝二两，人参四两。

上四味，以水六升，煮取二升，分温再服。

木防己加茯苓芒硝汤方

木防己、桂枝各二两，人参、茯苓各四两，芒硝三合。

上五味，以水六升，煮取二升，去滓，纳芒硝，再微煎，分温再服，微利则愈。

水气病脉证并治第十四

正水，其脉沉迟，外证自喘。

黄疸病脉证并治第十五

病黄疸，发热烦喘，胸满口燥者，以病发时，火劫其汗，两热所得。

黄疸病，小便色不变，欲自利，腹满而喘，不可除热，热除必哕。哕者，小半夏汤主之。

惊悸吐衄下血胸满瘀血病脉证治第十六

夫吐血，咳逆上气，其脉数而有热，不得卧者死。

呕吐哕下利病脉证治第十七

病人胸中似喘不喘，似呕不呕，似哕不哕，彻心中愦愦然无奈者，生姜半夏汤主之。

生姜半夏汤方

半夏半斤，生姜汁一升。

上二味，以水三升，煮半夏，取二升，纳生姜汁，煮取一升半。小冷，分四服，日三，夜一服。止，停后服。

《中藏经》（旧题）汉·华佗撰

卷上　虚实大要论第八

颊赤心怔，举动颤栗，语声嘶嗄，唇焦口干，喘乏无力，面少颜色，颐颔肿满。诊其左右寸脉弱而微者，上虚也。

卷上　脉病外内证决论第十二

病气人，一身悉肿，四肢不收，喘无时，厥逆不温，脉候沉小者死，浮大者生。

病寒人，狂言不寐，身冷，脉数，喘息，目直者死；脉有力而不喘者生。

卷上　风中有五生死论第十七

肺风之状：胸中气满，冒昧，汗出，鼻不闻香臭，喘而不得卧者可治；若失血及妄语者不可治，七八日死。肺风宜于肺俞灸之。

卷上　论心脏虚实寒热生死逆顺脉证之法第二十四

心脉沉小而紧，浮，主气喘。

卷上　论肺脏虚实寒热生死逆顺脉证之法第二十八

其脉浮而毛，曰平。又，浮而短涩者，肺脉也。其脉来毛而中央坚，两头虚，曰太过，病在外；其脉来毛而微，曰不及，病在内。太过，则令人气逆，胸满，背痛；不及，则令人喘呼而咳，上气，见血，下闻病音。

肺病喘咳，身但寒无热，脉迟微者，可治。

虚则不能息，耳重，嗌干，喘咳上气，胸背痛。

有积，则胁下胀满。

肺胀，则其人喘咳而目如脱，其脉浮大者是也。

中风，则口燥而喘，身运而重，汗出而冒闷。其脉按之虚弱如葱叶，下无根者死。

肺死，则鼻孔开而黑枯，喘而目直视也。

又，阳气上而不降，燔于肺，肺自结邪，胀满，喘急，狂言，瞑目，非常所说，而口鼻张，大小便头俱胀，饮水无度，此因热伤于肺，肺化为血，不可治，则半岁死。

又，肺病，实则上气喘急，咳嗽，身热，脉大也。虚则力乏，喘促，右胁胀，语言气短者是也。

卷中　论肾脏虚实寒热生死逆顺脉证之法第三十

肾病，腹大胫肿，喘咳，身重，寝汗出，憎风。

又喉中鸣，坐而喘咳，唾血出，亦为肾虚寒，气欲绝也。

卷中　论三焦虚实寒热生死逆顺脉证之法第三十二

中焦实热，则上下不通，腹胀而喘咳，

下气不上，上气不下，关格而不通也。

卷中　论诊杂病必死候第四十八

人不病而喘息者死。

病腹痛而喘，其脉滑而利，数而紧者死。

病诸嗽喘，脉沉而浮者死。

病上气，脉数者死。

病上气喘急，四肢寒，脉涩者死。

卷中　察声色形证决死法第四十九

肩息者，一日死。

心绝于肾，肩息回眴，目直者，一日死。

肺绝则气出不反，口如鱼口者，三日死。

《脉经》　晋·王叔和撰

卷第二　平人迎神门气口前后脉第二

肺实：右手寸口气口以前脉阴实者，手太阴经也。病苦肺胀，汗出若露，上气喘逆，咽中塞，如欲呕状。

大肠实：右手寸口气口以前脉阳实者，手阳明经也。病苦腹满，善喘咳，面赤身热，喉咽中如核状。

大肠虚：右手寸口气口以前脉阳虚者，手阳明经也。病苦胸中喘，肠鸣，虚渴，唇口干，目急，善惊，泄白。

卷第三　肺大肠部第四

黄帝曰：秋脉太过与不及，其病何如？岐伯曰：太过则令人气逆而背痛温温然；不及则令人喘，呼吸少气而咳，上气见血，下闻病音。

卷第四　辨三部九候脉证第一

脉出鱼际，逆气喘息。

卷第四　诊百病死生决第七

吐血而咳，上气，其脉数，有热不得卧者，死。

上气，脉数者死，谓其形损故也。

上气，喘息低昂，其脉滑，手足温者，生；脉涩，四肢寒者，死。

上气，面浮肿，肩息，其脉大，不可治，加利必死。

卷第六　肝足厥阴经病证第一

肝主胸中喘，怒骂。其脉沉，胸中必室，欲令人推按之，有热，鼻室。

卷第六　肺手太阴经病证第七

肺中风者，口燥而喘，身运而重，冒而肿胀。

肺胀者，虚而满，喘，咳逆倚息，目如脱状，其脉浮。

邪在肺则皮肤痛，发寒热，上气，气喘，汗出，咳动肩背。

手太阴之脉……是动则病，肺胀满，膨胀而喘咳，缺盆中痛，甚则交两手而瞀，是为臂厥。是主肺所生病者，咳，上气喘喝，烦心，胸满，臑臂内前廉痛，掌中热。

卷第七　病可发汗证第二

阳明病，脉浮，无汗，其人必喘，发其汗则愈，属麻黄汤证。

热病五脏气绝死日证第二十二

热病，肺气绝，喘逆，咳唾血，手足腹肿，面黄，振栗不能言语，死。魄与皮毛俱去，故肺先死。丙日笃，丁日死。

热病，肾气绝，喘悸，吐逆，踵疽，尻痛，目视不明，骨痛，短气，喘满，汗出如珠，死。精与骨髓俱去，故肾先死。戊日笃，己日死。

卷第八　平血痹虚劳脉证第六

男子面色薄者，主渴及亡血。卒喘悸，其脉浮者，里虚也。

脉沉小迟，名脱气。其人疾行则喘喝，手足逆寒，腹满，甚则溏泄，食不消化也。

卷第八 平肺痿肺痈咳逆上气淡饮脉证第十五

支饮，亦喘而不能卧，加短气，其脉平也。

膈间支饮，其人喘满，心下痞坚，面色黧黑，其脉沉紧，得之数十日，医吐下之不愈，木防己汤主之。

膈上之病，满喘咳吐，发则寒热，背痛，腰疼，目泣自出，其人振振身瞤剧，必有伏饮。

卷第九 平产后诸病郁冒中风发热烦呕下利证第三

妇人产后，中风发热，面正赤，喘而头痛，竹叶汤主之。

卷第九 平妇人病生死证第八

诊妇人生产，因中风、伤寒、热病，喘鸣而肩息，脉实大浮缓者，生；小急者，死。

《针灸甲乙经》 晋·皇甫谧撰

卷之一 五脏大小六腑应候第五

肺小则安，少饮，不病喘喝；肺大则多饮，善病胸痹逆气；肺高则上气喘息咳逆；肺下则逼贲迫肝，善胁下痛；肺坚则不病咳逆上气；肺脆则善病消瘅易伤；肺端正则和利难伤；肺偏倾则病胸胁偏痛。

卷之六 五脏六腑虚实大论第三

气有余则喘咳上气，不足则息利少气，血气未并，五脏安定，皮肤微病，名曰白气微泄。有余则泻其经渠，无伤其经，无出其血，无泄其气。不足则补其经渠，无出其气。

卷之七 六经受病发伤寒热病第一（下）

手足寒至节，喘息者死。

卷之十二 妇人杂病第十

乳子中风，病热喘渴，肩息，脉实大。缓则生，急则死。

《诸病源候论》 隋·巢元方等撰

虚劳病诸候第二 虚劳上气候

肺主于气，气为阳，气有余则喘满逆上。虚劳之病，或阴阳俱伤，或血气偏损，今是阴不足，阳有余，故上气也。

伤寒病诸候第六 伤寒谬语候

伤寒四五日，脉沉而喘满者，沉为在里，而反发其汗，津液越出，大便为难，表虚里实，久久则谵语。

伤寒病诸候第六 伤寒喘候

伤寒太阳病，下之微喘者，外未解故也。夫发汗后，饮水多者必喘。以水停心下，肾气乘心故喘也。以水灌之，亦令喘也。

伤寒病诸候第六 伤寒上气候

此由寒毒气伤于太阴经也。太阴者肺也。肺主气，肺虚为邪热所客，客则胀，胀则上气也。

气病诸候第十四 上气候

夫百病皆生于气，故怒则气上，喜则气缓，悲则气消，恐则气下，寒则气收聚，热则腠理开而气泄，忧则气乱，劳则气耗，思则气结，九气不同。

怒则气逆，甚则呕血，及食而气逆上也。

劳则喘且汗，外内皆越，故气耗矣。

诊寸口脉伏，胸中逆气，是诸气上冲胸中。故上气、面胕肿、髃息，其脉浮大，不治。上气脉躁而喘者，属肺；肺胀欲作风水，发汗愈。脉洪则为气。其脉虚宁伏匿者生，牢强者死。喘息低仰，其脉滑，手足温者，生也；涩而四末寒者，死也。上气脉数者死，谓其形损故也。

气病诸候第十四　卒上气候

肺主于气。若肺气虚实不调，或暴为风邪所乘，则腑脏不利，经络痞涩，气不宣和，则卒上气也。又因有所怒，则气卒逆上，甚则变呕血，气血俱伤。

气病诸候第十四　上气鸣息候

肺主于气，邪乘于肺则肺胀，胀则肺管不利，不利则气道涩，故气上喘逆，鸣息不通。

诊其肺脉滑甚，为息奔上气。脉出鱼际者，主喘息。其脉滑者生，快者死也。

气病诸候第十四　上气喉中如水鸡鸣候

肺病令人上气，兼胸膈痰满，气行壅滞，喘息不调，致咽喉有声，如水鸡之鸣也。

气病诸候第十四　上气肿候

肺主于气，候身之皮毛。而气之行，循环脏腑，流通经络。若外为邪所乘，则肤腠闭密，使气内壅，与津液相并，不得泄越，故上气而身肿也。

气病诸候第十四　逆气候

夫逆气者，因怒则气逆，甚则呕血，及食而气逆上。

人有逆气，不得卧而息有音者；有起居如故，而息有音者；有得卧，行而喘者；有不能卧，不能行而喘者；有不能卧，卧而喘者，皆有所起。

其不得卧而息有音者，是阳明之逆。足三阳者下行，今逆而上行，故息有音。阳明

者，为胃脉也；胃者，六腑之海，其气亦下行，阳明逆，气不得从其道，故不得卧。夫胃不和，则卧不安，此之谓也。

夫起居如故，而息有音者，此肺之络脉逆。络脉之气，不得随经上下，故留经而不行。此络脉之疾人，故起居如故而息有音。

不得卧，卧而喘者，是水气之客。夫水者，循津液而流也；肾者水脏，主津液，津液主卧与喘。

诊其脉，趺阳脉太过，则令人逆气，背痛温温然。寸口脉伏，胸中有逆气。关上脉细，其人逆气，腹痛胀满。

咳嗽病诸候第十六　咳嗽上气候

夫咳嗽上气者，肺气有余也。肺感于寒，微者则成咳嗽。肺主气，气有余则喘咳上气。此为邪搏于气，气壅不得宣发，是为有余，故咳嗽而上气也。其状，喘咳上气，多涕唾而面目附肿，气逆也。

咳嗽病诸候第十六　久咳嗽上气候

久咳嗽上气者，是肺气虚极，风邪停滞，故其病积月累年。久不瘥，则胸背痛，面肿，甚则唾脓血。

咳嗽病诸候第十六　咳逆上气候

肺虚感微寒而成咳。咳而气还聚于肺，肺则胀，是为咳逆也。邪气与正气相搏，正气不得宣通，但逆上喉咽之间。邪伏则气静，邪动则气奔上，烦闷欲绝，故谓之咳逆上气也。

咳嗽病诸候第十六　久咳逆上气候

肺感于寒，微者则成咳嗽。久咳逆气，虚则邪乘于气，逆奔上也。肺气虚极，邪则停心，时动时作，故发则气奔逆乘心，烦闷欲绝，少时乃定，定后复发，连滞经久也。

咳嗽病诸候第十六　咳逆上气呕吐候

五脏皆禀气于肺，肺感微寒则咳嗽也。寒搏于气，气聚还肺，而邪有动息。邪动则气奔逆上，气上则五脏伤动，动于胃气者，则胃气逆而呕吐也。此是肺咳连滞，气动于胃而呕吐者也。

五脏六腑病诸候第二十　肺病候

肺象金，王于秋。其脉如毛而浮，其候鼻，其声哭，其臭腥，其味辛，其液涕，其养皮毛，其藏气，其色白，其神魄；手太阴其经，与大肠合；大肠为腑主表，肺为脏主里。

肺气盛，为气有余，则病喘咳上气，肩背痛，汗出，尻、阴、股、膝、髀、胫、足皆痛，是为肺气之实也，则宜泻之；肺气不足，则少气不能报息，耳聋，嗌干，是为肺气之虚也，则宜补之。

痰饮病诸候第三十　痰饮候

痰饮者，由气脉闭塞，津液不通，水饮气停在胸腑，结而成痰。又其人素盛今瘦，水走肠间，漉漉有声，谓之痰饮。其为病也，胸胁胀满，水谷不消，结在腹内两胁，水入肠胃，动作有声，体重多唾，短气好眠，胸背痛，甚则上气咳逆，倚息，短气不能卧，其形如肿是也。

水肿病诸候第三十六　十水候

十水者，青水、赤水、黄水、白水、黑水、悬水、风水、石水、暴水、气水也。

白水者，先从脚肿，上气而咳，其根在肺。

皆由荣卫痞涩，三焦不调，腑脏虚弱所生。虽名证不同，并令身体虚肿，喘息上气，小便黄涩也。

水肿病诸候第三十六　二十四水候

夫水之病，皆生于腑脏。

寻其病根，皆由荣卫不调，经脉痞涩，脾胃虚弱，使水气流溢，盈散皮肤，故令遍体肿满，喘息上气，目裹浮肿，颈脉急动，不得眠卧，股间冷，小便不通，是其候也。

血病诸候第四十二　九窍四肢出血候

喘咳而上气逆，其脉数有热，不得卧者死。

妇人杂病诸候第六十六　气候

气病，是肺虚所为。肺主气，五脏六腑皆禀气于肺。忧思恐怒，居处饮食不节，伤动肺气者，并成病。其气之病，有虚有实。其肺气实，谓之有余，则喘逆上气。

小儿杂病诸候第七十一　病气候

肺主气。肺气有余，即喘咳上气。若又为风冷所加，即气聚于肺，令肺胀，即胸满气急也。

《太平圣惠方》　宋·王怀隐等辑

治咳嗽上气诸方

夫咳嗽上气者，为肺气有余也。肺感于寒，甚则成咳嗽。肺主气，气有余，则喘咳上气，此为邪搏于气，气壅滞不得宣发，是为有余。故咳嗽而上气也。其状，喘嗽上气，多涕唾，面目浮肿，而气逆也。

治久咳嗽上气诸方

夫久咳嗽上气者，由肺气虚极，风邪停滞，故其病积月累年，久不得瘥，则胸背痛，面肿，而上气唾脓血也。

《史载之方》　宋·史堪撰

卷上　喘

世人论凡喘者，皆以为肺，然有服肺药

而不愈者，遂以肺不受药为难治，何以言之谬也。又或以肺热而喘，误投凉药，此又近似之言，止可以知肺喘，而未足以明五脏之喘。且以经言之，所言诸痿喘呕皆属于上，未尝以喘属于肺。至于言五脏之多寡，六气之胜复，则喘之所生，可指其状而明，药之所投，亦可以随其证而效。

《鸡峰普济方》 宋·张锐撰

卷一 喘疾

肺痹者，亦烦满喘而呕；心下痹者，亦上气而喘，脚气喘满之类，此皆因他疾而发喘，当只从本病治之，则喘证自已，不必专用治喘之药。

《圣济总录》 宋·赵佶敕撰

卷第二十四 伤寒喘

论曰：伤寒喘，其证不一，有邪气在表，表未解，无汗而喘者，有邪气在里，汗出不恶寒，腹满而喘者，有潮热者，有心下有水而喘者。古人治之，亦各求其本，故在表者当汗，在里者宜下，至于心下有水而喘，则又当利其小便也。若乃阴证发喘，是为无阳，非灸之不可。

小青龙加杏仁去麻黄方，麻杏草膏汤方，麻黄汤方，茯苓汤方，猪苓汤方，马兜铃方，木香丸方，大腹皮汤方，芸苔子丸方，桂枝加朴杏汤方，大承气汤方。

卷第四十八 肺脏门·肺实

论曰：右手关前寸口脉实者，肺实也。苦上气，胸中满膨膨，与肩相引。扁鹊曰：肺实热则喘逆胸凭仰息，手太阴经为热气所加，故为肺实之病，甚则口赤张食，引饮无度，体与背生疮，以至股膝腨胫皆疼痛，法宜泻之。

麻黄汤方，地骨皮汤方，苦葶苈丸方，枸杞汤方，天门冬煎方，马兜铃汤方，百部汤方。

卷第四十八 肺脏门·肺胀

论曰：肺胀者，手太阴经是动病也。邪客于肺，脉气先受之，其证气胀满，膨膨而喘咳，缺盆中痛，甚则交两手而瞀，是为肺胀也。《脉经》谓"肺胀者，虚而满，喘咳逆倚息，目如脱，其脉浮"是也。紫菀汤方，石膏汤方，皱肺丸方，杏仁丸方。

卷第四十八 肺脏门·肺气喘急

论曰：肺气喘急者，肺肾气虚，因中寒湿至阴之气所为也。肺为五脏之华盖，肾之脉入肺中，故下虚上实，则气道奔迫，肺叶高举，上焦不通，喘急不得安卧。又《内经》谓水病下为胕肿大腹，上为喘呼不得卧者，标本俱病也。

鸡膍胵丸方，通膈汤方，泽漆汤方，紫菀汤方，川椒丸方，润肺汤方，如圣散方，朴硝丸方，泻肺汤方，麻黄汤方，甘草汤方，黄芩汤方，葶苈丸方，防己丸方，四神汤方，水蓼散方，紫苏散方，桂皮散方，猪胰散方，清肺散方，天门冬丸方，地黄汤方，旋覆花汤方，犀角散方，白前汤方，生地煎方，蔓荆子散方，柴胡饮方，款冬花汤方，紫菀饮方，马兜铃饮方，桑白皮散方，泻肺丸方，木通饮方，钟乳粉丸方。

卷第五十 肺痈喘急胠满

论曰：《内经》谓肺之痈，喘而两胁满，盖肺主气而合于息，其脉别支者，从肺经横出腋下，故邪气蕴积于肺，则上为喘急，下连两胠满，治宜泻其肺脏之邪毒也。

葶苈大枣泻肺汤方，平肺汤方，泻肺汤方，杏仁丸方，夜合汤方，华盖散方，甜葶苈丸方，前胡饮方，款冬花丸方，贝母饮方，生姜泄肠汤方，大泽泻汤方，大半夏丸方，甜葶苈丸方，金薄丸方，八珍丸方，银粉丸方，半夏丸方，蛤蚧丸方，贝母煎方，黑金散方，紫菀散方，细辛散方，华盖汤方，杏仁丸方，金华丸方，殊效汤方，玉液饮方，紫苏知母汤方，赤茯苓汤方，皂荚丸方，五灵脂汤方，荜茇丸方，马兜铃散方，降气散方，酥蒜煎方，双仁丸方，厚朴枳壳汤方，瓜蒌汤方，固气汤方，麻黄汤方，川椒丸方，款气秘效丸方，紫金丸方，桔梗散方，黄芪汤方，地黄黄芪汤方，秦艽汤方，七宝丸方，防己丸方。

《三因极一病证方论》 宋·陈言著

卷之十三　喘脉证治

夫五脏皆有上气喘咳，但肺为五脏华盖，百脉取气于肺，喘既动气，故以肺为主。病者右手寸口气口以前脉阴实者，手太阴经肺实也。肺必胀，上气喘逆，咽中壅，如欲呕状，自汗，皆肺实证；若气口以前脉虚者，必咽干无津，少气不足以息，此乃肺虚气乏也。

杏参散，神秘散，真应散，麦门冬汤，清肺汤，神秘汤，皱肺丸，理气丸，黑锡丹，白散子。

《素问玄机原病式》 金·刘完素撰

喘，火气甚为夏热，衰为冬寒。故病寒则气衰而息微，病热则气甚而息粗。又寒水为阴，主乎迟缓；热火为阳，主乎急数。故寒则息迟气微，热则息数气粗而为喘也。

《严氏济生方》 宋·严用和撰

咳喘痰饮门　喘论治

《素问》云：诸气者皆属于肺，诸喘者亦属于肺。是以人之一呼一吸谓之息，呼吸之间，脾受其气，通乎荣卫，合乎阴阳，周流一身，无过不及，然后权衡得其平矣。将息失宜，六淫所伤，七情所感。或因坠堕惊

恐，渡水跌仆，饱食过伤，动作用力，遂使脏气不和，荣卫失其常度，不能随阴阳出入以成息，促迫于肺，不得宣通而为喘也。

诊其脉滑，手足温者生；脉涩，四肢寒者死，数者亦死，谓其形损故也。更有产后喘急，为病尤亟，因产所下过多，荣血暴竭，卫气无所主，独聚于肺，故令喘急，谓之孤阳绝阴，为难治。

医疗之法，当推其所感，详其虚实冷热而治之。如产后喘急，已载于妇人产后十六论中矣，兹不再叙。亦有痰停胃脘。

又论：夫喘者，上气也。嗽者，古人所谓咳也。《经》云：诸气者皆属于肺。肺主皮毛，皮毛先受邪气，邪气以从其合也。则知喘嗽之疾，关乎肺明矣。但久嗽不已，传于五脏六腑，至于三焦，病之极也。前所载论治，洞究其源，兹举大略，不复再叙。临病之际，又当审订。

《仁斋直指方论》 宋·杨士瀛撰

卷之八　喘嗽·喘嗽方论

肺主气也，一呼一吸，上升下降，荣卫息数，往来流通，安有所谓喘？惟夫邪气伏藏，痰涎浮涌，呼不得呼，吸不得吸，于是上气促急，填塞肺脘，激乱争鸣，如鼎之沸，而喘之形状具矣。有肺虚挟寒而喘者，有肺实挟热而喘者，有水气乘肺而喘者，有惊忧气郁肺胀而喘者。又有胃络不和，喘出于阳明之气逆；真元耗损，喘生于肾气之上奔。如是等类，皆当审证而主治之。肺虚、肺寒，必有气乏表怯，冷痰如冰之证，法当温补，如官桂、阿胶之类是也。肺实、肺热，必有壅盛胸满，外哄上炎之状，法当清利，如桑白皮、葶苈之类是也。水气者，辘辘有声，怔忡浮肿，与之逐水利小便，如小半夏茯苓汤、五苓散辈；惊忧者，惕惕闷闷，引息鼻张，与之宽中下气，如四七汤、桔梗枳壳汤辈。阳明之气下

行，今逆而上行，古人以通利为戒，如分气紫苏饮、指迷七气汤加半夏，二陈汤加缩砂施之为当。真阳虚惫，肾气不得归元，固有以金石镇坠，助阳接真而愈者，然亦不可峻骤，且先与安肾丸、八味丸辈，否则人参煎汤下养正丹主之，雄黄、麻黄、马兜铃、汉防己、鸡内金诸品，非不主喘也。如前治法大要，究其受病之源。至若伤寒发喘，表汗里下；脚气喘满，疏导收功。此则但疗本病，其喘自安，圆机之士，可以举隅而反矣。虽然喘有利下而愈者，亦有因泻而殂者，喘有数年沉痼而复瘳者，亦有忽因他疾大喘而不救者。汗出发喘者，为肺绝；身汗如油喘者，为命绝；直视谵语喘满者不治。诸有笃病，正气欲绝之时，邪气盛行，多壅逆而为喘。然则喘之危恶，又安可以寻常目之？

《慎斋遗书》 明·周之幹撰

卷之九 喘

喘证虽有寒热之不同，要皆其本在肾，其标在肺。所以上逆，其原在胃，宜降气开郁。热则清之，寒则温之，久病敛之，初病发之，甚则从其性以导之，乃治喘之大法也。

《古今医鉴》

明·龚信辑 龚廷贤续编

卷四 哮吼

证 夫哮吼专主于痰，宜用吐法。亦有虚而不可吐者，此疾寒包热也。

治 治法必用薄滋味，不可纯用寒凉，须常带表散。

卷四 喘急

脉 右手寸口、气口已前，阴脉应手有力，必上气喘逆，咽寒欲呕，自汗，皆肺实之证也。若气口已前，阴脉应手无力，必咽干无津，少气，此肺虚之证也。脉滑而手足温者生，脉沉涩而手足寒者死，数者亦死，为其形损故也。

证 夫喘者，上气急促，不能以息之谓也。有肺虚挟寒而喘者，有肺实挟热而喘者，有水气乘肺而喘者。有惊忧气郁肺胀而喘者，有阴虚者，有气虚者，有痰者，有气急者，有胃虚者，有火炎上者，原其受病之不同，是以治疗而有异。

治 治喘之法，当究其源。肺虚肺寒，必有气乏表怯，冷痰如冰之症者，法当温补，如官桂、阿胶之类是也；肺实肺热，必有壅盛胸满，外哄上炎之状，法当清利，如桑白皮、葶苈之类是也；水气者，辘辘有声，怔忡浮肿，与之逐水利小便，如半夏、茯苓、五苓散辈；惊忧者，惕惕闷闷，引息鼻胀，与之宽中下气，如四七汤、枳壳汤辈；阴虚者，气从脐下起，直冲清道而上，以降气滋阴；气虚者，气息不能接续，以参、芪补之；有痰者，喘动便有痰声，降痰为主；有气急者，呼吸急促，而无痰声，降气为主；有胃虚者，抬肩撷肚，喘而不休，以温胃消痰；有火炎者，乍进乍退，得食则减，食已则喘，以降火清金。至若伤寒发喘，表汗里下，脚气充满，疏导取效。此皆但疗本病，其喘自安。虽然，喘有利下而愈者，亦有因泻而殂者，喘有数年沉痼而复瘳者，亦有忽因他疾大喘而不救者。汗出发润为肺绝，身汗加油喘者为命绝，直视谵语喘满者，皆不治。然则喘之危恶，又安可以寻常目之。

喘有三：热喘发于夏，不发于冬；冷喘则遇寒而发；水喘停饮，胸膈满闷，脚先肿也。

《丹溪心法》 元·朱震亨等撰

卷二 哮喘十四

哮喘必用薄滋味，专主于痰，宜大吐。

药中多用醋，不用凉药，须常带表散，此寒包热也。亦有虚而不可吐者。一法用二陈汤加苍术、黄芩，作汤下小胃丹，看虚实用。

卷二 喘十五

喘病，气虚、阴虚、有痰。凡久喘之症，未发宜扶正气为主，已发用攻邪为主。气虚短气而喘甚，不可用苦寒之药，火气盛故也，宜导痰汤加千缗汤。有痰亦短气而喘，阴虚自小腹下火起冲于上喘者，宜降心火，补阴。有火炎者，宜降心火，清肺金；有痰者，用降痰下气为主。上气喘而躁者为肺胀，欲作风水证，宜发汗则愈。有喘急风痰上逆者，大全方千缗汤佳，或导痰汤加千缗汤。有阴虚挟痰喘者，四物汤加枳壳、半夏，补阴降火。诸喘不止者，用劫药一二服则止。劫之后，因痰治痰，因火治火。劫药以椒目研极细末一二钱，生姜汤调下止之，气虚不用。

又法：萝卜子蒸熟为君，皂角烧灰，等份为末，生姜汁，炼蜜丸，如小豆子大，服五七十丸，嚼化止之。气虚者，用人参蜜炙、黄柏、麦门冬、地骨之类。气实人，因服黄芪过多而喘者，用三拗汤以泻气。若喘者，须用阿胶。若久病气虚而发喘，宜阿胶、人参、五味子补之。若新病气实而发喘者，宜桑白皮、苦葶苈泻之。戴云：有痰喘，有气急喘，有胃虚喘，有火炎上喘。痰喘者，凡喘便有痰声；气急喘者，呼吸急促而无痰声；有胃气虚喘者，抬肩撷肚，喘而不休；火炎上喘者，乍进乍退，得食则减，食已则喘，大概胃中有实火，膈上有稠痰，得食入喘，坠下稠痰，喘即止，稍久食已入胃，反助其火，痰再升上，喘反大作，俗不知此，作胃虚治，以燥热之药者，以火济火也。叶都督患此，诸医作胃虚治之不愈，后以导水丸利五六次而安。

附录 肺以清阳上升之气，居五脏之上，通荣卫，合阴阳，升降往来，无过不及。六淫七情之所感伤，饱食动作，脏气不和，呼吸之息，不得宣畅，而为喘急。亦有脾肾俱虚，体弱之人，皆能发喘。又或调摄失宜，为风寒暑湿，邪气相干，则肺气胀满，发而为喘。又因痰气皆能令人发喘，治疗之法，当究其源。如感邪气，则驱散之；气郁，即调顺之；脾肾虚者，温理之。又当于各类而求。凡此证，脉滑而手足温者生，脉涩而四肢寒者死。风伤寒者，必上气急，不得卧，喉中有声，或声不出，以三拗汤、华盖散、九宝汤、神秘汤皆可选用；若痰喘，以四磨汤或苏子降气汤；若虚喘，脉微，色青黑，四肢厥，小便多，以《活人书》五味子汤或四磨汤。治嗽与喘，用五味子为多，但五味有南北。若生津止渴，润肺益肾，治劳嗽，宜用北五味；若风邪在肺，宜用南五味。

《秘传证治要诀及类方》

明·戴元礼撰

卷之六 诸嗽门·哮喘

喘气之病，哮吼如水鸡之声，牵引胸背，气不得息，坐卧不安，此谓嗽而气喘。或宿有此根，如遇寒暄则发，一时暴感，并于前嗽药中加桑白皮，则续加仍吞养正丹，间进青金丹。风寒喘嗽，宜九宝汤。若干喘不嗽，不分久远近发，宜苏子降气汤，或神秘汤吞养正丹。重则四磨饮，或六磨饮吞灵砂丹，或应梦观音散吞养正丹尤宜。

喘而服药不效者，利导之，宜神保九。大便已溏者，不可用。

不嗽而气自急，有二证，须用分别。有外邪迫肺而气急者，病初得，气不急，必兼外证，此谓之喘。若用耗气除邪之药，则元气愈脱，而气愈上奔矣，宜于虚损门气急痰证求之。气急而膈间更有刺痛处，宜分气饮。

《明医杂著》 明·王纶撰 薛己注

卷之三 续医论·喘胀

喘与胀，二症相因，必皆小便不利。喘则必生胀，胀则必生喘，但要识得标本先后。先喘而后胀者，主于肺；先胀而后喘者，主于脾。何则？肺金司降，外主皮毛。《经》曰：肺朝百脉，通调水道，下输膀胱。又曰：膀胱者，州都之官，津液藏焉，气化则能出矣。是小便之行，由于肺气之降下而输化也。若肺受邪而上喘，则失降下之令，故小便渐短，以致水溢皮肤而生胀满焉。此则喘为本，而胀为标，治当清金降火为主，而行水次之。脾土恶湿，外主肌肉，土能克水。若脾土受伤，不能制水，则水湿妄行，浸渍肌肉，水既上溢，则邪反侵肺，气不得降而生喘矣。此则胀为本，而喘为标，治当实脾行水为主，而清金次之。苟肺症而用燥脾之药，则金得燥而喘愈加；脾病而用清金之药，则脾得寒而胀愈甚矣。近世治二症，但知实脾行水，而不知分别脾、肺二症，予故为发明之。

愚按： 前症若肺中伏热，不能生水而喘且渴者，用黄芩清肺饮以治肺，用五苓散以清小便。若脾肺虚弱，不能通调水道者，宜用补中益气汤以培元气，用六味地黄丸以补肾水。若膏粱厚味，脾肺积热而喘者，宜清胃散以治胃，用滋肾丸以利小便。若心火克肺金而不能生肾水者，用人参平肺散以治肺，用滋阴丸以滋小便。若肾经阴亏，虚火铄肺金而小便不生者，用六味地黄丸以补肾水，用补中益气汤以培脾土。若脾气虚弱不能相制而喘者，用补中益气汤以培元气，用六味地黄丸以生肾水。若肝木克脾土，不能相制而喘者，用六君、柴胡、升麻以培元气，六味地黄丸以补肾水。若脾胃虚寒不能相制而胀者，用八味丸以补脾肺、生肾水。若脾肾虚寒，不能通调水道而胀者，宜用金匮加减

肾气丸补脾肺、生肾水。若酒色过度，亏损足三阴，而致喘胀痰涌，二便不调，或大小便道相牵作痛者，亦宜用此丸，多有生者。

《医学入门》 明·李梴撰

卷四 杂病分类·痰类·喘

喘急先分肺实虚

呼吸急促者，谓之喘；喉中有响声者，谓之哮。虚者，气乏身凉，冷痰如冰；实者，气壮胸满，身热便硬。

其次当知有火无

《经》曰：诸逆冲上，皆属火。虚火宜滋补降气，实火宜清肺泻胃。

火炎得食喘暂止

火炎肺胃喘者，乍进乍退，得食则坠下稠痰则止；食已入胃，反助火痰，上喘反大作，宜降火清金，导痰汤加芩、连、山栀、杏仁、瓜蒌。如胃有实火，膈上稠痰者，导水丸。

痰喘喉似水鸡吹

痰喘必有痰声。风痰，千缗汤，或合导痰汤；痰气，苏子降气汤、四磨汤；食积湿痰，古二母散、神保丸、大萝皂丸。

七情气急无声响

惊忧气郁，惕惕闷闷，引息鼻张气喘，呼吸急促而无痰声者，四七汤、枳梗汤、分气紫苏饮、四磨汤。因补药喘者，三拗汤。

外感里逆只气粗

外感表邪传里，里实不受则气逆上，详见伤寒。寻常感冒，风寒相干，肺胀逆而喘者，随时令祛散。风喘，金沸草散、麻黄杏仁饮；寒喘，加减三拗汤、藿香正气散加五味子、杏仁，或苏沉九宝饮；暑月，香葛汤；热证，小柴胡汤、凉膈散。

水喘怔忡或肿胀

水喘，水气辘辘有声，怔忡者，小青龙汤、古葶枣散、白前汤。水肿、水气胀肺而

喘，然喘必生胀，胀必生喘，二证相因，皆小便不利。肺主气，先喘而后胀者，宜清金降火，而行水次之；脾主湿，先胀而后喘者，宜燥脾行水，而清金次之。

以上诸喘皆有余，阴虚火从脐下起

阴虚喘者，血虚则阳无所根据附而上奔，宜四物汤倍芍药，加人参、五味子以收之；有小腹下火起冲上而喘者，宜降心火，补真阴，四物二陈汤加知、柏、枳壳、黄芩。

气短不能续呼吸

久病气短不能接续，似喘非喘者，单人参汤、扶脾生脉散、调中益气汤。劳涉过者，杏参散；饮食热者，葶苈散；痰阻短气者，导痰汤；浊阴在上，清阳陷下，咳喘呕吐者，加味泻白散。

肾冷元气不能纳

下元虚冷，肾气不得归元者，九味安肾丸、八味丸；甚者，黑锡丹以镇坠之。烦躁无脉，身冷神昏者，死。

抬肩撷肚胃衰乎

胃虚极则气上逆，抬肩撷肚，生脉散加杏仁、陈皮、白术，或理中丸加胡椒救之。仲景云：发汗如油，汗出如珠不流，抬肩撷肚，喘而不休，及胸前高起，脉络散张，手足厥冷，脉散及数者，皆死。但妇人喘病尤亟，产后荣竭，卫气无依，独聚于肺发喘者，死速。

未发扶正治其本

血虚补血，气虚补气，兼以清金降火，顺气化痰。

已发辟邪痰火疏

喘非风寒乘肺，则痰火胀肺。风寒，祛散；痰火，疏导。但火急甚者，亦不可纯苦药，宜温以劫之，用椒目五七钱为末，姜汤下。喘止后，因痰治痰，因火治火。诸喘不止者，小萝皂丸、定息饼子、含奇丸、定喘化痰散。久者，人参清肺饮倍粟壳涩之。抑

考《内经》云：夜行喘出于肾，淫气病肺；有所堕恐，喘出于肝，淫气害脾；有所惊恐，喘出于肺，淫气伤心；渡水跌仆，喘出于肾，淫气损肝。又云：邪入六腑，身热喘呼不得卧。此喘之名同，而所感各异耳。

卷四　杂病分类·痰类·哮

即痰喘甚，而常发者。

哮促喉中痰作声，吐法必须量体行

体实者，用紫金丹二十丸，吐去其痰；虚者止服二三丸则不吐，临发时，用此劫之。丹溪方去豆豉更妙。一法：用二陈汤加苍术、黄芩，下小胃丹。体虚者，吐、下俱忌，须带表散之。

挟水挟寒须带表

水哮者，因幼时被水，停蓄于肺为痰，宜金沸草散、小青龙汤倍防己，或古葶枣散、导水丸。有寒包热者，麻黄汤加桔梗、紫苏、半夏、黄芩。有风痰者，千缗汤，或用鸡子一枚，略敲壳损，勿令膜破，放尿缸中三日夜，取煮食之，效。凡哮须忌燥药，亦不宜纯凉，须常带表。

断根扶正金宜清

欲断根者，必先淡滋味，然后服清肺金、扶正气之剂，如定喘汤、黄芩利膈丸是也。遇厚味发者，清金丸；久不得睡者，兜铃丸。单方：猫儿头骨烧灰，酒调服二三钱，一服即止。

《痘疹传心录》　明·朱惠明撰

喘

喘（呼吸不相续也）有虚（虚喘必微气息短而无力）有实（实喘声粗大而气息且长）不同，要皆热毒拥遏，金受制而然也。《经》曰：五藏之气，皆统于肺，故肺为气之主，居至高之分，喜清虚而不欲窒碍。若为邪气相干，则肺窍壅塞，发而为喘也。如痘初出，

喷嚏鼻流清水而喘者，此风寒客肺而然也，宜参苏饮主之。

痘点干红，腹胀便秘而喘者，乃毒火盛实，而气不能舒肠，宜清火解利为主。有正气虚，不能逐邪外出，毒伏于内，而为喘胀者，乃闷痘症，不治。有泻后而喘者，乃元气下陷，虚火上拥，下气不续，此脾气不足而然也，宜补中益气汤主之。有吐后而喘者，此胃虚不能制伏相火，火逆上冲而然也，宜以六君子汤主之。痘四五日倒陷而喘胀者，必再攻发，而痘复起者，可治。痘浆半足而倒靥喘胀者，宜补兼攻发，而复肿灌为吉。有过补而喘，有误补而生痰喘者，宜宽气饮以消参、芪之滞。有痘密以致鼻塞，而口中气促似乎喘者，非喘也，概以喘治误矣。

《证治准绳·杂病》 明·王肯堂撰

诸气门·喘

喘者，促促气急，喝喝息数，张口抬肩，摇身撷肚；短气者，呼吸虽数而不能接续，似喘而不摇肩，似呻吟而无痛，呼吸虽急而无痰声；逆气者，但气上而奔急，肺壅而不下，宜详辨之。

或问：喘病之源何如？曰：当考古今方论，自《巢氏病源》称为肺主气，为阳气之所行，通荣脏腑，故气有余，俱入于肺，或为喘息上气，或为咳嗽。因此至严氏，谓人之五脏，皆有上气，而肺为之总，由其居于五脏之上，而为华盖，喜清虚而不欲窒碍。调摄失宜，或为风寒暑湿邪气所侵，则肺气胀满，发而为喘，呼吸促迫，坐卧不安。或七情内伤，郁而生痰，脾肾俱虚，不能摄养一身之痰，皆能令人发喘。治之之法，当究其源，如感外邪则祛散之，气郁则调顺之，脾胃虚者温理之。《圣济方》又云：呼随阳出，气于是升，吸随阴入，气于是降，一升一降，阴阳乃和。所谓上气者，盖气上而不下，升而不降，痞满膈中，气道奔迫，喘息有音者是也。本于肺脏之虚，复感风邪，肺叶胀举，诸脏又上冲而壅遏，此所以有上气之候也。历代医者，用此调气之说，以为至当，无复他论，及观刘河间《原病式》则以喘病叙于"热淫"条下，谓火热为阳，主乎急数，故热则息数气粗而为喘也。与巢氏所云"气为阳，有余则喘"较之，则刘氏之言为胜。何则？阴阳各因其对待而指之，形与气对，则以形为阴，气为阳。寒与热对，则以寒为阴，热为阳。升与降对，则以降为阴，升为阳。动与静对，则以静为阴，动为阳。巢氏不分一气中而有阴阳寒热升降动静备于其间，一皆以阳为说，致后人只知调气者，调其阳而已。今刘氏五运所主之病机，则是一气变动而分者也。

其病机如何？曰：不独病之有机，于化生者亦有之，知生化之机，则可以知为病之机也。盖一气运行，升降浮沉者，由生气根于身中，而神居之，主乎阴阳动静之机也。其机动而清静者，则生化治，动而烦扰者，则苛疾作矣。其动有甚衰，以致五行六气胜负之变作，故《内经·至真要大论》篇立病机一十九条，而统领五运六气之大纲。如喘者，谓诸喘皆属于上。王注以上乃上焦气也。炎热薄烁，心之气也。承热分化，肺之气也。又谓诸逆冲上，皆属于火。是故河间叙喘病在热淫条下，诚得其旨矣。

曰：喘病之纲，属热属火，则闻命矣。亦有节目之可言者乎？曰：余尝考之《内经》《灵枢》诸篇，有言喘喝，有言喘息，有言喘逆，有言喘嗽，有言喘呕，有言上气而喘。诸喘之形状，或因热之微甚，或邪之所自故也。其独喘者，《内经·逆调》篇谓：卧则喘，是水气之客也。《经脉别论》篇谓：夜行喘出于肾，淫气病肺；有所堕恐，喘出于肝，淫气害脾；有所惊恐，喘出于肺，淫气伤心；渡水跌仆，喘出于肾与骨。《痹论》谓：肺痹者，烦满喘呕。肠痹者，中气喘争。《大奇论》篇谓：肺痈者，喘而两胠满。《至真要大论》谓：太阴司天客胜，首面胕肿，呼吸气喘。《太阴阳明》篇谓：邪入六腑，身热喘呼，不得卧。《脉解》篇谓：阳明之厥，则喘而惋，惋则恶人，连脏则死，连经则生。其言喘喝者，喝谓大呵出声。《生气通天》篇谓：阳气者，因于暑，烦则喘喝。《五常政》篇：坚成之纪，喘喝胸满仰息。《灵枢·本神》篇：肺实者，喘喝胸满仰息。《经脉》篇谓：肺所生病，则上气喘喝，烦心胸满。肾是动病者，喝喝而喘，坐而欲起。其言喘息者，《玉机真脏》篇谓：大骨枯槁，大肉陷下，胸中气满，喘息不便，内痛引肩项，身热，脱肉破䐃，真脏见，十月死。注云：是脾脏也。皆以至其膜脏脉见，乃予之期日。又谓：秋脉不及，其气来毛而微，其病在中，令人喘，呼吸少气而咳，上气见血，下闻病音。注云：音是肺中喘息之声也。《举痛》篇谓：劳则喘息汗出，内外皆越，故气耗矣。《逆调》篇：起居如故，而息有音。《风论》篇：息而恶风，口干善渴，不能劳事。《奇病》篇谓：有病瘤，一日数十溲，身热如炭，颈膺如格，人迎躁盛，喘息气逆，此有余也。太阴脉微细如发，此不足也。病在太阴，其盛在胃，颇在肺，病名厥，死不治。《缪刺》篇谓：邪客手阳明之络，令人气满胸中，喘息而支胠，胸中热，刺其井。《痿论》篇谓：肺者脏之长，为心之盖也。有所失亡，所求不得，则发肺鸣，鸣则肺热叶焦，发为痿厥。注云：鸣者，喘息之声也。《阴阳别论》篇谓：阴争于内，阳扰于外，魄汗未藏，四逆而起，起则熏肺，使人喘鸣。又二阳之病发心脾，传为息贲，死不治。注云：息奔者，喘息而上奔，脾、胃、肠、肺及心，互相传克故死。《灵枢·五邪》篇谓：邪在肺，上气喘汗出。《本脏》篇谓：肺高则上气肩息，肝高则上支贲，切胁悗，为息贲。《经筋》篇谓：太阴筋病，甚成

息贲，胁急。其言上气而喘逆者，《经脉别论》篇谓：太阳独至，厥喘虚气逆，是阴不足，阳有余。《至真要大论》谓：阳明在泉，主胜则腰重腹痛，少腹生寒，寒厥，上冲胸中，甚则喘不能久立。《痹论》篇谓：心痹者，烦则心下鼓，暴上气而喘。《脉解》篇谓：呕咳上气而喘者，阴气在下，阳气在上，诸阳气浮，无所依据从故也。东垣解以此论秋冬之阴阳也。经气之燥寒在上阳也，脏气之金水在下阴也。所谓上喘而为水者，阴气下而复上，邪客脏腑间，故为水也。《脉要》篇谓：肝脉搏坚而长，当病坠若搏，因血在胁下，令人喘逆。其言喘咳者，《脏气法时》篇谓：肺病者，喘咳逆气，肩背痛。又肾病者，腹大胫肿，喘咳身重，寝汗憎风。《刺热》篇谓：肺热病者，恶风寒，舌上黄，身热，热争则喘咳，痛走胸膺背，头痛，汗出而寒。《五常政》篇谓：从革之纪，发喘咳。《气交变》篇谓：岁火太过，肺金受邪，少气喘咳。血溢血泄，嗌燥，中热，肩背热。岁金太过，甚则火气复之，喘咳逆气，肩背痛，咳逆甚而血溢。岁水太过，害在心火，病在中，上下寒甚则腹大胫肿，喘咳，寝汗出，憎风。《六元正纪》篇谓：少阴司天，三之气，大火行，病气厥心痛，寒热更作，咳喘。终之气，燥令行，余火内格，肿于上，咳喘，甚则血溢，内作寒中。《至真要大论》篇谓：少阴司天，胸中热，胠满，寒热喘咳，唾血。少阴司天，客胜少气发热，甚则胕肿血溢，咳喘。《灵枢·经脉》篇谓：肺是动病，肺胀满膨膨而喘咳，缺盆中痛。其言喘呕者，《痹论》篇谓：肺痹者，烦满喘而呕。《至真要大篇论》谓：少阴司天，喘呕寒热。其言喘咳上气者，《调经》篇谓：风有余喘咳上气。《玉机》篇谓：肺脉不及，喘，少气而咳，上气见血，下闻病音。夫诸篇节目之多如此，然犹是设为凡例者耳，何则？盖圣人之言，举一邪而诸邪具，举一脏而五脏具，用是推

之，其阴阳之变，百病之生，莫不各有所。穷其理之极致，惟张仲景得其旨，在伤寒证中，诸喘症者，皆因其邪动之机，以致方药务不失其气宜。若夫从后代集证类方者，不过从巢氏、严氏之说而已。独王海藏辩华佗云：肺气盛为喘。《活人》云：气有余则喘，气盛当认作气衰，有余当认作不足，肺气果盛与有余，则清肃下行，岂复为喘。以其火入于肺，炎铄真气，衰与不足而为喘焉。所言盛与有余者，非肺气也，肺中之火也。此语高出前辈，发千古所未发，惜乎但举其端，未尽乎火所兼行之气。何则？如外感六淫，郁而成火者，则必与六淫相合，因内伤五邪相胜者，亦必与邪相并，遂有风热、暑热、湿热、燥热、寒热之分，诸逆冲上之火亦然，而有所从之气在焉。盖相火出于肝肾，厥阳之火气起于五脏。夫火生于动，五脏主藏精，宅神乃火也。至若阴精先有所伤而虚，不能闭藏其气，遇有妄动，其神至则火随发而炎起；起于肾者，本脏寒水之气从之；起于肝者，本脏风木之气从之；起于脾者，湿气从之；起于心者，热气从之；起于肺者，燥气从之；所从者得以附火之炎而逆也。诸逆之气盛，先入于所胜之脏，甚而至于上焦，或因火而径冲于肺，此亦火之合并脏气五邪者也。此外，复有心火因逆气不得下降，奔迫于上者；有脏气之俱不足，其火浮溜于上而虚者；有离其宫室，而务于取胜，反自虚者。更有人之禀素弱者，有常贵后贱之脱营，常富后贫之气离守者。夫如是之病，虽有当攻之实，亦不重泻，大抵必从病机。《大要》治法曰：谨守病机，各司其属。有者求之，无者求之，盛者责之，虚者责之。必先五胜，疏其血气，令其调达，而致和平。凡处治虚实之法，尽在此数语矣。予今独引《内经》《灵枢》诸篇纲目之详如此条者，盖欲令人知是集之百病，尽有纲目之当察，因书以为例。丹溪云：喘因气虚，

火入于肺，有痰者，有火炎者，有阴虚，自小腹下起而上逆者，有气虚而致气短者，有水气乘肺者。戴复庵云：痰者，凡喘便有痰声，火炎者，乍进乍退，得食则减，食已则喘，大概胃中有实火，膈上有稠痰，得食坠下稠痰，喘即止，稍久食已入胃，反助其火，痰再升上，喘反大作，俗不知此，作胃虚治，以燥热之药，以火济火也。一人患此，诸医作胃虚治之不愈，后以导水丸，利五六次而愈，此水气乘肺也。若气短喘急者，呼吸急促而无痰声，有胃虚喘者，抬肩撷肚，喘而不休是也。盖肺主清阳上升之气，居五脏之上，通荣卫，合阴阳，升降往来，无过不及，何病之有。若内伤于七情，外感于六气，则肺气不清而喘作矣。外感风寒暑湿，脉人迎大于气口，必上气急不得卧，喉中有声，或声不出，审是风寒者，局方三拗汤、华盖散、三因神秘汤。审是湿者，渗湿汤。审是暑者，白虎汤。通用秘传麻黄汤加减，麻黄，有汗不去节，无汗去根节。川升麻、北细辛、桑白皮、桔梗、生甘草各等份，热加栝楼根，湿加苍术、姜、葱煎，温热服，或加川芎、干葛，则群队矣，暑喘勿用。仲景云：上气喘而躁者，属肺胀，欲作风水，发汗则愈。又云：咳而上气，此为肺胀，其人喘，目如脱状，脉浮大者，越婢加半夏汤主之。又云：肺胀，咳而上气，烦躁而喘，脉浮者，心下有水，小青龙加石膏主之。东垣麻黄定喘汤，麻黄苍术汤。（以上皆外因。）七情郁结，上气喘急，宜四磨汤、四七汤。（内因。）

罗谦甫治石怜吉歹元帅夫人，年逾五十，身体肥盛，时霖雨不止，又饮酒及潼乳过，腹胀喘满，声闻舍外，不得安卧，大小便涩滞，气口脉大，两倍于人迎，关脉沉缓而有力。此霖雨之湿，饮食之热，湿热大盛，上攻于肺，神气躁乱，故为喘满。邪气盛则实，实者宜下之。故制平气散以下之，

一服减半，再服喘愈，止有胸膈不利，烦热口干，时时咳嗽，再与加减泻白散痊愈。（内外俱因。）仲景云：膈间支饮，其人喘满，心下痞坚，面色黧黑，其脉沉紧，得之数十日，医吐之不愈，木防己汤主之；虚者即愈，实者三日复发，复与不愈者，宜木防己汤去石膏，加茯苓、芒硝汤主之。支饮不得息，葶苈大枣泻肺汤主之。云岐云：四七汤治痰涎咽喉中，上气喘逆甚效。风痰作喘，千缗汤、半夏丸。《经验方》：定喘化痰，猪蹄甲四十九个净洗控干，每个指甲内入半夏、白矾各一字，装罐子内，封闭勿令烟出，火煅通赤，去火毒，细研，入麝香一钱匕，糯米饮下。人参半夏丸，化痰定喘。娄全善云：予平日用此方治久喘，未发时服此丸，已发时用沉香滚痰丸微下，累效。槐角利膈丸，亦可下痰。娄全善云：凡下痰定喘诸方，施之形实有痰者神效。若阴虚而脉浮大，按之涩者，不可下，下之必反剧而死。（以上治痰例。）初虞世云：火喘用白虎汤，加瓜蒌仁、枳壳、黄芩神效。双玉散治痰热而喘，痰涌如泉，寒水石、石膏各等份，为细末，人参汤下三钱，食后服。（以上治实火例。）《经》云：岁火太过，炎暑流行，肺金受邪，民病少气咳喘。又热淫所胜，病寒热喘咳。宜以人参、麦门冬、五味子救肺，童便炒黄柏、知母降火。平居则气平和，行动则气促而喘者，此冲脉之火，用滋肾丸。仲景云：火逆上气，咽喉不利，止逆下气，麦门冬汤主之。《保命》天门冬丸。（以上治虚火例。）丹溪云：喘须分虚实，久病是气虚，用阿胶、人参、五味补之。新病是气实，用桑白皮、葶苈泻之。《金匮》云：无寒热，短气不足以息者，实也。或又曰实喘者，气实肺盛，呼吸不利，肺窍壅滞，右寸沉实，宜泻肺。虚喘者肾虚，先觉呼吸气短，两胁胀满，左尺大而虚，宜补肾。邪喘者，由肺受寒邪，伏于肺中，关窍不通，呼吸不利，

右寸沉而紧，亦有六部俱伏者，宜发散，则身热退而喘定。《三因》又云：肺实者，肺必胀，上气喘逆，咽中逆，如欲呕状，自汗。肺虚者，必咽干无津，少气不足以息也。《永类钤方》云：右手寸口气口以前阴脉，应手有力，肺实也，必上气喘逆，咽塞欲呕，自汗，皆肺实证。若气口以前阴脉，应手无力，必咽干无津少气，此肺虚证。（上分虚实例。从前皆泻实例。今述补虚例于后。）东垣云：肺胀膨膨而喘咳，胸膈满，壅盛而上奔者，于随证用药方中，多加五味子，人参次之，麦门冬又次之，黄连少许。如甚则交两手而瞀者，真气大虚也。若气短加黄芪、五味子、人参。气盛去五味子、人参，加黄芩、荆芥穗。冬月去荆芥穗，加草豆蔻仁。丹溪云：气虚者，用人参、蜜炙黄柏、麦冬、地骨皮之类。《本草》治咳嗽上气喘急，以人参一味为末，鸡子清投新水调下一钱。昔有二人同走，一含人参，一不含，俱走三五里许，其不含者大喘，含者气息自如，此乃人参之力也。（以上治气虚例。）丹溪云：喘有阴虚，自小腹下火起而上者，宜四物汤加青黛、竹沥、陈皮，入童便煎服。有阴虚挟痰喘者，四物汤加枳壳、半夏，补阴降火。愚谓归、地泥膈生痰，枳、半燥泄伤阴，不如用天门冬、桑皮、贝母、马兜铃、地骨皮、麦门冬、枇杷叶之属。（以上治阴虚例。）东垣曰：《病机》云，诸痿喘呕，皆属于上。辩：伤寒家论喘呕以为火热者，是明有余之邪中于外，寒变而为热，心火太旺攻肺，故属于上。又云，膏粱之人，奉养太过，及过爱小儿，亦能积热于上而为喘咳，宜以甘寒之剂治之。《脉经》又云，肺盛有余，则咳嗽上气喘渴，烦心胸满短气，皆冲脉之火行于胸中而作也。系在下焦，非属上也。故杂病不足之邪，起于有余病机之邪，自是标本病传多说。饮食劳役，喜怒不节，水谷之寒热，感则害人六腑，皆由中气

不足。其膜胀腹满，咳喘，呕食不下，皆以大甘辛热之剂治之，则立已。今立热喘、寒喘二方于后。人参平肺散，治心火刑肺，传为肺痿，咳嗽喘呕，痰涎壅盛，胸膈痞闷，咽嗌不利。参苏温肺汤，治形寒饮冷则伤肺，喘，烦心胸满，短气不能宣畅。调中益气汤加减法，如秋冬月胃脉四道，为冲脉所逆，并胁下少阳脉二道而反上行，病名曰厥逆。其证气上冲咽不得息，而喘息有音不得卧，加茱萸五分或一钱，汤洗去苦，观厥气多少而用之。如夏月有此证，为大热也。盖此症随四时为寒热温凉，宜以酒黄连、酒黄柏、酒知母各等份，为细末，熟汤丸如桐子大。每服二百丸，白汤送下，空心服，仍多饮热汤，服毕少时，便以美膳压之，使不得胃中停留，直至下元，以泻冲脉之邪也。大抵治饮食劳倦所得之病，乃虚劳七损证也，当用温平甘多辛少之药治之，是其本法也。如时止见寒热病，四时症也。又或将理不如法，或酒食过多，或辛热之食作病，或寒冷之食作病，或居大寒大热之处益其病，当临时制宜，暂用大寒大热治法而取效，此从权也。不可以得效之故，而久用之，必致夭横矣。《黄帝针经》曰：从下上者，引而去之。上气不足，推而扬之。盖上气者，心肺上焦之气，阳病在阴，从阴引阳，宜以入肾肝下焦之药，引甘多辛少之药，使升发脾胃之气，又从而去邪气于腠理皮毛也。又曰：视前痛者，当先取之。是先以缪刺，泻其经络之壅塞者，为血凝而不流，故先取之，而后治他病。（以上分寒热例。）胃络不和，喘出于阳明之气逆。（阳明之气下行，今逆而上行，古人以通利为戒，如分气紫苏饮，指迷七气汤加半夏、二陈汤加缩砂，施之为当。）真元耗损，喘生于肾气之上奔。（真阳虚惫，肾气不得归元，固有以金石镇坠，助阳接真而愈者，然亦不可峻骤，且先与安肾丸、八味丸辈，否则人参煎汤，下养正丹主之。）

肺虚则少气而喘。《经》云：秋脉者，肺也，秋脉不及则喘，呼吸少气而咳，上气见血，下闻病音，其治法则门冬、五味、人参之属是也。肺痹、肺积则久喘而不已。《经》云：淫气喘息，痹聚在肺。又云：肺痹者，烦满喘而呕。是肺痹而喘治法，或表之，或吐之，使气宣通而愈也。《难经》又云：肺之积名息贲，在右胁下，如杯，久不已，令人喘咳，发肺痈。治法则息贲丸，以磨其积是也。（上治肺喘例。）胃喘则身热而烦。《经》云：胃为气逆。又云：犯贼风虚邪者，阳受之，阳受之则入六腑，入六腑则身热，不时卧，上为喘呼。又云：阳明厥则喘而惋，惋则恶人，或喘而死者，或喘而生者何也？厥逆连脏则死，连经则生是也。王注谓：热内郁而烦。凡此胃喘治法，宜加减白虎汤之类是也。（上治胃喘例。）肾喘则呕咳。《经》云：少阴所谓呕咳，上气喘者，阴气在下，阳气在上，诸阳气浮，无所依从，故呕咳、上气喘也。东垣治以泻白散是也。（上治肾喘例。）

诸气门·喘·喘不得卧

凡喘而不得卧，其脉浮，按之虚而涩者，为阴虚，去死不远，慎勿下之，下之必死。宜四物加童便、竹沥、青黛、门冬、五味、枳壳、苏叶服之。《素问·逆调论》：夫不得卧，卧则喘者，是水气之客也。夫水者，循津液而流也，肾者水脏，主津液，主卧与喘也。东垣云：病人不得眠，眠则喘者，水气逆行，上乘于肺，肺得水而浮，使气不流通，其脉沉大，宜神秘汤主之。仲景云：咳逆倚息不得卧，小青龙汤主之。（支饮亦喘不得卧，加短气，其脉平也。）青龙汤下已，多唾口燥，寸脉沉，尺脉微，手足厥逆，气从小腹上冲胸咽，手足痹，其面翕然如醉状，因复下流阴股，小便难，时复冒者，与茯苓桂枝五味子甘草汤，治其气冲。冲气即低，而反更咳胸满者，用桂枝茯苓五味甘草汤去桂，加干姜、细辛各三两，以治其咳满。咳满即止，而更复渴，冲气复发者，以细辛、干姜为热药也，服之当遂渴，而渴反止者，为支饮也。支饮者，法当冒，冒者必呕，呕者复纳半夏以去其水。（于桂苓甘草五味汤中去桂，加干姜、细辛、半夏是也。）水去呕止，其人形肿者，加杏仁半升主之。其证应纳麻黄，以其人遂痹，故不纳之。若逆而纳之必厥。所以然者，以其人血虚，麻黄发其阳故也。用茯苓四两，甘草、干姜、细辛各三两，五味子、半夏、杏仁（去皮尖）各半升，上煎去渣，温，日三服。若面热如醉，此为胃热所冲，熏其面，加大黄三两以利之。《素问·逆调论》：不得卧而息有音，是阳道之逆也。足三阳者下行，今逆而上行，故息有音也。阳明者，胃脉也。胃者六腑之海，其气亦下行，阳明逆，不得从其道，故不得卧也。《下经》曰：胃不和则卧不安，此之谓也。治法已见前。

诸气门·喘·哮

与喘相类，但不似喘开口出气之多。如《圣济总录》有名呷嗽者是也。以胸中多痰，结于喉间，与气相系，随其呼吸，呀呷于喉中作声。呷者口开，呀者口闭，乃开口闭口尽有其声。盖喉咙者，呼吸之气出入之门也。会厌者，声音之户也。悬壅者，声之关也。呼吸本无声，胸中之痰随气上升，沾结于喉咙及于会厌悬壅，故气出入不得快利，与痰引逆相击而作声也。是痰得之食味咸酸太过，因积成热，由来远矣，故胶如漆黏于肺系。特哮出喉间之痰去，则声稍息，若味不节，其胸中未尽之痰，复与新味相结，哮必更作，此其候矣。丹溪云：哮主于痰，宜吐法。治哮必用薄滋味，不可纯作凉药，必带表散。治哮方，用鸡子略击破壳，不可损膜，

浸尿缸内三四日夜，煮吃效。盖鸡子能去风痰。又方，用猫屎烧灰，砂糖汤调下立效。哮喘遇冷则发者有二证：其一属中外皆寒，治法乃东垣参苏温肺汤，调中益气加茱萸汤，及紫金丹劫寒痰者是也。其二属寒包热，治法乃仲景、丹溪用越婢加半夏汤等发表诸剂，及预于八九月未寒之时，先用大承气汤下其热，至冬寒时无热可包，自不发者是也。遇厚味即发者，清金丹主之。

诸气门·喘·产后喘

产后喉中气急喘促者，因所下过多，荣血暴竭，卫气无主，独聚肺中，故令喘也。此名孤阳绝阴，为难治。陈无择云：宜大料芎归汤，或用独参汤尤妙。若恶露不快散，血停凝，上熏于肺，亦令喘急，宜夺命丹、参苏饮、血竭散。若因风寒所伤，宜旋覆花汤。若因忧怒郁结，用小调经散，以桑白皮、杏仁煎汤调服。娄全善治浦江吴辉妻，孕时足肿，七月初旬产，后二月洗浴即气喘，但坐不得卧者五个月，恶风得暖稍宽，两关脉动，尺寸皆虚，百药不效，用牡丹皮、桃仁、桂枝、茯苓、干姜、枳实、厚朴、桑白皮、紫苏、五味子、瓜蒌仁煎汤服之即宽，二三服得卧，其痰如失。盖作污血感寒治之也。若伤咸冷饮食而喘者，宜见现丸。

诸气门·喘·诊

喘者，肺主气，形寒饮冷则伤肺，故其气逆而上行，冲急喝喝而息数，张口抬肩，摇身滚肚，是为喘也。喘逆上气，脉数有热，不得卧者，难治。上气面浮肿，肩息，脉浮大者危。上气喘息低昂，脉滑，手足温者生。脉涩，四肢寒者死。右寸沉实而紧，为肺感寒邪，亦有六部俱伏者，宜发散，则热退而喘定。右寸沉实为肺实，左尺大为肾虚。

《东医宝鉴》 朝鲜·许浚等编

杂病篇五 喘证有八

喘急者，气因火郁而成，稠痰在肺胃也。（《丹心》）。喘者，火气甚。则气盛而息粗也。（河间）。呼吸急促者，谓之喘。喉中有声响者，谓之哮。虚者气乏，身冷，痰如冰。实者气壮，胸满身热，便硬。（《入门》）。喘者，肺主气，形寒饮冷则伤肺，故其气逆而上行，冲冲而气急，喝喝而息数，张口抬肩，摇身撷肚者，是为喘也。（《明理》）。有起居如故而息有音者，乃肺之络脉逆，而不得随经上下故也。（《入门》）。火气甚为夏热，衰为冬寒，故病寒则气衰而息微，病热则气盛而息粗。又寒水为阴，主乎迟缓。热火为阳，主乎急数，是以寒则息迟气微，热则息数气盛而为喘也。（河间）。喘非风寒伤肺，则痰火胀肺。风寒则祛散，痰火则疏导。但火急者，亦不可纯用苦寒，宜温以劫之。劫药见下。（《入门》）。凡喘未发，以扶正气为主。已发，以散邪为主。（《丹心》）。喘有寒喘、痰喘、气喘、火喘、水喘、久喘、胃虚喘、阴虚喘。诸病发喘嗽，通治喘嗽药。（《诸方》）。

杂病篇五 风寒喘

寻常感冒，风寒内郁，肺胀逆而为喘。风，宜金沸草散、麻黄散、人参润肺散、九宝饮；寒，宜加味三拗汤、人参定喘汤、小青龙场、参苏温肺汤、五味子汤、九味理中汤、五虎汤、止喘丸。（《诸方》）冷喘，则遇寒而发。（《医鉴》）肺寒肺虚，必有气乏表怯，冷痰如冰之证。（《医鉴》）

杂病篇五 痰喘

痰喘者，凡喘促有痰声。（《入门》）。肺实肺热，必有壅盛胸满，外关上炎之状。（《医鉴》）。痰喘，宜千缗汤、千缗导痰汤、贝母散、平肺散、紫苏半夏汤、定喘化痰汤、润肺膏、苏子导痰降气汤、大萝皂丸、祛痰丸。（《诸方》）。凡喘正发时无痰，而将愈时却吐痰者，乃痰在正发之时，闭塞不通而喘。当其时开其痰路则易安，宜桔梗、瓜蒌仁、枳壳、杏仁、苏叶、前胡等引出其痰，然后调其虚实。实者用沉香滚痰丸，虚者补以参、芪、归、术。（《纲目》）。

杂病篇五 气喘

七情所伤，气急而无声响。惊忧气郁，惕惕闷闷，引息鼻张，呼吸急促而无痰声者是也。（《入门》）。喘者，上气急促，不能以息之谓也。（《医鉴》）。气虚气短而喘，不可用苦寒之药，火盛故也。宜用人参、蜜炙黄柏、麦门冬、地骨皮之类。（《丹心》）。气实人，因服黄芪过多而喘，用三拗汤以泻其气。（《丹心》）。气喘，宜加味四七汤、四磨汤、六磨汤、清金汤、苏子降气汤、加味白术散、定肺汤、杏仁半夏汤、杏苏饮、调降汤、加味四君子汤、沉香降气汤。

杂病篇五 火喘

手太阴之脉，是动则肺胀满膨膨而喘咳。所生病者，咳嗽上气，喘渴烦心，胸满。（《灵枢》）。是皆冲脉之火，行于胸中而作也。平居则气平和，行动则气促而喘者，是冲脉之火上攻也。有老人素有喘，或吐唾血痰，平居则不喘，稍行动则气促喘急，以滋肾丸空心服七八十丸，其证大减。此泄冲脉之火邪，故如此其效也。（东垣）。火炎于肺胃而喘者，乍进乍退，得食则减，食已则喘。大概胃中有实火，膈上有稠痰，食入于咽。坠下稠痰，喘即暂止。稍久，食已入胃，反助其火，痰再升上，喘反大作。俗不知此，作胃虚，治以燥热之药，以火济火也。昔叶都督患此，诸药不愈。后以导水丸利五六次而安。（《丹心》）。热喘者，发于夏，不发于冬。(《医鉴》)。火喘，用白虎汤加瓜蒌仁、枳壳、黄芩煎服，神效。又双玉散亦效。(《纲目》)。火喘，以导痰汤加芩、连、栀子、杏仁、瓜蒌仁以清金降火消痰。(《入门》)。火喘，宜麦门冬汤、加减泻白散、滋阴降火汤、加味生脉散、泻火清肺汤、玉液散、玉华散。(《诸方》)。

杂病篇五　水喘

水喘者，漉漉有声，怔忡喘息，宜葶枣散。(《入门》)。病人饮水多，必暴喘满。支饮，喘不得息，葶苈大枣泻肺汤甚效。(仲景)。水肿腹胀而喘者，盖喘必生胀，胀必生喘，二证相因，皆小便不利。肺主气，先喘而后胀者，宜清金降火，而行水次之。脾主湿，先胀而后喘者，宜燥湿行水。而清金次之。(《入门》)。支饮，喘不得卧，加短气倚息，其脉平，小青龙汤主之。(仲景)。夫不得卧，卧则喘者，是水气之客也。水者，循津液而流也。肾者水脏，主精液，主卧与喘也。宜神秘汤。(《纲目》)。湿热作喘，宜平气散、加减泻白散。(《宝鉴》)。水喘停饮，胸膈满闷，脚先肿也，宜平肺汤、杏苏饮。(《诸方》)。

杂病篇五　久喘

久病气短，不能接续，似喘非喘者，单人参汤或调中益气汤服之。诸喘久不止，宜小萝皂丸或人参清肺饮倍入粟壳涩之。(《入门》)。久喘未发时，服人参半夏丸。已发时，用沉香滚痰丸，累效。(河间)。久喘宜人参紫菀汤、定喘汤、蜡煎散、金不换散、人参润肺丸。(《诸方》)。

杂病篇五　胃虚喘

胃虚极则气上逆，抬肩撷肚，喘而不休，生脉散加杏仁、陈皮、白术服。(《入门》)。胃喘，则身热而烦。《经》云：胃为气逆。又云：犯贼风虚邪者，阳受之。阳受之则入六腑，入六腑则身热，不时卧，上为喘呼。又云：阳明厥则喘而惋，惋则恶人。或喘而死者，何也？厥逆连脏则死，连经则生。此胃喘，宜加减白虎汤之类。(《纲目》)。

杂病篇五　阴虚喘

血虚，则阳无所依附而上奔，宜四物汤倍芍药，加人参、五味子以收之。(《入门》)。阴虚者，气从脐下直冲清道而上，宜降气滋阴。(《医鉴》)。阴虚喘，宜降心火，补真阴，益精血。四物汤合二陈汤加枳壳、黄芩、知母、黄柏。(《入门》)。阴虚火动，痰喘不绝声者，急则治其标，宜玄霜雪梨膏。缓则治其本，宜滋阴清化膏。(《回春》)。凡喘不得卧，其脉浮，按之虚而涩者，为阴虚。去死不远，慎勿下之，必死，宜四物汤加竹沥、童便、青黛、麦门冬、五味子、枳壳、紫苏叶。(《纲目》)。阴虚喘宜宁肺汤、润肺豁痰宁嗽汤、人参五味子散。(《诸方》)。

杂病篇五　诸伤发喘嗽

凡人夜行，则喘出于肾，淫气病肺，有所坠恐。喘出于肝，淫气害脾，有所惊恐。喘出于肺，淫气伤心，渡水跌仆。喘出于肾与骨，当是之时，勇者气行别已，怯者着而为病也。(《内经》)。吃酸成嗽，宜甘胆丸。食热致嗽，宜葶苈散、紫菀茸汤。渡仆致嗽，宜杏参散。打扑致嗽，宜当归饮。

杂病篇五　喘嗽宜辨寒热

因风者，遇风则嗽甚。因寒者，值寒则嗽剧。因热者，遇热则嗽即发。更有一验甚的。但问遇夜饮酒，夜间如何？若吃酒后嗽甚，则有热也。吃酒了嗽减，别有寒也。涎清白者，有寒也。黄浊者，有热也。(《局方》)。

杂病篇五　喘嗽宜分虚实

治法最要分肺虚实。若肺虚久嗽，宜五味子、款冬、紫菀、马兜铃之类补之。若肺实有火邪，或新嗽，宜黄芩、天花粉、桑白皮、葶苈子之类泻之。（《正传》）。久病气虚而喘，宜阿胶、人参、五味子。新病气实而喘，宜桑白皮、苦葶苈。（《丹心》）。肺之生病嗽喘，大抵秋冬则实，春夏则虚。若实则面赤饮水，身热痰盛，涕嚏稠黏，或咽干面肿。若虚则面白脱色，气少不语，喉中有声，痰唾清利。肺感微寒，八九月间肺气大旺，病嗽者病必实，非久病也，宜泻之。（钱乙）。

杂病篇五　喘嗽声嘶

喘嗽声嘶，乃血虚受热。青黛、蛤粉为末，蜜丸，常常噙化。（《丹溪》）。宜用芩连四物汤。（《医鉴》）。

杂病篇五　喘嗽上气出于肾虚

夫肾虚为病，不能纳诸气以归元。故气逆而上，咳嗽痰盛，或喘或胀，髓虚多唾，足冷骨痿，胸腹百骸俱为之牵掣。其嗽愈重，其声愈干。君子当于受病之处图之可也。抑犹有说焉，肺出气也，胃纳气也，肺为气之主，肾为气之藏。凡咳嗽暴重，动引百骸，自觉气从脐下逆奔而上。此肾虚不能收气也。当以补骨脂安肾丸主之，毋徒从事于宁肺。（《直指》）。下元虚冷，肾气不得归元，上喘气急，宜安肾丸、八味丸、人参汤，吞下空心。（《得效》）。咳嗽烦冤者，肾气之逆也。（《内经》）。

杂病篇五　哮证

哮以声响言，喘以气息言。哮即痰喘甚而常发者。（《入门》）。哮吼者，肺窍中有痰气也。（《回春》）。治哮专主乎痰，宜吐法。吐药中多用醋，不可用凉药，必带表散。此寒包热也，必须薄滋味。（《丹心》）。哮喘遇冷则发者，有二证。一者属中外皆寒，宜东垣参苏温肺汤；一者属寒包热，宜越婢加半夏汤等发表之剂。或预于八月、九月未寒之时，用承气汤下其热。至冬寒时，无热可包，自不发作。（《纲目》）。一少年病哮，十月则发一遍。正当九月、十月之交，此疾不得汗泄，宜温散。麻黄、黄芩每贴用一钱半，为细末，入姜汁，水煎，临卧时服之，与小胃丹十二丸，津咽下。（《丹心》）。喘促喉中如水鸡响者，谓之哮。气促而连续不能以息者，谓之喘。（《正传》）。

哮病气实者，用紫金丹二十丸，吐去其痰。虚者止服二三丸，则不吐。临发时，用此劫之。丹溪方去豆豉，更妙。水哮者，因幼时水蓄于肺为痰，宜金沸草散、小青龙汤或葶苈散。风痰喘者，千缗导痰汤。欲断根者，宜服定喘汤、黄芩利膈丸。遇厚味发者，清金丸。久不得卧者，兜铃丸。（《入门》）。

哮喘，宜用夺命丹、立定散、解表二陈汤、五虎二陈汤、三白丸。（《诸方》）。

《诸证提纲》　明·陈文治撰

哮　证

哮者，喉中气促如拽锯之有声，非若喘以气息而言也。丹溪曰：哮喘必须薄滋味，专主于痰，宜大吐。须带表散。亦有虚而不可吐者，其体实之人，用紫金丹二十丸吐去其痰。体虚之人，只服二三丸则不吐，临发时用此劫之。一法用二陈汤加苍术、黄芩，煎成下小胃丹，体虚者亦当忌。

然此证所因不同，有水哮者，乃幼年时被水停畜于肺，积久为痰，宜金沸草散、小青龙汤加防己，或葶苈散、导水丸。有寒热者，麻黄加桔梗、紫苏、半夏、黄芩。有风痰者，千缗汤，或法制鸡子。大凡治哮病，宜忌燥药，亦不宜纯用凉药。欲拔病根，必断厚味。然后服清金扶正气之剂，如定喘汤、黄芩利膈丸是也。遇厚味复发者，清金丸。久不得睡者，兜铃丸、猫头散。用者择焉。

喘 证

喘者，上气急促，出而不纳也。受病之原不同，治疗之法亦异。有肺虚挟寒而喘者，气促身凉，痰冷如水，法当温补，宜官桂、阿胶之类是也。有水气乘肺而喘者，胸中必辘辘有声，怔忡浮肿，法当逐水利小便，宜小青龙汤、葶苈散、白前汤、五苓散之类是也。有忧惊气郁，肺胀而喘者，必闷闷惕惕，引息鼻张，法当宽中下气，宜四七汤、桔梗汤、分气柴苏饮、四磨汤之类是也。有阴虚而喘者，气从脐下起，直冲清道而上，法当降火补阴，宜知母茯苓汤之类是也。有气虚而喘者，气息不能接续，法当滋补，宜人参、麦门冬、地骨皮及蜜炙黄柏之类是也。有因痰而喘者，喉中必有痰声，法当消痰降气，宜香附南星丸、萝卜子丸、风痰千缗汤，或合导痰汤。痰气，苏子降气汤、四磨汤。食积湿痰，二母散、神保丸、大萝皂丸之类是也。有气急而喘者，呼吸急促而无痰声，法当降气，宜分气柴苏散之类是也。有胃虚而喘者，则气上逆，抬肩撷肚，喘而不休，法当温胃消痰，宜生脉散加杏仁、陈皮、白术或理中汤加胡椒之类是也。有火炎上而喘者，乃胃中有实火，膈上有稠痰，得食则痰随食坠，喘即少止，久而食到胃中，助火升痰，喘反大作，法当降火清金，宜导痰汤加芩、连、山栀、杏仁、瓜蒌。如不应，用导水丸之类是也。有气实之人，过服黄芪而喘者，法当泻气，宜三物汤之类是也。凡此皆喘之节目。

原夫喘之为病，非风寒则痰火，虽火极至甚，必不可纯用苦寒药。若久病发喘，必是肺虚，宜阿胶、人参、五味子之类以补之。久嗽而喘，则郁热在肺，又不可用参，新病肺实而喘，宜桑白皮、葶苈、麻黄、杏仁之类以泻之。此喘之虚实久近宜分别也。

凡喘之暴作，以攻邪发散为先，喘定之后，方可补养。久病喘嗽未发之前，当扶正气。已发之际，宜专攻邪。若补其既发，其喘益甚矣。此治喘之先后宜分别也。若喘之不已，宜权用小萝皂丸、定息饼子、含奇丸、定喘化痰散之类。或以椒目研极细，每用生姜汤调一二钱以劫止之。喘定之后，因痰治痰，因火治火可也。若喘作时无痰，喘愈后反吐痰者，盖发时因痰闭塞不出而为喘。当于发时开其痰路，用枳壳、前胡、杏仁、紫苏、瓜蒌仁引出其痰。俟喘过后，却调其虚实，补用参、芪、归、术。泻用沉香滚痰丸之类是也。其下痰定喘之剂，施之于形实有痰者，固为神效。若喘而不得卧，其脉浮，按之虚而涩者，为阴虚，去死不远，下之必死。惟宜四物汤加童便、竹沥、青黛、麦门冬、五味子、枳壳、苏叶，徐徐治之。

如鼓胀水肿之证，必先作喘，又不当与常喘同治。王节斋曰：喘与胀二证相因，必皆小便不利。但要识得标本先后，先喘后胀者，主于肺。盖肺受邪而上喘，则失降下之令，故小便渐短，以致水溢皮肤而生肿满焉。此则肿为本而喘为标，治当清金降气为主，而行水次之。脾土受伤，不能制水，水湿妄行，浸渍肌肉。邪反侵肺，则肺气不得降而生喘矣，此则肿为本而喘为标，治当实脾行水为主，而清金次之。苟肺证而用燥脾之药，则金得燥而喘愈加。脾病而用清金之药，则脾得寒而胀愈甚矣，此则鼓胀而喘，当分标本而治也。若夫治胀治肿，详见本条伤寒之喘。惟太阳阳明与水停心下者有之，其法不过发表攻下行水而已。

凡喘至于汗出如油，则为肺喘，而汗出发润，则为肺绝。若邪气内盛，正气欲绝，气壅上逆而喘，兼之直视谵语，脉促或伏，手足厥逆，乃阴阳相背，为死证，宜五味子汤以和之。不愈，则反阴丹、理中汤，其庶几云。

《医贯》 明·赵献可撰

卷之四 先天要论（上）·喘论

喘与气短不同。喘者，促促气急，喝喝息数，张口抬肩，摇身撷肚。短气者，呼吸虽数，而不能接续，似喘而不抬肩，似呻吟而无痛。呼吸虽急而无痰声。宜详辨之。丹溪云：须分虚实新久，久病是气虚，宜补之。新病是气实，宜泻之。

愚按：喘与气短有分，则短气是虚，喘是实。然而喘多有不足者，短气间亦有有余者，新病亦有本虚者，不可执论也。

《金匮》云：实喘者，气实肺盛，呼吸不利，肺窍壅塞，若寸沉实，宜泻肺。虚喘者肾虚，先觉呼吸短气，两胁胀满，左尺大而虚，宜补肾。此肾虚证，非新病虚者乎？邪喘者，由肺受邪，伏于肺中，关窍不通，呼吸不利。若寸浮而紧，此外感也。亦有六部俱伏者，宜发散，则身热退而喘定。此郁证，人所难知，非短气中之有余乎？

论人之五脏，皆有上气，而肺为之主，居于上而为五脏之华盖，通荣卫，合阴阳，升降往来，无过不及，何病之有？若为风寒暑湿所侵，则肺气胀满而为喘，呼吸迫促，坐卧不安，或七情内伤，郁而生痰，或脾胃俱虚，不能摄养。一身之痰，皆能令人喘。

真知其风寒也，则用仲景青龙汤。真知其暑也，则用白虎汤。真知其湿也，则用胜湿汤。真知其七情郁结也，则用四磨、四七汤。又有木郁、火郁、土郁、金郁、水郁皆能致喘，治者审之。（以上俱属有余之证。）

东垣云：《病机》云：诸痿喘呕皆属于上。辩云：伤寒家论喘，以为火热者，是明有余之邪中于表，寒变为热，心火太旺攻肺，故属于上。又云：膏粱之人，奉养太过，及过爱小儿，亦能积热于上成喘，宜以甘寒之剂治之。若饮食不节，喜怒劳役不时，水谷

之寒热，感则害人六腑，皆由中气不足，其膜胀腹满，咳喘呕，食不下，宜以大甘辛热之剂治之。《脉经》云：肺盛有余，则咳嗽上气，渴烦，心胸满短气。皆冲脉之火行于胸中而作，系在下焦，非属上也。

观东垣之辩，可见起于伤寒者，有余之邪；杂病者，不足之邪。自是标本判然条析。如遇标病，或汗或吐或下，一药而痰去喘定，奏功如神。粗工以其奏功如神也，执而概施之不足之证，岂不殆哉？娄全善云：凡下痰定喘诸方，施之形实有痰者神效。若虚而脉浮大，按之涩者，不可下之，下之必反剧而死。

《经》云：诸喘皆属于上。又云：诸逆冲上，皆属于火。故河间叙喘病在于热条下。华佗云：肺气盛为喘。《活人书》云：气有余则喘。后代集证类方，不过遵此而已。独王海藏辩云：气盛当作气衰，有余当认作不足。肺气果盛与有余，则清肃下行，岂复为喘？以其火入于肺，炎铄真阴，衰与不足而为喘焉。所言盛与有余者，非肺之气也，肺中之火也。海藏之辩，超出前人，发千古之精奥，惜乎起其端，未竟其火之所由来。愚谓火之有余，水之不足也；阳之有余，阴之不足也。凡诸冲逆之火，皆下焦冲任相火，出于肝肾者也，故曰冲逆。肾水虚衰，相火偏胜，壮火食气，销铄肺金，乌得而不喘焉？丹溪云：喘有阴虚，自小腹下火起而上，宜四物汤加青黛、竹沥、陈皮，入童便煎服。如挟痰喘者，四物加枳壳、半夏，补阴以化痰。夫谓阴虚发喘，丹溪实发前人之所未发。但如此治法，实流弊于后人。盖阴虚者，肾中之真阴虚也，岂四物阴血之谓乎？其火起者，下焦龙雷之火也，岂寒凉所能降乎？其间有有痰者，有无痰者，水挟木火而上也，岂竹沥、枳、半之能化乎？须用六味地黄加门冬、五味，大剂煎饮，以壮水之主，则水升火降而喘自定矣。盖缘阴水虚，

故有火，有火则有痰，有痰则咳嗽，咳嗽之甚则喘，当与前"阴虚相火论"参看。

又有一等似火而非火，似喘而非喘者。《经》曰：少阴所谓呕咳上气喘者，阴气在下，阳气在上，诸阳气浮，无所依归，故上气喘也。《黄帝针经》云：胃络不和，喘出于阳明之气逆。阳明之气下行，今逆而上行，故喘。真元耗损，喘出于肾气之上奔，其人平日若无病，但觉气喘，非气喘也，乃气不归元也。视其外证，四肢厥逆，面赤而烦躁恶热，似火非火也，乃命门真元之火，离其宫而不归也。察其脉，两寸虽浮大而数，两尺微而无力，或似有而无为辨耳。不知者，以其有火也，少用凉药以清之；以其喘急难禁也，佐以四磨之类以宽之。下咽之后，似觉稍快，少顷依然。岂知宽一分，更耗一分，甚有见其稍快，误认药力欠到，倍进寒凉快气之剂，立见其毙矣。何也？盖阴虚致喘，去死不远矣。幸几希一线，牵带在命门之根，尚尔留连。善治者，能求其绪，而以助元接真镇坠之药，俾其返本归源，或可回生，然亦不可峻骤也。且先以八味丸、安肾丸、养正丹之类煎人参生脉散送下。觉气若稍定，然后以大剂参、芪补剂，加补骨脂、阿胶、牛膝等以镇于下，又以八味丸加河车为丸。日夜遇饥则吞服，方可保全。然犹未也，须远房帏，绝色欲，经年积月，方可保全。不守此禁，终亦必亡而已。余论至此，可为寒心。聪明男子，当自治未病，毋蹈此危机。

又有一等火郁之证，六脉俱涩，甚至沉伏，四肢皆寒，甚至厥逆，拂拂气促而喘，却似有余，而脉不紧数，欲作阴虚，而按尺鼓指，此为蓄郁已久，阳气拂遏，不能营运于表，以致身冷脉微，而闷气喘急。当此之时，不可以寒药下之，又不可以热药投之。惟逍遥散加茱、连之类，宣散蓄热，得汗而愈；愈后乃以六味地黄，养阴和阳方佳。此

谓火郁则发之，木郁则达之，即《金匮》所云：六脉沉伏，宜发散，则热退而喘定是也。《经》曰：火郁之发，民病少气。治以诸凉。或问喘者多不能卧，何也？《素问·逆调论》云：夫不得卧，卧则喘者，水气之客也。夫水者，循津液而流也。肾者水脏，主津液，主卧与喘也。东垣云：病人不得卧，卧则喘者，水气逆行乘于肺，肺得水而浮，使气不得流通也。仲景云：短气皆属饮。

已上详论阴虚发喘之证治。若阳虚致喘，东垣已详尽矣；外感发喘，仲景已详尽矣。兹为补天立论，故加意于八味、六味云。

《红炉点雪》 明·龚居中撰

卷三 痰火杂症补遗·喘及短气

气虚短气而喘甚者，不可用苦寒药，火气盛故也。宜导痰汤、千缗汤。（见《局方》）阴虚自汗，小腹火起，上冲而喘者，宜降心火补阴。有火痰者，宜降心火，清肺金。诸喘不止者，用椒目研末，生姜汤调下一二钱。劫止之后，因痰治痰，因火治火。

又法 以萝卜子蒸熟为君，皂角烧灰等份，共为末，生姜汁炼蜜丸，每五七丸，嚼化止之。

气虚气短者，用人参、（蜜炙）黄柏、麦冬、地骨皮之类，治喘症，必用阿胶。

戴云：痰喘者，喘便有痰声。气急喘者，呼吸急促，而无痰声；有胃气虚喘者，抬肩撷项，喘而不休；火炎上喘者，乍进乍退，得食则减，食已则喘。大抵胃中有实火，膈上有稠痰。凡喘症，上喘下必胀，要识标本。先喘而后胀者，主于肺，则喘为本而胀为标。治当清肺降气为主，而行水次之；先胀而后喘者，主于脾，盖脾土既伤，不能制水，则邪反侵肺，气不得降而生喘，此则肿为本而喘为标。治当实脾行水为主，而清肺次之。

《景岳全书》 明·张介宾撰

卷之十九 杂证谟·喘促·论证

气喘之病,最为危候,治失其要,鲜不误人,欲辨之者,亦惟二证而已。所谓二证者,一曰实喘,一曰虚喘也。此二证相反,不可混也。然则何以辨之?盖实喘者有邪,邪气实也;虚喘者无邪,元气虚也。实喘者气长而有余,虚喘者气短而不续。实喘者胸胀气粗,声高息涌,膨膨然若不能容,惟呼出为快也;虚喘者慌张气怯,声低息短,惶惶然若气欲断,提之若不能升,吞之若不相及,劳动则甚,而惟急促似喘,但得引长一息为快也。此其一为真喘,一为似喘。真喘者其责在肺,似喘者其责在肾。何也?盖肺为气之主,肾为气之根。肺主皮毛而居上焦,故邪气犯之,则上焦气壅而为喘,气之壅滞者,宜清宜破也。肾主精髓而在下焦,若真阴亏损,精不化气,则下不上交而为促,促者断之基也,气既短促,而再加消散,如压卵矣。且气盛有邪之脉,必滑数有力,而气虚无邪之脉,必微弱无神,此脉候之有不同也。其有外见浮洪,或芤大至极,而稍按即无者,此正无根之脉也。或往来弦甚而极大极数,全无和缓者,此正胃气之败也,俱为大虚之候。但脉之微弱者,其真虚易知,而脉之浮空弦搏者,其假实难辨,然而轻重之分,亦惟于此而可察矣。盖其微弱者,犹顺而易医,浮空者,最险而多变,若弦强之甚,则为真藏,真藏已见,不可为也。

卷之十九 杂证谟·喘促·虚喘证治

凡虚喘之证,无非由气虚耳。气虚之喘,十居七八,但察其外无风邪,内无实热而喘者,即皆虚喘之证。若脾肺气虚者,不过在中上二焦,化源未亏,其病犹浅。若肝肾气虚,则病出下焦而本末俱病,其病则深,此

当速救其根以接助真气,庶可回生也。其有病久而加以喘者,或久服消痰散气等剂而反加喘者,或上为喘咳而下为泄泻者,或妇人产后亡血过多,则营气暴竭,孤阳无依而为喘者,此名孤阳绝阴,剥极之候,已为难治,更毋蹈剥庐之戒也。

虚喘证,其人别无风寒咳嗽等疾,而忽见气短似喘,或但经微劳,或饥时即见喘促,或于精泄之后,或于大汗之后,或于大小便之后,或大病之后,或妇人月期之后而喘促愈甚,或气道噎塞,上下若不相续,势剧垂危者,但察其表里无邪,脉息微弱无力,而诸病若此,悉宜以贞元饮主之,加减本方,其效如神。此外如小营煎、大营煎、大补元煎之类,俱可择用。《经》曰:肝苦急,急食甘以缓之。即此之类。若大便溏泄兼下寒者,宜右归饮、右归丸、圣术煎之类主之。

脾肺气虚,上焦微热微渴而作喘者,宜生脉散主之。或但以气虚而无热者,惟独参汤为宜。若火烁肺金,上焦热甚,烦渴多汗,气虚作喘者,宜人参白虎汤主之。若火在阴分,宜玉女煎主之,然惟夏月或有此证。若阴虚,自小腹火气上冲而喘者,宜补阴降火,以六味地黄汤加黄柏、知母之类主之。

水病为喘者,以肾邪干肺也。然水不能化而子病及母,使非精气之败,何以至此?此其虚者十九,而间乎虚中挟实,则或有之耳。故凡治水喘者,不宜妄用攻击之药,当求肿胀门诸法治之,肿退而喘自定矣。古法治心下有水气上乘于肺,喘而不得卧者,以《直指》神秘汤主之。但此汤性用多主气分,若水因气滞者用之则可,若水因气虚者,必当以加减金匮肾气汤之类主之。

老弱人久病气虚发喘者,但当以养肺为主。凡阴胜者宜温养之,如人参、当归、姜、桂、甘草,或加以芪、术之属。阳胜者宜滋养之,如人参、熟地、麦冬、阿胶、五味

子、梨浆、牛乳之属。

关格之证为喘者，如《六节藏象论》曰：人迎四盛已上为格阳，寸口四盛已上为关阴，人迎与寸口俱盛四倍已上为关格。此关格之证以脉言，不以病言也。今人之患此者颇多，而人多不知，且近时察脉者不论人迎，惟在寸口，但其两手之脉浮弦至极，大至四倍已上者，便是此证，其病必虚里跳动而气喘不已。此之喘状，多无咳嗽，但觉胸膈舂舂，似胀非胀，似短非短，微劳则喘甚，多言亦喘甚，甚至通身振振，慌张不宁。此必情欲伤阴，以致元气无根，孤阳离剧之候也，多不可治。

凡病喘促，但察其脉息微弱细涩者，必阴中之阳虚也；或浮大弦芤按之空虚者，必阳中之阴虚也。大凡喘急不得卧而脉见如此者，皆元气大虚，去死不远之候。若妄加消伐，必增剧而危，若用苦寒或攻下之，无不即死。

卷之十九　杂证谟·喘促·实喘证治

实喘之证，以邪实在肺也，肺之实邪，非风寒则火邪耳。盖风寒之邪，必受自皮毛，所以入肺而为喘。火之炽盛，金必受伤，故亦以病肺而为喘。治风寒之实喘，宜以温散；治火热之实喘，治以寒凉。又有痰喘之说，前人皆曰治痰，不知痰岂能喘，而必有所以生痰者，此当求其本而治之。

凡风寒外感，邪实于肺而咳喘并行者，宜六安煎加细辛或苏叶主之。若冬月风寒感甚者，于本方加麻黄亦可，或用小青龙汤、华盖散、三拗汤之类主之。

外有风寒，内兼微火而喘者，宜黄芩半夏汤主之。若兼阳明火盛而以寒包热者，宜凉而兼散，以大青龙汤，或五虎汤、越婢加半夏汤之类主之。

外无风寒而惟火盛作喘，或虽有微寒而所重在火者，宜桑白皮汤，或抽薪饮之类主之。

痰盛作喘者，虽宜治痰，如二陈汤、六安煎、导痰汤、千缗汤、滚痰丸、抱龙丸之类，皆可治实痰之喘也；六君子汤、金水六君煎之类，皆可治虚痰之喘也。然痰之为病，亦惟为病之标耳，犹必有生痰之本，故凡痰因火动者，必须先治其火；痰因寒生者，必须先治其寒。至于或因气逆，或因风邪，或因湿滞，或因脾胃虚弱，有一于此，皆能生痰，使欲治痰而不治其所以痰，则痰终不能治，而喘何以愈哉？

气分受邪，上焦气实作喘，或怒气郁结伤肝，而人壮力强，胀满脉实者，但破其气而喘自愈，宜廓清饮、四磨饮、四七汤、萝卜子汤、苏子降气汤之类主之；或阳明气秘不通而胀满者，可微利之。

喘有夙根，遇寒即发，或遇劳即发者，亦名哮喘。未发时以扶正气为主，既发时以攻邪气为主。扶正气者，须辨阴阳，阴虚者补其阴，阳虚者补其阳。攻邪气者，须分微甚，或散其风，或温其寒，或清其痰火。然发久者气无不虚，故于消散中宜酌加温补，或于温补中宜量加消散。此等证候，当惓惓以元气为念，必使元气渐充，庶可望其渐愈，若攻之太过，未有不致日甚而危者。

卷之十九　杂证谟·喘促·述古

东垣曰：华佗云：盛而为喘，减而为枯；故《活人》亦云：发喘者气有余也。凡看文字，须要会得本意，盛而为喘者，非肺气盛也，喘为肺气有余者，亦非气有余也；气盛当认作气衰，有余当认作不足。肺气果盛，又为有余，则当清肃下行而不喘，以其火入于肺，衰与不足而为喘焉。故言盛者，非言肺气盛也，言肺中之火盛也；言有余者，非言肺气有余也，言肺中之火有余也。故泻肺以苦寒之剂，非泻肺也，泻肺中之火，实补肺气也。平居则气和，行动则气喘者，属冲脉之火，滋肾丸主之，用者不可不知。

丹溪曰：喘急者，气为火所郁而为，痰在肺胃间也。有痰者，有火炎者，有阴虚自小腹下起而上逆者，有气虚而致气短者，有水气乘肺者，有肺虚挟寒而喘者，有肺实挟热而喘者，有惊忧气郁肺胀而喘者，有胃络不和而喘者，有肾气虚损而喘者。虽然，未有不由痰火内郁，风寒外束而致之者也。

卷之十九　杂证谟·喘促·喘促论列方

卷六十九　杂证谟·喘促·论外备用方

《医宗必读》　明·李中梓撰

卷之九　喘

喘者，促促气急，喝喝痰声，张口抬肩，摇身撷肚。短气者，呼吸虽急而不能接续，似喘而无痰声，亦不抬肩，但肺壅而不下。哮者，与喘相类，但不似喘开口出气之多，而有呀呷之音。呷者，口开；呀者，口闭。开口闭口，尽有音声，呷呀二音，合成哮字，以痰结喉间，与气相击，故呷呀作声。三证极当详辨。

愚按：《内经》论喘，其因众多，究不越于火逆上而气不降也。挟虚者亦有数条，非子母情牵，即仇雠肆虐，害乎肺金之气，使天道不能下济而光明者，孰非火之咎耶？虽然，火则一而虚实则分。丹溪曰：虚火可补，参、芪之属；实火可泻，芩、连之属。每见世俗一遇喘家，纯行破气，于太过者当矣，于不及者可乎？余尝论此证，因虚而死者十九，因实而死者十一。治实者攻之即效，无所难也。治虚者，补之未必即效，须悠久成功，其间转折进退，良非易也。故辨证不可不急，而辨喘证为尤急也。

巢氏、严氏只言实热。独王海藏云：肺气果盛，则清肃下行，岂复为喘？皆以火铄真气，气衰而喘。所谓盛者，非肺气也，肺中之火也。斯言高出前古，惜乎但举其端，未能缕悉，请得而详之。气虚而火入于肺者，补气为先，六君子汤、补中益气汤。阴虚而火来乘金者，壮水为亟，六味地黄丸。风寒者，解其邪，三拗汤、华盖散。湿气者，利其水，渗湿汤。暑邪者，涤其烦，白虎汤、香薷饮。肺热者，清其上，二冬、二母、甘、桔、栀、芩。痰壅者消之，二陈汤。气郁者疏之，四七汤。饮停者吐之，吐之不愈，木防己汤主之。火实者清之，白虎汤加瓜蒌仁、枳壳、黄芩神效。肺痈而喘，保金化毒，薏苡、甘草节、桔梗、贝母、防风、金银花、橘红、麦冬。肺胀而喘，利水散邪。肺胀之状，咳而上气，喘而烦躁，目如脱状，脉浮大者，越婢加半夏汤；脉浮者心下有水，小青龙汤加石膏主之。肾虚火不归经，导龙入海，八味丸主之。肾虚水邪泛溢，逐水下流，金匮肾气丸。

另有哮证，似喘而非，呼吸有声，呀呷不已，良由痰火郁于内，风寒束其外，或因坐卧寒湿，或因酸咸过食，或因积火熏蒸，病根深久，难以卒除，避风寒，节厚味。禁用凉剂，恐风邪难解；禁用热剂，恐痰火易升。理气疏风，勿忘根本，为善治也。宜苏子、枳壳、桔梗、防风、半夏、瓜蒌、茯苓、甘草。如冬月风甚，加麻黄；夏月痰多，

加石膏；挟寒者，多用生姜。哮证发于冬初者，多先于八九月未寒之时，用大承气下其热，至冬寒时无热可包，此为妙法。

如上诸款，皆其大纲。若五脏六腑，七情六气，何在非致喘之由？须知举一隅即以三隅反，方不愧为明通，可以司人之命矣。

脉候 喘逆上气，脉数有热，不得卧者死。上气面浮肿，肩息，脉浮大者危。上气喘息低昂，脉滑，手足温者生；脉涩，四肢寒者死。右寸沉实而紧，为肺感寒邪，亦有六部俱伏者，宜发散，则热退而喘定。喘脉宜浮迟，不宜急疾。

《症因脉治》 明·秦昌遇撰 秦之桢整理

卷二 喘症论

秦子曰：喘者，促促气急，喝喝喘息，甚者张口抬肩，摇身撷肚，与短气不相接续，逆气上奔而不下者不同。若喘促，喉中如水鸡声，谓之哮。《正传》云：喘以气息言，哮以声响名。河间云：病寒则气衰而息微，病热则气盛而息粗。诸经皆令人喘，而多在肺、胃二家，喘而咳逆嗽痰者，肺也；喘而呕吐者，胃也。今立外感三条，内伤六条。

外感喘逆·风寒喘逆

风寒喘逆之症：头痛身痛，身发寒热，无汗恶寒，喘咳痰鸣，气盛息粗，此外感风寒喘症也。

风寒喘逆之因：外冒风寒，皮毛受邪，郁于肌表，则身热而喘；逆于阳明，则呕吐而喘；壅于肺家，则咳嗽而喘，肺风痰喘之症也。

风寒喘逆之脉：浮缓为风，浮紧为寒。六脉俱浮，表有风寒；六脉沉数，寒郁为热，弦急难治，沉散者绝。

风寒喘逆之治：风气胜者，宜散风解表，防风泻白散、防风桔梗汤。寒气胜者，

小青龙汤、三拗汤、麻黄定喘汤。寒郁成热，逆于阳明，呕吐者，干葛竹茹汤、平胃散。

外感喘逆·暑湿喘逆

暑湿喘逆之症：烦闷口渴，喘息气粗，多言身重，汗出身仍热，此暑湿之喘症也。

暑湿喘逆之因：《内经》云：因于暑，汗，烦则喘喝，此暑气也。因于湿，首如裹，面胕肿，呼吸气喘，此湿气也。暑湿袭于皮毛，干于肺胃，则喘喝多言也。

暑湿喘逆之脉：脉多濡软，或见微缓。《脉经》云：脉盛身寒，得之伤寒；脉虚身热，得之伤暑。

暑湿喘逆之治：汗多口渴，清暑益元散；脉大多言，即中热症也，黄连解毒汤，或竹叶石膏汤；暑湿身痛，无汗喘逆，应汗者，羌活胜湿汤。

外感喘逆·燥火喘逆

燥火喘逆之症：口渴身热，二便赤涩，喘咳气逆，面赤唇焦，吐痰难出，此燥火发喘之症也。

燥火喘逆之因：燥万物者，莫燥乎火，故喘症燥火居多。《原病式》叙"喘逆热淫"条下，盖燥火铄人，则诸逆冲上，诸痿喘呕，诸气膹郁，肺家不宁，喘症作矣。

燥火喘逆之脉：脉多数大，或见滑数。右脉数大，燥火伤气；左脉滑数，燥火伤血。

燥火喘逆之治：栝楼根汤、知母甘桔汤。脉大口渴，人参白虎汤、调益元散；大便结，凉膈散。

以上皆外感喘逆，故不用滋阴。

内伤喘逆·内火喘逆

内火喘逆之症：五心烦热，口燥唇焦，喘逆自汗，得食稍减，少顷复发，时作时止，面赤便秘，此内火发喘症也。

内火喘逆之因：内而欲心妄动，外而起居如惊，五志厥阳之火，时动于中，煎熬真阴，精竭血燥，内火刑金，肺气焦满，而喘逆作矣。

内火喘逆之脉：脉多洪数，心火上炎。左关脉数，肝胆之热。两尺洪数，肾火上逆。右寸脉数，肺中有火。右关洪数，胃家有热。

内火喘逆之治：肾虚火旺，宜养阴制火，壮水之主，以镇阳光，门冬饮子、家秘肝肾丸。肝火上冲，宜柴胡清肝散。心火上炎，导赤各半汤。脾胃之火上冲，宜清胃汤。肺火煎熬，石膏泻白散。

内伤顺逆·痰饮喘逆

痰饮喘逆之症：喘喝多痰，胸中漉漉有声，时咳时呕，卧下即喘，此痰饮喘逆之症也。

痰饮喘逆之因：饮水过多，脾弱不能四布，水积肠间，成痰成饮，上干肺家，则喘息倚肩，而痰饮成也。

痰饮喘逆之脉：多见弦滑，或见弦紧，或见弦数。弦紧寒饮，弦数痰热。

痰饮喘逆之治：苓桂术甘汤、小半夏汤、甘遂半夏汤、二陈汤。带表证者，小青龙汤；大便闭者，导痰汤加大黄，甚者滚痰丸、十枣汤。

外感喘逆·食积喘逆

食积喘逆之症：胸满，胃痛腹痛，恶食饱闷，大便或结或溏，上气喘逆，喘呕嗳气，此食积喘逆症也。

食积喘逆之因：饮食自倍，肠胃乃伤，膏粱厚味，日积于中，太阴填塞，不能运化，下降浊恶之气，反上干清道，则喘呕不免矣。

食积喘逆之脉：气口滑大，肠胃有积；滑大而数，热积之诊；滑大而迟，乃是寒积。

食积喘逆之治：宜消化者，保和丸、枳术丸。大便结者，用下法。寒积，煮黄丸；热积，承气汤。

外感喘逆·气虚喘逆

气虚喘逆之症：身倦懒怯，言语轻微，久久渐见气不接续，喝喝喘急，此中气大虚证也。

气虚喘逆之因：或本元素虚，或大病后，大劳后，失于调养，或过服克削，元气大伤，则气虚喘逆之症作矣。

气虚喘逆之脉：多见浮大，按之则空，六部无根，虚浮于上，或见濡软，散大无神。

气虚喘逆之治：人参平肺散、参橘煎、四君子汤。虚热，参冬饮；虚寒，理中汤；虚甚，独参汤。

外感喘逆·阴虚喘逆

阴虚喘逆之症：气从小腹直冲于上，喘声浊恶，撷肚抬身，乍进乍退，时止时作，此阴虚火冲之证也。

阴虚喘逆之因：阴血不足，五志厥阳之火，触动冲任之火，自下冲上；阴精不足、龙雷之火，直冲上焦，二火上冲，皆名阴虚喘逆之症。

阴虚喘逆之脉：多见细数。右关脉数，脾阴不足；左关脉数，肝血有亏；两尺脉数，肾阴不足。

阴虚喘逆之治：阴血不足者，四物汤加竹沥、陈皮、童便。阴精不足者，家秘天地煎、家秘肝肾丸、四物知柏汤。

外感喘逆·伤损喘逆

伤损喘逆之症：张口抬胸，喝喝喘急，不能接续，或胸胁作痛，或吐紫血，此伤损喘逆之症也。

伤损喘逆之因：或饱后举重，或饥时用力，或号呼叫喊，伤损脏腑而喘作矣。

伤损喘逆之脉：或促或结，大小不均，六部冲和者生；至数不清，按之散乱者死。

伤损喘逆之治：理气调逆，和血去瘀，四磨汤合四物汤。伤损肺窍，久不愈，白及散。

附：产后外感喘

产后喘逆之症：喉中喘促，气急息粗，恶寒发热，头痛身疼，此产后外感喘逆症也。

产后喘逆之因：产前、临产、产后，不慎起居，偶犯外邪，内气先亏，外邪难散，壅而发热，则成喘逆之症矣。

产后喘逆之脉：右脉浮数，肺胃热邪；右脉浮紧，肺胃寒邪；左脉浮数，太阳风热；左脉弦紧，太阳寒邪。

产后喘逆之治：太阳冒风，芎归汤加羌活、防风。太阳冒寒，芎归汤，量加麻黄、杏仁。肺冒风热，泻白散加防风、干葛。肺冒寒邪，芎归汤加苏子、杏仁。

附：产后内伤喘

产后内伤喘之症：喉中气急，喘促抬肩，目慢唇青，身无表邪，此产后内伤喘症也。

产后内伤喘之因：临产去血过多，荣血暴竭，卫气无主，此名孤阳无阴，若恶露不行，上冲肺胃，又名恶血攻心，二者皆令人喘也。

产后内伤喘之脉：脉见芤涩，血虚之诊；脉见浮散，气虚之候；脉见沉数，气血热壅。脉见沉滑，恶露寒凝。

产后内伤喘之治：脉见浮数细微，芎归汤兼用独参汤。若恶露不行，又宜行恶露为急，桃仁红花汤、夺命散。热壅不行，牡丹皮散；寒凝不行，四神散；身热昏沉，苏醒汤。

附：肺胀

肺胀之症：喘不得卧，短息倚肩，抬身撷肚，肩背皆痛，痛引缺盆，此肺胀之症也。

肺胀之因：内有郁结，先伤肺气，外复感邪，肺气不得发泄，则肺胀作矣。

肺胀之脉：寸口独大，或见浮数，或见浮紧，浮数伤热，浮紧伤寒；寸实肺壅，浮芤气脱。和缓易治，代散则绝。

肺胀之治：脉实壅盛者，葶苈泻肺汤；肺受热邪，加味泻白散；肺受寒邪，小青龙汤加石膏，《家秘》加味泻白散、前胡汤、三因神秘汤，随症加减治之。

附：诸贤论

东垣云：诸痿喘呕，皆属于上。伤寒家论喘呕，以为有余之邪中于外，寒变为热攻肺，故属于上。又有膏粱之人，奉养口腹，及过爱小儿，皆能积热成喘，宜以甘寒治之。

丹溪云：喘因气虚，火入于肺，有痰者，有火炎者，有阴虚小腹冲上者，有气虚，有水气乘肺者。

戴复庵云：痰喘者，喘有痰声；火炎者，乍进乍退，得食稍减，食久仍喘，此胃中有实火，膈上有稠痰，得食压下痰火，喘即暂止。食已入胃，反助其火，喘仍大作，不独喘症，咳逆呃哕，属火者，亦皆如此。若作胃寒治，便是以火济火。若胃绝而喘，抬肩撷肚，而无停止。

丹溪云：喘须分虚实，气虚用人参阿胶五味汤。实喘者，肺窍壅滞，右寸口沉实，宜泻肺。虚喘者，先觉呼吸气短，两胁胀满，左尺大而虚，宜补肾。邪喘者，肺受外邪，伏于关窍，右寸紧盛者，宜散肺邪。亦有六部俱伏者，亦宜发散，则身热退。

《三因方》云：肺实者，上气喘逆，咽中逆，如欲呕状，自汗出，右寸气口脉有力。肺虚者少气不足，右寸气口脉必无力。

丹溪云：喘自小腹下直冲于上者，阴虚喘也，用四物汤加青黛、竹沥、陈皮，补阴化痰。夫阴虚作喘，实发人未发，但此方只可治血虚火冲者，若肾中真阴虚，非四物补阴血之谓，宜六味丸加门冬、五味、黄柏、知母，或知柏天地煎，煎大剂饮之。壮水之主，水升火降而喘自定，当与阴虚龙雷相火同看。若概云阴虚，则失分血虚、精虚矣。若肝肾皆虚，精血皆不足，宜以家秘肝肾丸，兼而治之。按丹溪治阴火上冲作呃，用四物汤加知、柏。今治阴火上冲而喘，用四物汤加青黛、竹沥，以呃无痰而喘必兼痰也。

总之，治喘之法，真知其寒者，则用青龙汤等。真知其风者，则用防风汤等。真知其暑者，则用清暑益元散。真知其湿者，则用燥湿胜湿汤。真知其火与燥者，则用栀连汤。此皆外感也。若内伤诸喘，血虚者，四物汤加竹沥、童便。若阴精不足，则补肾，地黄丸或家秘知柏天地煎。至于元气不足，参橘煎合四君子汤。

卷二 哮病论

秦子曰：哮与喘似同，而实异。短息喉中如水鸡声者，乃谓之哮；但张口气急，不能转息者，谓之喘。《正传》云：哮以声响名，喘以气息言。哮病内伤痰饮，外感风寒，合而成病者。故只立一条。

哮病

哮病之症：短息倚肩，不能仰卧，伛偻伏坐，每发六七日，轻则三四日，或一月，或半月，起居失慎，则旧病复发，此哮病之症也。

哮病之因：痰饮留伏，结成窠臼，潜伏于内，偶有七情之犯，饮食之伤，或外有时令之风寒，束其肌表，则哮喘之症作矣。

哮病之脉：多见沉弦，沉数痰火，沉涩湿痰，沉迟寒饮，沉结顽痰。

哮病之治：身发热者，外有感冒，先解表，前胡苏子饮、防风泻白散，佐以化痰之药。身无热，无外邪者，消痰理气为主，二陈汤、三子养亲汤、小半夏汤。伏痰留饮，结成窠臼，控涎丹、滚痰丸，量情选用，然必气壮人乃可。

《石室秘录》 清·陈士铎撰

卷二 乐集·急治法

急治者，不可须臾缓也。乃外感之喘胀，气不能息之类。

凡人忽感风邪，寒入乎肺经，以致一时喘急，抬肩大喘，气逆痰吐不出，人不能卧是也。方用柴胡一钱，茯苓二钱，当归一钱，黄芩一钱，麦冬二钱，射干一钱，桔梗二钱，甘草、半夏各一钱，水煎服。（批：灭邪汤。）此方妙在用柴胡、射干、桔梗以舒发肺金之气，用半夏以祛痰，用黄芩以去火。盖外感寒邪，则内必变为热证，今用黄芩以清解之。然徒用黄芩，虽曰清火，转足以抑遏其火气，妙在用桔梗、射干、柴胡一派辛散之品，转足以消火灭邪，此急治之一法。

凡人有气喘不得卧，吐痰如涌泉者，舌不燥而喘不甚，一卧则喘加。此非外感之风邪，乃肾中之寒气也。盖肾中无火，则水无所养，乃上泛而为痰，将胃中之水，尽助其汹涌之势，而不可止遏矣。法当用六味丸汤加附子、肉桂大剂饮之，则肾宫火热，而水有所归，水既归宫，喘逆之气，亦下安而可卧。凡人之卧，必得肾气与肺气相交，而后河车之路，平安无奔逆也。方中补其肾火，何以安然能卧？不知肾为肺之子，子安则母亦宁。肺金之气，可归于肾宫，以养其耗散之气矣，此所以补肾火，正所以养肺金

也。况六味丸全是补肾水之神剂乎？水火同补，而肺金更安，肺肾相安，有不卧之而甚适者乎？

卷六 数集·内伤门

喘症与短气不同，喘乃外感，短气乃内伤也。短气之症，状似乎喘而非喘也。喘必抬肩，喉中作水鸡之声；短气则不然，喘不抬肩，喉中微微有息耳。若短气之症，乃火虚也，作实喘治之立死矣。盖短气乃肾气虚耗，气冲于上焦，壅塞于肺经，症似有余而实不尽。方用归气定喘汤：人参二两，牛膝三钱，麦冬一两，熟地二两，山茱萸五钱，北五味一钱，枸杞子二钱，胡桃一个，补骨脂一钱，水煎服。一剂而气少平，二剂而喘可定，三剂而气自平矣。此方妙在用人参之多，下达气源，以挽回于无何有之乡。其余纯是补肾补肺之妙品，子母相生，水气自旺，水旺则火自安于故宅，而不上冲于咽门。此治短气之法，实有异于治外感之喘证也。喘证不同，有虚喘，有实喘。实喘看其证若重而实轻，用黄芩二钱，麦冬三钱，甘草五分，柴胡一钱，苏叶一钱，山豆根一钱，半夏一钱，乌药一钱，水煎服。一剂喘止，不必再服也。然实证之喘，气大急，喉必作声，肩必抬起，非若虚喘气少急而喉无声，肩不抬也。虚喘乃肾气大虚，而脾气又复将绝，故奔冲而上，欲绝尚未绝也。方用救绝止喘汤：人参一两，山茱萸三钱，熟地一两，牛膝一钱，麦冬五钱，五味子一钱，白芥子三钱，水煎服。一剂轻，二剂喘止，十剂痊愈。此病实死证也，幸几微之气，留连于上下之间，若用凉药以平火，是速其亡也。然用桂、附以补火，亦速其亡。盖气将绝之时，宜缓续而不宜骤续，譬如炉中火绝，止存星星之火，宜用薪炭引之。若遽投之以硫黄之类，反灭其火矣。更以寒温之物动之，鲜有生气矣。方中妙在一派补肾补肺

之药，与人参同用，则直入于至阴之中而生其气，肾气生而肺气亦生，自能接续于无何有之乡。况人参又上生肺以助肾之母，子母相生，更能救绝也。

《辨证玉函》 清·陈士铎原著 王之策订

卷之一·阴证阳证辨·喘症

喘症之宜分别也。喘症一时而来者，感外来之风邪也，必气急不能喘息，声如酣声，肩必抬上，背心寒冷，熨之火而不见其热，吐痰如涌泉，人不得卧，此乃阳症之喘也。用参苏饮一剂而轻，再剂而愈。或用小柴胡汤加减，用之亦无不奏功如响。故不必更立方法也。惟阴喘之症最为可畏，而又最难治疗也，其症亦作喘状，人亦不能卧，得食则少减，太多则胀，咳嗽不已，夜必更甚。此等之喘，乃似喘而非真喘，气之有余实气之不足也。盖肾气大虚，欲离其根，惟此一线元阳挽回于脐之上下，欲绝而不遂绝之时也。法当大补其气，而峻补肾中之阴，使水火既济，始可成功，否则气断而速毙矣。方用回绝神奇汤，一剂而喘轻，再剂而喘定，一连四剂自有起色，而后始可加入桂、附之品，少少用之，不可多用，以劫夺之也。盖气绝非参不能回于无何有之乡，肾虚非熟地、山药不能济其匮乏，然肾虚之故终由于肺气之虚，肺气既虚，肾水不能速生，故又助肺气之旺，而后金能生水，子母有相得之宜，自然肺气下行而肾气上接，何至有喘病之犯哉？

回绝神奇汤 人参三两，熟地四两，麦冬三两，山茱萸二两，玄参一两，牛膝一两，白芥子三钱。水煎服。

卷之二 虚证实证辨·喘症

喘症之有虚实也。喘症遇风而发，此实邪也，可散邪而病辄愈。其症喉作水鸡声，

喘必抬肩，气闷欲死，视其势若重而其症实轻。盖外感之病而非内伤之患也，方用射干止喘汤，一剂即愈，不必再剂也。此方虽皆祛邪散风之品，而有补益之味以相制，邪去而正气无亏，倘无补味存乎其中，但有散而不补风，邪虽去喘亦顿除，后日必有再感之患，不若乘其初起之时预作绸缪之计也。至于虚喘若何？口中微微作喘，而不至抬肩，盖短气之症，似喘而非喘也。问其症，必有气从脐间上冲，便觉喘息不宁，此乃肾虚之极，元阳只有一线之微，牵连未绝而欲绝也。法当大补肾宫之水，而兼补元阳之气，则虚火下潜而元阳可续。方用生水归源散，此方神而更神，此等之病非此等之方不能回元气于将亡，补真水之乘绝。一剂而喘轻，再剂而喘定，三剂四剂而安宁矣，庶几身可眠，而气无上冲之患矣。倘不用吾方，自必毙。或少减乃亦能奏效，然而旷日迟久，徒增困顿，与其后日多服药饵过于吾方之多，何若乘其初起之时，即照吾定之方而多与之痛饮能去病之为快哉？

射干止喘汤 射干二钱，柴胡一钱，麦冬三钱，茯苓三钱，半夏三钱，甘草一钱，天花粉一钱，黄芩一钱，苏子三钱，百部一钱。水煎服。

生水归源散 熟地三两，山茱萸一两，人参三两，牛膝五钱，麦冬三钱，车前子五钱，北五味三钱，胡桃仁五个，生姜五片。水煎服。

《证治汇补》 清·李用粹撰

卷之五 胸膈门·喘病章

大意 诸病喘满，皆属于热。(《内经》)

故病寒则气衰而息微，病热则气盛而息粗。(河间)

盛则为喘，减则为枯。(华佗)

盛者肺中之火邪盛也，减者肺中之元气

衰也。(《汇补》)

内因 肺居五脏之上，升降往来，无过不及，或六淫七情之所伤，或食饱碍气之为病，由是呼吸之气，不得宣畅而生喘。(《汇补》)

外候 气喘者，呼吸急促，无痰而有声。痰喘者，喘动有痰而有声。火喘者，乍进乍退，得食则减，食已大发。水喘者，辘辘有声，怔忡浮肿。此有余之喘也。气虚喘者，呼吸急促，不能接续。胃虚喘者，抬肩撷肚，饮食不进。阴虚喘者，气从脐下直冲清道。此不足之喘也。(《汇补》)

喘分虚实 虚者，气乏身凉，冷痰如冰。实者，气壮胸满，身热便硬。(《入门》)

短气分辨 若夫少气不足以息，呼吸不相接续，出多入少，名曰气短。气短者，气微力弱，非若喘症之气粗奔迫也。(《汇补》)

死候 发汗如油，汗出如珠，抬肩撷肚，直视谵语，鼻扇口开，及胸前高起，脉络散张，手足厥冷，脉散及数者死。(《入门》)

脉法 脉滑手足温者生，脉涩四肢寒者死。脉宜浮迟，不宜急数。(《脉经》)

上气脉数，身热不得卧者死。上气面浮，脉浮大者死。右寸脉实而紧，为肺感寒邪。亦有六脉沉伏者，并宜发散，则热退喘止。(《汇补》)

治法 外邪则散之，气郁则开之，痰则豁之，火则清之，停饮者吐之，脾虚者温之。气虚而火入于肺者，补气为先。阴虚而火来乘金者，壮水为亟。水寒火不归经者，导龙入海。肾虚水邪泛溢者，逐水下流。(《汇补》)

用药 主以二陈汤，加桔梗、枳壳、苏子等。寒郁，加麻黄、杏仁。风痰，加南星。火痰，加黄连、山栀。水气，加猪苓、泽泻。胃虚，四君子汤。肾经阴虚，六味地黄汤。阳虚，安肾丸。妇人产后，及跌扑损伤，瘀

血入肺喘者，二味参苏饮。脾肾两虚，观音应梦散，或参胡汤、八味丸。凡喘盛，不可用苦寒，以火盛故也。

卷之五 胸隔门·哮病章

大意 哮即痰喘之久而常发者。因内有壅塞之气，外有非时之感，膈有胶固之痰。三者相合，闭拒气道，搏击有声，发为哮病。(《汇补》)

内因 皮毛者，肺之合也。(《内经》)

肺经素有火邪，毛窍常疏，故风邪易入，谓之寒包热。(《玉册》)

由痰火郁于内，风寒束于外。或因坐卧寒湿，或因酸咸过度，或因积火熏蒸。病根深入，难以卒除。(介宾)

外候 哮与喘相类，但不似喘开口出气之多，而有呀呷之音。呷者口开，呀者口闭，开口闭口，尽有痰声。呷呀二音，合成哮字。以痰结喉间，与气相击故也。(《必读》)

哮喘分辨 哮以声响言，喘以气息言。又喘促而喉中如水鸡声者，谓之哮。气促而连续不能以息者，谓之喘。(《正传》)

治法 或温散肺寒，或疏利膈热，或发汗祛邪，或探吐痰涎。(《汇补》)

避风寒，节厚味。禁用凉剂，恐风邪难解。禁用热剂，恐痰火易升。理气疏风，勿忘根本，为善也。(《类经》)

治分虚实 实邪为哮，固宜祛散。然亦有体弱质薄之人，及曾经发散，屡用攻劫，转致脉虚形减者。治当调补之中，兼以清肺利气。(《汇补》)

治分肺脾 哮虽肺病，而肺金以脾土为母。故肺中之浊痰，亦以脾中之湿热为母。俾脾气混浊，则上输浊液，尽变稠痰，肺家安能清净。所以清脾之法，尤要于清肺也。(《汇补》)

用药 主以二陈汤，加前胡、紫苏、枳壳、桔梗、杏仁、桑皮。温散用细辛，清火

用石膏，发散加麻黄，探吐用瓜蒂，发汗用华盖散。

哮症发于初冬者，有二症：一属中外皆寒，乃东垣参苏温肺汤，劫寒痰之捷法也；一属寒包热，乃仲景越婢半夏汤，发散之法是也。此症古人有先于八九月未寒之时，用大承气汤下其蓄热。至冬寒之时，无热可包，而哮不作者。然第可施于北方壮实之人。如体虚屡劫，变为脉虚不足者，六君子汤加桑皮、桔梗。

《冯氏锦囊秘录》　　清·冯兆张撰

杂症大小合参卷十二　　方脉喘症合参

喘有寒，有热，有水病。寒喘遇寒则发，热喘发于夏，而不发于冬。水病者，小便涩，胸膈满闷，脚微肿是也。更有肺热，有肺虚，有胃热，有肾虚，最宜分别。

夫呼吸急促者，谓之喘；喉中有声响者，谓之哮。然痰盛而喘，则治痰为本，而利气为标，气实而喘，则气反为本，痰反为标。哮喘未发，以扶正为要，已发以攻邪为主。若自少腹下火气冲于上而喘者，宜补阴以敛之。凡咳不得卧，其脉浮，按之虚而涩者，为阴虚，去死不远，慎勿下之，下之必死，大宜补阴壮火，火归则气为痰，俱不泛上矣。

若久病肺虚而发喘者，必少气而喘，右寸脉微，或虚大无力，宜阿胶、人参、五味补之。新病气实而喘者，寸脉沉实，痰涎壅盛，呼吸不利，宜桑白皮、苦葶苈泻之。凡喘正发时无痰，将愈时却吐痰者，乃痰于生发之时，闭塞不通，故喘甚。当于其时，开其痰路则喘易安也，宜桔梗汤及枳壳、瓜蒌、杏仁之类，引出其痰，候痰出喘退，却调其虚实。

喘者，张口抬肩者是也。短气者，呼吸虽数而不能相续，似喘而不摇肩，似呻吟而无痛者是也。戴复庵曰：短乏者，下气不接，

上呼不来，语言无力，宜补虚，四柱饮木香减半，加山药、黄芪各一钱。东垣曰：胸满少气短气者，肺主气，气不足乃尔气短，小便利者，四君子汤去茯苓加黄芪。更曰：少气短气，治法各异。夫短气有虚有实，治法有补有泻，故曰：短气有属饮，脉必弦滑，宜苓术甘桂之类渗之，或从小便中去之，一属气虚，脉必不足，若少气则纯属不足也。治惟有补而已。

中年人病后，气促痰嗽，腿足冷肿，腰骨大痛，面目浮肿，太阳作痛，悉属命门火衰，阳虚之候，用八味丸料佳。若作痰治，立危。

妇人产后喘，乃急症，极危，多死。此名孤阳绝阴，因所下过多，荣血暴竭，卫气无根据，独聚肺中，故令喘促，喉中气急也，宜浓煎独参汤，或大料芎归汤。若恶露不快，散血停凝，上熏于肺，亦令喘急者，但去恶露，而喘自定。

《经》曰：诸逆冲上，皆属于火。华佗云：肺气盛为喘。《活人书》云：气有余则喘。后代集症类方，不过遵此而已。独海藏云：气盛当作气衰，有余当认作不足，肺气果盛与有余，则清肃下行，岂复为喘？以其火铄其阴，衰与不足而为喘焉，所言盛与有余者，非肺之气也，肺中之火也。海藏之辩，发千古之精奥，惜乎启其端，未竟其火之所由来，夫火之有余，水之不足也。阳之有余，阴之不足也。凡诸逆冲之火，皆下焦冲任相火，出于肝肾者也。肾水虚衰，相火偏胜，壮火食气，销铄肺金，乌得而不喘焉？丹溪云：喘有阴虚，自小腹下引起而上，宜四物汤加青黛、竹沥、陈皮，入童便煎服。如挟痰喘者，四物加枳壳、半夏，补阴以化痰。夫谓阴虚发喘，丹溪亦发前人之未发，但如此治法，实流弊于后人。盖阴虚者，肾中之真阴虚也，岂四物汤阴血之谓乎？其火起者，下焦龙雷之火也，岂寒凉所能降乎？

其间有有痰,有无痰者。有痰者,水挟木火而上也,岂竹沥、枳、半之能化乎？须用六味地黄,加麦冬、五味,大剂煎饮,以壮水之主,则水升火降而喘自定矣。盖缘阴水虚,故有火,有火则有痰,有痰则咳嗽,咳嗽之甚则喘耳。

夫呼随阳出,吸随阴入,一升一降,阴阳乃和,苟有乘戾,则气上不行,升而不降,痞塞膈中,气道奔迫,乃喘急而有声也。故《经》曰:不得卧而息有音者,是阳明之逆也。又曰:起居如故,而息有音者,此肺之络脉逆也。然又有一等似火非火,似喘非喘。《经》曰:少阴所谓呕咳上气喘者,阴气在下,阳气在上,诸阳气浮,无所依归,故上气喘也。乃真元耗损,喘出于肾气之上奔,其人平日若无病,但觉气喘,非气喘也,乃气不归元也。视其外症,四肢厥逆,面赤烦躁,恶热,似火非火也,乃命门真元之火离其宫而不归也。察其脉两寸虽浮大而数,两尺微而无力,或似有而无为辨耳。不知者,以其有火也,少用凉药以清之,以其喘急难禁也,佐以四磨之类以宽之。下咽之后,似觉稍快,少顷依然,岂知宽一分更耗一分。甚有见其稍快,误认药力欠到,倍进寒凉快气之剂,立见其毙矣。盖阴虚至喘,去死不远,幸几希一线,牵带命门,尚尔留连。善治者能求其绪而接助真元,俾其返本归源,或可回生,然亦不可峻骤也。且先以八味丸、安肾丸、养正丹之类,煎人参生脉散送下,觉气若稍定,然后以大剂参、芪补剂,加补骨脂、阿胶、牛膝之类,以镇于下;又以八味丸加河车为丸,日夜遇饥吞服方可。然尤须远房帏,绝色欲,经年积月,方可保全。不守此禁,终亦必亡而已。聪明男子,当自治未病,毋蹈此危机。

又有一等火郁之证,六脉俱涩,甚至沉伏,四肢悉寒,甚至厥逆,怫怫气促而喘,却似有余,而脉不紧数,欲作阴虚而按尺鼓指,此为蓄郁已久,阳气怫遏,不能营运于表,以致身冷脉微,闷乱喘急。当此之时,不可以寒药下之,又不可以热药投之,惟逍遥散加柴、连之类,宣散蓄热,得汗而愈,后仍以六味地黄,养阴和阳方佳。此谓火郁则发之,木郁则达之,即《金匮》所云:六脉沉伏,宜发散,则热退而喘定也。然喘多不能卧,何也？肾者,水脏,主津液,主卧与喘也。卧则喘者,水气逆行乘于肺,肺得水而浮,气不得流通也。

病后产后,一切疮症,溃后发喘,即是短气,悉属气虚。虽素有痰火,若在年高病久,正气耗散,若误作有余,削伐寒凉,立见倾危,须大剂生脉散,扶接元气为急,或温补之,以导气导火归源,则为喘为痰,不治而自愈。然喘病因虚而死者十之九,因实而死者十之一。盖实者,攻之即愈无所难也。虚者,补之,未即见效,转折进退,良非易也。凡服温补药后,纵喜凉饮,而冷水切不可与,盖咽干口燥者,因虚火未下,津液未生故耳。若一饮冷水则温热药力全消,毫无所济,况寒气一入丹田,龙雷愈为浮越矣。

杂症大小合参卷十二　方脉哮症合参

哮者,似喘而非,呼吸有声,呀呷不已,是痰结喉间,与气相击,故口之开闭,尽有音声。此由痰火郁于内,风寒束其外,食味酸咸太过,因积成热得之。必须避风寒,节厚味,若味不节,则其胸中未尽之痰,复与新味相结,哮必更作矣。治法宜苏子、枳壳、桔梗、防风、半夏、瓜蒌、款冬、桑皮、杏仁、茯苓、甘草、白果之类。禁用凉剂,恐外寒难解,禁用热剂,恐痰火易升。如冬月加麻黄;夏月加石膏;挟寒者,多加生姜,以兼表散为主。至有一种真气虚极,无根脱气上冲,似哮似喘,张口环目,其气逆奔而上,出多入少者,法宜峻补,纳气归源,切勿从标,致成不救。

肾哮而火急甚者，不可骤用苦寒，宜温劫之。用椒目五六钱，研为细末，作二三次，生姜汤调服。喘止之后，因痰治痰，因火治火。盖火太盛，则寒药一时难制，病大敢与药亢，徒增其害，如贼势锋锐太盛，还当暂避其锋，以意取之自胜。《经》所谓方其盛时必毁，因其衰也，事必大昌。

张常治病后，及小儿痘后，忽喉声拽锯，不能睡卧，寸脉强而尺无力者，悉用八味加牛膝、五味，早晚各一剂而安。

戴氏曰：痰者，凡动便有痰声。火炎者，乍进乍退，得食则减，食已则喘。大概胃中有实火，膈上有稠痰，得食则坠下，其痰喘则暂止，稍久食已入胃，反助其火，痰再升上，喘反大作。俗不知此，作胃虚治，以燥热之药，以火济火也。昔人病此，众作胃虚治不减，后以导水丸，行五六次而安。

《纲目》载一男子，五十余岁，病伤寒咳嗽，喉中声如鸲，与独参汤一服而鼾声除，至二三剂，咳嗽亦渐退，服二三斤，病始痊愈。《本草》治虚喘，用人参一味为末，鸡子清投新汲水调下一钱。昔有二人同行，一人含人参，一人不含，俱走三五里，其不含者大喘，含者气息如故。可以验人参定喘之功矣。

哮喘者，因膈有胶固之痰，外有非时之感，则寒束于表，阳气并于膈中，不得泄越，壅热气逆。故声粗为哮，外感之有余也；气促为喘，肺虚而不足也。然哮症遇冷则发有二：有属内外皆寒者，治宜温肺以劫寒痰；若属寒包热者，治宜趁八九月未寒之时，先用大承气汤下其痰热，至冬寒无热可包，哮自不发。

上气喘息，脉滑，手足温者生；脉涩，四肢寒者，死。喘而上逆，脉数有热，不得卧难治。身汗如油，汗出发润，喘不休者，死。直视谵语而喘者，死。凡作于大病之后者，多危。上喘咳而下泄泻者，死。

《医学真传》 清·高士栻撰

喘

喘者，气短而促，吸不归根，呼吸之气不应皮毛之开合也。有实喘，有虚喘，有半虚半实喘。

实者，风寒之邪，伤其毛腠，致肌表不和。毛，皮毛也，主表；腠，腠理也，主肌。《经》云：三焦、膀胱者，腠理毫毛其应。是三焦应肝血之腠理以主肌，膀胱应肺气之皮毛以主表。若寒邪凝敛于皮毛，皮毛之气不通于腠理，则喘；风邪中伤于腠理，腠理之气不通于皮毛，亦喘。然此喘也，必病之初起，微微气急，或无汗恶寒，或有汗恶风，斯时和其肌表，散其风寒，喘自平矣。

半虚半实者，手足太阴之气，不相交合也。手太阴肺金，天也；足太阴脾土，地也。地气上升，则天气下降，或寒逆于肺而肺金寒，或湿滞于脾而脾土湿，则脾气不升，肺气不降，痰涎在中，上下不交而为喘。然此喘也，必兼咳也。夫脾肺不交，则为虚；寒湿内凝，则为实。虚实相半，则补泻并施；虚多实少，则补多泻少；实多虚少，则泻多补少。寒凉之药，在所禁也。《伤寒论》中，有麻黄杏子石膏汤、葛根黄连黄芩汤以治喘，乃病太阳之标阳，而毛腠不通，阳热过盛，病在气化，不在经脉也。又有冷风哮喘，乃胃积寒痰，三焦火热之气然之不力，火虚土弱，土弱金虚，致中有痰而上咳喘。此缓病也，亦痼疾也，久久不愈，致脾肾并伤，胃无谷神，则死矣。

至虚喘者，水天之气不相交接也。肺，天也；肾，水也。天体不连地而连水。《经》云：其本在肾，其末在肺，以明水天一气。若天水违行，则肺肾不交而喘，治不得宜，将离脱矣。当用参、苓、芪、术以补肺，辛、味、桂、附以补肾，肺肾相交，则喘平而能卧；若上下不交，昼夜不卧，喘无宁刻，则太阳标本之气，亦几乎息矣。盖太阳以寒为本，以热为标。寒本，膀胱之水也，气根于肾；热标，皮毛之阳也，气合于肺。此肺肾不交，而太阳标本之气，将以孤危，前药所以必需也。若外道之药，消削于前，其后亦无济矣。余曾以前方治半月之虚喘，一剂而安，举家欣喜，即以告余，问前方可再服否？余曰：姑俟明日。病家曰：何也？余曰：安卧者，肺气下交，子时一阳初生，肾气上行，方为交合，恐急极而肾气之不升也。至寅时，果死矣。《经》云：升降息，则气立孤危；出入废，则神机化灭。其即肺肾不交，太阳气绝之喘病为然乎！

《顾松园医镜》 清·顾靖远撰

症方发明 卷十二 喘

喘病无不本于肺。故《经》曰：诸痿喘呕，皆属于上。盖肺主气，气逆则喘。肺位最高，故曰属上也。巢氏、严氏本《内经》"诸逆冲上，皆属于火"之说，只言实热。独王海藏辨华佗肺气盛为喘，《活人书》"气有余，则喘"二语云：气盛则当气衰，有余当作不足。若肺气果盛，果有余，则清肃之令下行，岂复为喘？皆以火入于肺，炎灼真气，真气衰与不足而喘。所谓盛与有余者，乃肺中之火，而非肺之真气也。斯言诚超出前人。然余观昔贤之论，悉有所本，不可偏废。审果实热有余所致者，则从巢氏之诸说治之。审果火铄肺金，真气不足所致者，则从海藏治之。故因风寒者解其邪；因暑湿者，涤其烦；火实者，清之；气郁者，疏之；痰壅者，开之；食滞者，消之。气虚而火入于肺者，补气为主；阴虚而火乘金者，壮水为急；肾虚气不归元，纳气归根；肾虚水邪泛滥，逐水下流。如上诸款，皆其大纲。然致喘之因甚多，须一隅三反，方不愧为明通之医矣。

喘病之脉，不宜急疾。

喘病汗出，小便利者死，若下利不止者亦死。汗出如油，喘而不休者死。久病肉脱作喘，六脉如平者（灯尽火焰之兆），必死。

《医宗金鉴》 清·吴谦等撰

卷四十一 喘吼总括

喘则呼吸气急促，哮则喉中有响声，实热气粗胸满硬，虚寒气乏饮痰清。

注：呼吸气出急促者，谓之喘急。若更喉中有声响者，谓之哮吼。气粗胸满不能布息而喘者，实邪也；而更痰稠便硬者，热邪也。气乏息微不能续息而喘，虚邪也。若更痰饮清冷，寒邪也。

卷四十一 喘急死证

喘汗润发为肺绝，脉涩肢寒命不昌，喘咳吐血不得卧，形衰脉大气多亡。

注：气多，谓出气多，入气少也。

华盖汤 千金定喘汤 葶苈大枣汤

外寒喘吼华盖汤，麻杏苏草橘苓桑。减苓加芩款半果，饮喘难卧枣葶方。

注：外寒伤肺喘急，用华盖散。即麻黄、杏仁、苏子、甘草、橘红、赤茯苓、桑皮也。依本方减茯苓，加黄芩、款冬花、半夏、白果，名千金定喘汤，治哮吼表寒之喘。葶苈大枣汤，治停饮不得卧之喘也。

萝皂丸 苏子降气汤

火郁喘急泻白散，痰盛作喘萝皂丸。蒌仁海石星萝皂，气喘苏子降气痊。

注：面赤浮肿，谓之火郁之喘，宜泻白散。痰盛声急，谓之痰喘，宜萝皂丸。无痰声急，谓之气喘，宜苏子降气汤，方在诸气门。

五味子汤 黑锡丹 肾气汤 人参理肺汤

气虚味麦参陈杏，虚寒黑锡肾气汤。日

久敛喘参桔味，麻杏罂粟归木香。

《杂病源流犀烛》 清·沈金鳌撰

卷一 脏腑门·肺·咳嗽哮喘源流

哮，肺病也，当先辨哮与喘与短气三症之相似而不同。李氏士材曰：喘者，促促气急，嗡嗡痰声，张口抬肩，摇身撷肚；哮者，与喘相类，但不似喘开口出气之多，而有呀呷之音。呷者口开，呀者口闭，开口闭口，俱有声音。呀呷二音，合成哮字，以痰结喉间，与气相击，故呷呀作声。短气者呼吸虽急，而不能接续，似喘而无痰声，亦不抬肩，但肺壅而不能下。按士材分别三症，至为精细，临症时所当详察。

哮之一症，古人专主痰，后人谓寒包热，治须表散（宜陈皮汤，冬加桂枝）。窃思之，大都感于幼稚之时，客犯盐醋，渗透气脘，一遇风寒，便窒塞道路，气息急促，故多发于冬初，必须淡饮食，行气化痰为主（宜千金汤，能治一切哮）。禁凉剂，恐风邪难解也；禁热剂，恐痰火易升也。苏子、枳壳、青皮、桑皮、桔梗、半夏、前胡、杏仁、山栀皆治哮必用之药。士材谓先于八九月未寒时，用大承气下其热，至冬寒无热可包，此法大妙。而又有食哮（宜清金丹），有水哮（宜水哮方），有风痰哮（宜千缗导痰汤），有年久哮（宜皂荚丸、青皮散，若服青皮散愈后，宜用半夏八两，石膏四两，苏子二两，丸服）。皆当随症治之，无不可以断其根也（宜定喘汤）。

哮病证治

《入门》曰：哮以声响言，喘以气息言。《纲目》曰：哮喘遇冬则发者有二症，一由内外皆寒，须用东垣参苏温肺汤，一由寒包热，须用越婢加半夏汤表散之。《正传》曰：喘促喉中如水鸡声者谓之哮，气促而连续不能以息者谓之喘。

喘，肺病也。《内经》论喘之因甚多，独"诸病喘满皆属乎热"一语，足为纲领。王海藏云：气盛有余便是火，气盛当作气衰，有余当作不足，肺气果盛有余，则清肃下行，岂复为喘，皆以其火入肺，炎铄真阴，气衰不足，故喘。所谓盛有余者，非肺之气，肺中之火也。

海藏诚发千古之精奥，而犹未究火所由来。火之有余，即水之不足，诸逆冲上，皆缘壮火食气，销铄肺金。真阴虚，故火益旺，其症多自小腹下火起而上，左尺大而虚，非四物阴血之剂可疗。下焦龙火，亦非寒凉可降。其挟痰者，乃水挟木火而上，非竹沥枳半能消，必当补泻兼行（宜六味作汤，加麦冬、五味子，大剂浓煎服之），则水自升，火自降，痰自消。若六脉俱沉实，遍身痰气火气，坐卧不得，则又不在此例（宜黄连膏）。

总之，喘因虽多，而其原未有不由虚者，元气衰微，阴阳不接续，最易汗脱而亡，一时难救。古人言诸般喘症，皆属恶候是也。盖人身气血阴阳，如连环式样一般。两圈交合之中，一点真阳，命也。牵扯和匀，即呼吸调息也，若不接续，即见鼻扇唇青，掀胸抬肚，张口摇肩等状，脉亦不续，无神即死，故凡喘皆不可忽视也。试条列之：火郁喘，六脉俱涩，或沉伏，四肢厥冷，怫怫气促而喘，以为有余，脉却不紧数，以为阴虚，尺脉又鼓指，寒热俱难投，惟当宣散蓄热（宜逍遥散加黄连、吴茱萸），使之发汗，既愈，再养阴和阳乃佳（宜六味丸）。水气喘促，乃水气逆行乘肺，肺得水而浮，喘不能卧，气不宣通，当从小便去之。风寒外束喘，喘必有力，其气粗，有余之喘也（宜三拗汤）。劳碌气虚喘，必呼吸急促（宜六君子汤）。胃虚喘，抬肩撷肚，喘而不休（宜五味子汤）。食喘，凡病初起即喘急，多食，或放屁，或咬人，或见壮脉，皆食重之故，消其食自愈（宜资生丸）。痰喘，动作便有痰声（宜先服定喘加瓜蒌三剂，次照痰症治）。痰甚喘，痰声更甚，喘不休（宜神仙住喘汤）。气喘，呼吸急促无痰声（宜定喘汤）。火喘，乍进乍退，食则减，已则发（宜桔梗二陈汤）。暑喘，遇暑热即病（清暑益气汤）。湿喘，不论内蒸外感，皆胸满，张口促急，以利水为要（宜渗湿汤）。阴虚喘，火自脐下上冲，便喘不休（宜四物加知、柏、麦冬、五味，间服六味丸）。肺痈喘，必口燥，胸中隐隐痛，吐脓，右寸脉数实，以保金化毒为主（宜桔梗汤加防风、橘红、金银花、麦冬）。肺萎喘，唾有脓血，或浊痰（宜紫菀散）。肺胀喘，上气烦躁，目如脱状，脉浮而大（宜越婢加半夏汤），脉浮，心下必有水气（宜小青龙加石膏）。药后喘，或其人素来劳倦气虚，或当病后用攻伐药太过，以致喘不能收（宜补中益气汤）。忽作喘，必因感风感气，或多食饮酒而然，须兼所感治之（宜以定喘汤为主，各加所感药）。似喘非喘之喘，由阳明之气下行，胃络不和，逆而上出也宜六君子汤。似火非火之喘，真元耗极，肾气上奔，四肢厥冷，面赤烦躁恶热，此非邪火，乃命门真火离宫不归，两寸浮数，两尺微弱，用凉药似稍快，少顷依然，此当细求其绪，与以助元接真镇坠之品（宜六味丸、肾气丸、生脉散送下），觉气稍定，复用大剂以镇于下，或可回生（宜大剂参、芪，加故纸、牛膝、阿胶）。小儿行走气急作喘，必是食，食喘必兼感，如感风疏风，感气开气，受惊镇惊，加入消食中自愈（宜以平胃散为主，各加所感药）。老人动即作喘，皆由虚衰，必用补益，不可专任定喘之剂（宜嵩崖脾肾丸）。喘遇秋冬即发，寒包热也，解表则愈（宜陈皮汤）。喘不休，汗出如油，气脱也，不治，惟独参汤浓煎多服，或可少延时日。种种喘症，皆当详察治之，至用药，通忌敛涩升发、燥热酸咸之品，降气清火润肺，方为治喘平和之法（宜通用苏子、桑皮、枇杷叶、前胡、乌药、枳壳、半夏、山栀、玄参、知母、青黛、黄芩、梨肉、贝母、杏仁、花粉、桔梗、橘红、天冬、麦冬等）。孙庆曾先生云：凡喘，皆不可轻视，言易治，旨哉言乎？诚见乎喘病之重，而治喘之难也，临症者慎旃。

喘急形症

《内经》曰：肺主气，形寒饮冷则伤肺，故其气逆而上行，冲冲而气急，喝喝而息数，张口抬肩，摇身掀肚者是为喘。

丹溪曰：喘急者，气因火郁而成稠痰在肺胃也。

《入门》曰：呼吸急促者谓之喘，喉中有声响者谓之哮。虚者气乏身冷，痰如冰；实者气壮胸满，身热便硬。又曰：有起居如故，而息有音者，乃肺之络脉逆，而不得随经上下也。又曰：喘非风寒伤肺，则痰火胀急，风寒则祛散，痰火则疏导，但火热者亦不可纯用苦寒，宜温以劫之。又曰：凡喘未发，以扶正为主，已发以散邪为主。

喘由肾虚

《得效》曰：下元虚冷，肾气不得归元，上喘气急，安肾丸、八味丸主之。

喘嗽声嘶

丹溪曰：声嘶者，由血虚受热也，蛤粉、青黛、蜜丸，时常含化。

喘病不治症

仲景曰：凡喘，烦躁无脉，身冷神昏者死；发汗如油，汗出如珠不流，抬肩撷肚，喘而不休，及膈前高起，手足厥冷，脉散及数者，皆死。《直指》曰：汗出发润喘者，为肺绝；身汗如油喘者，为命绝；直视谵语喘满者，不治。诸有病笃，正气欲绝之时，邪气盛行，都壅逆而为喘。然则喘之危急，又何可以寻常小症目之哉。

《时方妙用》 清·陈修园撰

卷二 喘促

喘者，气上冲而不得倚息也。有内、外、实、虚四症，宜与痰饮、咳嗽参看，外则不离乎风寒，内则不离乎水饮。实则为肺胀，虚则为肾虚，宜分别治之。脉宜浮滑，忌短涩。

外感风寒，及伤暑伤燥。方治详于咳嗽门，不赘。

水饮之病，小青龙汤为第一方。若支饮内痛，亦可暂用十枣汤。如因支饮满而气闭，气闭则呼吸不能自如，宜用葶苈大枣泻肺汤。今人畏不敢用多，致因循误事。

咳而上气为肺胀，其人喘，目如脱，脉浮大者。用麻黄三钱，生石膏四钱，半夏二钱，甘草一钱，生姜一钱五分，大枣二枚，水二杯半。先煮麻黄去沫，入诸药，煮八分服，日二服即愈，名越脾加半夏汤。或咳嗽甚而烦躁者，小青龙加生石膏四钱。

肾虚气喘。方治详于咳嗽门，不赘。黑锡丹为气喘必用之药，宜预制之以备急。

喘症起于七情气逆者，宜四磨饮。起于痰喘胀满者，宜苏子降气汤。二方为喘症之良方。

《圣济总录》云：枸杞汤治气短。方用枸杞四钱，姜枣水煎服。又云：紫苏汤治卒气短。方用紫苏四钱，陈皮一钱，枣二枚，水、酒各半煎服。按：二方同治气短，何以彼此悬殊，而不知一治肺，一治肾也。肺主出气，皮毛为肺之合，风寒客于皮毛，则肺之窍道闭，窍道闭则出气不利而短，故用紫苏、陈皮之辛以开之，书中"卒"之一字大有意义。肾主纳气，肾虚则吸气不能归根而短，故用枸杞之补肾精以填之，与八味地黄

丸同意。但任专则效速，所以舍彼而用此也。过服辛燥等药，喘促愈盛者，可用贞元饮。然为缓剂，若痰多喘甚者，大忌之。

喘气，诸家之说最杂，近有张心在之论深合鄙意，余所以数千里而神交之也。心在云：喘气专在口也。鼻息出入，气未始不至于口，而专在口，则喘矣。天气通于鼻，一呼一吸，吐故而纳新，果顺其常，则出心肺而入肝肾，脾居中而转运。（此句最精。可以悟出绝妙心法。）何喘之有？惟鼻失其职，或肺壅窍塞，不能上达，其气复返心脾而出于口；或肺虚力弱，不能下引其气，止到心脾而出于口，则喘作焉，皆肺之过也。至若气短症，鼻气有出无入，能呼而不能吸，则责在肝肾之绝，肺不任咎矣。

卷二 哮症

《圣济总录》名呷嗽，咳而胸中多痰，结于喉间，偏与气相击，随其呼吸，呀呷有声，用射干丸。其方用射干、半夏、陈皮、百部、款冬花、细辛、干姜、五味子、贝母、茯苓、郁李仁各一两，皂荚（刮去皮子，炙）五钱，共为末，蜜丸桐子大，空心以米饮下三十丸，一日二服。

脉喜浮滑，忌短涩代散。

愚按：哮喘之病，寒邪伏于肺俞，痰窠结于肺膜，内外相应。一遇风、寒、暑、湿、燥、火六气之伤即发，伤酒、伤食亦发，动怒、动气亦发，劳役、房劳亦发。一发则肺俞之寒气与肺膜之浊痰，狼狈相依，窒塞关隘，不容呼吸，而呼吸正气，转触其痰，鼾齁有声，非泛常之药所能治。故《圣济》用前方之峻，然体实者可用。若虚弱之人，宜用六君子汤料十两，加贝母二两，共研末，以竹沥四两，生姜汁一两，和匀拌之，又拌又晒以九次为度，每服三钱，开水送下，以竹沥、姜汁可以透窠囊也。然内之浊痰，荡涤虽为得法，又必于潜伏为援之处断其根

株，须用各家秘传诸穴灸法。如畏灸者，宜于夏月三伏中，用张路玉外贴药末。余家传有哮喘断根神验药散（其方载于《修园新按》）。入麝五分，姜汁调，涂肺俞、膏肓、百劳等穴，涂后麻瞀疼痛，切勿便去，俟三柱香尽，方去之，十日后涂一次，如此三次，病根去矣。

哮喘辨症方治，俱详痰饮、咳嗽、喘促三门，不赘。

《医学三字经》 清·陈修园撰

卷之一 气喘第九

喘促症，治分门。 气急而上奔，宜分别而治之。

鲁莽辈，只贞元。 贞元饮是治血虚而气无所附，以此饮济之、缓之。方中熟地、当归之润，所以济之。甘草之甘，所以缓之。常服调养之剂，非急救之剂也。今医遇元气欲脱上奔之症，每用此饮，以速其危，良可浩叹！

阴霾盛，龙雷奔。 喘症多属饮病。饮为阴邪，非离照当空，群阴焉能退避。若地黄之类，附和其阴，则阴霾冲逆肆空，饮邪滔天莫救，而龙雷之火，愈因以奔腾矣。

实喘者，痰饮援。 喘症之实者，风寒不解，有痰饮而为之援，则咳嗽甚而喘症作矣。

葶苈饮，十枣汤。 肺气实而气路闭塞为喘者，以葶苈大枣泻肺汤主之。咳嗽气喘，心下停饮，两胁满痛者，以十枣汤主之。

青龙辈，撤其藩。 此方解表，兼能利水，治内外合邪，以两撤之。

虚喘者，补而温。 虚喘气促，不能接续，脉虚细无力，温补二字宜串看。有以温为补者，有以补为温者，切不可走贞元一路，留滞痰涎也。

桂苓类，肾气论。 仲景云：气短有微饮者，宜从小便去之，桂苓术甘汤主之，肾气

丸亦主之。

平冲逆，泄奔豚。 冲气上逆，宜小半夏加茯苓汤以降之。奔豚症初起，脐下动气，久则上逆冲心，宜茯苓桂枝甘草大枣汤以安之。

真武剂，治其源。《经》云：其标在肺，其本在肾。真武汤为治喘之源也。

金水母，主诸坤。 肺属金而主上，肾属水而主下，虚喘为天水不交之危候，治病当求其本。须知天水一气，而位于天水之中者，坤土也。况乎土为金母，金为水母，危笃之症，必以脾胃为主。

六君子，妙难言。 六君子汤加五味、干姜、北细辛，为治喘神剂。面肿加杏仁，面热如醉加大黄。此法时医闻之，莫不惊骇，能读《金匮》者，始知余言之不谬也。

他标剂，忘根本。 惟黑锡丹镇纳元气，为喘症必用之剂。此外如苏子降气汤、定喘汤及沉香黑铅丹之类，皆是害人之剂。

《医学从众录》 清·陈修园撰

卷二 喘促

喘症，最重而难医。吾观庸医凡遇喘症，必投苏子降气汤一二剂，不愈，即用贞元饮治之；不愈，即加沉香、黑铅、磁石、牛膝之类。曰：吾遵景岳法施治，无如其病深弗效也。斯说也，倡之于某老医，今已传为成矩，诚可痛恨。余即以景岳之说正之。景岳曰：喘有虚实。实者胸胀气粗，声高息涌，膨膨然若不能容，惟呼出为快也。论中未尝不以风寒燥火、怒气、痰饮分别而治之。又曰：虚喘者，慌张气怯，声低息短，惶惶然若气欲断，提之若不能升，吞之若不能降，劳动则甚，但得引长一息为快也。论中未尝不以老弱久病，脾肺肾脏大虚，及血后汗后、妇人产后等症，胪列而分治之。其中不无语病者，盖未研究《伤寒论》《金匮》之旨，而反从所涉猎之医书，无怪其有肤浅

处、有似是而非处也。余俯从时好，即景岳虚实两语，而参以古法，罗列经方及妥当时方，以为临症择用。

实喘方

越婢加半夏汤 咳而上气，此为肺胀，其人喘，目如脱，脉浮大者。

小青龙汤 肺胀咳而上气，心下有水气，脉浮者。

桂苓五味甘草汤 小青龙汤虽治寒饮咳嗽上气之良方，而下虚之人，不堪发散，动其冲气，急用桂、苓伐肾邪，五味敛肺气，以戢其火，甘草调中气，以制其水。

桂苓五味甘草加姜辛汤 既藉桂苓之方，下其冲气，而反更咳胸满者，是寒邪贮胸，虽用桂而邪不服，嫌其偏于走表而去之。加干姜、细辛，取其大辛大热，以驱寒泄满也。《金匮》法，前症兼冒而呕者，加半夏以驱饮，名桂苓五味甘草去桂加干姜细辛半夏汤；前症兼形肿者，是肺气滞而为肿，加杏仁利之，名苓甘五味加姜辛半夏杏仁汤；前症又兼面热如醉，此为胃热上冲其面，加大黄三钱以利之。（脉气不利，滞于外而形肿，滞于内而胃热，既以杏仁利其胸中之气，复以大黄利其胃中之热。）名苓甘五味加姜辛半夏大黄汤。徐忠可曰：仲景数方，俱不去姜、辛，即面热亦不去姜、辛，何也？盖以姜、辛最能泄满止咳，凡饮邪未去，须以此二味刻刻预防也。

桂枝加厚朴杏仁汤 喘家主之，太阳病下之，微喘，以此解表。

射干麻黄汤 咳而上气，喉中作水鸡声者。

皂荚丸 咳逆上气，时时唾浊，但坐不得眠。（稠痰黏肺，非此方不能清涤稠痰矣）。

葶苈大枣泻肺汤 肺因支饮满而气闷，气闭则呼吸不能自如，此方苦降以泄实邪。

十枣汤 支饮家咳烦，胸中痛者。喻嘉言曰：五饮之中，独膈上支饮，最为咳嗽根底。外邪入而合之固嗽，即无外邪而支饮渍入肺中，自令人咳嗽不已。况支饮久蓄膈上，其下焦之气逆冲而上者，尤易上下合邪也。夫以支饮之故，而令外邪可内，下邪可上，不去支饮，其咳嗽终无宁宇矣。

麦冬汤 火逆上气，咽喉不利，止逆下气，此方主之。

泻白散 治肺火喘嗽。

四磨饮 治七情气逆而为咳，并治一切实喘。

苏子降气汤 治痰嗽胀满喘促，上盛下虚。

紫苏汤 治卒气短。

虚喘方

加味六君子汤 治肺脾虚寒，痰嗽气喘。

参附汤 治元气虚脱，手足逆冷，汗出不止，气短欲绝。

愚按： 此上中下俱脱之症。若中焦脾气脱者，以白术一两代人参，名术附汤；上焦肺气脱者，以炙黄芪一两代人参，名芪附汤，但黄芪轻浮，必加麦冬三钱，五味一钱以纳之；下焦肾气脱者，以熟地黄一两代人参。但熟地性滞，非痰所宜，且功缓，非急症所倚，须加茯苓四钱导之，方为稳当。观仲景茯苓甘草汤、茯苓桂枝白术甘草汤、真武汤三方，皆以茯苓为君，皆治汗出不止。盖以汗之大泄，必引肾水上泛，非茯苓不能镇之。此以平淡之药，用为救逆之品，仲景之法，所以神妙也。

黑锡丹 治脾胃虚冷，上实下虚，奔豚，五种水气，中风痰潮危症。喻嘉言曰：凡遇阴火逆冲，真阳暴脱，气喘痰鸣之急证，舍此再无他法之可施。余每用小囊佩带随身，恐遇急症不及取药，且欲吾身元气温养其药，借手效灵，厥功历历可纪。徐灵胎曰：镇纳元气，为治喘必备之药，当蓄在平时，非一时所能骤合也。

六味丸 治肾阴虚不能纳气者，加麦冬五钱，五味一钱。

肾气丸 治肾阳虚不能纳气。

全真一气汤（《冯氏锦囊》）治上焦虚热，下焦虚冷，此方清肃在上，填实在下之法。

枸杞汤 治气短。

贞元饮 余推景岳制方之意，以气为阳，血为阴。大汗亡血，产后及热病之后，血虚则气无附丽，孤阳无主，时见喘促，故以此饮济之缓之。其要旨在"济之缓之"四字，今人顺口读过，便致许多误事。盖阴血枯竭，最喜熟地之濡润以济之，犹恐济之不及济，故加当归以助其济之之力；呼吸气促，最宜甘草之大甘以缓之，犹恐缓之不能缓，故用至二三钱，以成其缓之之功。

长孙男心典按：气为夫，血为妻。无妻夫必荡，自然之势也。此方补血为主，使气有归附，渐渐而平，缓剂也。今人于真阳暴脱、气喘痰涌危症，不知议用附子汤、真武汤及黑锡丹等药，而以贞元饮投之，则阴霾冲天，痰涎如涌，顷刻死矣。此方入经，不能入肾，不可不知。

真武汤 治水气咳呕，小便不利，四肢肿，腹痛。

次男元犀按：以上治喘等方，多主水饮。因仲景云"短气皆属饮"一语，悟出无数方法，药到病瘳，指不胜屈，方知取法贵上也。

真武为北方水神，以之名汤者，借以镇水也。附子辛热，壮肾之元阳，则水有所主；白术之温燥建中土，则水有所制；附子得生姜之辛散，于补水中寓散水之意；白术合茯苓之淡渗，于制水中寓利水之道；尤妙在芍药之苦降，以收真阳之上越。盖芍药为春花之殿，交夏而枯，借其性味，亟令阳气归根

于阴也。

附子汤 此方即真武汤去生姜加人参，其补阳镇阴。分歧只一味与分两略殊。学者读古人书，必于此处究心，方能受益。

《金匮》云：气短有微饮，当从小便去之，苓桂甘术汤主之，肾气丸亦主之。

喻嘉言曰：饮邪阻碍呼吸，故气短。但呼吸几微之介，不可辨。若呼之气短，是心肺之阳有碍，宜苓桂术甘汤以通其阳，阳气通，则膀胱之气窍利矣。若吸之气短，是肝肾之阴有碍，宜肾气丸以通其阴，阴通则少阴之关开矣。

按：气短分及呼吸，其旨微矣。

脉　息

宜浮滑，忌短涩。

景岳曰：微弱细涩者，阴中之阳虚也；浮大弦芤，按之全虚者，阳中之阴虚也。微弱者顺而易医，浮空者险而难治。

卷二　哮症

《圣济总录》曰：呷嗽者，咳而胸中多痰，结于喉间，与气相系，随其呼吸，呀呷有声，故名呷嗽。宜调顺肺经，仍加消痰破饮之剂。次男元犀按：痰饮咳嗽喘证，俱宜参看。

射干丸（方见前用）治久呷嗽，喉中作声，发即偃卧不得。

杏仁丸 治呷嗽有声。

紫菀杏仁煎 治肺脏气积，呷嗽不止，因肺虚损，致劳疾相侵，或胃冷膈上热者。

《类证治裁》 清·林珮琴撰

卷之二　哮症　论治

哮者，气为痰阻，呼吸有声，喉若拽锯，甚则喘咳，不能卧息。症由痰热内郁，风寒外束，初失表散，邪留肺络。宿根积久，

随感辄发，或贪凉露卧，专嗜甜咸，胶痰与阳气并于膈中，不得泄越，热壅气逆，故声粗为哮。须避风寒，节厚味，审其新久虚实而治之。

大率新病多实，久病多虚；喉如鼾声者虚，如水鸡者实；遇风寒而发者为冷哮，为实；伤暑热而发者为热哮，为虚。其盐哮、酒哮、糖哮，皆虚哮也。冷哮有二：一则中外皆寒，宜温肺以劫寒痰；（温肺汤、钟乳丸、冷哮丸，并以三建膏护肺俞穴。）一则寒包热，宜散寒以解郁热。（麻黄汤、越婢加半夏汤。）如邪滞于肺，咳兼喘者，六安煎加细辛、苏叶。冬感寒邪甚者，华盖散、三拗汤。外感寒，内兼微火者，黄芩半夏汤。热哮当暑月火盛痰喘者，桑白皮汤，或白虎汤加芩、枳、瓜蒌霜。痰壅气急者，四磨饮、苏子降气汤，气降，痰自清。痰多者吐之，勿纯用凉药，须带辛散，小青龙汤探吐。肾哮火急者，勿骤用苦寒，宜温劫之。用椒目五六钱，研细，分二三次，姜汤调服。俟哮止后，因痰因火治之。治实哮，用百部、炙甘草各二钱，桔梗三钱，半夏、陈皮各一钱，茯苓一钱半，一服可愈。治虚哮，用麦冬三两，桔梗三钱，甘草二钱，一服可愈。此煎剂内，冷哮加干姜一钱，热哮加玄参三钱，盐哮加饴糖三钱，酒哮加柞木三钱，糖哮加佩兰三钱，再用海螵蛸（火煅，研末），大人五钱，小儿二钱，黑砂糖拌匀调服，一服除根。其遇厚味而发者，清金丹消其食积。伤咸冷冻饮食而发者，白面二钱，砂糖二钱，饴糖化汁捻作饼，炙熟，加轻粉四钱，食尽，吐出病根即愈。年幼体虚者，分三四次服，吐后，用异功散加细辛。脾胃阳微者，急养正，四君子汤。久发中虚者，急补中，益气汤。宿哮沉痼者，摄肾真，肾气丸加减。总之，哮既发，主散邪；哮定，则扶正为主也。

卷之二　喘症　论治
（短气、少气、逆气附）

肺为气之主，肾为气之根，肺主出气，肾主纳气，阴阳相交，呼吸乃和。若出纳升降失常，斯喘作焉。张口抬肩，气道奔迫，《病机》谓"诸病喘满，皆属于热"。海藏以为火铄真气，气衰而喘，有由然矣。夫喘分虚实，《经》云：邪入六腑则身热，不时卧，上为喘呼。又云：不得卧，卧则喘者，水气客之，此举喘之实也。《经》曰：秋脉不及（谓肺金虚也），则令人喘，呼吸少气。又曰：劳则喘息汗出，此明喘之虚也。实喘者，气长而有余；虚喘者，息促而不足。实喘者，胸满声粗，客邪干肺，上焦气壅，治宜疏利，通用定喘汤；虚喘者，呼长吸短，肾不纳气，孤阳无根，治宜摄固，六味丸去丹皮、泽泻，加牛膝、五味子、补骨脂、胡桃肉。故实喘责在肺，虚喘责在肾。叶氏亦云：喘症之因，在肺为实，在肾为虚也。徐灵胎《指南批本》云：喘在肺为实，在肾为虚。若虚实混治，鲜不残生，但疑似间极难辨认。香岩先生又以出气不爽为肺病，入气有音为肾病，更为难确矣。治喘者，凡肺窍壅塞，呼吸不利，气盛脉实，滑数有力，皆实候也。如肺感风寒致喘，三拗汤、华盖汤。肺热痰火作喘，麻杏石甘汤。肺寒饮邪喘逆，桂枝加朴杏汤。感暑暍火盛而喘，香薷饮、白虎汤。因湿邪浊逆而喘，四苓散加杏、朴、桑皮、通草、葶苈。肺气不降，浮肿发喘，麻黄汤去桂枝，加桑皮、薏仁、茯苓。肺胀水停，上气喘咳，脉浮，小青龙加石膏汤。脉沉，大越婢加半夏汤。水病喘满，肾邪犯肺，宜通阳泄浊，真武汤合四郁散去白术。痰喘必涤其源，气郁生涎，温胆汤。火动生痰，清膈煎。怒喘兼平其气，四七汤。如吸音颇促，劳动则剧，气弱脉微，或浮大而弦，按仍如无，察其外无客邪，内无实热，皆虚候也。如肺虚金燥，生脉散。胃虚阳升，人参五味汤加茯苓、炙甘草。肾阴亏而精伤，冲任经虚，丹田火炽，肺金受铄，大剂六味汤加麦冬、五味。肾阳虚而气脱，孤阳浮越，面赤烦躁，火不归元，七味地黄丸加人参、麦冬。肾不纳气，身动即喘，阴阳枢纽失交，急需镇摄，肾气汤加沉香。从阴引阳，都气丸入青铅。从阳引阴，肾与肺胃俱虚，喘嗽乏力，人参一钱，胡桃三枚，连皮蜜炙。煎服效。病后气喘为肺虚，生脉散加阿胶、白术、陈皮。病后气喘嗽痰，面浮足冷，为阳虚，八味丸。产后喘，为孤阳绝阴，最危。因营气暴竭，卫气无依，独聚肺中，故喘急，独参汤灌之。若血入肺，面赤，喘欲死，参苏饮。如败血冲心，胸满上气，逐其败血，喘自定，血竭散。老人久病，喘嗽不得卧，杏仁丸。动即作喘，多由虚衰，宜嵩崖脾肾丸。阴虚宜滋养，熟地、萸肉、五味、阿胶、杞子、胡桃肉、蛤蚧尾。阳虚宜温养，参、芪、归、术、茯神、莲子、山药、炙甘草。阴阳不交，摄纳下元，海参胶、淡菜胶、熟地、茯苓、牛膝、远志、骨脂、青盐、石英。以此分症施治，朗若列眉已。

短气 呼吸促而不能续，似喘而无痰声，其症有二：一属支饮。《金匮》云：短气有微饮，当从小便去之。苓桂术甘汤主之，肾气汤亦主之。盖呼气短，用苓桂术甘汤以通其阳，阳气通，则小便能出矣。吸气短，用肾气汤以化其阴，肾气化，则小便之关门利矣。一属气虚。东垣云：肺主诸气，短气者，五脏之气皆不足，而阳道不行也。气短小便利者，四君子汤去茯苓，加黄芪。如腹中气不转者，倍甘草。肺气短促，倍人参，加白芍，使肝胆之邪不敢犯之。若失血后，阴火上乘，短气不足以息，或肾虚发热唾痰者，生脉散加当归、黄芪、生地。

少气 气少不足以言。《经》云：怯然少气，是水道不行，形气消索也。又曰：言而微，终日乃复言者，此夺气也。又曰：脾脉搏坚而长，其色黄，当病少气。独参汤、生脉散、保元汤、异功散。

逆气 气上逆不得卧，而息有音。《经》曰：胃者六腑之海，其气下行，阳明脉逆，不得从其道，故不得卧而息有音也。起居如故，而息有音者，肺之络脉逆也。络脉不得随经上下，故留经而不行。络脉之病人也微，故起居如故而息有音也。其不得卧，卧则喘者，是水气之客也。水者循津液而流，肾为水脏，主津液，主卧与喘也。治阳明之气逆，四磨汤、七气汤。治肺络之气逆，杏子汤、小青龙汤、越婢汤、苏子降气汤。治肾气之逆，麻黄附子细辛汤、肾气汤、灵砂丹。

《经》曰：寸口脉实者，肺实也，肺必胀，上气喘逆，咽中塞，如呕状，自汗，皆肺实之候。右寸脉虚者，肺虚也，必咽干无津，少气不足以息。

《医通》曰：肺虚受寒而喘，参苏温肺汤。寒郁热邪而喘，中有热痰，遇冷即发，麻黄定喘汤。远年咳逆上气，胸满痞塞，声不出者，人参定喘汤。虚冷上气，劳乏喘嗽，《千金》用半夏、人参、姜、桂心、甘草煎服。上气不得卧，生姜、人参、橘红、紫苏各一钱，五味数粒。肥盛多痰，喘不能卧，元气未衰者，千缗汤，或合导痰汤。经年喘嗽，遇寒更甚者，九宝汤、安嗽化痰膏。喘嗽，气从脐下冲上，尺脉洪数，兼盗汗潮热，属阴虚。六味汤加补骨脂、五味，送灵砂丹。

凡衰病产后喘促者，均为少气，虽素有痰火，亦由气虚，须大剂生脉散。若虚而欲脱，元海根摇，火冲脐下逆冲而上，似喘非喘，吞若不及，急须峻补，镇摄丹田。大剂六味汤加五味、牛膝、青铅、元武甲心、磁石。

喘与胀二症相因，皆小便不利，故喘则胀，胀必喘。先喘后胀者，治在肺；先胀后喘者,治在脾。《经》曰:肺朝百脉,通调水道,下输膀胱。膀胱者,州都之官,津液藏焉,气化则能出矣。是小便之行,由肺气降下而输化也。若肺受邪,则失降下之令,以致水溢皮肤,而生肿满。此喘为本,肿为标,治宜清金降气为主,而行水次之。如脾主肌肉,恶湿克水,若脾虚不能制水,则水湿妄行,外侵肌肉,内壅滞上,使肺气不得下降,而喘乃生。此肿为本,喘为标,当实脾行水为主,而清金次之。若肺病而用燥脾之药,则金得燥而愈喘,脾病而用清金之药,则脾得寒而益胀矣。

脉候 喘脉宜浮迟,不宜急疾。喘逆上气,不得卧者死;上气面目肿,肩息,脉浮大者危。上气喘息低昂,脉滑,手足温者生;脉涩,肢寒者死。右寸沉实而紧,为肺感寒邪。亦有六部俱伏者,宜发散,则喘定。

《医学衷中参西录》 张锡纯撰

总论喘证治法

俗语云:喘无善证,诚以喘证无论内伤外感,皆为紧要之证也。然欲究喘之病因,当先明呼吸之枢机何脏司之。喉为气管,内通于肺,人之所共知也,而吸气之入,实不仅入肺,并能入心,入肝,入冲任,以及于肾。何以言之?气管之正支入肺,其分支实下通于心,更透膈而下通于肝(观肺、心、肝一系相连可知),由肝而下更与冲任相连以通于肾。倘曰不然,何以妇人之妊子者,母呼而子亦呼,母吸而子亦吸乎?呼吸之气若不由气管分支通于肝,下及于冲任与肾,何以子之脐带其根蒂结于冲任之间,能以脐承母之呼吸之气,而随母呼吸乎?是知肺者发动呼吸之机关也。喘之为病,《神农本草经》名为吐吸,因吸入之气内不能容,而速吐出也。其不容纳之故,有由于肺者,有由于肝肾者。试先以由于肝肾者言之。

肾主闭藏,亦主翕纳,原所以统摄下焦之气化,兼以翕纳呼吸之气,使之息息归根也。有时肾虚不能统摄其气化,致其气化膨胀于冲任之间,转挟冲气上冲,而为肾行气之肝木(方书谓肝行肾之气),至此不能疏通肾气下行,亦转随之上冲,是以吸入之气未受下焦之翕纳,而转受下焦之冲激,此乃喘之所由来,方书所谓肾虚不纳气也。当治以滋阴补肾之品,而佐以生肝血、镇肝气及镇冲、降逆之药。方用大怀熟地、生怀山药各一两,生杭芍、柏子仁、甘枸杞、净萸肉、生赭石细末各五钱,苏子、甘草各二钱。热多者可加玄参数钱。汗多者可加生龙骨、生牡蛎各数钱。

有肾虚不纳气,更兼元气虚甚,不能固摄,而欲上脱者,其喘逆之状恒较但肾虚者尤甚。宜于前方中去芍药、甘草,加野台参五钱,萸肉改用一两,赭石改用八钱。服一剂喘见轻,心中觉热者,可酌加天冬数钱。或用拙拟参赭镇气汤亦可。有因猝然暴怒,激动肝气、肝火,更挟冲气上冲,胃气上逆,迫挤肺之吸气不能下行作喘者,方用川楝子、生杭芍、生赭石细末各六钱,厚朴、清夏、乳香、没药、龙胆草、桂枝尖、苏子、甘草各二钱,磨取铁锈浓水煎服。以上三项作喘之病因,由于肝肾者也,而其脉象则有区别。阴虚不纳气者,脉多细数;阴虚更兼元气欲脱者,脉多上盛下虚;肝火肝气挟冲气胃气上冲者,脉多硬弦而长。审脉辨证,自无差误也。

至喘之由于肺者,因肺病不能容纳吸入之气,其证原有内伤、外感之殊。试先论肺不纳气之由于内伤者。一阖一辟,呼吸自然之机关也。至问其所以能呼吸者,固赖胸中大气为之斡旋,又赖肺叶具有活泼机能,以遂其阖辟之用。乃有时肺脏受病,肺叶之阖辟活泼者变为易阖难辟,而成紧缩之性。暑热之时其紧数稍缓,犹可不喘,一经寒凉,则喘立作矣。此肺劳之证，多发于寒凉之时也。宜用生怀山药轧细，每用两许煮作粥，调以蔗白糖，送服西药百布圣七八分。盖肺叶紧缩者，以其中津液减少，血脉凝滞也。有山药、蔗糖以润之，百布圣以化之（百布圣为小猪小牛之胃液制成故善化），久当自愈。其有顽痰过盛者，可再用硼砂细末二分，与百布圣同送服。若外治，灸其肺腧穴亦有效，可与内治之方并用。若无西药百布圣处，可代以生鸡内金细末三分，其化痰之力较百布圣尤强。

有痰积胃中，更溢于膈上，浸入肺中，而作喘者。古人恒用葶苈大枣泻肺汤或十枣汤下之，此乃治标之方，究非探本穷源之治也。拙拟有理痰汤，连服十余剂，则此证之标本皆清矣。至方中之义，原方下论之甚详，兹不赘。若其充塞于胸膈胃腑之间，不为痰而为饮，且为寒饮者（饮有寒热，热饮脉滑，其人多有神经病，寒饮脉弦细，概言饮为寒者非是），其人或有时喘，有时不喘，或感受寒凉病即反复者，此上焦之阳分虚也，宜治以金匮苓桂术甘汤，加干姜三钱，厚朴、陈皮各钱半，俾其药之热力能胜其寒，其饮自化而下行，从水道出矣。又有不但上焦之阳分甚虚，并其气分亦甚虚，致寒饮充塞于胸中作喘者，其脉不但弦细，且甚微弱，宜于前方中加生箭芪五钱，方中干姜改用五钱。壬戌秋，台湾医士严坤荣为其友问二十六七年寒饮结胸，时发大喘，极畏寒凉，曾为开去此方（方中生箭芪用一两，干姜用八钱，非极虚寒之证，不可用此重剂），连服十余剂痊愈。方中所以重用黄芪者，以其能补益胸中大气，俾大气壮旺自能运化寒饮下行也。上所论三则，皆内伤喘证之由于肺者也。

至外感之喘证，大抵皆由于肺。而其治法，实因证而各有所宜。人身之外表，卫气主之，卫气本于胸中大气，又因肺主皮毛，与肺脏亦有密切之关系。有时外表为风寒所束，卫气不能流通周身，以致胸中大气无所输泄，骤生膨胀之力，肺悬胸中，因受其排挤而作喘。又因肺与卫气关系密切，卫气郁而肺气必郁，亦可作喘。此《伤寒论》麻黄汤所主之证，多有兼喘者也。然用麻黄汤时，宜加知母数钱，汗后方无不解之虞。至温病亦有初得作喘者，宜治以薄荷叶、牛蒡子各三钱，生石膏细末六钱，甘草二钱，或用麻杏甘石汤方亦可，然石膏万勿煅用，而其分量又宜数倍于麻黄（石膏可用至一两，麻黄治此证多用不过二钱）。此二证之喘同而用药迥异者，因伤寒之脉浮紧，温病之脉洪滑也。

有外感之风寒内侵，与胸间之水气凝滞，上迫肺气作喘者，此《伤寒论》小青龙汤证也。当必效《金匮》之小青龙加石膏法，且必加生石膏至两许，用之方效。又此方加减定例，喘者去麻黄，加杏仁。而愚用此方治喘时，恒加杏仁，而仍用麻黄一钱。其脉甚虚者，又宜加野台参数钱。更定后世所用小青龙汤分量，可参观也。又拙拟从龙汤方，治服小青龙汤后喘愈而仍反复者。方系用生龙骨、生牡蛎各一两，杭芍五钱，清半夏、苏子各四钱，牛蒡子三钱，热者酌加生石膏数钱，用之曾屡次奏效。上所论两则治外感作喘之大略也。

有其人素有劳疾喘嗽，少受外感即发，此乃内伤外感相并作喘之证也。宜治以拙拟加味越婢加半夏汤。因其内伤外感相并作喘，故所用之药亦内伤外感并用。

特是上所论之喘，其病因虽有内伤、外感，在肝肾、在肺之殊，约皆不能纳气而为吸气难，即《神农本草经》所谓吐吸也。乃有其喘不觉吸气难而转觉呼气难者，其病因由于胸中大气虚而下陷，不能鼓动肺脏以行其呼吸，其人不得不努力呼吸以自救，其呼吸迫促之形状有似乎喘，而实与不纳气之喘有天渊之分。设或辨证不清，见其作喘，复投以降气纳气之药，则凶危立见矣。然欲辨此证不难也，盖不纳气之喘，其剧者必然肩息（肩上耸也）；大气下陷之喘，纵呼吸有声，必不肩息，而其肩益下垂。即此二证之脉论，亦迥不同，不纳气作喘者，其脉多数，或尺弱寸强；大气下陷之喘，其脉多迟而无力，尺脉或略胜于寸脉。察其状而审其脉，辨之固百不失一也。其治法当用拙拟升陷汤，以升补其胸中大气，其喘自愈。

有大气下陷作喘，又兼阴虚不纳气作喘者，其呼吸皆觉困难，益自强为呼吸而呈喘状，其脉象微弱无力，或脉搏略数，或背发紧而身心微有灼热。宜治以生怀山药一两、玄参、甘枸杞各六钱，生箭芪四钱，知母、桂枝尖各二钱，煎汤服。方中不用桔梗、升、柴者，恐与阴虚不纳气有碍也。上二证之喘，同中有异，三期第四卷升陷汤后皆有验案可参观也。

有肝气、胆火挟冲胃之气上冲作喘，其上冲之极至排挤胸中大气下陷，其喘又顿止，并呼吸全无，须臾忽又作喘，而如斯循环不已者，此乃喘证之至奇者也。曾治一少妇，因夫妻反目得此证，用桂枝尖四钱，恐其性热，佐以带心寸冬三钱，煎汤服下，即愈。因读《神农本草经》桂枝能升大气兼能降逆气，用之果效如影响。夫以桂枝一物之微，而升陷降逆两擅其功，此诚天之生斯使独也。

二、医　方

《伤寒论》 汉·张机撰

太阳病，桂枝证，医反下之，利遂不止，脉促者，表未解也；喘而汗出者，葛根黄芩黄连汤主之。

葛根半斤，甘草（炙）二两，黄芩三两，黄连三两。

上四味，以水八升，先煮葛根，减二升，纳诸药，煮取二升，去滓，分温再服。

太阳病，头痛发热，身疼腰痛，骨节疼痛，恶风无汗而喘者，麻黄汤主之。

麻黄（去节）三两，桂枝（去皮）二两，甘草（炙）一两，杏仁（去皮尖）七十个。

上四味，以水九升，先煮麻黄，减二升，去上沫，纳诸药，煮取二升半，去滓，温服八合，覆取微似汗，不须啜粥，余如桂枝法将息。

伤寒表不解，心下有水气，干呕发热而咳，或渴，或利，或噎，或小便不利，少腹满，或喘者；伤寒心下有水气，咳而微喘，发热不渴。服汤已，渴者，小青龙汤主之。

麻黄（去节）、芍药、细辛、干姜、甘草（炙）、桂枝（去皮）各三两，五味子半升，半夏（洗）半升。

上八味，以水一斗，先煮麻黄，减二升，去上沫，纳诸药，煮取三升，去滓，温服一升。若渴，去半夏，加栝楼根三两；若微利，去麻黄，加荛花，如一鸡子，熬令赤色；若噎者，去麻黄，加附子一枚，炮；若小便不利，少腹满者，去麻黄，加茯苓四两；若喘，去麻黄，加杏仁半升，去皮尖。

太阳病，下之微喘者，表未解故也。桂枝加厚朴杏子汤主之。

桂枝（去皮）三两，甘草（炙）二两，生姜（切）三两，芍药三两，大枣（擘）十二枚，厚朴（炙，去皮）二两，杏仁（去皮尖）五十枚。

上七味，以水七升，微火煮取三升，去滓，温服一升，覆取微似汗。

发汗后，不可更行桂枝汤。汗出而喘，无大热者，可与麻黄杏仁甘草石膏汤。

麻黄（去节）四两，杏仁（去皮尖）五十个，甘草（炙）二两，石膏（碎，绵裹）半斤。

上四味，以水七升，煮麻黄，减二升，去上沫，纳诸药，煮取二升，去滓，温服一升。

阳明病，脉迟，虽汗出不恶寒者，其身必重，短气，腹满而喘，有潮热者，此外欲解，可攻里也。手足濈然汗出者，此大便已硬也，大承气汤主之。

大黄（酒洗）四两，厚朴（炙，去皮）半斤，枳实（炙）五枚，芒硝三合。

上四味，以水一斗，先煮二物，取五升，去滓，纳大黄，更煮取二升，去滓，纳芒硝，更上微火一两沸，分温再服。得下余勿服。

阳明病，脉浮而紧，咽燥口苦，腹满而

喘，发热汗出，不恶寒反恶热，身重。若发汗则躁，心愦愦反谵语；若加温针，必怵惕烦躁不得眠；若下之，则胃中空虚，客气动膈，心中懊侬。舌上苔者，栀子豉汤主之。

肥栀子（擘）十四枚，香豉（绵裹）四合。

上二味，以水四升，煮栀子取二升半，去滓，纳豉，更煮取一升半，去滓，分二服。温进一服，得快吐者，止后服。

《金匮要略》 汉·张机撰

咳而上气，喉中水鸡声，射干麻黄汤主之。

射干麻黄汤方

射干十三枚，麻黄四两，生姜四两，细辛、紫菀、款冬花各三两，五味子半升，大枣七枚，半夏（大者，洗）八枚。

上九味，以水一斗二升，先煮麻黄两沸，去上沫，纳诸药，煮取三升，分温三服。

咳逆上气，时时吐唾浊，但坐不得眠，皂荚丸主之。

皂荚丸方

皂荚八两（刮去皮，用酥炙）。

上一味，末之，蜜丸梧子大，以枣膏和汤服三丸，日三夜一服。

大逆上气，咽喉不利，止逆下气者，麦门冬汤主之。

麦门冬汤方

麦门冬七升，半夏一升，人参二两，甘草二两，粳米三合，大枣十二枚。

上六味，以水一斗二升，煮取六升，温服一升，日三夜一服。

肺痈，喘不得卧，葶苈大枣泻肺汤主之。

葶苈大枣泻肺汤方

葶苈（熬令黄色，捣丸如弹丸大），大枣十二枚。

上先以水三升，煮枣取二升，去枣，纳葶苈，煮取一升，顿服。

咳而上气，此为肺胀，其人喘，目如脱状，脉浮大者，越婢加半夏汤主之。

越婢加半夏汤方

麻黄六两，石膏半斤，生姜三两，大枣十五枚，甘草二两，半夏半升。

上六味，以水六升，先煎麻黄，去上沫，纳诸药，煮取三升，分温三服。

肺胀，咳而上气，烦躁而喘，脉浮者，心下有水，小青龙加石膏汤主之。

小青龙加石膏汤方

麻黄、芍药、桂枝、细辛、甘草、干姜各三两，五味子、半夏各半升，石膏二两。

上九味，以水一斗，先煮麻黄，去上沫，纳诸药，煮取三升。强人服一升，羸者减之，日三服。小儿服四合。

胸痹之病，喘息咳唾，胸背痛，短气，寸口脉沉而迟，关上小紧数，瓜蒌薤白白酒汤主之。

栝楼薤白白酒汤方

栝楼实（捣）一枚，薤白半升，白酒七升。

上三味，同煮，取二升，分温再服。

膈间支饮，其人喘满，心下痞坚，面色黧黑，其脉沉紧，得之数十日，医吐下之不愈，木防己汤主之。虚者即愈，实者三日复发，复与不愈者，宜木防己汤去石膏加茯苓芒硝汤主之。

木防己汤方

木防己三两，石膏（如鸡子大）十二枚，桂枝二两，人参四两。

上四味，以水六升，煮取二升，分温再服。

木防己加茯苓芒硝汤方

木防己、桂枝各二两，人参、茯苓各四两，芒硝三合。

上五味，以水六升，煮取二升，去滓，纳芒硝，再微煎，分温再服，微利则愈。

病人胸中似喘不喘，似呕不呕，似哕不哕，彻心中愦愦然无奈者，生姜半夏汤主之。

生姜半夏汤方

半夏半斤，生姜汁一升。

上二味，以水三升，煮半夏，取二升，纳生姜汁，煮取一升半，小冷，分四服，日三夜一服。止，停后服。

《肘后方》 晋·葛洪撰

卷之三　治卒上气咳嗽方第二十三

治卒上气鸣息便欲绝方　捣韭绞汁，饮一升许，立愈。

又方　细切桑根白皮三升，生姜三两，吴茱萸半升，水七升，酒五升，煮三沸，去滓，尽服之。一升入口，则气下。

又方　茱萸二升，生姜三两，以水七升，煮取二升，分为三服。

又方　麻黄四两，桂、甘草各二两，杏仁（熬之）五十枚，捣为散。温汤服方寸匕，日三。

又方　末人参，服方寸匕，日五六。

治卒乏气，气不复，报肩息方　干姜三两，㕮咀，以酒一升渍之，每服三合，日三服。

又方　麻黄（先煎，去沫）三两，甘草二两，以水三升，煮取一升半，分三服。瘥后，欲令不发者，取此二物，并熬杏仁五十枚，蜜丸，服如桐子大四五丸，日三服，瘥。

又方　麻黄二两，桂、甘草各一两，杏仁四十枚。以水六升，煮取二升，分三服。此三方，并名小投杯汤，有气疹者，亦可以药捣作散，长将服之。多冷者，加干姜三两。多痰者，加半夏三两。

治大走马及奔趋喘乏，便饮冷水，因得上气发热方　用竹叶三斤，橘皮三两，以水一斗，煮取三升，去滓，分为三服，三日一剂，良。

治大热行极，及食热饼，竟饮冷水过多，冲咽不即消，仍以发气，呼吸喘息方大黄、干姜、巴豆等份，末，服半钱匕，若得吐下，即愈。若犹觉停滞在心胸膈中不利者，瓜蒂二分，杜衡三分，人参一分，捣筛，以汤服一钱匕。日二三服，效。

卒得寒冷上气方　干苏叶三两，陈橘皮四两，酒四升，煮取一升半，分为再服。

治久咳嗽上气十年二十年，诸药治不瘥方

又方　蝙蝠除头，烧令焦，末，饮服之。

附方：

《千金方》治小儿大人咳逆上气　杏仁三升，去皮尖，炒令黄，杵如膏，蜜一升，分为三份，纳杏仁，杵令得所，更纳一份，杵如膏，又纳一份，杵熟止。先食含之，咽汁。

《杨氏产乳》疗上气急满，坐卧不得方鳖甲（炙令黄，细捣为散）一大两，取灯心一握，水二升，煎取五合，食前服一钱匕，食后蜜水服一钱匕。

刘禹锡《传信方》治一切嗽及上气者用干姜（须是台州至好者），皂荚（炮，去皮子，取肥大无孔者），桂心（紫色辛辣者，削去皮）。三物并另捣，下筛子，各称等份，多少任意，和合后更捣筛一遍，炼白蜜和搜，又捣一二十杵。每饮服三丸，丸稍加大，如梧子，不限食之先后，嗽发即服，日三五服。禁食葱、油、咸、腥、热面，其效如神。

刘在淮南与李同幕府，李每与人药而不出方，或讥其吝。李乃情话曰：凡人患嗽，多进冷药，若见此方用药热燥，即不肯服，故但出药，多效。试之，信之。

《简要济众》治肺气喘嗽 马兜铃（只用里面子，去壳，酥半两，入碗内，拌和匀，慢火炒干）二两，甘草（炙）一两，二味为末，每服一钱，水一盏，煎六分，温呷。或以药末含咽津，亦得。

治痰嗽喘急不定 桔梗一两半，捣罗为散，用童子小便半升，煎取四合，去滓，温服。

《深师方》疗久咳逆上气，体肿短气胀满，昼夜倚壁不得卧，常作水鸡声者，白前汤主之。

白前二两，紫菀、半夏（洗）各三两，大戟（切）七合。四物以水一斗，渍一宿，明日煮取三升，分三服。禁食羊肉、饧，大佳。

治上气咳嗽，呷呀息气，喉中作声，唾黏 以蓝实叶水浸良久，捣绞取汁一升，空腹顿服，须臾，以杏仁研取汁，煮粥食之，一两日将息，依前法更服，吐痰尽方瘥。

《经验后方》定喘化涎 猪蹄甲四十九个，净洗控干，每个指甲纳半夏、白矾各一字，入罐子内，封闭勿令烟出，火煅通赤，去火，细研，入麝香一钱匕。人有上喘咳，用糯米饮下，小儿半钱，至妙。

《灵苑方》治咳嗽上气喘急，嗽血，吐血。

人参好者，捣为末，每服三钱匕，鸡子清调之，五更初服便睡，去枕仰卧，只一服愈。年深者，再服。忌腥、咸、鲊、酱、面等，并勿过醉饱，将息佳。

《食医心镜》主上气咳嗽，胸膈痞满气喘。

桃仁三两，去皮尖，以水一升，研取汁，和粳米二合，煮粥食之。

《备急千金要方》 唐·孙思邈撰

白前汤 治水咳逆上气，身体肿，短气胀满，昼夜倚壁不得卧，咽中作水鸡鸣方。

白前、紫菀、半夏、大戟各二两。

上四味，咬咀，以水一斗浸一宿，明旦煮取三升。分三服。

治咳嗽上气方

麦门冬十分，昆布、海藻、干姜、细辛各六分，海蛤、蜀椒、桂心各四分。

上八味，末之，蜜丸。饮服如梧子十丸，加至二十丸，日三服。

治咳嗽胸胁支满多唾上气方

蜀椒五合，干姜五分，吴茱萸四分，款冬花、紫菀、杏仁各三分，细辛、黄环各二分，矾石、乌头、菖蒲各一分。

上十一味末，蜜丸。着牙上一丸，如梧子。咽汁日五六服。剧者常含不止。

款冬丸 治三十年上气嗽，咳唾脓血，喘息不得卧方。

款冬花、干姜、蜀椒、吴茱萸、桂心、菖蒲各三分，人参、细辛、莞花、紫菀、甘草、桔梗、防风、芫花、茯苓、皂荚各三分。

上十六味，末之，蜜丸。酒服如梧子三丸，日三。

橘皮汤 治肺热，气上咳息，奔喘。

橘皮、麻黄各三两，干紫苏、柴胡各二两，宿姜、杏仁各四两，石膏八两。

上七味，咬咀，以水九升，煮麻黄两沸，去沫，下诸煮取三升，去滓，分三服，不瘥与两剂。

治肺热闷不止，胸中喘急惊悸，客热来去，欲死不堪，服药泄胸中喘气方。

桃皮、芫花各一升。

上二味，咬咀，以水四斗，煮取一斗五升，去滓，以故布手巾内汁中，薄胸，温四肢，不盈数日即歇。

治肺热喘息，鼻衄血方

羚羊角、玄参、射干、鸡苏、芍药、升麻、柏皮各三两，淡竹茹（鸡子大）一枚，生地（切）一升，栀子仁四两。

上十味，㕮咀，以水九升，煮取三升，分三服。须利者，下芒硝三两，更煮三沸。

治肺热，饮酒当风，风入肺，胆气妄泄，目青气喘方。

麻黄四两，甘草、五味子各三两，杏仁五十枚，母姜五两，淡竹叶（切）一升。

上六味，㕮咀，以水七升，先煮麻黄，去沫，下诸药，煮取二升，去滓，分三服。

麻黄引气汤 治肺劳实，气喘鼻张，面目苦肿。

麻黄、杏仁、生姜、半夏各五分，紫苏四分，白前、细辛、桂心各三分，橘皮二分，石膏八两，竹叶（切）一升。

上十一味，㕮咀，以水一斗，煮取三升，去滓，分三服。

厚朴汤 治肺劳，风虚冷痰澼水气，昼夜不得卧，头不得近枕，上气胸满，喘息气绝，此痰水盛溢。

厚朴、麻黄、桂心、黄芩、石膏、大戟、橘皮各二两，枳实、甘草、秦艽、杏仁、茯苓各三两，细辛一两，半夏一升，生姜十两，大枣十五枚。

上十六味，㕮咀，以水一斗三升，煮取四升，分为五服。

大前胡汤 治气极伤热，喘息冲胸，常欲自恚，心腹满痛，内外有热，烦呕不安。

前胡八两，半夏、麻黄、芍药各四两，生姜五两，黄芩三两，枳实四枚，大枣十二枚。

上八味，㕮咀，以水九升，煮取三升，去滓，分温三服。

竹叶汤 治气极伤热，气喘，甚则唾血，气短乏，不欲食，口燥咽干。

竹叶二升，麦冬、小麦、生地各一升，生姜、石膏各六两，麻黄三两，甘草一两，大枣十枚。

上九味，㕮咀，以水一斗，煮取三升，去滓，分三服。

治咳嗽上气方

麦门冬十分，昆布、海藻、干姜、细辛各六分，海蛤、蜀椒、桂心各四分。

上八味，末之，蜜丸。饮服如梧子十丸，加至二十丸，日三服。有人风虚中冷，胸中满，上气，喉中如吹管声，吸吸气上欲咳，服此方得瘥。

款冬丸 治三十年上气嗽，咳唾脓血，喘息得卧方。

款冬花、干姜、蜀椒、吴茱萸、桂心、菖蒲各三分，人参、细辛、菀花、紫菀、甘草、桔梗、防风、芫花、茯苓、皂荚各三分。

上十六味，末之，蜜丸。酒服如梧子三丸，日三。

木防己汤 治膈间有支饮，其人喘满，心下痞坚，面黧黑，其脉沉紧，得之数十日，医吐下之不愈者。

木防己三两，桂心二两，人参四两，石膏鸡子大十二枚。

上四味，㕮咀，以水六升，煮取二升，分二服。虚者即愈，实者三日复发，发则复与。若不愈，去石膏，加茯苓四两、芒硝三合，以水六升煮取二升，去滓，下消令烊，分二服，微下利即愈。一方不加茯苓。

大五饮丸 主五种饮，一曰留饮，水停在心下；二曰澼饮，水澼在两胁下；三曰痰饮，水在胃中；四曰溢饮，水湿在膈上五脏间；五曰流饮，水在肠间，动摇有声。夫五饮者，由饮酒后及伤寒饮冷水过多所致方。

远志、苦参、乌贼骨、藜芦、白术、甘遂、五味子、大黄、石膏、桔梗、半夏、紫菀、前胡、芒硝、栝楼根、桂心、芫花、当归、人参、贝母、茯苓、芍药、大戟、葶苈、黄芩各一两，恒山、山药、厚朴、细辛、附子各三分，巴豆三十枚，苁蓉一两，甘草三分。

上三十三味，末之，蜜和，丸梧子大。饮服三丸，日三，稍稍加之，以知为度。

紫菀汤 治小儿中冷及伤寒暴嗽，或上气喉咽鸣，气逆，或鼻塞清水出者方。

紫菀、杏仁各半两，麻黄、桂心、橘皮、青木香各六铢，黄芩、当归、甘草各半两，大黄一两。

上十味，㕮咀，以水三升煮取九合，去滓。六十日至百日儿，一服二合半；一百日至二百日儿，一服三合。

五味子汤 治小儿风冷入肺，上气气逆，面青，喘迫咳嗽，昼夜不息，食则吐不下方。

五味子、当归各半两，麻黄、干姜、桂心、人参、紫菀、甘草各六铢，细辛、款冬花各三铢，大黄一两半。

上十一味，㕮咀，以水二升半煮取九合，去滓。儿六十日至百日，一服二合半；一百日至二百日，一服三合。其大黄另浸一宿下。一方无款冬、大黄，有大枣三枚。

治小儿、大人咳逆短气，胸中吸吸，呵出涕唾，嗽出臭脓方。

烧淡竹沥。煮二十沸，小儿一服一合，日五服；大人一升，亦日五服，不妨食息乳哺。

治小儿寒热咳逆，膈中有乳癖，若吐不欲食方。

干地黄四两，麦门冬、五味子、蜜各半升，大黄、硝石各一两。

上六味，㕮咀，以水三升煮取一升，去滓，纳硝石、蜜，煮令沸，服二合，日三。胸中当有宿乳汁一升许出，大者服五合。

《千金翼方》 唐·孙思邈撰

卷第一 用药处方第四·热极喘口舌焦干第六十

石膏、石蜜、麦门冬、瓜蒌、络石、杏仁、茯苓、松脂、紫菀、款冬、梅子、大黄、甘草。

卷第十一 小儿·小儿杂治第二

射干汤 主小儿咳逆，喘息如水鸡声方。

射干二两，麻黄（去节）二两，紫菀一两，甘草（炙）一两，桂心五寸，半夏（洗去滑）五枚，生姜（切）一两，大枣（擘）四枚。

上八味，㕮咀，以水七升，煮取一升半，去滓，纳蜜半斤，更煮一沸，饮三合，日三服。

又方 半夏（洗）四两，桂心二两，生姜（切）二两，紫菀二两，细辛二两，阿胶二两，甘草（炙）二两，蜜一合，款冬花二合。

右九味，㕮咀，以水一斗，煮半夏取六升，去滓，纳诸药，更煮取一升五合。五岁儿饮一升，二岁儿服六合，量大小加减之。

《外台秘要》 唐·王焘撰

卷第九 久咳坐卧不得方二首

《集验》疗久患气嗽，发时奔喘，坐卧不得，并喉里呀声，气欲绝方。

麻黄（去节）、杏仁（去尖皮、两仁者，碎）、紫菀各三两，柴胡、橘皮各四两。

上五味，切，以水六升煮取二升半，去滓，分三服。一剂不瘥，频两三剂，从来用甚验。

《备急》疗久咳奔喘，坐卧不得，并喉里呀声，气绝方。

麻黄（去节）、干苏叶、橘皮各三两，柴胡四两，杏仁（去尖、皮、两仁者，碎）四两。

上五味，切，以水六升煮取二升半，分三服。服两剂必瘥，甚效。

卷第九 久咳嗽脓血方四首

疗咳经年不瘥，气喘欲绝，伤肺见

血方。

桑白皮（切）五合，白羊肺（切）一具，芍药十分，款冬花六分，茯苓十一分，贝母十二分，麦门冬六分，杏仁（去尖皮，熬为脂）六分，升麻十二分，生地黄汁一升，黄芩十二分，蜜一升。

上十二味，切，以水一斗，煮取三升，去滓，纳杏仁脂、地黄汁、蜜等，微火上煎如鱼眼沸，搅勿停手，取二升二合煎成，净绵夹布滤。每食后含一合，日夜三四度，老小以意减之，微暖含之佳。忌生冷、油、醋、面、鱼、蒜、芜荑。

《深师》疗咳逆，气喘不息，不得眠，唾血呕血，短气连年，款冬花丸方。

款冬花十八分，紫菀十二分，杏仁（去尖皮、两仁者，熬）八分，香豉（熬）十分，人参二分，甘草三分，蜀椒（汗）三分，天门冬（去心）六分，干姜、桂心、干地黄各三分。

上十一味，捣筛，蜜和如弹丸。含稍稍咽汁，日四夜再，神良。忌海藻、菘菜、生葱、芜荑、鲤鱼。

卷第十　肺胀上气方四首（五法）

《广济》疗患肺胀气急，咳嗽喘粗，眠卧不得，极重，恐气欲绝。紫菀汤方。

紫菀六分，甘草（炙）八分，槟榔七枚，茯苓八分，葶苈子（炒，末，汤成下）三合。

上五味，切，以水六升，煮取二升半，绞去滓，分温三服，每服如人行四五里久进之，以快利为度。忌生葱、菜、热面、海藻、菘菜、大醋、蒜、黏食。

卷第十　上气咳身面肿满方四首

崔氏疗肺热而咳，上气喘急，不得坐卧，身面肿，不下食。消肿下气止咳，立验方。

葶苈子（熬，另捣令熟）二十分，贝母六分，杏仁（炮，去尖皮，熬，另捣）十二分，紫菀六分，茯苓、五味子各六分，人

参、桑白皮各八两。

上八味，捣筛，蜜和丸如梧子。一服十丸，日二服，甚者夜一服，渐渐加至二三十丸，煮枣汁送之。若腥气盛者，宜服此药。

卷第十　上气喉中水鸡鸣方一十二首

《深师》疗上气，脉浮咳逆，咽喉中水鸡鸣，喘息不通，呼吸欲死，麻黄汤方。

麻黄（去节）八两，射干二两，甘草（炙）四两，大枣（擘）三十颗。

上四味，切，以水一斗，先煮麻黄三沸，去上沫，纳诸药，煮取三升，分三服，已用甚良。忌海藻、菘菜等。

《必效》疗病喘息气急，喉中如水鸡声者，无问年月远近方。

肥皂荚两挺，好酥（用大秤一两）。

上二味，于火上炙，去火高一尺许，以酥细细涂之，数翻覆，令得所，酥尽止，以刀轻刮去黑皮，然后破之，去子、皮、筋脉，捣筛，蜜和为丸。每日食后服一丸如熟豆，日一服讫，取一行微利。如不利时，细细量加，以微利为度，日止一服。忌如药法。

卷第十　因食饮水上气方四首

三味备急散　本疗卒死，感忤，宫泰以疗人卒上气，呼吸气不得下，喘逆瘥后，已为常用方。

巴豆，干姜，大黄。

上药等份，巴豆小熬，去心、皮，合捣下筛。服半钱匕，得吐下则愈。忌野猪肉、芦笋。

三味吐散　宫泰以疗上气呼吸喘逆方。

瓜蒂三分，杜蘅三分，人参一分。

上药捣筛为散。以温汤服一钱匕，老小半之。

卷第十　上气及气逆急牵绳不得卧方八首

《肘后》疗咳上气喘息，便欲绝方。

末人参，服之方寸匕，日五六。

卷第十六　肺虚劳损方三首

《删繁》疗肺虚劳损，腹中寒鸣切痛，胸胁逆满气喘，**附子汤方**。

附子（炮）、甘草（炙）各二两，宿姜、半夏（洗，破）各四两，大枣（擘，去皮、核）二十枚，白术三两，仓米半升。

上七味，切，以水一斗，煮取三升，去滓，分为三服。忌猪羊肉、饧、海藻、菘菜、桃李、雀肉等。

《医心方》　日本·丹波康赖撰

卷第九　治喘息方第二

《拯要方》疗上气，气逆满，喘息不通，呼吸欲死，救命汤方。

麻黄（去节）八两，甘草（炙）四两，大枣四十枚，夜干（如博子）二枚。

上以井华水一斗，煮麻黄再沸，纳余药，煮取四升，分四服，入口即愈。

《医门方》治上气喘息不得卧，身面肿，小便涩方。

葶苈（熬，捣如泥）一两，大枣（擘）三十枚。

水三升，煮取一升，纳葶苈，煮五六沸，顿服。微利，瘥。

《效验方》游气汤　治上气一来一去无常，缓急不足，不得饮食，不得眠方。

生姜八两，厚朴（炙）四两，人参二两，茯苓四两，桂心五两，半夏一升，枳实子（炙）五枚，甘草（炙）二两，黄芩三两。

凡九物，切，以水一斗，煮取四升，服七合，日三。

《录验方》大枣汤　治上气胸寒，咽中如水鸡声方。

款冬花三十枚，细辛四分，桂心四分，麻黄四两，大枣二十枚，甘草四两，杏仁

四十枚，紫菀四分，生姜十两，半夏三分。

十味，以水八升，煮取二升，顿服，卧令汗。食糜粥数日，余皆禁，便愈。

《新录方》治上气，喉中水鸡鸣方。

桑根白皮一升，生姜（切）合皮一升。

以水四升，煮取一升六合，二服。

又云　上气，身面浮肿，小便涩，喘息不得卧方。

葶苈子（熬）十分，杏仁（熬）四分，大枣肉五分。

三物合捣三四千杵，可丸饮服如梧子七丸，日二。加至十丸，以小便为度。此方大安稳，兼去水肿满者。

又方　以桑根汁一斗，煮赤小豆三升，豆熟，啖豆饮汁。

又方　大豆三升，以水一斗，煮取五升，去滓，纳桑根白皮（切）一升，煮取一升六合，二服，肿顿消，当利一二行。

又方　以水一斗，研麻子三升，取汁，煮赤小豆三升，豆熟，啖豆饮汁。

又云　乏气喘息方。

桃仁（去皮）一升。

捣为泥，分以酒若汤服之。

《太平圣惠方》　宋·王怀隐等辑

治咳嗽喘急诸方

马兜铃散方　治咳嗽喘急，胸膈烦闷。

马兜铃一两，桑根白皮（锉）一两，川升麻半两，灯心三束，甘草（炙微赤，锉）三分，大腹皮（锉）一两，赤茯苓一两，枳壳（麸炒微黄，去瓤）一两。

上件药，捣筛为散，每服五钱。以水一大盏，入生姜半分，煎至五分，去滓。不计时候，温服。

杏仁丸方　治咳嗽喘急，腹胁坚胀，小便不利。

杏仁（汤浸，去皮尖、双仁，麸炒微黄，

另研如膏）三两，桂心一两，马兜铃一两，枳壳（麸炒微黄）一两，甜葶苈（隔纸炒令紫色）一两，瞿麦穗一两，木通（锉）一两，大腹皮（锉）一两。

上件药，捣罗为末，以杏仁膏入少炼蜜，同和丸，如梧桐子大。每服，不计时候，煎枣汤下三十丸。

治咳嗽，上气喘急方。

甜葶苈（隔纸炒令紫色）一两，桑根白皮（锉）一两。上件药，捣细罗为散。每以水一中盏，入灯心一大束，大枣五枚，煎至六分，去滓。每于食后，上调散药二钱。

治咳嗽上气诸方

杏仁散方　治咳嗽上气，肺寒，鼻中不利。

杏仁（汤浸，去皮尖、双仁，麸炒微黄）一两，五味子二两，甘草（炙微赤，锉）半两，麻黄（去根节）一两，陈橘皮（汤浸，去白瓤，焙）三分，款冬花三分，紫菀（去苗土）三分，厚朴（去粗皮，涂生姜汁，炙令香熟）三分，干姜（炮裂，锉）三分，桂心三分。

上件药，捣筛为散，每服五钱。以水一大盏，入枣三枚，煎至五分，去滓。不计时候，温服。

陈橘皮散方　治咳嗽上气，胸膈不利。

陈橘皮（汤浸，去白瓤，焙）半两，杏仁（汤浸，去皮尖、双仁，麸炒微黄）三分，甘草（炙微赤，锉）一分，紫苏茎叶一两。

上件药，捣筛为散，每服三钱。以水一中盏，入生姜半分，煎至六分，去滓。不计时候，温服。

大腹皮散方　治咳嗽上气，肺胀喘急，胸中满闷。

大腹皮（锉）三分，杏仁（汤浸，去皮尖、双仁，麸炒微黄），甜葶苈（隔纸炒令紫色）一两，百合半两，紫菀（去苗土）三

分，半夏（汤浸七遍，去滑）半两，赤茯苓一两，桔梗（去芦头）三分，桑根白皮（锉）一两，甘草（炙微赤，锉）半两。

上件药，捣筛为散，每服五钱。以水一大盏，入生姜半分，煎至五分，去滓。不计时候，温服。

百合丸方　治咳嗽上气，心膈烦闷，胸中不利。

百合一两，紫菀（洗去苗土）一两，桂心半两，麦门冬（去心，焙）一两，皂荚子仁（微炒）半两，贝母（煨微黄）一两，五味子一两，干姜（炮裂，锉）一两，杏仁（汤浸，去皮尖、双仁，麸炒微黄，研）一两，诃黎勒皮一两，甘草（炙微赤，锉）半两。

上件药，捣罗为末，入杏仁同研令匀，以枣肉和丸如半枣大。不计时候，以绵裹一丸，含咽津。

治久咳嗽上气诸方

紫苏散方　治久咳嗽上气，胸满，不能饮食，头面浮肿，唾脓血。

紫苏子（微炒）一两，五味子三分，麻黄（去根节）三分，细辛三分，紫菀（去苗土）三分，赤茯苓一两，黄芩半两，甘草（炙微赤，锉）半两，陈橘皮（汤浸，去白瓤，焙）一两，桂心半两，甜葶苈（隔纸炒令紫色）一两，半夏（汤洗七遍，去滑）三分，桑根白皮（锉）一两。

上件药，捣筛为散，每服五钱。以水一大盏，入生姜半分，煎至五分，去滓。不计时候，温服。

麻黄散方　治久咳嗽，肺壅上气，坐卧不安。

麻黄（去根节）一两，桑根白皮（锉）一两，甜葶苈（隔纸炒令紫色）一两，五味子三分，白前三分，甘草（炙微赤，锉）半两，木通（锉）三分，川大黄（半锉碎，微炒），黄芪（锉）一两，陈橘皮（汤浸，去白瓤，焙

三分。

上件药，捣筛为散，每服四钱。以水一中盏，入生姜半分，煎至六分，去滓。不计时候，温服。

《博济方》 宋·王衮撰辑

卷一 伤寒

陷胸散 治心胸闷结，喘不定，服之自汗出。

大黄一两半，甘草半两，枳壳（去瓤）半两。

上三味为末，每服三钱，水七分盏，煎二三沸，温和滓服，汗出为度，六日内，多使此散，如无证不用。

卷一 血证

顺中散 治肺脏壅热毒，则胸膈壅滞，血与气皆逆行，上于肺，肺壅不利，故令人吐血不止，朝夕不住，发寒热，气喘促，红物至多，频频呕吐，渐至劳劣。

槟榔（好者）一枚，大黄半两，甘遂半两，木香半两，茴香半两，白牵牛子半两，青皮（汤浸，去白，焙）半两。

上件同杵为细末，每服一钱，用木香煎汤下，或木香酒下亦得，如作常服，茶酒任下一字。如曾中药毒，呕逆，黑血至多，不能饮食，服此顺中散，亦能解毒止血。

卷二 五脏证治

救生丹 治远年日近肺气喘急，坐卧不能。《总录》用作铅丹。

鸡内金（鸡肫内黄皮是也，旋取去，却谷食，净洗阴干，每夜露七宿）三七枚，甜葶苈（洗，焙）半两，黑牵牛子（用瓦上煿令下焦）半两，砒信（另研细，每夜露宿，至晚收于床下）一分，半夏（洗净，焙，浸一宿，换水七遍，生用）一分，黄丹（亦如砒信制）半两。

上六味为细末，煮青州枣大者十二枚，去皮、核，捣和为丸，如干，即入淡醋少许，丸如绿豆大，以朱砂为衣。食后临卧，温葱茶下七丸，甚者十丸，不过三五服立效，须忌大冷、大热、毒食等。

杏仁丸 治肺气喘急者，由肺乘于风邪，则肺胀，胀则肺不利，经络涩，气道不宣，则上气逆喘或息鸣。

马兜铃、杏仁（去皮尖）、蝉蜕各半两，砒霜一分。

上为细末，煮枣二十枚，去皮、核，和药末为丸，如梧桐子大。空心薄荷汤下二丸，妙。

紫苏膏 治肺痿劳嗽喘促，涕唾稠黏，咽膈不利。

生地黄三两，生姜（与地黄相和研，布绞取汁）二两，生天门冬半斤，生麦冬一斤，杏仁（生研入）三两，紫苏子（炒，研）二两，生牛蒡四两，生玄参一斤。

上八味，洗令净，锉碎同研，令如泥，苏子、杏仁投于地黄汁内，更以细物滤，绞汁去滓，于银石器内盛，用炼蜜五两半，真酥二两，安于炊饭甑上，蒸一饭久，于净器内收，不以时候，抄一小匙，咽之，如久服，大益心肺，滑润肌肤，补助营卫，忌生冷、猪肉。

卷三 嗽喘

华盖散 治上喘咳嗽，兼治膈热。

桑白皮、神曲（炒）、桔梗各一两，人参三分，百合三分，甘草（炙）、杏仁（去皮尖）各半两。

上七味同为末，每服一钱，水一盏，煎至六分，食后温服。

卷四 经气杂证

延寿散 治小儿惊搐不定，或因惊风，已经取下，此病再作，气粗喘促。

鸡舌香（大者）三枚，朱砂半钱，五灵

脂一钱半，黄芪一钱半。

上四味，同研为细末，每服半钱，用研糯米泔调下，如孩子小，只服一字。

《史载之方》 宋·史堪撰

卷上 喘

今人有病，胸中烦热，嗌干，右胠满，咳喘唾血，肺膜，腹大，膨膨而喘者，此火之刑金，肺伤而喘也，宜用此方。

麦门冬（去心）半两，桔梗、麻黄（去节）、紫菀、杏仁（去皮尖）、柴胡、前胡、甘草（炙）、贝母（去心）以上各一分，羌活三铢，黄芪十铢。

上为粗散，每服三钱，水一盏，生姜三片，煎至七分，去滓，温服。

人有病左胁痛，寒清于中，咳而喘，此为肺之清气所成，宜用此药。六脉毛而微，肾脉伏而小，比之火之盛刑金，则异矣。盖火盛刑金而喘，则六脉纯得火脉，疾大而有力，若寸口偏大而关脉带芤，即须唾血。

《南阳活人书》 宋·朱肱撰

卷第十七

五味子汤 治伤寒喘促，脉伏而厥。

人参二钱半，麦门冬（去心）二钱半，杏仁（去皮尖）二钱半，橘皮（去白）二钱半，五味子半两，生姜二钱半，枣子（破）三枚。

上锉如麻豆大，水二大白盏，煮至一盏，去滓，分作二服。

卷第十九 妇人伤寒药方

柴胡当归汤 妇人伤寒，喘急烦躁。或战而作寒。阴阳俱虚不可下。

柴胡三两，白术二两，人参、甘草（炙）、当归、赤芍药各一两，五味子、木通各半两。

上锉如麻豆大，每服抄五钱匕，水一盏半，生姜四片，枣子二枚，煎至七分，去滓，温服。

《小儿药证直诀》

宋·钱乙著 阎孝忠编集

卷下 诸方

阿胶散（又名补肺散） 治小儿肺虚气粗喘促。

阿胶（麸炒）一两五钱，鼠粘子（炒香）、甘草（炙）各二钱五分，马兜铃（焙）五钱，杏仁（去皮尖，炒）七个，糯米（炒）一两。

上为末，每服一二钱，水一盏，煎至六分，食后温服。

褊银丸 治风涎，膈实，上热及乳食不消，腹胀喘促。

巴豆（去皮、油、心膜，研细）、水银各半两，黑铅（水银结砂子）二钱半，麝香（另研）五分，好墨（研）八钱。

上将巴豆末并墨再匀，和入砂子、麝香，陈米粥和丸，如绿豆大捏扁。一岁一丸，二三岁二三丸，五岁以上五六丸，煎薄荷汤放冷送下，不得化破。更量虚实增减，并食后。

人参生犀散 解小儿时气寒壅，咳嗽，痰逆喘满，心忪惊悸，脏腑或秘或泄，调胃进食。又主一切风热，服寻常凉药即泻而减食者。

人参（切，去芦）三钱，前胡（去芦）七钱，甘草（炙黄）二钱，桔梗、杏仁（去皮尖，略爆干为末秤）各五钱。

上将前四味为末，后入杏仁，再粗罗罗过。每服二钱，水一盏，煎至八分，去滓温服，食后。

葶苈丸 治乳食冲肺，咳嗽，面赤，痰喘。

甜葶苈（隔纸炒）、黑牵牛（炒）、汉防己、杏仁（炒，去皮尖）各一钱。

上为末，入杏仁泥，取蒸陈枣肉和捣为丸，如麻子大，每服五丸至七丸，生姜汤送下。

《普济本事方》 宋·许叔微撰

卷第二　肺肾经病

葶苈丸　定喘急肺积。

苦葶苈（隔纸炒香）一两一分，当归（洗，去芦，薄切，焙干）、肉桂（去粗皮，不见火）、白蒺藜（去角，炒）、干姜（炮）、川乌头（炮，去皮尖）、吴茱萸（汤浸，焙七次）、大杏仁（去皮尖，微炒）、鳖甲（淡醋煮去裙膜，净洗，酸醋炙黄）、茯苓（去皮）、人参（去芦）各半两，槟榔一两。

上为细末，煮枣肉和杵，丸如梧子大。每服二三十丸，姜枣汤下，日三四服，不拘时候。

紫金丹　治多年肺气喘急，咳嗽，晨夕不得眠。

信砒（研，飞如粉）一钱半，豆豉（好者，水略润少时，以纸挹干，研成膏）一两半。

上用膏子和砒同杵极匀，丸如麻子大。每服十五丸，小儿量大小与之，并用腊茶清极冷吞下，临卧，以知为度。

细辛汤　治肺虚实不调，鼻塞多涕，咽中有涎而喘，项强筋急或痛。

细辛（去叶）、半夏曲、茯苓（去皮）、桔梗（炒）各四钱，桂枝（去皮，不见火）三钱，甘草（炙）二钱。

上为粗末，每服四钱，水二盏，生姜四片，蜜半匙，同煎至七分，温服，日三服。

《鸡峰普济方》 宋·张锐撰

平肺汤　治肺气久虚，喘急多倦。款冬花、五味子、白茯苓、阿胶、白术、川芎、人参、熟地黄、黄芪、紫菀、甘草、杏仁、桂。上等分为粗末，每服三钱。水一盏，同煎至六分，去滓，温服，食后。

款肺散　治肺虚气痞，咳嗽喘满，胸膈不利，痰涎呕逆，不思饮食。五味子、紫菀、赤茯苓各一两，槟榔、枳壳各半两，桔梗、大腹皮、白术各三分，贝母、人参各一两，甘草半两。上为粗末，每服三钱。水一大盏，入生姜少许，同煎至七分，去滓，温服，不以时。

圣力丸　治肺间有水喘嗽，小便不利，面目浮肿。葶苈十二分，郁李仁五分，杏仁三分，汉防己、陈橘皮各四两，茯苓五分，紫苏五分。上为细末，炼蜜和丸如梧桐子大，每服十五丸。煎生姜橘皮汤下，食后服，日二。

阿胶散　治肺痿损伤，气喘，咳嗽有血。阿胶、侧柏叶、熟地黄、人参、麦门冬各三分，茯苓半两，蛤蚧（全者）一只。上为细末，每服二钱。米汤调下，食后。

《太平惠民和剂局方》

宋·太平惠民和剂局编

卷四　续添诸局经验秘方

人参润肺丸　治肺气不足，咳嗽喘急，痰涎不利，胸膈烦闷，涕唾稠黏，唇干口燥。及疗风壅痰实，头目昏眩，精神不爽，或肺胃俱虚，久嗽不已，渐成虚劳，肢体羸瘦，胸满短气，行动喘乏，饮食减少；或远年日近诸般咳嗽，并皆治之。

人参、款冬花（去梗）、细辛（去叶，洗）、杏仁（去皮尖，麸炒）、甘草（爁）各四两，知母六两，肉桂（去粗皮）、桔梗各五两。

上为细末，炼蜜为丸，如鸡头大。每服一丸，食后细嚼，淡姜汤送下，含化亦得。

定喘瑞应丹　专治男子、妇人久患咳嗽，肺气喘促，倚息不得睡卧，累年不瘥，渐致面目虚浮。

蝉蜕（洗，去土、足、翅，炒）、杏仁（去皮尖，炒）、马兜铃各二两，煅砒六钱。

上为细末，蒸枣肉为丸，如葵子大。每服六七丸，临睡用葱茶清放冷下。服后忌热物半日。（一本用知母六两，不用马兜铃。）

人参清肺汤　治肺胃虚寒，咳嗽喘急，胸膈噎闷，腹肋胀满，迫塞短气，喜欲饮冷，咽嗌隐痛，及疗肺痿劳嗽，唾血腥臭，干呕烦热，声音不出，肌肉消瘦，倦怠减食。

地骨皮、人参（去芦）、阿胶（麸炒）、杏仁（去皮、尖，麸炒）、桑白皮（去粗皮）、知母、乌梅（去核）、甘草（炙）、罂粟壳（去蒂、盖，蜜炙）。

上等份，吹咀，为粗散，每服三钱，水一盏半，乌梅、枣子各一枚，同煎至一盏，滤去滓，温温食后，临卧服。两滓留并煎，作一服。

人参定喘汤　治丈夫、妇人远年日近肺气咳嗽，上喘气急，喉中涎声，胸满气逆，坐卧不安，饮食不下，及治肺感寒邪，咳嗽声重，语音不出，鼻塞头昏，并皆治之。

人参（切片）、麻黄（去节）、甘草（炙）、阿胶（炒）、半夏曲各一两，桑白皮、五味子各一两半，罂粟壳（蜜刷炙）二两。

上为粗末，入人参片拌匀。每服三大钱，水一盏半，入生姜三片，同煎至七分，去滓，食后温服。又治小儿久病，肺气喘急，喉中涎声，胸膈不利，呕吐痰沫，更量岁数加减服。

细辛五味子汤　治肺经不足，胃气怯弱，或冒风邪，或停寒有饮，咳嗽倚息，不得安卧，胸满迫塞，短气减食，干呕作热，嗽唾结痰，或吐涎沫，头目昏眩，身体疼重，语声不出，鼻塞清涕，头面脚膝，时带虚浮，痰咳不止，痛引胸胁，不问新久，并宜服之。

北细辛（去苗）、半夏（洗七次）各一两，甘草（炙）、乌梅（去核）各一两半，五味子、罂粟壳（去蒂、盖）各三两，桑白皮（炒）二两。

上为粗散，每服三钱，水二盏半，生姜十片，煎至一盏，用纱绵滤去滓，温服。留二服滓，并作一服，再煎。

半夏丸　治肺气不调，咳嗽喘满，痰涎壅塞，心下坚满，短气烦闷，及风壅痰实，头目昏眩，咽膈不利，呕吐恶心，神思昏愦，心忪而热，涕唾稠黏，并皆治之。

白矾（枯过）十五两，半夏（汤洗去滑，姜汁腌一宿）三斤。

上捣为细末，生姜自然汁为丸，如梧桐子大。每服二十丸，加至三十丸，食后，临卧时生姜汤下。

杏参散　除痰下气，治胸胁胀满，上气喘急，倚息不得睡卧，神思昏愦，宜服之。

桃仁（去皮、尖，麸炒）、人参（去芦）、杏仁（去皮、尖，麸炒）、桑白皮（蜜炒微赤，再泔浸一宿，焙）。

上等份为细末。每服二钱，水一盏半，姜三片，枣一个，煎至七分，温服，不拘时候。

《圣济总录》　宋·赵佶敕撰

卷第二十四　伤寒喘

猪苓汤方　治伤寒表不解，心下喘满，及大小便难。

猪苓（去黑皮）、赤茯苓（去黑皮）、白术（炒）、麻黄（去根节）、桂（去粗皮）、葶苈（微炒）、泽泻。

上七味等份，粗捣筛，每服三钱匕，水一盏，生姜三片，同煎至七分，去滓温服。

马兜铃汤方　治伤寒后肺气喘促。

马兜铃一分，木通（锉）一两，陈橘皮（汤浸，去白，焙）半两，紫苏茎叶一分。

上四味，粗捣筛，每服五钱匕，水一盏

半，入灯心十五茎，枣（擘破）三枚，同煎至七分，去滓，食后温服，日二。

木香丸方 治伤寒后肺气上喘，咽喉噎塞，头面虚浮。

木香一两，昆布（汤洗，去咸味，焙令干）、海藻（汤洗，去咸味，焙令干）、干姜（炮裂）各三分，细辛（去苗叶）、海蛤（另研如粉）、蜀椒（去目及闭口，微炒令汗出）各半两。

上七味，将六味捣罗为末，入海蛤同研令匀，炼蜜和，更捣三五百杵，丸梧桐子大，每服空心米饮下十五丸。

大腹皮汤方 治伤寒汗后发喘，壮热不除。

大腹皮（锉）、柴胡（去苗）各一两，赤茯苓（去黑皮）三分，桑根白皮（微炙，锉）半两。

上四味，粗捣筛，每服三钱匕，水一盏，入生姜三片，同煎至六分，去滓，不计时温服。

芸薹子丸方 治伤寒后喘咳不得卧，卧则气壅心胸满闷。

芸薹子（微炒）一两，葶苈（微炒）、杏仁（汤浸，去皮尖、双仁，炒令黄，细研）各一两半，紫菀（去土）、马兜铃、皂荚（酥炙令黄，去皮、子）、甘草（炙令微赤）各半两，白前、防己、人参各三分。

上一十味，捣罗九味为末，入杏仁同研令匀，炼蜜和捣三五百杵，丸如梧桐子大。每服食前，童子小便煎乌梅汤，下二十丸，日二。

木香丸方 治伤寒后脾胃虚冷，上攻气喘。

木香、肉豆蔻（去壳）各半两，人参、白茯苓（去黑皮）各三分，桂（去粗皮）、槟榔（锉）各一两，阿魏（用酒研如泥，入面少许拌和作饼子，炙令黄熟）、丁香各一分。

上八味，捣罗为末，炼蜜和，更捣

三五百杵，丸如梧桐子大，每服食后米饮下二十丸。

卷第二十四　伤寒上气

半夏汤方 治伤寒后上气，喉咽不利，胸膈多痰气逆。

半夏（汤洗七遍，炒干）一两，桂（去粗皮）半两，甘草（炙）一分，槟榔（锉）三分，陈橘皮（汤浸，去白，焙）、枳壳（去瓤，麸炒）各半两。

上六味，粗捣筛，每服五钱匕，用水一盏半，生姜（拍碎）一分，同煎至八分，去滓，食后温服。

竹茹汤方 治伤寒后上气烦满，客热在脏，干呕，口中生疮，不得饮食。

青竹茹、葛根各一两，半夏（汤洗七遍，焙干）、麦门冬（去心，焙）各三分，甘草、陈橘皮（汤洗，去白，焙）各半两。

上六味，粗捣筛，每服五钱匕，水一盏半，生姜（拍碎）一分，同煎至八分，去滓，食后温服。

止嗽丸方 治伤寒后上气咳嗽。

干姜（炮）、皂荚（涂酥炙令黄，去皮、子）、桂（去粗皮）。

上三味，等份，捣罗为末，炼蜜和杵三五百下，丸如梧桐子大，每服二十丸，食后米饮下，日二。

大腹皮丸方 治伤寒后上气，咳嗽多痰，腹胁虚胀。

大腹皮、杏仁（汤浸，去皮尖、双仁，炒研如膏）各一两半，桑根白皮、诃黎勒皮、半夏（汤洗七遍，炒干）、葶苈（隔纸炒）、前胡（去芦头）各一两，枳实（麸炒）、防己各半两，紫菀（去苗土）三分。

上一十味，捣罗九味为末，入杏仁膏同研令匀，炼蜜和杵三五百下，丸如梧桐子大。每服食后，煎生姜枣汤，下十五丸，日二服。

葶苈丸方 治伤寒肺壅，上气多痰。

葶苈（隔纸微炒）一两，杏仁（汤浸，去皮尖、双仁，炒黄，另研）一两，防己一两半，赤茯苓（去黑皮）一两，甘草（炙）半两。

上五味，捣罗四味为末，入杏仁同研匀，以枣肉和丸，如梧桐子大。每服二十丸，食后煎桑白皮汤下，日二，微利即止。

白前丸方 治伤寒后上气咳嗽。

白前、贝母（炮，去心）、人参、紫菀（去苗土）各一两，款冬花三分，桑根白皮（炙，锉）、葶苈（隔纸微炒）、杏仁（汤浸，去皮尖、双仁，炒黄，另研如膏）各一两半。

上八味，捣罗七味为末，入杏仁同研匀，炼蜜和杵三五百下，丸如梧桐子大，每服十五丸，食后米饮下，渐加至二十丸。

天门冬丸方 治伤寒后，心肺热，上气喘逆。

天门冬（去心，焙）、白茯苓（去黑皮）、杏仁（汤浸，去皮尖、双仁，炒黄，另研）各一两，贝母（去心）、生干地黄（焙）、甘草（炙，锉）、人参、乌梅肉（炒）各半两。

上八味，捣罗七味为末，入杏仁研令匀，炼蜜和，更杵三五百下，丸如弹子大，食后含化一丸，咽津，日可三五丸。

贝母丸方 治伤寒心肺有热，咳嗽上气，喉中作声，痰涕口干。

贝母（去心）二两，甘草（炙）三分，旋覆花半两，杏仁（汤浸，去皮尖、双仁，研如膏）四两，天门冬（去心，焙）一两。

上五味，捣罗四味为末，入杏仁同研匀，炼蜜和杵三五百下，丸如弹子大，每食后含化一丸，津咽。

诃黎勒丸方 治伤寒后脾胃气不和，食饮无味，上气壅闷。

诃黎勒（炮，去核）、半夏（汤洗七遍，焙干，炒）、白术各一两，槟榔（锉）、枳壳（去瓤，麸炒）各半两，人参、芍药、桂（去

粗皮）各三分。

上八味，捣罗为末，炼蜜和杵三五百下，丸如梧桐子大，每服二十丸，食后生姜汤下，日二服。

卷第四十八　肺脏门·肺虚

五味子汤方 治肺脏虚寒，喘嗽气短。

五味子、马兜铃、麻黄（去根节）、甘草（炙，锉）各一两。

上四味，粗捣筛，每服三钱匕，水一盏，砂糖少许，同煎至七分，去滓，食后临卧温服。

补肺汤方 治肺气不足，烦满喘嗽，冲逆上气，唾中有血，心自惊恐，皮肤粟起，呕逆歌笑，心烦不定，耳中虚鸣，面色常白。

白石英（研）、钟乳（研）各一两，天门冬（去心，焙）、款冬花（炒）、桂（去粗皮）、桑根白皮（锉，炒）、五味子（炒）、紫菀（去苗土）、人参各二两。

上九味，粗捣筛，每服五钱匕，以水一盏半，入大枣（擘）二枚，糯米百粒，生姜一分切，同煎取七分，去滓，食后顿服。

麦门冬丸方 治肺虚咳嗽气喘。

麦门冬（去心，焙）二两半，蜀椒（去目并合口者，炒出汗）一两，远志（去心）、附子（炮裂，去皮、脐）、干姜（煨）各一两半，人参、细辛（去苗、叶）各一两三分，桂（去粗皮）三两，百部、黄芪（锉，炒）各一两一分，杏仁（去双仁、皮尖，炒）三十枚。

上一十一味，捣罗为末，炼蜜丸如弹子大，每服含化一丸，咽津。

卷第四十八　肺脏门·肺实

麻黄汤方 治肺实热，喘逆胸满，仰息气急。

麻黄（去根、节，煎，去沫，焙）、半

夏（汤洗七遍，焙）、桑根白皮（锉）各二两半，杏仁（去皮尖、双仁，炒）三两，石膏（碎）五两，赤茯苓（去黑皮）二两，紫菀（去土）一两半。

上七味，锉如麻豆大，每服五钱匕，水一盏半，入生姜半分切，竹叶二七片，煎至八分，去滓，温服。

地骨皮汤方 治肺实热，喘逆胸满，仰息气急。

地骨皮五两，白前二两，石膏（研）六两，杏仁（去皮尖、双仁，炒）三两，桑根白皮（锉）四两。

上五味，锉如麻豆大，每服六钱匕，水二盏，入竹叶十片，煎至一盏，去滓，温服。

地骨皮汤方 治肺脏实热，喘促上气，胸膈不利，烦躁鼻干。

地骨皮二两，桑根白皮（锉）一两半，甘草（炙，锉）、紫苏茎叶各一两。

上四味，粗捣筛，每服三钱匕，水一盏，煎至七分，去滓，食后临卧温服。

葶苈丸方 治肺脏热实喘嗽。

甜葶苈子（纸上炒）、大黄（蒸熟，锉）各一分，杏仁（去皮尖、双仁，灯上燎熟）二十七枚。

上三味，捣研为末，用枣肉丸如梧桐子大。每服五丸至七丸，食后临卧，生姜乌梅汤下。

马兜铃汤方 治肺热实，猝嗽气促急妨闷，喘息不安。

马兜铃七个，桑根白皮（锉）三两，升麻一两，甘草（炙，锉）二两。

上四味，锉如麻豆大，每服五钱匕，水二盏，煎至一盏，去滓，温服。

百部汤方 治肺脏实热，喘嗽鼻塞，口干咽痛。

百部、款冬花、杏仁（去皮尖、双仁，炒）、甘草（炙，锉）各一两。

上四味，粗捣筛，每服三钱匕，水一盏，入糯米少许，煎至七分。去滓，温服，不拘时。

卷第四十八 肺脏门·肺气喘急

鸡膍胵丸方 治肺气喘急，坐卧不得。

鸡膍胵（洗，焙）二七枚，半夏（汤洗去滑七遍）一分，牵牛子（瓦上煿令焦）半两，甜葶苈（炒）半两，砒霜（细研，每夜露至七宿，收于床下）半分，铅丹（治如砒霜法）半两。

上六味，细捣研为末，用炊枣肉和丸，如绿豆大，丹砂为衣。食后临卧，葱与腊茶汤下七丸，甚者加至十丸。

通膈汤方 治肺气喘急烦闷，或时咳嗽。

射干、桑根白皮（炙，锉）一两，麻黄（去根、节，汤煮掠去沫，焙）、甘草（炙）各一分，槟榔（锉）、草豆蔻仁各半两，郁李仁（麸炒，去皮）一两。

上七味，粗捣筛，每服三钱匕，水一盏，入生姜、枣（拍碎），同煎至七分，去滓，食后温服。

泽漆汤方 治肺气喘急，坐卧不得。

泽漆一两，桑根白皮（锉）、赤茯苓（去黑皮）各一两半，木通（锉）、陈橘皮（汤浸，去白，焙）各三分，紫菀（去土）一两半，紫苏叶一两一分，甘草（炙）半两，大腹（并子）三颗。

上九味，锉如麻豆大，分六帖，每帖水三盏，入生姜一分，煎取二盏，去滓，分三服，一日尽。

紫菀汤方 治肺气喘急，咳嗽，胸中塞满。

紫菀（去苗土）、桑根白皮（锉）各一两半，款冬花一两，葳蕤一两一分，柴胡（去苗）一两半，桔梗（炒）一两一分，甘草（炙）半两，升麻一两一分，射干一分。

上九味，锉如麻豆大，分六帖，每帖水三盏，入生姜一分，煎取二盏。去滓，分三服，一日尽。

蜀椒丸方 治肺气喘急，坐卧不得。

蜀椒（去目并闭口，炒出汗）一两，干姜（炮）半两，猪牙皂荚（去皮，涂酥炙）一两，葶苈子（隔纸炒）三分。

上四味捣罗为末，以枣肉和丸，如梧桐子大，每服三丸，煎桑根白皮汤下，不拘时候。

润肺汤方 治肺气喘急，四肢乏力，饮食无味。

杏仁（汤浸，去皮尖、双仁，炒）一两，麻黄（去根、节，汤煮，掠去沫，焙干）二两，甘草（炙）一两，紫苏子（炒）一分，贝母（炒，去心）一两。

上五味，粗捣筛，每服三钱匕，水一盏，入干柿（切）一枚，煎至六分。去滓，温服，空心，日午临卧各一。

如圣饮方 治肺气上喘，不以久新。

麻黄（去根，不去节，寸截，沸汤掠去沫，曝干）六两，甘草（炙）一两，桂（去粗皮）半两，杏仁（汤浸，去皮尖、双仁）四十九枚。

上四味，锉如麻豆，以水五盏，银石器内，慢火煎取三盏，澄清放温。每服半盏，服罢去枕仰卧，其喘立止，余药以净瓶盛，外以温汤养之，旋旋服。

朴硝丸方 治肺气喘急，不得卧，并十种水病。

朴硝、芒硝（炼熟）各二两，硝石（与前二味同研细）一两，犀角（镑）、椒目（微炒，同捣为末）各一两，莨菪子（淘去浮者，煮令芽出，候干炒令黑）、甜葶苈（隔纸炒紫色）各半两，杏仁（汤浸，去皮尖、双仁，麸炒）二两（与前二味同捣如膏）。

上八味，各研匀，枣肉和捣三五百杵，丸如梧桐子大。每服枣汤下十五丸，不拘时候。

泻肺汤方 治肺气喘急，坐卧不安。

桑根白皮（锉），甜葶苈（隔纸炒）。

上二味，等份，粗捣筛，每服三钱匕，水一盏，煎至六分。去滓，食后温服，微利为度。

麻黄生姜汤方 治肺气喘急。

麻黄（去根、节，煎掠去沫，焙）一两，五味子、甘草（炙）各二两，杏仁（去皮尖、双仁）八十枚，淡竹叶（切）一升，石膏（研）六两。

上六味，吹咀，如麻豆，每服六钱匕，以水二盏，煎取一盏，去滓，温服，日三。

黄芩汤方 治久患肺气喘急，喉中作声，上焦壅热。

黄芩（去黑心）、杏仁（去皮尖、双仁，炒）、麻黄（去根、节，汤煮掠去沫，焙）、羌活（去芦头）、人参、升麻、桔梗（炒）各三分，黄连（去须）一钱半，蛤蚧（酥炙）半两。

上九味，粗捣筛，每服三钱匕，水一盏，煎三五沸。去滓，食后临卧服，未愈更服后葶苈丸。

葶苈丸方 葶苈子（隔纸炒）半两，铅丹（细研）、砒霜（夜间露七夜，收，研细）、半夏（汤洗七遍去滑，焙）、羌活（去芦头）、杏仁（去皮尖、双仁，炒）、马兜铃各一分。

上七味，除砒霜、铅丹外，捣罗为末，研令极细，枣肉丸如绿豆大，丹砂为衣，食后葱茶汤下三丸，气实者加至五七丸。

防己丸方 治肺气咳嗽喘促，坐卧不得。

防己一两，陈橘皮（汤浸，去白，焙）半两，甜葶苈（隔纸微炒）三分，猪牙皂荚（去黑皮，酥炙）一两。

上四味，捣罗为末，煮枣肉和捣三百杵，丸如梧桐子大。每服十丸至十五丸，煎桑根白皮汤下，食后临卧。

四神汤方　治肺喘。

麻黄（去根、节，汤浸去沫）一两，杏仁（去皮尖、双仁，麸炒）二十五枚，甘草（炙）半两，五味子一两。

上四味，㕮咀，如麻豆，每服五钱匕，水二盏，煎至一盏。去滓，温服讫，仰卧片时。

水蓼散方　治久患肺气，喘急，坐卧不得，涎唾稠黏。

水蓼、覆盆子、五味子、京三棱（炮）、茴香子（炒）、皂荚子（炮）、桑根白皮各一两，甘草（炙）二钱。

上八味，捣筛为散，每服四钱匕，水一大盏，煎七分，去滓，温服。

紫苏散方　治肺气壅滞，咳嗽发即气喘烦闷。

紫苏茎叶、猪苓（去黑皮）、陈橘皮（汤浸，去白、瓤，焙）各一两，马兜铃七颗（细锉，和皮子），桑根白皮（锉碎，拣去粗皮）、麦门冬、大腹皮（锉）、赤茯苓（去皮）、枳壳（麸炒微黄，去瓤）各一两。

上九味，捣筛为散。每服四钱匕，水一中盏，入生姜半分，煎至六分，去滓，不计时候服。

麻黄散方　治肺气喘急，腹胁疼痛。

麻黄（去根、节）二两，赤茯苓、桂心各一两，桔梗（去芦头）一两半，杏仁（汤浸，去皮尖、双仁，麸炒微黄）四十九枚，甘草（炙微黄，锉）半两。

上六味，捣筛为散。每服四钱匕，以水一中盏，煎至六分，去滓，不计时候温服。

桂皮散方　治肺脏喘急，胸膈壅滞，大肠不利。

桂（去粗皮）、陈橘皮（汤浸，去白，焙）各一两，白槟榔（锉）一两半，牵牛子（半生半熟）二两。

上四味，捣罗为散。每服三钱匕，温酒调下，空心食前服，日二。

卷第四十九　肺痿

干地黄汤方　治虚寒肺痿喘气。

熟干地黄（焙）、芎劳各五两，桂（去粗皮）、人参各三两，大麻仁（炒，研为脂）一升，桑根白皮（锉，炒）二升。

上六味，除麻仁外，并细锉，每服五钱匕，水二盏，煎至一盏，去滓，入麻仁少许，更煎数沸。温服，日三。

犀角饮方　治肺痿咳嗽气喘，喉中有血。

犀角（镑）、竹茹各一两，桔梗（炒）、紫胡（去苗）、黄芩（去黑心）一两半，朴硝、生天门冬（去心）各二两。

上七味，㕮咀，每服五钱匕，水二盏，煎至一盏，去滓，下朴硝少许，温服。

白前汤方　治肺痿咳嗽日久，喘急，仰卧不安。

白前、木通（锉）各二两，防己、麻黄（去根、节）各一两半，白茯苓（去黑皮）、厚朴（去粗皮，生姜汁炙紫色）、桑根白皮（锉，炒）各三两，紫菀头五十枚。

上八味，细锉，每服五钱匕，水二盏，煎至一盏。去滓，食后良久温服，日三，胸中有脓者，当得吐出。

卷第四十九　肺痿咽燥

地黄紫苏煎方　治肺痿喘嗽，涕唾稠黏，咽膈不利。

生地黄三两，生姜（与地黄和研，绞取汁）二两，生玄参一斤，生天门冬（去心）半斤，生麦门冬（去心）一斤，紫苏子（炒，研）二两，生牛蒡（细切，与玄参至紫苏子四味烂研，以水少许拌匀，布绞取汁）四两，杏仁（去皮尖、双仁，研，另入）三两。

上八味，将两等药汁，并杏仁和匀，于银石器中，慢火煎令稍稠，停火入白蜜五两、真酥二两和匀，于饭甑上蒸少时，候冷，以净器盛。每服一小匙，含化，不拘时，日三。

卷第四十九　肺脏壅热

干地黄汤方　治肺壅热，喘息短气，唾脓血。

生干地黄（炒）二两，芒硝、羚羊角（镑）各一两半，石膏三两，麻黄（去根、节，汤煮，掠去沫）二两半，杏仁（去皮尖、双仁，焙）二两。

上六味，粗捣筛，每服三钱匕，水一盏，入竹茹少许，同煎至七分，去滓，纳蜜半匙，再煎两沸，食后温服。

柴胡饮方　治肺暴热，大便不通，时咳嗽喘急。

柴胡（去苗）、桑根白皮（锉）、桔梗（炒）、鳖甲（去裙襕，醋炙）、槟榔（锉）各一两，旋覆花、甘草（炙）各半两，大黄（锉，炒）二两。

上八味，粗捣筛，每服三钱匕，水一大盏，入生姜一枣大，拍碎，煎及五分，去滓，温服，不计时候。

款冬花汤方　治肺热烦喘。

款冬花、山栀子仁各三分，甘草（炙）半两，灯心一小束。

上四味，细锉，每服五钱匕，水一盏半，入蜜一匙，同煎至八分。去滓，温服，食后。

紫菀饮方　治肺热喘嗽。

紫菀、贝母（去心）、五味子各一两半，木通（锉）、大黄（蒸三度）各二两，白前一两，淡竹茹三分，杏仁（汤浸，去皮尖、双仁，熬）二十一枚。

上八味，粗捣筛，每服五钱匕，水一盏半，煎至八分。去滓，温服，日再。

马兜铃饮方　治肺热咳嗽，气急喘促。

马兜铃七枚，桑根白皮（锉）三两，甘草（炙）二两，升麻一两，灯心一小束。

上五味，㕮咀，如麻豆大，每服五钱

匕，水一盏半，煎至八分，去滓，温服，日三。

泻肺丸方　治肺气实，心胸壅闷，喘促咳嗽，面目浮肿。

马兜铃一两，款冬花半两，甜葶苈（隔纸炒微紫色）三分，赤茯苓一两，杏仁（汤浸，去皮尖、双仁，麸炒微黄）一两，汉防己三分，甘草（炙微赤，锉）半两，陈皮（汤浸，去白、瓤，焙干）三分，桑根白皮（锉）一两，皂荚（不蛀者，去黑皮，涂酥炙微黄焦，去子）四挺

上一十味，捣罗为末，炼蜜和捣三百杵，丸如梧桐子大。每服三十丸，食后温水下。

木通饮方　治肺胀胸膈膨胀，喘嗽缺盆中痛。

木通（锉）、桔梗（炒）、桑根白皮（锉）、升麻、黄芩（去黑心）各一两半，恶实（炒）一两。

上六味，粗捣筛，每服五钱匕，水一盏半，入生地黄（切）半分，煎至八分，去滓，温服。

卷第五十　肺痈喘急胠满

平肺汤方　治肺痈，气逆喘咳。

黄芪（锉）一两，沉香半两，紫菀（去土）、人参、紫苏（去梗）各二两，杏仁（去皮尖、双仁，麸炒）、橘皮（汤，去白，焙）各一两。

上七味，㕮咀如麻豆，每服五钱匕，水一盏半，煎至八分。去滓，温服，日三。

杏仁丸方　治肺痈喘急。

杏仁（去皮尖、双仁，麸炒研入）、甜葶苈（隔纸炒）、皂荚（刮去黑皮，蜜炙）各一两。

上三味，捣罗为末，炼蜜和丸，如梧桐子大。生姜蜜汤下十丸，至二十丸，食后临卧服。

夜合汤方 治肺痈咳喘，体有微热烦满，胸前皮甲错者。

夜合白皮（锉）一两。

上一味，以水三盏，取一盏半，分温二服。

华盖散方 治肺痈上喘咳嗽，胸膈满闷，口干烦热及吐血。

赤茯苓（去黑皮）、甜葶苈（隔纸炒）、桑根白皮（锉）各一两，大黄（湿纸裹，煨熟）半两。

上四味，捣罗为散。每服二钱匕，生姜汤调下，食后临卧服。

卷第五十 肺脏痰毒壅滞

前胡饮方 治肺热咳嗽痰壅，气喘不安。

前胡（去芦头）一两半，贝母（去心）、白前各一两，麦门冬（去心，焙）一两半，枳壳（去瓤，麸炒）一两，芍药（赤者）、麻黄（去根、节）各一两半，大黄（蒸）一两。

上八味，㕮咀，如麻豆，每服三钱匕，以水一盏，煎取七分。去滓，食后温服，日二。

款冬花丸方 治肺气不调，上膈痰滞，喘满气促，语声不出。

款冬花（焙）半两，马兜铃、杏仁（去皮尖、双仁，炒）各一分，苦葶苈（隔纸微炒）半两，桂（去粗皮）一钱。

上五味，捣罗为细末，煮枣肉和丸，如梧桐子大。每服二十丸，食后临卧以温水下。

卷第五十 大肠门·大肠实

生姜泄肠汤方 治大肠实热，大便不通，腹胁胀满，腰背重痛，上气喘满。

生姜（切，焙）、陈橘皮（去白，焙）、青竹茹、白术、黄芩（去黑心）、栀子仁各一两半，桂（去粗皮）半两，生地黄五两，赤茯苓（去黑皮）二两。

上九味，锉如麻豆大，每服五钱匕，水一盏半，枣（擘破）一枚，煎至一盏，去滓，入芒硝末一钱匕，再煎一沸，温服。

杏仁汤方 治大肠实热，大便不通，上气喘咳，心神烦闷。

杏仁（汤浸，去皮尖、双仁，炒）、甘草（炙，锉）各一两，赤芍药、麦门冬（去心，焙）、黄芩（去黑心）、细辛（去苗、叶）、五味子各三分，大黄（锉，炒）一两半，石膏（碎）二两。

上九味，粗捣筛，每服三钱匕，水一盏，煎至六分，去滓，食前温服。

卷第五十四 三焦门·上焦虚寒

胡椒理中丸方 治上焦虚寒，气不宣通，咳嗽喘急，逆气虚痞，胸膈噎闷，腹胁满痛，迫塞短气，不能饮食，呕吐痰水。

胡椒、荜茇、干姜（炮）、款冬花（去梗）、甘草（炙，锉）、陈橘皮（汤浸，去白，焙）、高良姜、细辛（去苗、叶）各四两，白术五两。

上九味，捣罗为末，炼蜜丸如梧桐子大，每服五七丸，温汤下，米饮亦得，不拘时候，日再。

卷第六十四·膈痰结实

金箔丸方 治膈痰结实，咽喉不利，咳嗽喘息。

金箔（研）十五片，牛黄（研）、麝香（研）各半钱，龙脑（研）、珍珠末（研）、马牙硝（研）、硼砂各一钱，丹砂（研）一两，甘草末二两。

上九味，合研令匀，炼蜜丸如鸡头大。每服一丸，食后温薄荷或人参汤嚼下。

八珍丸方 治膈痰结实，胸膈不利，喘嗽呕逆。

丹砂（研）半两，犀角（镑）、羚羊角（镑）、牛黄（研）、茯神（去木，捣末）、龙脑（研）各一分，天南星（牛胆内制，阴干）一钱半，硼砂（研）一钱。

上八味，合研令匀，炼蜜丸如鸡头实大，每服一丸，食后人参荆芥汤嚼下。

银粉丸方 治膈痰结实，满闷喘逆，化痰。

粉霜、铅白霜、白矾（熬，令汁枯）、水银、铅（与水银结砂子）各半两，天南星（炮）一两半，半夏（汤浸七遍，焙）、丹砂（研）各一两。

上八味，各捣研为末，合研令匀，面糊丸如梧桐子大。每服三丸，食后薄荷汤下，小儿丸如麻子大。

半夏丸方 治膈痰结实，胸中痞闷，咳嗽喘急。

半夏（汤洗七遍，焙）五两，皂荚（去皮、子，捶碎，水一升煮，焙）五挺，生姜（切，焙）五两。

上三味，捣罗为末，入生姜汁炼蜜和丸，如梧桐子大，每服二十丸，食后炮皂荚子汤下。

卷第六十五　咳嗽门·咳嗽

蛤蚧丸方 治咳嗽喘急。

蛤蚧（酥炙）一对，葶苈子（纸上炒，另研）、杏仁（汤浸，去皮尖、双仁，炒）各二两，款冬花、贝母（去心）、诃黎勒皮各一两，甘草（炙，锉）半两。

上七味，除葶苈、杏仁外，捣罗为末，另研二味再研匀，炼蜜和丸，如梧桐子大，食后煎桑白皮汤下二十丸。

卷第六十五　咳嗽门·暴嗽

贝母煎方 治暴发咳嗽，胸膈不利，痰涎喘急。

贝母（去心）、紫菀（去苗土）、杏仁（去皮尖、双仁，麸炒，研）、桑根白皮各一两，五味子、百部、甘草（炙）、白前各半两。

上八味，并细锉。以水七盏，煎至四盏，去滓，入生地黄汁五合、生麦门冬汁三合、白蜜三合、酥二两，于银石器内，以慢火煎成，收于不津器中，每服一匙头，不拘时含化。

卷第六十五　咳嗽门·久　嗽

黑金散方 治久咳嗽喘息。

猪蹄合子（黑者，水浸洗净）四十九枚，天南星（大者，锉）一枚，款冬花（带蕊者，末）半两。

上三味，用瓶子一枚，铺猪蹄合子在内，上以天南星匀盖之，合了盐泥赤石脂，固济火煅，白烟出为度，候冷取出，入款冬花末，并麝香一分，龙脑少许，同研。每服一钱匕，食后煎桑根白皮汤调下，若年少即用生犀角，中年即用羚羊角末各半两，代猪蹄合子。

卷第六十五　咳嗽门·冷　嗽

细辛散方 治肺寒，咳嗽喘满。

细辛（去苗、叶）、甘草（炙，锉）、干姜（炮裂）、五味子各三两，赤茯苓（去黑皮）四两。

上五味，捣罗为散。每服二钱匕，沸汤点服，日三。

卷第六十五　咳嗽门·热　嗽

华盖汤方 治上喘咳嗽，兼治膈热。

桑根白皮（锉）、陈曲（炒）、桔梗（炒）各一分，人参、百合各三分，甘草（炙，锉）、杏仁（去皮尖、双仁，炒）各半两。

上七味，粗捣筛，每服二钱匕，水一盏，煎至六分，食后温服。

卷第六十五　咳嗽门·呷　嗽

紫菀杏仁煎方 治肺脏气积，喉中呷嗽不止，皆因肺脏虚损，致劳气相侵，或胃中冷，膈上热者，并宜服。

紫菀（去苗土）一两半，杏仁（去皮尖、双仁，另细研）半升，生姜汁三合，地黄汁五合，酥二两，蜜一升，大枣肉半升，贝母（去心）三两，白茯苓（去黑皮）、五味子（炒）、人参、甘草（炙，锉）、桔梗（锉，炒）、地骨皮各一两。

上一十四味，捣罗八味为末，调和诸自然汁，并酥、蜜、杏仁等，同于铜银器中，以文武火煎，频搅令匀，煎百十沸成煎后，再于甑上蒸三五遍，每服食后服一匙头，便仰卧少时，渐渐咽药，夜再服。

卷第六十六　咳嗽上气

五味子汤方　治咳嗽上气，语声不出，心胸痞闷，头昏痰涎，小便赤涩。

五味子（炒）、人参、桑根白皮（炙，锉）、麦门冬（去心，焙）、防风（去叉）、麻黄（去根、节）、细辛（去苗、叶）、甘草（炙，锉）、白前、杏仁（汤浸，去皮尖、双仁，麸炒）、枳壳（去瓤，麸炒）各半两，甜葶苈（隔纸炒）三分。

上一十二味，粗捣筛，每服三钱匕，水一盏，入生姜三片，同煎至七分，去滓，食后临卧温服。

百部丸方　治上气咳嗽。

百部、款冬花（去梗）、天门冬（去心，焙）、贝母（去心，炒）、桔梗（炒）、紫菀（去苗土）等份。

上六味，捣罗为末，炼蜜丸如梧桐子大。每服二十丸，食后煎甘草乌梅汤下。

华盖煮散方　治咳嗽上气。

款冬花（去梗）、知母（焙）、贝母（去心，炒）各一两，紫菀（去苗土）、桔梗（炒）各三分，木香、甜葶苈（微炒）各半两，杏仁（去皮尖、双仁，炒）三分，防己半两，蝉壳一两。

上一十味，捣罗为散，每服三钱匕，水一盏，入酥少许，煎至七分，食后温服。

蜀椒丸方　治咳嗽上气。

蜀椒（去目及闭口，炒出汗）、乌头（炮裂，去皮、脐）、杏仁（汤浸，去皮尖、双仁，炒）、皂荚酥（炙，去皮、子，锉）、白矾（枯）各半两，细辛（去苗、叶）、款冬花（去梗）、紫菀（去苗土）、干姜（炮）各三分，吴茱萸（汤浸洗，焙干，炒）、麻黄（去根、节）各一两。

上一十一味，捣罗为末，炼蜜为丸，如梧桐子大。每服二十丸，临卧用熟水下，至三十丸。

润膈丸方　治积年咳嗽上气，涎唾稠黏，五心烦躁，不思饮食，心肺留热。

阿胶（炒燥）、熟干地黄（焙）、白茯苓（去黑皮）、山芋、五味子各一两，麦门冬（去心，焙）、贝母（去心，炒）、百部、柏子仁（炒，另研）、丹参、茯神（去木）各半两，人参、远志（去心）、防风（去叉）各一两，杜仲（去粗皮，炙，锉）半两。

上一十五味，捣罗为细末，炼蜜和丸，如弹子大。每服一丸，水一盏化破，煎至六分，时时温服。

款冬花丸方　治三十年，上气咳嗽脓血，喘息不得卧。

款冬花（去梗）、干姜（炮）、蜀椒（去目及闭口者，炒出汗）、吴茱萸（净洗，焙干，炒）、桂（去粗皮）、菖蒲（锉，米泔浸半日，炒干）各一两一分，人参、细辛（去苗、叶）、芫花（醋浸，炒干）、紫菀（去苗土）、甘草（炙，锉）、桔梗（炒）、白茯苓（去黑皮）、皂荚（炙，去皮、子）各三分。

上一十四味，捣罗为末，炼蜜为丸，如梧桐子大。每服酒下五丸，加至十丸，三日服。

五嗽丸方　治肺寒咳嗽上气。

桂（去粗皮）、干姜（炮）、皂荚（酥炙，去皮、子）各一两。

上三味，捣罗为末，炼蜜和丸，如梧桐

子大。每服十丸，温水下，食后临卧服。

龙脑丸方　治多年上气咳嗽。

龙脑（细研）一钱，诃黎勒皮半两，皂荚（炙令黄色，去皮、子）一挺。

上三味，先捣诃黎勒皮、皂荚，细罗为末，次入龙脑，同研令匀，炼蜜为丸，如梧桐子大。每日空腹，煎贝母汤下七丸，日二夜一。

香豉丸方　治三十年咳嗽上气。

豉（炒令香）半两，细辛（去苗、叶）一两，紫菀（去苗）二两，吴茱萸（汤洗，焙干，炒）、甘草（炙，锉）、杏仁（去皮尖、双仁，炒研如脂）各一两。

上六味，除杏仁外，捣罗为末，与杏仁同研令匀，炼蜜为丸，如梧桐子大。每服三丸，含化，日四五服。

郁李仁煎方　治积年上气咳嗽，不得卧。

郁李仁（去皮尖、双仁）一两。

上一味，用水一升，研如杏酪，去滓，煮令无辛气，次下酥一枣许，同煮熟放温，顿服之。

槟榔汤方　治上气腹胀胸满，咳嗽不下食。

槟榔（锉）一十四枚，蜜二合，高良姜一两，枇杷叶（刷去毛，炙）一握，生姜（切，焙）三两，酥三两。

上六味，先将四味粗捣筛，以水三升，煮取一升，去滓，下酥、蜜，煎三五沸，分温三服，相去如人行八九里，再服，重者不过三剂。

柴胡桑白皮汤方　治咳嗽上气促急，心躁寒热，四肢烦疼，夜间甚者。

柴胡（去苗）、桑根白皮、天雄（炮裂，去皮、脐）、羌活（去芦头）、枳壳（去瓤，麸炒）、大腹（连皮锉）各一两半，黄连（去须）、当归（切，焙）、麻黄（去根、节）、桂（去粗皮）、甘草（炙，锉）各一两，白

梅（拍碎）四枚，黄芩（去黑心）、旋覆花（微炒）各半两。

上一十四味，锉如麻豆，每服五钱匕，水一盏半，入生姜三片，同煎至八分，去滓，温服。

马兜铃散方　治肺热，上气喘逆，咳嗽咯血。

马兜铃、黄芩（去黑心）、知母（切，焙）、白茯苓（去黑皮）、紫菀（去苗土）、麻黄（去根、节）、甘草（炙，锉）、杏仁（去皮尖、双仁，炒黄）、贝母（去心）、大黄（锉，炒）各半两。

上一十味，捣罗为散。每服二钱匕，煎桑根白皮枣汤调下。

紫菀丸方　治咳嗽上气，胸膈烦闷。

紫菀（去苗土）、贝母（去心）、人参、赤茯苓（去黑皮）、陈橘皮（去白，焙）各一两半，桂（去粗皮）、款冬花（去梗）、百部各一两一分，甘草（炙，锉）三分，杏仁（去皮尖、双仁，炒研）三两。

上一十味，捣罗为末，炼蜜为丸，如梧桐子大。每日饭后熟水下十丸，加至二十丸。

紫菀汤方　治咳嗽喘急，胸腹胁肋胀闷疼痛。

紫菀（去苗土）、桔梗（锉，炒）、款冬花（去梗）、枳壳（去瓤，麸炒）各一两，陈橘皮（去白，焙）半两，赤茯苓（去黑皮）、赤芍药、百合各一两半，大腹（锉）二枚。

上九味，粗捣筛，每服三钱匕，水一盏，煎至七分。去滓，温服，食后，日二服。

桂杏丸方　治咳嗽上气，语声不出，心中烦闷。

桂（去粗皮，为末）二两，杏仁（去皮尖、双仁，炒黄，研膏）三两。

上二味同杵匀，每用新绵裹如枣大，含化不拘时。

白前汤方　治咳嗽喘闷，背髆烦疼，四肢无力。

白前一两半，杏仁（去双仁、尖皮，炒）二七枚，紫菀（去苗土）、黄芩各一两，麦门冬（去心，焙）二两，紫苏茎叶三分，陈橘皮（汤浸，去白，炒）半两，大麻仁（净淘，研细）。

上八味，除研大麻仁入外，粗捣筛，每服三钱匕，水一盏，入生姜五片，煎至数沸，入研麻仁半钱匕，再煎至七分。去滓，食后温服，日二。

杏仁丸方 治咳嗽喘促。

杏仁（去双仁、皮尖，炒研）三两，麦门冬（去心，焙）、百合、贝母（去心）、知母（焙）、甘草（炙，锉）各一两，白茯苓（去黑皮）一两半，干姜（炮）、桂（去粗皮）各半两。

上九味，捣罗为末，炼蜜和丸，如弹子大。每含化一丸，咽津。

四神散方 治肺气不和，上气咳嗽。

款冬花（去梗）、贝母（去心）、白薇、百部各一两半。

上四味，捣罗为散。每日食后，以蜜汤调下三钱匕。

地黄煎方 治肺脏气不和，上气咳嗽。

地黄汁一升半，麦门冬汁、生姜汁、天门冬汁各五合，玄参、柴胡（去苗）、赤茯苓（去黑皮）、射干各一两，黄牛乳一升，蜜二升，黄牛酥五两，黄芪（锉，炒）、桂（去粗皮）、人参、五味子（炒）、款冬花、紫菀（去苗土）、贝母（去心）各二两，杏仁（去尖皮、双仁，研）五两。

上一十九味，捣罗余药为末，次将自然汁及酥、乳、蜜等，入铜银器中，以文武火煎百十沸，时时搅转，然后旋旋调下诸药末，搅令匀，煎百余沸，来日封闭于甑上，蒸两炊久，待冷以蜡纸紧封闭十数日，时复一看，莫令损动。每日饭后服一匙头，便仰卧，渐渐咽之。令药浸润心肺，至夜临睡时，如前再服。

卷第六十六 咳嗽呕吐

金华丸方 治一切喘嗽，痰涎吐逆。

滑石（为末）一两，款冬花四两。

上二味，以款冬花捣为粗末，入沙合内，铺底盖头，置滑石于中，固济合子令密，用炭火五斤，煨之通赤，候冷取出，不用款冬花灰，只取滑石末，研极细，另以款冬花细末二两，白面三钱匕，水一碗化开，慢火熬成稀膏，入前滑石末和匀，丸如梧桐子大。临卧以一丸于生油内滚过，干咽。

卷第六十六 咳逆短气

玉液饮方 治咳逆短气，喘息气不相续。

甘草（炙，锉）、杏仁（去皮尖、双仁，研）、人参、陈橘皮（汤浸，去白，焙）、五味子（炒）各一两。

上五味，粗捣筛，每服五钱匕，用水二盏，生姜三片，大枣（擘）一枚，同煎至一盏，去滓，温服，不拘时候。

紫苏知母汤方 治咳逆痰喘气促。

紫苏（连茎、叶）、知母（焙）、贝母（去心）、款冬花、五味子（炒）、人参、桑根白皮（锉）各一两，厚朴（去粗皮，生姜汁炙）、甘草（炙，锉）各半两。

上九味，粗捣筛，每服三钱匕，水一盏半，入生姜三片，煎至七分，去滓，温服，不计时候。

卷第六十六 咳嗽面目浮肿

郁李仁丸方 治喘嗽痰实，身与头面微肿，小便不利。

郁李仁（去皮尖，研）一两一分，葶苈子（隔纸炒）三两，杏仁（汤浸，去皮尖、双仁，炒研）三分，防己二两，紫苏叶一两一分，陈橘皮（汤浸，去白，焙）、赤茯苓

（去黑皮）各一两。

上七味，捣研为末，炼蜜和丸，如梧桐子大。每服二十丸至三十丸，食后生姜紫苏汤下。

赤茯苓汤方　治喘嗽，消肿满，进饮食。

赤茯苓（去黑皮）、大腹子（锉）、五味子、桑根白皮（锉）、紫苏茎叶（锉）、人参、陈橘皮（汤浸，去白，焙）各一两，甘草（炙，锉）半两。

上八味，粗捣筛，每服四钱匕，水一盏半，入生姜三片、枣二枚，同煎至八分。去滓，不拘时温服。

五灵脂汤方　治喘嗽浮肿。

五灵脂半两，马兜铃、槟榔（锉）各一分。

上三味，粗捣筛，每服一钱半匕，蜜半匙，水一盏，煎至七分。去滓，热服。

卷第六十七　诸气门·上气

诃黎勒汤方　治上气喘急。

诃黎勒皮半两，五味子（炒）一两，麻黄（去根、节）、杏仁（汤浸，去皮尖、双仁，炒）各半两，甘草（炙，锉）。

上五味，粗捣筛，每服二钱匕，水一盏，入生姜三片，煎至六分。去滓，热服，不计时候。

荜茇丸方　治上气倚息，不得卧。

荜茇、昆布（洗，炒干）、吴茱萸（汤洗，焙，微炒）、葶苈（隔纸炒紫色）、杏仁（汤，去皮尖、双仁，炒，研细）各一两。

上五味，先捣前四味，罗为细末，与杏仁同研令匀，炼蜜和丸，如梧桐子大。空腹粥饮下五丸，稍加至十丸。

马兜铃散方　治上气喘急。

马兜铃根一两，木香、楝实（微炮）各三分。

上三味，捣罗为散。每服二钱匕，浓煎乌梅蜜汤调下，食后临卧服。

款气丸方　治上气喘促，涕唾稠黏，久不瘥。

防己、甜葶苈（隔纸炒）各半两，黑牵牛（炒香热）一两。

上三味，捣罗为细末，炼蜜和丸，如梧桐子大。每服二十丸，食后临卧，浓煎桑白皮汤下。

降气散方　治上气喘急，心胸满闷。

青橘皮（汤浸，去白，焙）半两，巴豆十四枚。

上二味，同一处炒，令巴豆焦赤，取青橘皮捣为细末，巴豆不用。每服一钱匕，浓煎丁香汤调下。不计时候，量虚实加减服。

双仁丸方　治上气喘急。

桃仁、杏仁（去双仁、皮尖，炒）各半两。

上二味，细研，水调生面少许和丸，如梧桐子大。每服十丸，生姜汤下，微利为度。

卷第六十七　诸气门·上气腹胀

固气汤方　治上气喘瘀，胀满气促。

乌药、沉香、赤茯苓（去黑皮）、麦蘖（炒）、枳壳（去瓤，麸炒）、黄芪（锉）、木香、甘草（炙）各二两半。

上八味，粗捣筛，每服三钱匕，水一盏，生姜少许，同煎七分，去滓温服，不拘时服。

卷第六十七　诸气门·上气喉中如水鸡声

贝母汤方　治咳逆喉中如水鸡声。

贝母（去心，炒）一两，麻黄（去节，锉）二两，桂（去粗皮）二两，半夏（汤洗七遍去滑，生姜汁制，炒干）、干姜（炮）各一两半，甘草（微炙，锉）一两。

上六味，粗捣筛，每服三钱匕，水一盏，煎至六分。去滓，温服。日三。

卷第六十七　诸气门·短气

款气秘效丸方　治肺胃气虚，触冒风寒，短气喘促，眠睡不得。

苦葶苈（纸衬炒紫色，另研为细末）二两，桑根白皮（炙黄，锉）三钱，马兜铃根（去土）一两，麻黄（去根、节）一分。

上四味，除葶苈外，捣罗为末，入葶苈研，拌令匀，煮枣肉为丸，如梧桐子大。每服二十丸，煎阿胶皂子汤下，食后临卧服。

卷第八十六　虚劳门·肺劳

紫金丸方　治肺劳胸满，气急喘嗽，气不升降，饮食减少。

羊脊骨全（以硇砂一分、酒二盏化开，浸骨一复时取出，炙令焦黄，另研为末）一条，生地黄（研，绞取汁）十斤，杏仁（去皮尖、双仁，炒）五升，蜀椒（去目并合口者，炒出汗）半斤，附子（炮裂，去皮、脐）半斤。

上五味，除地黄汁、脊骨末外，并捣罗为末，取地黄汁于银锅中，用炭火一片，以灰罨四面煎之，勿令火急，便入诸药末，以柳木篦搅三百下后，方入脊骨末，又搅勿住手，但看稀稠可丸，即丸如梧桐子大。每服空心温酒下十丸，每服后良久，以饭压之，女子服亦得。

卷第八十七　气劳

天门冬丸方　治气劳咳嗽喘促，下焦虚损，上焦烦热，四肢羸瘦。

天门冬（去心，焙）、鳖甲（去裙襕，醋炙）、麦门冬（去心，焙）、熟干地黄（焙）各二两，人参、黄芪（锉）、牛膝（酒浸白，焙）、杏仁（汤浸，去皮尖、双仁，炒研）、白茯苓（去黑皮）、山芋、五味子（炒）、石斛（去根）、枸杞子各一两，沉香（锉）、诃黎勒皮、肉苁蓉（酒浸一宿，切，焙）、紫菀（去苗土）各三分。

上一十七味，捣研为末，炼蜜和捣三五百杵，丸如梧桐子大，每服二十丸，食前枣汤下。

卷第八十七　急劳

黄芪汤方　治暴急劳疾，痰嗽喘满。

黄芪（锉）、款冬花、贝母（去心，焙）一两半，麻黄（去节）、柴胡（去苗）、甘草（炙，锉）、桂（去粗皮）、麦门冬（去心，焙）、人参、生干地黄（焙）、桑根白皮（锉）、紫菀（去苗土）、白茯苓（去黑皮）、杏仁（去皮尖、双仁，炒）各一两。

上一十四味，粗捣筛，每服五钱匕，水一盏半，入生姜七片，同煎至八分，去滓，温服，食后服。

卷第八十八　虚劳上气

五味子汤方　治虚劳上气，胸膈不利，喘急咳唾稠黏，不思饮食。

五味子、诃黎勒皮、前胡（去芦头）、麦门冬（去心，焙）各一两，人参、枳壳（去瓤，麸炒）、紫苏茎叶、大腹皮、甘草（炙，锉）各三分，陈橘皮（汤浸，去白，焙）、半夏（汤浸去滑七遍）各半两。

上一十一味，粗捣筛，每服三钱匕，水一盏，入生姜半分，煎至七分。去滓，温服，不拘时候。

卷第八十七　虚劳咳嗽

秦艽汤方　治虚劳喘嗽，寒热盗汗。

秦艽（去苗土）、甘草（炙，锉）各一两，桂（去粗皮）、柴胡（去苗）、当归（切，焙）各半两。

上五味，粗捣筛，每服三钱匕，水一盏，入生姜二片，乌梅并枣各一枚擘破，同煎至七分，去滓，温服。

卷第九十　虚劳呕吐血

七宝丸　治虚劳喘急，咳嗽，吐血咯血。定喘。

芦荟、茯神（去木）、麦冬（去心，焙）、款冬花、知母、柏子仁各一两，生干地黄（焙）半两。

上七味，捣罗为末，炼蜜为丸，如弹丸大。每服一丸，河水一盏，入生姜少许，煎至六分，和滓温服，不拘时。

卷第一百六十三 产后上气

杏仁饮方 治产后上气喘急。

杏仁（去皮尖、双仁，炒）、紫苏茎叶（锉）、麻黄（去根、节）、麦门冬（去心，焙）、五味子（炒）、桑根白皮（锉，炒）、甘草（炙，锉）、陈橘皮（汤，去白，焙）各一两。

上八味，粗捣筛，每服三钱匕，水一盏，煎至七分。去滓，温服，不拘时候。

桑白皮汤方 治产后上气，虚喘咳逆。

桑根白皮（锉，炒）、款冬花（去梗）、五味子（炒）、杏仁（去皮尖，双仁，炒，研如膏）、当归（切，焙）、人参、甜葶苈（纸上炒）、防己（锉）各一两。

上八味，粗捣筛，每服二钱匕，水一盏，煎至七分。去滓，温服，不拘时候。

紫苏子饮方 治产后肺气上喘烦闷。

紫苏子（纸上炒）、人参、陈橘皮（去白，焙）、大腹皮（锉）、桑根白皮（锉）、甜葶苈（纸上炒）、甘草（炙，锉）、当归（切，焙）各一两。

上八味，粗捣筛，每服二钱匕，水一盏，煎至七分。去滓，温服，不拘时候。

人参汤方 治产后上气，喘急烦闷。

人参、陈橘皮（汤，去白，焙）、厚朴（去粗皮，生姜汁炙）、麻黄（去根、节）、白前、防己、桑根白皮（锉）、杏仁（汤去皮尖，双仁，研如膏）、诃黎勒（炮，去核）、当归（切，焙）各一两。

上一十味，粗捣筛，每服二钱匕，水一

盏，煎至七分。去滓，温服，不拘时候。

赤茯苓饮方 治产后上气喘急。

赤茯苓（去黑皮）、甜葶苈（纸上炒）、桑根白皮（锉）、当归（切，焙）、枳壳（去瓤，麸炒）、细辛（去苗、叶）、郁李仁（去皮尖，研如膏）、桂（去粗皮）各一两。

上八味，粗捣筛，每服二钱匕，水一盏，煎至七分。去滓，温服，不拘时候。

紫菀汤方 治产后上气，咳逆烦闷。

紫菀（去土）、人参、陈橘皮（汤，去白，焙）、紫苏茎叶、诃黎勒（炮，去核）、枳壳（去瓤，麸炒）、细辛（去苗、叶）、郁李仁（去皮尖，研如膏）、杏仁（汤去皮尖，双仁，研如膏）、桂（去粗皮）、赤茯苓（去黑皮）、甘草（炙，锉）、当归（切，焙）各一两、大黄（锉，炒）半两。

上一十四味，粗捣筛，每服二钱匕，水一盏，煎至七分。去滓，温服，不拘时候。

橘皮散方 治产后上气，胸膈不利。

青橘皮（汤，去白，焙）、诃黎勒（炮，去核）、紫苏子（炒）、杏仁（汤，去皮尖，双仁，研如膏）、甘草（炙，锉）各一两。

上五味，捣罗为散。每服二钱匕，煎桑根白皮汤调下，不拘时候。

大腹汤方 治产后上气，喘急满闷。

大腹皮（锉，炒）、前胡（去芦头）、槟榔（煨，锉）、百部根（锉）、陈橘皮（汤，去白，焙）、枳实（去瓤，麸炒）、桑根白皮（锉，炒）、杏仁（汤，去皮尖，双仁，炒，研如膏）、当归（切，焙）、人参各一两。

上一十味，粗捣筛，每服二钱匕，水一盏，煎至七分。去滓，温服，不拘时候。

润气煎方 治产后上气喘急，咽嗌不利。

陈橘皮（汤，去白，焙）、紫菀（去土）、人参、紫苏叶、甘草（炙，锉）、杏仁（汤，去皮尖，双仁，炒）、五味子（去梗）各一两。

上七味，捣罗为细末，蜜半盏，生姜自然汁三分，同药和匀，置瓷器中，甑上炊熟。每服半匙许，热汤化下，不拘时候。

卷第一百七十四　小儿伤寒

茯苓汤方　治小儿伤寒，喘粗，肌热烦躁作渴。

白茯苓一两，乌梅肉（微炒）半两，干木瓜一两。

上三味，捣筛为粗末，每服一钱匕，以水一小盏，入生姜钱子一片，煎至五分，去滓温服，不计时候，量儿大小加减。

卷第一百七十六　小儿咳逆上气

杏仁煎丸方　治小儿咳逆上气。

杏仁（去皮尖、双仁，研）、紫菀（去苗土）、款冬花（炒）各一两，麻黄（去根、节）八两，五味子、桂（去粗皮）各半两，甘草（炙，锉）、干姜（炮）各二两。

上八味，除麻黄、杏仁外，捣罗为末，以水一斗，先煎麻黄至六升，去滓下杏仁，更煎至三升，乃纳诸药及饧糖四两、蜜八两，于慢火上，搅不停手，熬令可丸，即丸如大豆大。五六岁儿，每服三丸，食后温熟水化下，日三。

吴茱萸汤方　治小儿咳逆。

吴茱萸（汤洗五遍炒）二两，桂（去粗皮）半两，款冬花（炒）、射干、紫菀（去苗土）各一两。

上五味，粗捣筛，每用一钱匕，水一盏，生姜一枣大，拍碎，煎至五分。去滓，分温三服，更量儿大小加减。

麻黄汤方　治小儿咳逆喘息，如水鸡声。

麻黄（去根筛煎，去沫，焙）、射干、紫菀（去苗土）、甘草（炙，锉）各一两，桂（去粗皮）半两，半夏（生姜汤洗十遍，炒）五枚。

上六味，粗捣筛，五六岁儿，每服一钱匕，水一盏，枣一枚，生姜少许，煎至五分，去滓，纳蜜半钱匕，更煎一二沸。食后温服，日三，量儿大小加减。

七味半夏汤方　治小儿上气，咳逆不止。

半夏（汤洗十遍，炒）二两，紫菀（去苗土）、桂（去粗皮）、阿胶（炙令燥）、甘草（炙，锉）各一两，细辛（去苗、叶）、款冬花各半两。

上七味，粗捣筛，每服一钱匕，水一盏，生姜少许，煎至五分。去滓，投蜜一匙搅化，食后服，日三，更量儿大小加减。

五味半夏汤方　治小儿咳逆上气。

半夏（生姜汤洗十遍，炒）、紫菀（去苗土）、细辛（去苗、叶）、阿胶（炙令燥）、桂（去粗皮）各二两。

上五味，粗捣筛，每用一钱匕，水一盏，煎至六分。去滓，分温三服，空心，午间日晚各一，更量儿大小加减。

紫菀散方　治小儿咳逆上气，喉中有声，不通利。

紫菀（去苗土）一两，杏仁（去皮尖、双仁，炒）、细辛（去苗、叶）、款冬花各一分。

上四味，捣罗为散。二三岁儿，每服半钱匕，米饮调下，日三，更量大小加减。

射干汤方　治小儿上气喘息，如水鸡声。

射干、半夏（汤浸洗七遍，焙）各一两，桂（去粗皮）一两半。

上三味，粗捣筛，五六岁儿，每服一钱匕，水一盏，生姜少许，煎至四分。去滓，温服。

杏蜜煎方　治小儿咳逆上气。

杏仁（去尖皮、双仁，生研如膏）、蜜各二两。

上二味和匀，于银石锅内，慢火熬成煎旋丸。一二岁儿，每服如绿豆大一丸，温水化下，更量儿大小加减。

桔梗饮方 治小儿上气咳嗽，不得安卧。

桔梗（锉，炒）一两，桑根白皮（锉）、贝母（去心）、白茯苓（去黑皮）、大青、五味子、吴蓝、人参各三分，甘草（炙，锉）一两半。

上九味，粗捣筛，每服一钱匕，水八分，煎至四分。去滓，食后温服，量大小加减。

前胡丸方 治小儿咳逆上气，喘满气促，调顺胃气，进益饮食。

前胡（去苗）、人参、半夏（汤浸去滑七遍，切，焙）、白术各一两，丁香一分。

上五味，捣罗为细末，生姜自然汁煮面糊，丸如绿豆大。每服五丸至七丸，食后临卧生姜汤下。

紫菀汤方 治小儿咳嗽气急。

紫菀（去苗土）二两，贝母（去心，洗）、款冬花各一两。

上三味细锉，每服一钱匕，以水七分，煎取四分，去滓，温服食后。

《黄帝素问宣明论方》

金·刘完素撰

卷九 痰饮门·痰饮总论

大人参半夏丸 化痰坠涎，止嗽定喘，治诸痰，不可尽述。呕吐痰逆，痰厥头痛，风气偏正头疼，风壅头目昏眩，耳鸣鼻塞，咽膈不利，心腹痞满，筋脉拘卷，肢体麻痹疼痛，中风偏枯，咳唾稠黏，肺痿劳嗽。虚人保养，宣通气血，调和脏腑，进饮食。

人参、茯苓（去皮）、天南星、薄荷叶各半两，半夏、干生姜、白矾（生）、寒水石各一两，蛤粉一两，藿香叶一分。

上为末，面糊为丸，如小豆大，生姜汤下二三十丸，食后，温水亦得。

一法，加黄连半两、黄柏二两，水丸，取效愈妙。治酒病，调和脏腑，尤宜服之。

半夏瓜蒌丸 治远近痰嗽，烦喘不止者。

半夏（生姜制）、瓜蒌、杏仁（去皮尖）、白矾（枯，杵）、款冬花各等份。

上为末，生姜汁打面糊为丸，如桐子大，每服二十丸，煎生姜汤下，不计时候。

知母茯苓汤 治肺痿喘咳不已，往来寒热，自汗。

茯苓（去皮）、甘草各一两，知母、五味子、人参、薄荷、半夏（洗七次）、柴胡、白术、款冬花、桔梗、麦门冬、黄芩各半两，川芎三钱，阿胶（炒）三钱。

上为末，每服三钱，水一盏半，生姜十片，同煎至七分，去滓，稍热服。

人参润肺汤 治肺气不足，喘急咳嗽不已，并伤寒头疼，憎寒壮热，四肢疼痛。

人参、桔梗、白芷、麻黄（去节）、干葛、白术、甘草（炙）各一两，白姜半两。

上为末，每服二钱，水一大盏，生姜三片，葱白二寸，煎至八分。如出汗，连进二服，通口温服。

杏仁半夏汤 治肺痿，涎喘不定，咳嗽不已，及甚者往来寒热。

杏仁（去皮）、桔梗、陈皮（去白）、茯苓（去皮）、汉防己、白矾、桑白皮各三钱，薄荷叶一钱，甘草二寸，猪牙皂角一钱。

上为末，作二服，水二盏，生姜三片，煎至六分。去滓，食后，温服。

防己丸 治肺不足，喘嗽久不已者。调顺气血，消化痰涎。

防己二钱，杏仁三两，木香二钱。

上为末，炼蜜为丸，如小豆大，每服二十丸，煎桑白皮汤下。如大便闭，加葶苈一两，食后服。

葶苈散 治肺气喘满痰嗽，眠卧不安，不思饮食。

苦葶苈、蛤粉各三钱，桑白皮、山栀子、人参、荆芥穗、薄荷叶、赤茯苓（去皮）、陈皮、桔梗、杏仁、甘草各半两。

上为末，每服三钱，水一大盏，入生姜三片，煎至六分，去滓，温服，食后。

保安半夏丸　治久新诸嗽，或上逆涎喘，短气痰鸣，咽干烦渴，大小便涩滞，肺痿劳劣，心腹痞满急痛，中满隔气，上实下虚，酒食积聚不消。补养气血，宣行营卫。

半夏、天南星各半两，牵牛二两，大黄半两，黄柏一两半，蛤粉一两，巴豆四个。

上为末，水为丸，如小豆大。每服十丸、十五丸，温水下，食后，日三服。孕妇不可服。

又方　无巴豆，有干姜一钱半。

人参保肺汤　治五劳七伤，喘气不接，涎痰稠黏，骨蒸潮热。

人参、柴胡、当归、芍药、桑白皮、知母、白术、川芎、黄芪、紫菀、荆芥、地骨皮各一分，茯苓（去皮）、黄芩、连翘、大黄、薄荷（山栀子同）各半两，甘草、桔梗各一两，石膏、滑石、寒水石各半两。

上为末，每服三钱，水一盏，生姜三片，煎至七分，去滓，温服。泄者，去大黄，同人参半夏丸服。

神应丹　治涎嗽喘满上攻，心腹卒痛，及利下血，兼妇人带下病，一切肋胁痛满。

薄荷叶、甘草各四钱，巴豆（灯烧存性）、盆硝各二钱，轻粉一钱，豆豉（慢火炒）一两，五灵脂二钱。

上为末，炼蜜为丸，如桐子大，每服一丸，温齑汁下，续后空咽津三五次，禁饮食。少时觉咽喉微暖，效。心腹急痛，温酒下二丸。未效，再服。得利尤良。带下，以温酒下二丸。或大便流利，再服。

石膏散　治热嗽喘甚者。

石膏一两，甘草（炙）半两。

上为末，每服三钱，新汲水下，又生姜汁、蜜调下。

人参半夏丸　治一切痰饮，喘嗽不已。

白矾、天南星、半夏各半两，甘草（炙）二钱半，人参二钱，赤小豆四十九粒，杏仁四十九粒，猪牙皂角一钱。

上为末，秫米三合，醋一升，熬粥和丸，如桐子大。每服十五丸，炒萝卜子汤临卧下。

仙人肢丸　治远年劳嗽，不问寒热，痰涎喘满。先服松花膏下过。多服此药，无不效。

人参、沙参、玄参、紫团参、丹参、白术、牡蛎、知母、甘草各二两，蛤蚧（头尾全用，河水净洗，文武火酥炙黄色）一对。

上为末，用麻黄（去根）十五斤、枸杞子三斤，熬成膏，丸如弹子大。瓷合子内盛，临卧，煎生姜自然汁化下一丸。小儿量岁数加减。

松花膏　治三十年劳嗽，预九月间宣利一切痰涎肺积，喘嗽不利。

防风、干生姜、野菊花、芫花、枸杞子、甘草、苍术、黄精各等份。

上为末，取黄精根熬成膏子，和药末，如弹子大。每服细嚼一丸，冷水化下，临卧，不吃夜饭，服药一粒。

辰砂半夏丸　治小儿肺壅痰实，咳嗽喘急，胸膈痞满，心忪烦闷，痰涎不利，呀呷有声。

半夏（洗）半两，葶苈（水研成膏）、杏仁（炒，研成膏）各半两，朱砂、五灵脂（微炒）各一两。

上为末，更研匀，生姜汁煮面糊为丸，如桐子大，每服十五丸，生姜汤下。

大百劳散　治一切劳疾肌劣，喘息不卧，痰涎不食。

蛤蚧（蜜炙）一对，元州鳖甲（去裙，醋炙）一个，附子一两，人参、柴胡、川干姜、白茯苓（去皮）、白术、茴香、青皮（去白）、杏仁（去皮尖）、知母、贝母、陈皮（去白）、官桂、甘草（炙）、半夏（生姜制）、苍术（汤浸）各一两，苏木、龙胆草各半两。

上为末，每服二钱，水一盏，用生姜三片、枣二枚、乌梅二枚同煎，空心稍热服。有汗，加小麦二十粒。不用铁煎。

小百劳散　治劳，喘嗽不已，自汗者。

御米壳（炒）不拘多少。

上为末，每服二钱，入乌梅同煎，水一盏，温服，食后。有汗，加小麦三十粒同煎，温服。

安神散　治远年近日喘嗽不已。

御米壳（蜜炒）一两，人参、陈皮（去白）、甘草（炙）各一两。

上为末，每服一钱，煎乌梅汤调下，临卧服。

《三因极一病证方论》　宋·陈言著

卷之十二　咳嗽治法

白术汤　治五脏伤湿，咳嗽痰涎，憎寒发热，上气喘急。

白术二两，五味子、茯苓各一两，甘草一分，半夏（洗去滑，切作十六片）四个。

上药锉散，分作十六服，水一盏半，姜五片，入半夏一片，煎七分，空腹服。

人参散　治咳嗽肺虚，不能制下，大肠泄泻，上气喘咳，服热药不效。

人参、款冬花、罂粟壳（醋炙）等份。

上为锉散，每服四大钱，水一盏半，阿胶一片，乌梅半个，同煎七分，去滓，睡正着时急唤醒服。

青金丹　治肺虚壅，咳嗽喘满，咯痰血。

杏仁（去皮尖）一两，牡蛎（煅取粉，入杏仁同炒黄色，去牡蛎粉不用），青黛一两。

上研匀，入黄蜡一两，熔搜和丸如弹子大，压扁如饼，每用中日柿一个，去核，入药在内，湿纸裹煨，约药熔方取出，去火毒，细嚼，糯米饮送下。一方，名甲乙饼，治咳出血片，兼涎内有血条。不问年久月深，但声在，一服效。用青黛一分，牡蛎粉二钱匕，杏仁（去皮尖，研）七粒，蜡丸。

神效散　治老少喘嗽，神效。

杏仁（去皮尖，炒）一两五钱，甘草（炙）、旋覆花各三两，白术、莲肉（去心、皮）、射干（米泔浸）、前胡、御米（略炒）、百合（水浸去沫）、白扁豆（略炒）、川芎各三两，人参、白茯苓各四两，神曲（炒）五两，桑白皮（炙）、干葛各六两，桔梗七两。

上为细末，每服二钱，水一盏，姜三片，枣一个，煎七分，食前温服。

卷之十三　喘脉证治

杏参散　治上气喘满，倚息不能卧。

杏仁、桃仁（并麸炒，去皮尖）、桑白皮（蜜炙三度，白泔浸一宿，控干）各一两，人参一两。

上为细末，每服二钱，水一盏，姜三片，枣一个，煎七分，不以时。

神秘散　定喘，补心肾，下气。

阿胶（炒）一两三分，鸡膍胵两半，白仙茅（米泔浸三宿，曝干，炒）半两，团参一分。

上为末，每服二钱，糯米饮调，空腹服。

真应散　治远年喘急，不能卧眠，百药无效者。

白石英（通明者，以生绢袋盛，用雄猪肚一个，以药入，线缝定，煮熟，取药出，再换猪肚一个，如前法煮，三煮了，取药出，控干，研）四两。

上为末，以官局款冬花散二钱，入药末二钱，更桑白皮二寸，生姜三片，枣子一个，水一盏半，煎至七分，通口服，猪肚亦可吃，只不得用酱、醋、盐椒、姜等调和。

清肺汤 治上气脉浮，咳逆，喉中如鸡声，喘息不通，呼吸欲绝。

紫菀茸、杏仁（去皮尖）、诃子（煨，去核）各二两，汉防己一两。

上为锉散，每服四钱，水一盏半，鸡子白皮一片，煎七分，去滓，食后服。

神秘汤 治上气，不得卧。

橘皮、桔梗、紫苏、人参、五味子各等份。

上为锉散，每服四钱，水一盏，煎六分，去滓。食后。

皱肺丸 治上气不得卧。

贝母（炒）、知母、秦艽、阿胶（炒）、款冬花、紫菀茸、百部（去心）、糯米（炒）各一两，杏仁（去皮尖，另研）四两。

上为末，将羊肺一个，先以水灌洗，看容得水多少，即以许水更添些，煮杏仁令沸，滤过，灌入肺中，系定，以糯米泔煮熟，研细成膏，搜和前药末，杵数千下，丸如梧桐子大。每服五十丸，食前桑白皮汤下。

理气丸 治气不足，动便喘咳，远行久立皆不任，汗出鼻干，心下急，痛苦悲伤，卧不安。

杏仁（去皮尖，麸炒，另研）、桂枝（去皮）各一两，益智（去皮）、干姜（炮）各二钱。

上为末，蜜丸如梧桐子大，以钟乳粉为衣。每服三十丸，空腹米汤下。

《杨氏家藏方》 宋·杨倓辑

卷第五 一切气方二十五道

流气饮子 治男子、妇人五脏不调，三焦气壅，心胸痞满，噎塞不通，腹胁膨胀，呕吐不食。又治上气喘急，咳嗽涎盛，面目虚浮，四肢肿满，大便秘滞，小便不通。及

治忧思太过，致阴阳之气郁结不散，壅滞成疾。又治伤寒，才觉得疾便服此药，升降阴阳，汗出立愈。大治脚气肿痛，喘急腹满，大便不通。及气攻肩背、胁肋，走注刺痛，并皆治之。

陈橘皮（去白）二斤，青橘皮（去白）、紫苏（连枝叶用）、厚朴（去粗皮，生姜汁制一宿，炒）、香附子（炒，去毛）、甘草（炙），以上五味各一斤，木通八两，大腹皮、丁香皮、蓬莪术（煨，切）、草果子仁、木香、槟榔、肉桂（去粗皮）、藿香（去土），八味各六两，麦门冬（去心）、人参（去芦头）、白术、干木瓜、赤茯苓（去皮）、石菖蒲、香白芷，以上七味各四两，半夏（汤洗七遍，焙）二两。

上件㕮咀，每服秤半两，水一大盏，生姜三片，枣（擘破）一枚，同煎至七分，去滓，热服，不拘时候。

十膈汤 治惊扰气滞，冷热不调。或饮食过伤，停积不散，上喘痰嗽，心胸噎塞，渐至羸瘦。

人参（去芦头）、白茯苓（去皮）、厚朴（去皮，姜汁涂炙）、枳壳（去瓤，麸炒）、肉桂（去粗皮）、甘草（炙）、神曲（炒黄）、诃子（煨，去核）、白术、陈橘皮（去白）、干姜（炮）、京三棱（煨、切），以上十二味各一两，槟榔一分，木香一分。

上件㕮咀，每服三钱，水一盏，生姜三片，枣二枚，盐少许同煎至八分，去滓，热服，食前。

卷第八 痰饮方一十八道

圣金丸 治停痰宿饮，上喘咳嗽，呕逆头疼，全不入食。

半夏（用生姜自然汁浸两宿，取出切作片子，新瓦上焙干）、威灵仙（净洗，去根土，焙干，秤）。

上件各三两为细末，用不蛀皂角五、七

钱，河水一碗、井水一碗揉皂角为汁，滤去滓，用银石器内熬成膏，和上件药丸如绿豆大。每服七丸，加至十丸，生姜汤下，空心，日午、临卧各一服。服至一月，饮食增进为验，忌茶。

卷第八 咳嗽方三十七道

人参紫菀煎 治肺感寒邪，咳嗽喘急，胸膈痞闷，肢体烦疼。

人参（去芦头）、紫菀、百合、贝母（炮）、款冬花、杏仁（汤洗，去皮尖，麸炒）、甘草（炙）、桔梗，上八味各一两，细辛（去土、叶）半两。

上件为细末，次研杏仁合细，同前药和匀，炼蜜为丸，每一两作一十五丸。每服一丸，细嚼，温熟水送下，食后临卧。

大五味子丸 治肺胃受寒，咳嗽不止，呕吐痰沫，胁肋引痛，喘满气短，睡卧不安。

五味子一两，干姜（炮）一钱，肉桂（去粗皮）三分，甘草（炙）钱半，款冬花二钱，紫菀一钱半。

上件为细末，蜜和丸，每一两作一十五丸。用热汤化下，食后。

杏仁煎 治久患肺喘，咳嗽不止，睡卧不得者，服之即定。

杏仁（去皮尖，微炒）半两，胡桃肉（去皮）半两。

上件入生蜜少许，同研令极细，每一两作一十九。每服一丸，生姜汤嚼下，食后临卧。

梅膏丸 化痰止咳嗽，定喘消停饮。

乌梅四两，巴豆（去壳，用水三碗同乌梅一处煮，水尽，留巴豆七粒，同乌梅肉研为膏）十四粒，白矾（生用）一两，半夏（汤洗七次，焙干）二两，葶苈子（炒）、款冬花、皂角（炙令黄，去黑皮）、马兜铃、人参（去芦头）各一两。

上件为细末，入膏子内，丸如绿豆大。每服五七丸，用生姜汤送下，食后服。如喘促痰饮咳，煎桑白皮、萝卜汤送下。

姜汁丸 治肺气壅盛，喘满咳嗽，呕吐饮食，便溺不利。

半夏（汤洗七次）、干生姜各一两，巴豆（去皮、心、膜、油，取霜）二钱半。

上二味为细末，入巴豆霜，再研匀，姜汁打，稀面糊为丸如黍米大。每服十丸，生姜汤下，食后。

神草汤 治肺与大肠俱受风冷，咳嗽喘急，不进饮食，大便泄利，时作寒热。

人参（去芦头）、白术、白茯苓（去皮），以上三味各一两，当归（去芦头，切，酒浸一宿，焙干，秤）一两半，黄芪二两，五味子二两，细辛（去土、叶）一两，干姜（炮）一两，陈橘皮（去白）、肉桂（去粗皮）一两半，白芍药一两，桑白皮（微炒）八钱，甘草（炙）八钱。

上件药，㕮咀，每服五钱，水一盏半，入生姜三片，乌梅一枚，同煎至八分。去滓，温服，不拘时候。

玉华散 治咳嗽止喘，调顺肺经，清利咽膈，安和神气。

甜葶苈（纸上焙香）三两，桑白皮半两，天门冬（去心）半两，百部二钱半，马兜铃半两，半夏（汤洗七次，姜制）半两，紫菀（去土）半两，杏仁（去皮尖）半两，贝母（炮）半两，百合半两，甘草（炒）二钱半，人参（去芦头）半两。

上件㕮咀。每服三大钱，水一盏，枣五枚，同煎至六分，去滓，热服，不拘时候。

泻白散 治肺气上奔，咽膈胸胁溢满，喘急不止，甚者头面浮肿，腹胀小便不利。

桑白皮（炙）、紫苏叶、人参（去芦头）、汉防己、甜葶苈（微炒）、半夏（汤洗七次）、麻黄（去根、节），以上七味各一两，甘草（炙）半两，陈橘皮（去白）三分，吴茱萸

（汤洗七次，焙干）三分。

上件㕮咀。每服五钱，水一盏半，生姜三片，煎至一盏，温服，食后。

蜡煎散 治久嗽不止，痰多气喘，或虚劳咯血，并宜服之。

百合（去苗）、人参（去芦头）、麦门冬（去心，焙）、干山药、贝母（去心，微炒）、白茯苓（去皮）、甘草（炙）、黄明鹿角胶（炙加，无，以胶代之）、杏仁（去皮、尖，双仁者不用，麸炒黄，另研）。

上件九味各等份，㕮咀，将杏仁另研拌匀，每服二钱。水一中盏，入黄蜡一皂子大，煎至七分，去滓，温服，食后临卧。

九珍散 治肺脏乘寒咳嗽，喘急喉中有声。

细辛（去土、叶）、射干、半夏（汤洗七次）、麻黄（去根、节）、黄芩、白芍药、五味子、款冬花、甘草（炙）。

上件九味各等份，㕮咀，每服三钱。水一盏半，生姜七片，煎至八分，去滓，热服，食后临卧。

玉蝉散 治肺气发喘，坐卧不得。

人参（去芦头）、蓖麻叶（经霜者）、桑叶（经霜者）、诃子肉，以上四味各半两，钟乳粉一两。

上件为细末。每服二钱，糯米饮调下，食后。

团参散 治肺气不利，咳嗽上喘。

人参（去芦头）、款冬花、紫菀（洗去土）各等份。

上件为细末。每服二钱，水一盏，乌梅一枚，同煎至七分，温服，食后。

卷十九 小儿下·痰嗽方

五香半夏丸 治小儿膈脘痞闷，气不升降，咳嗽喘满，呕吐恶心，不思饮食。

沉香、檀香、丁香、木香、白豆蔻（面裹煨香）、陈橘皮（去白），六味各二钱半，

藿香叶（去土）半两，人参（去芦头）半两，半夏（生姜汁浸一宿，炒黄）三两。

上件为细末，生姜汁煮面糊为丸如黍米大。每服二十丸，温生姜汤送下，乳食后、临卧服。

杏灵丸 治小儿咳嗽涎盛，上气喘急，神志昏愦。

朱砂（另研）二钱，半夏（汤洗去滑）半两，五灵脂（微炒，二味取末）一两，甜葶苈（隔纸炒）半两，杏仁（汤浸，去皮尖，蛤粉炒）半两。

上将葶苈、杏仁各杵成膏，同研令匀，生姜自然汁面糊为丸如黍米大。每服十丸，温生姜汤送下，不拘时候。

滚涎丸 治小儿风涎壅盛，咳嗽喘息。

天南星（炮）、半夏（慢火炮裂，生姜二两，取汁浸一宿，焙干）、白僵蚕（炒，去丝、嘴）三味各一两，猪牙皂角（去皮、弦，炙黄色）一分。

上件为细末，炼蜜和丸如黍米大。每服一十丸，茶清送下，乳食后服。

紫苏饮子 治小儿咳嗽涎盛，胸膈不利，上气喘急。及疮疹后余热蓄于肺经，久咳不已。

紫苏叶、人参（去芦头）、防风（去芦头）、桑白皮（炙黄，锉细）、麦门冬（去心）、紫菀（焙干）六味各半两。

上件㕮咀，每服二钱，水一小盏，生姜一片，煎至五分，去滓，温服，乳食后服。

贝母散 治小儿肺感寒邪，咳嗽喘息，睡卧不安。

贝母（炮）、甘草（炙）、紫菀草三味各半两，麦门冬（去心）一两，杏仁（汤浸，去皮尖）一两，蛤粉（炒）。

上件㕮咀。每服二钱，水半盏，煎至三分，去滓，温服，食后服。

香铃散 治小儿咳嗽喘急，腹胸胀硬，全不思食。

黑牵牛（微炒）、木香、马兜铃各等份。

上件咬咀。每服一钱，水一小盏，煎至五分，去滓，温服，不拘时候。

《卫生家宝方》 宋·朱端章撰

卷七　各方类集·治诸嗽

至圣真人全功饮　治久新咳嗽，痰盛气喘，肺痿瘦悴，不能坐卧，服药无效者，服之立减，如年深日久者，连进取效。

款冬花（去梗，净，炒）二两，罂粟壳（刮去内皮，净，并去蒂）二两（用蜜少许炒），陈皮一两，甘草一两。

上四味，一处微炒为粗末，每服三钱。水一盏半，入生姜三片，乌梅二个，煎至一盏，去滓。临卧服之。忌咸、酸、酒、面、鲊等物。

《素问病机气宜保命集》 金·刘完素撰

卷下　咳嗽论

款气丸　治久嗽痰喘，肺气浮肿。

青皮、陈皮、槟榔、木香、杏仁、郁李仁、茯苓、泽泻、当归、广术、马兜铃、苦葶苈，以上各三两，人参、防己各五钱，牵牛一两。

上为细末，生姜汁面糊为丸如梧子大。每服一二十丸，加至五七十丸，生姜汤下，食后服。

《是斋百一选方》 宋·王璆撰

卷之一　第一门·丹药

太素丹　治停寒肺虚，痰实喘急，咳嗽经久，痰中有血，及疗气虚感冷，脏腑滑泄，脾胃羸弱，不进饮食。此药治一切危困之疾，神效。

炼成钟乳粉一两，真阳起石（新瓦上用熟火煅过，通红为度，去火候冷，研极细）二钱。

上二味合研令匀，用糯米粽子尖拌和为丸，如鸡头大。临和时入白石脂一钱，须大盘子不住手转，候八九分坚硬，阴干，用新粗布以滑石末出光。每服两粒至三粒。空心，人参汤或陈米饮下。

卷之五　第六门

人参紫菀汤　治肺气不调，咳嗽喘急，胸膈烦闷，痰涎不利，坐卧不安，昼夜不止，久不愈者，以致形容瘦减，力气羸劣者，并宜服之。

人参、五味子、甘草、桂枝各一分，京紫菀、款冬花、杏仁各半两，缩砂仁、罂粟壳（去顶、瓢，和姜汁制炒）各一两。

上并为饮子，每服四钱，水一盏半，姜五片，乌梅二枚，煎至七分，去滓，温服。

定喘饮子　诃子三两，麻黄（不去节）四两。

上二味，为粗末，每服四大钱，用水二盏，煎至一盏二分，去滓，入好腊茶一大钱，再同煎至七分，通口不拘时候，临卧服尤佳，立有神效，老幼皆可服。一方加人参二两，名诃参散，本方只两味也。

治寒喘五味子汤　滁阳高司法名申之，每苦喘疾，发甚时，非此药不能治。

橘皮（去白）三两，甘草（炙）一两半，麻黄（去根、节）四两，真北五味子、杏仁（麸炒，去皮尖）各二两。

上为粗末，水一盏半，药末二大钱，煎至七分，去滓，通口服，不拘时候。如喘甚，加药末，入马兜铃、桑白皮同煎；夏月，减麻黄一两。

五味子切散　治肺虚寒，理喘下气。

干姜（炮）、甘草（炙）各半两，陈皮（去白）三分，桂、茯苓、五味子各一两。

上为切散，每服五钱，水一大盏，煎至六分，热服。

治实喘方 气虚而喘者不可服。

芫花不以多少（米醋浸一宿，去醋，炒令焦黑，为细末），大麦面。

上二味等份，和令极匀，以浓煎柳枝酒调下立定。

宣肺汤 治喘。

细辛、甘草各一两，防风（去芦）二两，麻黄（不去根、节）四两。

上㕮咀，每服三钱，水一盏半，煎至七分，去滓，温服。

观音人参胡桃汤 治痰喘。

新罗人参一寸许，胡桃肉（去壳，不剥皮）一个。

上煎汤服。盖人参定喘，带皮胡桃敛肺故也。

治喘并痰嗽 白矾（飞过，研），五味子（为细末）。

上每服各抄一钱，以生猪肝火上炙热，蘸药，食后临卧服。汉阳公库兵黄六者，旧苦此病，百药不效，于岳阳路上遇一道人传此方，两服病不复作。

神御散 治痰盛喘乏，咳嗽不已。

御米壳（去顶、蒂、隔，蜜炙，细切）四两，款冬花（去枝）、佛耳草、甘草（炙）、人参、陈白（去白）、阿胶（蛤粉炒）、杏仁（去皮尖、双仁、麸炒）各一两。

上事治净秤，为末。每服五钱，水一盏半，生姜三片，肥乌梅一枚，拍碎，同煎至七分，去滓，温服，不拘时候，临卧服尤妙。

《儒门事亲》 金·张从正撰

卷十五 世传神效名方·小儿病证第十二

夺命散 治小儿胸膈喘满。

槟榔、大黄、黑牵牛、白牵牛各等份，皆当各半生熟用之。

上为细末。蜜水调服之。

《仁斋直指方论》 宋·杨士瀛撰

卷之八 喘嗽·喘嗽证治

九宝汤 经年喘嗽通用，常服屡效。

麻黄（去节）、橘红、脑荷各一两，辣桂、紫苏、桑白皮（炒）、杏仁（去皮尖）、大腹子（连皮）、甘草（炙）各半两。

上细锉。每服三钱，姜五片，乌梅一个，水煎，临卧服。或入童子小便半盏同煎，尤妙。

定肺汤 治上气喘嗽。

紫菀茸、北五味子、橘红、杏仁（去皮尖，略炒）、甘草（炙）、真苏子（炒）、桑白皮（炒）、半夏（制）、枳壳（制）等份。

上细锉。每三钱，姜五片，紫苏五叶，食后煎服。

调降汤 治喘嗽。

枳壳（制）一两，半夏（制）、北梗、青皮、陈皮、真苏子、槟榔、茯苓、葶苈（隔纸炒）各半两，木香、白豆蔻仁、缩砂仁、紫苏叶各二钱半，甘草（炙）三分。

上锉散。每三钱，姜五片，煎服。

玉华散 清肺定喘。

甘葶苈（焙香）、桑白皮（炒）、门冬（去心）、马兜铃、半夏（制）、紫菀、杏仁（去皮尖）、贝母（炮）、百合、人参各半两，百部、甘草（炙）各一分。

上锉散。每服二钱半，姜四片，大枣三枚，煎服。

郁李仁丸 治水气乘肺，动痰作喘，身体微肿。

葶苈（隔纸炒）、杏仁（去皮尖）、防己、郁李仁（炒）、真苏子、陈皮、赤茯苓各半两。

上末，炼蜜丸桐子大。每三四十丸，食

后，生姜紫苏汤下。

神秘汤 治水气作喘。

陈皮、北梗、紫苏、人参、五味子、槟榔、桑白皮、半夏（制）、甘草（炙）等份。

上细锉。每服三钱，姜五片，煎服。

田七汤 治惊扰气逼遏上喘。

半夏（制）二两半，茯苓二两，厚朴（制）一两半，紫苏叶一两。

上㕮咀，每服三钱半，姜七片，枣二枚，煎服。

五灵丸 治久喘。

木香半两，马兜铃（去壳，炒）、葶苈（微炒）各一分，川五灵脂二两。

上为细末，炼蜜丸桐子大。每二十丸，杏仁（捶碎）三个，姜三片，煎汤下。

雄黄丸 至诚修合，治喘。

雄黄（研）、白矾（煅）、木香、生葶苈各一分，马兜铃（去壳）、鸡内金、淡豆豉各三钱半，信砒（锋芒莹者，研，生用）一钱半。

上八味，各取实分数，并细末研，米浆煮糊丸如胡椒大。每服五丸，茶清稍冷，临卧送下，加至七丸而止。次日饮食勿用热，绿豆生嚼，解砒霜毒。

《瑞竹堂经验方》 元·沙图穆苏辑

卷二 喘嗽

祛痰丸 治风痰喘嗽。

人参、木香、白术（煨）、茯苓、青皮（去瓤）、陈皮（去白）各一两，槐角子、半夏各七钱半，天麻一两，猪牙皂角（去皮、弦，酥炙）五钱。

上为细末，生姜自然汁打糊为丸，如梧桐子大。每服五七十丸，食后临卧，温酒送下，姜汤亦可。

僵蚕汤 治喘嗽，喉中如锯，不能睡卧。

好末茶一两，白僵蚕一两。

上为细末，放碗内，倾沸汤一小盏，用盏盖定。临卧，再添汤点服。

《卫生宝鉴》 元·罗天益撰

卷五 劳倦所伤虚中有寒

木香分气丸 善治脾胃不和，心腹胀满，胁肋膨胀，胸膈注闷，痰嗽喘息，干呕醋心，咽喉不利，饮食不化，气不宣畅，并皆治之。

木香、槟榔、青皮、陈皮、姜黄、干生姜、当归、白术、玄胡索、广术（炮）、三棱（炮）、赤茯苓（去皮）、肉豆蔻各等份。

上十三味为末，白曲糊丸如桐子大。每服三十丸，食后姜汤下，日三服。忌马齿苋、生茄子。秋冬加丁香。

卷六 除寒门·上焦寒

胡椒理中丸 治肺胃虚寒，咳嗽喘急，呕吐痰水。

胡椒、甘草、款冬花、荜茇、良姜、细辛、陈皮、干姜各四两，白术五两。

上九味为末，炼蜜丸如桐子大。每服三十丸至五十丸，温汤或温酒、米饮任下。

卷十二 咳嗽门

人参款花散 治喘嗽久不已者。予从军过邓州，儒医高仲宽传此。并紫参散甚效。

人参、款冬花各五钱，知母、贝母、半夏各三钱，御米壳（去顶，炒）二两。

上为粗末。每服五六钱，水一盏半，乌梅一个，煎至一盏，去渣，温服，临卧，忌多言语。

紫参散 治形寒饮冷伤肺，喘促痰涎，胸膈不利，不得安卧。

五味子、紫参、甘草（炙）、麻黄（去节）、桔梗各五钱，御米壳（去顶，蜜炒黄色）二两。

上六味为末，每服四钱匕，入白汤点

服，嗽住止后服。

人参蛤蚧散 治三二年间肺气上喘咳嗽，咯唾脓血，满面生疮，遍身黄肿。

蛤蚧（河水浸五宿，逐日换水，洗去腥，酥炙黄色）一对全者，杏仁（去皮尖，炒）、甘草（炙）各五两，知母、桑白皮、人参、茯苓（去皮）、贝母各二两。

上八味为末，净瓷合子内盛。每日用如茶点服，永除，神效。

人参清肺汤 治肺脏不清，咳嗽喘急，及治肺痿劳嗽。

人参、阿胶、地骨皮、杏仁、知母、桑白皮、乌梅、甘草、罂粟壳。

上等份，㕮咀，每服三钱，水一盏半，乌梅、枣子各一个，同煎至一盏。去渣，食后、临卧服。

紫苏半夏汤 治喘咳痰涎不利，寒热往来。

紫菀茸、紫苏、半夏（泡）各五钱，杏仁（炒黄色，去皮尖）一两，陈皮、五味子各五钱，桑白皮（一方或用一两半）二两半。

上为粗末，入杏仁一两，去皮尖，麸炒匀，每服三钱，水一盏半，姜三片，煎至一盏。去渣，温服，日三。

款花清肺散 治咳嗽喘促，胸膈不利，不得安卧。

人参、甘草（炙）、甜葶苈（生）、白矾（枯）、款冬花各一两，御米壳（醋炒）四两。

上为末。每服二钱，温米饮调下，食后。忌油腻物，及多言语损气。一方加乌梅（去核）一两。

人参理肺散 治喘嗽不止。

麻黄（去节，炒黄）、木香、当归各一两，人参（去芦）二两，杏仁（麸炒）二两，御米壳（去顶，炒）三两。

上六味为末。每服四钱，水一盏半，煎至一盏，去渣，温服，食后。

紫团参丸 治肺气虚，咳嗽喘急，胸膈痞痛，短气噎闷，下焦不利，脚膝微肿。

蛤蚧（酥炙）一对，人参二钱半，白牵牛（炒）、木香、甜葶苈（炒）、苦葶苈各半两，槟榔一钱。

上为末，用枣肉为丸如桐子大。每服四十丸，煎人参汤送下，食后。

团参散 治肺气咳嗽，上喘不利。

紫团参、款冬花、紫菀茸各等份。

上为末。每服二钱，水一盏，乌梅一个，煎至七分，去渣，温服，食后。

马兜铃丸 治多年喘嗽不止，大有神效。

半夏（汤泡七次，焙）、马兜铃（去土）、杏仁（去皮尖，麸炒）各一两，巴豆（研，去皮、油）二十粒。

上除巴豆、杏仁另研外，余为细末，用皂角熬膏子，为丸如梧子大，雄黄为衣。每服七丸，临卧煎乌梅汤送下，以利为度。

人参半夏丸 化痰坠涎，止嗽定喘。疗风痰、食痰一切痰逆呕吐，痰厥头痛，或风气偏正头痛，或风壅头目昏，或耳鸣、鼻塞、咽干、胸膈不利。

人参、茯苓（去皮）、南星、薄荷各半两，寒水石、白矾（生）、半夏、姜屑各一两，蛤粉二两，藿香二钱半。

上为末，水面糊为丸桐子大。每服三十丸，姜汤送下，食后，日三服，温水送亦得。

人参清镇丸 治热止嗽，消痰定喘。

人参、柴胡各一两，黄芩、半夏、甘草（炙）各七钱，麦门冬、青黛各三钱，陈皮二钱，五味子十三个。

上为末，面糊丸桐子大。每服三十丸，温白汤送下，食后。

大利膈丸 治风热痰实，咳嗽喘满，风气上攻。

牵牛（生用）四两，半夏、皂角（酥炙）、青皮各二两，槐角（炒）一两，木香半两。

上六味为末，生姜汁糊和丸桐子大。每服五十丸，食后生姜汤送下。

槐角利膈丸　治风胜痰实，胸膈痞满，及喘满咳嗽。

牵牛一两半，皂角（酥炙）一两，槐角（炒）、半夏各五钱。

上为末，生姜汁打糊丸桐子大。每服三五十丸，食后生姜汤送下。

《丹溪心法》 元·朱震亨等撰

卷二　痰十三

千缗汤　治喘。

半夏（泡制，每个作四片）七个，皂角（去皮，炙）一寸，甘草（炙）一寸。

上咬咀，作一服，生姜如指大，煎服。

卷二　哮喘十四

治寒包热而喘。

半夏、枳壳（炒）、桔梗、片芩（炒）、紫苏、麻黄、杏仁、甘草。

上水煎服。天寒，加桂枝。

治哮治积方。

用鸡子一个，略敲，壳损膜不损，浸尿缸内三四日，夜取出，煮熟吃之，效。盖鸡子能去风痰。

紫金丹　治哮，须三年后可用。

用精猪肉二十两（一作三十两），切作骰子块。用信（明者）一两，研极细末，拌在肉上令匀，分作六分，用纸筋黄泥包之，用火烘令泥干，却用白炭火，于无人处煅，青烟出尽为度，取放地上一宿，出火毒。研细，以汤浸蒸饼，丸如绿豆大。食前茶汤下，大人二十丸，小儿七八丸，量大小虚实与之。

卷二　喘十五

又方　痰喘方。

南星、半夏、杏仁、瓜蒌子、香附、陈皮（去白）、皂角炭、萝卜子。

上为末，神曲糊丸。每服六七十丸，姜汤下。

又方　萝卜子（蒸）半两，皂角半两，海粉一两，南星一两，白矾（姜汁浸，晒干）一钱半。

上用瓜蒌仁，姜蜜丸。嚼化。

劫喘药

好铜青（研细），豩丹（炒转色）少许。

上为末。每服半钱，醋调，空心服。

分气紫苏饮　治脾胃不和，气逆喘促。

五味、桑白皮、茯苓、甘草（炙）、草果、腹皮、陈皮、桔梗各等份，紫苏减半。

上每服五钱，水二盅，姜三片，入盐少许煎，空心服。

四磨汤　治七情郁结，上气喘急。

人参、槟榔、沉香、台乌。

上四味，各浓磨水，取七分盏，煎三五沸，温服。

九宝汤　治咳而身热，发喘恶寒。

麻黄、薄荷、陈皮、肉桂、紫苏、杏仁、甘草、桑白皮、腹皮各等份。

上咬咀，姜葱煎服。

卷四　破滞气七十九

苏子降气汤　治虚阳上攻，气不升降，上盛下虚，痰涎壅盛，头目腰痛，大便风秘，冷热气泻，肢体浮肿。

紫苏子、半夏五两，当归、甘草（炙）、前胡、厚朴各二两，官桂、陈皮三两。

上锉，姜三片，枣一枚，水煎服。

《仁术便览》 明·张浩辑

卷二　气滞

经验调气汤　调顺荣卫，通行血脉，快利三焦，安和五脏。诸气痞滞不通，胸膈膨胀，口苦咽干，呕吐不食，肩背腹胁走注疼痛，及喘急痰嗽，面目虚浮，四肢肿满，大便秘结，水道赤涩。又治忧思太过，怔忡郁积。又治脚气风湿，聚结肿满，喘满胀急。

人参、赤茯苓、木瓜、麦门冬、白术、白芷各二两，半夏、陈皮、厚朴（姜制）、青皮、甘草、香附（炒）、紫苏各一斤，沉香六两，枳壳四两，草果、大黄（煨）各二两，肉桂（不见火）、蓬术、大腹皮、丁皮、槟榔各二两，木香六两，木通。

治伤寒头疼加葱白；大便自利加粳米，去大黄；妇人血气癥瘕加艾醋。

上水二盏，姜三片，枣二枚煎，每服一两。

卷二　痰病

常合清气化痰健脾丸　治痰盛气滞，咳嗽喘满，脾胃虚弱少食，坐卧不宁，皆治。

白术（去黑心及梗，泔浸，炒）四两，枳实（去瓤，麸炒）二两，大半夏（姜片皂角水煮透）四两，南星（同上制）四两，白茯苓（去皮）四两，贝母（去心）二两，黄芩（炒）四两，黄连（姜汁浸炒）二两，瓜蒌仁（炒，去油）四两，桔梗（去芦）三两，甘草（炙）二两，枯白矾二两，香附米（童便浸炒）二两，海石四两，紫苏子（炒）二两，杏仁（去皮尖，双仁，炒）二两，神曲（炒）三两，麦芽面（炒）二两，山楂肉二两。

上为末，用荷叶煎汁一碗，姜汁一碗，打神曲糊丸梧子大。每空心临卧，白汤、姜汤茶任下。

卷二　喘病

五虎斩劳汤　治喘急痰气咳嗽，坐卧不宁。

麻黄七钱，杏仁（去皮尖及双仁）一钱，甘草四分，细茶（炒）八分，石膏一钱半。

水煎，热服。

一方　清火化痰，止喘定嗽，及痰唾稠黏。

贝母（去心）钱半，知母（去毛，蜜炒）一钱半，桑白皮（炒）一钱，橘红一钱，瓜蒌仁（炒，研）一钱，茯苓一钱，甘草三分，五味子十粒，石膏（研）二钱，黄芩一钱，枳实八分，栀子一钱，半夏一钱。

上水一盏半，生姜三片，水煎，热服。渣再煎。

卷二　咳嗽

知母茯苓汤　治肺喘嗽不已，往来寒热，自汗。阴不足，六味地黄丸为要药。

茯苓八分，甘草二分，知母一钱，五味子九粒，人参五分，薄荷五分，姜半夏八分，柴胡一钱，白术八分，款花七分，桔梗六分，麦冬（去心）一钱，黄芩一钱，川芎五分，阿胶五分。

姜一片，水煎服。

五拗汤　治风寒咳嗽，肺气喘急。

麻黄（不去节）、杏仁（不去皮尖）、甘草（生）、荆芥穗、桔梗。

咽喉痛，汤药熟，临服加硝少许。姜三片，水煎服。

一方　去桔梗、荆芥，加半夏、枳实。

一服散　治暴嗽喘急。

阿胶（炒）三片，生姜十片，乌梅（去核）二个，甘草一钱，紫苏叶一钱，大半夏（炮）三个，米壳（炙）二个。

水一盏半，煎至一盏，食远热服。

一方　取痰。藜芦、人参芦各二钱，牙皂（去皮、弦，炮）一钱，防风（去皮）一钱，细辛（去上叶）一钱半。

上用酸浆水一碗，食后温服。候吐痰，觉胸中痰尽，用冷葱汤时呷，饮止为度。

卷四　解诸毒

三子养亲汤　凡人年老形衰，苦于痰气，喘嗽，胸满，艰食，不可作病治，妄投汤剂，及耗真气，此二方随试随效。

紫苏子（主气喘咳嗽）、白芥子（主痰下气宽中）、白萝菔子（主食痞理气）。

上各洗净纸上，微炒捣碎，视何证多以所为主，余次之。每服三钱，用生绢作一囊盛之，水盏半煎沸即服。如煎久，则苦辣、口苦。若大便实，加熟蜜一匙。如大便秘甚，去紫苏子，减芥子，加小麻子。

《古今医鉴》 明·龚信辑 龚廷贤续编

哮吼·方

定喘汤（诀云：诸病原来有药方，惟愁齁喘最难当。麻黄桑杏寻苏子，白果冬花更又良，甘草黄芩同半夏，水煎百沸不须姜，病人遇此灵丹药，一服从教四体康。）

麻黄（去节）八分，桑白皮一钱，杏仁（泡）十四粒，苏子（炒）一钱，白果七个，款冬花一钱，甘草八分，黄芩（微炒）一钱，半夏（姜制）一钱。

上锉一剂，水煎，食后热服。

五虎二陈汤（按：此方发表之剂） 治哮吼喘急痰盛。

麻黄（去节）一钱，杏仁（泡）十四粒，石膏（煅过）一钱，橘皮一钱，半夏（姜制）一钱，茯苓（去皮）八分，甘草八分，人参八分，木香七分，沉香七分，细茶一钱。

上锉一剂，生姜三片，葱白三茎，蜜三匙，水煎服。

导痰小胃丹 治哮吼，不问新久。

天南星、半夏（二味，用白矾、皂荚、姜汁、水煮透熟）各二两半，陈皮、枳实（二味，用白矾、皂荚水泡半日，去白矾、晒干，炒）各一两，白术（炒）一两，苍术（米泔、白矾、皂荚水浸一宿，去黑皮，晒干，炒）一两，桃仁、杏仁（二味，同白矾、皂荚水泡，去皮尖）各一两，红花（酒蒸）一两，大戟（长流水煮一时，晒干）一两，白芥子（炒）一两，芫花（醋拌一宿，炒黑）一两，甘遂（面裹煨）一两，黄柏（炒褐色）

一两，大黄（酒蒸，纸裹煨，焙干，再以酒炒）一两半。

上为细末，姜汁，竹沥煮蒸饼糊为丸，如绿豆大。每服二三十丸，极甚者，五七十丸，量虚实加减。再不可太多，恐损胃气也。一切痰饮，卧时白汤下，一日服一次。一中风不语，瘫痪初起，用浓姜汤下三十五丸，少时即能言语。一切风头痛，多是湿痰上攻，临卧姜汤下二十一丸。一眩晕多属痰火，食后姜汤下二十五丸。然后二陈汤、四物汤，加柴胡、黄芩、苍术、白芷，倍川芎。热多加知母、石膏。一痰痞积块，临卧白汤送下二十丸，一日一次，虽数年久患，亦不过五七服见效。一哮吼，乃痰火在膈上，临睡姜汤下二十五丸，每夜一次，久久自然取效。

喘急·方

五虎汤（按：此方治感寒作喘之剂） 治伤寒喘急。

麻黄（去节）五钱，杏仁（去皮）二钱，石膏（煅）五钱，甘草一钱，细茶一撮，加桑皮一钱。

上锉，生姜三片，葱白三茎，水煎，热服。

四磨汤 治七情郁结，上气喘急。

枳壳一个，槟榔一个，沉香一块，乌药一个。

上用酒磨浓，入白汤服。

千缗导痰汤（按：此方治因痰作喘之剂） 治痰喘不能卧，一服而安。

天南星（制）一钱，半夏（火炮破皮，每一个切作四片）七个，陈皮一钱，枳壳（去瓤）一钱，赤茯苓一钱，皂荚（炙，去皮、弦）一寸，甘草（炙）一钱。

上锉一剂，生姜三片，水煎服。

参桃汤 治肺虚发喘，少气难以布息。

人参二钱，胡桃肉（去壳，不去皮）二枚。

上锉，生姜五片，大枣二枚，食后临卧时，水煎服。

定喘汤（诀云：和剂须投定喘汤，阿胶半夏及麻黄，人参半两同甘草，半两桑皮五片姜，罂粟二钱同蜜炙，再加五味子为强，多年气喘从今愈，始信良医有妙方。）（按：此方治肺虚作喘之剂）

阿胶（蛤粉炒成末）五钱，半夏（姜制）五钱，麻黄（去节）五钱，人参五钱，甘草三钱，桑白皮五钱，罂粟壳（蜜炙）二钱，五味子三钱。

上锉，每服一两一钱，生姜五片，水煎，临卧细服。

幼科·气喘·方

一捻金　治小儿风痰吐沫，气喘咳嗽，肚腹膨胀，不思饮食。

小儿肺胀咳嗽，多人看作风喉，大黄、槟榔、二牵牛、人参分两来凑，五味研成细末，蜜水调量稀稠，每将一字下咽喉，不用神针法灸。

上其证，肺胀喘满，胸高气急，两胁扇动，陷下作坑，两鼻窍张，闷乱嗽渴，声嘎不鸣，痰涎潮塞，俗云"马脾风"。若不急治，死于旦夕也。

《东医宝鉴》　朝鲜·许浚等编

杂病篇　卷之五

加味四七汤　此汤治心气郁滞，豁痰散惊。

半夏（制）二钱，赤苓、厚朴各一钱二分，茯神、紫苏各八分，远志、姜制甘草（炙）各五分，姜七片，枣二枚，石菖蒲五分。同煎服。

导水丸　治一切湿热郁滞，能宣通气血。

黑丑头末、滑石各四两，大黄、黄芩各二两。

上末，水丸小豆大，温水下十丸至十五丸，以利为度。

双玉散　治热喘，痰涌如泉。

寒水石、石膏各等份。

上为细末，每取三钱，人参汤调下。（《保命》）

加味生脉散　治脉伏喘促，手足厥逆，用此救之。

五味子三钱，人参、麦门冬、杏仁、陈皮各二钱。

上锉，作一帖，入姜五枣二，水煎服。气虚喘甚者，单人参汤频服之，喘定者生，不定者死；或元气素虚，伤寒汗下后，气短、气促、气喘、目反、脉微、精神困怠者危，以此救之。（《入门》）

泻火清肺汤　治火喘。

片芩一钱，栀子、枳实、桑白皮、陈皮、杏仁、赤茯苓、苏子、麦门冬、贝母各八分，沉香（水磨取汁）五分，朱砂（水飞）五分。

上锉，作一贴，水煎，入沉香汁、朱砂末、竹沥调服。（《回春》）

喘嗽通治方　宜杏参散、含膏丸、定喘化痰散、杏胶饮、鸡鸣丸二方。

含膏丸　通治喘嗽。

葶苈子（隔纸熬令黑）一两，知母、贝母各一两。

上同为末。以枣肉半两，另销砂糖一两半，和匀为丸，如弹子大，新绵裹一丸含之，徐徐咽津。甚者不过三丸，效。（《本草》）

定喘化痰散　治喘至妙，定喘化涎。

猪蹄甲四十九个，净洗控干。每甲纳半夏、白矾各一字，入罐内，封闭勿令烟出，火煅通赤。放冷细研，入麝香一钱，以糯米饮调下一钱。（《本草》）

杏胶饮　治十六般哮嗽。

杏仁、明胶各一两，马兜铃、半夏（制）、人参、甘草各五钱。

上细末，每二钱，水一盏，姜三片，煎

至七分，临卧服。心嗽，加干葛；肝嗽，加乌梅一个、大米十四粒；脾嗽，入姜三片、枣二枚；胃嗽，入蛤粉煎；胆嗽，加茯神、茶清调下；肺嗽，入桑白皮煎；膈嗽，姜汁调咽下；劳嗽，入秦艽煎；冷嗽，入葱白三寸煎；血嗽，入当归、枣子煎；暴嗽，入乌梅、生姜煎；产嗽，入甘草三寸，黄蜡少许煎；气嗽，入青皮煎；热嗽，蜜一匙，葱白煎；哮嗽，入半夏三枚煎；肾嗽，入黄芪、白饴糖煎服，即效。（《本事》）

鸡鸣丸 治十八般咳嗽哮喘吐血诸证，如神。

知母（炒）四两，旋覆花、陈皮、马兜铃、麻黄、甘草（炙）各一两，桔梗、人参各五钱，阿胶珠、款冬花、五味子各四钱，杏仁、葶苈子（炒）、半夏（制）各三钱。

上为末，蜜丸，弹子大。每一丸，乌梅姜枣煎汤嚼下，日三。十八般者，肝咳、心咳、脾咳、肺咳、肾咳、胃咳、小肠咳、大肠咳、胆咳、膀胱咳、三焦咳、内因咳、外因咳、不内外因咳、气咳、寒咳、热咳、暴咳也。（《回春》）

鸡鸣丸 通治喘嗽。

知母（酒炒）、贝母（炒）、陈皮（去白）、桑白皮（蜜炒）、款冬花、旋覆花、天门冬、麦门冬、人参、葶苈子（炒）、桔梗、杏仁（麸炒）、半夏（姜制）、阿胶珠、甘草各等份。

上为末，蜜丸，弹子大，以乌梅汤，或姜汤化下一丸。（中朝）

喘嗽劫药

诸喘不止。椒目极细末。每一二钱，姜汤调服止之。止后，因痰治痰，因火治火，虚弱者勿用。（《丹心》）

诸喘劫药。萝卜子（蒸熟）一两、皂角（烧灰）三钱。为末，姜汁加蜜，丸服。（《丹心》）

治嗽劫药。五味子五钱，甘草二钱半，五倍子、芒硝各一钱。末，蜜丸，噙化。（《丹心》）

《诸证提纲》 明·陈文治撰

二母散 治远年近日喘嗽，兼治痰喘。

知母、贝母各二钱，巴豆（取霜）一粒。

上为末。每服二分五厘，以生姜三片，临卧细嚼，白汤服迄，即闭口而睡，喘嗽自定。如利下，以粥补之。

人参理肺汤 治喘不止。

麻黄（去节，炒黄色）、木香、当归各八分，杏仁（麸炒）、罂粟壳（炒）各二钱四分。

水煎。

大萝皂丸 治气喘，风痰、食痰、酒痰、面毒等症。

南星、半夏、杏仁、瓜蒌仁、香附、青黛、陈皮各五钱，萝卜子二两，皂角（烧灰）一两。

上为末，神曲糊丸，梧子大。每服六十丸，姜汤下。

小萝皂丸 治喘神效。

萝卜子（蒸）二两，皂角（烧灰）五两，南星（白矾水浸，晒）、瓜蒌仁、海粉各一两。

上为极细末，姜汁和蜜捣匀，丸，噙化。

白前汤 治呃逆喘促，及水肿短气胀满，昼夜不得卧，喉中常作水鸡声。

白前、紫菀、半夏各三两，大戟五钱。

上水十盏，浸一宿，次日煎至三盏。分三服，忌羊肉。

定息饼子 治新久喘嗽。

皂角三荚，去黑皮并子，每子空纳入巴豆肉一粒，用麻缚定，以生姜汁和蜜调涂，慢火炙干，又涂又炙，以焦黄为度。去巴豆，入枯矾一两，蓖麻子七粒，如前缚定，涂炙数次，剖去蓖麻与矾，以皂角研为末。又以杏仁二两研膏，与皂角和匀。每服一钱，将柿饼炙过候冷，蘸药细嚼，临卧服。忌一切热毒之物。

返阴丹 治阴毒，心烦头痛，肢冷面青，腹胀脉伏，及气虚阳脱，无脉，不省人事，伤寒阴厥。

硫黄五两，太阴玄精石、硝石各二两，三味各另研。附子（炮，去皮、脐）、干姜（炮）、桂心各五钱，三味共为末，用铁铫先铺玄精石一半，次铺硝石一半，中铺硫黄末，又铺所剩硝石，再铺所剩玄精石，以小铁盏合着，用炭三斤，周围堆烧，勿令烟出，急取瓦盆覆盖地上，四面灰盖，候冷取出，再研极细，与后三味相合，糊丸梧子大。每服三十丸。

香附南星丸 治痰喘。

香附一两，制南星、制半夏、杏仁（去皮尖）、瓜蒌仁、橘红、皂角灰、萝卜子各三两。

上为末，神曲糊丸，梧子大。每服七十丸，姜汤送下咽。

兜铃丸 男妇久患咳嗽，肺气喘促，倚息不得睡卧，躺鮎咳嗽亦效。

马兜铃、杏仁（去皮尖）、蝉衣各二两，信石（煅）六钱。

上为末，枣肉丸梧子大。每服六七丸，临卧葱茶放冷送下。忌热物半日。

黄芩利膈丸 除胸中热，利膈上痰。

生黄芩、炒黄芩各一两，半夏、黄连、泽泻各五钱，南星、枳壳、陈皮各三钱，白术二钱，白矾一钱。（一方加萝卜子五钱、牙皂一钱。）

上药为末，汤浸，蒸饼丸梧子大。每服五十丸，白汤下。忌酒、面、鱼腥、热毒物。

新增加味散邪定喘汤 治气喘痰热。

陈皮七分，荆芥七分，半夏八分，贝母（去心）七分，瓜蒌仁八分，南星八分，枳壳（炒）四分，片黄芩（炒）六分，白术八分，桔梗八分，葶苈（炒，捣碎）七分，杏仁（去皮尖）七分，麦门冬（去心）七分，羚羊角五分，甘草五分，冬花五分，苏子四分，桑白皮四分。

生姜引。

葶苈散 治过食煎炒及酒，以致喘急不得卧，及肺痈等症。

甜葶苈、瓜蒌仁、薏苡仁、升麻、葛根、桔梗各一钱，甘草五分。

上姜水煎，温服。

《景岳全书》 明·张介宾撰

五十一卷 新方八阵·补阵

贞元饮 治气短似喘，呼吸促急，提不能升，咽不能降，气道噎塞，势剧垂危者。常人但知为气急，其病在上，而不知元海无根，亏损肝肾。此子午不交，气脱证也，尤为妇人血海常亏者最多此证。宜急用此饮以济之缓之，敢云神剂。凡诊此证，脉必微细无神，若微而兼紧，尤为可畏。倘庸众不知，妄云痰逆气滞，用牛黄、苏合及青、陈、枳壳破气等剂，则速其危矣。

熟地黄七八钱，甚者一二两，炙甘草一二三钱，当归二三钱。

水二盅，煎八分，温服。如兼呕恶或恶寒者，加煨姜三五片；如气虚脉微至极者，急加人参随宜；如肝肾阴虚，手足厥冷，加肉桂一钱。

五十一卷 新方八阵·和阵

金水六君煎 治肺肾虚寒，水泛为痰，或年迈阴虚、血气不足、外受风寒、咳嗽呕恶、多痰喘急等症，神效。

当归二钱，熟地三五钱，陈皮一钱半，半夏二钱，茯苓二钱，炙甘草一钱。

水二盅，生姜三五七片，煎七八分，食远温服。如大便不实而多湿者，去当归，加山药；如痰盛气滞，胸胁不快者，加白芥子七八分；如阴寒盛而嗽不愈者，加细辛五七分；如兼表邪寒热者，加柴胡一二钱。

六安煎　治风寒咳嗽，及非风初感，痰滞气逆等症。

陈皮一钱半，半夏二三钱，茯苓二钱，甘草一钱，杏仁（去皮尖，切）一钱，白芥子五七分。

水一盅半，加生姜三五七片，煎七分，食远服。凡外感风邪咳嗽而寒气盛者，多不易散，宜加北细辛七八分或一钱；若冬月严寒邪甚者，加麻黄、桂枝亦可；若风胜而邪不甚者，加防风一钱，或苏叶亦可；若头痛鼻塞者，加川芎、白芷、蔓荆子皆可；若兼寒热者，加柴胡、苏叶；若风邪咳嗽不止而兼肺胃之火者，加黄芩一二钱，甚者再加知母、石膏，所用生姜，只宜一片；凡寒邪咳嗽痰不利者，加当归二三钱，老年者尤宜；若气血不足者，当以金水六君煎与此参用；凡非风初感，痰胜而气不顺者，加藿香一钱五分；兼胀满者，加厚朴一钱，暂开痰气，然后察其寒热虚实而调补之。若气虚猝倒，及气平无痰者，皆不可用此。

五十六卷　古方八阵·散阵

简易苏陈九宝汤　治老人、小儿素有喘急，遇寒暄不常，发则连绵不已，咳嗽哮吼，夜不得卧。

麻黄、紫苏、薄荷、桂枝、桑白皮、大腹皮、陈皮、杏仁、甘草各六分。

水一盅半，姜三片，乌梅一个，煎七分服。

《医宗必读》　明·李中梓撰

卷之九　喘

渗湿汤　治湿伤身重而喘。

苍术、白术、甘草（炙）各一两，茯苓

（去皮）、干姜（炮）各二两，橘红、丁香各二钱五分。

每服四钱，水一盅，枣二枚，姜三片，煎七分服。

定喘奇方　治稠痰壅盛，体肥而喘。

橘红（明矾五钱同炒香，去矾用）一两，半夏一两五钱，杏仁（麸炒）一两，瓜蒌仁（去油）一两，甘草（炙）七钱，黄芩（酒炒）五钱，皂角（去皮、弦、子，烧存性）三钱。

上为末，淡姜汤打蒸饼糊为丸，绿豆大，每食后白汤下一钱，日二次，五日后下痰而愈，虚人每服七分。

简易黄丸子　清痰定喘及齁龉。

雄黄（研细，水飞）、雌黄（研细）各三钱，山栀仁七枚，绿豆四十九粒，明砒（细研，并生用）二分。

上为末，稀糊丸，绿豆大。每服一二丸，薄荷细茶汤临卧服。

清金丹　治食积痰哮喘，遇厚味即发。

萝卜子（淘净，蒸熟，晒干，为末）一两，猪牙皂角（烧存性）三钱。

上以生姜汁浸蒸饼丸，绿豆大，每服三五十丸，咽下。

水哮方　芫花（为末）、大水上浮萍（滤过）、大米粉。

上三味，搜为稞，清水煮熟，恣意食之。

压掌散　治男妇哮喘。

麻黄（去节）二钱五分，炙甘草二钱，白果（打碎）五枚。

水煎，临卧服。

《症因脉治》

明·秦昌遇撰　秦之桢整理

卷二　喘症论·外感喘逆

防风桔梗汤　肺风痰喘，此方甚妙。

防风、半夏、枳壳、陈皮、桔梗。

不应，加桑白皮、地骨皮，即效。

麻黄定喘汤 肺受寒邪，未经郁热者用。

麻黄、杏仁、枳壳、桔梗、苏子、橘红、甘草。

干葛竹茹汤 清理胃气，去烦止呕。

干葛、竹茹、广皮、白茯苓、熟半夏、甘草。

有风，加防风。有寒，加生姜。

知母桔甘汤 治肺家受燥，咳嗽气逆。

知母、石膏、桔梗、甘草、地骨皮。

人参白虎汤 治胃受燥邪，喘呕烦渴。

人参、知母、石膏、粳米、甘草。

口渴，加葛根。气逆，加橘红。

凉膈散 治燥在上焦，喘咳气逆。

黑山栀、黄芩、桔梗、连翘、川连、薄荷、甘草。

《证治汇补》 清·李用粹撰

卷之五　胸膈门·喘病章

喘病选方

二陈汤 统治喘病，为其能顺气和中化痰也。

安肾丸 治肾虚水涸，气孤阳浮致喘者。

肉桂五两，补骨脂、山药、石斛、白术、茯苓、肉苁蓉、萆薢、巴戟、蒺藜、桃仁各十五两，川乌（炮，去皮、脐）五两。

蜜丸，空心，温酒或盐汤服。

二味参苏饮 治产后瘀血入肺，咳嗽喘急。

人参一两，苏木二两。

若口鼻气急黑色者，加附子救之。如愈后，即服六君子汤为妙。

三拗汤 治风寒郁闭，喘促不得息。

麻黄一钱，杏仁七粒，甘草五分。

水煎，热服取汗。

应梦散 治肾气烦冤，喘促不得卧。

人参一两，胡桃肉（连衣）二枚，生姜五片，大枣二枚。

水煎，临卧服。

千缗汤 治风痰上喘。

半夏七枚，皂荚一寸，甘草一寸。

合导痰汤同煎，更效。

苏子降喘汤 苏子（炒，捣碎）、杏仁、桑皮、前胡、橘皮、半夏、桔梗各一钱，甘草四分。

水煎。

五味子汤 治胃虚喘促，脉伏而数者。

五味子二钱，人参、麦冬、杏仁、陈皮各二钱半，生姜三片，大枣三枚。

水煎服。

参胡汤 治喘急随绝者。余屡用之有效，功不可尽述。

人参二钱，胡桃肉二枚。

水煎服。

华盖散 治风寒致哮。

麻黄、紫苏、杏仁、桑皮、赤茯苓、橘红、甘草。

加姜煎。

参苏温肺汤 人参、肉桂、甘草、木香、五味、陈皮、半夏、桑皮、白术、紫苏各五钱，茯苓三分。冬月，加麻黄。

劫法 椒目研极细末，姜汤调下二钱。未效，再服。俟喘止后，分痰分火治之。

哮病选方

五虎汤 痰哮用之如神。但为劫剂，不宜久服。虚人自汗，禁用。

麻黄、杏仁、石膏、甘草、桑皮、细辛、生姜。

白果汤 治哮喘痰盛。

半夏、麻黄、款冬花、桑皮、甘草各三钱，白果二十一个，黄芩、杏仁各一钱五分，苏子二钱，御米壳一钱。

水煎，分二服。

大承气汤 大黄、芒硝、枳实、厚朴各等份。

水煎，入硝，一二沸，去渣服。

捷径方 用萝卜汁、生梨汁、藕汁、姜汁等份。入酒煮熟，埋土中，去火毒，不拘时服。

治小儿哮症 用海螵蛸刮屑，研细末，以糖蘸吃，立愈。服后发者，再服。

治顽痰哮喘 用青皮一枚，擘开去瓤。入江子一枚，麻线扎定，火上烧尽烟，存性为末，生姜汁和酒呷之。

治风痰致哮 用鸡子略损壳，浸尿中三四日夜，煮食之。

治哮秘方 人言（绢包）一钱，和川黄连三钱，煮水干为度，后用石中黄三钱，鹅儿不食草三钱，江西淡豆豉一两，研为丸，如绿豆大，每服五丸，温白滚汤下。

《辨证录》 清·陈士铎撰

卷之四 喘门

人有偶感风寒，一时动喘，气急抬肩，吐痰如涌，喉中作水鸡声，此外感非内伤也。倘误认内伤，少用补气之味，则气塞而不能言，痰结而不可息矣。治法宜用解表之味。然而纯补之药不可用，而清补之药未尝不可施也。方用**平喘仙丹**：

麦冬五钱，桔梗三钱，甘草二钱，半夏二钱，黄芩一钱，山豆根一钱，射干一钱，白薇一钱，乌药一钱，苏叶八分，茯苓三钱。

水煎服。一剂喘平，再剂痊愈，不必三剂也。

盖外感之喘，乃风寒之邪，从风府而直入于肺，尽祛其痰而涌塞咽喉之间，看其病势似重，然较内伤之喘大轻也。平喘仙丹专消肺邪而不耗肺之正，顺肺气而不助肺之火，故下喉即庆安全也。

此症用**止声汤**甚神。

麻黄一钱，天门冬三钱，桔梗三钱，甘草、茯苓各二钱，山豆根八分，射干、陈皮、半夏、青黛各一钱。

水煎服。一剂愈。

人有痰气上冲于咽喉，气塞肺管作喘，而不能取息，其息不粗，而无抬肩之状者，此气虚而非气盛也，乃不足之症，不可作有余之火治之。人身之阴阳，原自相根，而阴阳中之水火，不可须臾离也。惟肾水太虚，而后肾火无制，始越出于肾宫，而关元之气不能挽回，直奔于肺而作喘矣。然而关元之气微，虽力不胜任，以挽回其将绝之元阳，而犹幸其一线之牵连也，则犹可救援于万一耳。方用**定喘神奇丹**：

人参二两，牛膝五钱，麦冬二两，北五味二钱，熟地二两，山茱萸四钱。

作汤煎服。一剂而喘少止，二剂而喘更轻，四剂而喘大定。

此方人参宜多用，不用至二两则不能下达于气海关元，以生气于无何有之乡。非用牛膝不能下行，且牛膝能平胃肾之虚火，不能直补其下元之气也。麦冬益肺金，非多用则自顾不暇，何能生汪洋之水，以救燎原之火耶？人喘则气散，非五味子何以能收敛乎？用熟地以益肾中之水也，肾水大足，自不去泄肺金之气，然非多加则阴不能骤生，而火不可以遽制。又益之以山茱萸，以赞襄熟地之不逮，自能水火既济，而气易还元也。

此症亦可用**参熟桃苏汤**：

人参、熟地各一两，补骨脂五分，茯神、麦冬各五钱，胡桃一个，生姜、苏子各一钱，山萸、巴戟天各二钱。

水煎服。

人有七情气郁，结滞痰涎，或如破絮，或如梅核，咯之不出，咽之不下，痞满壅盛，上气喘急，此内伤外感兼而成之者也。此等之症最难治。欲治内伤而外邪不能出，欲治外感而内伤不能愈。然则终何以治之乎？吾治其肝胆，而内伤、外感俱皆愈也。盖肝胆乃阴阳之会，表里之间也，解其郁气而喘息可平矣。方用**加味逍遥散**治之。

白芍五钱，白术三钱，当归三钱，柴胡一钱，陈皮五分，甘草一钱，茯苓三钱，苏叶一钱，半夏一钱，厚朴一钱。

水煎服。一剂而痰气清，再剂而痰气更清，四剂而喘急自愈。

病成于郁，治郁而诸症安得不速愈哉！

此症用**苏叶破结汤**亦神。

白芍、茯苓各五钱，半夏二钱，苏叶三钱，甘草一钱，枳壳五分。

水煎服。一剂气通痰清矣，二剂痊愈。

人有久嗽之后，忽然大喘不止，痰出如泉，身汗如油。此汗出亡阳，本是不救之病，而吾以为可救者，以久嗽伤肺而不伤肾也。夫喘症多是伤肾，久嗽之人未有不伤肾者，以肺金不能生肾水，而肾气自伤也。然而伤肺以致伤肾，与竟自伤肾者不同。盖伤肺者伤气也，伤肾者伤精也，故伤肺以致伤肾者，终伤气而非伤精。精有形而气无形，无形者补气可以生精，即补气可以定喘；有形者必补精以生气，又必补精以回喘也。所以伤肺者易为功，不比伤肾者难为力。方用**生脉散**：

麦冬一两，人参五钱，北五味子二钱。

水煎服。一剂而喘定，再剂而汗止，三剂而痰少，更加天花粉二钱，白术五钱，当归三钱，白芍五钱再服十剂痊愈。

生脉散补气之圣药也。补其肺气，自生肾水矣。肾得水而火不上沸，则龙雷自安于肾脏，不必又去补肾也。以视伤肾动喘者，轻重不大相悬殊哉！

此症用**归气汤**亦妙。

麦冬三两，北五味三钱，熟地三两，白术二两。

水煎服。一剂而汗止，十剂痊愈。

《冯氏锦囊秘录》 清·冯兆张撰

杂症大小合参卷十二　方脉哮症合参

麦门冬汤　治火逆上气，咽喉不利。

麦冬七两，半夏一两，人参四两，甘草二两，粳米三合，大枣十二枚。

上六味，以水一斗二升，煮取六升，温服一升，日三夜一。

活人五味子汤　治喘促脉伏而数者。

五味子二钱，人参、麦冬、杏仁、橘红各二钱五分，姜三片，红枣三枚。

水煎服。

又方　治寒包热而喘，必用发散。

橘红、半夏、枳壳（炒）、桔梗、黄芩（炒）、紫苏、麻黄、杏仁、甘草。

如天寒，加桂枝。水煎服。

东垣人参平肺散　治心火刑脾，传为肺痿，咳嗽喘呕，痰涎壅盛，胸膈痞闷，咽嗌不利。

桑皮一钱，知母七分，炙甘草、地骨皮、人参各五分，茯苓、天冬各四分，青皮、陈皮各三分，五味子三十粒。

如热甚，加黄芩、紫苏叶、半夏各五分。

痰哮方　青瓜蒌一个，白矾（为末）五钱。

将瓜蒌打碎，入明矾在内，置新瓦上，阴干，冷调少许，嗽后咽下即愈。

血没散　治产后败血冲心，胸满上喘，命在须臾。

真血竭、没药各等份。

为末，每服二钱，用童便、好酒煎一大沸，温调下。方产时进一服，上床良久再服。其恶露自循经下行，更不上冲，免生百病。

参苏饮　产后血入于肺，面赤发喘，欲死者。

人参（为末）一两，苏木二两。

水二碗，将苏木煎至一碗，去渣，调人参末，随时加减服，神效。

定肺汤 治上气喘嗽。

紫菀、五味子、橘红、甘草、紫苏子、杏仁、桑白皮、半夏、枳壳。

生姜五片，紫苏五叶。水煎。

定喘汤 治肺虚感寒，气逆膈热而作哮喘。

白果（去壳，切碎，炒黄色）二十一枚，麻黄、半夏（姜制）、款冬花各三钱，桑白皮（蜜炙）、苏子各二钱，杏仁（去皮尖）、黄芩一钱五分，甘草一钱。

水三盅，煎二盅，分二服，不用姜，不拘时徐徐服。

括曰：《诸病》原来有药方，惟愁哮喘最难当，麻黄桑杏加苏子，白果冬花效更良，甘草黄芩同半夏，水煎热服不须姜，病患得此真仙药，服后方知定喘汤。

此手太阴药也。表寒宜散，麻黄、杏仁、桑皮、甘草，辛甘发散，泻肺而解表。里虚宜敛，款冬温润，白果收涩，定喘而清金，苏子降肺气，黄芩清肺热，半夏燥湿痰，相助为理，以成散寒疏壅之功也。

《顾松园医镜》 清·顾靖远撰

症方发明卷十二 喘

疏邪利金汤 治风寒致喘。

防风、荆芥、前胡、杏仁、桔梗、甘草、苏子、橘红。

竹叶石膏汤 治伤暑致喘。

即白虎汤加竹叶、麦冬。

泻白散 治肺热致喘。

桑皮、地骨皮、甘草。

肺气喘急，加茅根一味煎饮，如神。实火，加苦寒药；虚火，加甘寒药。

沉香降气散 治肺郁致喘。

真沉香、砂仁、苏子、橘红、郁金、枇杷叶（治喘蜜炙，治呕姜炙）、白茯苓、麦冬（皆下气降逆之品）。

肺壅喘甚者，加甜葶苈，以泻肺气之壅逆。挟热者，加茅根，凉金定喘，三五两。煎汤煎药。

顺气开痰饮 治痰壅致喘。

苏子、橘红、枇杷叶、郁金、贝母、花粉、瓜蒌霜、茯苓、竹沥。

或加二冬、沙参之属。

按士材云：《内经》论喘，其因众多，究不越于火逆上而气不降，斯言深得要领。所以仲淳云：喘病属肺虚有热，因而痰壅，此方可宗而加减用之。若果属痰，因而致喘，方可用二陈、六君子等汤治之。

保和丸 治伤食致喘。

山楂、麦芽、神曲、莱菔子、橘红、茯苓、连翘仁、半夏。

生脉散 治喘因气虚而火入于肺。

人参、麦冬、五味。

本方加苏子、茅根、贝母。气虚则喘，人参补之。喘则气耗，五味敛之。肺喜润，故用麦冬。肺欲利，故用苏子。肺恶热，以茅根清火。肺恶塞，以贝母消痰。

此方喘因气虚而火入于肺者宜之。

八仙长寿丸 治喘因阴虚而火乘金。

熟地八两，黄肉四两，山药四两，丹皮三两，茯苓三两，泽泻三两，麦冬三两，五味二两。

原方加麦冬（合麦冬以清肺）、牛膝六两，紫河车（峻补其肾）一二具。或再加青铅（色黑导肾镇坠之剂，降痰如神，铁铫内熔化，去渣脚，收用）二两、真沉香、砂仁（如气从脐逆冲而上者，此肾虚不能纳气归元，非沉香、砂仁引导不济）各五钱，茅根汤送下。

六味肾气汤 治咳喘有痰，不得卧。

六味地黄丸加麦冬、五味、牛膝、车前、黑小豆。

此方喘因肾虚，水邪泛滥者宜之。若果有火衰症脉者，方可用济生肾气丸。

参附汤 治真阳不足，上气喘息，气短头晕（阳欲上脱），汗出肢冷（阳欲外脱）。

人参一二三两，制附子一三五钱。

此方果系真阳欲脱致喘者，急用以挽之，否则切勿妄投。

麻杏甘石汤 治哮喘。

麻黄（炒）三五七钱，杏仁（散风寒），甘草，石膏（清肺热）。

合二陈加瓜蒌（消痰）、苏子、桑皮、枳壳（下气）。

此降气消痰清火而兼散邪之剂。此病禁用热剂，亦不可纯用寒凉，恐外邪难解。盖哮症良由痰火郁于内。风寒束于外而致者居多。或因过食酸咸，或因积火熏蒸，病根深久，难以卒除，宜避风寒，节厚味可也。

《种福堂公选良方》 清·叶桂著

卷二 咳嗽

治小儿天哮，一切风湿燥热，咳嗽痰喘，兼治大人。

海浮石（净末）四钱，飞滑石（净末）四钱，甜杏仁（净末）四钱，薄荷（净末）二钱。

上为极细末，每服二钱，用百部煎汤下。

卷四 小儿门

小儿咳嗽发喘，鼻扇肺胀，名百花矾。

透明白生矾一钱，研极细末，用生白蜜三四钱调和放舌上，徐徐吃下，即愈。

《杂病源流犀烛》 清·沈金鳌撰

卷一 脏腑门·咳嗽哮喘源流

治哮方

陈皮汤 （表散）陈皮、半夏、茯苓、甘草、枳壳、紫苏、桔梗、苍术、黄芩。冬加桂枝。

水哮方 （水哮）芫花、大水上浮萍、米粉。三味搜为粿，清水煮熟，恣意食之。

皂荚丸 （久哮）皂荚（去皮、子、弦，蜜丸）二钱，明矾、杏仁、白丑头末各一钱，紫菀、炙甘草、桑皮、石菖蒲、半夏各二钱，胆星一钱五分，百部一两二钱。煎膏丸前药。

参苏温肺汤 （内外皆寒）人参、紫苏、木香、肉桂、五味子、桑皮、陈皮、半夏、白术、茯苓各一钱，甘草五分，加姜三片。

定喘汤 （除根）麻黄八分，杏仁一钱半，黄芩、半夏、桑皮、苏子、款冬花、甘草各一钱，白果（去壳，炒黄色）二十一粒。

治喘方

黄连膏 （喘难坐卧）川连四两，金银各一锭，水九碗，煎二碗，再用水六碗，煎一碗，再用水二碗，煎半碗，共成膏，入人乳一碗、童便一碗、姜韭拍田螺汁各一碗，薄蜜收，贮瓷器中，渐渐服。

资生丸 （食喘）人参、白术、茯苓、橘红、山楂、神曲、川连、白蔻仁、泽泻、桔梗、广藿香、白扁豆子、建莲肉、薏苡仁、山药、芡实、麦芽。

神仙住喘汤 （痰甚）黑丑头末一钱，明矾三分，皂角四分，木香三分，人参一分。共为末，用莱菔汁调下十服，无不愈者。

桔梗二陈汤 （火喘）茯苓、陈皮、半夏、甘草、桔梗、枳壳、黑山栀、黄芩、黄连。

嵩崖脾肾丸 （老人）熟地、山萸、山药、补骨脂、益智仁、砂仁、丹皮、茯苓、泽泻、桂、附子、车前子、牛膝。蜜丸。

琼玉膏 （干咳）生地（捣绞取汁）十六斤，人参末一斤半，茯苓末三斤，白蜜（炼去渣）十斤。上和匀，入瓷缸内，以油纸五重、厚布一重，紧封缸口，置铜锅内水中，悬胎令缸口出水上，以桑柴火煮三昼夜，锅内水减，用暖水添之。日满取出，再用蜡纸紧封缸口，纳井中浸一日夜，取出，再入旧汤内煮一日夜，以出水气，乃取出，每服一二匙，温酒调服。如不饮酒，白汤下，日进二三服。如夏热天置阴凉处，或藏水中，或埋地中，制时终始勿犯铁器，服时忌食葱、蒜、莱菔、醋酸等物。

《医学从众录》 清·陈修园撰

卷二 喘促·实喘方

紫苏汤 治卒气短。

紫苏四钱，陈皮一钱，红枣二枚。

水酒煎服。

卷二 喘促·虚喘方

加味六君子汤 治肺脾虚寒，痰嗽气喘。

人参、白术（炒）、茯苓、半夏各二钱，陈皮、甘草（炙）、干姜各一钱，细辛八分，五味七分。

水煎服。

全真一气汤 治上焦虚热，下焦虚冷。此方清肃在上，填实在下之法。

熟地一两，人参（另炖调复）一二三钱或一两，麦冬、牛膝各二钱，冬白术（炒）三钱，五味七分，附子（须重用）一钱。

水煎服。

贞元饮 余推景岳制方之意，以气为阳，血为阴。大汗亡血，产后及热病之后，血虚则气无附丽，孤阳无主，时见喘促，故以此饮济之缓之。其要旨在"济之缓之"四字，今人顺口读过，便致许多误事。盖阴血枯竭，最喜熟地之濡润以济之，犹恐济之不及，故加当归以助其济之之力；呼吸气促，最宜甘草之大甘以缓之，犹恐缓之不能缓，故用至二三钱，以成其缓之之功。

熟地三五钱至一两，当归、炙甘草各二三钱。

水煎服。

卷二 哮症

杏仁丸 治呷嗽有声。

杏仁（去皮尖，炒）、甘草（炙）各一两，大黄（蒸）、牙硝（熬）各五钱。

共为末，炼蜜丸，如桐子大，空心姜汤送下二十丸。

紫菀杏仁煎 治肺脏气积，呷嗽不止，因肺虚损，致劳疾相侵，或胃冷膈上热者。

紫菀、酥各二两，贝母、姜汁各三两，大枣（去皮、核）半斤，五味、人参、茯苓、甘草、桔梗、地骨皮（洗）各一两，白蜜一斤，生地汁六两。

共末，与蜜、生地汁同煎，器盛三五次，成饴煎，仰卧含化一匙，日二服。

《类证治裁》 清·林珮琴撰

卷之二 哮症·附方

（温肺）钟乳丸

钟乳石（甘草汤煮，研）、麻黄（醋汤泡，焙干）、杏仁、炙甘草。蜜丸。

（温肺）冷哮丸

麻、杏、辛、草、星、夏、川乌、川椒、白矾、牙皂、紫菀茸、款冬。神曲糊丸。

（外治）三建膏

天雄、川乌、川附、桂心、官桂、桂枝、细辛、川椒、干姜各二两。麻油熬，加黄丹，摊贴肺俞。

卷之二 喘症·附方

（火痰）清膈煎

广皮钱半，贝母、浮石各二钱，胆星一

钱，木通钱半，白芥子七分。

（气逆）七气汤

参、桂、夏、草、姜。

《医学衷中参西录》 张锡纯撰

治大气下陷方

升陷汤 治胸中大气下陷，气短不足以息。或努力呼吸，有似乎喘。或气息将停，危在顷刻。其兼证，或寒热往来，或咽干作渴，或满闷怔忡，或神昏健忘，种种病状，诚难悉数。其脉象沉迟微弱，关前尤甚。其剧者，或六脉不全，或参伍不调。

生箭芪六钱，知母三钱，柴胡一钱五分，桔梗一钱五分，升麻一钱。

气分虚极下陷者，酌加人参数钱，或再加山萸肉（去净核）数钱，以收敛气分之耗散，使升者不至复陷更佳。若大气下陷过甚，至少腹下坠，或更作疼者，宜将升麻改用钱半，或倍作二钱。升陷汤，以黄芪为主者，因黄芪既善补气，又善升气。惟其性稍热，故以知母之凉润者济之。柴胡为少阳之药，能引大气之陷者自左上升。升麻为阳明之药，能引大气之陷者自右上升。桔梗为药中之舟楫，能载诸药之力上达胸中，故用之为向导也。至其气分虚极者，酌加人参，所以培气之本也。或更加萸肉，所以防气之涣也。至若少腹下坠或更作疼，其人之大气直陷至九渊，必需升麻之大力者，以升提之，故又加升麻五分或倍作二钱也。方中之用意如此，至随时活泼加减，尤在临证者之善变通耳。

大气者，充满胸中，以司肺呼吸之气也。人之一身，自飞门以至魄门，一气主之。然此气有发生之处，有培养之处，有积贮之处。天一生水，肾脏先成，而肾系命门之中（包肾之膜油连于脊椎自下上数七节处），有气息息萌动，此乃乾元资始之气，《内经》所谓"少火生气"也。此气既由少火发生，以

徐徐上达。培养于后天水谷之气，而因磅礴之势成。绩贮于膺胸空旷之府，而盘据之根固。是大气者，原以元气为根本，以水谷之气为养料，以胸中之地为宅窟者也。夫均是气也，至胸中之气，独名为大气者，诚以其能撑持全身，为诸气之纲领，包举肺外，司呼吸之枢机，故郑而重之曰大气。夫大气者，内气也。呼吸之气，外气也。人觉有呼吸之外气与内气不相接续者，即大气虚而欲陷，不能紧紧包举肺外也。医者不知病因，犹误认为气郁不舒，而开通之。其剧者，呼吸将停，努力始能呼吸，犹误认为气逆作喘，而降下之。则陷者益陷，凶危立见矣。其时作寒热者，盖胸中大气，即上焦阳气，其下陷之时，非尽下陷也，亦非一陷而不升也。当其初陷之时，阳气郁而不畅则作寒，既陷之后，阳气蓄而欲宣则作热。迨阳气蓄极而通，仍复些些上达，则又微汗而热解。其咽干者，津液不能随气上潮也。其满闷者，因呼吸不利而自觉满闷也。其怔忡者，因心在膈上，原悬于大气之中，大气既陷，而心无所附丽也。其神昏健忘者，大气因下陷，不能上达于脑，而脑髓神经无所凭借也。其证多得之力小任重，或枵腹力作，或病后气力未复，勤于动作，或因泄泻日久，或服破气药太过，或气分虚极自下陷，种种病因不同。而其脉象之微细迟弱，与胸中之短气，实与寒饮结胸相似。然诊其脉似寒凉，而询之果畏寒凉，且觉短气者，寒饮结胸也；诊其脉似寒凉，而询之不畏寒凉，惟觉短气者，大气下陷也。且即以短气论，而大气下陷之短气，与寒饮结胸之短气，亦自有辨。寒饮结胸短气，似觉有物压之；大气下陷短气，常觉上气与下气不相接续。临证者当细审之。

治喘息方

参赭镇气汤 治阴阳两虚，喘逆迫促，有将脱之势。亦治肾虚不摄，冲气上干，致

胃气不降作满闷。

野台参四钱，生赭石（轧细）六钱，生
芡实五钱，生山药五钱，萸肉（去净核）六
钱，生龙骨（捣细）六钱，生牡蛎（捣细）
六钱，生杭芍四钱，苏子（炒，捣）二钱。

生赭石压力最胜，能镇胃气冲气上逆，
开胸膈，坠痰涎，止呕吐，通燥结。用之得
当，诚有捷效。虚者可与人参同用。仲景旋
覆代赭石汤，赭石、人参并用。治"伤寒发
汗，若吐若下解后，心下痞硬，噫气不除
者"。参赭镇气汤中，人参借赭石下行之力，
挽回将脱之元气，以镇安奠定之，亦旋覆代
赭石汤之义也。

薯蓣纳气汤 治阴虚不纳气作喘逆。

生山药一两，大熟地五钱，萸肉（去净
核）五钱，柿霜饼（冲服）四钱，生杭芍四
钱，牛蒡子（炒，捣）二钱，苏子（炒，捣）
二钱，甘草（蜜炙）二钱，生龙骨（捣细）
五钱。

前方治阴阳两虚作喘，此方乃专治阴虚
作喘者也。方书谓肝肾虚者，其人即不能纳
气。此言亦近理，然须细为剖析。空气中有
氧气，乃养物之生气也。人之肺脏下无透窍，
而吸入之养气，实能隔肺胞，息息透过，以
下达腹中，充养周身。肝肾居于腹中，其气
化收敛，不至膨胀，自能容纳下达之气，且
能导引使之归根。有时肾虚气化不摄，则上
注其气于冲，以冲下连肾也。夫冲为血海，
实亦主气，今因为肾气贯注，则冲气又必上
逆于胃，以冲上连胃也。由是，冲气兼挟胃
气上逆，并迫肺气亦上逆矣，此喘之所由来
也。又《内经》谓肝主疏泄，肾主闭藏。夫
肝之疏泄，原以济肾之闭藏，故二便之通
行，相火之萌动，皆与肝气有关，方书所
有"肝行肾气"之说。今因肾失其闭藏之性，
肝遂不能疏泄肾气使之下行，更迫于肾气之
膨胀，转而上逆。由斯，其逆气可由肝系直
透膈上，亦能迫肺气上逆矣，此又喘之所由

来也。

方中用地黄、山药以补肾，萸肉、龙骨
补肝即以敛肾，芍药、甘草甘苦化阴，合之
柿霜之凉润多液，均为养阴之妙品，苏子、
牛蒡又能清痰降逆，使逆气转而下行，即能
引药力速于下达也。至方名薯蓣纳气汤者，
因山药补肾兼能补肺，且饶有收敛之力，其
治喘之功最弘也。

或问：氧气虽能隔肺胞透过，亦甚属些
些无多。何以当吸气内入之时，全腹皆有膨
胀之势？

答曰：若明此理，益知所以致喘之由。
人之脏腑皆赖气以撑悬，是以膈上有大气，
司肺呼吸者也；膈下有中气，保合脾胃者也；
脐下有元气，固性命之根蒂者也。当吸气入
肺之时，肺胞膨胀之力，能鼓舞诸气，节节
运动下移，而周身之气化遂因之而流通。且
喉管之分支下连心肝，以通于奇经诸脉。当
吸气内入之时，所吸之气原可由喉管之分支
下达，以与肺中所吸之气，相助为理也。下
焦肝肾（奇经与肾相维系）属阴，阴虚气化
不摄则内气膨胀，遂致吸入之气不能容受而
急于呼出，此阴虚者所以不纳气而作喘也。

滋培汤 治虚劳喘逆，饮食减少，或兼
咳嗽，并治一切阴虚羸弱诸证。

生山药一两，於术（炒）三钱，广陈
皮二钱，牛蒡子（炒，捣）二钱，生杭芍三
钱，玄参三钱，生赭石（轧细）三钱，炙甘
草二钱。

痰郁肺窍则作喘，肾虚不纳气亦作喘。
是以论喘者恒责之于肺、肾二脏，未有责之于
脾、胃者。不知胃气宜息息下行，有时不下
行而转上逆，并迫肺气亦上逆即可作喘。脾
体中空，能容纳诸回血管之血，运化中焦之
气，以为气血宽闲之地，有时失其中空之
体，或变为紧缩，或变为胀大，以致壅激气
血上逆迫肺，亦可作喘。且脾脉缓大，为太
阴湿土之正象，虚劳喘嗽者，脉多弦数，与

缓大之脉反对，乃脾土之病脉也。故重用山药以滋脾之阴，佐以於术以理脾之阳。脾脏之阴阳调和，自无或紧缩、或涨大之虞。特是，脾与胃脏腑相依，凡补脾之药皆能补胃。而究之脏腑异用，脾以健运磨积，宣通津液为主；胃以熟腐水谷，传送糟粕为主。若但服补药，壅滞其传送下行之机，胃气或易于上逆，故又宜以降胃之药佐之，方中之赭石、陈皮、牛蒡是也。且此数药之性，皆能清痰涎，利肺气，与山药、玄参并用，又为养肺止嗽之要品也。用甘草、白芍者，取其甘苦化合，大有益于脾胃，兼能滋补阴分也。并治一切虚劳诸证者，诚以脾胃健壮，饮食增多，自能运化精微以培养气血也。

或问：药之健脾胃者，多不能滋阴分；能滋阴分者，多不能健脾胃。此方中芍药、甘草同用，何以谓能兼此二长？

答曰：《神农本草经》谓芍药味苦，后世本草谓芍药味酸。究之，芍药之味苦酸皆有。陈修园笃信《神农本草经》，谓芍药但苦不酸。然嚼服芍药钱许，恒至齼齿，兼有酸味可知。若取其苦味与甘草相合，有甘苦化阴之妙（甘苦化阴说始于叶天士），故能滋阴分。若取其酸味与甘草相合，有甲己化土之妙（甲木味酸，己土味甘），故能益脾胃。此皆取其化出之性以为用也。又陈修园曰：芍药苦平破滞，本泻药非补药也。若与甘草同用，则为滋阴之品，与生姜、大枣、桂枝同用，则为和营卫之品，与附子、干姜同用，则能收敛元阳，归根于阴，又为补肾之品。本非补药，昔贤往往取为补药之主，其旨微矣。

按：此论甚精，能示人用药变化之妙，故连类及之。

西人谓心有病可以累肺作喘，此说诚信而有征。盖喘者之脉多数，夫脉之原动力发于心，脉动数则心动亦数可知。心左房之赤血与右房之紫血，皆与肺循环相通。若心动太急，逼血之力过于常度，则肺脏呼吸亦因之速过常度，此自然之理也。然心与肾为对待之体，心动若是之急数，肾之真阴不能上潮，以靖安心阳可知。由是言之，心累肺作喘之证，亦即肾虚不纳气之证也。

西人又谓喘证因肺中小气管，痰结塞住，忽然收缩，气不通行，呼吸短促，得痰出乃减。有日日发作者，又数日或因辛苦寒冷而发作者，又有因父母患此病传延者。发作时，苦剧不安，医治无良法。应用纸浸火硝水内，取出晒干，置盆内燃点，乘烟焰熏腾时，以口吸氧气入肺（火硝多含养气）。或用醉仙桃干叶当烟吸之，内服樟脑鸦片酒一二钱，更加姜末一分半、白矾七厘共为散，水调服。虽未必能除根，亦可渐轻。

按：此证乃劳瘵之伤肺者，当名为肺劳。虽发作时甚剧，仍可久延岁月。其治法当用拙拟黄芪膏。

按：醉仙桃即曼陀罗花也。其花白色，状类牵牛而大，其叶大如掌而有尖，结实大如核桃，实蒂有托盘如钱，皮有芒刺如包麻，中含细粒，如火麻仁。渤海之滨生植甚多，俗呼为洋金花。李时珍谓："服之令人昏昏如醉，可作麻药。"又谓："熬水洗脱肛甚效。"盖大有收敛之功也。西人药学谓：用醉仙桃花、实、叶，俱要鲜者榨汁，或熬干，或晒干作膏。每服三厘，能补火止疼，令人熟睡，善疗喘嗽。正与时珍之说相似。然此物有毒不可轻用。今人治劳喘者，多有取其花与叶，作烟吸之者，实有目前捷效，较服其膏为妥善也。

治肺病方

黄芪膏 治肺有劳病，薄受风寒即喘嗽，冬时益甚者。

生箭芪四钱，生石膏（捣细）四钱，净蜂蜜一两，粉甘草（细末）二钱，生怀山药（细末）三钱，鲜茅根（锉碎，如无鲜者，可用干者二钱代之）四钱。

上药六味，先将黄芪、石膏、茅根，煎十余沸，去渣，澄取清汁二杯，调入甘草、山药末同煎。煎时以箸搅之，勿令二末沉锅底，一沸其膏即成。再调入蜂蜜，令微似沸，分三次温服下，一日服完，如此服之，久而自愈。然此乃预防之药，喘嗽未犯时，服之月余，能祓除病根。

三、外用方药

《世医得效方》 元·危亦林撰

卷二 咳逆

荜澄茄散 疗噫气咳逆，荜澄茄、良姜各二两。

上锉散。每服二钱。水一盏，煎六分沸，投醋半盏，取出时哈之，甚妙。

《古今医鉴》

明·龚信辑 龚廷贤续编

卷五 咳逆

嗅法 治咳逆服药无效者，好硫黄、乳香各等份，以酒煎，急令患人嗅之。

雄黄酒 明雄黄一钱，酒一盏。煎七分，急令患人嗅其热气，即止。

《东医宝鉴》 朝鲜·许浚等编

杂病篇 卷之五 喘嗽熏药

久喘嗽非此不除，南星、款冬花、鹅管石、佛耳草、雄黄等份为末，拌艾，以生姜一片留舌上，次用艾烧之。须令烟入喉中。一方无佛耳草，有郁金。(《丹心》)。

久咳夜咳冬咳，风入肺窍者，宜熏之。(《入门》)。久嗽，风入肺，鹅管石、雄黄、郁金各一线，款冬花三钱，为末，每取二钱拌艾，卷作筒子，烧烟吸入口中，温茶常呷下。(《入门》)。

款冬花如鸡子大，蜜拌润之。用有嘴瓦瓶中烧药，却以瓶嘴当口，吸烟咽之，甚效。(《纲目》)。无款冬花，则用紫菀茸，如上法熏之，亦佳。(《俗方》)。

《婴童类萃》

中卷 咳嗽论

灵实烟筒 治喘嗽。

黄蜡三钱，雄黄二钱，佛耳草一钱，款冬花一钱，艾三钱，鹅管石一钱。

先将蜡熔搽纸上，次艾铺上，又将药末细细掺上，卷成筒子。用火点着一头，吸烟三四口，茶清下。

四、针 灸

《针灸甲乙经》 晋·皇甫谧撰

卷之五　缪刺第三

邪客于手阳明之络，令人气满胸中，喘息而支胠，胸中热，刺手大指次指爪甲上，去端如韭叶，各一痏。左取右，右取左，如食顷已。

卷之七　六经受病发伤寒热病第一（中）

热病七日八日，脉口动，喘而眩者，急刺之，汗且自出，浅刺手大指间。

头痛身热，鼻窒，喘息不利，烦满汗不出，曲差主之。

头项病重，暂起僵仆，鼻窒衄衃，喘息不得通，通天主之。

脑风头痛，恶见风寒，衄衃鼻窒，喘息不通，承灵主之。

喘逆，衄衃，肩胛内廉痛，不可俯仰，䏚季胁引少腹而痛胀，谚语主之。

卷之七　六经受病发伤寒热病第一（下）

气喘，热病衃不止，烦心，善悲，腹胀，逆息热气，足胫中寒，不得卧，气满胸中热，暴泄，仰息，足下寒，膈中闷，呕吐，不欲食饮，隐白主之。

热中少气，厥寒，灸之热去，烦心不嗜食，咳而短气，善喘，喉痹，身热，脊胁相引，忽忽善忘，涌泉主之。

胁痛咳逆不得息，窍阴主之，及爪甲

与肉交者，左取右，右取左，立已，不已复取。

卷之七　阴衰发热厥阳衰发寒厥第三

足厥喘逆，足下清至膝，涌泉主之。

卷之八　五脏传病发寒热第一（下）

咳上气，喘，暴喑不能言，及舌下挟缝青脉，颈有大气，喉痹，咽中干急，不得息，喉中鸣，翕翕寒热，颈肿肩痛，胸满，腹皮热，衄，气短哽，心痛，隐疹，头痛，面皮赤热，身肉尽不仁，天突主之。

肺系急，胸中痛，恶寒，胸满悒悒然，善呕胆，胸中热，喘，逆气，气相追逐，多浊唾，不得息，肩背风，汗出，面腹肿，膈中食饐，不下食，喉痹，肩息肺胀，皮肤骨痛，寒热烦满，中府主之。

咳，胁下积聚，喘逆，卧不安席，时寒热，期门主之。

卷之九　邪在肺五脏六腑受病发咳逆上气第三

咳逆上气，魄户及气舍主之。咳逆上气，谚语主之。咳逆上气，咽喉鸣喝喘息，扶突主之。咳逆上气，唾沫，天容及行间主之。咳逆上气，咽喉痈肿，呼吸短气，喘息不通，水突主之。咳逆上气，喘不能言，华盖主之。咳逆上气，唾喘短气不得息，口不能言，膻中主之。咳逆上气，喘不得息，呕吐胸满，不得饮食，俞府主之。咳逆上气，涎出多唾，呼吸喘悸，坐卧得安，或中主之。胸满咳逆，喘不得息，呕吐烦满，不得饮食，神藏主之。胸胁榰满，咳逆上气，呼吸多唾，浊沫脓血，库房主之。咳喘不得息，坐不得卧，呼吸气索，咽不得，胸中热，云门主之。

胸胁榰满不得俯仰，癃痹，咳逆上气，咽喉喝有声，太溪主之。咳逆不止，三焦有水气，不能食，维道主之。咳逆，烦闷不得卧，胸中满，喘不得息，背痛，太渊主之。咳逆上气，舌干胁痛，心烦肩寒，少气不足以息，腹胀，喘，尺泽主之。

咳，上气，喘不得息，暴痹内逆，肝肺相搏，鼻口出血，身胀，逆息不得卧，天府主之。凄凄寒嗽，吐血，逆气，惊，心痛，手少阴郄主之。

卷之九　肝受病及卫气留积发胸胁满痛第四

胸满，呼吸喘喝，穷诎窨不得息，刺人迎，入四分。不幸杀人。

胸中满，不得息，胁痛骨疼，喘逆上气，呕吐烦心，玉堂主之。

胸胁榰满，不得息，咳逆，乳痈，洒淅恶寒，神封主之。胸胁榰满，膈逆不通，呼吸少气，喘息不得举臂，步廊主之。胸胁榰满，喘逆上气，呼吸肩息，不知食味，气户主之。

胸中暴满，不得喘息，辄筋主之。

卷之九　脾胃大肠受病发腹胀满肠中鸣短气第七

喘，少气不足以息，腹满，大便难，时上走胸中鸣，胀满，口舌干，口中吸吸，善惊，咽中痛，不可纳食，善怒，惊恐不乐，大钟主之。

《肘后方》　晋·葛洪撰

卷之三　治卒上气咳嗽方第二十三

治卒乏气，气不复，报肩息方。

又方　度手拇指折度心下，灸三壮，瘥。

《扁鹊神应针灸玉龙经》　元·王国瑞撰

咳嗽喘急及寒痰，须从列缺用针看。太渊亦泻肺家疾，此穴仍宜灸更安。

忽然咳嗽腰脊疼，身柱由来穴更真。

伤风不解咳频频，久不医之劳病终，咳嗽须针肺俞穴，痰多必用刺丰隆。

腠理不密咳嗽频，鼻流清涕气昏沉，喷嚏须针风门穴，咳嗽还当艾火深。(《玉龙歌》)

《景岳全书》　明·张介宾撰

卷之十九　杂证谟·喘促

灸法

璇玑、气海、膻中、期门。

背中骨节第七椎下穴，灸三壮，喘气立已，神效。

五、推拿引导

《杂病源流犀烛》 清·沈金鳌撰

卷一 脏腑门·肺·咳嗽哮喘源流

导引

哮喘同。《保生秘要》曰：用手法于十一椎下脊中穴，掐之六十四度，擦亦如数，兼行后功，喘自然安。

运功

哮喘同。《保生秘要》曰：以手摩擦两乳下数遍，后擦背，擦两肩，定心咽津降气，以伏其喘。

六、食疗调摄

《肘后方》 晋·葛洪撰

卷之三 治卒上气咳嗽方第二十三

治久咳嗽上气十年二十年，诸药治不瘥方。

猪胰三具，枣百枚，酒三升，渍数日，服三二合，加至四五合，服之不久，瘥。

又方 生龟一只，着坎中就溺之，令没，龟死渍之三日出，烧末，以醇酒一升，和屑如干饭，顿服之，须央大吐，嗽囊出则瘥。小儿可服半升。

又方 生龟三，治如食法，去肠，以水五升，煮取三升，以渍曲，酿秫米四升如常法，熟，饮二升，令尽，此则永断。

附方 《圣惠方》治伤中，筋脉急，上气咳嗽。

用枣二十枚，去核，以酥四两，微火煎，入枣肉中滴尽酥，常含一枚，微微咽之。

又 主积年上气咳嗽，多痰喘促，唾脓血。

以萝卜子一合，研，煎汤，食上服之。

《外台秘要》 唐·王焘撰

卷第九 咳嗽脓血方一十一首

疗咳嗽喘息，喉中如有物，唾血方。

杏仁（去尖皮、两仁者）二升，猪脂二合，糖一升，生姜汁二升，蜜一升。

上五味，先以猪膏煎杏仁，黄黑，出以纸拭令净，捣如膏，合煎五物，令可丸。服如杏核，日夜六七，渐加之。

卷第十 肺虚寒方三首

《删繁》疗肺虚寒，疠风所伤，声音嘶塞，气息喘惫，咳唾，酥蜜膏酒，止气咳通声方。

酥、崖蜜、饴糖、生姜汁、生百部汁、大枣肉（研为脂）、杏仁（熬，去皮尖，研为脂）各一升，甘皮（末）五具。

上八味，合和，微火煎，常搅，三上三下，约一炊久，姜汁并百部汁各减半，停下。温清酒一升服方寸匕，细细咽之，日夜三。

《千金》疗肺虚寒，疠风伤，语音嘶塞，气息喘惫，嗽唾方。

猪胰三具，大枣（去核）一百枚，好酒五升。

上三味，以酒渍二味，秋冬七日，春夏三日，生布绞，去滓，二七日服尽。二七日忌盐。余如药法，暖将息，无猪胰，以羊胰代。

《种杏仙方》 明·龚廷贤撰

卷一 咳嗽

一方 治喘嗽吐痰久不愈。用知母、贝母等份，为细末，老姜切片，蘸药细嚼，白汤下。

治气喘，用韭菜汁，饮一杯，效。

一方 治上气喘嗽，烦热，不下食，食即吐逆腹胀。用生姜汁五合，砂糖四两，相和，慢火熬二十沸，每用半匙含咽。

一方　治积年上气喘促，咳嗽唾脓血者。用萝卜子一合，煎汤，食后服。

一方　治气喘，身浮肿。用甜葶苈一升，炒捣如膏，弹子大，每一丸，水一盏，枣四枚，煎五分，去渣，温服。

卷三　小儿杂病

小儿咳嗽痰喘　用甜梨一个，刀切勿断，入蜜于梨内，面裹，火煨熟，去面吃梨。

七、医 案

《苏沈良方》医案

湖州处士刘某，其叔父病喘，手足皆肿，殆不能起。有人谓之曰："君叔父病脾病，横泻四肢，非他也。"手疏方以授之曰无碍丸，且诫曰："慎勿服他药。"刘君得方以饵其叔父，三饵而疾间。君先迎医于钱塘，后数日，医至，曰："此肺逆，当治肺。"药入口，疾复作。急谢医，后投无碍丸，遂瘥（按其药为逐水扶脾之剂，故效）。

无碍丸 大腹皮（炙）二两，蓬莪术、三棱（皆湿纸裹煨熟）一两，木香（面裹煨熟）五钱，槟榔（生）一分。

上为末，炒麦蘖捣粉为糊，丸如梧子大，服二三十丸，生姜汤下。

（《苏沈良方》）

张子和医案　金·张从正

武安胡产祥之妻，临难月病喘。以凉膈散二两，四物汤二两，朴硝一两，分作二服，煎令冷服之。一服病减大半，次又服之，病痊效矣。产之后第六日，血迷。又用凉膈散二两，四物汤三两，朴硝一两，都作一服，大下紫黑水。其人至今肥健。戴人常曰：孕妇有病当十月、九月内，朴硝无碍，八月者当忌之，七月却无妨，谓阳月也，十月者已成形矣。

（《儒门事亲·卷六·热形》）

罗天益医案　元·罗天益

己未岁初秋越三日，奉召至六盘山。至八月中，霖雨不止，时承上命治石邻吉歹元帅夫人，年逾五旬，身体肥盛，因饮酒吃乳过度，遂病。腹胀喘满，声闻舍外，不得安卧，大小便涩滞，气口脉大两倍于人迎，关脉沉缓而有力。余思霖雨之湿，饮食之热，湿热大盛，上攻于肺，神气躁乱，故为喘满。邪气盛则实，实者宜下之，故制平气散以下之。

平气散 青皮（去白）、鸡心槟榔各三钱，大黄七钱，陈皮（去白）五钱，白牵牛（半生半炒，取头末一半）二两。

上为末。每服三钱，煎生姜汤一盏调下，无时。一服减半，再服喘愈，只有胸膈不利，烦热口干，时时咳嗽，以加减泻白散治之。

《内经》曰：肺苦气上逆，急食苦以泻之。故白牵牛苦寒，泻气分湿热，上攻喘满，故以为君；陈皮苦温，体轻浮，理肺气，青皮苦辛平，散肺中滞气，故以为臣；槟榔辛温，性沉重，下痰降气，大黄苦寒，荡涤满实，故以为使也。

（《卫生宝鉴》）

薛立斋医案　明·薛己

一富商，饮食起居失宜，大便干结，常服润肠等丸。后胸腹不利，饮食不甘，口干，体倦，发热，吐痰，服二陈、黄连之类，前症益甚，小便滴沥，大便泄泻，腹胀少食，服五苓、瞿麦之类，小便不通，体肿喘嗽，用金匮肾气丸、补中益气汤而愈。

一儒者，失于调养，饮食难化，胸膈不利。或用行气消导药，咳嗽喘促；用行气化痰，肚腹渐胀；用行气分利，睡卧不能，两足浮肿，小便不利，大便不实。肺肾脉浮大，按之微细，两寸皆短。朝用补中益气汤加姜、附，夕用金匮肾气丸加骨脂、肉果，各数剂，诸症渐愈。再佐以八味丸，两月乃能步履，却服补中、八味，半载而康。

（《明医杂著》）

楼英医案　　明·楼英

楼全善治一妇人，五十余岁，素有痰嗽，忽一日大喘，痰出如泉，身汗如油，脉浮而洪，似命绝之状，速用麦门冬四钱，人参二钱，五味子一钱五分，煎服一帖，喘定汗止，三帖后，痰亦渐少，再与前方内加瓜蒌仁一钱五分，白术、当归、芍药、黄芩各一钱，服二十余帖而安。此实麦门冬、五味子、人参之功也。如自汗兼腹满，脉沉实而喘者，里实也。宜下之。

楼全善治浦江吴辉妻，孕时足肿，七月初旬产，后二月洗浴即气喘，但坐不得卧者五个月，恶风得暖稍宽，两关脉动，尺寸皆虚，百药不效，用牡丹皮、桃仁、桂枝、茯苓、干姜、枳实、厚朴、桑白皮、紫苏、五味子、瓜蒌仁煎汤服之即宽，二三服得卧，其痰如失。盖作污血感寒治之也。

（《证治准绳·杂病》）

李时珍医案　　明·李时珍

《纲目》载一男子五十余岁，病伤寒咳嗽，喉中声如鼾，与独参汤一服而鼾声除，至二三剂咳嗽亦渐退，服二三斤，病始痊愈。

（《冯氏锦囊秘录》）

缪仲淳医案　　明·缪希雍

一人气喘自汗，昼夜不眠不食。医以外感治之，益甚。仲淳曰：此肾虚气不归元，故火上浮，喘汗交作，脾虚故不思食。亟以麦冬、枸杞、五味滋阴敛肺，苏子、橘红降气消痰，茯苓、白术、枣仁补脾敛汗，不数剂而愈。

（《顾松园医镜》）

周慎斋医案　　明·周之幹

一人气喘不得眠，此寒凝气滞于上、中二焦，水火相搏而肺喘也。用山药、茯苓以理其中，而使肺有生生之气；苏梗以开其郁，杏仁以利其气，姜、桂、吴萸以敛其火，使之下行而温肾，肾温则肺亦暖而行下降之令，喘可息矣。

一人每日早晨喘，自汗，此肺虚则阳气不足。早晨胃中宿食消尽，肺无所禀，则气不能行降下之令，故上逆而喘；肺主皮毛，皮毛不敛而自汗也。用补中益气汤加附子、炮姜、五味，三帖而愈。

一人喘，服清气化痰药，不效。此中气虚寒，阳不上升而浊气不降也。用人参、炮姜、白术、炙甘草、白芍各一钱，五味五分。有汗加肉桂，无汗加麻黄，效。

一妇四季发喘，喜饮冷水，遍体作胀，胸中饱闷。医作痰火治之更甚，二年不愈。盖久喘乃肺之虚，非肺之实也。用四君子汤加半夏、五味、白芍、杏仁、炮姜、肉桂、麻黄、枳壳，一服即止。再发，再服必止，治之如神。

（《慎斋遗书》）

孙文垣医案　明·孙一奎

少司空凌绛泉翁，年已古稀，原有痰火之疾，正月上旬因劳偶占风寒，内热咳嗽，痰中大半是血，鼻流清水，舌苔焦黄芒刺，语言强硬不清，二便不利，喘急碍卧，亦不能仰，以高枕安桌，日惟额伏枕上而已。医治半月不效。

孙诊之，两手脉浮而洪，两关脉滑大有力，知其内有积热，痰火为风邪所闭，复为怒气所加，故血上逆。议者以高年见红，脉大发热为惧。孙曰："此有余证，诸公认为阴虚而用滋阴降火，故不效。法当先驱中焦痰火积热，然后以地黄补血等剂收功可也。"乃用瓜蒌、石膏各三钱，半夏曲、橘红、桑皮、前胡、杏仁、酒芩、苏子水煎，冲莱菔汁一小酒盏，一剂而血止。次日诊之，脉仍浮而洪大，尚恶寒。此因先时不解表，竟用滋阴，又加童便降下太速，以致风寒郁而不散，故热愈甚也。改以定喘汤，一剂而喘减，二剂而热退不恶寒。再诊之，两手浮象已无，惟两关之脉鼓指。此中焦痰积胶固已久，不可不因其时而疏导之。以清中丸同当归龙荟丸共二钱进之，其夜下稠黏秽积甚多。忆丹溪有云："凡哮喘火盛者，白虎加黄连、枳实有功。"正此证对腔法也。与十剂，外以清中丸同双玉丸夜服，调理而安。

俞震按：此人以富贵之体，古稀之年，不能卧又半月之久，亦甚危矣。乃竟用消痰发表，清火行滞重剂收功，可见病无一定之局。只恐弃活着而走死着。又防活着认得不清，必以半攻半补，不攻不补为持重之法，仍是死着也。

（《古今案按》）

王肯堂医案　明·王肯堂

周姓，卅二，咳嗽喘急，多汗。脉虚散微数。

案：阴分虚弱，土不能生金，故金水不能相生为用耳。先须理肺以疏气。

郁金二钱，沙参二钱，生白芍一钱，甘草节一钱，藕节二钱，云苓一钱，金樱子钱半，金铃子钱半，松节二钱，麦冬三钱，桑白皮二钱，半夏曲二钱。

释：此丁巳年惊蛰前六日方也。天运角木，厥阴司天，客气虽属阳明，而木强则上愈，金弱则水乏生化之源。方用郁金、半夏、桑皮、云苓为金土正药，而沙参、金樱、麦冬皆兼金水相生之意，白芍、甘草节和土以生金也，川楝、松节借天运之少角以疏土气，藕节生于水底而禀五行之气，用以入阴分而通调金木水土也。李云图曰：斯岁木气不及，金来兼化，厥阴风木司天，不及得助，斯谓天符，反弱为强，故制方如此。

又换方。

案：此时宜使金水相涵耳。

金樱子一钱，金橘叶一钱，橘红一钱，麦冬一钱，马料豆三钱，马兜铃一钱，远志一钱，当归钱半，牡蛎粉钱半，黑芝麻一钱，茯神一钱，丹皮钱半，黑豆皮一钱，白芍（土炒）一钱，香附一钱。

藕节、桑枝为引，分早晚服，十余剂后去金樱、橘叶、芝麻，加荷蒂三钱、白蔹一钱、地丁一钱，又服十余剂。

释：此清明前三日方也。运交太微，气换太阳，此刚柔相摩，水火相射之时也。第主气少阴君火，太阳之标热，亦应丙丁，男子阴常不足，惟有重用壮水之味，以为火之牡焉已矣。然非清金不足以生水，况病标在肺，清金尤为切要。原案相涵字，大有意义。盖水非金不生，金非水不明。古人方诸取水，洗金用盐，具有至理。辛金生壬水，壬水既足，自能上合丁火，以成木化，故方内又有调停丁火之味也。既用料豆，复用豆皮者，料豆滋肾，豆皮则兼入肝脾而清虚热。若用料豆炒香杵碎，亦能醒脾胃而滋土气矣。用药当以意会，读书贵乎隅反。

又换丸方。

杜仲（盐水、壁土同炒）一两，女贞子（酒炒）一两，黑豆皮一两五钱，青盐五钱，泽泻一两，菟丝子一两，黄柏（盐水炒）一两，金狗脊五钱，马兜铃两半，浮海石八钱，薤白一两，鸡内金六钱，石菖蒲一两，茯神（黄连水浸一两，东壁土炒一两）。

汤批：此时木气最强，方内惟用金水之味以配之，而不用克木之品者，以丸方服经累月，司天执法将近弩末，制之太过，恐生他患也。

释：此夏至前五日方也。是年丁巳，为天符执法之岁，中运属木，上见厥阴，节过芒种，正值司天主令，木气泄水太甚，水亏之人，际此必增其剧。方于滋木之中，寓壮水之意，此杜仲、女贞、豆皮、青盐之妙也。于培土去湿之中，寓清金生水之意，此菟丝、泽泻、黄柏、狗脊之妙也。况病标在肺，月建丁火，又逢天符风木煽之，休囚之金何能当此，故用兜铃、海石、鸡内金、薤白等味，导之以伏藏之路。菖蒲秉寒水之气，上合君火，开窍利痰，以治咳嗽上气。茯神生于松根，其治在神，神者君火之所主，色白属金，故治肺气咳逆。二者皆藏金气于丁火之中，而免其销铄者也。用药之妙，几难思议。管窥蠡测，未知当否，聊倡其说，以俟能者。

又换方。

案：用前丸方去青盐、浮海石，加洋肉果八钱，用面和桂末包煨。其实当用肉桂，以今无好者，勉用肉果，以壮下焦之阳。杜仲用酒炒四两，以壮下焦之阴。黄柏用淡盐水炒八钱，余照原方。再服一料，霜桑叶煎汤送下。

释：此寒露后六日方也。下半岁乃少阳在泉之气所主，青盐、浮石皆出于海，恐咸味补水太甚，反致阴火潜燃，故去之也。其日宜用肉桂者，桂为水中之木火，能启水中之生阳，上交于肺，肺肾交而上气咳逆可治。代以肉果，仍借其辛温之气、收涩之性，以敛火气。盖月建戌土，五气太阴戌为火库，欲使相火藏于湿土之下，有釜底添薪之益，无膏火自煎之患耳。杜仲加至四两者，以其色黑、味辛、多丝，禀金水之气化，改用酒炒，则能强筋骨，除阴湿，阳金之燥气下行，斯太阴之湿土不滞，盖借天运之太商，以平地气之太阴也。黄柏减而不去者，取其制相火而除湿热，非补水也。大凡真水不足之人，邪水易泛，改正此丸，一以备少阳之火，一以防太阴之湿云。

又换方，病势少退，复生足疮。

案：此脾经流荡之热郁，用散药治之可也。

抱木茯神五两，郁金五两，陈皮四两，丹参四两，知母二两，枸杞子二两。

上为末，每晨食前服四钱，淡盐汤入姜汁三匙调下。

释：此小寒后三日方也。运当少羽之终气，在少阳之末，势足相当。第阴虚土弱之人，土不垣水，故木火挟水以外泄，所以湿热流荡而下注也。茯神、郁金、丹参降君火以扶土气。《经》曰：诸疮痛痒，皆属心火。君火靖，斯相火不妄动。知母、枸杞借少羽之水运以平相火。陈皮通行气分，外达皮肤，用为治外之引耳。此方直服至戊年立春节后。戊运太微，初气太阳，司天少阴，火强水弱。方内丹参、知母、枸杞诸品，未雨绸缪，尤为周致，学者宜潜玩焉。

殷子，周岁，咳嗽喘急，痰涎壅盛。脉浮滑。

案：此由肺气不得舒达之故耳。

赤茯苓一钱，桑白皮二钱，桂枝八分，茶叶一钱，甘菊花钱半，砂仁（酒炒）一钱，黄芩五分，麦门冬一钱，桑枝一钱。

释：此寒露后七日方也。丁系金兼木化之年，上半岁天符在木，金气不能兼化。至月临酉戌，天运太商，加以太阴客气生扶比合，金气焉有不盛者哉。肺为辛金而属太阴，依运得气，清净之域反致盛满而郁，故方用舒达清解之味也。桂枝启水中之生阳，上交于肺，且禀太阳之气以配太阴，取肺肾相交、阴阳和洽之意。砂仁导气以归肾，酒制则行于至高之分，引其气以归于下，使金气有所归宿，自无上浮之患矣。

殷子，三岁，咳嗽喘急，痰壅壮热，医以大剂麻杏石甘汤治之，喘嗽不减，痰热更甚。

案：此肝、脾二经之郁火也。

归尾二钱，沙参二钱，连翘一钱，石菖蒲一钱，川芎一线，陈皮一钱，麦冬钱半，紫苏子一钱，红花六分。

一剂，分二次服。

汤批：云肝、脾二经郁火，肝经之郁，由阳明之间气也；脾经之郁，由本年之火弱也。故导火以生土，清金以舒木。用法不同，悉合时宜。

释：此癸丑年寒露日方也。天运太羽，月建戌土，气行阳明燥金之令。病在水土二脏，而用药多从金火者，因水兼火化之年，复加太羽之运，弱火受制而不能生土，是以土气湿郁而邪火生焉。方用归尾、红花、菖蒲、连翘开郁导火，而土郁解矣，此以生扶为治者也。壬水得气，而生木过蕃，木气荟蔚，而郁热蒸焉。方用沙参、麦冬、苏子、陈皮清金理气，而木郁除矣，此以克制为治者也。医家之因病制方，犹文家之因题立格。此如两扇分轻重之题，用唐职方二比侧串之体。吾师其以鸣凤之笔，

变而为犹龙之技乎。

前方一剂后，喘咳大减，只痰热未清。

霜桑叶（蜜炒）二钱，甘菊二钱，桔梗一钱，防风八分，青皮六分，天南星五分，甘草节一钱，薤白钱半，天冬一钱，灯心三十寸，鲜银花头七个。

释：此方清金化痰，如白公之诗，老妪都解也。

周姓，三一，久患嗽喘，多汗。脉浮数而促。

释：此金水相搏而不能涵也，补泻兼行可已。

旱莲草五两，益母草四两，黄柏二两，桑枝二两，白花百合一两，木香一两，桂枝六钱，黄芩一两，粉丹皮一两，枸杞子二两，枳壳两半，桔梗二两，白蒺藜二两，川芎一两。

蜜丸。每服四钱。

汤批：证系金水相搏，而方用木香、枳壳者，水盛则土滞也。脾受水谷之气而上布于肺，脾滞则肺无所承受而金郁矣。土气既舒，则生金垣水，不失其职，实为此证之枢纽，明眼人详之。

释：此丙辰年惊蛰前二日方也。丙年天气逆行三度，初气即属太阳，是症久患喘咳，阴虚火浮，又感太阳标热之气而增重，故重用旱莲益太阳之水，以制浮火。但水齐土化之年，土弱不能胜湿，故用益母、黄柏从水以清湿土。盖水在地中，河海皆为所振，凡治太阳之疾，必须兼理太阴也。太阳之气起于海底，故用桑枝、桂枝启水中之生阳，上交于肺。木香味辛、臭香，禀手足太阴之化，而散布太阳之气于天地四方者也。枸杞禀水气而益阳，枳壳利气除痰，而有疏通中土之用，中道既通，则金水相生，运行无阻矣。余如丹皮、黄芩、蒺藜、百合诸味，无非清降标热，达土平木之意。桔梗、川芎禀金土之气化，而通解

血气之郁者也。盖丙辰为天符执法之岁，太阳所在，惟宜和解。此方生克兼施，制化并用，其幽深元妙之理，须微会焉。

（《医学穷源集·卷三》）

李中梓医案　明·李中梓

太学朱守宇在监时，喘息多痰，可坐不可卧，可俯不可仰，惶急求治。余曰：两尺独大而软，为上盛下虚。遂以地黄丸一两，用桔梗三钱、枳壳二钱、甘草一钱、半夏一钱，煎汤送下，不数剂而安。

给谏黄健庵，中气大虚，发热自汗，喘急。余诊之，脉大而数，按之如无，此内有真寒，外见假热，当以理中汤冷饮。举家无主，不能信从，惟用清火化痰之剂，遂致不起。

叶振瀛夫人，喘急痞闷，肌肤如灼，汗出如洗，目不得瞑。余诊之，六脉皆大，正所谓汗出如油，喘而不休，绝证见矣，越三日殁。

社友宋敬夫令爱，中气素虚，食少神倦，至春初忽喘急闷绝，手足俱冷，咸谓立毙矣。余曰：气虚极而金不清肃，不能下行，非大剂温补，绝无生理。遂以人参一两、干姜三钱、熟附子三钱、白术五钱，一服即苏。后服人参七斤余，姜、附各二斤，痊愈不复发。

社友孙芳其令爱，久嗽而喘，凡顺气化痰、清金降火之剂，几已遍尝，绝不取效。一日喘甚烦躁，余视其目则胀出，鼻则鼓扇，脉浮而且大，肺胀无疑矣。遂以越婢加半夏汤投之，一剂而减，再剂而愈。余曰：今虽愈，未可恃也。当以参、术补元，助养

金气，使清肃下行。竟因循月余，终不调补，再发而不可救药矣。

文学顾明华，十年哮嗽，百药无功。诊其两寸，数而涩。余曰：涩者，痰火风寒，久久盘踞，根深蒂固矣。须补养月余，行吐下之法。半年之间，凡吐下十次，服补剂百余，遂愈。更以补中益气为丸，加鸡子、秋石，服年许，永不复发。

（《医宗必读·卷九·喘》）

秦昌遇医案　明·秦昌遇

一贵人因恼怒，饮食不思已三月矣。春初患左胁痛不能向左眠，三日后又感暴寒邪风，遂咳嗽，喘急，短气，恶风喜重衣覆身，汗流不止，不时呕吐清水及痰。每偏左卧久则痛而且烦，或饮冷水才觉稍舒，胸膈中脘痞塞，上下气不相通，日夜烦躁，只饮米汤碗许，耳鸣如风刮树，手指肉眴振摇不已。余始至，诊得两手寸脉微浮而涩，关尺微虚不固。此日大便溏泻三次。其子问曰："何如？"余曰："虚劳咳嗽之症。靠左不得眠者，肝胀；靠右不得眠者，肺胀，及咳嗽自汗喘急，俱在难治例。况涩脉见于春时，金来克木亦是可畏，但神气尚未乏极，虽少春夏之脉，而两带浮尚有微阳，小便黄稠而微长，面色焦黑而微有黄气，数件或可皆耳。仲景云：脉虚微弱，下无阳。又云：微虚相搏，乃为短气。又云：微浮伤客热。东垣云：阴虚先亡阳，欲得去，乃见热壅口鼻，为之假热之症。各条所云颇合此症，总得之七情伤阴，烦劳伤阳，风寒得以乘虚而入。胸膈痞塞，因邪在半表里，又为冷水停凝症。似支结胁侧不能卧，寐觉痛。虽云饮留肝实，亦是元气不充不调兼之。咳嗽喘急，短气自汗，耳鸣肉眴，振摇不已，呕吐泄泻，俱属正气已疲，合从止治，虽有表邪，亦惟调其气，

使邪自释。养其血，使气自平。用顺气营汤加桂枝、甘草二剂，诸症顿减。但关尺之脉沉涩可虑，易以补中益气汤顺春升之令，补不足之阳，少佐小青龙汤一二分以和荣卫而散其未尽之邪。又二剂，自汗喘咳呕吐已除，但痞塞胁痛不甚减，更以六君子汤倍半夏、陈皮，少佐木香、白豆蔻，向左右侧卧俱不痛，脸上焦黑之色日渐减耳。而脾胃不实，再制四陈丸以固之。左尺且弱，知肾为胃之关，肾虚则胃之化机未运，又合六味丸投之。六味服之空腹，六君服之日中，四神服之临卧。自此月余而病体霍然矣。

（《秦景明先生医案》）

程从周医案　明·程从周

汪让之婢者，年约十五六岁，病数日方延予过诊。乃至房门外，即闻喘声如雷，举家惶惧，且发热，浑身叫疼，耳且聋，问之多不解应，六脉细数而浮，大便五日未通。余先用加味麻黄汤一剂。次日再诊时，在榻边方微闻喘急之声，乃再以清金之剂加酒大黄，大便随通一两次，而病退矣。后以清热化滞调理而安。然此证内外俱实，余故先取其标，而后取其本，亦乃急则治标之意也。

黄州牧美汲先生孝廉时年近五旬，或多酒色。都门春试回，得痰喘咳嗽之症，口唇干燥。其时侨寓广陵，自去年十月医至次年二月，绝无寸功，日渐羸尪，面色萎黄，肌肤瘦削，夜皆拥衣而睡，不能就枕，其喘时作时辍，安静之时犹可步履，但喘急一来既不能卧，又不能立，惟隐几而坐，以双手投棹边。听其哮喘二三时许方定，两足无时顿跳，大汗如雨，自云："喘发时似乎上下气皆不相连续，而两足不得不频频顿跳也。"二月初旬，社友徐田仲郡丞素精于医，见其服药不应，乃荐余诊

视。脉皆弦细而滑，两尺更弱。《经》云：喘而多汗，法当难愈。所喜手温，而脉近滑，犹有可治之机。初医皆作外邪，表散太过，而肺气益虚。且肺主皮毛，腠理不密，故喘动即汗，汗愈多而喘愈盛，此皆肺虚之极也。又云：初病而喘，责之肺实；久病而喘，责之肺虚。据症宜以参、芪为务。但喘时上下气不通者，痰客中焦而然，痰气未清，恐不能遽行补剂。因都门用煤为焚，又受煤火之毒，火来刑金。古云：肺受火邪者，忌有人参。乃今只以清金保肺顺气化痰。用天麦二冬、白芍、橘红、桔梗、酒芩、青黛、知母、贝母、五味、茯苓、甘草之类，出入加减服之，稍应，喘发时，再以牛黄丸嚼口中，而喘略定。但一喘即要坐起，因表虚易于感冒，故不敢脱衣而卧者数月矣。一日，美汲先生谓余曰："贱恙久无进退，渐觉羸弱，先生其谓之何？"余曰："尊恙来既远，其去亦迟，曷能以旦夕计功？况尊体贵重，而不佞黔驴之技止此，再延一二医商之，何如？"先生曰："杨城贵道，延之过半，非惟无效，而反欠安。惟先生药服之甚妥，虽未即愈，仍觊加功。"余思药病相对，所未奏效者，邪重剂轻，一篑之功未成耳。清晨，再以补阴丸药，滋其化源。口干作渴，戒勿啜茶，制玄霜膏一料。无时以茶挑咽下，竟入肺经，大能止嗽化痰。临睡时，又进清气化痰细丸药一服。如斯四月，终方得解衣伸足而卧，喘嗽俱愈。噫嘻！如斯之症，若以寻常汤剂安能奏功。此亦先生知予之深，而专任之笃，故能尽一得之愚也。迄今廿载，论交有自来矣。

（《程茂先医案》）

喻嘉言医案　清·喻昌

人身难治之病有百证，喘病其最也。喘

病无不本之于肺，然随所伤而互关，渐以造于其极。惟兼三阴之证者为最剧。三阴者，少阴肾、太阴脾、厥阴肝也，而三阴又少阴肾为最剧。《经》云："肾病者，善胀，尻以代踵，脊以代头。"此喘病兼肾病之形也。又云："劳风发在肺下，巨阳引精者三日，中年者五日，不精者七日。当喘出青黄浓浊之痰，如弹子大者，不出者伤肺，伤肺者死也。"此喘病兼肾病之情也。故有此证者，首重在节欲，收摄肾气，不使上攻可也。其次则太阴脾、厥阴肝之兼证亦重，勿以饮食忿怒之故，重伤肝脾可也。

若君艺之喘证，得之于髫幼，非有忿怒之伤，只是形寒饮冷伤其肺也。然从幼惯生疮疡，疮疡之后，复生牙痛，脾中之湿热素多，胃中之壮火素盛，是肺经所以受伤之原，又不止于形寒饮冷也。脾之湿热，胃之壮火，交煽而互蒸，结为浊痰，溢入上窍，久久不散，透出肺膜，结为窠囊。清气入之，浑然不觉，浊气入之，顷刻与浊痰狼狈相依，合为党羽，窒塞关隘，不容呼吸出入，而呼吸正气转触其痰，鼾齁有声，头重耳响，胸背骨间有如刀刺，涎涕交作，鼻颊酸辛，若伤风状。正《内经》所谓"心肺有病，而呼吸为之不利也"。必俟肺中所受之浊气，解散下行，从前后二阴而去，然后肺中之浊痰略之始得易出，而渐可相安。及夫浊气复上，则窠囊之痰复动，窒塞仍前复举，乃至寒之亦发，热之亦发，伤酒、伤食亦发，动怒、动气亦发。所以然者，总由动其浊气耳。浊气本居下体，不易犯入清道，每随火势而上腾。所谓火动则气升者，浊气升也。肾火动则寒气升，脾火动则湿气升，肝火动则风气升也，故以治火为先也。然浊气既随火而升，亦可随火而降，乃凝神入气以静调之。火降而气不降者何耶？则以浊气虽居于下，而肺中之窠囊，实其新造之区，可以侨寓其中，转使清气逼处不安，亦若为乱者然。如寇贼依山傍险，盘踞一方，此方之民，势必扰乱而从寇也。故虽以治火为先，然治火而不治痰，无益也；治痰而不治窠囊之痰，虽治与不治等也。

治痰之法，曰驱，曰导，曰涤，曰化，曰涌，曰理脾，曰降火，曰行气。前人之法，不为不详。至于窠囊之痰，如蜂子之穴于房中，如莲子之嵌于蓬内，生长则易，剥落则难。由其外窄中宽，任行驱导涤涌之药，徒伤他脏，此实闭拒而不纳耳。究而言之，岂但窠囊之中，痰不易除，即肺叶之外，膜原之间，顽痰胶结多年，如树之有萝，如屋之有游，如石之有苔，附托相安，仓卒有难于铲伐者，古今之为医者伙矣，从无有为此渺论者。仆生平治此症最多，皆以活法而奏全绩。盖肺中浊痰为祟，若牛渚怪物，莫逃吾燃犀之焰者，因是而旷观病机，异哉！肺金以脾土为母，而肺中之浊痰，亦以脾中之湿为母。脾性本喜燥恶湿，迨夫湿热久锢，遂至化刚为柔，居间用事。饮食入胃，既以精华输我周身，又以败浊填彼窍隧。始尚交相为养，最后挹彼注此，专为外邪示恺悌，致使凭城凭社辈，得以久遂其奸。如附近流寇之地，益以巨家大族，暗为输导，其滋蔓难图也。有由然矣！

治法必静以驭气，使三阴之火不上升，以默杜外援。又必严以驭脾，使太阴之权有独伸而不假敌忾。我实彼虚，我坚彼瑕，批瑕捣虚，迅不掩耳，不崇朝而扫清秽浊。乃广服大药，以安和五脏，培养肺气。肺金之气一清，则周身之气翕然从之下降。前此上升浊邪，允绝其源。百年之间，常保清明在躬矣。此盖行所当然，不得不然之法。夫岂涂饰听闻之赘词耶！君艺敦请专治，果获全瘳。益见仆言之非谬矣！

（《寓意草·卷三》）

叶天士医案　清·叶桂

寒

王　受寒哮喘，痰阻气，不能着枕。

川桂枝一钱，茯苓三钱，淡干姜一钱，五味（同姜捣）一钱，杏仁一钱半，炙甘草四分，白芍一钱，制麻黄五分。

卜十九　哮喘，当暴凉而发。诊脉左大右平。此新邪引动宿邪，议逐伏邪饮气。小青龙法。

徐四一　宿哮廿年，沉痼之病，无奏效之药，起病由于惊忧受寒，大凡忧必伤肺，寒入背俞，内合肺系，宿邪阻气阻痰，病发喘不得卧。譬之宵小，潜伏里闬，若不行动犯窃，难以强执。虽治当于病发，投以搜逐，而病去必当养正。今中年，谅无大害，精神日衰，病加剧矣。

肾气去桂、膝。病发时，葶苈大枣汤或皂荚丸。

陈四八　哮喘不卧，失血后，胸中略爽。

苇茎汤加葶苈、大枣。

某十三　哮喘久咳。

桂枝木、杏仁、橘红、厚朴、炒半夏、炒白芥子。

哮兼痰饮

马三二　宿哮痰喘频发。

真武丸。

朱五一　宿哮咳喘，遇劳发。

小青龙去麻、辛，加糖炒石膏。

气　虚

邹七岁　宿哮肺病，久则气泄汗出。脾胃阳微，痰饮留着，有食入泛呕之状。夏三月，热伤正气，宜常进四君子汤以益气，不必攻逐痰饮。

人参、茯苓、白术、炙甘草。

哮与喘，微有不同。其症之轻重缓急，亦微各有异。盖哮症多有兼喘，而喘有不兼哮者，要知喘症之因，若由外邪壅遏而致者，邪散则喘亦止，后不复发，此喘症之实者也。若因根本有亏，肾虚气逆，浊阴上冲而喘者，此不过一二日之间，势必危笃，用药亦难奏功，此喘症之属虚者也。若夫哮症，亦由初感外邪，失于表散，邪伏于里，留于肺俞，故频发频止，淹缠岁月。更有痰哮、咸哮、醋哮，过食生冷，及幼稚天哮诸症，案虽未备，阅先生之治法，大概以温通肺脏，下摄肾真为主。久发中虚，又必补益中气，其辛散苦寒，豁痰破气之剂，在所不用。此可谓治病必求其本者矣。此症若得明理针灸之医，按穴灸治，尤易除根。（华玉堂）

（《临证指南医案·卷四·哮》）

肺郁水气不降

伊　先寒后热，不饥不食，继浮肿喘呛，俯不能仰，仰卧不安。古人以先喘后胀治肺，先胀后喘治脾，今由气分膹郁，以致水道阻塞，大便溏泄，仍不爽利。其肺气不降，二肠交阻，水谷蒸腐之湿，横趋脉络，肿由渐加，岂乱医可效！粗述大略，与高明论证。

肺位最高，主气，为手太阴脏。其脏体恶寒恶热，宣辛则通，微苦则降，苦药气味重浊，直入中下，非宣肺方法矣。故手经与足经大异，当世不分手足经混治者，特表及之。

麻黄、苡仁、茯苓、杏仁、甘草。

某　气逆，咳呛，喘促。

小青龙去桂枝、芍、草，加杏仁、人参。

某　气逆，咳呛，喘急。

淡干姜、人参、半夏、五味、茯苓、细辛。

单　疮毒内攻，所进水谷不化，蒸变湿邪，渍于经隧之间，不能由肠而下。膀胱不利，浊上壅遏，肺气不降，喘满不堪着枕。三焦闭塞，渐不可治。议用中满分消之法，必得小便通利，可以援救。

葶苈、苦杏仁、桑皮、厚朴、猪苓、通草、大腹皮、茯苓皮、泽泻。

肝升饮邪上逆

汪　脉弦坚，动怒气冲，喘急不得卧息。此肝升太过，肺降失职。两足逆冷，入暮为剧。议用仲景越婢法。

又　按之左胁冲气便喘，背上一线寒冷，直贯两足，明是肝逆挟支饮所致。议用金匮旋覆花汤法。

旋覆花、青葱管、新绛、炒半夏。

中气虚

姜　劳烦哮喘，是为气虚。盖肺主气，为出气之脏，气出太过，但泄不收，则散越多喘，是喘症之属虚。故益肺气药皆甘，补土母以生子。若上气散越已久，耳目诸窍之阻，皆清阳不司转旋之机，不必缕治。

人参建中汤去姜。

胃　虚

沈二三　晨起未食，喘急多痰。此竟夜不食，胃中虚馁，阳气交升，中无弹压，下焦阴伤，已延及胃，难以骤期霍然。

黄精、三角胡麻、炙甘草、茯苓。

肾阳虚浊饮上逆

吴　浊饮自夜上干填塞，故阳不旋降，冲逆不得安卧。用仲景真武法。

人参、淡熟附子、生淡干姜、茯苓块、猪苓、泽泻。

肾气不纳

徐四二　色痿膝疏，阳虚体质。平昔喜进膏粱，上焦易壅，中宫少运，厚味凝聚蒸痰，频年咳嗽。但内伤失和，薄味自可清肃。医用皂荚搜攒，肺伤气泄，喷涕不已，而沉锢胶浊，仍处胸背募俞之间。玉屏风散之固卫，六君子汤之健脾理痰，多是守剂，不令宣通。独小青龙汤，彻饮以就太阳，初服喘缓，得宣通之意。夫太阳但开，所欠通补阳明一段工夫，不得其阖，暂开复痹矣。且喘病之因，在肺为实，在肾为虚。此病细诊色脉，是上实下虚，以致耳聋鸣响。治下之法，壮水源以息内风为主，而胸次清阳少旋，浊痰阻气妨食。于卧时继以清肃上中二焦，小剂守常，调理百日图功。至于接应世务，自宜节省，勿在药理中也。

熟地（砂仁制）、萸肉、龟甲心、阿胶、牛膝、茯苓、远志、五味、磁石、秋石。

蜜丸，早服。卧时另服威喜丸，竹沥、姜汁泛丸。

张三十　幼年哮喘已愈，上年夏令，劳倦内伤致病，误认外感乱治，其气泄越，哮喘音哑，劳倦不复，遂致损怯。夫外感之喘治肺，内伤之喘治肾，以肾主纳气耳。

加减八味丸，每服二钱五分，盐汤下，六服。

胡六十　脉沉，短气以息，身动即喘。此下元已虚，肾气不为收摄，痰饮随地气而升。有年，陡然中厥最虑。

熟地、淡附子、茯苓、车前、远志、补骨脂。

吴　气不归元，喘急跗肿，冷汗，足寒面赤。中焦痞结，先议通阳。

熟附子、茯苓、生姜汁、生白芍。

王十九　阴虚喘呛，用镇摄固纳。

熟地、萸肉、阿胶、淡菜胶、山药、茯

神、湖莲、芡实。

翁四二　脉细尺垂，形瘦食少，身动即气促喘急。大凡出气不爽而喘为肺病，客感居多。今动则阳化，由乎阴弱失纳，乃吸气入而为喘，肾病何辞？治法惟以收摄固真，上病当实下焦，宗肾气方法意。

熟地、萸肉、五味、补骨脂、胡桃肉、牛膝、茯苓、山药、车前子。

蜜丸。

沈二三　阴虚阳升，气不摄纳为喘。

熟地、萸肉、五味、海参胶、淡菜胶、茯神、山药、芡实、湖莲肉、紫胡桃。

杨六一　老年久嗽，身动即喘，晨起喉舌干燥，夜则溲溺如淋。此肾液已枯，气散失纳，非病也，衰也，故治喘鲜效。便难干润，宗"肾恶燥，以辛润之"。

熟地、杞子、牛膝、巴戟肉、紫衣胡桃、青盐、补骨脂。

陈氏　咳喘则暴，身热汗出。乃阴阳枢纽不固，惟有收摄固元一法。

人参、炙甘草、五味、紫衣胡桃、熟地、萸肉炭、茯神、炒山药。

又　摄固颇应。

人参、附子、五味、炙黄芪、白术。

某　疮痍疥疾，致气喘咳出血痰，固是肺壅热气。今饮食二便如常，行动喘急，与前喘更有分别。缘高年下虚，肾少摄纳，元海不固，气逆上泛，是肿胀之萌，宜未雨绸缪。

六味丸加牛膝、车前、胡桃。

孙　望八大年，因冬温内侵，遂致痰嗽暮甚，诊脉大而动搏，察色形枯汗泄，吸音颇促，似属痰阻。此乃元海根微，不司藏纳。神衰呓语，阳从汗出，最有昏脱之变。古人老年痰嗽喘症，都从脾肾主治，今温邪扰攘，上中二焦留热，虽无温之理，然摄固下真以治根本，所谓阳根于阴，岂可不为讲究。

熟地炭、胡桃肉、牛膝炭、车前子、云茯苓、青铅。

某　热炽在心，上下不接，冲逆陡发，遍身麻木，喘促昏冒。肾真不固，肝风妄动，久病汤药无功，暂以玉真丸主之。

喘症之因，在肺为实，在肾为虚。先生揭此二语为提纲，其分别有四：大凡实而寒者，必挟凝痰宿饮，上干阻气，如小青龙、桂枝加朴、杏之属也。实而热者，不外乎蕴伏之邪，蒸痰化火，有麻杏甘膏、千金苇茎之治也。虚者，有精伤、气脱之分。填精以浓厚之剂，必兼镇摄，肾气加沉香，都气入青铅，从阴从阳之异也。气脱则根浮，吸伤元海，危亡可立而待。思草木之无情，刚柔所难济，则又有人参、河车、五味、石英之属，急续元真，挽回顷刻。补天之治，古所未及。更有中气虚馁，土不生金，则用人参建中。（邵新甫）

（《临证指南医案·卷四·喘》）

薛生白医案　清·薛雪

少年背冷夜喘，此为伏饮成哮。痰饮属阴邪，乘夜阳不用事窃发。以辛甘淡微通其阳。

桂枝、炙甘草、米仁、茯苓、姜皮。

冷哮气喘急数年，根深沉痼。发时以开太阳逐饮，平昔用肾气丸加沉香。

幼年哮喘，是寒暄失时，食味不调，致饮邪聚络。凡有内外感触，必喘逆气填胸臆，夜坐不得卧息，昼日稍可展舒，浊沫稀涎，必变浓痰。斯病势自缓，发于秋深冬月。盖饮为阴邪，乘天气下降，地中之阳未生，人身脏阳未旺，所伏饮邪，与外凉相召而窃发矣。然伏于络脉之中，任行发散，攻表涤痰，逐里温补。与邪无干，久药不效。谓此治法，宜夏月阴气在内时候，艾灸肺俞等穴，更安静护养百日。一交秋分，暖护背部，勿得懈弛。病发之时，暂用汤药，三四日即止。平昔食物尤宜谨慎，再经寒暑陶溶，可冀宿患之安。发时背冷气寒，宜用开太阳逐饮。

（《扫叶庄医案·卷二》）

咳嗽多痰，气逆作喘，不得安枕，自汗少食。其脉虚微无神，此劳倦致伤脾肺。盖脾为元气之本，赖谷气以生，肺为气化之源，而寄养于脾者也。有所劳倦，谷气不盛，则形气不充。《经》所云"劳则气耗，气与阴火，势不两立"。气衰则火自胜，土虚则不能生金。阳火又从而克之，故喘咳自汗，法当实肺补脾，不当仅从外感治。

人参、炙芪、炙甘草、川贝母、紫菀、苏子、杏仁、桔梗、防风、七味丸。

咳嗽半载，喘急不卧，舌燥无津，脉右关尺虚涩无神，此肺肾两虚也。肺为出气之路，肾为纳气之脏。今肾气亏乏，吸不归根，三焦之气，出多入少，所以气聚于上而为喘嗽，口干不得安卧，法当清气于上，纳气于下，使肺得其清宁，肾得其蛰藏，则气自纳而喘自平矣。

苏子降气汤加人参、肉桂。

病之原由食柿过多，得寒而起，于兹甘余年矣。要知柿为西方之木，其实禀秋金之气而成，其与肺金为同气相求可知。其邪入肺，发为气哮，久则肾水无本，虚而上泛为痰。胃为贮痰之器，所以降气汤、六君子，由肺及胃，皆得小效而不除。要莒与即墨不拔，齐地终非燕有。况脉象尚悍，当深入病所，为故拟仲景方法。

甜葶苈、苦葶苈、大枣。

发热喘急，头痛引胁，面赤不渴，二便如常，左脉弦虚，右脉空大，此无形之感，挟有形之痰，表里合邪，互结于胸胁之位也。口不渴者，外邪挟饮上逆，不待引水自救也。二便调者，病在胸胁，犹未扰乱中州也。仲景治法，表不解，心下有水气，咳而微喘，发热不渴，小青龙汤主之，方用麻、桂以达表散邪，半夏以涤饮收阴，干姜、细辛以散结而分邪，甘草以补土而制水，用芍药、五味之酸收，以驭青龙兴云致雨之力，翻波逐浪，以归江海。斯在表之邪从汗解，在内之邪从内消。

麻黄、桂枝、半夏、干姜、细辛、甘草、芍药、五味子。

喘嗽气急，面色枯白，饮食减少，梦泄不禁，两脉虚微，此真气上脱，阳气外散也。面色枯白，脾肺气衰而不荣也。饮食减少，脾胃气衰而不化也。梦泄不禁，肾脏气衰而不固也。

人参、黄芪、肉桂、炙甘草、茯苓、半夏、橘红。

痰喘发热，口干胸满，身痛恶寒，其脉弦数且涩，此郁结内伤，风火外炽，邪正相搏，气凑于肺，肺燥气逆，痰涎入之，升降不清，齁齁有声，《内经》所谓"心肺有病，而呼吸为之不利"也，清气既伤，浊气上升，津液转为稠痰，经络壅塞，遂成是病。治宜清气润燥，喘自愈也。

瓜蒌仁、半夏、枳壳、秦艽、杏仁、桂枝、苏子。

脉两寸浮数，余俱虚涩，火升痰喘，喉间窒塞。此抑郁过多，肺金受病，金病则火动，火动则痰生，火痰相搏，气凑于上，故喘促不宁，而气道不利。法当舒通肺郁，肺气舒则火降痰消。

紫菀、葛根、枳壳、半夏、橘红、杏

仁、苏子。

（《清代名医医案大全（一）·薛生白医案》）

尤在泾医案　清·尤怡

风热不解，袭入肺中，为咳为喘，日晡发热，食少体倦，渐成虚损，颇难调治。勉拟钱氏阿胶散，冀其肺宁喘平，方可再商他治。

阿胶、茯苓、马兜铃、薏米、杏仁、炙甘草、糯米、芡实。

肺病以中气健旺，能食便坚为佳。兹喘咳已久，而大便易溏，能食难运，殊非所宜。诊得脉象与前无异，但能节饮食，慎寒暖，犹可无虞。

沙参、贝母、炙甘草、杏仁、薏仁、橘红、枇杷叶。

又丸方　六味丸加五味子、肉桂。

脉细数促，是肝肾精血内耗，咳嗽必吐呕清涎浊沫。此冲脉气逆，自下及上，气不收纳，喘而汗出，根本先拨，药难奏功。医若见血为热，见嗽治肺，是速其凶矣。

人参（秋石制）、熟地、五味子、紫衣胡桃。

久咳喘不得卧，颧赤足冷，胸满上气，饥不能食。此肺实于上，肾虚于下，脾困于中之候也。然而实不可攻，姑治其虚，中不可燥，姑温其下。且肾为胃关，火为土母，或有小补，未可知也。

金匮肾气丸，旋覆代赭汤送下。

（《尤在泾医案·咳喘》）

徐灵胎医案　清·徐大椿

松江王孝贤夫人，素有血证，时发时止，发则微嗽。又因感冒变成痰喘，不能着枕，日夜俯几而坐，竟不能支矣。是时有常州名医法丹书，调治无效，延余至。余曰：此小青龙证也。法曰：我固知之，但弱体而素有血证，麻、桂等药可用乎？余曰：急则治标，若更喘数日，则立毙矣。且治其新病，愈后再治其本病可也。法曰：诚然。然病家焉能知之，治本病而死，死而无怨；如用麻、桂而死，则不咎病本无治，而恨麻、桂杀之矣。我乃行道之人，不能任其咎。君不以医名，我不与闻，君独任之可也。余曰：然。服之有害，我自当之，但求先生不阻之耳。遂与服。饮毕而气平就枕，终夕得安。然后以消痰润肺养阴开胃之方以次调之，体乃复旧。法翁颇有学识，并非时俗之医，然能知而不能行者。盖欲涉世行道，万一不中，则谤声随之。余则不欲以此求名，故毅然用之也。凡举世一有利害关心，即不能大行我志，天下事尽然，岂独医也哉。

雄按：风寒外束，饮邪内伏，动而为喘嗽者，不能舍小青龙为治。案中云：感冒是感冒风寒，设非风寒之邪，麻、桂不可擅用。读者宜有会心也。

苏州沈母，患寒热痰喘，浼其婿毛君延余诊视。先有一名医在座，执笔沉吟曰：大汗不止，阳将亡矣。奈何？非参、附、熟地、干姜不可。书方而去。余至不与通姓名，俟其去乃入，诊脉洪大，手足不冷，喘汗淋漓。余顾毛君曰：急买浮麦半合，大枣七枚，煮汤饮之可也。如法服而汗顿止，乃为立消痰降火之方，二剂而安。盖亡阳亡阴，相似而实不同，一则脉微，汗冷如膏，手足厥逆而舌润；一则脉洪，汗热不黏，手足温和而舌干。但亡阴不止，阳从汗出，元气散脱，即为亡阳。然当亡阴之时，阳气方炽，不可即用阳药，宜收敛其阳气，不可不知也。亡阴之药宜凉，亡阳之药宜热，一或相反，无不立毙。标本先后之间，辨在毫发，乃举世更无知者，故动辄相反也。

雄按：吴馥斋令姐，体属阴亏，归沈氏后，余久不诊。上年闻其久嗽，服大剂滋补而能食肌充，以为愈矣。今夏延诊云：嗽犹不愈。及往视，面浮色赤，脉滑不调，舌绛而干，非肉不饱。曰：此痰火为患也。不可以音嘶胁痛，遂疑为损怯之未传。予清肺化痰药为丸噙化，使其廓清上膈，果胶痰渐吐，各恙乃安。其形复瘦，始予养阴善后。病者云：前进补时，体颇渐丰，而腰间疼胀，略一抚摩，嗽即不已，自疑为痰。而医者谓为极虚所致，补益加峻，酿为遍体之痰也。

观察毛公裕，年届八旬，素有痰喘病，因劳大发，俯几不能卧者七日，举家惊惶，延余视之。余曰：此上实下虚之证。用清肺消痰饮，送下人参小块一钱，二剂而愈。毛翁曰：徐君学问之深，固不必言，但人参切块之法，此则聪明人以此炫奇耳。后岁余，病复作，照前方加人参煎入，而喘逆愈甚。后延余视，述用去年方而病有加，余曰：莫非以参和入药中耶？曰：然。余曰：宜其增病也。仍以参作块服之，亦二剂而愈。盖下虚固当补，但痰火在上，补必增盛，惟作块则参性未发，而清肺之药已得力，迨过腹中，而人参性始发，病自获痊。此等法古人亦有用者，人自不知耳，于是群相叹服。

雄按：痰喘碍眠，亦有不兼虚者。黄者华年逾五旬，自去冬因劳患喘，迄今春两旬不能卧。顾某作下喘治，病益甚。又旬日，迓余视之，脉弦滑，苔满布，舌边绛，乃冬温薄肺，失于清解耳。予轻清肃化药治之而痊。至参不入煎，欲其下达，与丸药噙化，欲其上恋，皆有妙义，用药者勿以一煎方为了事也。又有虚不在阴分者，余治方啸山今秋患痰喘汗多，医进清降药数剂，遂便溏肢冷，不食碍眠，气逆脘疼，面红汗冷。余诊之，脉弦软无神，苔白

不渴，乃寒痰上实，肾阳下虚也。以真武汤去生姜，加干姜、五味、人参、厚朴、杏仁，一剂知，二剂已。又治顾某体肥白，脉沉弱，痰喘易汗，不渴痰多，啜粥即呕，以六君去甘草，加厚朴、杏仁、姜汁、川连，盖中虚痰滞也，投七日果愈。

（《洄溪医案》）

吴鞠通医案　清·吴瑭

鲁氏　七十二岁，己丑正月十一日。痰饮喘咳，倚息不得卧，左畔更不能着席，下有饮水在肝也。加逐肝中之饮，与小青龙法。

姜半夏六钱，桂枝五钱，广橘皮三钱，旋覆花（包煎）三钱，小枳实四钱，香附三钱，五味子一钱五分，干姜四钱，炙甘草二钱。

煮三杯，分三次服。

十四日　痰饮喘咳，倚息不得卧。前与小青龙法，痰少活，右手今日脉结，块痰所致。重与利肺气为要。

姜半夏六钱，苦桔梗五钱，杏仁五钱，云苓块五钱，小枳实四钱，旋覆花（包煎）三钱，广皮三钱，苏子霜三钱，生姜汁（冲）三匙。

煮三杯，分三次服。

十八日　痰饮喘咳，倚息不得卧，脉结。前与利肺气治结脉法，兹结脉已愈，但自觉冷气上冲，当伐其冲气。

云苓块一两，桂枝六钱，广橘皮三钱，姜汁（冲）三匙，小枳实四钱，姜半夏六钱，干姜四钱。

甘澜水煮三杯，分三次服。

（《吴鞠通医案》）

李用粹医案　清·李修之

协镇王公，生长蓟北，腠理闭密。癸卯

秋，谒提台梁公于茸城，乘凉早归，中途浓睡，觉恶寒发热，缘素无病患，不谨调养，过食腥荤，日增喘促，气息声粗，不能安枕，更汗出津津，语言断落，不能发声。延余商治，六脉洪滑，右寸关尤汩汩动摇，以脉合症，知为痰火内郁，风寒外束，正欲出而邪遏之，邪欲上而气逆之，邪正相搏，气凑于肺，傅橐籥之司失其治节，清肃之气变为扰动，是以呼吸升降不得宣通，气道奔迫，变为肺鸣。一切见症，咸为风邪有余，肺气壅塞之征。若能散寒祛痰，诸病自愈。乃用三拗汤（三拗汤麻黄不去根节，杏仁不去皮尖，甘草生用。按此方治感冒风寒，咳嗽鼻塞，麻黄留节发中有收；杏仁留尖取其能发，留皮取其能涩；甘草生用补中有发，故名三拗），加橘红、半夏、前胡。一剂而吐痰喘缓，二剂而胸爽卧安。夫以王公之多欲，误认丹田气短，用温补之剂，则胶固肤腠，客邪焉能宣越，顽痰何以涣散。故临证之时，须贵乎谛审也。

吴维宗，年将耳顺。忽然染吐血嗽痰，昼夜不安。医见年迈多劳，误投参、芪，遂觉一线秒气直冲清道，如烟似雾。胸间隐隐而疼，喘气不卧，阖门悲泣。特遣伊侄远顾蓬门，具陈病概，并言，伊子幼龄，倘成沉疴，何人抚育，深为惨恻。予悯其恳切，细为审度，知水干龙奋焦灼娇脏，将见腐肺成痈，所以咳咯不止。盖金水一气，水火同源。乾金既可生水，坎水又能养金。惟源流相济，则离焰无辉，如真水涸流则相火飞越。傅清虚廓然之质，成扰攘混浊之气，况乎甘温助阳愈伤肺液，宜壮水之主以镇阳光，使子来救母而邪火顿息也。方以生、熟地黄各二钱，天冬、麦冬各一钱五分，茯苓、紫菀、川贝、枯芩、瓜蒌霜、甘草节各一钱，二剂而烟消雾散，喘息卧安。以后加减，不旬日而咳嗽俱止。

秦商张玉环，感寒咳嗽，变成哮喘，口张不闭，语言不续，呀呷有声，外闻邻里。投以二陈、枳、桔毫不见减。延予救之，诊六脉右手寸关俱见浮紧，重取带滑，断为新寒外束，旧痰内搏，闭结清道，鼓动肺金。当以三拗汤宣发外邪，涌吐痰涎为要，若畏首畏尾，漫投浮浅之剂，则风寒闭固，顽痰何由解释？况《经》曰：辛甘发散为阳。麻黄者，辛甘之物也，禀天地轻清之气，轻可去实，清可利肺，肺道通而痰行，痰气行而哮愈矣。乃以前药服之，果一剂而汗出津津，一日夜约吐痰斗许，哮喘遂平。越二年，因不忌口。复起前症而殁。

（《旧德堂医案》）

郑重光医案　清·郑重光

邵子易兄令眷，年四十外，形盛多痰，素有头风呕吐之病，每发一二日即愈，畏药不医，习以为常。二月间感寒，头痛呕吐，视为旧疾，因循一月，并不服药。渐致周身浮肿，咳喘不能卧，呕吐不能食，已五日矣。方请医治，切脉至骨，微细如丝，似有如无，外症则头疼身痛，项强肤肿，足冷过膝，咳喘不能卧，滴水不能下咽，沉寒痼冷，症皆危笃，必须小青龙汤，方能解表里之寒水。但苦药不能下咽，先以半硫丸一钱，通其膈上之寒痰，继以麻黄、桂枝、细辛、附子、干姜、半夏、茯苓、吴萸，煎剂与服。初剂尚吐出不存，又进半硫丸一钱，次剂方纳。如斯三日，虽小有汗，足微温，而脉不起，全不能卧，寒水之势不退。余辞之，令其另请高明。有一浙医视为湿热，用木通、灯草、腹皮为君，幸病家粗知药性，不令与尝。专任于余，改用生附子，十剂至四五日，通身得汗，喘咳始宁，方得平卧，频频小便而下体水消，非此大剂，何能化此坚冰。后用理中桂苓加人参，匝月方健。询彼家仆人，乃平素贪凉食冷所致。若此证属脾肾虚寒，则不可治矣。

（《素圃医案》）

王三尊医案　清·王三尊

圬者孙伯魁，岁二十余。体素健，伤风咳嗽将一月。忽痰喘，卧床不食，脉微数而弱。余舍脉从症，治以消风驱痰之品二帖。呕痰甚多，然余症不减，脉亦如前。余思风邪宿痰俱去，脉当出而症当减。今仍如前者，真虚证也，遂以六君子汤加归、芍、龙眼肉与之。喘嗽渐止而思食，四帖痊愈。问其平日，过饥则汗出而颤，其中虚可知，勿谓少年藜藿之人，无外感虚证也。

（《医权初编》）

周南医案　清·周南

林重兵卫年仅四旬，体亦不肥。从幼痰多气喘，迩来积病三年，面色夭白，胸膈气滞，懒于言语，小腹少力，多言气升，有似疝气上升之状；痔疮下血，以致颐疼、耳鸣、行动晕眩；宗气动且应衣，饮食不下，食则饱胀，或吐水苦酸，夜不能寐，痔痛气升精自流出。脉左寸细涩，右关滑大。此火不生土，金不生水之症也。左寸细涩，君火虚也；右关滑大，痰气盛也。火虚而水反凌之，所以心君不宁。金不生水则真水亏，土不制水则邪水溢。所以为痰为饮上逆于肺则喘息，溢于胃则吐水，聚于中则为胀，阻于经隧为气上升，为头疼，为眩晕，为耳鸣。至于精滑不寐，皆心肾不交之虚证错杂其间。治当审其标本缓急，而调治之火土之虚本也。痰饮为患，标也。本不亏而治标，当以急剂，病去而正不伤本。已虚而治标，当以缓剂，扶正而邪自退。拟以苓桂术甘汤加半夏、陈皮，

十剂而病去其半，又五剂而愈十之七八，再服人参养荣汤不及十剂而痊愈。总之，饮为阴类，挟下焦之阴气而上逆为患，非助上焦之阳不足以胜之。故以桂枝赤色通心者为君，以扶其阳；茯苓白色入肺者为臣，以行治节，以伐肾邪；苍术之苦温以燥湿健脾；甘草之甘而先入脾；加二陈以消痰理气。药味皆阳刚雄烈，而阴类自消矣。若以心肾之虚，而用滋阴，反助痰饮为患，所以经几年而不愈也。

（《其慎集》）

任贤斗医案　清·任贤斗

蒋宜山，麻疹收后微喘，由渐而甚，动则汗出，脉濡食少，身体倦怠。余曰：此必麻疹时过服寒凉，致伤脾胃，土亏金无以生，肺气无主，致生喘促，补土生金必愈。与温胃饮加黄芪，十数剂而愈。

温胃饮

人参、白术、扁豆、陈皮、干姜、当归、甘草。

（《瞻山医案》）

藤原凤医案　日本·藤原凤

有一医生，每冬初微喘，按其腹部，诸脏逼上。余曰："是喘息之候也，可急吐。惟脐上一寸有动气，吐后胃中空虚，则上逆冲心，不可大吐。"乃与瓜蒂末五分，自旦至晡时吐数十回，晡后吐黑血三四合，困眩不可堪，额上冷汗如洗，急与冷粥一盏止吐，服三黄汤二大盏。其翌增进三黄汤，经三日灸肓门及七俞各百壮，数日后不闻喘声。

（《漫游杂记》）

陈修园医案　清·陈念祖

哮喘气急，脉细数，系寒入肺俞，痰凝

胃络而起，发之日久，则肺虚必及于肾，胃虚必及于脾，脾肾两虚，寒痰凝滞不化，气机被阻，一触风寒，病即复发。治法在上宜责之肺胃，在下宜责之脾肾。然此症治病非难，除根实难，宜分临时、平时两种治法。临时以肺胃为主，平时以脾肾为主，一标一本先后并治，庶可冀收全效，兹列二方于后：

紫菀二钱，款冬花二钱，苏子一钱，橘红一钱，白茯苓三钱，桑白皮二钱，杏仁（去皮尖）二钱，制半夏二钱，淡条芩一钱，沉香（研细末，冲）五分。

临发时，用此方煎服。

熟地黄五钱，五味子一钱，陈皮一钱，薏苡仁三钱，白茯苓三钱，紫石英（煅）二钱，牡蛎三钱，胡桃肉二钱，川杜仲（炒）二钱，制半夏二钱。

平时用此方常服。

情怀抑郁，津液日受蒸熬，痰结成块，如絮如核。喉间常苦壅塞，胸痞闷尤甚，上气喘急，系内伤外感之兼证。此时若专治内伤，恐外邪不能出；若仅治外感，又恐内伤不能愈，治法最难。拟先和解表里为兼筹并顾之计，列方于下：

炒白芍四钱，当归身三钱，炒白术三钱，柴胡一钱，白茯苓三钱，制半夏一钱，苏叶八分，厚朴八分，陈皮八分，甘草一钱。

水同煎服。

（《南雅堂医案》）

中神琴溪医案　日本·中神琴溪

棋山先生之室，喘家也，一夜发甚急，遽招先生往诊之。脉促心下石硬，喘急塞迫，咽中作引锯声，惟坐不能卧。他医二三辈，先在坐焉，治方已穷，待先生。先生至曰：

"予有一奇方，往往用之颇奏奇功，请尝试之。"即作生萝卜汁，注之咽中，未尽一盂，喘顿止大息。曰："精神始爽。"

（《生生堂治验》）

程杏轩医案　清·程文囿

哮嗽多年，原属锢疾，往岁举发尚轻。此番发剧，胸满喘促，呼吸欠利，夜卧不堪着枕。药投温通苦降，闭开喘定，吐出稠痰而后即安。思病之频发，膈间必有窠囊，痰饮日聚其中，盈科后进。肺为华盖，位处上焦，司清肃之职。痰气上逆，阻肺之降，是以喘闭不通。务将所聚之痰，倾囊吐出，膈间空旷，始得安堵。无如窠囊之痰如蜂子之穴于房中，莲子之嵌于蓬内，生长则易，剥落则难，不刈其根，患何由杜。考《金匮》分外饮治脾，内饮治肾。且曰：饮邪当以温药和之。议以早服肾气丸，温通肾阳，使饮邪不致上泛。晚用六君，变汤为散，默健坤元，冀其土能生金，兼可制水。夫痰即津液所化，使脾肾得强，则日入之饮食，但生津液而不生痰，痰既不生，疾自不作。上工治病，须求其本，平常守服丸散，疾发间用煎剂搜逐，譬诸宵小，潜伏里闬，乘其行动犯窃，易于拘执，剿抚并行，渐可杜患。

（《杏轩医案》）

黄凯钧医案　清·黄凯钧

徐二八　肺气失于清肃，则欠下行，致生腹胀痰喘，小便赤短，治法宜行秋令。

石膏、茯苓、通草、桑皮、苏梗、杏仁、厚朴、连翘。

四服，腹不胀，痰喘缓，小便清长，改用：

北沙参、麦冬、茯苓、桑皮、杏仁、连

翘、甘草、茅根。

（《肘后偶钞》）

陈莲舫医案　清·陈秉钧

杨　哮嗽，产后感邪复发，脉息细弦，治以和降。

旋覆花、家苏子、炙款冬、白石英、炒归身、白茯苓、光杏仁、冬瓜子、炙桑皮、怀牛膝、生白芍、新会皮、枇杷叶。

陈　上为咳喘，下为溺多。《内经》虽有"膀胱之咳，咳究出于肺"也。考膀胱与肾为表里，肺与肾又属相生。就述病情，摄纳肾气为主，肺、膀胱兼顾之，拟方候商。

生绵芪、广蛤蚧、光杏仁、抱茯神、菟丝子、炒粟壳、北沙参、冬虫夏草、炙款冬、花龙骨、广橘红、枇杷叶。

王　肺肾两失相生，肾不摄肺，肺气为逆，哮嗽有年，近发更甚，痰多气喘，脉滑无力，拟用和降。

生绵芪、广蛤蚧、旋覆花、白石英、细白前、炙款冬、北沙参、乌沉香、光杏仁、怀牛膝、炒苏子、广陈皮、枇杷叶。

上洋金锡生　先饮后痰，现在痰与饮混淆内生，当脘作痛，气喘少纳，咳呛频频。痰饮久发伤中，中气不振，肺气为弱，肝邪内炽。脉右寸浮濡，左关弦劲，余都滑，尺软。防肝肺日为劫铄，有失血进怯门径。

北沙参、北五味、旋覆花、法半夏、沙苑子、白茯苓、广蛤蚧、生白芍、光杏仁、抱茯神、川杜仲、广陈皮、姜竹茹。

八帖后去沙参、茯苓，加吉林须、伽南香，再服八帖。

本镇毛　哮嗽，渐肿，恐肿势随气而升。

川桂枝、细白前、白茯苓、粉草薢、炙款冬、沉香屑、生白芍、家苏子、冬瓜皮、木防己、广橘红、荷叶。

嘉善福堂兄　中气不振，积湿蓄饮，饮与湿并又成胶痰；营卫伤则为寒热，俯仰失则为喘急。脉息细弦，恐转瞬成劳。

吉林须、旋覆花、白木耳、粉蛤壳、生白芍、白茯苓、淡秋石、光杏仁、冬虫夏草、怀牛膝、制女贞、广橘红、冲琼玉膏。

周庄某　肿胀于大腹，未退，脾胃不复，由阳耗阴，有时烦躁，有时疲困，喘咳纳倒，恐逢节变迁，治宜和养。

西洋参、毛燕窝、淡秋石、制丹参、怀牛膝、川杜仲、新会皮、川贝母、川石斛、北五味、抱茯神、白茯苓、生白芍、枇杷叶。

（《莲舫秘旨》）

王孟英医案　清·王士雄

喘　嗽

美政关毛内使，年逾花甲，而患喘嗽。医与肾气汤、全鹿丸等药，反致小溲涩痛，病日以剧。孟英诊之，与纯阴壮水之治。毛曰："我辈向吸鸦片烟，岂敢服此凉药？"孟英曰："此齐东之野语也，误尽天下苍生。幸汝一问，吾当为世人道破机关，不致误堕火坑者，再为积薪贮油之举也。夫鸦片本罂粟花之脂液，性味温涩，而又产于南夷之热地，煎晒以成土，熬煎而为膏。吸其烟时，还须火炼，燥热毒烈，不亚于砒。久吸之，令人枯槁。岂非燥热伤阴之明验哉？"毛极拜服，果得霍然。或问曰："阿片之性，殆与酒相近乎。"孟英曰："曲蘖之性虽烈，然人饮之，则质仍化水。故阴虚者，饮之则伤阴；阳虚者，饮之则伤阳，景岳论之详矣。若阿片虽具水土之质，而性从火变，且人吸之则质化为烟，纯乎火之气焰，直行清道，铄人津液。故吸烟之后，口必作渴。久吸则津枯液竭，精血源穷，而宗筋失润。人因见其阳痿也，不察其所以痿之故，遂指阿片为性冷之物，抑何愚耶？凡吸阿片烟而醉者，以陈酱少许，瀹汤服即醒。若熟烟时少着以盐，即涣散不凝膏。吸时舌上预舐以盐，则不成瘾。虽瘾深者，但令舐盐而吸，则瘾自断。岂非润下之精，能制炎上之毒乎？"

邻人汪氏妇之父王叟。仲秋患痰嗽不食，气喘不卧，囊缩便秘，心摇摇不能把握，势极可危。伊女浼家慈招孟英救之，曰：根蒂欲脱耳，非病也。以八味地黄汤去丹、泽，合生脉加紫石英、青铅、龙、牡、胡桃肉、楝实、苁蓉投之。大解行而诸恙减，乃去苁蓉、麦冬，服旬日以瘳。

初冬，邵可亭患痰嗽，面浮微喘。医谓年逾花甲，总属下部虚寒，进以温补纳气之药。喘嗽日甚，口涎自流，茎囊渐肿，两腿肿硬至踵，不能稍立，开口则喘逆欲死，不敢发言，头仰则咳呛咽疼，不容略卧，痰色黄浓带血，小溲微黄而长。许芷卿荐孟英视之，脉形弦滑有力，曰：此高年孤阳炽于内，时令燥火薄其外。外病或可图治，真阴未必能复。且平昔便如羊矢，津液素干，再投温补，如火益热矣。乃以白虎汤合泻白散，加西洋参、贝母、花粉、黄芩，大剂投之。并用北梨捣汁，频饮润喉，以缓上僭之火。数帖后，势渐减，改投苇茎汤合清燥救肺汤，加海蜇、蛤壳、青黛、竹沥、荸荠为方。旬日外，梨已用及百斤，而喘始息，继

加坎板、鳖甲、犀角，而以猪肉汤代水煎药，大滋其阴，而潜其阳。火始下行，小溲赤如苏木汁，而诸证悉平。下部之肿随病递消。一月已来，捣用梨二百余斤矣。适大雪祁寒，更衣时略感冷风，腹中微痛，自啜姜糖汤两碗，而喘嗽复作，口干咽痛，大渴舌破，仍不能眠。复用前方，以绿豆煎清汤代水煮药，始渐向安。孟英谓其乃郎步梅曰：《内经》云：阴精所奉其人寿。今尊翁津液久亏，阳气独治，病虽去矣，阴精非药石所能继续。况年愈六秩，长不胜消，治病已竭人谋，引年且希天眷。予以脉察之，终属可虞。毋谓治法不周，赠言不早，致有他日之疑、成败之论也。

鲍继仲患哮，每发于冬，医作虚寒治，更剧。孟英诊之，脉滑苔厚，溺赤痰浓。与知母、花粉、冬瓜子、杏、贝、茯苓、滑石、栀子、石斛而安。孙渭川令侄亦患此，气逆欲死。孟英视之，口渴头汗，二便不行，遂与生石膏、桔、贝、桂、苓、知母、花粉、杏、菀、海蜇等药而愈。

一耳姓回妇病哮，自以为寒，频饮烧酒，不但病加，更兼呕吐泄泻，两脚筋掣，既不能卧，又不能坐。孟英诊曰：口苦而渴乎？泻出如火乎？小溲不行乎？痰黏且韧乎？病者云：诚如君言，想受寒太重始然。孟英曰：汝何愚耶！见症如是，犹谓受寒。设遇他医，必然承教。况当此小寒之候，而哮喘与霍乱，世俗无不硬指为寒者几希。误投姜、附，汝命休矣。与北沙参、生苡、冬瓜子、丝瓜络、竹茹、石斛、枇杷叶、贝母、知母、栀子、芦根、橄榄、海蜇、萝菔汁为方，一剂知，二剂已。

周光远无疾而逝，其母夫人年逾七旬，遭此惨痛，渐生咳嗽，气逆痰咸，夜多溲

溺，口苦不饥。孟英曰：根蒂虚而兼怫郁也。与沙参、甘草、麦冬、熟地、龟板、石斛、贝母、蛤壳、小麦、大枣而安。迨夏间，吸暑而患腹痛滞下，小溲热涩，其嗽复作，脉仍虚弦，略加软数，但于前方增滑石，吞香连丸而瘳。因平昔畏药，既愈即停，至仲秋嗽又作。惟口不苦而能食，因于前方去沙参，加高丽参、五味、石英、牛膝熬膏，频服而痊。

古方书云：喘无善证。喘而且汗，尤属可危。潘肯堂室，仲冬陡患气喘，医治日剧。何新之诊其脉无常候，嘱请孟英质焉。孟英曰：两气口之脉，皆肺经所主。今肺为痰壅，气不流行，虚促虽形，未必即为虚谛。况年甫三旬，平时善饭，病起于暴，苔腻痰浓，纵有足冷面红、不饥、不寐、自汗等症，无非痰阻枢机，有升无降耳。遂与石膏、黄芩、知母、花粉、旋覆、赭石、萎仁、通草、海蜇、竹沥、菔汁、梨汁等药。一剂知，三剂平。乃去二石，加玄参、杏仁。服旬日而安。俟其痰嗽全蠲，始用沙参、地黄、麦冬等，以滋阴善后。

壬子春，沈峻扬年五十七岁，素患痰嗽。年前顾某与小青龙汤一剂，喘逆渐甚。汪某进肾气汤一剂，势更濒危。医云：治实治虚，不能舍此二法，而皆不应。病真药假，不可为矣。王月锄嘱迎孟英图之，脉来虚弦软滑，尺中小数，颧红微汗，吸气不能至腹，小便短数，大解甚艰，舌红微有黄苔，而渴不多饮，胸中痞闷不舒，曰：根蒂虚于下，痰热阻于上。小青龙治风寒挟饮之实喘，肾气汤治下部水泛之虚喘，皆为仲景圣法。用之得当，如鼓应桴。用失其宜，亦同操刃。所以读书须具只眼，辨证尤要具只眼也。此证下虽虚而肺不清肃，温补反助其壅塞。上虽实而非寒饮，温散徒耗其气液。耗之于先，

则虚气益奔，壅之于后，则热亦愈锢。其加病也，不亦宜乎。爰以杏仁、苇茎、紫菀、白前、萎仁、竹沥，开气行痰，以治上实；而佐苁蓉、胡桃仁，以摄纳下焦之虚阳，一剂知，再剂平，旋去紫菀、白前，加枸杞、麦冬、白石英。服三帖而便畅溺长，即能安谷，再去杏仁、竹沥、苇茎，加熟地、当归、薏苡、巴戟，填补而痊。

孙渭川令侄，亦患哮，气逆欲死。孟英视之：口渴头汗，二便不行。径予生石膏、橘（皮）、贝（母）、桂（枝）、（茯）苓、知母、花粉、杏（仁）、（紫）菀、海蜇等药，服之而愈。

张氏妇，患气机不舒，似喘非喘，似逆非逆，似太息非太息，似虚促非虚促，似短非短，似闷非闷，面赤眩晕，不饥不卧。补虚清火，行气消痰，服之不应。孟英诊之，曰：小恙耳，旬日可安。但必须惩忿，是嘱。予黄连、黄芩、栀子、楝实、鳖甲、羚羊角、旋覆、赭石、海蜇、地栗为大剂，送服当归龙荟丸，未及十日，汛至，其色如墨，其病已若失，后予养血和肝调理而康。

邵奕堂室，以花甲之年，仲冬患喘嗽，药之罔效。坐而不能卧者，旬日矣。乞诊于孟英。邵述病源云：每进参汤，则喘稍定。虽服补剂，仍易汗出，虑其欲脱。及察脉，弦滑右甚。孟英曰：甚矣！望闻问切之难，不可胸无权衡也。此证当凭脉设治，参汤切勿沾唇。以瓜蒌、薤白、旋覆、苏子、花粉、杏仁、蛤壳、茯苓、青黛、海蜇为方，而以竹沥、（莱）菔汁和服。投匕即减，十余帖痊愈。

同时，有石媪者，患此极相似，脉见虚弦细滑。孟英予沙参、蛤壳、旋覆、杏仁、苏子、贝母、桂枝、茯苓中，重加熟地而

瘰。所谓病同体异，难执成方也。

张孟皋少府令堂，年逾古稀，患气逆殿屎，烦躁不寐。孟英切脉滑实，且便秘面赤，舌绛痰多。以承气汤下之，霍然。逾年，以他疾终。

王致青醮尹令正，患痰喘，胡某进补肾纳气，及二陈、三子诸方，证濒于危。顾升庵参军令延孟英诊之，脉沉而涩，体冷自汗，宛似虚脱之证，惟二便不通，脘闷苔腻。是痰热为补药所遏，一身之气机窒痹而不行也。与蒌、薤、旋、赭、杏、贝、栀、菀、兜铃、海蜇、竹沥等以开降，复杯即减，再服而安。

王小谷体厚善饮，偶患气逆，多医咸从虚治，渐至一身尽肿，酷肖《回春录》所载康副转运之证，因恳治于孟英。脉甚细数，舌绛无津，闻有谵语。乃真阴欲匮，外证虽较轻于康，然不能收绩矣。再四求疏方，与西洋参、玄参、二地、二冬、知母、花粉、茹、贝、竹沥、葱须等药，三剂而囊肿全消，举家忻幸。孟英以脉象依然，坚辞不肯承手，寻果不起。

吴蕴香大令宰金溪，自仲春感冒而起，迨夏徂秋，痰多气逆，肌肉消瘦，延至初冬，诸症蜂起，耳鸣腰痛，卧即火升，梦必干戈，凛寒善怒。多医咸主补虚，迄无小效，卧理南阳，已将半载，群公子计无所施，飞函至家，嘱大公子汾伯副车，叩求孟英来署，已仲冬之杪日矣。诊脉弦细，而左寸与右尺甚数，右寸关急搏不调，且病者颈垂不仰，气促难言，舌黔无苔，面黧不渴。孟英曰：病虽起于劳伤挟感，而延已经年，然溯其所自，平昔善饮，三十年来期在必醉，非仅外来之客邪，失于清解，殆由内伏之积

热，久锢深沉，温补杂投，互相煽动，营津受灼，内削痰多，升降愆常，火浮足冷，病机错杂，求愈殊难。既承千里相招，姑且按经设法。以石膏、知母、黄芩等清肺涤痰；青蒿、鳖甲、栀子、金铃等柔肝泄热；玄参、女贞、天冬、黄柏等壮水制火；竹茹、旋覆、枇杷叶、橘红等宣中降气，出入为方，间佐龙荟丸，直泄胆经之酒毒，紫雪丹搜逐隧络之留邪，服三剂而舌布黄苔，蕴热渐泄。服六剂而嗽减知饥，渴喜热饮，伏痰渐化。季冬八日，即能出堂讯案。十剂后，凛寒始罢，足亦渐温，肺气果得下降。望日出署行香。继而兵火之梦渐清，夜亦能眠，迎春东郊，审决积案，亦不觉其劳矣。方中参以西洋参、生地、麦冬充其液；银花、绿豆、雪羹化其积。至庚戌岁朝，各处贺年，午后护日，极其裕如，且肌肉渐丰，面黑亦退，药之对病，如是之神，调养至开篆时，起居如旧，各恙皆瘳，而孟英将赴宜黄杨明府之招，酝香为录其逐日方案，跋而记之，兹特采其大略如此。

鲍继仲于季春望日，忽然发冷，而喘汗欲厥，速孟英视之。脉沉弦而软滑带数，是素患痰饮。必误服温补所致也。家人始述去冬服胡某肾气汤，颇若相安，至今久不吐痰矣。孟英曰：病在肺，肺气展布，痰始能行。虽属久病，与少阴水泛迥殊，辨证不明，何可妄治？初服颇若相安者，方中附、桂刚猛，直往无前，痰亦不得不为之辟易，又得地黄等厚浊下趋之品，回护其跋扈跳梁之性。然暴戾之气，久而必露，柔腻之质，反阻枢机，治节不伸，二便涩少，痰无出路，愈伏愈多。一朝卒发，遂壅塞于清阳升降之路，是以危险如斯。须知与少阴虚喘，判分霄壤，切勿畏虚妄补。投以薤、蒌、枳、杏、旋、赭、半、菀、茹、芦根、蛤粉、雪羹之剂而平。

继与肃清肺气而涤留痰，匝月始愈。

余朗斋令堂秋间患伏暑，孟英已为治愈，失于调理，复患气冲自汗，肢冷少餐，攻补不投，仍邀孟英治之。与填补冲任，清涤伏痰法，合甘、麦、大枣以补血而愈。

（《王氏医案》）

冯兆张医案　清·冯兆张

一朱姓儿，三岁，哮喘大作，声闻邻里，二三日不止，身热汗出。一医投以滚痰丸利之，下泻二三次，其势更甚，六脉洪数，胸胁扇动，扶肚抬肩，且夕无宁刻，粒米不能食，头汗如雨，数日不寐，势甚危迫，乃延余治。余曰：误矣。夫声出于气喉，连喘数日，下元已伤矣。今以峻利药，从食喉下之，伐及无辜，下元更虚极矣。所以有扶肚抬肩，恶候来也。令以人参、麦冬各一钱，五味子七粒，肉桂三分，水煎温服，一日二剂，服后而哮声顿减。至夜复作，次日往视，余曰：此气少复，而阴未有以配之也。乃以八味之加牛膝、麦冬、五味子者，纳熟地，每剂五六钱，桂、附，每剂各四分，水煎冷服，午前午后各一剂。服后而竟熟睡，醒来饮食大进，其声悉止。次日往视，喘热俱已。但劳力运动，喘声微有，此未还原之故也。以生脉饮调理三四日，精神痊复。

（《冯氏锦囊秘录》）

李冠仙医案　清·李文荣

包式斋患尿血，二年未痊，经余药治而愈。盖肾虚人也，偶因伤风，某医发散太过，转致喘不能卧者累日，乃急延余诊之，曰：咳出于肺，喘出于肾，肺肾为子母之脏，过散伤肺，母不能荫子，则子来就母，而咳亦为喘，肾虚人往往如此。今已胃气上冲，脉象上部大，下部小，而犹以为邪风未尽，更加发散，无怪乎喘不能卧也，与以都气全方加紫衣胡桃肉三钱，纳气归肾，一药而愈。数年后，又因伤寒服发散重剂，喘又发，仍令检服前方。其内子因夫病笃，着急万分，忽得笑症，终日哑哑不止，亦求余诊。其脉左关皆数甚，余曰：膻中为臣使之官，喜乐出焉。此肝火犯心包络也，于犀角地黄汤加羚羊角。次日复请余诊，则笑病若失，而式斋之喘如故。惟至夜阑稍平耳。某曰：异哉，何药之效于当年，而不效于今日耶？细诊脉象，上部大，下部小，实属肾气不纳，毫无他疑，因问何时服药。曰：晚饭后。予曰：是矣。今可于晚饭前服药，当必有效。次日闻之，则喘平而安卧如常矣。盖药本纳其肾气，饭后服药则为饭阻，不能直达至肾，故上半夜全然不效，下半夜药气渐到，故稍平也。今于饭前服，腹中空空，药力直达于肾。然后饭压之，肾气岂有不纳者哉。嘱其加十倍为丸常服，并嘱外感时不可肆用发散，其症乃终不复发。

同乡张伟堂太夫人，患疟，过服寒凉，病剧，邀余往诊。先进温疏，继以温补，不数剂，而病已霍然。越明年，冬十二月，伟堂又病，危殆将死，医莫能救，乃来求诊于余，以冀获幸于万一。余往，见其坐凭几上，一人以手扶其头，胸闷，痰鸣气急，难于平卧者，已旬余日矣。神识昏沉，不能语言，脉滑数，洪大而浮，惟尺部尚疑似有根。遍阅前方，自八月起，尽用发散消导。月余后，病仍不减，疑为正虚，改用补剂。既以痰阻气急，又改用顺气化痰，仍兼疏散，以解其表，攻补并呈，终莫能效。医士朱某，与张甚交好，以二陈汤泛丸服之，而病乃益剧。余曰：此肾气上冲也。诸气皆以循环周行者为顺，冲逆喘急者为逆。肺不宣化，气失清降而肾气乃逆。气平则痰降，气逆则痰升。

今痰涌气急，不能俯仰，脉甚虚数，似为湿热而兼阴虚。湿热不化，阻滞气机，而肾气反以上冲。若能纳气归肾，气平痰降，则湿热亦化而安卧自如。症虽剧，当无妨也。遂仿都气丸意，用熟地八钱，黄肉四钱，山药四钱，丹皮三钱，泽泻三钱，茯苓三钱，北沙参四钱，杏仁三钱，桃肉三钱，橘皮一钱。立方后遂往九峰先生处。翌晨复来求诊，余又往讯之若何，曰：药尚未服。余以求医不诚，意欲辞，忽闻内有惊惶号哭声，一人急出告余曰：病者猝变，有无急救法否？余曰：勿惊，是厥脱耳，非真死也，不久即醒。病至笃，不药死不远矣，药之幸或可免。越半时许，果醒，病家以余言之有验，遂以昨方进半剂，病者稍稍能俯仰。病家向余曰：药甚效，惟犹未能平卧，如能令其平卧，则甚快矣。余曰：此自误也，早服焉至于此。令速再进，则自可酣睡无虑也。病家如所言，叠进数剂，病去其七八。继乃缓缓调补，而病乃霍然矣。

（《清代名医医话精华·李冠仙医话精华》）

许珊林医案　清·许楒

宁人郑姓子，甫七岁，患哮吼症，脉形俱实，结喉两旁青筋突出如笔管，喉中作牛马声，此系果饵杂进，痰浊壅塞，始用苏子降气汤加减，服六七剂不效。余思病重药轻，遂以苏梗八钱易本方之苏子，余药分量加重，分服二剂。青筋隐而不露，脉亦和软，鸣声不作矣。凡治病虽用药不误，而分量不足，药不及病，往往不效。

广东盐大使汪公回杭，途次偶感微邪，又加忿怒，遂致喘逆倚息不卧。余因治桑观察之症，乘便召诊。其息甚促，音不接续，面色黧黑，中有油光，脉浮部豁大，中部空芤，沉部细弱，不相连贯。余曰：此症邪少

虚多，勿误用表散。进二加龙牡汤，二剂而安。

宁波蓬莱宫羽士陈信良，患虚喘咳逆而无痰，动喘乏力，脉虚自汗，症属肺脾两虚，与西洋参、冬虫夏草、川贝、青盐、陈皮、阿胶、当归、杞子、枇杷叶、蒺藜、牡蛎等。土金相生，二十余剂而愈。

郭姓，年四十许。素有痰饮，每值严寒，病必举发，喘咳不卧。十余年来，大为所苦。甲申冬，因感寒而病复作，背上觉冷者如掌大，喉间作水鸡声，寸口脉浮而紧，与小青龙汤二剂即安。至春乃灸肺俞、大椎、中脘等穴，以后不复发矣。凡饮邪深伏脏腑之俞，逢寒病发，非用灸法不能除根。惜人多不信，致延终身之疾，可慨也。

祖庙巷高太太，年三十余。平素肝阳极旺，而质瘦弱。患痰火气逆，每日吐痰一两碗，喉间咯咯有声，面赤烦躁，舌苔中心赤陷无苔，脉弦细虚数，乃感受风邪，少阳木火偏旺，风得火而愈横，风火相煽，肺金受刑，阳明所生之津液，被火灼而成痰，旋去旋生。是以吐之不尽，痰吐多而肾液亦伤，故内热。《素问》云：大颧发赤者，其热内连肾也。痰随气以升降，气升痰亦升，治当用釜底抽薪法，先以清火降气为主，火降气降，而痰自瘥矣。方书治心肝之火以苦寒，治肺肾之火以咸寒，古有成法。方用咸苦寒降法，丹皮、山栀、青黛、竹茹、竹沥、杏仁、黄连、黄芩、羚羊角、石决明、川贝母、旋覆花、海浮石，加指迷茯苓丸三钱。连服三剂，气平热退，痰喘俱瘥，安卧如常。后用清肺降火化痰之药，如沙参、麦冬、石斛、竹茹、青黛、山栀、牡蛎、鳖甲、阿胶、川贝母、海石、茯苓、仙半夏、橘红、首乌、雪羹

等出入为方，调理数剂而愈。

（《清代名医医话精华·许珊林医话精华》）

徐玉台医案　清·徐镛

发热恶寒头疼身痛之暴症，人易辨之。惟久郁肺经而成喘嗽，有似阴虚劳嗽者，不可不辨。郡城西门外奚藕庄，客幕于外，上年道途受热，曾患喘嗽，服自便而愈。今复患喘嗽，投自便而加剧。医亦概用清肺补肺，终不见效。自疑为阴虚重症，彷徨无措，遂延余诊。余谓脉象见紧，似数非数。前患暑热，故自便可愈，今患寒邪，故反增剧。用小青龙汤而愈。

老人元虚，病宜扶元，人人知之，竟有阳气充实，常服大寒之药，常得带病延年者。南汇本城谢凤鸣，年七十有四，因上年秋间，涉讼到郡，舟中冒暑，即发温疟，微寒恶热，胸膈痞闷。余适寓郡城，用清心凉膈散而寒热止。继用半夏泻心汤而痞闷除，旋即结讼回南，不再服药，延至初冬，喘嗽大作，医用疏散，愈治愈剧。至新正初十外，日夜不能交睫。痰涎盈盆盈碗，嘱其子恩荣速办后事，无余望矣。适有徽友汪郁延在坐，谓此症仍请予诊治，必有出奇制胜之处。郡城仅一浦之隔，何不专舟邀归以一诊。凤鸣平日持家甚俭，因欲死里求生，不得不从汪议。余亦以世好难辞，即束装东归。时已正月十六夜，诊毕，即知其误用辛温，许以尚可挽救，方用大剂白虎，参入大剂犀角地黄，坚服四十余日而痊愈。若不细察其脉，而但拘年齿以施治，必至抱怨九泉。至嘉庆廿五年，重游泮水。至道光五年，已八十有四，一日不饮蔗汁、梨浆等味，即大便艰涩，辛温之误人有如此。

（《清代名医医话精华·徐玉台医话精华》）

王九峰医案　清·王之政

肾虚精不化气，肺损气不归精，气息短促，不能相续，提之若不能升，咽之若不能降，呼吸之气，浑如欲绝。下损于上，元海无根，子午不交，孤阳上越。虑难奏效，酌诸明哲。

熟地、归身、炙甘草、人参、肉桂。

食少饮多，水停心下，喘呼终不得卧，卧则喘甚。此肾邪乘肺，肺气不布，滞涩不行，子病及母。《经》言：不得卧，卧则喘，是水之客也。夫水者，循津液而流也。肾者，水脏，主津液，主卧与喘也。拟直指神秘汤加减。

二陈汤加洋参、苏梗、桔梗、陈皮、煨姜。

水不配火，肾不纳气，气不归元。气有余便是火，右肾热气上漫，常多走泄，精神不振。肾属水，虚则热。补阴不易，补阳尤难。脉象六阴，按之虚数不静，两尺尤甚，心肾两亏。今拟斑龙、归脾、起元、两仪，合为偶方，培补肝肾之阴阳，冀其水火既济，自然纳气归窟。

黑归脾汤加鹿茸、鹿角胶、杞子、龟甲胶、麦冬、远志、菟丝子、陈皮、柏子霜。蜜丸。

肺为嫩脏，配胸中，为五脏华盖，清虚之所，不耐邪侵，外司皮毛，下荫于肾。哮喘十载，脉来滑疾，两尺不静，郁湿、郁热、郁痰为患，极难脱体。

苏子、豆豉、杏仁、孩儿参、橘红、白前、茯苓、夏曲、白果。

脉沉，喘咳浮肿，鼻窍黑，唇舌赤，渴饮，少腹胀急，大便解而不爽。此秋风化湿，上伤肺气，气壅不降，水谷汤饮之湿邪，痹阻经隧，化为痰涎。用仲景越婢、小青龙汤合方。若畏产后久虚，补以温暖，客气散漫三焦，闭塞则危矣。

桂枝、杏仁、生白芍、干石膏、云苓、炙甘草、干姜、五味子。

（《清代名医医案精华·王九峰医案精华》）

黄澹翁医案　　清·黄述宁

定喘实表散

黄芪、前胡、茯苓、甘草、杏仁、人参、陈皮、苏子、丹皮、桔梗、麻黄根、川贝母。

肺寒咳嗽，痰多喘息。

桑白皮、蜜炙麻黄、巴杏仁、制半夏、橘红、赤苓、川贝母、白前、桔梗。

引用老君须，加蒌仁霜。

治哮喘，其人四十余岁。拟白砒散，服之大益。

白砒（研细末）二钱，淡豆豉二两。

洗净，将砒拌匀，盛碗内，置饭上蒸九次，晒干研末，上为细末，用神曲炒，碾曲打糊为丸，如绿豆大，每服七粒，白水送下。此药甚险，量人而用。

（《黄澹翁医案》）

林珮琴医案　　清·林珮琴

堂弟　呛嗽气急，脉弦数，适逢秋令，予谓此火刑金象也，当滋化源。以自知医，杂用梨膏止嗽，予谓非法。入冬寒热间作，厥气冲逆，灰痰带红，良由阳亢阴亏，龙雷并扰，冬藏不密。今近立春，地气上升，内气应之，喘嗽势必加重。拟方阿胶（烊化）、山药（炒）各二钱，洋参、熟地（炒）、茯神、

藕节各三钱，川贝母（炒研）一钱，甜杏仁（炒研）钱半，枣仁（炒研）八分，五味五分，数服颇效。又五更服燕窝汤，晚服秋石汤，降虚火而喘定。

（《类证治裁·虚损》）

包　哮症每十日一发，嗽痰夜甚，脉形俱属虚寒。乃用六味滋阴，治不对症，焉能奏效？议补益中气为虚哮治法，用潞参、山药、茯苓、半夏、炙甘草、於术（炒）、杏仁、煨姜。数服而效。

一小儿　冬春久哮，屡服治风痰之剂，不应。诊其脉，知为脾弱，不能化乳湿，用四君子汤加薏苡、山药、谷芽（俱炒）、制半夏。数服愈。

汤氏　宿哮秋发，咳呕气急，暑湿为新凉所遏。宜辛平解散，用橘皮半夏汤加桔梗、象贝、杏仁、茯苓、枳壳、香薷、生姜。数服而平。

王　丹溪治哮专主痰，每用吐法，不用凉剂，谓寒包热也。今弱冠已抱宿根，长夏必发，呼吸短促，咳则汗泄，不能平卧，脉虚，左尺搏大，不任探吐，乃劳力所伤。暂与平气疏痰，俟哮咳定，当收摄真元。先服桑白皮汤去苓、连、栀、夏，用桑白皮（蜜炙）、甜杏仁（炒研）、茯神、竹茹、贝母、苏子（炒研）、薄橘红。数剂后，服生脉散、潞参、五味、麦冬，加海浮石、海螵蛸、远志肉、山药、炙甘草、茯苓。

巫妇　梅夏宿哮屡发，痰多喘咳，显系湿痰郁热为寒邪所遏。暂用加减麻黄汤温散。麻黄三分，桂枝五分，杏仁二钱，苏叶、半夏（制）各一钱半，橘红一钱，桔梗八分，姜汁三匙，二服后，随用降气疏痰：瓜蒌

皮、桑皮（俱炒）一钱，贝母、杏仁（俱炒研）各二钱，海浮石三钱，前胡、枳壳各八分，苏子（炒研）六分，茯苓二钱，姜汁三匙。数服，哮嗽除。

（《类证治裁·哮症》）

赵　衰年喘嗽痰红，舌焦咽燥，背寒，耳鸣颊赤，脉左弦疾，右浮洪而尺搏指。按脉症系冬阳不潜，金为火铄，背觉寒者，非真寒也。以父子悬壶，忽而桂、附，忽而知、柏，忽而葶苈逐水，忽而款冬泄肺，致嗽血益加，身动即喘，坐则张口抬肩，卧则体侧喘剧，因侧卧则肺系缓而痰益壅也。思桂、附既辛热助火，知、柏亦苦寒化燥，非水焉用葶苈，泄热何借款冬，细察吸气颇促，治宜摄纳。但热蒸腻痰，气冲咽痛，急则治标，理先清降。用川百合、贝母、杏仁、麦冬、沙参、牡蛎、阿胶（水化），燕窝汤煎。一啜嗽定而痰红止。去杏仁、牡蛎、阿胶，加生地、竹茹、丹皮、玄参、羚羊角午服，以清上中浮游之火，用熟地、五味、茯神、秋石、龟板、牛膝、青铅晚服，以镇纳下焦散越之气，脉症渐平。

族某　七旬以来，冒寒奔驰，咳呕喘急，脉弦滑，时嗳冷气。夫寒痰停脘必呕，宿痰阻气必咳。老人元海根微，不任劳动，劳则嗽，嗽则气升而喘，必静摄为宜。仿温肺汤，用辛温止嗽以定喘。淡干姜、五味（干姜、五味摄太阳而定喘，古人治嗽喘，必二味同用）、桑皮（炙）、茯苓、潞参、甜杏仁、橘红、制半夏、款冬花、紫衣胡桃，数服喘呕俱定，十服痊瘳。

李　喘由外感者治肺，由内伤者治肾，以肺主出气，肾主纳气也。出气阻而喘，为肺病，吸气促而喘，为肾病。今上气喘急，遇烦劳则发，不得卧息，必起坐伏案乃定，近则行步亦喘，是元海不司收纳之权，致胶痰易阻升降之隧，急急摄固真元。熟地炭、牛膝炭、茯神、五味、萸肉、补骨脂、莲子（俱炒）。数服颇安。

贡　积年痰嗽，脉细形衰，动则疝气偏坠，病因肝肾久损，客冬心事操劳，身动即喘，痰嗽益剧，肉消骨立，是五液悉化为痰，偏卧不舒，是阴阳亦乖于用，所谓因虚致病，积损成劳候也。右脉沉数无力，左脉浮数无根，良由下元真气失纳，以致下引上急，吸入颇促而为短气，若不纳使归元，将下元根蒂都浮，喘嗽何由镇静，况症本肾虚水泛为痰，必非理嗽涤饮可效。奈何胆星、竺黄、芥子、芩、柏等无理乱投，不知顾忌。昨议服固摄之品，痰气较平，而脉象未改，是损极难复，维系不固，有暴脱之忧。今酌定晨服都气丸加参、术、远志、故纸，晚服肾气汤去萸、泻、丹皮、桂、附，加茯神、五味、杞子、沙苑子、莲子、枣仁。冀其气平而痰嗽自定。

岳　少年体质阴亏，兼伤烦劳，脉虚促，热渴颊红，痰血喘急，速进糜粥以扶胃，食顷喘定，症宜清调肺卫，润补心营。甜杏仁、阿胶（水化）、沙参、川贝、茯神、枣仁、麦冬、石斛、薏仁、黄芪（蜜炒）。三服脉匀症退。继进燕窝汤，嗽喘悉止。治以培土生金，潞参、山药、炙甘草、玉竹、五味、茯神、杏仁、莲子、红枣，食进。丸用加减都气而安。

服侄　初春脉左弦长，直上直下，喘嗽吐红，梦泄。冬阳不潜，足少阴经与冲脉同络，阴虚火炎，气冲为喘，络伤为血，乃元海根蒂失固。医者不知纳气归元，泛用归、芪、术、草，症势加剧，寒热咳逆，血升气促，冲脉动诸脉皆动，总由肺肾失交，急急收纳，务令阳潜阴摄。阿胶（水化）、牡蛎（醋煅）、龟甲（酥炙）、龙骨（煅）、五味、山药、高丽参、茯神、枣仁、坎气（焙，研）。数服嗽平血止，去坎气，加青铅，冲气亦定。

倪　年近七旬，木火体质，秋嗽上气喘急，痰深而黄，甚则不得卧息，须防晕厥。治先平气定喘。蜜桑皮、苏子、杏仁、川贝母、茯神、瓜蒌、百合。二服后，加白芍、麦冬。述旧服两仪膏，痰多食减，今订胶方，减用熟地（砂仁末拌熬，晒干）四两，高丽参一两，茯苓三两，甜杏仁（炒研）五两，莲子八两，枣仁一两，枇杷膏四两，燕窝两半，橘红八钱，贝母一两，山药三两，阿胶一两。各味熬汁，阿胶收，开水化服。

某　肾不纳气则喘息上奔，脾不输精则痰气凝滞。今痰哮不利，呼吸颇促，病本在脾肾，而肺胃其标也。由冬延春，脉候若断若续，忽神烦不寐，语谵舌灰，虚中夹温，治先清降。杏仁、瓜蒌、象贝、茯神、潞参，菖蒲汁冲服。一剂嗽定得寐，舌苔稍退，进粳米粥，喘息乃粗，脉见虚促，急用纳气归元，冀根蒂渐固。高丽参、五味、牛膝炭、远志、茯神、杞子、莲子、牡蛎粉，六服。间用七味地黄丸而安。

（《类证治裁·喘症》）

吴鞠医案　清·吴鞠

亚相英煦斋每早入朝，偶感风寒及遭凉气，即咳嗽痰喘，气急声粗，呕恶食少，秋冬严寒喘嗽尤甚。余曰：脉虚浮滑，此肺气虚乏则腠理不密，易感风邪，以致痰涎壅盛而为哮喘之恙。且知喘有夙根，故遇感冒即发，遇劳亦发也。先以华盖散及金水六君煎加减参用甚效。继以保肺清金、益气固表之

剂乃安。按：此证未发时，以扶正气为主，既发时以祛邪气为先。惟哮喘痼疾猝难根除耳。

南路司马汪柳湖太翁，年逾七旬，患气短喘促，神昏懒言，饮食不入，能坐不能卧，势已垂危。延余往祝，六脉微细，系阳衰气怯，营卫败剧之候，法在不治。幸两尺重按有根，若能惟余是听，可救十中之一。每帖用人参、当归各三钱，熟地八钱，桂、附各钱半，日投两帖，小效。以原方加五味子、蛤蚧，服数剂，脉旺、气缓、喘减，食粥后，以峻补元气，俱重用参、附，调摄三月而安。

协揆英煦斋太夫人。年近八旬，忽痰喘不语，视其神疲气逆，语言謇涩，肢体俱冷，汤饮不进，六脉细微，独右关浮大而滑。时协揆随扈五台，众医见病沉困，不敢议方。余曰：系高年阳气衰弱，脾虚不能运化水谷，故致中痰壅滞，上下不得宣通。所幸禀质素厚。且神门重按有根，脾脉虽滑大而不躁，亟进四味回阳饮以救元阳，虚脱尚可望痊。服药后即吐脓痰成碗，手温能言，脉亦有神，惟喘不能止。自云胸中痰多即欲吐出为快，奈无气为送出。仍以原方重用参、附，加制胆星、当归。越日，吐痰涎甚多，而喘总不止。乃真阴命火俱衰。用六味回阳饮加肉桂，服数帖，脉旺症减，以六君子汤加当归、蛤蚧，服数帖，喘定痰少。改投贞元饮加人参，并五福饮加姜、附，服药月余而安。

尚书那绎堂太夫人，年逾八旬，患气促痰喘，饮食不进，足膝俱肿，脉旺燥痰，有表无里。此高年气血将竭，孤阳离剧之候。急进四味回阳饮加当归速救元阳，防其虚脱。乃定方后，主家固畏温补，又有坐知医者云：现在饮食不进，痰火上逆，岂可温补？另延

他医，服化痰降气之药，不一月而逝。

相国庆树斋夫人，年逾七旬。因食饱遭凉，即痰喘气急，饮食不纳，医治月余罔效。余曰：脉见浮大滑数，皆由肺虚感寒，既失疏散，复误温补，以致寒束于表，阳气并于膈中。久则郁而成热，火铄肺金，不得泄越，故膈热喘急弗止也。即进定喘汤，去麻黄，加枇杷叶、茯苓以清热降气，涤痰疏壅，服后痰喘减半，更用加减泻白散，甚效。后以百合固金汤，调理而安。

（《临证医案笔记》）

何书田医案　　清·何其伟

向有哮症，兼之好饮积湿，肺脾两经俱已受病。自前月以来，感冒咳嗽，时寒时热，舌苔白厚。现在寒热已止，舌白渐退，小溲通而大便艰难，咳痰黏腻，彻夜不能安卧，能纳而不甚运化。按脉左寸弦细，而右寸独见浮大。此肺家余热未退，郁而蒸痰，痰多则津无所生，胃不开而更衣艰涩矣。年近七旬，躁烦素重。肺金之液，又为君火所铄，娇脏未由滋润，能无口渴思饮而下窍秘结乎？鄙意从手太阴及手足阳明两腑清养而滋润之。方可冀其下达而上平耳。盖肺有余热，则以清润之品制其所胜，然后用益气生津，乃为妥策。

麦门冬、蜜炙桑皮、天花粉、金石斛、真川贝、巴旦杏、炒知母、款冬花、广橘白、苡仁、水梨肉、枇杷露。

平昔多劳少逸，内伤外感，气阴两为所耗，以致骨蒸多汗，五心燔灼，舌紫绛而心滑脱液，脉形虚数，左关尺尤甚，可见真水大亏，虚阳不时游溢，则汗出无度，而咳喘益作矣。大势非轻，拟方备用。

人参、西洋参、生地、麦冬、炙龟甲、五味子、炒知母、天花粉、川贝母、金石斛、枇杷叶露。

咳嗽失血，其根已深。近因肝郁不舒，渐至举动气喘，左胁作胀，胃不贪纳，脉形细数无力。此属肝肾肺三脏俱损之象，虚怯已成，难期痊愈也。暂拟润肺化痰之法，接以纳气摄下之剂，未审稍有效否。

紫菀茸、款冬花、麦门冬、橘白、真川贝、甜杏仁、炒怀膝、五味子、川石斛、枇杷叶、西洋参、地骨皮、广橘红、陈阿胶、丹皮、石决明、冬桑叶。

（《清代名医医案精华·何书田医案精华》）

去冬吐血后，阴亏气不归根，喘急日甚，肢浮腹满；六脉虚弦无根，不易治之证。姑与金匮肾气法，未知稍效否？

制附子、炒熟地、五味、怀膝、泽泻、车前子、赤肉桂、山萸肉、山药、茯苓皮、腹皮。

肺虚，气不下降，腠理不密，易感发喘。脉象虚弦无力。此根难断。

西党参、川贝母、花粉、白茯苓、炒怀膝、麦冬肉、甜杏仁、橘白、炒苏子。

阳虚恶寒，肺气不降，咳喘少纳。六脉沉微不振。劳怯之候也。盛暑防汗脱。

生黄芪、橘白、款冬花、生蛤粉、炒苏子、白茯苓、玉竹、川石斛、煅牡蛎、炒怀膝。

积劳咳嗽，气喘脉微，劳怯之根也，不易痊愈。

西党参、炒怀膝、五味、枸杞子、川石斛、麦冬肉、炒苏子、橘白、款冬花、白茯苓。

肺气不降，络伤肺热，咳血气喘。脉弦细无力。宜降气化痰之法。

西党参、代赭石、麦冬肉、川贝、款冬花、旋覆花、炒怀膝、甜杏仁、橘白、枇杷叶。

膏方：西党参、熟地、茯苓、炒枣仁、甜杏仁、款冬花、炙绵芪、萸肉、枸杞、煅牡蛎、麦冬肉、橘白。

咳嗽失血，其根已深。近因肝郁不舒，渐至举动气喘；右胁作胀，胃不贪纳。脉形细数无力。此属肝肺肾三阴俱亏，虚怯已成，难期痊愈也。拟润肺化痰法，接以纳气摄下之剂。未审少有效否。

紫菀茸、甜杏仁、五味子、川斛、炒怀膝、款冬花、川贝母、麦冬肉、橘白、枇杷叶。

接方：炒熟地（沉香拌）、麦冬、款冬、山药、紫石英、坎气、山萸肉、五味、橘白、怀膝（盐水拌）、胡桃肉。

咳嗽多年，近兼喘急，得痰出而咳稍止，间有红色。脉沉软无力。此肺劳已成之象，不易痊愈。扶过暑天，方得少安也。

生黄芪、炙桑皮、甜杏仁、川贝母、橘白、西洋参、地骨皮、款冬花、川石斛、枇杷叶。

肺气不肃，咳痰不已，举动喘急。脉形未见弦数。不宜用偏阴之药，当从手太阴调治。然一时未能速效也。

党参、炒阿胶、甜杏仁、款冬花、霍斛、枇杷叶、洋参、生黄芪、冬虫草、川贝母、橘白。

丸方：大熟地、炙黄芪、山药、五味、川贝母、炙甘草、山萸肉、西党参、茯苓、麦冬、甜杏仁、枇杷叶，炼蜜为丸。

劳嗽根深，近兼腹胀气喘。此肾水内亏，火不归根。高年患此，难治也。

炒熟地、五味子、山药、车前子、新会皮、怀牛膝、炒萸肉、甜杏仁、茯苓、建泽泻、胡桃肉。

病经八载，血证根深。现在喘急咳痰，气不下降。脉虚微而数。此本元虚竭之象，炎夏如何得过耶？姑与一方而已。

炒熟地（沉香拌）、麦冬、款冬花、橘白、牡蛎（煅）、枇杷叶、潞党参、甜杏仁、金石斛、怀牛膝（炒）、胡桃肉。

复诊：外来之热已解，内发之热亦减，喘急不卧，其本病也。气有降无升，则胃益不和，而足欲浮肿矣。盛暑伤气，惟有益气降喘主治。

潞党参、代赭石、炙紫菀、款冬、茯苓、胡桃肉、旋覆花、炒怀牛膝、金石斛、川贝、橘白。

久咳见血，气喘神倦。六脉细微，四肢略肿，便溏胃闭。此系火不生土、土不生金之象，虚怯已成，难治。

炒熟地（沉香拌）、制於术、橘白、款冬、牡蛎（煅）、枇杷叶、制附子、白茯苓、天冬、五味（炙）、胡桃肉。

自夏及冬，血证虽属不发，而真阴亏竭，喘急不已。脉细软而神痿顿，水火两不济矣。天气渐寒，恐日形憔悴，姑与温纳根元一法。

干河车、炙龟甲、枸杞子、天冬、紫石英、山药、大熟地、山萸肉、五味子、麦冬、胡桃肉、橘白。

阴亏，肾气不摄，晚间必发喘急。脉形细数。舍纳补无策。

大熟地、五味、麦冬肉、怀山药、白茯

苓、山萸肉、丹皮、煅牡蛎、紫石英、胡桃肉。每朝服八仙长寿丸四钱。

先患肛漏，后即吐血。现在咳喘神倦，右脉芤弦不摄。此金水两亏，气不归根也。怯疾已成，只图扶持岁月而已。

炒熟地、萸肉、麦冬、牡丹皮、茯苓、坎气、炙龟甲、五味、川贝、怀山药、橘白。

复诊：送投温补重剂，气喘神倦，略有气色，而水泛为痰，咳吐不已，总属肾水不摄也。夏令火炎，诸宜加意调护。

制附子、枸杞、五味、炙黄芪、法半夏、陈皮、炒熟地、萸肉、赭石（煅）、甜杏仁、白茯苓、胡桃肉。

平昔多劳少逸，内伤外感，气阴两为所耗，以致骨热多汗，五心燔灼。舌紫绛而心滑脱液，脉形虚数，右关尺尤甚。可见真水大亏，虚阳不时游溢，则汗出无度，而咳喘并作矣。大势非轻，拟方备用。

龟甲、人参、麦冬肉、炒知母、川贝母、枇杷露、生地、洋参、炙五味、天花粉、金石斛。

肺气不降，下焦奔豚之气上升，喘急不已。脉弦而无力。非浅恙也，防汗脱。

熟地、枸杞、麦冬肉、川贝母、炒怀膝、橘白、党参、五味、甜杏仁、代赭石、胡桃肉、沉香。

复诊：照前方去赭石、贝母，加牡蛎、萸肉。

又复：喘急稍平，下元之气大亏。宜丸子调理，扶过夏令，庶可无虞。

西党参、熟地、萸肉、麦冬肉、怀山药、炒怀牛膝、炙黄芪、枸杞、五味、甜杏仁、白茯苓、胡桃肉。

疡疾后失调，喘咳气逆。六脉芤软细数。气阴交亏之象。且曾患痰血，已近怯门，非浅恙也。急须静养震摄，否则恐血证复作。

西党参、麦冬、甜杏仁（去皮尖）、煅牡蛎、川斛、橘白、炒阿胶、款冬、川贝母（去心）、制女贞、枇杷叶。

肺俞受寒，哮喘痰升。急切不能平复。

炙麻黄、生黄芪、炙桑皮、法半夏、款冬花、光杏仁、炒苏子、淡黄芩、橘白、白果肉。

天炎多汗，腠理不固，肺气不肃，哮喘旧患又作。宜护表，以泻肺主治。

生黄芪、地骨皮、葶苈（炒）、光杏仁、川贝、大枣、炙桑皮、炒苏子、白前、海浮石、橘白。

哮喘根深，兼之咳痰带红。此金水两脏受伤矣，焉能冀其痊愈耶！

炙紫菀、光杏仁、白前、川贝、白茯苓、款冬花、炒苏子、桑皮、橘白、海浮石。

（《竹崟山人医案》）

方南薰医案　清·方略

蔡耀南，临邑武夫也。善修养，能使口中津液送至丹田，气血流走周身，上贯泥丸，满而不溢，故生平无病。居乡偶感风寒，医者不察，投以麻黄、桂枝一剂，遂扰动元气，喘息抬肩，逆呃不止。迁延七日，来省求治。余诊其脉，幸而未散，因用高丽参二钱以益气，熟地八钱以滋阴，炒枣仁以收心气之散，山茱萸以收肝气之散，炒白芍以收脾气之散，北五味以收肺气之散，益智仁以收肾气之散，龙骨、牡蛎、龟甲以潜入阴分，连服三剂，呃声渐减。再加白术、茯苓以镇中州，由是周身之气翕然归根，呼吸如旧。

同乡魏姓少妇，偶沾感冒，请医服表药二剂，因用细辛太重，开发肺窍，扰动少阴，以致气出如喷，饮食不下。迎余视之，见其面色怫郁，手足掣跳，难以定诊。少顷，病势少懈，诊之脉上涌无根，未几复喘。此时纵用药得当，滴水不能吸受，可若何？别思良法。令将秤锤烧红焠醋，使酸气入鼻，稍宁片刻，庶几煎药可入。如法行之，气促略平，随用洋参二钱，五味二钱，麦冬一钱，炒白芍一钱五分，极力收敛，二剂而安。

（《尚友堂医案》）

抱灵居士医案　　清·抱灵居士

一中年，舟上受风，面肿。曾服解表利水顺气之品，屡服牵牛、甘遂之类，泻黄水而消。数月气虚作喘，五更泻二三次，以补中益气，济生肾气不效，气上喘咳，足胀，溺多，脉虚大关数小。此脾肾两虚，气不归元也。以熟地、怀山药、牛膝、补骨脂、炙甘草、沉香、青铅、归、麦、味、桂、附，三剂，喘定，五更泻四次，口干。以前方加寸冬则烦，溺多便频；以四神丸不效；以八味去泽、苓、丹，加益智、五味、补骨脂、牛膝、青铅三剂好，夜发热，视灯光有碗大，咳甚。此助阳阳不回，而阴又亏也，法在不救。后或虽用十全、归脾、养荣之类不应，终至发笑而危，则心火之炎可知。

（《李氏医案》）

顾德华医案　　清·顾德华

张　前进养血平肝法。哮发减轻过半，脉息左数右弦，心中似乎烦扰，寐不安帖，

癸水将至。营虚血热，再防反复，当加意养金水为妙。

乌犀尖一钱五分，细生地四钱，杜苏子五分，秦艽一钱五分，羚羊角一钱五分，瓜蒌皮二钱，莱菔子一钱五分，白薇一钱五分，川贝母三钱，银杏肉三钱，左金丸五分。

又诊：喘哮每发于经至之前，营虚显然矣。今值癸水将至，其病必发，无外感可驱。急先存阴平木，兼以治风先治血法，冀能由渐转轻为幸。

羚羊角二钱，广郁金五分，焦杏仁三钱，归身一钱五分，细生地四钱，瓜蒌皮三钱，怀牛膝二钱，赤芍五分，秦艽一钱五分，川贝母三钱，银杏肉三钱，左金丸五分。

（《花韵楼医案》）

蒋宝素医案　　清·蒋宝素

喘　促

《经》以诸气膹郁，皆属于肺。肺合皮毛，为气之主。风寒外束，肺卫不舒，气壅作喘。

麻黄、桂枝、炙甘草、赤芍、五味子、北细辛、炮姜、制半夏、苦杏仁。

形寒饮冷则伤肺，肺气不利，胸盈仰息。

麻黄、紫苏子、桑白皮、苦杏仁、桂枝、北细辛、制半夏、款冬花、银杏。

水寒射肺，服小青龙。气喘未平，再以神秘汤加减主治。

人参、苏叶、赤茯苓、炙甘草、制半夏、陈橘皮、桑白皮、苦杏仁、甜桔梗。

风寒外束，胃火内炎，肺热气壅作喘。一解外束之寒，一清上炎之火，麻杏石甘汤

主之。

麻黄、苦杏仁、生甘草、生石膏。

脉洪数且滑，烦渴气喘，痰不豁。火郁肺中，宜清上。

南沙参、天门冬、大麦冬、白知母、黄芩、生石膏、白茅根、蓝叶、秋梨汁。

汗出而喘，邪在表，喘而汗出，邪在里，此伤寒家事。本症则不然，烦渴多汗，气喘脉数。为火铄肺金，宜清降。

生石膏、白知母、生甘草、大麦冬、南沙参、天花粉、黄芩、秋梨汁。

肺为气之主，肾乃气之根，肾虚气不归元，肺损气无依附，孤阳浮泛作喘，诚为剥极之候。

大熟地、怀山药、山萸肉、当归身、枸杞子、制附子、油足肉桂、人参、鹿茸。

喘在子丑寅之时，阳气孤浮于上可据。法当纳气归元，导龙归海。金匮肾气加味主之。第肾不纳气，本是危疴，多酌明哲。

大熟地、粉丹皮、建泽泻、怀山药、山萸肉、赤茯苓、制附子、上肉桂、人参、车前子、怀牛膝、鹿茸。

连进金匮肾气加减，喘促渐平，脉神形色俱起，肾气摄纳有机。肾乃立命之根，阳无剥尽之理，纳气归元，导龙归海，前哲良规，依方进步。

大熟地、怀山药、山萸肉、赤茯苓、怀牛膝、制附子、油多肉桂、当归身、枸杞子、人参、鹿茸。

金匮肾气加减又服六剂，喘促虽定，反觉痰多，痰即肾水津液脂膏所化，犹乱世盗贼，即治世良民，法当安抚。且金匮肾气能治痰之本，依方加减为丸，以善其后。

大熟地、怀山药、山萸肉、赤茯苓、菟

丝子、制附子、油肉桂、怀牛膝、鹿茸、当归身、枸杞子、人参。

水叠丸。早晚各服三钱，淡盐汤下。

呼出心与肺，吸入肾与肝。呼吸短促，不能相续，提之，若不能升，咽之，若不能下，乃子午不交，元海无根。危候，谨防大汗。

大熟地、人参、鹿茸、怀山药、当归身、炙甘草、山萸肉、制附子、油足肉桂。

诸逆冲上，皆属于火。气从少腹上冲则喘，水不济火可据，肾失摄纳非宜，诸喘皆为恶候，多酌明哲要紧。

大生地、粉丹皮、建泽泻、怀山药、山萸肉、赤茯苓、白知母、川黄柏、怀牛膝、车前子。

宿痰弥留，气浮作喘，非其所宜。

人参、黄芪、冬白术、炙甘草、当归身、云茯苓、法制半夏、陈橘皮、生姜、南枣肉。

产后去血过多，气无依附，浮泛为喘，不宜有汗。

人参、当归身、炙甘草、炮姜炭。
白水煎送金匮肾气丸。

《经》以诸痿喘呕，皆属于上，肺气不降则喘。金不平木，土为木克则呕。肺热叶焦，则足膝无力，皆宜清上。

北沙参、大麦冬、天门冬、白知母、川贝母、黄芩、炙甘草、甜桔梗、活水芦根。

肺实为喘，肺虚为促，喘为气壅，争出为舒。促为气短，引长为快。呼吸出入短促，不能相续，求伸不得，乃虚促。危疴，不宜有汗。

大生地、当归身、炙甘草、人参、黄芪、紫菀茸、五味子、款冬花、陈阿胶、马兜铃、胡桃肉、鸡子清。

脾湿生痰，上注于肺，为喘。

紫苏子、白芥子、莱菔子、赤茯苓、炙甘草、制半夏、制南星、陈橘皮、枳壳。

风温痰热，交并于肺，喘咳不能平卧。

瓜蒌皮、大贝母、前胡、甜桔梗、桑白皮、制半夏、陈橘皮、桃仁、苦杏仁。

《经》以阳盛则身热，腠理闭，喘粗为之俯仰，汗不出，面热齿干，烦冤腹满。不治，勉拟麻杏石甘汤加味，尽心焉耳矣。

麻黄、生石膏、白知母、杏仁泥、炙甘草、天门冬、大麦冬、黄芩、新荷叶。

病延四月之久，喘咳不能平卧，食少痰多，血不华色，脉来弦细少神。子盗母气已著，虑难有济。

大熟地、粉丹皮、福泽泻、怀山药、山萸肉、赤茯苓、人参、冬白术、炙甘草、制半夏、陈橘皮。

喘因痰作，痰由火生，总是阴亏，治当求本。

大生地、粉丹皮、建泽泻、当归身、赤茯苓、炙甘草、制半夏、陈橘皮、天门冬、大麦冬、北沙参。

哮 喘

《内经》无哮喘之名，有肺痹、肺壅、息奔之旨。《难经》有肺积、息贲之论。《金匮》有胸痹、短气之条。后世又有呷嗽、齁䶎、䶎齁诸症，皆其类也。由于先天不足，酸咸甜味太过，为风寒所袭，幻生痰饮，如胶如漆，为窠为白，粘于肺系之中，与呼吸出入之气搏击有声，起自幼年，延今二十余载，终身之累，见在举发，疏解豁痰为主，

平复后脾肾双补为宜。

淡豆豉、紫苏子、桑白皮、款冬花、苦杏仁、制半夏、陈橘皮、海螵蛸、白螺壳、银杏。

四进疏解豁痰之剂，哮喘已平，浊痰亦豁。自当培补脾肾，以求其本。褚侍中、李东垣补脾肾各有争先之说，莫若双补，并行不悖为妙，即以《医话》脾肾双补丸主之。

人参、黄芪、冬白术、炙甘草、制半夏、陈橘皮、云茯苓、广木香、当归身、酸枣仁、远志肉、大熟地、粉丹皮、建泽泻、怀山药、山萸肉。

水叠丸。早晚各服三钱，滚水下。

二天不足，脾肾双亏，驯致风伏肺经，哮喘屡发。不扶其土，无以生金，不固其下，无以清上。法当固肾扶脾为主，清上实下辅之，爰以六味、六君加减，守常调治，或可图功。质之高明，未知当否？

大熟地、牡丹皮、建泽泻、怀山药、山萸肉、人参、棉州黄芪（防风煎水炒）、冬白术、制半夏、陈橘皮、炙甘草。

诸气膹郁，皆属于肺。肺有伏风，遇风则发，气喘不能平卧，喉间水鸡声。拟先服小青龙从标沦治。

麻黄、桂枝、炙甘草、赤芍药、五味子、北细辛、炮姜炭、制半夏。

脉来滑数，数为热，滑为痰。痰热郁于肺中，清肃之令不降。哮喘痰鸣，巅痛，唇干舌燥，溲浑，食减。宜先清肃肺金。

南沙参、桑白皮、地骨皮、苦杏仁、甜桔梗、生甘草、白知母、黄芩、羚羊角、活水芦根。

清肃肺金，已服三剂。哮喘稍平，痰声渐息，数脉渐缓，饮食未畅，溲色未清，巅顶犹疼，唇舌仍干。原方加减。

北沙参、大麦冬、甜桔梗、羚羊片、黄芩、白知母、生甘草、甜杏仁、活水芦根。

原方加减，又服四剂。饮食较进，哮喘大减，巅疼，唇燥舌干俱已，惟溲色犹浑，值暑湿司权，金令不肃，移热州都。仍宜清上。

北沙参、甜杏仁、天门冬、大麦冬、甜桔梗、生甘草、川贝母、瓜蒌皮、白知母、黄芩、活水芦根。

清上之法，又服六剂。溲色已清，诸症悉退，眠食俱安，形神复振，哮喘既平，自宜清补，近交秋令，最得时宜，仍以清上为主，实下辅之。

南沙参、北沙参、天门冬、大麦冬、白知母、川贝母、大熟地、大生地。

水叠丸。早晚各服三钱。

宿哮起自幼年，延今二十余载，六味、六君、二陈、三子、小青龙、定喘汤等，遍尝无效。盖伏风痰饮，凝结肺胃曲折之处，为窠为臼，必借真火以煦和，真水以濡润，方能融化，非《医话》阳和饮乌能奏效。

大熟地、麻黄、制附子、怀山药、山萸肉、白芥子、人参、鹿茸、油肉桂、赤茯苓、菟丝子、胡桃肉。

冲年哮喘，起自风寒，风伏于肺，液化为痰，风痰盘踞脾肺连络之间，每遇秋冬举发。近乃喘兼咳嗽，痰带红丝白沫，齁鼾声闻四近，形盛脉细，外强中干。补则风痰愈结，散则正气难支，邪正既不两立，攻补又属两难，暂从中治。

北沙参、老苏梗、苦杏仁、赤茯苓、炙甘草、制半夏、陈橘皮、冬白术、当归身、大白芍、银杏、猪牙皂角灰。

宿哮有年，脾湿肺风交并。

桂枝、炙甘草、川厚朴、苦杏仁、麻黄、赤芍、制半夏、陈橘皮、白芥子。

哮喘屡发，发时以散风为主。

老苏梗、苦杏仁、赤茯苓、炙甘草、制半夏、陈橘皮、甜桔梗、淡豆豉、银杏仁。

哮喘胸懑仰息，自汗不收，饮食少进。虚难议补，实不可攻，从乎中治。

云茯苓、炙甘草、制半夏、陈橘皮、甜杏仁、海螵蛸、榆白皮、脂麻秸灰、皂角炭。

哮喘虽有伏风，总是湿痰盘踞脾肺曲折之处，回搏经络交互之间，岂铢两之丸散所能窥其繁庑，故前哲在立秋前后，用攻剂捣其巢穴。今值其时，拟三化汤下之。

生大黄、朴硝、枳实、川厚朴、羌活、皂角炭。

连进三化汤，大下痰涎，结粪盈盆，哮喘立止。宜戒酸咸甜味，再以《医话》阳和饮加减为丸，以善其后。

大熟地、麻黄、怀山药、山萸肉、鹿角霜、人参、白芥子、油多肉桂、制附子、赤茯苓、猪牙皂角、白枯矾。

水叠丸。早晚各服三钱。

哮喘即《内经》肺积、息贲，由于肺风脾湿，挟酸咸甜味，酿痰饮，粘于肺系之中，以故胸盈仰息，非《医话》阳和饮加减，乌能取效。

大熟地、麻黄、制附子、北细辛、白芥子、制半夏、制南星、肉桂、鹿茸、银杏。

哮喘因感而发，二陈、三子宜之。

赤茯苓、炙甘草、制半夏、新会皮、紫苏子、白芥子、莱菔子、生姜、银杏。

哮喘即《内经》肺积、息贲之属，由于

肺风深伏，湿痰上扰，痰染酸咸甜味，酝酿如胶如漆，粘于肺管之中，呼吸出入之气，不平则鸣，以故喘鸣肩息，不时举发。延今二十余年，诸药不应，无方可拟。惟《医话》变体倒仓法或可图功，谨录于下，备参末议。

黄牛肉一斤，煮汤一碗，去油净。空心早服，服二十日为度。如无效再服，服至有效为止，多多益善。

朱丹溪倒仓法，用黄牛肉二十斤，煮浓汤三四碗，隔宿不食，空腹服，尽令其吐下。其法太猛，以后世畏而不行。今用一斤一服，则一日二十斤，分为二十日服，缓缓而行，从容不迫，万无一失，屡奏奇功，难以尽述。凡沉疴痼疾，诸药罔效，皆可行此法。故笔之于此，以俟识者。

（《问斋医案》）

曹仁伯医案　清·曹存心

年逾古稀，肾气下虚，生痰犯肺，咳喘脉微，当与峻补。

金水六君煎（麦、地、橘、夏、苓、草）合生脉散，加桃肉。

另八仙长寿丸、肾气丸。

原注：补命门之火以生土，清其生痰之源，则肺之咳喘自宁。煎方金水六君煎以治脾肾，生脉以养肺，桃肉以补命门。其奠安下焦之剂，另用丸药常服，斟酌可谓尽善矣。

气喘痰升，胸痞足冷，是中下阳虚，气不纳而水泛也，已进肾气汤，可以通镇之法继之。

旋覆代赭汤去姜、枣，合苏子降气汤去桂、前、草、姜，加薤白、车前、茯苓、枳壳。

诒按：于肾气后续进此方，更加旋、赭

以镇逆，薤白以通阳，用意极为周到。

寒必伤营，亦必化热，咳嗽不止，呕吐紫血，咽中干痛，苔白边青，脉紧而数，近更咳甚则呕，气息短促。肺、胃两经皆失其清降也，郁咳成劳，最为可怕。

荆芥、杏仁、紫菀、桑皮、地骨皮、苏子、麦冬、金沸草、玉竹。

再诊：白苔已薄，舌边仍青，痰出虽稀，咳逆未止。观其喘急呕逆，多见于咳甚之时。正所谓肺咳之状，咳而喘；胃咳之状，咳而呕也。

桑皮、骨皮、知母、川贝、淡芩、浮石、桔梗、甘草、紫菀、麦冬、芦根、莱菔汁。

原注：风寒之邪，郁于肺胃，久而化火，遂至见血，先用金沸草散、泻白散，以搜剔其邪。第二案即加入芦根、知母，清营中之热，用法转换，层次碧清。

诒按：此证先曾吐瘀，加以舌边色青，似有瘀血郁阻。方案中何以并不理会及此？

晨起咳嗽，劳倦伤脾，积湿生痰所致。久而不已，气喘畏风，金水因此而虚，补中寓化，一定章程。现在身热口干苔白，脉息细弦而紧，紧则为寒，寒风新感。必须先治新邪，权以疏化法。

香苏饮合二陈，加枳壳、桔梗、杏仁、通草。

又接服方：麦门冬汤合二陈，加旋覆、冬术、牛膝。

诒按：此即六君加麦冬、旋覆、牛膝也，恰合脾虚有湿痰，而伤及金水者之治。

肺经咳嗽，咳则喘息有音，甚则吐血；血已止，咳未除，右寸脉息浮弦，弦者痰饮也。良以饮食入胃，游溢精气，上输于脾，脾气散精，上归于肺；而肺气虚者，不能通调水道，下输膀胱，聚液为痰，积湿为饮，一俟诵读烦劳，咳而且嗽，自然作矣。补肺健脾，以绝生痰之源，以清贮痰之器。

麦门冬汤合异功散，加薏仁、百合。

原注：此曲曲写出痰饮之所由来，用二陈以化痰，佐以薏米；用麦冬以养肺，佐以百合；用白术以健脾，佐以党参。味味切当熨帖，看似寻常，实是功夫纯熟之候。

诒按：以上数案，均是麦门冬汤证，乃燥、湿互用之法。

（《柳选四家医案·评选继志堂医案》）

憩岩杨　中虚湿热，生痰生饮，为咳为嗽，甚至为喘。喘出于肺，关于肾，肺病及肾，水失金之母也。如此日虚一日，而所患之湿热郁蒸于内，化热伤阴。溺黄，口干，口苦，苔白，脘痞，头昏耳闭，小有寒热等症继之于后，更觉无力以消。所以右脉虽空，其形弦大且数，左部虽沉，仅见弦急不舒。从肺、肾立方，本属堂堂正正，无如湿热反蒸乎？

甘露饮去草，水泛资生丸，取炒香花生果肉煎汤代水。

复诊：寒热一除，精神有半日之爽，未几复蹈前辙。是湿邪尚盛为热，热又蒸湿，蒙其清窍。将前之减其补者，重乎清降。

大生地、麦冬、半夏、茵陈、西洋参、川斛、枳壳、苏子、枇杷叶、桑皮、通草、竹沥。

（《延陵弟子纪要》）

何平子医案　清·何平子

气亏表弱，不时寒热，营络空虚，气喘火升，六脉不甚有力，须气阴兼顾。

真西党、北沙参、蛤粉炒阿胶、茯神、怀山药、制透於术、枸杞子、焙麦冬、橘白，临服入化青盐少许。

又方　连进补剂，并不膈胀作痛，不但营液有亏，表阳亦不固密。宜用重剂频补，庶乎奏效。

西党参、熟地、茯神、炒枣仁、煅牡蛎、北沙参、怀膝、麦冬、川百合、加藜肉三钱。

肺气不足，痰喘频发。以密腠理降气，徐徐安痊。

炙黄芪、沙参、熟地黄、款冬、杞子、苏子、橘白、麦冬、半夏、桑叶。

复诊：元气久虚，咳喘频发，此非外感，可用丸子调理。

炙芪、麦冬、怀牛膝、牡蛎、真白前、沙参、甘菊、橘白、云苓。

丸方：炙黄芪、麦冬、法夏、怀牛膝、杞子、熟地黄、五味、橘白、牡蛎、胡桃霜。

中虚挟湿，湿化为热，以致气喘肉削，右脉滑数。先用健脾分理，再进温补。

生於术、云苓、款冬、生米仁、石决明、法半夏、苏子、橘红、小郁金。

接方：西党参、法半夏、茯神、新会皮、枸杞子、生於术、益智仁、菟丝子、牡蛎、胡桃肉。

复诊：气虚火微，多痰喘逆，纳食无味，亦属下焦真火不充也，仍拟培土助元阳法。

制於术、菟丝子、甘杞子、橘白、茯神、西党参、法半夏曲、款冬花、川贝。

丸方：西党参、菟丝子、甘杞子、半夏曲、橘白、制於术、茯苓、五味肉、麦冬、怀牛膝、沉香末、干河车、淡蜜水法丸。

元阳气亏，兼之喘逆，右脉洪数，金水交亏也，甚为棘手。

自注：并有疝气。

真西党三钱，北沙参二钱，枸杞子二钱，橘白一钱，牡蛎（煅）五钱，大熟地四钱，麦冬肉二钱，炒怀牛膝二钱，川百合三钱，枇杷叶钱半，胡桃肉二个。

喘咳稠痰转剧，咽痛脉弱，此非有余之火克金，乃气虚肝液亏也。若再投凉剂，必至脾胃困败矣。须重剂滋补，图其奏效。

大熟地、川贝、橘白、焙麦冬、茯苓、制於术、枸杞、天竺黄、怀山药、建莲。

膏方：党参、於术、枸杞、燕屑、北沙参、熟地黄、茯苓、枇杷叶、胖海参、建莲肉。

煎汁，去渣，另研川贝粉一两，百合粉一两，沉香末三钱，人中白三钱，同入收膏。

（《壶春丹房医案》）

费伯雄医案　清·费伯雄

某　痰火内郁，风寒外束，哮喘发呃，脉滑舌腻。化痰肃降。

蜜炙麻黄三分，苏子霜一钱，杏仁三钱，橘红一钱，法夏二钱，象贝三钱，蒌仁三钱，赭石三钱，旋覆花（包）二钱，海浮石三钱，桑皮三钱，款冬二钱，杷叶（炙）三钱，沉香三分。

某　素有哮喘之疾，近因外邪触发，痰稀脉细。寒湿之邪，非温不解，桂枝合六安煎加减。

西桂枝三钱，中朴姜（炒）一钱，制半夏一钱半，白芍（酒炒）一钱半，当归二钱，茯苓三钱，炙甘草四分，炙紫菀一钱半，上沉香三分，杜苏子（炒）二钱，旋覆花（包）一钱半，浮水石三钱，生姜一片，大枣一枚，枇杷叶（去毛，蜜炙）四钱。

某　风痰堵塞肺之小管，而为哮喘。痰鸣气不能降，夜不能睡，脉象浮滑。治当三子养亲汤加味调之。

苏子霜一钱，白芥子一钱，莱菔子三

钱，法夏二钱，赭石三钱，旋覆花（包）一钱半，枳实一钱，陈皮一钱，桂枝四分，马兜铃三钱，茯苓三钱，炙甘草四分，沉香三分，竹茹一钱半。

某　痰气哮喘，肺气不降，肾气不纳，脾多湿痰，呛咳而喘。宜扶土化痰，降纳气机。

家苏子、制半夏、橘红、瓜蒌仁、象贝、桑皮、郁金、怀牛膝、云苓、杜仲、生熟苡仁、甜杏仁、补骨脂（核桃拌炒）各三钱，沉香三分。

某　气喘汗流，宜酸甘化阴。

旋覆花（包）一钱半，怀牛膝二钱，人参五分，麦冬二钱，五味四分，杜仲三钱，象贝三钱，杏仁三钱，牡蛎（煅）三钱，补骨脂一钱，橘红一钱

某　肺胀而喘，欲卧不得，面红流汗，系肾气不纳故也。

川贝三钱，潼白蒺藜各三钱，五味子十粒，天竺黄二钱，牡蛎（煅）四钱，伽南香四分。

（《费伯雄医案》）

李铎医案　清·李铎

吴氏妇，年四十余，气喘而急，咳嗽痰鸣，稠痰带红，胸胀而痛，不能倚卧，面色黯瘁，唇淡白，昏冒闭厥，脉细欲绝。以脉象形色而论，似属产后虚损之证。据所见病候，又是热积痰凝之状，询其家人辈，述因郁气及嗽久服糖食过多，以为顺气化痰，讵知水橘糖食助热生痰，且甘能令人满，是以食下即满闷。此际本元固虚，而标证更急，当舍脉从症治，加味四七汤。

杏仁、半夏、川朴、茯苓、苏子、香

附、神曲、北沙参。

竹沥一羹匙，姜汁一茶匙剌，入服。

又　昨方颇效，大吐稠痰，诸候渐平。爰议固本，兼治其痰。

高丽参、茯苓、沉香、苏子、橘红、半夏、神曲、厚朴、竹沥。

此方服二帖，气顺痰下，食进病除。

东坑傅姓妇，年五旬余。论哮证之发，原因冷痰阻塞肺窍所致，故遇寒即发者居多。盖寒与寒感，痰因感而潮上也，此番加以食冷物糍果，犹滞其痰，肺窍愈闭愈塞，呼吸乱矣，脉亦乱，而哮自加甚。是以旬日来不能安枕，困顿不堪，时际严寒，虽拥衾靠火，难御其寒，非重用麻、杏、细辛猛烈之性不能开其窍而祛其寒，佐以半夏、厚朴、苏子而降气行痰，再加麦芽、神曲消食导滞，引以姜汁利窍除痰，连服四剂，必有效也。

此方服二剂，即能就诊而卧，可谓奏效之速，其子持方来寓云：乃母言药虽见功，而不敢再进，求易方。余晓之曰：麻辛虽猛烈，能发汗，一到此症，虽盛夏之月，孱弱之躯，不发汗，不伤气，何况此严寒冻栗之际，冷痰塞窍之病，非麻、辛不能通痰塞之路，非诸苦降辛通佐使之味不能除冷滞之气，且既获效，又何虑焉。令其照方再服二帖，必痊愈。但不能即刈其根而不复发也，宜常服药，歼其痰伏之魁，拔其痰踞之窠，庶或能除其根耳。

肺俞之寒气与肺膜之浊痰，窒塞关隘，非猛烈药，何以奏效。寿山

余某，年六旬，气喘逾月，医用疏肺降气法不效。此病在肾，非肺胀实证，乃肾虚而喘也。议都气丸加附子、沉香、怀牛膝，十余帖而愈。

杨秉南，年五十余，面色鲜明为饮，脉息细沉为虚，气喘入暮加甚，明是浊饮上干，按饮为阴邪，阳虚不能旋降，冲逆不得安卧，当宗仲景真武法加减。

附子、川姜、茯苓、沉香、白芍、泽泻、山参。

汪某，五旬有六，阳气渐衰，过服阴药，渐至气喘不续。昨用摄纳定喘之法，原以下元已虚，肾不纳气，痰饮随地气上升而作喘，依理应奏效，服之气更喘。细思浊饮自夜上干，填塞隧道，故阳不旋降，冲逆不得眠卧，子夜分更甚。法当通阳，议仲景真武加桂主之。

喘证之因，在肺为实，在肾为虚，此为喘证提纲。然实证宜分寒热，虚证宜分精伤气脱。

喘促者，气上冲而不得倚息也，当与痰饮咳嗽、哮证参看。寿山

余某，年五十余，形躯丰盛，病气喘。视其面色青如蓝，身汗如油，四肢逆冷，诊脉皆萦萦如蛛丝。与其子曰：病不及是夜矣，果如斯而逝。又朱家巷一车夫，东乡人，五鼓敲门请诊，脉沉于筋间，劈劈急硬如弹石，声如拽锯，鼻气有出无入，能呼而不能吸，此肾气绝也。余亦断以不出是夜死，次早果殁。

喘证之因，在肺为实，在肾为虚。此二证皆肾真已绝，气脱则根浮，吸伤元海，危亡可立而待。且《素问·五藏生成篇》曰：色见青如草兹者死，黑如炲者死。又《审治篇》曰：病不许治者，病必不治，治之无功矣。

分局罗巡丁，年四旬，形肥而长，索有喘病。三月间因差务驱驰，劳力冒风寒，喘甚气上冲而不得倚息者月余，服药不效，形容黯瘁，不能食。余诊得右脉虚滑，左沉细，

所喜手足温暖，若四肢逆冷不治。初以附子、麻黄、杏、朴、苓、半、甘草、桂枝、生姜煎服，气略平，以此先治外邪。因其痰饮甚多，投椒、附、桂、苓、半夏、甘草、生姜通阳祛饮，不应，而声如拽锯，形状甚危。复诊得石脉，虚滑无力，与七气汤（高丽参、当归、肉桂、炙甘草）合青娥方（补骨脂、胡桃）一帖，喘急大减，再剂喘定气平，即能着枕正偃，并可纳食，令其层进数剂寻愈。

陈修园曰：喘者气上冲而不得倚息也，有内、外、虚、实四证。外则不离乎风寒，内则不离乎水饮，实则为肺胀，虚则为肾虚，宜分别治之。余按此症，虚兼内外，治分次第，归根于虚。以七气合青娥方。内有参能定喘，而带皮胡桃则敛肺气，故如此效也。

李，六五。脉来大旺，冬令非宜，且老人脉宜缓弱，亦忌燥亢，惟喜尚有根，不同阳脱之候。外症喘促头晕，小便频多，虽老年人常态，而总宜温理下焦，以固真阳。

附子、焦术、盔沉、白蔻、胡巴、故脂、益智、小茴。

晚进黑锡丸三钱。

又　前剂有效，足微温，理下焦不谬，盖下焦乃阴阳之道路，元气之所藏。一病虚冷，则肾气不能归元，必泛逆而见诸症。兹则脉象渐平，然总近亢燥，须得温以培固，重以敛镇，使肾气有归，而真阳不越，乃为正治。

附子、白术、吴萸、川椒、胡巴、固脂、上桂少许、益智、黑锡（煎）一大块、牡蛎。

（《医案偶存》）

浅田惟常医案　日本·浅田惟常

余治一男子喘症，遇夏季必作，冬时反愈，与他人患喘症者相别，青龙法投之不效，香薷合六一散投之即愈。以治暑症之药治喘，盖其喘实因暑而起也。所以治病必求其本谓可信。征韩一役，患喘者甚多，青龙法皆不效，惜乎未谛审及此。

一老人痰喘气急有癥瘕，细柳安以为劳役，与补中益气汤，痰喘益剧。余诊曰：此人性豪强，壮年起家，故肝郁生癥，加之水饮聚结以为喘急也。乃与宽中汤加吴茱萸。病安后感寒为下利，因与真武汤利止。以四逆散加薯蓣、生苄痊愈。

（以上出自《先哲医话》）

徐守愚医案　清·徐锦城

剡西太平镇邢匡超，日晚脉沉弦有力，按久不衰，乃阳气郁伏，不能浮应卫气于外，一得水气上逆，而喘咳呕哕所由作焉。早晨脉沉弦而紧，按之稍缓，乃阳气式微，不能统运营气于表，则阴盛生内寒，而腹痛、泻痢所由生焉。昼夜而分两脉，病机乃致。叠变并进补药，虽有小效，而根株终不拔，法宜大开大阖，使上下一气，庶沉疴可去。暂用仲圣小青龙，放胆服之，俾阴阳交而水饮涤，便是效验，毋须云虚损忌此方也，独惜用之不早耳。

据述此病自三月初起咳嗽痰多，医者咸谓火盛刑金，不知其为饮邪滔天也。日以沙参、麦冬、紫菀、款冬花之类用事。不及一月，渐加微寒微热，饮食减少，乃阴盛阳衰所致，正与阴虚火旺之病相反。医者见其发热也，以为阴虚，用景岳熟地，佐当归以滋阴；一法见其恶寒也，以为阳虚，用人参配甘草以补阳；一法其方以大补元煎为主，自行加减，服至数十剂而呕、哕、泻痢因之丛生，后迭更数医，俱以六味丸为主。有加知母、黄柏以清金降火者；有加东参、麦冬以润肺止嗽者；有加龟甲、驴胶、柴胡、白芍，肝肾同治以祛寒除热者。自夏至冬，纷纷杂投，意欲求安，而不知速使之危也。迨余诊时，而喘咳、呕哕、泄痢腹痛，病根已固而命根已斫，谓之痨瘵，夫复奚辞？宜先用小青龙汤数剂，俾饮涤、胃开，然后进以温补。才投一剂而诸证果得稍减，本可续进，以尽其能。无如其兄某，粗知医理，谓证属虚损，不可再投。不知余小青龙汤取其涤饮之中，兼交阴阳。以虚损有交阴阳之法，姑置不与论，默计此法乃一傅众咻，其证必九死一生。医者当此正跋前疐后，实有无可如何之势。凝思良久，谓其兄曰："参芪建中汤加五味子，接服二十剂，至立春后，叩诣复诊何如？"时岁聿云暮，归心如箭，只图脱身，非真望其有济也。谁知其兄此方亦不合意，谓桂枝辛散，力专横行，干姜辛热太过，恐致涸阴。满口俗论，不明经旨，而仲景立方之旨茫然不知。余卸去后，闻医仍以麦冬、川贝、龙骨、牡蛎、玉竹、东参等味，谓不寒不热，大有殊功，其兄从之。自是而参芪建中视为鸩毒，不复入口矣。越二旬立春节交，病者身冷汗出五日而气乃绝。若是证始终以纯阴之药，枉其归阴，或亦劫运使然。匡超有知，其果瞑目于地下否耶？嗟嗟！昔喻嘉言有云：时医世界，一曝十寒，难与图成。大抵以此。

嵊城盐业店主汪某，年臻六旬之日，四肢浮肿，气喘下痢，是脾、肺、肾三经为病，固非轻渺。然揣目下病情，总由饮邪盘踞，水气上逆，而喘息、便痢诸症因之叠起。按脉迟弦，迟则为寒，弦则为饮，显有明征。昔仲圣谓饮邪当以温药和之，愚见以熟附配生姜一法专务于此，极处逢生，理固有诸，倘得饮邪一涤，而诸证从此渐平。亦即子贡存鲁霸越灭吴之意。

淡附子三钱，生姜（捣冲），潞党参三钱，姜半夏二钱，桂枝二钱，木瓜一钱，广皮一钱。

此证前医用金匮肾气丸，接服十余帖，非第无效，渐且加喘加痢。后更医改用金水六君，数剂又不效，技穷卸去，金曰不治。余方服四剂而渐渐向安，至十余剂乃得坐卧自如，周旋户庭。而元气终不能复。以人生年五十一脏衰，况花甲已周者乎？带病延年，夫复何望？

剡城潘蕙亭在嵊业盐，余亦熟识。体质虚弱，平日常需药饵。近因辛苦而喘大作，时某不究其源。猥云，肺感风寒，肺气不得升降故喘，用杏仁、薄荷、苏子等味以治之。不知肺与大肠相表里，其人患痔多年，一开肺则气虚而痔遂坠痛不堪，喘亦渐加，伊谓气虚下陷，非升提不堪，用补中益气不效；又谓肾不纳气所致，改用崔氏八味丸加沉香与之。只知喘由肾阴之虚，而不知其为肾阳之寒也，服后喘益甚，几至于死。余诊其脉沉弱，按久愈微，舌苔厚白而两边带灰，显然阴象可睹。先以苓桂术甘汤加干姜与服数剂，而喘减半，得进稀粥，再以真武汤加杞子、桂枝，接服五剂而喘乃除，胃亦渐开，惜勉强行走，数武力不能胜，头汗即出，怯证已成，为之奈何？时岁将暮矣，归期在即。伊求调治方药，余乃书一参芪建中汤，嘱服二十剂，不见变动，可卜无虞。不意越二旬节交立春，其喘旋发，不数日而逝。是知病愈而元不复者，势必至此。

王泽韩林松，六脉细微，肿胀所忌。平素喘息多痰，至今更加大腹胀闷，腿肿如斗，脑大如升。壮者患此已属可虑，况年臻花甲有余者乎？由病证而察，病情总因天道不下济，地轴不上旋，上下浑如两截，有似否卦之义。所以肺气逆而喘作焉，脾气窒而胀成焉，肾气寒而水聚焉，脾、肺、肾三脏俱病，明系棘手重证。治宜开天户，转地轴，使上气下济，下气上旋，复天地运行之常。庶几喘由此平，胀由此宽，水由此行。医理如是，但不知效之所奏何如耳？方用消水圣愈汤加生薏仁。

附子一钱五分，桂枝二钱，麻黄一钱，知母三钱，生姜三钱，大枣三个，甘草一钱，薏苡仁四钱。

剡西崇仁镇史美林，年臻五旬。夜间赤身立阶下撒小尿，偶尔感冒，次日即身热咳嗽，日夜危坐，不得就枕，所谓外感之喘多出于肺，尔时用麻黄、桂枝竣散可愈。乃医者因其平素体质虚弱，而用苏杏轻剂不效，改投参附温补而病递增。后延裘小山、周渔帆二先生，一用赭石旋覆花汤，一用半夏泻心汤。喘得稍平而满口白苔，板实如故。其间邀余数次，适往烟山，越十余日余归。复邀诊脉，右关息止，左寸见结，而舌苔又板白如雪，是火不制金，心气绝而肺色乘于上也。法在不治，然病者望余救药已久，余怜其一息尚存，勉用小青龙汤折为小剂与服，倘肺气一开，得复升降之常，便有生机，此亦医家婆心则然耳。服药后，至半夜渐可着枕，定属向安。不意次朝顽痰上壅，顷刻而逝。可知病危至此，医者慎勿幸愈为心，贪功而招杀人之谤也。谚云：送终难过，信然。

（《医案梦记》）

吴达医案　　清·吴达

甲申春季，诚济堂王耀庭兄请诊。诊得脉象浮大无伦，两尺沉伏，舌有薄白之苔，平铺满布，咳痰盈碗，喘息肩耸，喉声响响然，气短语言不续，小便点滴不通，起卧均不适，举家惶然。余以为湿痰中郁，外感风

邪也。大凡人有外邪感冒，初起必有白苔满布舌边，至于舌边无苔，湿苔在中而毛，此乃外邪渐解，或系久病变象。至于杂症，舌苔变现无定，又不能拘泥，不得与外感初起之舌并论也。此症因时交春令，外感风邪，皮毛闭郁。缘风为阳邪，鼓动营卫，触其当令之木火，风火相击，湿痰在中，又因风火冲击而升，不得下降，以致风、火、湿三邪，共犯肺胃，是以异常喘急，证情危险矣。治法用薄荷、前胡、半夏、杏仁、橘皮、淡芩、泽泻、苡仁、石斛、滑石、生草等。一剂平，二剂愈。

（《医学求是》）

徐镛医案　　清·徐镛

郡城西门外奚藕庄客幕于外，上年道途受热，曾患喘嗽，服自便而愈。今复患喘嗽，投自便而加剧。医亦概用清肺补肺，终不见效。自疑为阴虚重证，彷徨无措，遂延余诊。余为脉象见紧，似数非数。前患暑热，故自便可愈，今患寒邪，故反增剧。用小青龙汤而愈。

（《医学举要》）

温载之医案　　清·温载之

葛味荃署忠州刺史时，于夏日半夜，忽患汗喘吐泻之症。余时任汛事署，在城外，俟天时，延余诊视。其脉浮无力，大汗大喘，吐泻兼作，腰疼欲折，其势甚危。署中有知医者，已拟用藿香正气散，窃幸煎而未服。余谓："此症系由肾水上泛，真阳外浮。若服散剂，必至暴脱。况夏日阳浮于外，阴浮于内，乃真阳外浮之证。并非感冒实邪，正气散断不可服。"即用真武汤招阳镇水，汗喘自止。一剂喘汗俱平，二剂吐泻皆止。随用温肾固脾之药调理而愈。

联军门星阶镇重庆时，余隶麾下，有疾皆令余治。优礼有加，赏识逾分，委权巴汛，四历星霜，感恩知己，兼而有之。嗣奉督宪饬回忠州本任。乙亥冬，忽患痰喘之症。医家误认肾虚作喘，概用滋阴补肾之剂，其喘愈甚。渝城不少名医遍延，无效。气息奄奄，众皆束手。不得已，飞函赶余回重医治。来使舟行下流如飞，一昼一夜即到。但忠距重陆路八站之遥，兼程而进，恰只四朝。到时晋谒，见其人事恍惚，痰声如锯，气喘吁吁。诊其六脉沉迟，四肢冰冷。此乃水泛为痰，阴霾用事，何堪滋阴之腻？如再稍迟，必气高不反矣。余即用真武汤回阳镇水。连服二剂，随得厥回气平。继用苓桂术甘及六君子汤调理而愈。

章云亭年届古稀，冬日患吼喘咳嗽。医谓肺虚水亏。概用补肺滋水之剂，愈服愈剧。甚至喘息胸高，不能睡卧，每夜坐以待旦，自分必无生理。其子求余诊治。审其脉现沉紧。乃寒入少阴，水气凌肺。宜用小青龙汤以温散寒邪。其子见有麻黄、细辛，恐其年老不胜药力。余曰："此方乃和解之剂，有开有合，非大散之品。常云有病则病当，非此方不能平其喘咳。"其疑始解，煎而服之。次日，喘平咳止，身始安枕。随用温平之剂，调理而愈。今人一见麻黄，畏其大表。至于羌活气味雄壮，全不畏忌。殊知麻、细二味，仲景《伤寒》各方屡屡用之，皆由医家误用与病相反，是以病家畏惧。由其未读《神农本草》，不谙其性耳。犹如正人身负恶名，岂不冤哉？

（《温病浅说》）

汪廷元医案　　清·汪廷元

方赞武兄暑月病哮，从淮来扬就医，喉中痰喘，汗出不辍，夜不能上床而卧，医莫

能疗。切其脉，右寸浮滑，尺中带洪。因思哮之为病，发时固宜散邪。今气从下逆上，行动则喘甚。盖病久则子母俱虚，肾气不能收摄，亦上冲于肺，是虚为本，而痰为标耳。用人参、熟地黄、北五味、橘红、阿胶、半夏、茯苓，治之不半月而平。

（《广陵医案》）

许恩普医案　　清·许恩普

吴燮臣司业父刑部毓春公咳喘呃逆，延余诊视，脉七八至，将绝之候。服殿撰陈冠生方石膏、黄连多日，以至此剧。余拟肾气汤加减，以救垂绝之阴阳，服之见效。次早来请，以为得手，至则见喘已轻，呃逆已止，精神大好，原可挽回，复依原方加以滋阴扶阳之品。适陈冠生至，持方连曰："火上添油也！"余请示姓名，知为殿撰。曰："何知为热？"陈曰："脉数。"曰："浮数为风热，沉数为寒热，洪数为大热；数而有力为实热，数而无力为虚热，今数而无力，不及之象，犹灯油将尽，拍拍欲绝之候。添油犹恐不燃，若加滴水即灭矣。"陈曰："脉之理微。"曰："诚然！然优人胡琴、二弦，三指挑拨，五音合调，君能之乎？"陈曰："未习也。"曰："以此即知脉理，未习故不知也。"遂辞。燮臣司业送出，询以病势，余曰："若听陈君主政，预备后事不出三日也。"旋陈病，自用苦寒之药，亦亡。

福建陆路提督程魁斋军门年六旬，伤寒。时医以年老气衰，重用参、芪补药，固邪于内，痰喘不眠，病剧。延余诊视，脉紧数，知系闭塞寒邪，化热痰喘。拟以小青龙汤加减解寒邪、疏通肺气、化痰之品。金曰："年老气衰，不可服。"余曰："有症无损，开门逐盗之法，姑试少服。"其堂弟从周军门天姿过人，以为然。嘱先服半，咳喘顿减，

终服大好。依方加减，十日而愈。

巳丑，候选通判缪仲勉少君伤寒。他医误为瘟疫，重用凉药，以致病剧。卧床两月，痰喘欲绝。延余诊视，脉沉濡而滑相等，尚可挽回。拟以生脉散加半夏、杭芍，服之见效，数服即能饮食。治理数月，两腿不能伸屈站立。其母只此一子，不胜情急，询余曰："废否？"余曰："以脉缓和无力，不至残疾。"即用十全大补汤加杜仲、牛膝下注三阴，并令捶打以舒筋血。又两月痊愈矣。

（《许氏医案》）

陈菊生医案　清·陈廷儒

喘之内病，有风寒，有暑湿，有痰壅，有气郁，有水气上泛，有火邪上冲，致喘者不一，端要不越表里寒热虚实之分。先哲有言，治病以辨证为急，而辨喘证为尤急。盖见庸工治喘，拘守偏见，不能随证施治也。兹姑举其一。壬辰秋，余至天津，适张汉卿观察病气喘甚剧，终夜不得卧，绵延已月余，邀余往诊，脉虚细数，审是夏季伏暑未清，阴虚火升为患，用润气汤加石膏，一剂喘嗽平，能安睡矣。后承是意加减，两旬余而愈。当初治时，有闻方中用石膏，传为大谬者，愚思症起六月，暑邪内伏，非石膏不解，何谬之有？彼以石膏为谬者，殆患喘而不敢用石膏者也。否则辨证不明，误用石膏治寒喘，未得其法者也。夫仲景续命汤、越婢汤等方，俱加石膏以为因势利道之捷诀。李士材治烦暑致喘，用白虎汤，古人治火邪上冲，喘不得息者，罔不藉石膏以为功，盖暑喘用石膏，犹之寒喘用干姜，虚喘用人参，实喘用苏子，不遇其症则已，既遇其症，必用无疑。俗流信口雌黄，原不足辨，所不能不辨者，此等喘症最顽，愈未几时，倏焉又发，投剂稍差，贻误非小。丙申冬，

刘韦齐大令之令郎，病喘甚剧，数日一发，发则头痛身热，转侧呻吟，苦不可堪。余切其脉，右部虚数，左更微不可辨，按久，又似有数疾情状，知是阴虚阳盛，与以冬地三黄汤，喘势渐平，继减三黄进以参芪，调养而痊。丁酉夏，因劳复发，他医以头痛身热为外感，而用温疏，以形瘦脉微为中虚，而与补益，病势又剧，余仍前清养法治之，旬余而愈，可见喘系宿疾，多由气质之偏，不得以寻常脉证相例，总恃临证者，随时论病，随病论治，阴阳虚实，辨得清耳。

（《诊余举隅录》）

张聿青医案　清·张乃修

周左　航海感风而咳剧，虽经养肺而咳止住，然肺络之中，邪未尽泄，所以稍一感触，辄喉痒咳剧。疏其新感，咳即渐减。腠理日疏，邪仍内踞。金病则不能制木，木火自必刑金。然右脉浮滑，病仍在肺。前贤谓邪在肺络，或邪未楚而适投补益，以致邪伏难泄者，三拗汤主之。然苦温疏散，恐伤肺体。兹拟肺露而变其法，作日就月将之计，庶几疏不碍表，补不滞里耳，请备方家正之。

不落水猪肺一只，不去节麻黄六钱，不去皮尖杏仁三两，不去节甘草一两。

三味与猪肺一同蒸露，随意温服。

陈左　肝郁气滞，病从左胁作痛而起，加以火灸，络热动血，屡进阴柔之药，阴分固赖以渐复，然湿热由此而生，发为浊症。湿热逗留，风邪外触，遂致咳嗽。先以燥药伤气，致气虚不能鼓舞旋运，饮食悉化为痰。又以柔药滋其阴，酸寒收涩，痰湿之气，尽行郁遏，以致痰带腥秽，色尽黄稠，黄为土色，是湿痰也。今内热咳嗽，痰仍腥秽。脉数濡弦，左部虚弦，舌苔薄白而滑。此气

阴两亏，而湿热逗留之象。从实变虚，从假变真，殊难措手。前人谓因虚致病者，补其虚而病自除；因病致虚者，去其病而阴自复。八年之病，虽有成例可遵，恐鞭长之莫及耳。拟导其湿热下行，而不涉戕伐，俾得熏蒸之焰息，即所以保其阴气之消耗也。

光杏仁、冬瓜子、生薏仁、炙桑皮、枇杷叶、云茯苓、青蛤散、泽泻、青芦管。

顾石泉　肺感风邪，久恋不解，前月中旬作课熬夜，凉气复袭，卫气为邪所阻，以致阳气屈曲不舒，而为身热，热则痰湿尽行蒸动，营卫循环失度，以致寒热纷争，有如疟状。痰既阻遏，则浊气不能下降，清津不能上升，以致津乏来源，舌光口渴。痰湿熏蒸，以致溱溱汗出。胃为十二经之总司，主束筋骨而利机关，所以《内经》治痿有"独取阳明"之说。今湿痰蕴遏，阳明不主流利筋骨，所以两足忽然痿强。此皆未发气喘时之情形也。今咳嗽反止，而气喘难卧，冷汗直出，四肢厥冷。是肺气但主于出，而不能下纳，自然有此等一虚难挽之象。然所以致虚者喘也，其所以致喘者何哉？盖肺主右降，胃腑居于肺下，肺胃之分，久为痰湿占踞之区，一朝而塞其右降之路，所以暴喘不止，而所吐之痰，反不若平日之多矣。一嗳则喘略松，即是胃实。丹溪云：气有余便是火。气火上逆，浊邪化燥，口起白腐矣。脉象无神，脱兆已著。至于治法，则李士材云：因虚致病者，当治虚其病可退；因病致虚者，当治病其虚可保。挥蚊掠汗，作此梦语，以备商榷。

川桂枝五分、淡干姜五分、煨石膏七钱、光杏仁四钱、生薏仁五钱、冬瓜子五钱、枳壳一钱、青芦管一两。

右　肾虚不克收藏，每至冬藏之令，辄发痰喘。去冬天暖之极，收藏不固，再以春令地气发泄，根气失于摄纳，喘呼不能坐卧。黑锡丹招纳肾阳，虽属中病，而肾阴久亏，不能胜任温纳，致虚阳上浮，脱帽露顶，唇焦颧红。六脉细涩，苔淡黄，心毛而糙。气不摄纳，有汗脱之虞。拟补肾阴以摄肾气。能否应手，恐难必也。

生熟地炭各三钱、牛膝四钱、云茯苓三钱、丹皮二钱、煅磁石五钱、紫口蛤壳五钱、大麦冬三钱、怀山药三钱、坎气（漂净，炙）一条、秋石（洗）二钱、五味子（炙）三分。

左　肾本空虚，闭藏不固，冬令气不收摄，燥气外袭，干咳无痰。去冬阳气升动，由咳而喘，不过行动气逆，片时即定，初未尝太甚也。乃春分节令，阳气发泄已甚，肾气不能藏纳，气喘大剧。耳聋作胀，咽中如阻，二便不利，口渴咽干，形神消夺，偶有微痰略吐，色带灰黑。脉细少情，舌红苔白干毛。冲阳挟龙相上逆，遂令肺气不能下通于肾，肾气不能仰吸肺气下行，所谓在肾为虚也。恐阳气泄越，再加汗出。勉拟交通肺肾，参以丸药入下，以免腻药壅滞胃口。即请商裁。

磁石（煅）五钱、淡秋石二钱、天麦冬各二钱、紫蛤壳七钱、茯苓三钱、怀牛膝三钱、车前子三钱、粉丹皮三钱、肥知母一钱五分、都气丸五钱，分二次服。

二诊：交通肺肾，丸药入下，耳聋转聪，小溲通利，气喘稍有休止之时。然仍口渴咽干，身体不能行动，动则依然喘甚。脉象细数少情，右尺尤觉细涩。其为根本空虚，不能摄纳，略见一斑。昨药进后，不觉滞闷，勉从前意扩充。但草木之功，未识能与造化争权否。

熟地炭四钱、生白芍一钱五分、粉丹皮二钱、煅磁石三钱、茯苓三钱、天花粉三钱、萸肉炭一钱、肥知母（炒）二钱、紫蛤

壳六钱，牛膝三钱，天麦冬各二钱，炙桑皮三钱，囫囵五味子（开水分二次，另吞服）三分

　　陈左　肺合皮毛，毫有空窍，风邪每易乘入，必得封固闭密，风邪不能侵犯。谁为之封，谁为之固哉？肾是也。《经》云：肾者主蛰，封藏之本，精之处也。则知精气闭蛰于内，表气封固于外，所以肾本空虚，往往一至秋冬，气不收藏，为咳为喘者多矣。今稍一感触，即觉伤风，表气不固已甚。肺在上主气之出，肾在下主气之纳，肾虚封藏不固，则肾气不能仰吸肺气下行，气少归纳，所以体稍运动，即觉气急。素有之痰饮，为冲气挟之而上，咽痒咳嗽，甚至见红。特是肾之阴虚，与肾之阳虚，皆令气不收藏。左脉弦大，且有数意，断无命阳不振，寒饮上泛，而脉不沉郁，转见弦大之理。所以脉大而左部为甚，以肝肾之脉皆居于左，其为肾阴虚不能收摄无疑。况所吐之痰，牵丝不断，并非水饮。饮之所以为痰者，热炼之也。仲景小青龙汤、真武汤，为痰饮之要方。汤曰：青龙，为其行水也。真武，水神名，为其治水也。足见饮即水类，与痰浊绝不相同。下虚如此，断勿存观望之心，而使根蒂日近空乏。用介宾先生左归饮法。

　　紫口蛤壳四钱，生地炭四钱，怀山药三钱，长牛膝三钱，萸肉（炒）二钱，白茯苓三钱，车前子二钱。

　　右　阴虚木郁，冲气挟痰水上升，左少腹烙热，则其气从下直上，头痛面红，咽中如阻，以少阳之脉循喉咙，而胆为肝之外腑也。阳气逆上，阳络被损，渐致吐血频来，肢困力乏。然吐血屡发，则喘发转疏，以郁阳从血发泄，则冲逆之威稍平，亦属定理。脉濡弦，苔白质红。肝肾阴虚，为致病之源，冲阳逆上，为传病之地。若作痰饮主治，则

青龙、苓桂、真武等方，无一与症情恰合。惟有滋水养肝，摄纳肾阴，水不上泛，则痰即为津为液，不可不知。拟介宾左归饮加味。

　　大生地四钱，山萸肉（炙）二钱，怀牛膝（盐水炒）三钱，白茯苓三钱，蛤黛散（包）五钱，麦冬（炒）三钱，黑当归一钱五分，车前子（盐水炒）二钱，咸秋石六分，生白芍二钱，女贞子三钱，丹皮炭一钱五分。

　　严　辛温寒合方，气喘大减。的是寒热互阻于肺。不入虎穴，焉得虎子，效方进退。

　　炙麻黄（后入）五分，生甘草三分，橘红一钱，枳壳（炒）一钱五分，茯苓三钱，光杏仁（打）三钱，石膏（煨）三钱，广郁金一钱五分，生姜汁三滴。

　　二诊：哮喘复发，暂用重药轻服。

　　麻黄（蜜炙）三分，生熟草各二钱，淡干姜三分，五味子（同打）四粒，茯苓三钱，石膏（煨，打）一钱五分，白芍一钱五分，酒炒，川桂枝三分，制半夏一钱五分，北细辛三分，杜苏子三钱。

　　三诊：用喻氏法，初服甚验，再服气喘复甚，其喘时重时轻，经月已来，浊精自出。脉沉弦，右部虚软。下虚上实，用雷少逸法。

　　制半夏一钱五分，熟地炭四钱，杜苏子（炒，打）三钱，车前子（盐水炒）二钱，上川朴七分，前胡一钱，白茯苓三钱，牛膝炭三钱，紫口蛤壳五钱，橘红一钱。

　　四诊：标本并顾，气喘大定，精浊亦减。的是上实下虚，虚多实少。前法扩充。

　　制半夏一钱五分，苏子（炒，研）三钱，川桂枝四分，车前子（盐水炒）三钱，粉前胡一钱，橘红一钱，奎党参二钱，怀牛膝（盐水炒）三钱，熟地（炙）五钱，胡桃肉（打，入煎）一枚。

　　五诊：投剂之后，气喘未发，而胃气呆

钝，形体恶寒。肾气不收，痰饮上踞。拟上下分治。

制半夏一钱五分，苏子（炒，研）三钱，白茯苓三钱，粉前胡一钱，橘红一钱，车前子（盐水炒）二钱，旋覆花（绢包）二钱，光杏仁三钱，怀牛膝三钱，都气丸五钱（分二次服）。

六诊：恶寒已退，痰喘未发。上实下虚无疑，再上下分治。

制半夏一钱五分，茯苓三钱，车前子（盐水炒）三钱，怀牛膝（盐水炒）三钱，杞子（炒）三钱，苏子三钱，橘红一钱，紫蛤壳六钱，怀山药（炒）三钱，萸肉（炒）二钱，枇杷叶（去毛）四片，都气丸六钱（分二次服）。

七诊：肾阴渐得收摄，而阳升头胀少寐。阳之有余，阴之不足也。前法扩充。

生地四钱，山药三钱，牛膝（盐水炒）三钱，生白芍二钱，云茯苓二钱，萸肉（炒）二钱，车前子（盐水炒）二钱，生牡蛎五钱，夜交藤五钱，龙骨（煅）三钱，都气丸五钱（分二次服）。

过左　喘之一证，在肺为实，在肾为虚，此指气而言，非仅关于痰也。今痰多盈碗，喘咳声嘶，背脊恶寒，口腻不渴。脉象右部细弱而滞，左部弦大。良由气弱生痰，肝肾素亏之人，木失涵养，因于启蛰之时，气上升发，宿饮停痰，尽从上逆，肺降之道路蔽阻，出纳皆失其常。深恐其上愈实，其下愈虚，阴阳有离决之虞。夫痰浊水沫，皆属阴类，所以饮家有当以温药和之之例。然浊阴弥漫，断无颧红能食之理。则是肺欲其温，而肾欲其清也。拟辛温寒合方。

川桂枝四分，白茯苓三钱，淡干姜四分，海蛤粉（包）五钱，煨石膏（研）三钱，炒麦冬二钱，北沙参五钱，杏仁泥三钱，五味子（同干姜打）六粒，二泉胶（蛤粉炒松）

一钱。

邱左　痰湿素盛，而年过花甲，肝肾日亏，木少滋涵，于一阳来复之后，骤然气喘，痰随气上，辘辘有声。其病在上，而其根在下，所以喘定之后，依然眩晕心悸，肢体倦乏，肝木之余威若此。下焦空乏，不足以涵养肝木，略见一斑。脉象左大少情，右濡细软。诚恐摄纳失职，复至暴厥。

炙熟地四钱，海蛤粉五钱，朱茯神三钱，煅龙骨三钱，炒杞子三钱，牛膝炭三钱，煨磁石三钱，白归身（酒炒）二钱，炒白芍一钱五分，沙苑子（盐水炒）三钱。

二诊：补纳肝肾，症尚和平，然左脉仍觉弦搏。下焦空乏，根本之区，不易图复，理所宜然。

龟甲心五钱，牛膝炭三钱，沙苑子三钱，炙河车三钱，茯苓神各二钱，炙生地四钱，海蛤壳六钱，煅龙齿三钱，炒白芍二钱，建泽泻一钱五分。

三诊：左脉稍敛，心悸眩晕俱减。再摄纳下焦。

龟甲心五钱，牛膝炭三钱，紫河车三钱，海蛤壳四钱，川断肉三钱，生熟地各（炙）三钱，煨龙骨二钱，粉丹皮二钱，炒白芍一钱五分，沙苑子（盐水炒）三钱，泽泻一钱五分。

四诊：脉象较前柔静，饮食亦复如常。虚能受补，当扬鞭再进。

龟甲心七钱，辰茯苓三钱，泽泻（秋石拌炒）一钱五分，生熟地（炙）四钱，紫河车三钱，海蛤壳一两，沙苑子（盐水炒）三钱，杭白芍一钱五分，粉丹皮二钱，龙齿（煨）三钱，牛膝（炒）三钱，厚杜仲三钱。

五诊：滋填甚合，再参补气，以气为统血之帅，无形能生有形也。

人参须七分，黑豆衣三钱，女贞子三钱，厚杜仲三钱，白归身二钱，生、熟地

（炙）各四钱，元武板八钱，杭白芍（酒炒）一钱五分，粉丹皮二钱，西潞党（元米炒）三钱，煅龙骨三钱，泽泻一钱五分。

用紫河车一具，微炙研末为丸，每日服三钱。

陈　向有痰饮，咳嗽痰多，习为常事。兹以感冒新风，肺气失肃，发热咳甚。兼以肝木郁结，风气通肝，肝木从而勃动，腹痛泄泻。此初起之情形也，乃热减痛止泻定，转见神志模糊，喉有痰声，而不得吐，气喘不能着枕，四肢搐动，面色红亮，汗出溱溱。舌苔灰滞，而脉象濡滑。良由痰饮之邪，随外感所余之热，肝经郁勃之气，蒸腾而上，迷蒙清窍，阻塞肺气。清窍被蒙，则神机不运，而神识模糊。肺气阻塞，则出纳失常，而气喘不能着枕。肺气不能下通于肾，则肾气立见空虚，肾为封藏之本，肾虚则封固不密，而为汗出。本虚标实，恐成必败之局。勉拟扶正化痰，降胃纳肾。即请商裁。

吉林参（切小块，开水吞）七分，旋覆花（包）三钱，怀牛膝（盐水炒）三钱，陈胆星一钱，焦远志肉五分，炒苏子三钱，车前子（盐水炒）一钱，天竺黄二钱，煅磁石四钱，广蛤蚧尾一对，竹沥（姜汁五滴，冲），白金丸（包，入煎）一钱。

又　补泻兼施，上下兼顾，如油如珠之汗已止，神志稍清，痰出较多，而稠腻如胶，牵丝不断，汗虽止而不时懊烦。脉见歇止，舌苔浊腻灰滞。无形之气火，有形之浊痰，蕴聚胸中，肺出肾纳之道路，为之阻塞，肾气虽欲仰吸肺气下行，而无路可通。此时欲降肺气，莫如治痰。标实本虚，元气能否胜任，实非人事所能为也。勉再议方。

白前三钱，白茯苓四钱，炒苏子三钱，旋覆花（包）三钱，蜜炙橘红一钱，陈胆星一钱五分，炒蒌皮三钱，竹沥半夏三钱，紫口蛤壳一两，白果肉（打烂）四粒，礞石滚

痰丸（开水先服）一钱。

雪羹汤代水。

贾左　气喘不止，厥气尽从上逆，无形之火亦随之而上，火冲之时，懊侬欲去衣被。金无治木之权，姑清金平木。

瓜蒌霜四钱，杏仁泥三钱，川贝母二钱，郁金一钱五分，海浮石三钱，风化硝七分，黑山栀二钱，蛤粉四钱，粉丹皮一钱四分，竹茹（盐水炒）一钱，枇杷叶六片。

二诊：大便未行，灼热依然不退，寅卯之交，体作振痉，而脉并不数。无非肝胆之火内炽，不得不暂排其势。

杏仁泥三钱，羚羊片一钱五分，郁金一钱五分，丹皮一钱，竹茹一钱，瓜蒌仁五钱，法半夏一钱五分，川贝母二钱，青黛（包）五分。

三诊：火热之势稍平，略近衣被，不至如昨之发躁，咽喉气结稍舒。的属痰阻滞气，气郁生火。再展气化而清息肝胆。

瓜蒌霜、夏枯草、羚羊片、郁金、川贝、橘红、鲜菊叶、松萝茶、黑山栀、杏仁、枳实。

四诊：火热渐平，然两肋胀满气逆，甚至发厥。良由气郁化火内炽，火既得熄，仍还于气。再平肺肝之逆，而开郁化痰。

郁金、杏仁、竹茹、山栀、丹皮、蒺藜、橘红、枳壳、枇杷叶、皂荚子（重蜜涂，炙，研末，每服分许，蜜水调）一钱五分。

五诊：中脘不舒，两胁下胀满，妨碍饮食，不能馨进，气逆不平，脉象沉弦。此肝藏之气，挟痰阻胃，胃气不降，则肺气不能独向下行，所以气逆而如喘也。

整砂仁、广皮、杏仁、旋覆花、制半夏、炒枳壳、香附、苏子、瑶桂（研末，饭丸）二分。

六诊：中脘渐松，两胁胀满亦减，气逆火升略定。的是寒痰蔽阻，胃气欲降不得，

肺气欲降无由，一遇辛温，阴霾渐扫，所以诸恙起色也。再从前法进步。

桂枝、制半夏、瓦楞子、茯苓、薤白头、枳实、广郁金、瓜蒌仁、橘皮、干姜。

江左　痰饮咳逆多年，气血逆乱，痰每带红。日来兼感风邪，风与湿合，溢入肌肤，面浮肤肿，喘咳不平，腹胀脘痞，小便不利。脉数浮滑，舌苔白腻。有喘胀之虞。

前胡一钱五分，荆芥一钱，光杏仁三钱，橘红一钱，茯苓皮四钱，葶苈五分，防风一钱，制半夏一钱五分，白前一钱五分，大腹皮二钱，生姜衣四分，川朴一钱。

二诊：痰喘稍平，浮肿亦减，然中脘仍然作胀。肺胃之气，升多降少，致风与湿横溢肌肤。效方再望应手。

大腹皮二钱，川朴一钱，杏仁三钱，生薏仁四钱，煨石膏三钱，制半夏一钱五分，炙麻黄四分，陈皮一钱，枳壳一钱，茯苓皮（炒）三钱，生姜二片，冬瓜皮（炒）三钱。

三诊：开上疏中，适交节令，痰气郁阻不开，痰出不爽，腹胀面浮足肿，小溲不利。脉形细沉。夫痰饮而致随风四溢，都缘脾肾阳虚，不能旋运，所以泛滥横行，有喘胀之虞。拟千缗汤出入以开痰，真武以温肾而行水。

制半夏一钱五分，橘红一钱，大腹皮二钱，生姜衣四分，真武丸三钱，皂荚子（蜜炙）二粒，枳实一钱，连皮苓三钱，炒於术一钱五分。

改方去皂荚子，加葶苈。

四诊：开肺之气，温肾之阳，肺合皮毛，遍身自汗，水气因而外越，面浮肤肿大退，胸闷较舒，胀满大退，痰亦爽利。然大便不行，足肿未消。还是水气内阻，不得不暂为攻逐之。

大腹皮二钱，姜衣四分，白茯苓二钱，冬瓜皮（炒）四钱，泽泻一钱五分，上广皮一钱，於术二钱，生薏仁二钱，熟薏仁二钱，制半夏一钱五分，禹功散（先调服）一钱。

五诊：痰化为水，泛溢肌肤，先得畅汗，水湿之气，从汗外溢，继以缓攻，水湿之气，从而下达，故得腹胀面浮俱减。拟运土分化。再望转机。

葶苈五分，橘红一钱，冬术二钱，大腹皮二钱，炒范志曲二钱，光杏仁三钱，茯苓皮三钱，猪苓二钱，泽泻一钱五分，生薏仁二钱，熟薏仁二钱，枳壳七分，生姜衣四分。

（《张聿青医案》）

王旭高医案　清·王泰林

高　寒入肺底，久而化热，同一痰喘，先后不同矣。初病在肺，久必及肾，虚实不同矣。补肾纳气，清金化痰，是目下治法。

大熟地（海浮石拌）、麦冬、川贝、蛤壳、五味子、牛膝、杏仁、沙参、地骨皮、枇杷叶、雪梨皮。

卢　肾可纳气，开窍于二阴。病发每因劳碌之余，先频转矢气，而后气升上逆，短促如喘，饮食、二便如常。其病在少阴之枢，宜补而纳之。

六味地黄合生脉散，加青铅。

陆　喘哮十二年，三疟一载。疟止复来，喘发愈勤。中虚痰饮不化，虽痰中带血，而不可以作热治也。拟六君子加杏仁、旋覆、姜桂方法。

六君子汤加杏仁、旋覆花、桂枝（细辛同炒）、干姜（五味子同打炒）。

渊按：痰中见血，仍用姜、桂，非老手不辨。

冯　年逾七旬，伏暑挟湿，湿能生热。

病起微寒微热，咳嗽痰稠，曾经吐血。今血虽止而咳仍然，脉涩而数，舌苔灰白而渴，乃湿热痰浊恋于肺胃。病将匝月，元气大伤。脾胃不醒，谷食少进。初起大便坚，今则软而带溏矣。病在肺、脾、胃三经，治在化痰、降气、和中。

甜杏仁、茯苓、款冬花、蛤壳、沙参、紫菀、川贝母、苡仁、陈皮、雪羹。

另　用人参、珠子、血珀、沉香、礞石，研细末，匀和一处，再研极细。分四服，日一服。

又　夫咳嗽痰喘之病，浅则在肺胃，深则属肝肾。凡用方之法，由浅而深。按脉察色，知其虚中挟实。实者，痰浊也，故先以化痰、降气、和中为法。两剂，咳嗽稍平，惟气之喘而短者有出多纳少之意，则其本虚矣。左脉细微，肝肾之虚大著。虽舌苔黄浊不化，亦当以摄纳为要。且额上汗冷，胃泛不纳，将有虚脱之虑。

人参一钱五分，五味子八分，麦冬钱半（元米炒），山萸肉二钱，泽泻一钱，大熟地六钱（附子三分煎汁，浸片时，炒成炭），怀山药（炒）五钱，茯苓二钱，紫石英三钱，怀牛膝三钱，紫衣胡桃肉（不去皮）二个。

另　用好肉桂三分，上沉香三分，坎气二条。

上三味，各研末，和一处，再研细，分作二服。今晚一服，燕窝汤调下，明日再进一服。若得额汗收敛，左脉稍起，犹有生机可理。若不应手，难为力矣。

杜　咳嗽有年，每遇劳碌感寒即发。并无痰涎，此属气喘。据述病起受寒，早用麦冬清滋之药，遂至邪恋于肺，曾服麻黄开达见效。然病根日久，肺气日虚。虚而不治，累及子母。今三焦并治，乃肺、脾、肾三脏兼顾也。

杜苏子、淡干姜（五味子合捣）、甜杏仁、橘红、半夏、款冬花、炙甘草。

早服附桂八味丸一钱，金水六君丸三钱，开水送。

又　久咳，肺脾肾交虚，前用温纳相安。今交夏令，肾气丸中桂、附嫌刚，改用都气丸可也。

都气丸三钱，朝服。金水六君丸三钱，晚服。俱盐汤下。

又　肺为贮痰之器，肾为纳气之根。肾虚不纳，则气逆而生喘；肺虚失降，则痰贮而作喘。前方辛通肺气。补摄肾气，服下稍安，而病莫能除。良以多年宿恙，根深蒂固。然按方书内饮治肾，外饮治肺，不越开上填下之意。

法半夏、茯苓、橘红、杏仁霜、款冬花、干姜、白芍、五味子、炙甘草。

上药为末，用麻黄三钱，白果肉三十粒，枇杷叶二十片，煎浓汁，泛丸。每服一钱，朝晚并进，与都气丸同。

王　高年烘火，误烧被絮，遭惊受寒，烟熏入肺，陡然喘逆，痰嘶，神糊，面浮。防其厥脱。

旋覆花、前胡、杏仁、川贝、代赭石、茯神、苏子、沉香、桑白皮、款冬花、竹油（冲）、姜汁（冲）。

渊按：此火邪伤肺而喘也，与寻常痰喘不同，故不用温纳。

徐　喘哮气急，原由寒入肺俞，痰凝胃络而起。久发不已，肺虚必及于肾，胃虚必累于脾。脾为生痰之源，肺为贮痰之器。痰恋不化，气机阻滞，一触风寒，喘即举发。治之之法，在上治肺胃，在下治脾肾，发时治上，平时治下，此一定章程。若欲除根，必须频年累月，服药不断，倘一暴十寒，终无济于事也。此非虚语，慎勿草草。

发时服方：

款冬花、桑皮、紫菀、苏子、沉香、茯苓、杏仁、橘红、半夏、淡芩。

平时服方：

熟地、五味子、陈皮、苡仁、胡桃肉、紫石英（煅）、半夏、蛤壳、杜仲、茯苓。

又　喘哮频发，脉形细数，身常恶寒。下焦阴虚，中焦痰盛，上焦肺弱。肺弱故畏寒，阴虚故脉数。喘之频发，痰之盛也。有所感触，则病发焉。病有三层，治有三法。层层护卫，法法兼到。终年常服，庶几见效，否恐无益也。

发时服方：

桂枝（生晒干）、款冬花（蜜炙）、橘红（盐水炒）、杏仁霜、莱菔子、桑皮（蜜炙）。

共研末，用枇杷叶十片，去毛，煎汤，再用竹沥半茶杯，姜汁一酒杯，相和一处，将上药末泛丸。发喘时，每至卧时服此丸二钱，苡仁、橘红汤送下。

平时服方：

大熟地（砂仁拌）、丹皮（盐水炒）、茯苓、牛膝（盐水炒）、泽泻（盐水炒）、肉桂、山萸肉（酒炒）、怀山药（炒）、五味子（盐水炒）、磁石。

上药为末，用炼白蜜捣和，捻作小丸，丸须光亮。俟半干，再用制半夏三两，陈皮二两，炙甘草一两，研极细末，泛为衣。每朝服二钱，发时亦可服。

叶　喘之标在肺，喘之本在肾。脉迟者，寒也。舌白者，痰也。以金水六君煎加味。

大熟地（蛤粉炒）、半夏、陈皮、茯苓、杜仲、款冬花、桂枝、紫菀、杏仁、五味子、胡桃肉。

又　喘发已平，咳嗽不止，吐出浓痰，今宜降气化痰。

苏子、旋覆花、当归、款冬花、桑白皮、橘红、半夏、茯苓、杏仁。

金　痰气声嘶，面仰项折，久而不已，防有鸡胸、龟背之变。盖肺气上而不下，痰涎升而不降。上盛则下虚，故病象若此。宜清肺以降逆，化痰而理气。

生石膏、紫石英、半夏、茯苓、橘红、石决明、川贝母、蛤壳、紫菀、杏仁、竹油、姜汁。

另　不蛀皂荚三枚，去皮、弦、子，煎浓汤一饭碗，用大枣三十枚，将汤煮烂，晒干，将汁再浸，再晒干。每日食枣五六枚。

某　汗出不休，气短而喘，是气血阴阳并弱也。足常冷为阳虚，手心热为阴虚。营不安则汗出，气不纳则喘乏。法当兼顾。

大熟地（附子三分，拌炒）、黄芪（防风一钱，拌炒）、归身、白芍、五味子、紫石英、茯苓、党参、冬术、浮麦、红枣。

渊按：此劳损虚喘也。金受火刑，《经》所谓"耐冬不耐夏"。夏令见之，都属不治。黄芪为汗多而设，若喘而无汗，即不相宜。

又　汗出减半，气尚短喘。今当大剂滋阴，再参重以镇怯。

人参固本丸、龟胶、磁石、紫石英、白芍、五味子、胡桃肉。

又　周身之汗已收，头汗之多未敛。气喘较前觉重，交午愈甚。掌心觉热，脉形细数，饮食减少。阴津大亏，肺气伤戕。兹当炎暑，水衰火旺，金受其灼。咳嗽痰黄，渐延损症。拟清金利水，冀其应手为妙。

沙参、麦冬、大生地、龟甲、川贝母、五味子、知母、西洋参、川黄柏。

张　十年前三疟之后，盗汗常出，阴津大伤。去秋咳嗽气升，痰中带血。至今行动气喘，内热多汗，食少无力，脉虚细数，劳损根深。

四君子汤加五味子、熟地、焦六曲、粟壳、紫石英、熟附子、黄芪、白芍、麦冬。

又　肺主出气，肾主纳气。肾虚不能纳气，气反上逆而喘。痰饮留中，加以汗出阳虚，咳血阴虚，内热食少，肺肾虚劳之候。

四君子汤加麦冬、紫石英、熟附子、丹皮、大熟地、半夏、白芍、沉香、五味子、粟壳、乌梅。

渊按： 夺血毋汗，夺汗毋血。血，阴也；汗，亦阴也。何以言阴虚阳虚？盖汗出为阳气失卫，咳血为阴火所迫，故有阴阳之分。

又　盗汗气喘，咳嗽脉细。精气两虚，舍补摄肺肾之外，更将何法以治！景岳云：大虚之症即微补尚难见效，而况于不补乎？

前方加归身、牡蛎、龙骨、黄芪。

（《王旭高临证医案》）

柳宝诒医案　清·柳宝诒

孙　先患咯血，营阴亏损。因时感邪热，肺胃津液亦伤，咳迫气喘，晚热盗汗，营阴之损象日深，脉象虚细而数，舌苔光绛润。下滋肝肾，上养肺胃，是属一定之理。惟食少便溏，上损及中矣，又当参入培土之意，方为稳当。

北沙参、麦冬肉、生地炭、白芍、百合、苡仁、牡蛎、怀山药、白扁豆、霍石斛、白薇、丹皮、炙甘草、燕窝。

另　琼玉膏（地黄、茯苓、人参、白蜜），临卧枇杷汤下。

二诊：养阴清肺，兼培中土，阴热似乎稍减。惟内热盗汗，咳喘便溏，频作不已，则肺胃之液，肝肾之阴，均难遽复。且中气虚陷，大便不实，凡凉肾之剂，尤宜斟酌用之。拟以培土生金为主，兼用滋摄之法。

党参、北沙参、怀山药、白扁豆、麦冬、苡仁、生地黄、五味子、丹皮、白薇、

霍石斛、蛤壳、燕窝、胡桃肉。

尤　咳嗽痰黄，经年不止，内热盗汗，经停脉数，是属营损金伤之病。神色枯瘁，气促胸板，肺金受伤已甚。而向晚腹痛，便溏下血，脾土先虚。舌白少纳，又未可专投滋腻。病势固深，用药尤多碍手。姑拟培土生金，清阴和络，用上中同治之意。但顾虑既多，用药即难于奏效耳。

北沙参、生於术、川贝、砂仁、麦冬、川百合、紫菀、生地炭、丹皮炭、旋覆花（新绛同包）、橘络、木香、炙甘草、枇杷叶。

于　咳吐秽痰，自夏及秋，金伤已甚，喘逆不能平卧。姑与清肺降逆，疏化痰浊。

南沙参、苡仁、冬瓜仁、桃仁、川贝、紫菀、合欢皮、旋覆花、蛤粉、橘红、枇杷叶、青芦管。

方　气逆痰壅，甚至喘不能卧，脉象细弱而涩。老年正气已弱，此非轻证。

旋覆花、代赭石、盐半夏、橘络、枳壳、紫菀、太子参、於术、茯苓、瓦楞子、胡桃肉、竹茹。

顾　痰喘宿病，因产后而发，咳逆痰黏，息促偏卧。肺胃有痰浊阴室，复感风温，蒸蕴而发，肝络上逆，肺不下降。当疏肺胃，和络降逆。

旋覆花、代赭石、归须、橘红、半夏、冬瓜仁、杏仁、紫菀、苡米、牛膝炭、牡蛎、银杏肉、胡桃肉。

郑　春间外感咳嗽，经夏不愈，痰色黄稀。病由外感与痰涎蒸结于肺，久而不化，熬炼熏烁，肺液被伤。刻当秋金司令，宜清泄郁伏之邪。望其肺气得清，可以乘时调复，

乃为至美。

南沙参、冬瓜子、苡仁、旋覆花、蛤壳、桑叶皮（各）、茯苓、瓜蒌皮（蜜炙）、海浮石（打）、丝瓜络（姜汁炒）、嫩芦根（去节）、枇杷叶（刷毛，烘）。

戎　内热咽燥，痰热先蕴于肺。今春劳倦感邪，肺络被其窒塞，嗌干失音，内热愈甚。右脉虚细，左脉按之弦数，舌苔浊腻。痰浊壅而肺气窒，内热甚而肺阴伤，本虚标实，法当两面兼顾。

马兜铃、紫菀、旋覆花、洋参、鲜沙参、白薇、丹皮炭、冬瓜子、苡仁、海浮石、蛤黛散（包）、玄参、小生地（炒）、芦根、竹叶茹（各）。

马　肺为热灼，咳吐痰秽带红，历夏不愈，色浮肢肿，内热不纳，脉虚细而数。津枯肺痿，渐次损及脾土；而秽热未净，痰色黄红未干，未可遽与培土。兹拟清养肺阴，疏化浊热。

鲜沙参、北沙参、蛤壳、川贝、鲜石斛、丹皮（炒）、桑叶皮（各）、小生地（炒）、苡仁、冬瓜仁、桃仁、芦根、枇杷叶。

二诊：前与清肺疏浊，痰秽略减，纳谷渐增；但浊热未净，肺脏久伤，脉象左手弦数无神，阴气先伤，有金损不复之虑。再与养阴束肺。

鲜沙参、玉竹、小生地、蛤黛散（包）、川贝、苡仁、冬瓜仁、百合、麦冬、丹皮（炒）、淡黄芩、生甘草、知母、芦根、枇杷叶。

华　承示华君失音病原一纸，再四推度，此症因伤风而起。发言即觉气促吃力，其为肺气不利可知。看书即心嘈动气，心火升而肺气不降也。当伤风咳嗽之时，其因不忌油腻，致热痰胶结，肺窍不利而然乎！否

则风邪化热，外为寒气所遏；或骤进冷物凉饮，与痰热搏激，亦能致此。若是大实大虚之证，则绵历年余，必有变动，不应若此之安然也。治疗之法，既非虚证，自不应补；病久肺阴渐伤，更不宜燥；即与清火化痰，似乎中病，而不能疏涤肺窍，则久结之痰，嵌于肺隧者，仍不能化，而音仍不能出也。鼻准微红，即有痰火之据。痰火壅而肺津渐烁，故喉间喜食清润，而不宜燥辣。延久失治，肺液日枯，亦将致重。刻下忌饮酒以助热，忌食油腻浊厚之物以助痰；再用清涤肺窍之物，制膏常服。俟一月以外，观其效否若何？录方候高明教政。

甜杏仁、苦杏仁、广橘络、南枣肉、通草、鲜竹茹、石菖蒲、西洋参、百部（蜜炙）。

上药煎浓汁，滤净，约一大碗许，加入鲜生地汁、鲜沙参汁、人乳各两碗，再熬至稠厚，入西血珀末、川贝末成膏。

每日两许，含入口中，细细咽之，用枇杷叶汤过口，早晨临卧服两次。嫩芦根去节，泡汤代茶。燕窝汤常服。

冯　前承手示，读悉一切病原。细审贵恙情状，此病盖不在肺而在肾也，《内经》谓"内夺而厥则喑痱，少阴不至者厥也"。是失音一症，因有由于肾气之虚者矣。呼吸之气，呼出心与肺，吸入肾与肝。从前多言伤气，勉强提振，吸入之气，不能归藏于肾，肾气日耗，致少阴之气，不至于咽而喑。稍说话即觉吃力，不过因肾气虚，而无力以下吸耳。至咽痛乃吸动虚火循络而升，故转不觉其虚，其病盖更深一层矣。其看书亦觉吃力者，前人以不能近视责之水亏。看书则目光专力于近，亦能吸动肾阴故也。作文则劳心，行动则劳形，皆不专关于肾，故于病无增损耳。平日因看书说话受伤，所损者是无形之气，与精血枯槁者不同，故能起

居饮食，一切如常，病经久淹，不致摇动其根本也。以此推求，则治肺之药，确与病原不合，其数年服药而不效者，得无以此故乎。兹姑就刍见所及者，拟方录呈，以便采择。

大熟地、党参、龟甲、牡蛎、牛膝、潼蒺藜、远志、杞子、菟丝子、天冬、巴戟肉、肉苁蓉、车前子、川石斛。

二诊：读前案及方，深合病机。惟伏热浊痰两层，虽投轻清，而未与疏泄。据述自粤至沪，在船大呕，登岸后服青宁丸，又复泄去浊垢如痰者甚多。此皆病之去路，故迩日病势颇减。刻诊脉象，软细带数，两关略浮。其伏热之在阴，浊热之在胃者，大段虽去，而余炎犹存。气升喘喝，劳动则甚，肾气不摄，肺气不降也。遗泄频发，肝藏有热下注疏泄也。口苦舌燥，热久而液干也。此症就虚一面论，不过病久阴伤，金水不承，自当用养阴调摄法，以善其后；就实邪论，则从前肺胃痰浊蕴热，固未能一律清泄，即肝肾之郁热，亦未能清澈如常。所以上而肺胃，下而肝肾，其见象总不能霍然也。灰中余火虽若无多，而日引月长，亦有铄液耗阴之虑，此病之最易慎防者，即在乎此。兹拟两法，一则疏彻其余热，以除其致病之原；一则清养其阴液，以补其被伤之地。相继进服，调理一月，可以复原。

鲜沙参、原石斛、苡仁、牡蛎、旋覆花、白薇、丹皮（炒）、黄柏（盐水炒）、洋参、黄芩（酒炒）、川贝、紫菀、百合、芦根（去节）。

三诊：续服清养阴液方。

大生地、天冬、洋参、黄柏（盐水炒）、春砂仁、白芍、牡蛎（盐水煅）、丹皮（炒）、麦冬、苡仁、川贝、生甘草、莲子须（各）。

金　失音咳呛，咽不能咽。病因金体受伤，火气浮逆，不能肃降所致。神枯肉削，

脉数少神，症情颇难着手。如与壮水制火，保肺降逆之法，佐以清咽化毒，以外治之。

洋参、玄参、天冬、大生地（炒炭）、怀牛膝（盐水炒炭）、磁石（煅）、蛤壳、川贝、川百合、生甘草、枇杷叶、竹茹。

另　濂珠粉、犀黄、柿霜、人中白、生甘草、大梅片。

以上各取净末和匀，用蜜调含咽，或干药吹之亦可。

（《柳宝诒医案》）

马文植医案　清·马文植

某　饮邪喘咳，已过月余，动则喘息抬肩，脉来虚弦而疾，兼带歇止，左三部推之少神。肾亏于下，肺虚于上，肾气浮则诸气皆浮，喘出下焦，最为恶候。拟肃肺纳肾。

西洋参、北沙参、青铅、法半夏、甜杏仁、乌贼骨、大麦冬、牡蛎、云茯苓、潼沙苑、黑料豆、毛燕。

复诊：服药后喘定，脉亦有神。原方去青铅，加丹参、夜交藤。

某　肾气不纳，肺气不降，脾有湿痰。咳嗽气喘，甚则自汗，小水短数，下部乏力。拟纳气降气，以化湿痰。

北沙参、黑料豆、款冬花、杏仁、法半夏、瓜蒌子、补骨脂、牡蛎、炙甘草、银杏、沉香、茯苓。

复诊：昨进纳气降气之剂，喘咳不平，而痰不爽，肺气壅塞。拟用三子养亲汤。

炒苏子、桑皮、茯苓、白芥子、莱菔子、嫩前胡、杏仁泥、橘红、枳壳、生姜、款冬花、贝母。

某　喘咳有年，肺肾气虚，脾湿陷下，足肿而冷，已及少腹，小溲欠利，不能动劳，脉来濡细，湿胜阳虚，虑湿邪入肾，有

不克平卧之势，症非轻浅，真武汤加减，喘平乃佳。

熟附子、陈皮、白术、牛膝、黑料豆、淡干姜、杏仁泥、苡米、法半夏、茯苓。

复诊：喘势稍平，惟不能动劳，肾虚气不归窟，足冷稍和，而肿未减，气不化湿。仍议昨法，参以纳肾之品，俾气归于肾，渐可向安。

参须、补骨脂、白芍、白术、法半夏、核桃肉、附子、新会皮、牛膝、黑料豆、茯苓、炒黑干姜。

某　喘咳之症，发于三阴者最剧，肾虚气不摄纳，肺虚气不约束，脾虚气不化津，痰嗽气喘，不能平卧，二便有时不禁，眩晕肢凉，症势极重。宜摄脾化饮，兼纳肾气。

炙款冬、沉香（人乳磨冲）、黑料豆、参须、焦於术、怀山药、煅牡蛎、法半夏、甜杏仁、茯苓、毛燕、旋覆花。

复诊：喘咳较平，而脉沉未起，气馁阴伤，肝肾又失约束，脾气下陷，小溲勤短，五更便溏，火升头痛，左目视物不清，亏损已极。当补三阴气血。

党参、於术、怀山药、潼白蒺藜、煅牡蛎、菟丝饼、白芍、款冬花头（蜜炙）、桃肉、毛燕。

（《马培之医案》）

沈祖复医案　清·沈祖复

光复门外王文魁年四十余，面色㿠白浮肿，少腹坚硬，气逆喘急，彻夜不寐，咳嗽痰多，两脉沉细，舌质淡白。始用旋覆、代赭、坎气及冬瓜皮、鸡金散等，而喘急如故。先生曰："此系肾阳不足，气不摄纳，脾不温运故也。"因用细辛四分，制附子五分，炒枣仁三钱，带皮苓五钱，炒苏子五钱，老桂木四分，青铅一两，制半夏三钱，甜杏仁

（连皮）三钱，枇杷叶（去毛）三片，沉香三分。服后气喘大平，夜得安卧，面肿亦退，舌质转红，右脉似觉有力，惟咳嗽未止。前方去枣仁、枇杷叶、沉香，加巴戟肉三钱，姜皮七分，坎气一条，三剂喘平肿退。

西门外太平巷某媪年七十三，每值夜半子时气逆喘促起坐，至天明其气稍平，汗出不止，微咳稍有痰，不得吐。诊脉细软，舌上少苔。其孙问先生曰："此何故耶？"曰："子时者，阴静阳动之时，高年阴分已亏，阴不敛阳，故气促汗出。"仿高鼓峰用六味地黄丸一两五线，坎气、青铅、小麦、白芍、牡蛎等同煎，服数剂而安。

南门外盐场许某，喘逆咳嗽痰多，筋惕肉瞤，昏昏欲睡，自语不休，中脘格拒，饮食少进，已经一载。医用旋覆代赭及人参半夏茯苓汤，而气喘更甚，大便不解。诊脉虚细，舌苔潮腻，先生以为脾胃之阳不足，肾虚摄纳无权。始用黑锡丹及温中之味，服后二脉有力，痞满消除，腑气宣通，大便得解。然气喘不平，再用北沙参、五味子、蛤蚧、坎气、巴戟肉、吴萸、白芍、银杏、紫衣胡桃等，气喘遂平，浊痰亦少，能进饮食。先生观其苔，黄而腻，舌质少有裂纹，又以为阴分亦伤，痰乃津液所化，非填下焦阴液不可，用龟板、制首乌、煅牡蛎、白芍、盐水炒巴戟肉、杞子等，连服数剂而饮食愈增，惟夜少安卧。原方加柏子仁、煅龙齿、抱木茯神、淮小麦，安眠如常。后服调补气血之药而痊。

邹律师之子病气逆痰鸣喘急，不能平卧。先生诊视曰："此喉风也。"用猴枣一分，同贝母、制胆星研末调服。服后喘热大定，得以安睡，呼之不应，家人以为昏迷也，孰知竟愈矣！考猴枣古书所无，马培之征君首

用此药，先生承师法继用之有效，今则人人皆知用此物矣。然惟风痰、热痰可用；若寒痰、湿痰用之，无怪凌永言君訾议之也！吾以为非药之咎，是医之不良于用药之过也！

北门外陈合茂行主，年五十余，有烟霞癖，素有痰喘之证。忽起寒热不扬，不进饮食者累月。咳嗽痰多，形神消瘦，脉沉细，苔浊腻。龚医用达邪化湿之品，不效，反致汗出如雨，呃逆不止，神迷谵语。先生以为气阴皆伤，中阳不足。同张君砚芬用老人参一钱，生姜一钱，西洋参、天生术、牡蛎、五味子、半夏、茯苓、伽楠香、再生稻叶等，一剂汗出，再剂苔化，能食煮烂焦锅巴。调理旬日而愈。

又羊毛行陈某亦有烟癖，神情迷糊，谵语，气逆喘急，循衣摸床。先生诊其脉沉细，舌苔浊腻。用人参、干姜、附子、半夏温补之法。适王医至，见方用人参，扬言不可服。诊脉后在楼下相遇，不置可否而去。病家信，服一剂而神情清爽，诸象均退。

（《医验随笔》）

张锡纯医案

一妇人，年三十余，劳心之后兼以伤心，忽喘逆大作，迫促异常。其翁知医，以补敛元气之药治之，觉胸中窒碍不能容受。更他医以为外感，投以小剂青龙汤喘益甚。延愚诊视，其脉浮而微数，按之即无，知为阴阳两虚之证。盖阳虚则元气不能自摄，阴虚而肝肾又不能纳气，故作喘也。为制此汤（注：参赭镇气汤），病人服药后，未及覆杯曰："吾有命矣。"询之曰："从前呼吸惟在喉间，几欲脱去，今则转落丹田矣。"果一剂病愈强半，又服数剂痊愈。

一妇人，年二十余，因与其夫反目，怒吞鸦片。已经救愈，忽发喘逆，迫促异常。须臾又呼吸顿停，气息全无，约十余呼吸之顷，手足乱动，似有蓄极之势，而喘复如故。若是循环不已，势近垂危，延医数人，皆不知为何病。后愚诊视其脉，左关弦硬，右寸无力，精思良久，恍然悟曰：此必怒激肝胆之火，上冲胃气。夫胃气本下行者也，因肝胆之火冲之，转而上逆，并迫肺气亦上逆，此喘逆迫促所由来也。逆气上干，填塞胸膈，排挤胸中大气，使之下陷。夫肺悬胸中，须臾无大气包举之，即须臾不能呼吸，此呼吸顿停所由来也（此理参观升陷汤后跋语方明）。迨大气蓄极而通，仍上达胸膈，鼓动肺脏，使得呼吸，逆气遂仍得施其击撞，此又病势之所以循环也。《神农本草经》载：桂枝主上气咳逆、结气、喉痹、吐吸（吸不归根即吐出），其能降逆气可知。其性温而条达，能降逆气，又能升大气可知。遂单用桂枝尖三钱，煎汤饮下，须臾气息调和如常。夫以桂枝一物之微，而升陷降逆，两擅其功，以挽回人命于顷刻，诚天之生斯使独也。然非亲自经验者，又孰信其神妙如是哉！继用参赭镇气汤，去山药、苏子，加桂枝尖三钱、知母四钱，连服数剂，病不再发。此喘证之特异者，故附记于此。

一人，年二十二，喘逆甚剧，脉数至七至，用一切治喘药皆不效，为制此方（注：滋培汤）。将药煎成，因喘剧不能服，温汤三次始服下，一剂见轻，又服数剂痊愈。

一人，年二十余。动则作喘，时或咳嗽。医治数年，病转增剧，皆以为劳疾不可治。其脉非微细，而指下若不觉其动。知其大气下陷，不能鼓脉外出，以成起伏之势也。投以升陷汤，加人参、天冬各三钱，连服数剂而愈。因其病久，俾于原方中减去升麻，为末，炼蜜作丸药，徐服月余，以善其后。

天津宁某某，年近四旬，素病虚劳，偶因劳碌过甚益增剧。

病因：处境不顺，家务劳心，饮食减少，浸成虚劳，已病倒卧懒起床矣。又因讼事，强令公堂对质，劳苦半日，归家病大加剧。

证候：卧床闭目，昏昏似睡，呼之眼微开不发言语，有若能言而甚懒于言者。其面色似有浮热，体温38.8℃，问其心中发热乎？觉怔忡乎？皆颔之。其左脉浮而弦硬，右脉浮而芤，皆不任重按，一息六至。两日之间，惟少饮米汤，大便数日未行，小便亦甚短少。

诊断：即其脉之左弦右芤，且又浮数无根，知系气血亏极有阴阳不相维系之象。是以阳气上浮而面热，阳气外越而身热，此乃虚劳中极危险之证也。所幸气息似稍促而不至于喘，虽有咳嗽亦不甚剧，知尤可治。斯当培养其气血，更以收敛气血之药佐之，俾其阴阳互相维系，即可安然无虞矣。

处方：野台参四钱，生怀山药八钱，净萸肉八钱，生龙骨（捣碎）八钱，大甘枸杞六钱，甘草二钱，生怀地黄六钱，玄参五钱，沙参五钱，生赭石（轧细）五钱，生杭芍四钱。

共煎汤一大盅，分两次温饮下。

复诊：将药连服三剂，已能言语，可进饮食，浮越之热已敛，体温下降至37.6℃，心中已不发热，有时微觉怔忡，大便通下一次，小便亦利，遂即原方略为加减，俾再服之。

处方：野台参四钱，生怀山药一两，大甘枸杞八钱，净萸肉六钱，生怀地黄五钱，甘草二钱，玄参五钱，沙参五钱，生赭石（轧细）四钱，生杭芍三钱，生鸡内金（黄色的，捣）钱半。

共煎汤一大盅，温服。

方解：方中加鸡内金者，因虚劳之证，脉络多瘀，《金匮》所谓"血痹虚劳"也。用鸡内金以化其血痹，虚劳可以除根，且与台参并用，又能运化参之补力不使作胀满也。

效果：将药连服四剂，新得之病痊愈，其素日虚劳未能尽愈。俾停服汤药，日用生怀山药细末煮粥，少加白糖当点心服之。每服时送服生鸡内金细末少许，以善其后。

沈阳高某某，三十二岁。因伏气化热伤肺，致成肺劳咳嗽证。

病因：腊底感受寒凉，未即成病，而从此身不见汗。继则心中渐觉发热，至仲春其热加甚，饮食懒进，发生咳嗽，浸成肺劳病。

证候：其咳嗽昼轻夜重，时或咳而兼喘，身体羸弱，筋骨酸疼，精神时昏愦，腹中觉饥而饮食恒不欲下咽。从前惟心中发热，今则日昳时身恒觉热。大便燥，小便短赤，脉左右皆弦长，右部重按有力，一息五至。

诊断：此病之原因，实由伏气化热久留不去。不但伤肺而兼伤及诸脏腑也。按此证自述，因腊底受寒，若当时即病，则为伤寒矣。乃因所受之寒甚轻，不能即病，惟伏于半表半里三焦脂膜之中，阻塞气化之升降流通，是以从此身不见汗，而心渐发热。迨时至仲春，阳气萌动，原当随春阳而化热以成温病。《内经》谓"冬伤于寒，春必病温"，乃其所化之热又非如温病之大热暴发，能自里达表，而惟缘三焦脂膜散漫于诸脏腑，是以胃受其热而懒于饮食，心受其热而精神昏愦，肾受其热而阴虚潮热，肝受其热而筋骨酸疼，至肺受其热而咳嗽吐痰，则又其显然者也。治此证者，当以清其伏气之热为主，而以滋养津液药辅之。

处方：生石膏（捣碎）一两，党参三钱，天花粉八钱，玄参八钱，生杭芍五钱，甘草钱半，连翘三钱，滑石三钱，鲜茅根三钱，射干三钱，生远志二钱。

共煎汤一大盅半，分两次温服。若无鲜茅根，可以鲜芦根代之。

方解：方中之义，用石膏以清伏气之热，而助之以连翘、茅根，其热可由毛孔透出；更辅之以滑石、杭芍，其热可由水道泻出；加花粉、玄参者，因石膏但能清实热，而花粉、玄参兼能清虚热也；用射干、远志者，因石膏能清肺宁嗽，而佐以射干、远志，更能利痰定喘也；用甘草者，所以缓诸凉药之下趋，不欲其寒凉侵下焦也；至加党参者，实仿白虎加人参汤之义，因身体虚弱者，必石膏与人参并用，始能逐久匿之热邪外出也。

复诊：将药连服四剂，热退三分之二，咳嗽吐痰亦愈强半，饮食加多，脉象亦见缓和。知其伏气之热已消，所余者惟阴虚之热也，当再投以育阴之方，俾多服数剂自能痊愈。

处方：生怀山药一两，大甘枸杞八钱，玄参五钱，生怀地黄五钱，沙参五钱，生杭芍三钱，生远志二钱，川贝母二钱，生鸡内金（黄色的，捣）钱半，甘草钱半。

共煎汤一大盅，温服。方中加鸡内金者，不但欲其助胃消食，兼欲借之以化诸药之滞泥也。

效果：将药连服五剂，病遂痊愈。而夜间犹偶有咳嗽之时，俾停服汤药，日用生怀山药细末煮作粥，调以白糖当点心服之，以善其后。

天津张某某，年九十二岁，得上焦烦热病。

病因：平素身体康强，所禀元阳独旺，是以能享高年。至八旬后阴分浸衰，阳分偏盛，胸间恒觉烦热，延医服药多用滋阴之品始愈。迨至年过九旬，阴愈衰而阳愈亢，仲春阳气发生烦热，旧病反复甚剧。

证候：胸中烦热异常，剧时若屋中莫能容，恒至堂中，当户久坐以禽收庭中空气。有时，觉心为热迫怔忡不宁。大便干燥四五日一行，甚或服药始通。其脉左右皆弦硬，间现结脉，至数如常。

诊断：证脉细参，纯系阳分偏盛阴分不足之象。然所以享此大年，实赖元阳充足。此时阳虽偏盛，当大滋真阴以潜其阳，实不可以苦寒泻之。至脉有结象，高年者虽在所不忌，而究系气分有不足之处，宜以大滋真阴之药为主，而少加补气之品以调其脉。

处方：生怀山药一两，玄参一两，熟怀地黄一两，生怀地黄八钱，天冬八钱，甘草二钱，大甘枸杞八钱，生杭芍五钱，野台参三钱，赭石（轧细）六钱，生鸡内金（黄色的，捣）二钱。

共煎三大盅，为一日之量，徐徐分多次温饮下。

方解：方中之义，重用凉润之品以滋真阴，少用野台参三钱以调其脉。犹恐参性温升不宜于上焦之烦热，又倍用生赭石以引之下行，且此证原艰于大便，赭石又能降胃气以通大便也。用鸡内金者，欲其助胃气以运化药力也；用甘草者，以其能缓脉象之弦硬，且以调和诸凉药之性也。

效果：每日服药一剂，至三剂烦热大减，脉已不结，且较前柔和。遂将方中玄参、生地黄皆改用六钱，又加龙眼肉五钱，连服五剂，诸病皆愈。

（《医学衷中参西录》）

巢渭芳医案　清·巢渭芳

巢良荣孙，目直视，痰声漉漉，身微热，舌晦苔腻，以葶苈子、川贝母、射干、杏仁、川郁金、枳实、生草、橘红、法半夏、淡芩、竹沥、鸡子清煎服而愈。

某，素体阴液不足，吸烟好色，至中年略为维护，光境裕如，知调摄之得宜也。三年来哮咳频发不已，今春更剧，喘不能卧，卧则言语支离，两目不张，痰亦难咯。用清上纳下之剂，初颇见效，甚则以蛤粉含于口中，喘势始平，汗亦止。不数日又作，痰且胶黏，以某夜甚险，以九转灵砂丹一分，兼投清降痰逆而效。后虽屡萌，均投灵砂丹，开降痰气而愈。越一载，冒秋燥，引动旧恙而殁。

本城张林成，年甫四旬，哮喘十年，正值暑天亢热，感温一候，彼兄偕渭诊之。神烦气粗，脉大而芤，口渴，苔白满布少津，汗多不黏，不能着枕安卧，自问必死。当以西洋参、川贝母、蛤粉、麦冬、五味子、瓜蒌皮、生熟牡蛎、熟石膏、藕汁五大杯、鲜枇杷叶露四两，药汁并进。次晨彼兄来谓大势已平，可啜粥汤否？谓改以藕粉汤进之。复诊：再减轻洋参，以霍石斛、扁豆等调肺胃而痊。

（《巢渭芳医话》）

邵兰荪医案　清·邵兰荪

安昌娄　阴火上升，咳嗽气喘，着枕不耐，脉滑数，舌黄燥底赤。宜防变幻。候正。（三月七号壬寅十九日）

鲜生地六钱，瓜蒌子三钱，白石英三钱，赖橘红八分，陈萸肉钱半，川贝二钱，天冬三钱，海石二钱，粉丹皮二钱，杜兜铃钱半，光杏仁三钱，引青铅一两。

三帖。

又　据述痰气稍平。胃钝，浮肿溺少，恐痰壅致险。仍遵前法加减。候正。（四月十二号癸卯念五日）

瓜蒌子三钱，苏子二钱，炒谷芽四钱，海金沙四钱，川贝三钱，橘红一钱，白石英三钱，杜赤豆四钱，光杏仁二钱，通草钱半，紫菀二钱。

清煎二帖。

史介生评：喘病之因，在肺为实，在肾为虚。此则虚实兼夹，肺肾同病。虚则虚于肾之不固，实则实于湿痰壅逆。盖因下元已虚，肾气不为收摄，痰随气升，壅住肺气，肺气不降，以致气喘不能着枕。初方镇摄固纳，清宣肃降，得以痰气稍平。然湿浊尚未净退，而浮肿溺少，继进清肺渗湿以化痰。治法标本兼顾。

（《邵兰荪医案》）

何长治医案　清·何长治

左，复　胸烦咳呛，俱得减，惟不甚聪，脉数。是关劳心烦火上炎。夏令更宜静养。

生黄芪钱半，湖丹皮钱半，远志肉钱半，白蒺藜二钱，广陈皮八分，生甘草四分，中生地三钱，秦艽肉钱半，煅龙齿三钱，甘菊花钱半，炒黄芩钱半，加细桑枝五钱，干荷蒂三枚。

左　热久肺气受伤，又复作泻，脉细弱。非补不可。

潞党参钱半，制首乌二钱，款冬花钱半，干百合三钱，生甘草四分，焦冬术钱半，煅牡蛎三钱，麦门冬三钱，酸枣仁三钱，广皮八分，冬虫夏草钱半，加佛手柑四分。

左　中虚气弱，脾经生痰，致上焦肺气不肃，吐咯颇艰，甚则气逆似喘；小便不禁，寐则口角流涎，肢冷指麻，腿膝弱而艰步，言钝神呆；舌白中黄，脉左寸细弱，右寸关沉滑。正虚邪盛，恐其变端。拟方以冀神清为幸。

於术钱半，半夏钱半，远志钱半，茯苓三钱，橘红八分，牡蛎三钱，炙甘草四分，桂枝五分，川贝母二钱，加菖蒲钱半，郁金钱半。

陈　四十八岁，壬申五月十五日。
哮咳，脉弱。当用补摄。
潞党参二钱，麦门冬二钱，炒苏子三钱，炙甘草四分，款冬花钱半，煅瓦楞子三钱，原生地三钱，五味子四分，广陈皮一钱，茯苓二钱，加胡桃（杵）两枚，水姜一片。

陈　十五岁，癸酉九月十三日巳刻。
杂食伤中，哮咳气逆，多痰，脉细数。关金水交困。先宜理肺。切忌生冷。
潞党参钱半，原生地四钱，麦门冬二钱，炒苏子三钱，款冬花钱半，五味子五分，煅瓦楞四钱，白茯苓二钱，枸杞子二钱，旋覆花（绢包）钱半，炙甘草四分，广陈皮一钱，加水姜二片。

左　哮咳多痰常发，腰背酸楚，脉细数无力。当从肝肺滋化。营分久亏，调理非易也。炎令最宜节养。
生黄芪二钱，中生地三钱，生甘草四分，款冬花钱半，肥玉竹二钱，广陈皮八分，地骨皮钱半，瓦楞壳三钱，天花粉三钱，炒苏子钱半，桑白皮三钱，加盐水炒竹茹钱半，藕节四枚。
复诊：哮咳，痰滞艰出，脉细软无力。由肺气不摄。此方接服。节劳为要。
潞党参二钱，北沙参三钱，中生地三钱，款冬花钱半，炒苏子钱半，煅瓦楞壳三钱，白前钱半，生甘草四分，广陈皮八分，佛手柑八分，肥玉竹二钱，冬虫夏草二钱，加枇杷叶（去毛）二片。

左　劳倦，哮咳久作，气逆，脉涩。肺肾已枯，衰年调理非易也。
潞党参二钱，白茯苓三钱，炒苏子钱半，五味子三分，炮黑姜四分，焦冬术二钱，炙甘草四分，枸杞子三钱，款冬花钱半，广陈皮八分，佛手柑八分，煅瓦楞子三钱，加旋覆花钱半。

左　哮咳，脉芤弱。法当补摄。
潞党参二钱，炒苏子钱半，原生地三钱，煅瓦楞子三钱，广皮八分，麦冬三钱，款冬花钱半，五味子三分，白茯苓三钱，炙甘草四分，加胡桃肉（打）两枚，水姜二片。

左　气虚，哮咳，脉芤，神困。当从肺肾滋养。
炒党参二钱，原生地三钱，款冬花钱半，桑白皮二钱，生鳖甲三钱，广皮八分，麦门冬三钱，炒苏子钱半，干百合三钱，煅牡蛎三钱，象贝母三钱，生草四分，加银杏（打）三枚。

左　气虚，哮咳时作，脉细无力。难以取效也。
炒党参二钱，款冬花钱半，象贝母三钱，五味子三分，广皮八分，旋覆花钱半，麦门冬三钱，炒苏子钱半，山萸肉钱半，炒干姜四分，炙甘草四分。

左　向有哮咳，近因疟后时发，虚热多汗，痰塞，脉细数。暂从疏化。
生黄芪钱半，炒枳壳钱半，炒黄芩钱半，山楂炭三钱，佛手柑五分，广陈皮八分，制首乌三钱，真神曲三钱，生鳖甲三钱，炒青皮钱半，茯苓三钱，生甘草四分，炒柴胡五分，加姜汁炒竹茹钱半。

（《何鸿舫医案》）

也是山人医案　清·也是山人

杨五六　久病痰哮，深秋复发。急宜

温通。

川桂枝一钱，橘红一钱，杏仁一钱，制麻黄七分，茯苓二钱，淡干姜二钱，炙甘草四分。

凌六一　阳衰痰哮，气喘背寒。拟温通法。

粗桂枝一钱，制麻黄五分，炙甘草五分，杏仁三钱，橘红一钱，茯苓三钱，淡干姜一钱，五味子一钱五分。

程八岁　咳嗽气喘，小溲亦稀，肺气不降所致。

桑皮一钱五分，杏仁三钱，猪苓一钱，甜葶苈五分，大腹皮一钱五分，泽泻一钱，厚朴一钱，茯苓皮一钱五分，川通草一钱。

杨七八　望八高年，吸音甚促，身动即喘，兼有痰嗽，暮剧，晨汗，小便短数。此属肾液正枯，元海生气亦少，气散失纳所致。

熟地四钱，北五味一钱，芡实二钱，萸肉炭二钱，炙甘草五分，山药二钱，茯神二钱，紫衣胡桃肉五钱，补骨脂八分。

许三九　肾不收纳，阴虚喘呛。

熟地四钱，萸肉二钱，湖莲三钱，清阿胶二钱，山药二钱，芡实二钱，茯神一钱，淡菜胶二钱。

陈五八　春阳萌动，在更余时气逆上升。脉右寸滑软，左脉细涩。缘喘症在肺为实，在肾为虚，肺主出气，肾主纳气，肺肾并衰，出纳无权，痰色瘀紫，亦气馁少液。拟方候裁。

熟地四钱，北沙参三钱，紫石英（煅研）三钱，元武板（炙）三钱，怀牛膝（盐水炒）二钱，抱木茯神，拣麦冬（去心）一钱五分，

真川贝（去心，研）二钱，人参（另煎冲）五分。

沈妇廿八　唇裂频呕，口干头痛，不寐足冷，左胁向有瘕聚，便秘，胸腹热炽，面色黄，脉左关弦大，右寸搏大，此属温燥内郁。喉间呼吸有声，是症虽属痰喘之象，但麻黄一味大谬。议喻嘉言清燥救肺汤合肺肝之治。

霜桑叶一钱，生石膏三钱，白蒺藜二钱，鲜生地五钱，杏仁三钱，石决明三钱，拣麦冬三钱，生甘草二分，大麻仁一钱五分，加鲜枇杷叶（去毛，蜜炙）二张。

又　呕频稍减，唇裂退。

霜桑叶、炒石膏、拣麦冬、真阿胶、杏仁、白蒺藜、制洋参、鲜生地、生甘草、加枇杷叶三钱。

又　呕大减。润肺燥，益肝液。

鲜枇杷叶、北沙参、紫石英、白蒺藜、真川贝、真阿胶、甜杏仁、拣麦冬、炙鳖甲、霍山石斛、黑芝麻。

又　呕减，潮热，咳乃胀痛，肝脉仍弦，大便秘，肺胃衰，肝阴亏，肝火上越。

紫菀草一钱，拣麦冬三钱，白蒺藜二钱，甜杏仁三钱，紫石英五钱，郁李仁，真石斛二钱，真阿胶二钱，咸苁蓉五钱，鲜枇杷叶三钱，小川连三分。

（《也是山人医案》）

王仲奇医案　王金杰（晚号懒翁）

陆　南市　七月初十日　年前由泻而痢，脾肾元阳不振，肌肉渐瘦，肢酸乏力，不耐烦劳，喜暖恶寒，感凉则腹笥作痛，大便非温润不畅，脉濡弦。当以温下。

淡苁蓉三钱，巴戟天二钱，益智仁一钱，淫羊藿二钱，全当归（小茴八分同炒）三钱，补骨脂（炒）二钱，九香虫（炒）一

钱二分，沉香曲（炒）钱半，葫芦巴钱半。

二诊：八月初四日。肺主气，呼吸出入，痰液之分泌皆属于肺，气候忽热忽凉，肺气卫外不力，痰得壅逆于上，咳嗽旧恙又作，痰多，喉间有声，脉弦滑。恐渐入哮嗽痼疾，且以温药和之。

法半夏钱半，甘草（淡干姜四分同杵）八分，杏仁（去皮尖）三钱，佛耳草（布包）钱半，玉苏子二钱，百部（蒸）八分，射干一钱，桑白皮（炙）钱半，款冬花（炙）钱半，茯苓三钱，生苡仁三钱。

宋右　闸北　咳嗽，哮闭，喘急，呼吸紧迫，喉间有水鸡声，卧难安枕，脉濡弦。痰沫壅逆，肺布叶举，姑以温药和之。

麻黄（泡，去上沫，炙）、杏仁（去皮尖）、茯苓、淡干姜、甘草（前二味同炒）、紫菀（蒸）、桑白皮（炙）、鼠粘子（炒）、制川朴、马兜铃（炙）、法半夏、莱菔子（炒）、射干。

二诊：咳嗽、哮闭、喘息见瘥，呼吸较畅，卧得安枕，脉濡滑而弦。肺恶寒，仍以温药和之。

麻黄（泡，去沫，炙）、杏仁（去皮尖）、射干、制川朴、马兜铃（炙）、鼠粘子（炙）、紫菀、款冬花（炙）、百部（蒸）、玉苏子、白前、莱菔子（炒）。

王右　马浪路　痰沫上壅，肺苦气逆，咳嗽气急作闭，甚则卧难安枕，喉痛、头痛均偏着左边，昼轻夜甚，脉弦滑。治以宣豁。

桑白皮（炙）、马兜铃（炙）、紫荆皮、百部（蒸）、款冬花（炙）、鼠粘子（炒）、白前、茯苓、杏仁（去皮尖）、射干、紫菀、金钗斛。

二诊：气急作闭较愈，卧得安枕，咳嗽较减未辍，头痛向安，偏左喉痛未已，经水适来，腰俞作酸，脉濡弦。守原意出入之。

桑白皮（炙）、鼠粘子（炒）、紫荆皮、马兜铃（炙）、款冬花（炙）、紫菀、杏仁（去皮尖）、射干、续断（炒）、泽兰、绿萼梅、茺蔚子（炒）、茯苓。

三诊：头痛向安，气急作闭较愈，卧得安枕，微咳未罢，喉痛作干，左肢胁引痛，口舌黏腻不爽，脉濡滑而弦。保肺清金可也。

海蛤粉（包）、金钗斛、生苡仁、马兜铃（炙）、紫荆皮、白药子、紫菀、款冬花（炙）、射干、天花粉、甘草、鲜青果。

四诊：喉痛较瘥，咳呛、气急作闭、左肢胁引痛均已见愈，卧得安枕，食欲较启，惟右腿肢仍然清厥，脉濡弦。守原意为之。

海蛤粉（包）、金钗斛、紫荆皮、山豆根、怀山药、生苡仁、杏仁（去皮尖）、紫菀、冬虫夏草、茯苓、罂粟壳、十大功劳。

郑　石路·黟县　初诊（佚）。

二诊：八月十九日。咳嗽、哮闭见瘥，呼吸稍畅，卧得安枕，惟晨起尚觉痰壅欠适，左肢吸气引痛，顽痰濡滞未清，仍守原意为之。

鹅管石（煅透）一钱，杏仁（去皮尖）三钱，甜葶苈（隔纸炒）一钱二分，玉苏子二钱，射干一钱二分，鼠粘子（白芥子八分同杵）钱半，金沸草（布包）三钱，桑白皮（炙）钱半，佛耳草（布包）钱半，马兜铃（炙）钱半，麻黄根四分，丝瓜络带子三钱。

三诊：八月廿九日。咳嗽、哮闭时愈时发，日来咳痰又觉不爽，左肢胁引痛，卧难安枕，晨起脘中难过，纳食胸脘中亦不适。仍以宣气豁痰，泻肺降胃。

鹅管石（煅透）一钱，杏仁（去皮尖）三钱，甜葶苈（隔纸炒）一钱二分，玉苏子二钱，金沸草（包）二钱，桑白皮（炙）钱半，鼠粘子（白芥子八分同杵）钱半，化橘红一钱，佛耳草（包）钱半，莱菔子（炒）一钱，麻黄根四分，茯苓三钱，射干一钱二分。

四诊：九月初七日。左肱胁引痛向愈，痰壅肺实未瘥，咳嗽，哮闭，卧难安枕，喉间痰黏不爽，自闻气味恶浊，神疲，鼻窍不爽。仍以泻肺豁痰可也。

鹅管石（煅透）一钱、杏仁（去皮尖）三钱、甜葶苈（隔纸炒）一钱、桑白皮（炙）钱半、款冬花（炙）钱半、马兜铃（炙）钱半、鼠粘子（炒）钱半、莱菔子（炒）一钱、佛耳草（布包）钱半、百部（蒸）八分、玉苏子二钱、赖橘红一钱、射干一钱、白果肉（炒，去壳）六枚。

五诊：九月十七日。痰壅肺实，咳嗽哮闭，鼻息不爽，卧难安枕，午后呼吸稍觉舒畅，脉弦滑。乃以宣肺豁痰。

鼠粘子（白芥子六分同杵）钱半、百部（蒸）八分、杏仁（去皮尖）三钱、桑白皮（炙）钱半、甜葶苈（隔纸炒）一钱、款冬花（炙）钱半、北细辛二分、赖橘红八分、玉苏子二钱、莱菔子（炒）一钱、射干一钱二分、佛耳草（包）钱半、麻黄根四分。

李君　五月初九日　肾间动气为生气之本，三焦之源，阴阳翕辟存乎此，呼吸出入系乎此。肾气怯弱，气不运痰，而饮食入胃以传于肺，又酿痰而不生血，肾失固纳，肺苦气逆，病机日深，元气日乏矣。咳嗽，喘息，痰胶腻难出，交睫即梦梦忽忽，肢指掣动如瘛疭之状，脉濡滑，浮取尚盛，重取则微，右部三五不调，偶有代象，精神不振，元气欲离，何恃而无恐？兹拟纳肾气以运痰，肾气稍振，自能使痰活动，然而难矣。

冬虫夏草一钱二分、鹅管石（煅透）一钱、远志肉（炙）一钱、海蛤粉（包）四钱、参贝陈皮一钱、银杏肉（炒去壳）六枚、茯苓三钱、金钗斛三钱、百部（蒸）八分、蛤蚧尾（刮鳞，炙，研末吞）六分、罂粟壳钱半、款冬花（炙）钱半。

二诊：五月十二日。纳肾气以运痰，肾气稍振，痰稀且少，气逆喘息较安，惟精神仍然虚弱疲敝，欲眠交睫仍梦梦忽忽，指瘛肢疚，脉濡滑而弦，左右相等，惟右尺重按稍觉空大，肾命精气仍怯。精、气、神，为人身三奇，乃生生之本，衰怯不振非一朝一夕之故，其渐久矣。溲长而多，亦属下虚。证、药虽云相安，但真元已惫，非外因时邪可比，不能以稍减即谓险岭已过也，仍拟原意出入之。

远志肉（炙）一钱二分、罂粟壳钱半、鹅管石（煅透）钱半、左牡蛎（煅，先煎）三钱、海蛤粉（包）三钱、银杏肉（炒，去壳）六枚、冬虫夏草一钱二分、参贝陈皮一钱、怀牛膝（炒）二钱、淮芪二钱、茯苓三钱、金钗斛三钱、蛤蚧尾（刮鳞，炙，研吞）六分。

程　太平坊　七月廿九日　望七年岁，阳明脉衰，宗气怯弱，气不运痰，痰壅于上，为咳嗽、痰多、喘急，头脑如蒙，小溲夜频，脉弦滑。治以运气豁痰，宣肺纳肾。

远志肉（炙）一钱、鹅管石（煅透）一钱、海蛤粉（包）三钱、银杏肉（炒，去壳）六枚、法半夏钱半、益智仁一钱、罂粟壳钱半、冬虫夏草一钱二分、参贝陈皮一钱、佛耳草（包）钱半、款冬花（炙）钱半、百部（蒸）八分。

二诊：八月廿八日。望七年岁，阳明脉衰，宗气怯弱，元海失固，咳嗽痰多喘急，小溲夜频，心有余，力不赡，行动维艰，指臂亦不肯受驱使，脉弦滑。仍以纳肾调元，益气运痰。

海蛤粉（包）三钱、远志肉（炙）一钱、鹅管石（煅透）一钱、款冬花（炙）钱半、金钗斛二钱、赖橘红一钱、巴戟天钱半、胡桃肉（补骨脂钱半同炒）钱半、罂粟壳钱半、百部（蒸）一钱、冬虫夏草一钱二分、蛤蚧尾（刮鳞，炙，研，分吞）三分。

三诊：九月十四日。痰嗽喘急较安，精

神稍振，纳食略强，惟足膝仍然酸软，乏力步趋，脉弦滑。仍以纳肾调元，益气运痰。

海蛤粉（包）三钱，远志肉（炙）一钱，鹅管石（煅透）三钱，鹿角（煨）钱半，金钗斛二钱，菟丝饼三钱，潼沙苑三钱，冬虫夏草一钱二分，巴戟天钱半，金毛脊（炙）一钱，罂粟壳钱半，胡桃肉（补骨脂钱半同炒）钱半，蛤蚧尾（刮鳞，炙，研细末吞）三分。

（《王仲奇医案》）

孙采邻医案　　清·孙采邻

孙妪舟人　素有咳喘症，交冬更甚，肺俞畏寒，喘咳频增，闻烟酒则愈咳。年五旬又四，交冬即发者，贫妇不免单衣食薄，舟中又不能避风寒，所以咳无停，而常有畏寒兼喘之势。欲求方愈疾，而又惜费。余怜其贫苦，而想一省便简易之方以应之。药虽平淡，实有至理存焉，因识之。

生白果肉（去心、衣）二十一粒，胡桃肉（连皮用）两枚，冰糖五钱，鲜生姜一钱五分。

四味共捣，极烂。用滚水冲服，连渣齐饮，每早晚各饮一服，无间。

按：是方也惟外感风寒而致身热头疼。鼻塞喘咳者，则禁服。竹亭再识。

遵法服之五日，不第喘咳止，而畏寒之势顿平矣。后偶遇寒冷，劳力复发，如法行之，一服而止。予乃一时之灵机，竟成千古之秘方。

（《竹亭医案》）

王堉医案　　清·王堉

里中武庠杨乐斋之二嫂，廿余而寡，抚一子，人颇精强，一切家政，皆经其手，诸妯娌不及也。然郁郁独居，肝气时作，发则喘咳交臻，呻吟不食，如此者经年矣，延医

数辈皆以痨瘵论。壬戌春，病复发。卧床月余，阖家无可措手。杨邀余视之，诊其左关滑数，右寸关俱甚。乃告之曰：此气郁停痰，并非痨症。前必多服补药，因而增剧，万勿为虑，药不十剂，保无恐矣。乃以平胃、二陈、四七汤合进之，药入口才刻许，膈间漉漉作声，顿觉宽展。二帖后，喘咳息，而食少进。家人皆惊其神，以为痊愈，遂停药。余亦忘之，未过三日病又作。又延余视，诊之，脉少衰，而滑数未改。因问服几帖？以二对。告曰：二帖路已开，病未愈，少亦须四服，但得大解胶黏秽物，则全去矣。不必易方，宜照前服之，三日后再见也。病者听之，越日晨起，暴下恶物数次，食大进，喘咳皆归乌有。更告以香砂六君子丸调摄之，尤当稳固，而其家皆淡漠，不知听之否也。倘调养不善，恐明春再作也。

（《醉花窗医案》）

顾恕堂医案

陈某，哮发三载，每于隆冬而发。上焦积饮泛溢，极难除根。

小青龙汤

复诊：哮发三载，虽缓，积饮未除。

苏子、旋覆、橘红、款冬、白果、杏仁、半夏、前胡、海石、竹茹。

（《横山北墅医案》）

红杏村人医案　　清·红杏村人

沈左　暑夜露眠，裸体贪凉，酣睡骤遭阵雨沾背，致令寒邪深入肺俞，咳嗽喘逆，捧腹抬肩，玄府紧闭，汗出不畅，脉浮数舌白，口渴，病情极难图效。勉拟开鬼门，肃肺金，冀免喘脱。

麻黄、杏仁、粉草、前胡、桑白皮、款冬、苏梗、芦根、丝瓜络。

又复　昨幸得汗颇畅，咳喘顿平，谷食增旺。因起居失慎，感受新凉，兼之风湿相搏，偏体肢节疼痛不能转侧，肩臂伸举艰难，脉弦苔白。姑议疏风理湿，佐以通络。

秦艽、防风、独活、白蒺藜、豆卷、山栀、桑枝、木瓜、苡米、丝瓜络。

濮左　喘出乎肾，关乎肺。肺为主气之标，肾为纳气之本，本虚标实，咳喘并作，脉弦滑数。舌白边红。上实下虚，最易喘脱。

旋覆、代赭、沙参、苏子、莱菔子、白芥子、川贝、橘红、蛤壳、杏仁、芦根。

又复　咳喘必由肺肾，肾为本而肺为标。急则先治其标，缓则宜治其本。今诊脉左弦细，右浮滑数，舌色边尖红根转黄糙。中脘痹痛，倚息不得卧下。痰随气升，气因痰阻，深虑昏喘而脱，勉仿清燥救肺法。

羚羊、沙参、麦冬、枇杷叶、杏仁、川贝、桑皮、蒌霜、茯神、五味。

又复　温邪必先犯肺，肺气膹郁，咳而且喘，加以痰浊上干，扰动膻中，膻中为气之海，上通于肺，下达于肾。兹以痰气交阻，失其清旷之常，其气有升无降，是以喘逆不能卧也。欲平其喘必先顺气，欲顺其气必先涤痰。痰清气降，息息归元则喘自平矣。

沙参、麦冬、五味、海浮石、川贝、竹沥、补骨脂、胡桃、蛤壳、蒌霜、青铅。

汤左　积年哮喘频发益剧，倚卧不能着枕，喉间呼吸有声。窃惟喘逆虽出于肺，其源实本乎肾，是肾为本而肺为标也。诊脉右部浮滑带弦，左尺独见细弱，足征肺气散越，肾乏摄纳而成上实下虚之象。治宜肃肺以宣其标，纳肾以固其本。

参地、麦冬、补骨脂、胡桃肉、女贞子、川贝、甜葶苈、蛤壳。

又复　肺为娇脏，不耐寒喧，一有感触则咳喘并作，必俟所入之邪宣泄无遗，痰消气顺，始能息息归元。是以古人治法专以清润通降为主也。

鲜沙参、麦冬、瓜蒌霜、川贝、茯苓、杏仁、知母、生蛤壳、枇杷叶。

（《医案》）

费绳甫医案　清·费绳甫

山西任静斋　患呛咳气喘，诊脉细弦。系肾阴久虚，肝阳上灼肺阴，清肃无权。法当育阴制阳。

北沙参四钱、生杜仲三钱、女贞子三钱、白芍一钱五分、甘草五分、大生地三钱、川贝母三钱、瓜蒌皮三钱、川石斛三钱、杏仁三钱、冬瓜子四钱。

连服十剂，病乃霍然。

安徽余仲庚　先受风而后受寒，咳嗽气急，喉有痰声，脉来浮弦。治必泄邪肃肺。

苏梗一钱五分、牛蒡子一钱五分、苦杏仁三钱、瓜蒌仁三钱、橘红一钱、甘草四分、冬瓜子四分。

连服二剂而愈。

南京蒋寿山　发热咳嗽，烦躁难以名状。余诊脉弦滑，邪热挟痰，销铄肺津。治必生津泄邪，清热豁痰。

香豆豉三钱、黑山栀一钱五分、冬桑叶一钱、天花粉三钱、象贝母三钱、瓜蒌皮三钱、冬瓜子四钱、鲜竹沥二两、薄荷叶一钱。

进两服，热退躁止，惟咳嗽、口干引饮，苔黄溲赤。此邪热外泄，而痰热未清也。前方去豆豉、山栀、薄荷，加石斛三钱、竹茹一钱五分、梨五片。进两剂，口干引饮、苔黄溲赤皆退，惟咳嗽尚未止。痰热虽化，肺津暗耗，清肃无权。前方去桑叶、象贝、竹沥，加南沙参四钱、川贝母三钱、杭菊花一钱半。连进三剂，霍然而愈。

常州瞿梅阁　咳嗽哮喘，举发无常。甚则喉际痰声漉漉，寝食俱废。诊脉沉细而弦。风寒挟痰饮阻肺，清肃之令不能下行。

薄橘红一钱，云茯苓二钱，制半夏一钱五分，苏子三钱，紫菀一钱，杏仁三钱，苡仁三钱，当归二钱，煨姜二片，大枣两枚。

服六十剂而霍然。

四川倪太令淑　素精医理。因公来沪，事多烦劳，咳嗽气喘，夜难平卧。请医投以补肾纳气，不应。更医用通阳涤饮，病转剧。口渴引饮，大便溏泄。倪氏年近古稀，自觉支持不住，延余诊之。脉来沉滑。此痰热销铄肺阴，肃降无权。补肾纳气，滋腻未免碍痰；通阳涤饮，辛温反助火劫阴。火盛灼津，津枯失润。乃以生梨切片频进。

北沙参三钱，川贝母三钱，瓜蒌皮三钱，川石斛三钱，生甘草四分，生白芍一钱五分，甜杏仁三钱，冬瓜子四钱，鲜竹沥二两。

连服三剂，口渴便泄已止，咳喘渐平，卧能着枕。前方加海浮石三钱、荸荠五枚。再服二剂，咳嗽气喘皆平，夜寐甚安。前方去竹沥，加吉林人参须一钱、淡竹茹一钱，进服六剂，眠食俱佳，精神振作而愈。

溧阳洪瑞初之夫人　咳嗽哮喘，喉际痰声漉漉，口渴引饮，夜坐凭几而卧。诊脉弦滑洪大。此痰火销铄肺阴，肺气肃降无权。辛温祛寒涤饮，反为痰火树帜而劫肺阴。

梨汁、荸荠汁、芦根汁、冬萝卜汁、鲜竹沥。

上药隔汤炖温，连进二次，喘咳皆平，即能平卧。

南沙参四钱，川贝母三钱，瓜蒌皮三钱，甜杏仁三钱，苡仁三钱，冬瓜子四钱，

海浮石三钱，鲜竹茹一钱。

服五剂，口渴止而病若失。

孟河都司刘文轩之太夫人　发热，汗出不解，咳嗽气喘，苔黄带灰，胸腹胀痛，势濒于危，急延余诊。脉来沉滑。此痰滞交阻，肺胃失肃降之权，非攻下不可。

礞石滚痰丸五钱　淡姜汤送下。

服后大便即行，热退痛止，喘咳皆平。太夫人性不喜药，以饮食调养而安。

徽州曹君物恒　略受外邪，而不自觉。医用补药数剂，遂发热喉痛，口干胁痛。予诊脉浮弦，邪热自气灼营，法当清透。

牛蒡子一钱，薄荷一钱，马勃八分，蒌皮三钱，桑叶一钱五分，连翘一钱五分，丹皮二钱，象贝母三钱，甘草五分，竹叶三钱。

连进两剂，汗出热退，喉痛胁疼皆止，邪从汗解。惟津液暗亏，口干便结，不思饮食，夜不成寐。用甘凉益胃而安。

南沙参四钱，麦冬三钱，白芍一钱五分，石斛三钱，天花粉三钱，茯神二钱，生谷芽四钱，生甘草五分。

淮安任守谦　咳嗽痰多，脘懑作吐，举发无常。进辛温发散，病益剧。肺俞穴畏寒，必须棉裹。诊脉沉细而弦。前因发散太过，肺胃气液皆虚，湿痰阻气，肃降无权。治必培养气液，兼化湿痰，方能奏效。

吉林参须五分，北沙参四钱，燕窝根一钱五分，川贝母三钱，紫菀一钱，橘红一钱，枳壳一钱，海浮石三钱，杏仁三钱，冬瓜子四钱，红枣五枚。

服两剂，颇效。连服十剂，遂愈。

东台石品山　患咳嗽哮喘，喉际痰声漉漉，举发无常。发时自觉胸脘热盛，心烦不安。苔黄口干，脉来滑大。此痰火销铄肺阴，

清肃无权。辛温逐饮，反劫阴液而助痰火，所以遍治无功。

沙参四钱，麦冬二钱，豆豉二钱，象贝母三钱，蒌皮三钱，杏仁三钱，石斛三钱，冬瓜子四钱，竹茹一钱，竹沥一两。

进八剂，有卓效。前方加女贞子三钱、杜仲三钱。二十剂痊愈。

浙江朱竹石之夫人　病咳嗽气喘，难以平卧，心烦懊侬，脘闷口腻，饮食少进，面浮腿肿，夜不成寐，势极危险。延余往诊，脉来洪大弦数。气液皆虚，肝阳上亢，挟素蕴之痰湿，阻塞肺胃，肃降无权。法当培养气液，清肝化痰。

吉林人参须一钱，西洋参一钱半，杜仲三钱，茯神二钱，川贝母三钱，枳壳一钱，瓜蒌皮三钱，女贞子三钱，杏仁三钱，白芍一钱半，牡蛎四钱，龙齿二钱，冬瓜子四钱，竹茹一钱。

进二剂，肝阳上亢之势渐平，心烦懊侬已止，夜能安寐。照前方加石斛三钱、梨五片、荸荠五枚。大便畅行，痰从下泄，肺胃肃降，喘咳皆平，夜能平卧，饮食渐进，面浮腿肿渐消。

照前方加毛燕三钱，调理半月而康。

（《费绳甫医话医案》）

曹沧洲医案　清·曹沧洲

某左　肾气不摄，肺气不降，夜热，腰腿酸软，咳逆痰吐如沫，近日外症稍好，即守前意增损。

北沙参一钱半，麦冬（去心）一钱半，白芍一钱半，沙苑（盐水炒）一钱半，大熟地（海蛤粉炒）七钱，川贝三钱，甘草炭四分，川断三钱，紫石英（煅）五钱，甜瓜子五钱，朱茯神四钱，料豆衣加玉蝴蝶七张。

某左　病久阴阳并亏，无藏不虚，近日所最虑者，肾不纳，肺不降，浮阳上越，痰不化，自汗不已，气急不止，自觉胸闷不能饮食，约已六昼夜不能合目，病情危急已极，而又大便不实，畏热作躁，脉虚数，藏失所司，理之非易。

大熟地一两（切小块，急火煎四五十沸，去渣），蛤蚧尾（盐水炙，以汤煎药）一对，左牡蛎二两，抱木茯神六钱，苍龙齿五钱，南沙参四钱，海浮石五钱，怀山药五钱，紫石英五钱，川贝（去心）三钱，紫河车根五钱，甘草炭一钱半。

某左　肺虚久喘动肾，胃家痰热上亢，气急痰嘶，神识迷蒙，舌糙燥无津，气不至口，燥中无阳故不渴，脉至数不匀，肢振，病深药浅，不易立方。

鲜霍斛、左牡蛎、玄参、海浮石、西洋参、紫石英、川贝、竺黄片、生地炭、河车根、盐半夏、茯苓。

某右　温邪包裹肺气，咽间哮紧，音哑极，舌白口腻，畏寒。《经》曰：形寒饮冷则伤肺，以肺恶寒也。拟宗六安煎法治之。

苏叶一钱，蝉衣（去足）七分，陈皮一钱，生米仁三钱，白杏仁（去尖）四钱，牛蒡三钱，宋半夏一钱半，冬瓜子五钱，象贝（去心）四钱，赤芍三钱，生蛤壳一两，通草一钱，紫菀（生）一钱。

某幼　童哮积久，大便溏泄，质小病深，理之不易。

苏子一钱半，陈皮一钱，茯苓四钱，紫菀（蜜炙）一钱半，干菖蒲四分，泽泻三钱，白杏仁（去尖）三钱，象贝（去尖）四钱，漂白术一钱半。

（《吴门曹氏三代医验集》）

曹南笙医案 　曹南笙

某左　远客路途，风寒外受，热气内蒸，痰饮日聚，藏于络脉之中，凡遇风冷或曝烈日或劳碌形体，心事不宁，扰动络中夙饮，饮泛气逆咳嗽，气塞喉底胸膈，不思食物，着枕呛吐稠痰，气降自愈，病名哮喘伏饮。

小青龙汤去细辛。

某右　宿哮肺病，久则气泄汗出，脾胃阳微，痰饮留着，有食入泛吐之状。夏三月，热伤正气，宜常进四君子汤以益气，不必攻逐痰饮。

四君子汤。

某左　饮邪泛滥喘咳，头身摇动，喘逆不平。食则脘中痞闷，卧则喘咳不得息，肺主出气，肾主纳气；二藏失司，出纳失职。议早进肾气丸三钱，以纳少阴；晚用小青龙法涤饮，以通太阳经腑。此皆内饮治法，与乱投腻补有间。小青龙去麻、辛、甘、芍，加茯苓、杏仁、大枣。

某右　初诊：脉弦坚，动怒气冲，喘急不得卧息。此肝升太过，肺降失职，两足逆冷，入暮为剧。

仲景越婢法。

二诊：左胁冲气使喘，背上一线寒冷直贯两足，明是肝逆夹支饮所致。

金匮旋覆花汤法。

某右　劳烦哮喘是为气虚。肺主气，为出气之脏，气出太过，但泄不收，则散越多喘，是喘症之属虚。故益肺气药皆甘，补土母以生子。若上气散越已久，耳目诸窍之阻，皆清阳不司转旋之机，不必缕治。

人参建中汤去姜。

某左　望八之年，因冬温内浸，遂致痰嗽暮甚。诊脉大而动搏，察色形枯汗泄，吸音颇促，似属痰阻，此乃元海根微，不司藏纳，神衰呓语，阳从汗出，最有昏脱之变。古人老年痰嗽喘症，都从脾肾主治，今温邪扰攘，上、中二焦留热，虽无温之理，然摄固下真以治根本，所谓阳根于阴也。

熟地炭、胡桃肉、牛膝炭、车前子、云茯苓、青铅。

某右　先寒后热，不饥不食，继浮肿喘呛，俯不能仰，仰卧不安。古人以先喘后胀治肺，先胀后喘治脾。今由气分膹郁致水道阻塞，大便溏泄不爽，其肺气二肠交阻，水谷蒸腐之湿横趋脉络，肿由渐加。

肺位最高主气，为手太阴脏，其体恶寒恶热，宜辛则通，微苦则降，若药气味重浊，直入中下，非宣肺方法，故手经与足经大异。

麻黄、苡仁、茯苓、杏仁、甘草。

某左　疮毒内攻，所进水谷不化，蒸变湿邪，溃于经隧之间，不能由肠而下，膀胱不利，浊上壅遏，肺气不降，喘满不堪着枕，三焦闭塞，渐不可治。议用中满分消之法，必得小便通利方可援救。

葶苈、杏仁、桑皮、厚朴、猪苓、通草、大腹皮、茯苓皮、泽泻。

（《吴门曹氏三代医验集》）

陈良夫医案 　陈良夫

许妻　生痰之源有二，脾与肾也。痰沫稀薄味咸，咳呛气逆，动则喘息，脉细滑，舌碎苔薄白。此肺气先虚，肾水亦乏使然，宜清上益下法。

生地炭、制女贞、杏仁、紫石英、款冬花、蛤壳、怀牛膝、川柏、黛灯心、川贝、紫菀。

张男　肾与膀胱为表里，同司下焦，肾者主蛰，封藏之本，精之处也；膀胱者，州都之官，津液藏焉，水泉不止者，乃膀胱不藏也。阴精所奉其人寿，阴阳离决，精气乃绝，此皆《内经》之要旨，为治病之准的也。平素遗溺，肾气之虚，不言可喻，近复气升欲喘，动则更甚，神思恍惚，形瘦神疲，手指时有抽搐，舌绛苔花，上罩灰色，脉来细数。拙见阴精大亏，下焦失纳，虚阳亢而化风浮越，水火失于交济，肺肾不相接续，阴与阳已有离决之虞。高年之体，脏气已衰，恐草木之功，未可挽回造化矣。

霍石斛、冬青子、玄参心、辰麦冬、煅龙齿、龟甲胶、生石决、五味子、山萸肉、熟地、吉林参须。

沈男　初诊：肺气以下行为顺，上升为逆。始起胸膈痞痛，渐至气喘痰鸣，胁腹亦觉不舒，咳呛，咯痰稀白，脉弦滑，苔浮腻。乃湿聚化痰，阴滞气分，肺金之宣降失司，周身流行之气，亦乖常度，《内经》所谓"诸气膹郁，皆属于肺"是也。若久郁不宣，便成气喘之症，拙拟宣其肺以利其气，化其湿以涤其痰，务使肺得宣降为妙。

旋覆梗、甜葶苈、仙半夏、炙紫菀、细白前、白芥子、光杏仁、象贝母、代赭石、苏子、车前子、白茯苓。

二诊：人之气机，本周行而无滞，湿为阴邪，最能滞气，进理气宣肺，祛湿涤痰之剂，咯去积痰颇多，气逆渐减，胸膈之满闷，亦觉稍舒，惟便下未能通畅，兼有哕恶，脉仍弦滑，舌黄薄腻。拙见肺金失于清肃，升降之气，尚乖常度，祛其有形之痰，利其无形之气，务使周行无滞，斯呼吸平匀则诸疴自退矣，能再加以静摄，尤为妥善。

旋覆梗、象贝母、仙半夏、莱菔子、白

前、光杏仁、代赭石、陈皮、苏子梗、白芥子、滚痰丸。

秋翁　肺气以下行为顺，上升为逆。平素饮酒，湿热必然内盛，久之能化火生痰。痰热内郁于肺，偶伤风寒，遂至咳呛频作，咯痰欠豁，气逆如喘，不得平卧，口时干而喜饮冷，脘闷胁痛，不思纳食，脉来细滑带数，舌苔糙黄，中剥。病已一旬，因留痰不从外出，阻滞肺气，是以润降因之失职，且火郁不宣，尤易伤津，不可不知也，且拟清化肃降肺气之法。

北沙参、鲜石斛、炙紫菀、款冬花、枯芩、炒苏子、细白前、甜葶苈、海浮石、代赭石、炙桑皮、青铅。

周男　声响者谓之哮，气逆者谓之喘，气时喘逆，喉声如锯，胸闷痰黏，吐咯不利，脉滑苔腻，是积痰内涌，肺气失降，治以顺气涤痰。

旋覆梗、炒枳实、光杏仁、熟菔子、煅礞石、炒竹茹、炒苏子、云苓、代赭石、沉香、川朴、葶苈。

（《陈良夫专辑》）

肺气以下行为顺，《经》有谓：气从上逆者，谓之喘。喘证之因，在肺为实，在肾为虚。昔人又谓：有肿后喘者治在脾。据述疮痧之后，遍体浮肿，又复囊大溲涩，原属脾经积湿，下注厥阴，泛溢肌表之候。近日肿势不退，更增喘逆，喉间有声如锯，坐卧均觉不适，小溲不行，按脉沉细滑，苔花腻。拙见是积湿成水，脾气先滞，而肺气又被冲动，失其宣降之常。昔人所谓水气乘肺，即此候也。此为肺喘，而非肾喘，亦属实证，而非虚证。惟喘症虽分虚实，见之均为重候，考下流之水，上出高源，今溲涩不行，则水从何去，而肺气何由而降？目前证象，总期气顺为吉，《内经》本有"急则治标"之旨，爰拟泻肺汤主治，参以通利水道，望其气降溲通，方为佳兆。未识能如原否，候商。

甜葶苈、川贝、杏仁、腹绒、川膝、青铅、煅礞石、藿梗、赭石、槟榔、赤苓、车前。

又　咳不离肺病，肺气以下行为顺，肿喘之后，咳呛不净，气易逆而脉仍滑，疮疖频发。此气分湿痰，肺失顺降，宜理气以化湿痰。

藿梗、赭石、贝母、紫菀、蛤壳、橘红、法夏、云苓、米仁、猪苓、姜茹、冬瓜子。

（《清代名医医案精华·陈良夫医案精华》）

凌晓五医案　凌奂

严左七十二岁，八月　喘逆未平，咯痰欠顺。丹溪谓：上升之气，自肝而出。操劳动肝，肝气横逆扰动痰饮为患，年高病者是非宜也。脉濡滑近弦，舌苔黄腻。治拟平肝降逆，理气豁痰，附方是否，以候高明酌政。

姜制西洋参一钱五分，真川贝二钱，覆花一钱五分，真紫沉水香三分，蛤蚧尾（酒洗，去鳞，焙研极细，分冲）一对，化陈皮（盐水炒软）一钱五分，紫石英（生，打）三钱，丝瓜络三钱，白杏仁三钱，戈制半夏一钱五分，炒白薇三钱，竹沥（淡姜汁一滴和匀分冲）一两。

（《凌临灵方》）

徐渡渔医案　徐渡渔

哮喘久年，痰泛作咳，咳剧辄喘，卧不着枕，作于子丑二时。哮乃肺病，久则虚，涉于肾，肺主出气，肾主纳气，虽然感风辄发，发则气根不立，须自保下真，现在平善保肺摄肾以固气根，庶可御外邪之侵。

大熟地、怀山药、化橘红、大麦冬、海参、云茯神、白杏仁、海蛤壳。

（《徐渡渔先生医案》）

丁甘仁医案　丁泽周

屈左　痰饮咳嗽已有多年，加之遍体浮肿，大腹胀满，气喘不能平卧，腑行溏薄，谷食衰少，舌苔淡白，脉象沉细。此脾肾之阳式微，水饮泛滥横溢，上激于肺则喘，灌溉肌腠则肿，凝聚膜原则胀，阳气不到之处，即是水湿盘踞之所，阴霾弥漫，真阳埋没，羔势至此地步，已入危险一途。勉拟振动肾阳，以驱水湿，健运太阴，而化浊气，真武、肾气、五苓、五皮合黑锡丹，复方图治，冀望离照当空，浊阴消散，始有转机之幸。

熟附子块二钱，生於术三钱，连皮苓四钱，川桂枝八分，猪苓二钱，泽泻二钱，陈皮一钱，大腹皮二钱，水炙桑皮二钱，淡姜皮五分，炒补骨脂五钱，陈葫芦瓢四钱，黑锡丹（吞服）一钱，济生肾气丸三钱（清晨另吞）。

二诊：前方已服五剂，气喘较平，小溲渐多，肿亦见消，而大腹胀满，纳谷不香，咳嗽夜盛，脉象沉弦，阳气有来复之渐，水湿有下行之势，既见效机，率由旧章。

原方去黑锡丹，加冬瓜皮二两，煎汤代水。

三诊：又服五剂，喘已平，遍体浮肿减其大半，腹胀满亦松，已有转机。惟纳谷不香，神疲肢倦，脉左弦右濡，舌虽干，不欲饮，肾少生生之气，脾胃运输无权，津液不能上潮，犹釜底无薪，锅盖无汽水也。勿可因舌干而改弦易辙，致反弃前功。仍守温肾阳以驱水湿，暖脾土而化浊阴。

熟附块五钱，连皮苓四钱，生於术三钱，川桂枝六分，猪苓二钱，福泽泻五钱，陈皮一钱，大腹皮二钱，水炙桑皮五钱，淡姜皮五分，炒补骨脂五钱，冬瓜子皮各三钱，陈葫芦瓢四钱，济生肾气丸三钱（清晨吞服）。

四诊：喘平肿消，腹胀满亦去六七，而咳嗽时轻时剧，纳少形瘦，神疲倦怠，口干欲饮，舌转淡红，脉象左虚弦，右濡滑。脾肾亏而难复，水湿化而未尽也。今拟平补脾肾，顺气化痰。

炒潞党参五钱，连皮苓四钱，生於术三钱，陈广皮一钱，仙半夏二钱，炙远志一钱，炙白苏子五钱，旋覆花（包）五钱，水炙桑皮五钱，大腹皮二钱，炒补骨脂五钱，冬瓜子皮各三钱，陈葫芦瓢四钱，济生肾气丸三钱（清晨吞服）。

五诊：喘平肿退，腹满亦消，惟咳嗽清晨较甚，形瘦神疲，纳谷不香，脉濡滑无力，脾肾亏虚，难以骤复，痰饮根株，亦不易除也。今以丸药缓图，而善其后。

六君子丸每早服三钱，济生肾气丸午后服三钱。

朱左　咳喘十余年，遇感则剧，胸闷纳谷减少，舌苔灰黄，脉象寸浮关弦，素性嗜酒，酒湿生痰聚饮，溃之于肺则咳，肺病及肾，肾少摄纳则喘，上实下虚，显然可见。酒性本热，温药难投。姑宜开其上焦，以肃肺气，斡旋中枢，而纳肾元。是否有当，尚希明正。

蜜炙麻黄三分，光杏仁三钱，仙半夏二钱，薄橘红八分，炙白苏子五钱，象贝三钱，炙桑皮五钱，海浮石三钱，甘杞子三钱，厚杜仲三钱，炒补骨脂五钱，核桃肉（拌炒）二枚。

二诊：咳喘均减，肺金之风邪已去，而多年之痰饮根深蒂固，脾肾之亏虚，由渐而致。脾为生痰之源，肺为贮痰之器。今拟扶土化痰，顺气纳肾，更宜薄滋味，节饮食，以助药力之不逮。

炙白苏子二钱，光杏仁三钱，仙半夏三钱，薄橘红八分，云苓三钱，炙远志一钱，象贝母三钱，水炙桑皮二钱，海浮石三钱，旋覆花（包）五钱，甘杞子三钱，厚杜仲三钱，补骨脂五钱，核桃肉二钱。

三诊：咳嗽已减，纳谷渐香，肺得下降之令，胃有醒豁之机，然嗜酒之体，酒性本热，易于生湿生痰。痰积于内，饮附于外，新饮虽去，宿饮难杜，况年逾花甲，肾少摄纳，故气易升。再拟崇土化痰，肃肺纳肾，亦只能带病延年耳。

南沙参三钱，云苓三钱，怀山药三钱，炙远志一钱，炙白苏子二钱，甜光杏三钱，仙半夏二钱，薄橘红八分，海浮石二钱，旋覆花（包）五钱，甘杞子三钱，厚杜仲三钱，补骨脂五钱，核桃肉（拌炒）二枚。

俞右　暴寒外束，痰饮内聚，支塞于肺，肃降失司，气喘咳嗽大发，故日夜不能平卧，形寒怯冷，纳少泛恶，苔白腻，脉浮弦而滑。拟小青龙汤加减，疏解外邪，温化痰饮。

蜜炙麻黄四分，川桂枝八分，云苓三钱，姜半夏二钱，五味子四分，淡干姜四分，炙苏子二钱，光杏仁三钱，熟附片一钱，鹅管石（煅）一钱。

哮吼紫金丹，另吞，连服二天，两粒。

二诊：服小青龙汤两剂，气喘咳嗽，日中大减，夜则依然，纳少泛恶，苔薄腻，脉弦滑。夜为阴盛之时，饮邪窃踞阳位，阴塞气机，肺胃下降之令失司，再以温化饮邪，肃降肺气。

川桂枝八分，云苓三钱，姜半夏二钱，橘红一钱，五味子四分，淡干姜四分，水炙远志五分，光杏仁三钱，炙苏子五钱，旋覆花（包）五钱，熟附片一钱，鹅管石（煅）一钱。

三诊：气喘咳嗽，夜亦轻减，泛恶亦

止，惟痰饮根株已久，一时难以骤化。脾为生痰之源，肺为贮痰之器。今拟理脾肃肺，温化痰饮。

原方去旋覆花、远志二味，加生白术五钱、炒补骨脂五钱。

胡左　暴感寒凉，内停食滞，引动痰饮，互阻中上二焦，肺胃之气不得下降，哮喘喉有痰声，胸闷呕吐，不能纳谷，身热恶风，有汗不解，苔腻，脉弦滑，此留饮也。拟五苓、平胃，解肌达邪，和胃涤饮。

川桂枝五分，云猪苓各三钱，福泽泻五钱，陈皮一钱，苍术一钱，厚朴二钱，半夏五钱，枳实炭一钱，白蔻仁五分，炒麦芽四钱，莱菔子（炒研）三钱，藿香梗五钱，玉枢丹（开水磨冲服）四分。

复诊：寒热解，哮喘平，呕吐亦减，而胸闷嗳气，不能纳谷，小溲短赤，腑气不行，苔薄腻，脉弦滑，宿食留饮，难以骤化，夜不能寐，胃不和则卧不安。胃以通为补，今拟通胃消滞，和中涤饮。

陈广皮一钱，仙半夏二钱，枳实炭一钱，厚朴一钱，赤茯苓三钱，泽泻五钱，姜竹茹五钱，莱菔子（炒研）三钱，生苡仁四钱，炒谷麦芽各三钱。

文右　旧有痰饮咳嗽，触受风温之邪，由皮毛而上干肺系，蕴郁阳明。饮邪得温气之熏蒸，变为胶浊之痰，互阻上焦，太阴清肃无权，以致气喘大发，喉有齁声，咳痰不出，发热畏风，舌苔腻黄，脉象浮弦而滑。阅前方降气化痰，似亦近理，然邪不外达，痰浊胶固益甚，颇虑壅闭之险。书云：喘之为病，在肺为实，在肾为虚，此肺实之喘也。急拟麻杏石甘汤加味，清开温邪，肃肺涤痰，冀望热退气平为幸。

蜜炙麻黄四分，光杏仁三钱，生石膏（打）三钱，生甘草五分，炙白苏子二钱，

旋覆花（包）五钱，竹沥半夏三钱，水炙远志一钱，炙兜铃一钱，海浮石三钱，象贝母三钱，冬瓜子三钱，活芦根（去节）一尺，淡竹沥（冲服）一两。

二诊：前投麻杏石甘汤加味，已服两剂，气喘已平，身热亦退，佳象也。惟咳嗽痰多，胸闷不思饮食，苔薄黄，脉滑数不靖，温邪已得外达，痰浊留恋上焦，肺胃肃降失司，适值经临，少腹隐痛，挟宿瘀也。今制小其剂，佐入和营祛瘀之品。

炙白苏子二钱，光杏仁三钱，象贝母三钱，水炙桑叶皮各二钱，竹沥半夏二钱，水炙远志一钱，旋覆花（包）五钱，海浮石三钱，炙兜铃一钱，紫丹参二钱，茺蔚子三钱，冬瓜子三钱，干芦根（去节）一两。

（《丁甘仁医案》）

余右　哮喘咳嗽音喑，喉中痰声辘辘，脉象弦滑，新寒引动痰饮，堵塞肺俞，清肃之令不行，症势非轻。姑宜开肺化痰。

旋覆花（包）钱半，净蝉衣八分，嫩前胡钱半，嫩射干八分，光杏仁三钱，炙白苏子钱半，云茯苓三钱，仙半夏二钱，炙远志一钱，象贝母三钱，莱菔子二钱，白芥子（炒不开）钱半，炙款冬钱半，淡竹沥（冲服）一两。

陈左　脉象虚弦而数，舌光苔黄，不能平卧，卧则气逆而喘，心中懊憹恍惚，似中无所主之象。口干不多饮，此少阴阴分早亏，肝阳挟冲气逆肺，肺失清肃之令，咳嗽咯痰不爽，肺燥津液不布为痰也。书云：喘之病在肺为实，在肾为虚喘也。颇虑喘极而汗脱，急宜纳气归肾为主，清燥救肺佐之。

甘杞子三钱，生左牡蛎四钱，青龙齿三钱，南沙参三钱，朱茯神三钱，炙远志一钱，竹沥半夏钱半，川石斛二钱，川贝母二钱，瓜蒌皮三钱，甜光杏三钱，水炙桑叶皮

各钱半，枇杷叶露六两，真珠粉、真猴枣各一分，二味冲服。

二诊：气逆渐平，心悸恍惚，夜寐不安，舌质红绛，脉象虚弦。少阴阴阳两亏，津少上承，肝阳冲气易于上升，心肾不得交通，再宜填补肾阴，以柔肝木，俾得水火既济，阴平阳秘则诸恙渐愈。

大生地四钱，甘杞子三钱，生牡蛎六钱，青龙齿三钱，朱茯神三钱，炒枣仁三钱，五味子四分，怀山药三钱，西洋参钱半，川石斛三钱，大麦冬二钱，川贝母二钱，珍珠粉（冲服）二分，甜光杏二钱，琥珀多寐丸（包）钱半。

王左　肾虚不能纳气，湿痰逗留肺、胃，行动则气急，咳嗽痰多，舌苔白腻，脉象细滑。宜顺气化痰，纳气归肾。

甘杞子三钱，厚杜仲三钱，仙半夏三钱，陈广皮一钱，云茯苓三钱，炙远志一钱，象贝母三钱，炙款冬钱半，旋覆花钱半，沉香片三分，银杏（去皮、壳）七粒，核桃肉（去紫衣）二枚。

（《丁甘仁医案续编》）

江少萱医案　江少萱

倪宗璐先生，前清秀才，才学兼优。庚戌年南洋道南学校聘为校长，校务过劳，致患痰喘，喉间汩汩有声，呼吸不能相续。他医以纯热药投之，反增心下动悸，小水短赤而频。延余往诊，寸口脉滑，尺部细数。谓曰：痰本乎湿，湿久生热，挟下焦水饮上蒸为痰，侵肺作喘。上焦痰饮，下焦湿热，宜止下以治上也，故以附子、半夏降上焦以助阳，阳旺而痰自消；龙骨、牡蛎敛心神以补阴，阴充则动悸自止；又以滑石、茯苓、猪苓、泽泻开其支河，使湿热痰饮尽趋太阳水腑，源流俱清，诸病可愈也。连服二剂，诸

病果皆痊安。以后多食牛肉调理两月，康健如常矣。

（《奇症实验》）

周小农医案　周镇

史姓，忘其年名，住沪南。

病名：湿痹肿喘。

原因：先由湿郁化肿，继则由肿转咳喘，屡治不应，改延予诊。

证候：面浮足肿，腹满有形，更加喘咳痰多。

诊断：脉濡带涩，苔白，据脉症是湿痹不宣，其所以痹而不宣者，由于气窒络瘀也。

疗法：仿前哲五子五皮饮加减，参以通络宣气。

处方：莱菔子三钱，苏子二钱，葶苈子钱半，瓦楞子（煅研）六钱，新绛二钱，旋覆花二钱，大腹皮三钱，橘皮络各一钱，连皮苓四钱，竹沥半夏三钱，代赭石（打）四钱。

先用冬瓜皮子各一两、葱须一钱，煎汤代水。

效果：叠进两剂，陡吐狂血如紫黑块甚多，喘先定，继诊通络宣痹，绛复汤合吴氏宣痹汤（新绛二钱，旋覆花二钱，拌滑石四钱（包煎），光杏仁、竹沥半夏、焦山栀、连翘、赤小豆皮各三钱，生苡仁、晚蚕沙各四钱，汉防己钱半，葱须八分）。服二三剂后，肿亦退，腹宽面浮亦平，肿满因血阻窒有如此。故治肿满病，不但宜理气也。如此重症骤愈于数日之内，即病者亦意所不料。

廉按：此肿而且满，满而转喘之实证，治法方用顺气开痰，通络宣痹，面面顾到，煞费经营，其病之去路，全在陡吐狂血如紫黑块甚多，学者宜注意之。

（《全国名医验案类编》）

贺季衡医案　清·贺季衡

蔡男　去冬呛咳起见，或轻或重，甚则痰鸣气粗，喘息有音，不能平卧，痰难出，舌苔腐白，脉沉细不起。伏风与痰浊久结肺络，随气机而升降，状如哮喘。拟小青龙汤出入，开肺化痰。

麻黄八分，淡干姜八分，姜半夏一钱五分，五味子八分，旋覆花（包）一钱五分，薄橘红一钱，金苏子（炒）三钱，云苓三钱，贡沉香五分，大杏仁三钱，川桂枝八分，姜汁三滴，白果（取汁冲）七粒。

二诊：昨进小青龙汤，哮喘就平，痰出极多，惟仍未能平卧，痰鸣脘闷，右脉较起，舌苔仍腐白。伏风顽痰薄结未化，肺气不利。当守原意进步。

麻黄八分，川桂枝八分，淡干姜八分，大白芍二钱，五味子（炒）八分，北细辛五分，姜半夏二钱，炙甘草五钱，大杏仁三钱，金苏子（炒）三钱，薄橘红一钱五分，姜汁三滴，白果（取汁冲）七粒。

和尚　哮喘十余年，愈发愈勤，月必两发，发则寒热，无汗，咳喘，痰出间或带血，不得平卧，脉浮数，舌红。寒邪包热，肺络日伤之候，铲根不易。

麻黄八分，生石膏八钱，法半夏一钱五分，川桂枝八分，射干二钱，大杏仁三钱，五味子五分，橘红一钱五分，炙甘草五钱，金苏子（包）二钱，姜一片，白果（取汁冲）七粒。

二诊：进大青龙汤，十余年之哮喘大减，寒热亦清，惟发后痰中仍带血，脉细数，舌红，寒邪包热可知。当润肺气，以安血络。

北沙参三钱，青蛤壳五钱，象贝三钱，橘红一钱五分，瓜蒌皮五钱，淡天冬三钱，大杏仁三钱，小蓟炭三钱，桑叶二钱，子芩二钱，白茅花四钱，枇杷叶三钱。

膏方：南沙参四两，蜜桑叶二两，海蛤粉四两，白苏子一两五钱，藕节炭四两，肥玉竹四两，淡天冬三两，枇杷叶二两，大生地五两，海浮石四两，大杏仁三两，瓜蒌皮四两，法半夏一两五钱，云苓三两，旋覆花（包）一两五钱，炒苡仁五两，煎浓汁，入清阿胶二两，再白蜜收膏。

（《贺季衡医案》）

赵文魁医案　清·赵文魁

（宣统十四年）十二月初一日，赵文魁请得老太太脉息：左关沉弦，右寸关滑而近数。肺经有热，留饮不宣，以致胸闷喘促，咳嗽有痰。今拟清肺定喘化痰之法调治。

杏仁泥二钱，川贝（研）二钱，橘红三钱，桑皮（炙）三钱，莱菔炭二钱，瓜蒌四钱，葶苈一钱，酒芩二钱，炙杷叶三钱，前胡三钱，炒栀子三钱，引用竹茹一钱五分。

按：喘息之证，有虚实之分，与肺、肾两脏直接相关。肺主一身之气，以清肃下降为顺，为呼吸之本；肾主纳气，为呼吸之根。实喘多责于肺，由邪气阻滞于肺，肺失宣降，气道不利所致。虚喘多责于肺、肾两脏，病由肺虚日久，殃及于肾，肾失摄纳，气奔于上而起。本案病人脉息，左关沉弦，说明内有停饮，右寸关滑而近数，说明胸膈之处有饮热滞留。痰饮郁热，蕴蓄于肺，肺气不宣则胸闷，气逆于上则咳嗽喘促。病性属实，当以祛邪为治，用清肺定喘化痰蠲饮之法。

方中杏仁消痰润肺，下气止咳定喘。川贝清热化痰，润肺止咳，"能散心胸郁结之气"（《本草别说》）。瓜蒌甘寒润降，清热化痰，利气降浊宽胸。竹茹、枇杷叶，清热化痰止咳，和胃降逆止呕。橘红理气化痰燥湿。前胡下气祛痰，清热散风。桑皮走肺性降，味甘淡，能行肺中痰而利小便，性寒凉能清肺中之火，以为泻肺平喘之用。葶苈辛散苦泄而性寒，功专泻肺中之实而下气定喘。莱菔炭下气化痰而消食除胀。黄芩清肺中之火及上焦实热，栀子清心、肺、三焦之火而导热下行。综观全方，乃针对肺中痰饮热邪而治。

（宣统十四年）十二月初二日，赵文魁诊得二老太太脉息：左关沉弦，右寸关滑而近缓。肺热轻减，痰饮未清，所以喘促轻微，咳嗽尚作。今以理肺止嗽化痰之法调治。

杏仁泥三钱，橘红三钱，法夏三钱，瓜蒌四钱，莱菔炭二钱，葶苈一钱五分，酒芩三钱，前胡三钱，白芥子（炭）一钱，胆草三钱，炒栀三钱。

引用浙贝三钱、知母三钱。

按：经用清肺化痰定喘之法，肺热减，喘促轻，说明药物切中病机。惟痰饮未清，咳嗽仍作，当继用前法变化，加强化痰止嗽之力。

方中杏仁、半夏、前胡，下气化痰，降逆止咳。橘红、莱菔炭，理气化痰止咳。浙贝母、瓜蒌，清热化痰，宽胸散结。葶苈子泻肺行水，下气定喘。白芥子豁痰利气，止嗽定喘。胆草清肝胆湿热。栀子降三焦郁火。知母清肺胃实热，且能"消痰止咳，润心肺"（《日华诸家本草》）。诸药协同，功专力宏，直捣病所，求其速愈也。

赵右，72岁。秋令渐深，肺金行令，肺主一身之气，性喜肃降，肺气不足则肃降力差，中阳虚必少气无力，下肢沉重作肿，喘满不能平卧。益其气兼化湿邪，湿邪化则肿胀自退。当忌盐类。

绵黄芪八钱，西洋参（另煎兑）三钱，杭白芍三钱，炙杷叶三钱，桂枝二钱，白术二钱，防己四钱，茯苓三钱，生姜三片，大枣五枚。

按：肺居上焦，其气以清肃下降为顺，职司一身之气，主通调水道；脾位中土，为气血生化之源，主运化水湿。脾化生精微以充肺，肺肃降气机以助脾。今肺脾两虚，水谷不化精微，则气血亏损，宗气生化乏源，呼吸失助，肌肉失养，故见少气不足以息，体倦无力。水液之代谢，有赖于肺气之通调，脾气之转输，还要靠肾阳蒸腾化气为之主持。患者年愈古稀，肾气必衰无疑，肾气不足，肺气不降，脾气不运，则水湿留聚，水湿流注于下，则下肢沉重肿胀，水气上凌于肺，肺气益不能降，则见喘满不能平卧。治疗当运脾降肺，益气化湿，通阳利水。盐类能伤肾助湿，故在所忌。

方中用大剂黄芪，甘温入脾肺，补气益阳，"内补治虚喘"（《药性论》），利水消肿胀。西洋参苦微甘而气寒，入肺肾而补气养阴清火。白术、茯苓，健脾益气，燥湿利水。炙杷叶降气平喘，化痰止咳。防己苦辛而寒，入肺、膀胱经，善能利水消肿，祛风止痛。用白芍苦酸入肝、脾，养血敛阴，利水缓急。《本经》称其"主邪气腹痛，……止痛，利小便，益气。"桂枝辛温发散，通阳化气，利水消肿。大枣甘温，补脾益气，养血安神以助参、芪。生姜辛温，通阳利水，和胃调中以助苓、桂。二者合用，能调补脾胃，协和诸药。脾气健旺，肺行治节，水道通调，则肿胀自退。

（《赵文魁医案选》）

沈绍九医案　沈湘

刘某，男性，六十余岁，有痰喘旧疾，夏日偶感时邪，高热汗出，喘咳痰多，倚息不得卧，气短不能接续，舌苔白滑，满口黏涎，口渴不欲饮，六脉虚大而数，重按似有似无。当断为下虚痰饮，热伤元气，用益气固肾，佐以清热祛痰。处方：

洋参须三钱，法半夏三钱，杏仁三钱，

茯苓四钱，菟丝子五钱，淫羊藿五钱，枸杞四钱，连翘三钱，淡竹叶三钱，黄芩三钱，甘草一钱。

服后热衰汗少，喘咳俱减，再剂则热退汗止，可以平卧矣。后以六君子汤加补肾之药调理遂安。

病者某，喘咳不能行动，尺脉虚大，系下虚水泛为痰所致。曾服理中、二陈无效，用杜仲五钱，补骨脂五钱，菟丝子五钱，枸杞五钱，淫羊藿五钱，茯苓三钱，制首乌三钱，丁香二钱，泽泻二钱，砂仁三钱，安桂二钱，附片二钱。连服十剂，病渐愈。

老年脾肾阳气不足，水湿上犯，咳嗽气喘，行动更甚，心悸，腰疼，便溏，肢冷，苔白，脉沉迟。证属虚寒，议温补脾肾之阳以化水湿。

制附片（先煎）三钱，白术二钱，炒芍药三钱，生姜一钱，桂枝二钱，茯苓三钱，杜仲四钱，补骨脂四钱，核桃肉（连皮）五钱。

（《沈绍九医话》）

赵海仙医案　清·赵履鳌

肺脾肾交虚，遂致咳喘并见，甚至形动气喘。肾气不纳可知。

东洋参一钱五分，野於术一钱五分，怀山药三钱，粉甘草五分法半夏一钱五分，紫石英一钱五分，大蛤蚧（去头、足、蜜炙）三钱，云茯苓三钱，福橘红一钱，菟丝子一

钱五分，胡桃肉一钱五分。

复诊：加扁豆衣三钱，兼服黑锡丹八分。

坤贞本能，载物自征，厚重不迁。然土之所赖以生者，出于离火之先天元阳，亦为离火五行禀赋。火分为二：君火为主，相火为佐。劳力伤脾，伤脾即伤土；土为火子，子虚累母。书云：脾胃者，仓廪之官，掌职出入。仓廪失职，则转输不捷，由是积谷成饮，积饮成痰，痰饮凌心。每遇劳碌外感，致宿饮上干，咳逆气短。人身之三焦，心肺居上，脾胃居中，肝肾居下。呼吸之所过，出心肺，纳肝肾。脾胃中任转运。命火藏于肾，真阳寓于真阴，阴败即火败耳。火弱则不能纳气，故气入则短。种种见症，阴长阳消，火弱土虚之象。至于脉象、舌苔，皆属阴霾之势。病延有年，治难骤效，拟方徐图之。

云茯苓三钱，冬白术（土炒）一钱五分，粉甘草五分，川桂枝五分，炙紫菀一钱五分，橘皮一钱五分，南烛叶一钱五分，炙冬花一钱五分，乌扇片一钱五分，北细辛二分，淡干姜（五味子七粒同杵）五分，法半夏一钱五分，银杏叶二十四片，枇杷叶（去毛）二片，圣济射干九二钱。

复诊：即用前方。

去紫菀，加朴花四分。

注：如喘甚，用黑锡丹五分。

（《寿石轩医案》）